W0256675

Gedruckt bei Bernhard Paul, Berlin SW 48
Wilhelmstraße 20a

# Übersicht

über die

## Jahresberichte der öffentlichen Anstalten zur technischen Untersuchung von Nahrungs- und Genußmitteln

im

## Deutschen Reich

für

## das Jahr 1902.

(Nebst einem Anhange für das Jahr 1901.)

Bearbeitet im Kaiserlichen Gesundheitsamt.

Springer-Verlag Berlin Heidelberg GmbH 1905

ISBN 978-3-662-31805-8     ISBN 978-3-662-32631-2 (eBook)
DOI 10.1007/978-3-662-32631-2

# Vorwort.

In einer Beratung von Sachverständigen, die am 3. Januar 1901 im Kaiserlichen Gesundheits=
amte stattfand, wurden neue „Anhaltspunkte für die Berichterstattung der Untersuchungsanstalten für
Nahrungsmittel, Genußmittel und Gebrauchsgegenstände" im Deutschen Reiche aufgestellt. Es wurde in
Anregung gebracht, diese Gesichtspunkte sowohl den Berichten der amtlichen Untersuchungsanstalten, als
auch denjenigen der privaten Untersuchungslaboratorien, welche mit der Handhabung der amtlichen
Nahrungsmittelkontrolle betraut sind, zugrunde zu legen. Der Sachverständigenkommission erschien es
wünschenswert, daß private Untersuchungsanstalten, die Lebensmittelprüfungen ausführen, sich ebenfalls
an dieser Art der Berichterstattung beteiligten. Die von den einzelnen Untersuchungsanstalten erstatteten
Berichte sollten im Kaiserlichen Gesundheitsamte gesammelt und zu einem zusammenfassenden Berichte für
das Deutsche Reich verarbeitet werden.

Durch ein Rundschreiben des Reichskanzlers (Reichsamt des Innern) vom 6. August 1901 wurden
die Regierungen der Bundesstaaten von der geplanten Neuordnung der Veröffentlichung der Jahresberichte
der Untersuchungsanstalten und den genannten Anhaltspunkten für die Berichterstattung in Kenntnis gesetzt
und um eine Prüfung der Angelegenheit ersucht. Diese Prüfung hat zu einer in allen wesentlichen Punkten
gleichmäßigen Regelung in den beteiligten Bundesstaaten geführt; nur der Einführungstermin der neuen
Bestimmungen ist nicht überall der gleiche gewesen.

Zum ersten Male sind die Berichte der in den einzelnen Staatsgebieten vorhandenen staatlichen
und unter staatlicher Aufsicht stehenden Untersuchungsanstalten für das Berichtsjahr 1902 von den vor=
gesetzten Behörden gesammelt und dem Kaiserlichen Gesundheitsamte übermittelt worden, in welchem
daraus die nachstehende „Uebersicht über die Jahresberichte der öffentlichen Anstalten zur technischen
Untersuchung von Nahrungs= und Genußmitteln im Deutschen Reich für das Jahr 1902" zusammengestellt
worden ist. Die Berichterstattung über die in Preußen bestehenden Untersuchungsanstalten wird zum ersten
Male für das Jahr 1903 nach den neuen Gesichtspunkten erfolgen. Die in der Uebersicht über das Jahr
1902 aufgeführten Berichte preußischer Untersuchungsanstalten sind dem Kaiserlichen Gesundheitsamte auf
anderem Wege zugegangen. Hieraus erklärt sich die in einigen Punkten abweichende Anordnung des Stoffes.

Die vorliegende Bearbeitung umfaßt die Berichte von 56 Untersuchungsanstalten. Im ersten Teile
der Uebersicht sind die allgemeinen Verhältnisse der einzelnen Anstalten geschildert, dem ein Ueberblick
über Art und Umfang des Geschäftsbetriebes im Berichtsjahre angefügt ist. Der zweite Teil behandelt
in 25 Abschnitten die Untersuchungen der einzelnen Nahrungs= oder Genußmittel, der Gebrauchsgegenstände,
Konservierungsmittel, Untersuchungen aus dem Gebiete der Gesundheitspflege, physiologisch = chemische,
forensische, technische und sonstige Untersuchungen. In den einzelnen Abschnitten sind die in den ver=
schiedenen Untersuchungsanstalten erhaltenen Befunde wiedergegeben und als Anhang tabellarische Ueber=
sichten über Art und Zahl der in den betreffenden Anstalten untersuchten Gegenstände beigefügt. In
einem zweiten Anhange wird eine Uebersicht über die Jahresberichte der Untersuchungsanstalten für das
Jahr 1901 gegeben, soweit diese auf Grund der Neuordnung dem Gesundheitsamte zugegangen sind.

Ausführliche Angaben über die Anordnung des Stoffes im allgemeinen sowie im besonderen Teil
bringt die nachstehende Inhaltsübersicht.

# Inhalt.

## D. Anhang II.

Auszug aus den Jahresberichten der öffentlichen Anstalten zur technischen Untersuchung von Nahrungs= und Genußmitteln im Deutschen Reich für das Jahr 1901.

### A. Allgemeiner Teil.

# Allgemeiner Teil.

## a. Preußen.

Die Berichterstattung über die Tätigkeit der im Königreich Preußen bestehenden Untersuchungsanstalten wird nach den vereinbarten neuen Anhaltspunkten zum erstenmal für das Jahr 1903 erfolgen. Die nachstehend wiedergegebenen Berichte Preußischer Untersuchungsanstalten für das Jahr 1902 sind anderweiten Veröffentlichungen entnommen. Hieraus erklärt sich die Unvollständigkeit und die zum Teil abweichende Anordnung des Stoffes.

### 1. Altona. Chemisches Untersuchungsamt der Stadt Altona.

#### I. Allgemeine Verhältnisse der Anstalt.

Vorgesetzte Behörde. Die Anstalt ist einer besonderen Kommission des Magistrates der Stadt Altona unterstellt.

Leiter der Anstalt. Vorstand des Untersuchungsamtes ist Dr. A. Reinsch.

Hilfskräfte. An der Anstalt war im Berichtsjahre ein promovierter Assistent tätig; auch wurde zeitweise ein wissenschaftlicher Hilfsarbeiter beschäftigt.

#### II. Art und Umfang des Geschäftsbetriebes für das Jahr 1902.

Anzahl der untersuchten Proben:

a) von Nahrungsmitteln, Genußmitteln und Gebrauchsgegenständen . . 1117
b) aus dem Gebiete der Gesundheitspflege . 362
c) gerichtliche Untersuchungen . . . . . 16
d) technische Untersuchungen für die städtischen Gaswerke . . . 819
e) allgemeine technische Untersuchungen . 28
f) Untersuchungen auf eigene Veranlassung 320

2662

Untersuchungen von Nahrungs- und Genußmitteln wurden ausgeführt:

a) im Auftrage der Kgl. Gerichte sowie der Staatsanwaltschaften . . . 31
b) im Auftrage des Polizeiamtes Altona . 954
c) im Auftrage der Polizeibehörde Wandsbek 93
d) im Auftrage anderer Behörden . . . . 11
e) im Auftrage von Privatpersonen . . . . 28

Außerdem waren verschiedene technische Gutachten ohne vorherige Untersuchung zu erstatten sowie eine größere Anzahl von Gerichtsterminen seitens des Leiters des Amtes wahrzunehmen.

### 2. Barmen. Städtisches Untersuchungsamt Barmen[1].

Art und Umfang des Geschäftsbetriebes für das Jahr 1902.
Anzahl der untersuchten Proben:
Von Nahrungsmitteln, Genußmitteln und Gebrauchsgegenständen . . . . . . 1728

Wegen Feilhaltens und Verkaufs verdorbener bezw. verfälschter Nahrungs- und Genußmittel wurden 24 gerichtliche Bestrafungen ausgesprochen.

Die Untersuchungen wurden durch die Stadtchemiker Krüger und Dr. Stood ausgeführt.

### 3. Bochum. Städtisches Untersuchungsamt für Nahrungsmittel, Genußmittel und Gebrauchsgegenstände zu Bochum[1].

#### I. Allgemeine Verhältnisse der Anstalt.

Geschichtliche Entwicklung. Die Eröffnung dieser im Sinne des Gesetzes vom 14. Mai 1879 aus städtischen Mitteln errichteten Anstalt fand am 21. November 1892 statt. Während die Anstalt bis zum Jahre 1895 vorzugsweise nur den städtischen Interessen diente, dazu auch den Anträgen von Privatpersonen gerecht wurde, waren seit dieser Zeit auch sämtliche Aemter des Landkreises Bochum und von 1897 an auch die Stadt Witten durch Vertrag angeschlossen. Die Inanspruchnahme des Untersuchungsamtes erfolgte hiernach zuletzt regelmäßig durch die Stadt-Polizeiverwaltung zu Bochum, ferner durch die Polizeiverwaltungen der Stadt Herne und der Aemter Baukau, Bochum II (Süd), Hamme, Harpen, Hofstede, Langendreer, Weitmar, Werne und sodann durch die Polizeiverwaltung des Stadtkreises Witten. Endlich gingen Anträge ein zur Untersuchung und Begutachtung von Proben mancherlei Art von sonstigen Behörden, gewerblichen Verwaltungen und Privatpersonen der verschiedensten Stände.

Leiter der Anstalt. Vorsteher des städtischen Untersuchungsamtes ist der Chemiker W. Schulte.

Hilfskräfte. Wissenschaftliche Hilfskräfte: In der Anstalt waren zwei Chemiker als Assistenten tätig, von denen der eine den Doktoringenieurtitel besaß. Sonstige Hilfskräfte: Ein Laboratoriumsdiener war angestellt.

#### II. Art und Umfang des Geschäftsbetriebes für das Jahr 1902/1903.

Anzahl der untersuchten Proben . . . . . . 1772.

Und zwar für:

a) die Stadt-Polizeiverwaltung Bochum . . 534
b) die 9 Polizeiverwaltungen des Landkreises Bochum . . . 721
c) die Polizeiverwaltung des Stadtkreises Witten . . . 110
d) sonstige Behörden, Verwaltungen und Privatpersonen . . . . . . . . 407

Im Jahre 1901/1902 wurden 1581 Proben untersucht.

Das nach den gesetzlichen Bestimmungen gegen die Hersteller oder Verkäufer der beanstandeten Lebensmittel eingeleitete Strafverfahren führte, soweit das städtische Untersuchungsamt darüber Kenntnis erhalten hat, im Berichtsjahre 35 mal zur gerichtlichen Verurteilung der Beschuldigten.

---

[1] Entnommen aus dem Bericht über die Verwaltung und den Stand der Gemeindeangelegenheiten der Stadt Barmen für das Jahr 1902.

[1] Entnommen aus dem Bericht des Magistrates der Stadt Bochum über die Verwaltung und den Stand der Gemeinde-Angelegenheiten für das Jahr 1902/1903.

## 4. Breslau. Chemisches Untersuchungsamt der Stadt Breslau[1]).

### I. Allgemeine Verhältnisse der Anstalt.

Geschichtliche Entwicklung[2]). Die Anstalt wurde unter dem Namen „Chemisches Untersuchungsamt der Stadt Breslau" im Mai 1881 eröffnet und verfügte zur Zeit ihrer Gründung über 2 Laboratorien, 1 Bureau, 1 Photometerraum und 2 Nebenräume. Die gesamte innere Einrichtung wurde mit einem Kostenaufwande von 5000 M. bestritten. Im Jahre 1889 wurden drei weitere Räume hinzugemietet, in welchen vorzugsweise die für die Gas- und Wasserwerke erforderlichen Arbeiten erledigt wurden. Diese Räume erwiesen sich jedoch für die Dauer als unzureichend; daher erfolgte am 1. April 1893 die Verlegung des Amtes in das der Stadtgemeinde Breslau gehörige Gebäude Burgfeld 7. Zunächst waren dem Amte die Räume des ersten Stockwerkes überwiesen, zu deren Herrichtung der Betrag von 17 000 M. zur Verfügung gestellt worden war. Im Jahre 1896 erfuhr das Untersuchungsamt eine nochmalige Erweiterung dadurch, daß ihm nunmehr auch das zweite Stockwerk für seine Zwecke überwiesen wurde. Zur Ausgestaltung dieser Räume wurde der Betrag von 6000 M. bewilligt. Im ersten Stockwerke befinden sich das Nahrungsmittel-Laboratorium, das technische und das toxikologische Laboratorium, außerdem das Bureau, ein Verbrennungszimmer, zwei Wägezimmer und das Amtszimmer des Direktors. Im zweiten Stockwerke befindet sich das elektrolytische Laboratorium, ein Hörsaal mit 80—100 Sitzplätzen, ein Dunkelzimmer, ein Sammlungszimmer, sowie ein Saal, welcher dem gerichtsärztlichen Institut der Universität vorübergehend überlassen ist. Hierzu treten Bodenräume, darunter ein als Schwefelwasserstoffraum eingerichtetes Mansardenzimmer, sowie Kellerräume, in denen auch die Photometerstation untergebracht ist.

Vorgesetzte Behörde. Die Verwaltung und Beaufsichtigung des Amtes ist einem Kuratorium übertragen, welches aus einem von dem Oberbürgermeister ernannten rechtsverständigen Magistratsmitgliede als Vorsitzenden und vier von der Stadtverordneten-Versammlung gewählten Bürgern als Mitgliedern besteht. Der Direktor des Amtes gehört seit 1902 dem Kuratorium als stimmberechtigtes Mitglied an.

Leiter der Anstalt. Als Direktor des Amtes wurde am 10. Dezember 1880 durch den Magistrat Prof. Dr. Gscheidlen und nach dessen am 4. März 1889 erfolgten Tode Prof. Dr. Bernhard Fischer gewählt, der am 7. September 1889 in sein Amt eingeführt wurde.

Hilfskräfte. Wissenschaftliche Hilfskräfte: Es waren in der Berichtszeit ein I. Assistent, ein II. Assistent und ein III. Assistent, sowie ein besoldeter und ein freiwilliger wissenschaftlicher Hilfsarbeiter tätig. Sonstige Hilfskräfte: Die Bureauarbeiten versah ein Verwaltungsbeamter; außerdem waren zwei Diener beschäftigt.

[1]) Entnommen aus dem Jahresberichte des Chemischen Untersuchungsamtes der Stadt Breslau für die Zeit vom 1. April 1901 bis 31. März 1902.

[2]) Entnommen aus „Das Chemische Untersuchungsamt der Stadt Breslau". Berlin 1903.

[3])

Geschäftsordnung. Die auszuführenden Arbeiten verteilen sich auf:

1. Aufträge des Kgl. Polizei-Präsidiums. Diese Behörde zieht das Untersuchungsamt nicht nur zur Kontrolle des Verkehrs mit Nahrungs- und Genußmitteln usw. heran, sondern auch zur Untersuchung von Wohnräumen, Theatern, feuergefährlichen Gegenständen, Erstattung von Gutachten, zu Revisionen der Märkte, der Bierdruckapparate und der in die Stadt eingeführten Milch usw.

2. Aufträge von Behörden, soweit diese nicht dem Kgl. Polizei-Präsidium oder dem Magistrate unterstellt sind. Unter den von diesen Behörden eingehenden Aufträgen befindet sich eine große Anzahl forensischer Untersuchungen.

3. Aufträge des Magistrates. Diese bestehen aus der ständigen Untersuchung des Leitungswassers, der Kanalabwässer, des Leuchtgases auf Leuchtkraft, Heizwert und Kohlensäuregehalt, sowie der in den städtischen Anstalten verbrauchten Lebensmittel (Milch, Butter, Backwaren).

4. Aufträge von Privaten. Nach der Instruktion des Amtes sollen von Privaten solche Aufträge entgegengenommen werden, welche mit dem Nahrungsmittelgesetz zusammenhängende Gegenstände betreffen. Zurückgewiesen werden alle jene Aufträge, bei denen der Verdacht besteht, daß die Gutachten des Amtes zu Reklamezwecken benutzt werden könnten. Die Entscheidung über die Zurückweisung steht im allgemeinen dem Direktor zu. In zweifelhaften Fällen hat er einen Beschluß des Kuratoriums einzuholen. Zur weiteren Sicherung hat jeder private Auftraggeber die Erklärung zu Protokoll zu geben, daß er die Untersuchung nur zur eigenen Information ausführen läßt und daß er sich verpflichtet, das ausgestellte Gutachten nicht zu Reklamezwecken zu verwenden. Außerdem ist der Direktor befugt, auch solche private Untersuchungen anzunehmen, deren Ausführung aus wissenschaftlichen Gründen, d. h. im Interesse der Fortbildung der Mitglieder des Amtes erwünscht erscheint.

Den Umfang, welchen die Tätigkeit des Amtes seit dessen Bestehen angenommen hat, zeigt die untenstehende Zusammenstellung[3]).

### II. Art und Umfang des Geschäftsbetriebes für die Zeit vom 1. April bis 31. Dezember 1902.

1. Anzahl der untersuchten Proben . . . . . 2235.

Dieselben verteilten sich wie folgt:

a) im Auftrage des Kgl. Polizei-Präsidiums 841
b) im Auftrage der Gerichte und anderer Behörden . . . . . . . . . 281
c) im Auftrage des Magistrates . . . . 921
d) im Auftrage von Privaten . . . . . 192

Hierzu kamen noch die Revisionen von 1265 Bierdruck-Apparaten, welche in vorstehender Zusammenstellung nicht inbegriffen sind.

2. Wissenschaftliche Vorträge. Auf Ersuchen der städtischen Behörden hat der Direktor des Amtes während der Berichtszeit folgende zwei Experimental-Vorträge gehalten: 1. Ueber Erzeugung hoher Temperaturen durch das Thermit-Verfahren. 2. Ueber flüssige Luft.

| Auftraggeber | 1881/82 | 1882/83 | 1883/84 | 1884/85 | 1885/86 | 1886/87 | 1887/88 | 1888/89 | 1889/90 | 1890/91 | 1891/92 | 1892/93 | 1893/94 | 1894/95 | 1895/96 | 1896/97 | 1897/98 | 1898/99 | 1899/00 | 1900/01 |
|---|---|---|---|---|---|---|---|---|---|---|---|---|---|---|---|---|---|---|---|---|
| Das Polizei-Präsidium | 512 | 1382 | 1125 | 1277 | 1472 | 1769 | 1579 | 803 | 1083 | 1366 | 1134 | 1951 | 1108 | 1548 | 1152 | 1108 | 1300 | 1279 | 1448 | 1247 |
| Gerichte und andere Behörden | 39 | 87 | 60 | 95 | 57 | 47 | 72 | 46 | 49 | 70 | 100 | 169 | 171 | 176 | 166 | 156 | 181 | 153 | 352 | 220 |
| Der Magistrat | 505 | 511 | 491 | 525 | 584 | 459 | 539 | 115 | 124 | 704 | 736 | 825 | 844 | 704 | 716 | 739 | 770 | 780 | 686 | 727 |
| Private | 81 | 89 | 45 | 85 | 41 | 52 | 64 | 26 | 48 | 45 | 72 | 96 | 122 | 87 | 138 | 128 | 141 | 161 | 185 | 241 |
| Summe | 1187 | 2069 | 1721 | 1982 | 2104 | 2327 | 2254 | 992 | 1299 | 2185 | 2042 | 3041 | 2245 | 2515 | 2172 | 2131 | 2392 | 2323 | 2671 | 2485 |

**5. Crefeld. Amtliche Anstalt zur Untersuchung von Nahrungs- und Genußmitteln und Gebrauchsgegenständen zu Crefeld[1]).**

**Art und Umfang des Geschäftsbetriebes für die Zeit vom 1. April 1902 bis zum 31. März 1903.**

Anzahl der untersuchten Proben:

 a) von Nahrungsmitteln, Genußmitteln und Gebrauchsgegenständen im Auftrage städtischer Behörden 844

 b) von anderen Behörden und Privaten veranlaßte Untersuchungen . . . . . 648

Zusammen . . 1492

Die letztgenannten Untersuchungen erstreckten sich auf Nahrungs- und Genußmittel, Gebrauchsgegenstände und technische Untersuchungen. Ferner wurden technische Versuche im Laboratorium für die Industrie angestellt.

**6. Hannover. Chemisches Untersuchungsamt der Stadt Hannover.**

### I. Allgemeine Verhältnisse der Anstalt.

Geschichtliche Entwicklung. Das chemische Untersuchungsamt der Stadt Hannover, früher Lebensmittel-Untersuchungsamt genannt, ist aus der Initiative der Bürgerschaft hervorgegangen. Namentlich drei Vereine, der Bürgerverein, der Verein für öffentliche Gesundheitspflege und der Gewerbeverein, haben sich um die Gründung des Amtes verdient gemacht. Im Dezember 1876 wählten die genannten Vereine eine gemeinschaftliche Kommission, welche darüber beraten sollte, wie bei der immer mehr um sich greifenden Verfälschung von Lebensmitteln Abhilfe geschaffen werden könnte.

Diese Beratungen führten im weiteren Verlaufe zur Gründung eines chemischen Laboratoriums, welches sich mit der Untersuchung von Nahrungs- und Genußmitteln sowie einiger gewerblicher Gegenstände befassen sollte. Die Kosten für die Einrichtung und Unterhaltung des Laboratoriums auf drei Jahre waren von den genannten drei Vereinen garantiert und zum Teil durch einen Aufruf an die Bürger Hannovers und Lindens aufgebracht worden. Als technischer Leiter des Laboratoriums wurde der Chemiker Dr. Skalweit gewonnen. Die Eröffnung fand am 10. Oktober 1877 statt. Aber schon am 1. Oktober 1879 ging das Laboratorium in den Besitz der Stadt Hannover über und verlor damit seinen privaten Charakter. Es wurde eine öffentliche städtische Anstalt im Sinne des § 17 des Reichsgesetzes vom 14. Mai 1879, deren Verwaltung die Stadt übernahm. Zum Vorstande der Anstalt wurde Dr. Skalweit ernannt, unter dessen Leitung das Amt als Städtisches Lebensmittel-Untersuchungsamt der Stadt Hannover auch in weiteren Kreisen bekannt wurde.

Am 11. Mai 1892 wurde durch Verfügung des Magistrates die frühere Bezeichnung „Städtisches Lebensmittel-Untersuchungsamt Hannover" abgeändert in „Chemisches Untersuchungsamt der Stadt Hannover."

Die Zuständigkeit des Amtes im Sinne des § 17 des Nahrungsmittelgesetzes erstreckte sich anfangs nur auf die Stadt Hannover. Durch die Verfügungen des Oberpräsidenten vom 22. September 1887 und 29. Februar 1888 wurde der Zuständigkeitsbezirk erweitert auf den Regierungsbezirk Hannover, mit Ausnahme des Kreises Diepholz, auf den Regierungsbezirk Lüneburg, mit Ausnahme des Kreises Harburg, und auf die im Regierungsbezirke Hildesheim gelegenen Kreise Peine, Hildesheim, Marienburg, Gronau, Alfeld, Goslar und Ilfeld.

Die Kreise des Regierungsbezirkes Hildesheim wurden jedoch im Jahre 1895 der landwirtschaftlichen Versuchs-

station in Hildesheim überwiesen, nachdem dieselbe als öffentliche Anstalt zur Untersuchung von Nahrungsmitteln, Genußmitteln und Gebrauchsgegenständen anerkannt worden war. Auch ging im Jahre 1897 mit der Gründung eines städtischen Untersuchungsamtes in Harburg ein Teil der Lüneburger Kreise dem Amte verloren, indem diese Kreise dem städtischen Untersuchungsamte in Harburg zugewiesen wurden, so daß der Zuständigkeitsbezirk des Amtes sich nunmehr auf den Regierungsbezirk Hannover, mit Ausnahme des Kreises Diepholz, und auf die im Regierungsbezirke Lüneburg gelegenen Kreise Burgdorf, Celle (Stadt und Land), Fallingbostel, Gifhorn und Isenhagen erstreckt.

Von besonderem Einflusse auf die Ausdehnung und den Umfang der Tätigkeit des Amtes ist diese Erweiterung des Zuständigkeitsbezirkes über die Stadt Hannover hinaus nicht gewesen. Die Ausübung der Nahrungsmittelkontrolle seitens der polizeilichen Organe beschränkte sich in jenen Landbezirken fast ausschließlich auf das Aufkaufen von wenigen Butter- und Schmalzproben, welche alljährlich dem Untersuchungsamte zur Untersuchung eingeliefert wurden. Verschiedene Anregungen seitens des Untersuchungsamtes behufs Einführung einer ausgedehnteren Kontrolle sind ohne Erfolg geblieben.

Durch Verfügung des Ministers der geistlichen, Unterrichts- und Medizinal-Angelegenheiten vom 15. April 1895 ist das chemische Untersuchungsamt der Stadt Hannover inbezug auf die praktische Ausbildung der Nahrungsmittelchemiker den staatlichen Anstalten zur technischen Untersuchung von Nahrungs- und Genußmitteln gleichgestellt worden.

Vorgesetzte Behörde. Die vorgesetzte Behörde des chemischen Untersuchungsamtes der Stadt Hannover ist der Magistrat.

Leiter der Anstalt. Seit dem Jahre 1893 ist Dr. Franz Schwarz Direktor der Anstalt.

Hilfskräfte. Wissenschaftliche Hilfskräfte: Als Assistenten waren ein promovierter Nahrungsmittelchemiker und ein promovierter Chemiker tätig. Außerdem wurden zwei promovierte Chemiker nahrungsmittelchemisch ausgebildet. Sonstige Hilfskräfte: Die Bureauarbeiten wurden durch einen städtischen Buchhalter, sonstige Hilfeleistungen durch einen Amtsdiener erledigt.

Diensträume. Das chemische Untersuchungsamt befindet sich in dem der Stadt gehörigen Hause Herschelstraße 25. Die Räume des Amtes umfassen eine Gesamtfläche von rund 350 qm.

Im Erdgeschosse liegen straßenwärts drei Räume, und zwar zwei kleinere und ein größeres Zimmer. Von den beiden kleineren dient das eine als Bureau, während das andere lediglich als Wägezimmer gebraucht wird. Der größere Raum liegt zwischen diesen beiden kleineren, er dient zum Teil als Bibliothek und Sammlung, enthält jedoch noch einen größeren Arbeitstisch für Destillationszwecke und vor den Fenstern Tische zum Mikrokopieren und zum Ausführen sonstiger optischer Arbeiten. Vom Wägezimmer führt ein Durchgang zu den nach einem kleinen Garten hin gelegenen Hauptarbeitsräumen. Auf der einen Seite des Ganges liegt ein Dunkelzimmer. Die nach dem Garten gelegenen Arbeitsräume bestehen aus einem größeren Hauptlaboratorium, einem kleineren Nebenlaboratorium, das gleichzeitig als Titrierzimmer dient, und einem kleineren Anbau, wo hauptsächlich Arbeiten mit stark rauchenden Säuren vorgenommen werden. Das Hauptlaboratorium gewährt mit dem Nebenlaboratorium genügend Raum für drei größere Arbeitsplätze. Im Keller des Amtes befinden sich je ein Raum für Verbrennungen und Arbeiten mit Schwefelwasserstoff, ferner Spülraum sowie Aufbewahrungsorte für Proben, Glassachen und für sonstige Gerätschaften. Im ersten Obergeschosse liegen straßenwärts das Zimmer des Direktors und dessen Laboratorium, nach dem Garten ebenfalls noch ein Laboratorium mit drei Arbeitsplätzen, ferner ein Wägezimmer und ein Spülraum.

Geschäftsordnung. Der Direktor und die Assistenten werden vom Magistrate auf treue und ge-

---

wissenhafte Dienstführung, insbesondere auch auf Amts=
verschwiegenheit, eidlich verpflichtet. Im Falle der
Beurlaubung oder Erkrankung des Direktors werden
dessen Geschäfte von demjenigen seiner Assistenten wahr=
genommen, welchen der Direktor mit seiner Vertretung
beauftragt. Der Verwaltungsausschuß ist von der an=
geordneten Vertretung sofort in Kenntnis zu setzen.

Die Verwaltungskosten werden alljährlich durch
Bewilligung eines vom Direktor des Amtes aufgestellten
Haushaltsplanes für jedes kommende Rechnungsjahr
seitens der beiden städtischen Kollegien neu festgesetzt.
Andererseits fließen die Gebühren für sämtliche Unter=
suchungen in die Stadtkasse und werden von dieser auch
eingezogen. Für die Berechnung der Untersuchungs=
gebühren ist ein vom Magistrate aufgestellter Tarif
maßgebend.

Die Ausführung von Untersuchungen oder die Er=
stattung von Gutachten auf eigene Rechnung ist dem
Direktor und den Assistenten nicht gestattet. Jegliche
Nebenbeschäftigung derselben bedarf der besonderen
schriftlichen Genehmigung des Magistrates.

Sämtliche für die Tätigkeit des Direktors oder seiner
Assistenten in Anspruch zu nehmenden Gebühren oder
Vergütungen fließen in die Stadtkasse, es sei denn,
daß es sich um außeramtliche, mit ausdrücklicher Ge=
nehmigung des Magistrates ausgeführte Arbeiten handelt.
Die für etwaige von dem Direktor als gerichtlich zu=
gezogenen Sachverständigen den Gerichtsbehörden er=
statteten mündlichen Gutachten zu erhebenden Gebühren
ist derselbe hingegen für sich zu liquidieren und zu ver=
einnahmen berechtigt, die Gebühren für schriftliche Gut=
achten dagegen nur in den Fällen, in welchen Unter=
suchungen oder Analysen zur Erstattung des Gutachtens
nicht erforderlich sind. Sind Untersuchungen oder
Analysen von dem Direktor oder seinen Assistenten vor=
genommen worden, so sind sowohl die für diese, wie
für das etwa schriftlich erstattete Gutachten zu berech=
nenden Gebühren der Stadtkasse zuzuführen.

Die Tätigkeit des Amtes erstreckte sich auf die Unter=
suchung und Begutachtung von Proben im Auftrage
a) des Kgl. Polizei=Präsidiums, b) der Gerichte, c) städti=
scher Verwaltungszweige, d) anderer Behörden, e) von
Privaten, f) aus eigener Initiative.

Die geschäftsmäßige Behandlung der eingesandten
Untersuchungsaufträge erfolgt in nachstehender Weise.
Jede Probe wird nach der Reihenfolge des Ein=
ganges in das sog. Proben=Eingangs=Journal eingetragen
und dann mit der laufenden Nummer des Journales
versehen. Dieselbe Journal=Nummer erhält auch das
Begleitschreiben oder der von Privatauftraggebern unter=
schriebene Bestellzettel. Außerdem werden ins Journal
unter der betreffenden Nummer eingetragen: Datum des
Einganges, die genaue Bezeichnung der Probe und die
Art der Untersuchung, Name und Wohnung des Auftrag=
gebers und des Ueberbringers, ferner der Name des
Händlers und des Produzenten, sowie der Preis der
Waren, überhaupt alle für die Beurteilung wichtigen
Notizen, soweit sie sich von vornherein übersehen lassen.
Für Behörden, Stadt, Polizei, Gerichte usw. werden
außerdem in den betreffenden Akten besondere Listen
und für die Gebührenberechnung besondere Konten geführt.

Die Verteilung der Arbeiten im Untersuchungsamte,
sowie den Gang der Untersuchung bestimmt der Direktor.
Die Assistenten führen über den Gang der Untersuchungen
in ihrem Arbeitsbuche unter Angabe der zugehörigen
Journal = Nummer genaue Aufzeichnungen und tragen
nach Beendigung der Untersuchung die analytischen
Ergebnisse in ein besonderes Buch ein, welches dem
Direktor vorgelegt wird. Dieser prüft die Ergebnisse
und arbeitet auf Grund derselben die Begutachtung aus
oder bestimmt den weiteren Gang der Untersuchung,
falls die vorliegenden Resultate eine Beurteilung des
Falles noch nicht ermöglichen.

Für die Untersuchungsgebühren wird ein besonderes
Journal geführt und ein Auszug desselben monatlich
der Stadtkämmerei übersandt, die ihrerseits die Gebühren,
nachdem sie rechnerisch geprüft sind, vereinnahmt oder
einzieht.

Von allen dem schnellen Verderben nicht ausgesetzten
Proben wird der Rest für eine etwaige Nachuntersuchung
zurückbehalten. Die Probe wird versiegelt und mit einer
genauen Bezeichnung versehen und besonders verwahrt.

## II. Art und Umfang des Geschäftsbetriebes für das Jahr 1902.

Anzahl der untersuchten Proben:

a) von Nahrungsmitteln, Genußmitteln und
Gebrauchsgegenständen . . . . . . . . 1902,
b) aus dem Gebiete der Gesundheitspflege und
physiologische Untersuchungen . . . . . 322,
c) gerichtliche Untersuchungen . . . . . . 9,
d) technische Untersuchungen . . . . . . 224

Zusammen 2457.

Unter „gerichtliche Untersuchungen" wurden nur rein
forensische Untersuchungen aufgeführt; alle gerichtlichen
Aufträge aus dem Gebiete der Nahrungsmittelkontrolle
oder aus anderen Gebieten wurden unter den entsprechen=
den Abteilungen mitgezählt.

Von den untersuchten Nahrungs=, Genußmitteln
und Gebrauchsgegenständen waren eingesandt:

a) Im Auftrage des Kgl. Polizei=Präsidiums
Hannover . . . . . . . . . . . . . 1463,
b) im Auftrage der Gerichte . . . . . . 10,
c) im Auftrage städtischer Verwaltungszweige 65,
d) im Auftrage sonstiger Behörden . . . . 100,
e) im Auftrage von Privaten . . . . . . 246,
f) aus eigener Initiative . . . . . . . . 18.

Die technischen Untersuchungen und Untersuchungen
aus dem Gebiete der öffentlichen Gesundheitspflege sowie
aus anderen Gebieten verteilten sich den Auftraggebern
nach folgendermaßen:

Gerichte . . . . . . . . . 63
Städtische Verwaltungszweige 164
Sonstige Behörden . . . . . 25
Private . . . . . . . . . . 293.

53 umfangreichere Gutachten und Berichte wurden im
Jahre 1902 erstattet.

Besichtigungen und Vertretungen vor Gericht fanden
96 statt.


## b. Bayern.

### Landesrechtliche Verordnungen.

Die Ueberwachung des Verkehrs mit Nahrungsmitteln,
Genußmitteln und Gebrauchsgegenständen ist durch nach=
stehende landesrechtliche Vorschriften geregelt:

Kgl. Allerhöchste Verordnung, Untersuchungsanstalten
für Nahrungs= und Genußmittel betr. Vom 27. Januar
1884. (Ges.= u. Verordn.=Bl. f. d. Kgr. Bayern S. 43.)

**Ludwig II,**
**von Gottes Gnaden König von Bayern, Pfalzgraf bei Rhein,**
**Herzog von Bayern, Franken und in Schwaben ꝛc. ꝛc.**

Wir finden Uns bewogen, zur Ausführung des Reichsgesetzes,
betreffend den Verkehr mit Nahrungsmitteln, Genußmitteln und
Gebrauchsgegenständen, vom 14. Mai 1879 bezüglich der Unter=
suchungsanstalten für Nahrungs= und Genußmittel zu verordnen,
was folgt:

§ 1.

In Verbindung mit dem Hygienischen Institut der Ludwig=
Maximilians=Universität zu München, dann mit dem Laboratorium
für angewandte Chemie an der Friedrich=Alexanders=Universität zu
Erlangen und mit dem Technologischen Attribut der Julius=Maxi=
milians=Universität zu Würzburg wird je eine Untersuchungsanstalt
für Nahrungs= und Genußmittel errichtet.

§ 2

Die Untersuchungsanstalten haben die Aufgabe, auf Ersuchen
der mit dem Vollzuge des im Eingang erwähnten Reichsgesetzes vom
14. Mai 1879 betrauten Behörden und Gerichte die erforderlichen
technischen Untersuchungen von Nahrungs= und Genußmitteln, dann
von solchen Gebrauchsgegenständen, welche in den Rahmen des
genannten Gesetzes fallen, vorzunehmen und hierüber Gutachten
abzugeben.

Unbeschadet dieser Aufgabe obliegt es den Untersuchungs=
anstalten, soweit es ihre geschäftlichen Verhältnisse gestatten, auch
Privatpersonen — Produzenten, Konsumenten, Gewerbtreibenden —

auf Wunsch über die Beschaffenheit von Nahrungs= und Genuß= mitteln, dann von Gebrauchsgegenständen der bezeichneten Art Aus= kunft zu erteilen.

Die Heranziehung der Untersuchungsanstalten seitens der zu= ständigen Behörden zur Abgabe gutachtlicher Aeußerungen über ver= wandte, nicht unmittelbar in den Bereich des Gesetzes vom 14. Mai 1879 fallende Gegenstände der Gesundheitspolizei und Hygiene, z. B. über die Beschaffenheit von Trinkwasser, ist, soferne hiedurch die Erfüllung der in Abs. 1 bezeichneten Geschäftsaufgabe nicht beein= trächtigt wird, nicht ausgeschlossen.

Insoweit bisher die Medizinal=Komitees nach Maßgabe Unserer Verordnung vom 29. September 1878, die Vornahme der chemischen und mikroskopischen Untersuchungen in strafrechtlichen Fällen betr., in bezug auf Uebertretungen des Gesetzes vom 14. Mai 1879 zur Vornahme chemischer oder mikroskopischer Untersuchungen und zur Abgabe von Gutachten hierüber zuständig waren, treten gemäß Abs. 1 dieses Paragraphen die Untersuchungsanstalten für Nahrungs= und Genußmittel an deren Stelle.

### § 3.

Den Untersuchungsanstalten gebührt die Benennung: „König= liche Untersuchungsanstalt für Nahrungs= und Genußmittel zu . . . . (München — Erlangen — Würzburg)." Dieselben führen ein Dienst= siegel von der gleichen Form, wie dasjenige der königlichen Bezirks= ärzte und mit einer der Benennung der Untersuchungsanstalt ent= sprechenden Umschrift.

### § 4.

Die Untersuchungsanstalten unterstehen der Aufsicht Unseres Staatsministeriums des Innern und sind diesem unmittelbar unter= geordnet, unbeschadet des erforderlichen Benehmens der letzteren mit Unseren übrigen Staatsministerien, soweit diese beteiligt sind.

### § 5.

Der Wirkungskreis der Untersuchungsanstalt zu München er= streckt sich auf die Regierungsbezirke Oberbayern, Niederbayern, Schwaben und Neuburg, derjenige der Untersuchungsanstalt zu Erlangen auf die Regierungsbezirke Mittelfranken, Oberpfalz und von Regensburg, dann Oberfranken, derjenige der Untersuchungs= anstalt zu Würzburg auf den Regierungsbezirk Unterfranken und Aschaffenburg.

### § 6.

Der jeweilige Vorstand des Hygienischen Institutes der Univer= sität zu München, des Laboratoriums für angewandte Chemie an der Universität zu Erlangen und des Technologischen Attributes der Universität zu Würzburg ist zugleich Vorstand der dortigen Unter= suchungsanstalt und bekleidet diese Stelle als Nebenfunktion gegen Bezug einer von Unserem Staatsministerium des Innern im Benehmen mit Unserem Staatsministerium des Innern für Kirchen= und Schulangelegenheiten zu bestimmenden jährlichen Remuneration.

Jeder Anstalt wird die erforderliche Anzahl von Assistenten beigegeben, welche auf Vorschlag des Akademischen Senates der be= treffenden Universität durch Unser Staatsministerium des Innern im Benehmen mit Unserem Staatsministerium des Innern für Kirchen= und Schulangelegenheiten gegen Bezug eines Jahresgehaltes, jedoch ohne Anspruch auf Pension oder Sustentation, in widerruf= licher Weise aufgestellt werden.

### § 7.

Die Vorstände sowie die Assistenten werden auf die gewissen= hafte Erfüllung ihrer Obliegenheiten eidlich verpflichtet.

Außerdem haben dieselben den Verfassungseid (Tit. X § 3 der Verfassungsurkunde), sowie den durch Unsere Verordnung vom 15. März 1850 (Regierungsblatt S. 241) vorgeschriebenen Eid, soweit sie diese Eide noch nicht geleistet haben, zu leisten.

### § 8.

Die Vorstände der Untersuchungsanstalten werden im Falle der Verhinderung durch den I. Assistenten vertreten. Außerdem sind dieselben befugt, nach Gutbefinden einen der Assistenten zur Ver= tretung der Anstalt in einzelnen Angelegenheiten vor Gerichten oder Behörden abzuordnen.

### § 9.

Den Untersuchungsanstalten ist gestattet, in jenen Fällen, in welchen die Gesundheitsschädlichkeit eines von der Anstalt untersuchten Nahrungsmittels, Genußmittels oder Gebrauchsgegenstandes in Frage steht, vor der Abgabe des schriftlichen Gutachtens den für den Stadtbezirk des Anstaltssitzes bestellten Bezirksarzt, in jenen Fällen, in welchen die Beurteilung tierischer Produkte in Betracht kommt, einen von Unserem Staatsministerium des Innern zu bestimmenden beamteten Tierarzt zur Beratung beizuziehen.

Auch ist denselben unbenommen, vor Abgabe ihres Gutachtens, wo es nach den besonderen Verhältnissen des einzelnen Falles zur Aufklärung und zur richtigen Beurteilung der Sache dienlich erscheint, Sachverständige aus den Kreisen des betreffenden Industriezweiges oder der Landwirtschaft gutachtlich zu vernehmen.

### § 10.

Ueber die Einnahmen und Ausgaben der einzelnen Unter= suchungsanstalt ist eigene Kasse und Rechnung zu führen. Die Buch= und Kasseführung sowie die Rechnungsablage übertragen Wir den Universitätskassen gegen eine von Unserem Staatsministerium des Innern im Benehmen mit Unserem Staatsministerium des Innern für Kirchen= und Schulangelegenheiten zu bestimmende an= gemessene Vergütung. Die Rechnungen unterliegen der Revision Unserer Rechnungskammer, welcher auch die Kassekuratel nach § 88 Unserer Verordnung vom 11. Januar 1826, das Finanz= rechnungswesen für das Königreich betreffend, zusteht.

### § 11.

Unser Staatsministerium des Innern ist ermächtigt, im Be= nehmen mit Unserem Staatsministerium der Finanzen über die von den Untersuchungsanstalten für die Vornahme von Untersuchungen und für die Abgabe von Gutachten zu beanspruchenden Gebühren zu regeln.

Den Untersuchungsanstalten bleibt hiebei unbenommen, mit einzelnen Gemeinden über die Vornahme von Untersuchungen und die Abgabe von Gutachten gegen Leistung einer jährlichen Pausch= vergütung, vorbehaltlich der Genehmigung Unseres Staats= ministeriums des Innern, Vereinbarungen zu treffen.

Ob und inwieweit die Bezirksärzte und die beamteten Tier= ärzte für ihre Mitwirkung (§ 9 Abf. 1) eine Vergütung zu be= anspruchen haben, bemißt sich nach den allgemeinen Vorschriften über die Vergütung ärztlicher, beziehungsweise tierärztlicher Amts= geschäfte.

### § 12.

Die Bestimmungen Unserer Verordnung vom 11. Februar 1875, die Aufrechnung der Tagegelder und Reisekosten bei auswärtigen Dienstgeschäften der Beamten und Bediensteten des Zivilstaatsdienstes betreffend, finden auf die Beamten der Untersuchungsanstalten mit der Maßgabe Anwendung, daß die Vorstände der Untersuchungs= anstalten unter § 6 lit. b a. a. O., die Assistenten unter § 6 lit. d einzureihen sind.

### § 13.

Die landwirtschaftliche Kreisversuchsstation zu Speyer wird in widerruflicher Weise als öffentliche Untersuchungsanstalt für Nahrungs= und Genußmittel für den Regierungsbezirk der Pfalz anerkannt.

Insoweit dieselbe in dieser Eigenschaft fungiert, führt sie die Bezeichnung: „Landwirtschaftliche Kreisversuchsstation zu Speyer, als öffentliche Untersuchungsanstalt für Nahrungs= und Genußmittel."

In ihrer Eigenschaft als Untersuchungsanstalt untersteht die= selbe der Aufsicht der Regierung der Pfalz, Kammer des Innern, und Unseres Staatsministeriums des Innern und hat die von letzterem zu erlassenden Dienstesvorschriften zu befolgen.

Zur Aufstellung eines neuen Vorstandes der Kreisversuchs= station, sowie zur Aufstellung der für die Zwecke der Untersuchungs= anstalt zu verwendenden Assistenten ist die Zustimmung Unseres Staatsministeriums des Innern zu erholen.

Die Bestimmungen der §§ 2, 7, 8, 9 und 11 der gegenwärtigen Verordnung finden auf die landwirtschaftliche Kreisversuchsstation zu Speyer in ihrer Eigenschaft als öffentliche Untersuchungsanstalt für Nahrungs= und Genußmittel gleichmäßige Anwendung.

### § 14.

Unserem Staatsministerium des Innern bleibt vorbehalten, ausnahmsweise einzelne gemeindliche Untersuchungsanstalten, soferne dieselben nach allen Beziehungen vollkommen entsprechend aus= gestattet sind, als öffentliche Untersuchungsanstalten für Nahrungs= und Genußmittel für den Gemeindebezirk anzuerkennen, so zwar, daß sie für den letzteren an die Stelle der einschlägigen staatlichen Untersuchungsanstalt treten.

### § 15.

Gegenwärtige Verordnung tritt mit dem 1. März 1884 in Kraft.

Linderhof, den 27. Januar 1884.

**Ludwig.**

Dr. Frhr. v. Lutz.   Dr. v. Fäustle.   Dr. v. Riedel.   Frhr. v. Feilitzsch.

Auf Königlich Allerhöchsten Befehl:
Der General=Sekretär,
Ministerialrat v. Schlereth.

**Bekanntmachung, Untersuchungsanstalten für Nah= rungs= und Genußmittel betr. Vom 2. Februar 1884.**
**(Ges.= u. Verordn.=Bl. f. d. Kgr. Bayern S. 49.)**

**Königliche Staatsministerien der Justiz, des Innern beider Abteilungen und der Finanzen.**

Zum Vollzuge der Allerhöchsten Verordnung vom 27. Januar l. Js., Untersuchungsanstalten für Nahrungs= und Genußmittel betreffend, werden nachstehende Bestimmungen getroffen:

#### I. Staatliche Untersuchungsanstalten.

1. Die Dienstesaufgabe der amtlichen Aerzte und der beamteten Tierärzte wird durch die in § 2 der Allerhöchsten Verordnung den Untersuchungsanstalten zugewiesene Aufgabe nur insoferne berührt, als den Untersuchungsanstalten die Vornahme der im Vollzuge des Reichsgesetzes vom 14. Mai 1879, betreffend den Verkehr mit Nah= rungsmitteln, Genußmitteln und Gebrauchsgegenständen, erforder= lichen technischen Untersuchungen obliegt.

Untersuchungen, welche besondere technische Hilfsmittel nicht erheischen oder so einfacher Natur sind, daß sie von den amtlichen Aerzten und Tierärzten leicht ausgeführt werden können, sind von diesen auch fernerhin vorzunehmen.

2. Innerhalb des in § 2 Abs. 1 der Allerhöchsten Verordnung bestimmten Geschäftskreises ist es den Untersuchungsanstalten an= heimgegeben, insoweit es ihre dienstlichen und geschäftlichen Verhält= nisse gestatten, hin und wieder auf Ersuchen einzelner Gemeinden und auf deren Kosten Beamte der Untersuchungsanstalt dorthin abzuordnen, um gemeindlichen Polizeibediensteten bei Vornahme von Visitationen der Nahrungsmittel 2c. als Sachverständige be= ratend zur Seite zu stehen.

Bezüglich der von den Untersuchungsanstalten von Zeit zu Zeit, in längeren Zwischenräumen, zu veranstaltenden Unterrichtskurse zur Unterweisung von Polizeibediensteten in der Vornahme von Visitationen der Nahrungs= und Genußmittel bleibt besondere Ver= fügung vorbehalten.

3. Die Verpflichtung der Vorstände sowie der Assistenten der Untersuchungsanstalten (§ 7 der Allerhöchsten Verordnung) erfolgt im Auftrage des k. Staatsministeriums des Innern durch den Vor= stand des betreffenden Stadtmagistrates. Die Verpflichtungsproto= kolle sind dem k. Staatsministerium des Innern vorzulegen.

4. Die Untersuchungsanstalten sind Fachbehörden.

Bei der Abgabe schriftlicher Gutachten in Strafsachen ist vorsorglich für den Fall, daß eine persönliche Vertretung des Gutachtens vor dem Strafgerichte erforderlich werden sollte, derjenige Beamte zu bezeichnen, welcher hiezu bestimmt ist. (§ 8 der Allerhöchsten Verordnung.)

5. Von der in § 9 Abs. 1 der Allerhöchsten Verordnung bezeichneten Befugnis ist Gebrauch zu machen, so oft es mit Rücksicht auf die Wichtigkeit der Sache oder die Schwierigkeit oder Zweifelhaftigkeit der Beurteilung veranlaßt erscheint.

Von der Ermächtigung des Abs. 2 a. a. O. ist unter den daselbst bezeichneten Voraussetzungen Gebrauch zu machen.

Die Beratung mit dem Bezirksarzte beziehungsweise dem beamteten Tierarzte hat in einfachster Form — je nach Umständen mündlich oder schriftlich — zu erfolgen. In dem der Untersuchungsanstalt abzugebenden schriftlichen Gutachten ist die erfolgte Einvernahme des Bezirksarztes beziehungsweise des beamteten Tierarztes sowie dessen Einverständnis, eventuell dessen abweichende Ansicht hervorzuheben. Im Falle abweichender Meinungen ist es dem Bezirksarzte beziehungsweise dem beamteten Tierarzte gestattet, ein schriftliches Sondergutachten abzugeben, welches dem Gutachten der Untersuchungsanstalt beizulegen ist.

6. Alle Untersuchungsanträge sind nach der Zeitfolge ihres Einlaufes in ein Geschäftstagebuch — mit hinreichendem Zwischenraume zwischen den einzelnen Nummern — einzutragen.

Das Tagebuch hat in tabellarischer Form, auf je zwei Seiten verteilt, zu enthalten: die laufende Nummer, das Datum und das Präsentatum des Antrages, die Bezeichnung des Antragstellers nach Namen und Wohnort, den Gegenstand der Untersuchung, eine kurze und bestimmte Vormerkung über das Ergebnis derselben und den Inhalt des erstatteten Gutachtens, ferner den Betrag der berechneten Gebühr und die laufende Nummer des Kontrollverzeichnisses (Ziff. 7 Abs. 4), endlich etwaige besondere Bemerkungen. In der Spalte „Bemerkungen" ist die etwa erfolgte Beiziehung des Bezirksarztes oder des beamteten Tierarztes oder sonstiger Sachverständigen (§ 9 der Allerhöchsten Verordnung) zu erwähnen. Ferner ist hier bei Anträgen von Privaten die Bezugsquelle der untersuchten Ware, soferne sie bekannt ist, vorzumerken.

7. Die Höhe der von den Untersuchungsanstalten für die Vornahme von Untersuchungen und die Abgabe schriftlicher Gutachten zu beanspruchenden Gebühren bemißt sich nach dem anliegenden Tarife, welcher auch zugleich die Mengen der zur Untersuchung einzusendenden Proben entnehmen läßt. Die Gebührenrechnung ist dem Gutachten gesondert beizulegen.

Ist der Untersuchungsantrag von einer Gemeinde ausgegangen, mit welcher eine Vereinbarung im Sinne des § 11 Abs. 2 der Allerhöchsten Verordnung getroffen wurde, so ist gleichwohl die Gebührenrechnung vorsorglich für den Fall, daß ein Dritter für zahlungspflichtig erklärt werden sollte, beizufügen.

Insoweit die zur Beratung beigezogenen Bezirksärzte und beamteten Tierärzte zur Inanspruchnahme einer Vergütung berechtigt sind (§ 9 Abs. 1, § 11 Abs. 3 der Allerhöchsten Verordnung), ist deren Gebührenrechnung gleichfalls beizulegen.

Ueber die anfallenden Gebühren haben die Untersuchungsanstalten ein Kontrollverzeichnis zu führen.

Den k. Regierungen, Kammern des Innern, sowie dem k. Staatsministerium des Innern haben die Untersuchungsanstalten auf Aufforderung kostenfrei Gutachten zu erstatten.

8. Hinsichtlich der Ausgaben sind die Untersuchungsanstalten, unter Haftung des Vorstandes, an dem vom k. Staatsministerium des Innern festzustellenden Jahresvoranschlag gebunden; im Falle eines unvorhergesehenen Bedürfnisses ist besondere ministerielle Genehmigung zu erwirken.

9. Im übrigen werden in bezug auf die Aufstellung des Voranschlages, auf die Führung des Kontrollverzeichnisses, sowie auf die Kasseverwaltung und Rechnungstellung besondere Vorschriften ergehen.

10. Die Beamten der Untersuchungsanstalten haben sich bezüglich dessen, was sie amtlich erfahren haben, jeder Mitteilung gegenüber unberechtigten Dritten zu enthalten.

11. Bis zum 15. Februar jedes Jahres haben die Untersuchungsanstalten über ihre Geschäftstätigkeit im verflossenen Jahre an das k. Staatsministerium des Innern Bericht zu erstatten.

**II. Untersuchungsanstalt der landwirtschaftlichen Kreisversuchsstation zu Speyer.**

12. Die Bestimmungen der Ziffern 1, 2, 4, 5, 6, 7, 10 und 11 finden, mit Ausnahme der Vorschrift über die Führung eines Kontrollverzeichnisses (Ziff. 7 Abs. 4), auf die Untersuchungsanstalt zu Speyer gleichmäßige Anwendung.

Die Verpflichtung des Vorstandes und der bei der Untersuchungsanstalt verwendeten Assistenten erfolgt im Auftrage der k. Regierung der Pfalz, Kammer des Innern, durch einen Kommissär derselben. Das Verpflichtungsprotokoll ist bei der genannten Regierung aufzubewahren.

München, den 2. Februar 1884.

**Dr. Frhr. v. Lutz. Dr. v. Fäustle. Dr. v. Riedel. Frhr. v. Feilitzsch.**

Der General-Sekretär:
Ministerialrat v. Schlereth.

**Bekanntmachung, den Vollzug des § 14 der Allerhöchsten Verordnung vom 27. Januar 1884 über Untersuchungsanstalten für Nahrungs- und Genußmittel betr. Vom 28. April 1884. (Ges.- u. Verordn.-Bl. f. d. Kgr. Bayern S. 183.)**

**Königliches Staatsministerium des Innern.**

Im Vollzuge des § 14 der Allerhöchsten Verordnung vom 27. Januar l. Js., Untersuchungsanstalten für Nahrungs- und Genußmittel betreffend (Ges.- und Verordn.-Bl. S. 43 ff.), wurden durch Entschließung des k. Staatsministeriums des Innern vom Heutigen die zu Nürnberg und Fürth bestehenden gemeindlichen Anstalten zur Untersuchung von Nahrungs- und Genußmitteln vom 1. Juli l. Js. an in widerruflicher Weise als öffentliche Untersuchungsanstalten für Nahrungs- und Genußmittel für die Stadtbezirke Nürnberg beziehungsweise Fürth anerkannt.

Die genannten Anstalten führen die Bezeichnung „Städtische Untersuchungsanstalt für Nahrungs- und Genußmittel zu .... (Nürnberg—Fürth)" und stehen unter der Leitung je eines Vorstandes und unter der Aufsicht der Stadtmagistrate Nürnberg bezw. Fürth, dann der k. Regierung von Mittelfranken, Kammer des Innern, und des k. Staatsministeriums des Innern und haben die von letzterem erlassenen Dienstesvorschriften zu beobachten.

Die Bestimmungen der §§ 2, 7 bis 9, § 11 Abs. 1 und 3 der Allerhöchsten Verordnung vom 27. Januar l. Js., sowie der Ziffern 1, 4 bis 6, Ziff. 7 Abs. 1 bis 3 und Abs. 5, Ziff. 10 und 11 der Vollzugsvorschriften vom 2. Februar d. Js. (Ges.- u. Verordn.-Bl. S. 49 ff.) haben in Ansehung der genannten Untersuchungsanstalten entsprechende Anwendung zu finden.

München, den 28. April 1884.

**Frhr. v. Feilitzsch.**

Der General-Sekretär:
Ministerialrat v. Schlereth.

**Bekanntmachung, Untersuchungsanstalten für Nahrungsmittel, Genußmittel und Gebrauchsgegenstände betr. Vom 25. Juli 1890. (Ges.- u. Verordn.-Bl. f. d. Kgr. Bayern S. 517; Veröff. d. Kais. Gesundheitsamtes 1890 S. 774.)**

**K. Staatsministerium der Justiz, des Innern beider Abteilungen und der Finanzen.**

Der im Anschlusse an Ziff. 7 der Ministerial-Bekanntmachung vom 2. Februar 1884 — Gesetz- und Verordnungsblatt 1884 S. 49 bis 58 — veröffentlichte Gebührentarif der öffentlichen Untersuchungsanstalten für Nahrungsmittel, Genußmittel und Gebrauchsgegenstände mit Angabe der zur Untersuchung einzuliefernden Mengen wurde einer Revision unterzogen und wird mit Bezugnahme auf die §§ 11, 13 und 14 der Königlich Allerhöchsten Verordnung vom 27. Januar 1884, Untersuchungsanstalten für Nahrungs- und Genußmittel betreffend, — Gesetz- und Verordnungsblatt 1884 S. 43 — der neu festgestellte Gebührentarif mit Angabe der zur Untersuchung einzuliefernden Mengen im nachstehenden bekannt gegeben.

Der neue Gebührentarif tritt an Stelle des seitherigen Gebührentarifes mit 1. Oktober 1890 in Kraft, so daß von diesem Zeitpunkte ab die Inanspruchnahme der öffentlichen Untersuchungsanstalten mit Untersuchungen und Gutachten nach dem neuen Tarif zu bemessen ist.

Die nach § 11 Abs. 2 der Königlich Allerhöchsten Verordnung vom 27. Januar 1884 getroffenen besonderen Vereinbarungen mit den öffentlichen Untersuchungsanstalten werden durch den neuen Gebührentarif nicht berührt.

München, den 25. Juli 1890.

**Frhr. v. Feilitzsch. Frhr. v. Leonrod. Dr. v. Müller.**
**v. Pfistermeister, Staatsrat.**

Der General-Sekretär:
Ministerialrat v. Ries.

**Gebührentarif**
der öffentlichen Untersuchungsanstalten für Nahrungsmittel, Genußmittel und Gebrauchsgegenstände.

**I. Allgemeine Bestimmungen.**

1. Die im Tarife festgesetzten Gebühren schließen die Vergütung für die bei der Untersuchung etwa verbrauchten Stoffe oder Werkzeuge, sowie für die Erstattung des schriftlichen Befundberichtes und Gutachtens in sich.

2. Für Untersuchungen, welche im Tarife nicht vorgesehen sind, wird die Gebühr nach Maßgabe der für die Untersuchung und die Ausarbeitung des Befundberichtes und Gutachtens aufgewendeten Zeit mit zwei Mark für jede angefangene Stunde berechnet. Der Zeitaufwand ist in der Kostenrechnung genau anzugeben. Die für die Untersuchung etwa verbrauchten Stoffe und Werkzeuge sind in diesem Falle der Anstalt besonders zu vergüten.

Für Gutachten, mit welchen keine Experimentaluntersuchungen verbunden sind, beträgt die Gebühr je nach dem Umfange und der Schwierigkeit der Sache zwei bis zwanzig Mark.

3. Für mikroskopische Untersuchungen bei den unter II aufgeführten Gegenständen ist im allgemeinen eine Gebühr von drei Mark zu berechnen.

Nach besonderer Lage des Falles, z. B. bei spezieller Fragestellung nach der Natur einer Hefeart, bei eingehender Untersuchung von Trübungen und Absätzen in Bier, Wein, Wasser, bei bakteriologischen Arbeiten, hat der Zeittarif in Anwendung zu kommen.

4. Da die Gebühren für die vorzunehmenden Untersuchungen bei einem und demselben Gegenstande je nach der Art und Ausdehnung der Untersuchung verschieden sind, so sind jederzeit sogleich mit der Uebergabe eines Gegenstandes an die Untersuchungsanstalt die erforderlichen Mitteilungen über Veranlassung und Zweck des Antrages auf Untersuchung zu verbinden, damit hiernach bemessen werden kann, worauf sich die Untersuchung des Gegenstandes zu richten hat.

## II. Einzelbestimmungen.

| Fortl. Nr. | Gegenstand der Untersuchung | Gebühr ℳ | Zur Untersuchung einzuliefernde Menge |
|---|---|---|---|
| 1 | **Bier.** | | |
| | a) Bestimmung des spezifischen Gewichtes, des Gehaltes an Alkohol, Extrakt, Asche, Säure und Berechnung der ursprünglichen Würzekonzentration und des Vergährungsgrades . . | 6 | 1 l |
| | b) Gesamtanalyse, welche einschließt a sowie die Bestimmung von Zucker, Stickstoff und Phosphorsäure . . . . . . . . . . . . . . . . . . . . . . . . . . . . . | 15 | 2 l |
| | c) Bestimmung jedes einzelnen weiteren normalen Bestandteiles, je . . . . . . . . | 4 | $\frac{1}{2}$ l |
| | d) Bestimmung einer flüchtigen Säure, z. B. Essigsäure, schweflige Säure usw., je . . . . | 4 | $\frac{1}{2}$ l |
| | e) Prüfung auf Salizylsäure. . . . . . . . . . . . . . . . . . . . . . . . | 2 | $\frac{1}{2}$ l |
| | f) Nachweis einer stattgefundenen Neutralisation . . . . . . . . . . . . . . . | 5 | $\frac{1}{2}$ l |
| | g) Nachweis der Hopfensurrogate nach Dragendorff . . . . . . . . . . . . . . | 20 | 4 l |
| 2 | **Branntwein, Liköre.** | | |
| | a) Bestimmung des spezifischen Gewichtes, des Gehaltes an Alkohol, Extrakt, Asche und eventuell Säure . . . . . . . . . . . . . . . . . . . . . . . . . . . | 6 | $\frac{1}{2}$ l |
| | b) Bestimmung des Fuselöles . . . . . . . . . . . . . . . . . . . . . . . | 5 | 1 l |
| 3 | **Brot.** Bestimmung des Wasser= und Aschen=Gehaltes . . . . . . . . . . . . . . | 3 | 100 g |
| 4 | **Essig.** | | |
| | a) Bestimmung des Gehaltes an Essigsäure . . . . . . . . . . . . . . . . . | 2 | $\frac{1}{4}$ l |
| | b) Prüfung auf Mineralsäure, Metalle und scharfe Pflanzenstoffe . . . . . . . . . | 2 | $\frac{1}{4}$ l |
| | c) Bestimmung der Metalle, je . . . . . . . . . . . . . . . . . . . . . . | 5 | 1 l |
| 5 | **Fabrikate aus Mehl und Zucker.** (Konditoreiwaren, Suppennudeln usw.) | | |
| | a) Prüfung auf schädliche Farbstoffe . . . . . . . . . . . . . . . . . . . | 3 | 1—2 Stück |
| | b) Bestimmung der Asche nebst Prüfung auf mineralische Beimengungen . . . . . . . | 3 | bezw. |
| | c) Bestimmung von Arsen und Zinn oder eines anderen Metalles, je . . . . . . . . | 5 | 50—100 g |
| 6 | **Fette.** (Butter, Schmalzbutter, feste, flüssige Speisefette.) | | |
| | a) Bestimmung des Wassergehaltes . . . . . . . . . . . . . . . . . . . . | 3 | |
| | b) Bestimmung des Fettgehaltes . . . . . . . . . . . . . . . . . . . . . | 5 | |
| | c) Bestimmung des spezifischen Gewichtes . . . . . . . . . . . . . . . . . | 2 | 50 g |
| | d) Bestimmung des Ranziditätsgrades . . . . . . . . . . . . . . . . . . . | 2 | |
| | e) Bestimmung der Asche nebst Prüfung auf mineralische Beimengungen . . . . . . . | 3 | |
| | f) Prüfung auf fremde Fette: | | 100 g |
| |    1. nach Becht . . . . . . . . . . . . . . . . . . . . . . . . . . | 2 | |
| |    2. nach Hübl . . . . . . . . . . . . . . . . . . . . . . . . . . | 6 | |
| |    3. nach Köttsdorfer . . . . . . . . . . . . . . . . . . . . . . . | 4 | |
| |    4. nach Meißl . . . . . . . . . . . . . . . . . . . . . . . . . | 6 | |
| | g) Prüfung auf fremde Farbstoffe . . . . . . . . . . . . . . . . . . . . . | 3 | 100 g |
| | h) Prüfung auf Borsäure . . . . . . . . . . . . . . . . . . . . . . . . | 3 | 100 g |
| 7 | **Fruchtsäfte.** Prüfung auf künstliche Farbstoffe . . . . . . . . . . . . . . . | 3 | 50 g |
| 8 | **Gebrauchsgegenstände.** | | |
| | 1. Kleiderstoffe, bedruckte und gefärbte, Tapeten, Buntpapiere, Kinderspielwaren usw. | | |
| |    a) Prüfung auf die Beschaffenheit der Farbstoffe . . . . . . . . . . . | 3 | 2 qdm bezw. |
| |    b) Bestimmung des Gehaltes an gesundheitsschädlichen Farben, für jede Farbe . . . | 5 | 1—2 Stück |
| | 2. Farbkästen. Prüfung auf die Beschaffenheit der Farben, für jede Farbe vierzig Pfennige, jedoch im ganzen nicht weniger als 2 Mark und nicht mehr als 10 Mark . . . . . . . | 2—10 | 1 Kasten |
| | 3. Kochgeschirre. (Gewöhnliche Töpferwaren, emaillierte Eisengeschirre.) | | |
| |    a) Prüfung auf die Beschaffenheit der Glasur oder des Emails im Sinne des Reichs= gesetzes vom 25. Juni 1887 . . . . . . . . . . . . . . . . . . . . | 3 | 1 Stück |
| |    b) Bestimmung der Menge des in Essig löslichen Bleies . . . . . . . . . | 5 | 1 Stück |
| | 4. Metallgerätschaften. (Metallfolien, verzinnte Waren, Zinnbleilegierungen.) Bestimmung des Bleigehaltes . . . . . . . . . . . . . . . . . . . . . . . . . . | 5 | 1 Stück |
| 9 | **Gewürze.** Bestimmung des Aschengehaltes und des in Salzsäure unlöslichen Teiles . . . . . | 3 | 50 g |
| 10 | **Hefe.** (Hefe, Preßhefe.) | | |
| | a) Bestimmung des Wassergehaltes, Prüfung auf fremde Beimengungen . . . . . . . | 5 | 50 g |
| | b) Bestimmung der Triebkraft . . . . . . . . . . . . . . . . . . . . . . | 3 | |
| 11 | **Honig.** Prüfung auf Reinheit . . . . . . . . . . . . . . . . . . . . . . | 15 | 100 g |
| 12 | **Kaffee.** | | |
| | 1. Rohbohnen, Prüfung auf künstliche Färbung . . . . . . . . . . . . . . . | 2 | 100 g |
| | 2. Gemahlener, gebrannter | | |
| |    a) Bestimmung des Fettes, Zuckers, der Asche (und des Extraktes), sowie physikalische Prüfung . . . . . . . . . . . . . . . . . . . . . . . . . . . | 10 | 100 g |
| |    b) Bestimmung des Koffeïngehaltes . . . . . . . . . . . . . . . . | 10 | 100 g |
| 13 | **Kakao, Schokolade.** | | |
| | a) Prüfung auf Zusatz von fremden Fetten . . . . . . . . . . . . . . . . . | 6 | 50 g |
| | b) Bestimmung der Stärke, des Zuckers, des Fettes, je . . . . . . . . . . . . . | 4 | 100 g |
| 14 | **Käse.** | | |
| | a) Bestimmung der Asche nebst Prüfung auf mineralische Beimengungen . . . . . . . | 3 | 50 g |
| | b) Bestimmung des Fettes . . . . . . . . . . . . . . . . . . . . . . . . | 5 | 100 g |
| | c) Prüfung auf fremde Fette nach Meißl . . . . . . . . . . . . . . . . . . | 6 | 100 g |
| 15 | **Konserven.** | | |
| | a) Prüfung auf Metalle, insbesondere Zinn, Blei, Kupfer, Zink . . . . . . . . . | 3 | 1 Büchse |
| | b) Bestimmung ihrer Menge, je . . . . . . . . . . . . . . . . . . . . . . | 5 | oder |
| | c) Bestimmung des Zuckers . . . . . . . . . . . . . . . . . . . . . . . | 4 | 1 Glas |
| | d) Prüfung auf Konservierungsmittel . . . . . . . . . . . . . . . . . . . | 3 | |
| | e) Bestimmung der schwefligen Säure . . . . . . . . . . . . . . . . . . . | 4 | |
| 16 | **Mehl.** Bestimmung des Wasser= und Aschegehaltes . . . . . . . . . . . . . . | 3 | 100 g |
| 17 | **Milch.** (Rahm.) | | |
| | a) Bestimmung des spezifischen Gewichtes der Milch oder des Milchserums, je . . . . . | 2 | 1 l |
| | b) Bestimmung des spezifischen Gewichtes und Fettgehaltes . . . . . . . . . . . | 3 | 1 l |
| | c) Bestimmung des spezifischen Gewichtes, des Fettgehaltes und der Trockensubstanz . . . | 5 | 1 l |
| | d) Bestimmung jedes einzelnen weiteren normalen Bestandteiles, sowie der Asche, je . . . . | 4 | 1 l |
| | e) Prüfung auf Konservierungsmittel . . . . . . . . . . . . . . . . . . . | 3 | 1 l |
| 18 | **Petroleum.** | | |
| | a) Prüfung auf die dem Gesetze entsprechende Beschaffenheit . . . . . . . . . . | 2 | $\frac{1}{4}$ l |
| | b) Fraktionierte Destillation und Prüfung auf fremde Beimengungen . . . . . . . . | 6 | 1 l |
| 19 | **Tee.** | | |
| | a) Bestimmung der Asche nebst Prüfung auf mineralische Beimengungen . . . . . . . | 3 | 50 g |
| | b) Prüfung auf Färbung und fremde Beimengungen durch botanische Untersuchung . . . . | 5 | 50 g |
| | c) Bestimmung des Teïngehaltes . . . . . . . . . . . . . . . . . . . . . | 10 | 50 g |

| Fortl. Nr. | Gegenstand der Untersuchung | Gebühr $\mathcal{M}$ | Zur Untersuchung einzuliefernde Menge |
|---|---|---|---|
| 20 | Wasser (ausschließlich der Mineralwässer). | | |
| | a) Prüfung auf die Brauchbarkeit als Trinkwasser, welche einschließt die Prüfung auf Ammoniak und salpetrige Säure sowie die Bestimmung der Menge an Abdampfrückstand, Chlor und Salpetersäure, der organischen Substanz (Oxydierbarkeit durch Kaliumpermanganat) | 6 | 2 l |
| | b) Härtebestimmung maßanalytisch . . . . . . . . . . . . . . | 2 | 1 l |
| | c) Bestimmung von Kalk und Magnesia . . . . . . . . . . . . | 6 | 2 l |
| | d) Bestimmung jedes weiteren Bestandteiles, je . . . . . . . . | 4 | 2—10 l |
| 21 | Wein. (Obstwein.) | | |
| | a) Bestimmung des spezifischen Gewichtes, des Gehaltes an Alkohol, Extrakt und Asche, der Gesamtmenge der freien Säuren, sowie der Polarisation . . . . . . . . . | 8 | $^3/_4$ l |
| | b) Bestimmung jedes einzelnen weiteren normalen Bestandteiles, je . . . . . . | 4 | $^1/_2$ l |
| | c) Polarisation . . . . . . . . . . . . . . . . . . . . | 3 | $^1/_2$ l |
| | d) Prüfung auf fremde Farbstoffe . . . . . . . . . . . . . | 3 | $^1/_2$ l |
| | e) Bestimmung einer flüchtigen Säure, z. B. Essigsäure, schweflige Säure usw., je | 4 | $^1/_2$ l |
| | f) Prüfung auf Salizylsäure . . . . . . . . . . . . . . | 2 | $^1/_2$ l |
| 22 | Wurstwaren. | | |
| | a) Bestimmung des Wassergehaltes . . . . . . . . . . . . | 3 | 100 g |
| | b) Prüfung auf Stärkemehl . . . . . . . . . . . . . . | 2 | 50 g |
| | c) Bestimmung des Gehaltes an Stärkemehl . . . . . . . . . . | 5 | 100 g |
| | d) Prüfung auf künstliche Färbung . . . . . . . . . . . . | 3 | 50 g |
| | e) Prüfung auf Konservierungsmittel . . . . . . . . . . . | 3 | 100 g |
| 23 | Zucker. | | |
| | a) Prüfung auf fremde Beimengungen . . . . . . . . . . . | 3 | 100 g |
| | b) Polarisation . . . . . . . . . . . . . . . . . . . | 3 | 100 g |

**Bekanntmachung, Untersuchungsanstalten für Nahrungs= und Genußmittel betr. Vom 20. Juli 1894.** (Ges.= u. Verordn.=Bl. f. d. Kgr. Bayern S. 527; Veröff. d. Kais. Gesundheitsamtes 1894 S. 576.)

**Kgl. Staatsministerien des Innern, beider Abteilungen.**

Im Namen Seiner Majestät des Königs.

Seine Königliche Hoheit Prinz Luitpold, des Königreiches Bayern Verweser, haben Allerhöchst zu genehmigen geruht, daß vom 1. August 1894 ab in Abänderung des § 1 der Allerhöchsten Verordnung vom 27. Januar 1884, Untersuchungsanstalten für Nahrungs= und Genußmittel betreffend, Gesetz= und Verordnungsblatt S. 44, sowie des § 1 der Allerhöchsten Verordnung gleichen Betreffs vom 5. Juli 1892, Gesetz= und Verordnungsblatt S. 436, die K. Untersuchungsanstalt für Nahrungs= und Genußmittel in München mit dem pharmazeutischen Institute und Laboratorium für angewandte Chemie an der K. Universität München verbunden wird und der jeweilige Vorstand des letzteren Institutes zugleich Direktor der damit verbundenen Untersuchungsanstalt ist.

München, den 20. Juli 1894.

**Frhr. v. Feilitzsch.**     Dr. v. Müller.

Der General=Sekretär:
Ministerialrat v. Kopplstätter.

**Bekanntmachung, Verlegung der Kgl. Untersuchungsanstalt für Nahrungs= und Genußmittel in München betr. Vom 2. Dezember 1896.** (Amtsbl. des Kgl. Staatsminist. d. Innern S. 479; Veröff. d. Kais. Gesundheitsamtes 1897 S. 337.)

Die K. Untersuchungsanstalt für Nahrungs= und Genußmittel in München, welche laut Ministerial=Bekanntmachung vom 20. Juli 1894 Nr. 12 697 — Gesetz= und Verordnungsblatt S. 527 — vom 1. August 1894 ab bereits mit dem pharmazeutischen Institute und Laboratorium für angewandte Chemie an der K. Universität München verbunden wurde, wird vom 1. Dezember 1896 an auch aus den seitherigen Räumen des hygienischen Institutes in den Neubau des erstgenannten Institutes, Karlstraße 29 dahier, verlegt und nimmt daselbst den ersten Stock links vom Hauptgebäude des botanischen Museums ein.

**Frhr. v. Feilitzsch.**     Dr. v. Landmann.

Der General=Sekretär:
v. Kopplstätter, Ministerialrat.

**Kgl. Allerhöchste Verordnung, Untersuchungsanstalten für Nahrungs= u. Genußmittel betr. Vom 26. Juni 1898.** (Ges.= u. Verordn.=Bl. f. d. Kgr. Bayern S. 351; Veröff. d. Kais. Gesundheitsamtes 1898 S. 630.)

**Luitpold,
von Gottes Gnaden Königlicher Prinz von Bayern,
Regent.**

Wir finden Uns bewogen, unter Aufhebung der Allerhöchsten Verordnung vom 5. Juli 1892 und in Abänderung der §§ 6, 7, 8 und 12 der Allerhöchsten Verordnung vom 27. Januar 1884, Untersuchungsanstalten für Nahrungs= und Genußmittel betreffend, zu verordnen, was folgt:

§ 1.

Der jeweilige Vorstand des pharmazeutischen Institutes und Laboratoriums für angewandte Chemie an den k. Universitäten zu München und zu Erlangen sowie des technologischen Attributes an der k. Universität zu Würzburg ist unter dem Titel „Direktor" zugleich Vorstand der damit verbundenen k. Untersuchungsanstalt für Nahrungs= und Genußmittel und bekleidet diese Stelle als Nebenfunktion gegen Bezug einer von dem k. Staatsministerium des Innern im Benehmen mit dem k. Staatsministerium des Innern für Kirchen= und Schulangelegenheiten. zu bestimmenden jährlichen Vergütung.

Jeder der drei k. Untersuchungsanstalten wird ein Oberinspektor, ein Inspektor und die erforderliche Anzahl von Assistenten beigegeben.

Die Oberinspektoren und die Inspektoren werden und zwar erstere unter Einreihung in die Klasse VII b, letztere unter Einreihung in die Klasse XI b des mit Allerhöchster Verordnung vom 11. Juni 1892, die Gehaltsbezüge der pragmatischen Staatsdiener betreffend, bekannt gegebenen Gehaltsregulatives Anlage C von Uns ernannt, die Assistenten auf Vorschlag des Akademischen Senates der betreffenden Universität durch das k. Staatsministerium des Innern im Benehmen mit dem k. Staatsministerium des Innern für Kirchen= und Schulangelegenheiten nach Maßgabe der Allerhöchsten Verordnung vom 26. Juni 1894, die Dienstverhältnisse der nichtpragmatischen Staatsbeamten und Staatsbediensteten betreffend, aufgestellt.

§ 2.

Die Direktoren, die Oberinspektoren, die Inspektoren und die Assistenten werden auf die gewissenhafte Erfüllung ihrer Obliegenheiten eidlich verpflichtet.

Außerdem haben dieselben den Verfassungseid (Titel X § 3 der Verfassungsurkunde) sowie den durch die Allerhöchste Verordnung vom 15. März 1850 vorgeschriebenen Eid, soweit sie diese Eide noch nicht geleistet haben, zu leisten.

§ 3.

Die Direktoren der k. Untersuchungsanstalten werden im Falle der Verhinderung durch die Oberinspektoren vertreten; außerdem sind sie befugt, zur Vertretung der Anstalt vor Gerichten und Behörden nach Gutbefinden Beamte der Untersuchungsanstalt abzuordnen.

§ 4.

Die Bestimmungen der Allerhöchsten Verordnungen vom 11. Februar 1875 und bezw. vom 13. Juli 1892, die Aufrechnung der Tagegelder und Reisekosten bei auswärtigen Dienstgeschäften der Beamten und Bediensteten des Zivilstaatsdienstes betreffend, finden auf die Beamten der k. Untersuchungsanstalten in dem Sinne Anwendung, daß die Direktoren unter § 6 Lit. b, die Oberinspektoren unter § 6 Lit. c, die Inspektoren und Assistenten unter § 6 Lit. d dortselbst einzureihen sind.

§ 5.

Gegenwärtige Verordnung tritt mit 1. August 1898 in Kraft.

München, den 26. Juni 1898.

**Luitpold, Prinz von Bayern,
des Königreichs Bayern Verweser.**

**Frhr. v. Feilitzsch. Dr. Frhr. v. Leonrod. Dr. v. Landmann.
Staatsrat v. May.**

Auf Allerhöchsten Befehl:

Der General=Sekretär:
Ministerialrat v. Kopplstätter.

---

# Uebersicht über die allgemeinen Verhältnisse und die Tätigkeit der einzelnen Anstalten.

## 7. Erlangen. Königliche Untersuchungsanstalt für Nahrungs- und Genußmittel Erlangen.

### I. Allgemeine Verhältnisse der Anstalt.

Geschichtliche Entwicklung. Die Kgl. Untersuchungsanstalt für Nahrungs= und Genußmittel in Erlangen wurde im Jahre 1884 gegründet und dem pharmazeutischen Institute der Universität angegliedert.

Der Wirkungskreis der Untersuchungsanstalt erstreckt sich auf die Regierungsbezirke Mittelfranken, Oberpfalz und von Regensburg.

**Vorgesetzte Behörde.** Die Anstalt ist dem Kgl. Staatsministerium des Innern unterstellt.

**Leiter der Anstalt.** Direktor der Anstalt ist der Professor der pharmazeutischen Chemie Dr. Paal, sein Vertreter ist der Kgl. Oberinspektor Prof. Dr. v. Raumer.

**Hilfskräfte.** Als wissenschaftliche Hilfskräfte waren zwei Assistenten mit dem Titel Inspektor und je ein Assistent 1. und 2. Ordnung tätig. Der Anstalt war ein Diener zugeteilt.

**Diensträume.** Die Diensträume bestehen aus einem Laboratoriumssaal, dem Schreib- und Aktenzimmer des Oberinspektors, einem Wägezimmer und einem Mikroskopierzimmer, welches gleichzeitig Sammlungsraum ist. Außerdem ist eine Dunkelkammer und ein Kellerraum vorhanden.

**Geschäftsordnung.** Die Dienstzeit war auf 8 bis 12 und auf 2—6 Uhr festgesetzt. Die Gutachten fertigt der Oberinspektor aus, welcher gleichzeitig die Korrespondenz sowie die Buchführung der Anstalt erledigt. Der Außendienst besteht in Visitationsreisen innerhalb der einzelnen Vertragsdistrikte und hat für diesen Dienst jeder der Beamten seinen zugewiesenen Wirkungskreis.

### II. Art und Umfang des Geschäftsbetriebes für das Jahr 1902.

1. Anzahl der untersuchten Proben. Die Kgl. Untersuchungsanstalt hat 1902 20 122 Untersuchungen ausgeführt. Von diesen Untersuchungen wurden 10 607 durch Vorprüfung bei der auswärtigen Lebensmittelkontrolle erledigt, während im Laboratorium selbst 9515 Gegenstände untersucht wurden. 53 Gutachten ohne Untersuchung wurden abgegeben.

Die Anstalt stand mit 87 Distrikten und 12 unmittelbaren und 2 mittelbaren Städten im Vertragsverhältnis und erhielt sich aus ihren Einnahmen, aus welchen sowohl die Besoldung der Beamten, als auch alle anderen Ausgaben bestritten wurden.

2. Anzahl der Besichtigungen und der Vertretungen vor Gericht. Bei der auswärtigen Kontrolle wurden 821 Gemeinden besucht, wobei 1391 Bäckereien, 1591 Metzgereien, 2596 Spezereien, 2984 Wirtschaften, 551 sonstige Geschäfte, insgesamt 9113 Geschäfte besichtigt wurden.

Vertretungen vor Gericht fanden in 28 Fällen statt. Es wurden in 17 Fällen Verurteilungen ausgesprochen. Bei einem Falle erfolgte seitens des Schöffengerichts Freisprechung, seitens des Landgerichts und obersten Landgerichts erfolgte jedoch Verurteilung. Ein Zivilprozeß schwebte noch am Jahresschluß, bei einem zweiten wurde ein Vergleich erzielt. In fünf Fällen fand die gerichtliche Vernehmung durch das Amtsgericht Erlangen statt, und erging an das Amt über den Ausgang keine Mitteilung, da diese Fälle bei außerbayerischen Gerichten anhängig waren. In 4 Fällen wurden die Angeklagten freigesprochen.

3. Wissenschaftliche Veröffentlichungen und Vorträge.

Professor Dr. Paal hielt im mittelfränkischen Bezirksverein des Vereins Deutscher Chemiker für angewandte Chemie einen Vortrag: „Ueber die durch Spaltungsprodukte der Eiweißkörper colloïdal erhaltenen Metalle und Metallverbindungen".

Als Publikationen sind zu verzeichnen: Professor Dr. Paal: „Ueber die Einwirkung ätzender Alkalien auf Eialbumin". Professor Dr. von Raumer: „Ueber den Einfluß der Fütterung von Rohrzucker und Stärkesirup auf die Beschaffenheit des Honigs". Prof. Dr. v. Raumer, Dr. Späth: 1. Ueber Fälschungen von Gewürzen und anderen Nahrungsmitteln. 2. Ueber Arsenvergiftungen durch den Genuß von Schwarzbrot. 3. Ueber Vergiftungen durch bleihaltige Topfglasuren.

## 8 Fürth. Städtische Untersuchungsanstalt für Nahrungs- und Genußmittel zu Fürth.

### I. Allgemeine Verhältnisse der Anstalt.

Geschichtliche Entwicklung. Seit dem Jahre 1877 besteht in Fürth eine regelmäßige Kontrolle und Untersuchung der Nahrungs- und Genußmittel, die anfangs in der Weise gehandhabt wurde, daß die Polizei die entnommenen Proben nach Erlangen zur Untersuchung sandte. Ein städtisches Untersuchungslaboratorium wurde 1883 in Fürth errichtet und 1884 durch das Kgl. Staatsministerium als öffentliche Untersuchungsanstalt für Nahrungs- und Genußmittel anerkannt. Die Anstalt ist mit der Kgl. Realschule verbunden.

Vorgesetzte Behörde. Die Untersuchungsanstalt untersteht dem Fürther Stadtmagistrat sowie dem Kgl. Staatsministerium des Innern.

Leiter der Anstalt. Leiter der Anstalt ist Rektor Dr. Langhans.

Hilfskräfte. Als Assistent war ein Kgl. Reallehrer, der zugleich geprüfter Nahrungsmittelchemiker war, tätig.

Diensträume. Eigene Diensträume besitzt die Anstalt nicht, die Untersuchungen werden im chemischen Laboratorium der Kgl. Realschule ausgeführt.

Geschäftsordnung. Bisher wurden in Fürth die Proben ohne Auswahl entnommen. Es ist jedoch angeregt, daß die mit der Nahrungsmittelpolizei betrauten Beamten durch den Leiter der städtischen Untersuchungsanstalt Instruktionen erhalten. Die Beamten wären alsdann bei der Auswahl der Proben in der Lage, besonders auf die verdächtigen Proben Rücksicht zu nehmen.

### II. Art und Umfang des Geschäftsbetriebes für das Jahr 1902.

Anzahl der untersuchten Proben:

|   |   |
|---|---:|
| a) Von Nahrungsmitteln, Genußmitteln und Gebrauchsgegenständen | 1172 |
| b) aus dem Gebiete der Gesundheitspflege und physiologische Untersuchungen | 2 |
| c) gerichtliche und toxikologische Untersuchungen | 8 |
| d) technische Untersuchungen | 7 |
| Zusammen | 1189 |

Hiervon waren:

|   |   |
|---|---:|
| Untersuchungen für Gerichte und Staatsanwaltschaft | 8 |
| Untersuchungen für den Stadtmagistrat Fürth | 1163 |
| Untersuchungen für Private | 18 |

deren Ergebnisse in 154 Berichten und Gutachten ausgegeben wurden. Außerdem wurden durch Polizeibeamte 4695 Milchprüfungen mit dem Laktodensimeter vorgenommen.

## 9 München. Königliche Untersuchungsanstalt für Nahrungs- und Genußmittel in München.

### I. Allgemeine Verhältnisse der Anstalt.

Geschichtliche Entwicklung. Die Kgl. Untersuchungsanstalt für Nahrungs- und Genußmittel in München ging aus der im Jahre 1879 gegründeten Untersuchungsstation des hygienischen Institutes der Kgl. Ludwig-Maximilians-Universität hervor. Diese Untersuchungsstation wurde im Jahre 1884 unter Beibehaltung des früheren Personals verstaatlicht. Mit ihrer Leitung ist der jeweilige Vorstand des pharmazeutischen Institutes und Laboratoriums für angewandte Chemie betraut; der Wirkungskreis erstreckt sich auf die Regierungsbezirke Oberbayern, Niederbayern, Schwaben und Neuburg.

Vorgesetzte Behörde. Die Anstalt ist dem Kgl. Staatsministerium des Innern unterstellt.

Leiter der Anstalt. Direktor der Untersuchungsanstalt ist Professor Dr. Hilger, Vorstand des pharmazeutischen Institutes und Laboratoriums für angewandte Chemie, Kgl. Hofrat und Obermedizinalrat. Stellvertreter des Direktors ist Professor Dr. Sendtner, Kgl. Oberinspektor.

Hilfskräfte. Wissenschaftliche Hilfskräfte: An der Anstalt wurden nur geprüfte und promovierte Nahrungsmittelchemiker beschäftigt, von denen zwei den Titel Kgl. Inspektor führten, zwei fungierten als Assistenten erster und einer als Assistent zweiter Ordnung. Sonstige Hilfskräfte: Ein Schreiber und ein Diener.

Geschäftsordnung. Die Geschäftsordnung der bayerischen Untersuchungsanstalten ist durch die zum Vollzuge der Allerhöchsten Verordnung vom 27. Januar 1884 erlassenen Bestimmungen vom 2. Februar 1884 einheitlich geregelt.

### II. Art und Umfang des Geschäftsbetriebes für das Jahr 1902.

1. Anzahl der untersuchten Proben:
a) Von Nahrungsmitteln, Genußmitteln und
   Gebrauchsgegenständen . . . . . . . 28 889
b) technische Untersuchungen . . . . . . 55

Zusammen . . 28 944

In Bezug auf Vereinbarungen mit Land-, Distrikts- und Stadtgemeinden waren im Jahre 1902 nur wenige Veränderungen zu verzeichnen. Neu zugegangen waren die Stadtgemeinde Lindau i. B., sowie die Distriktsgemeinden Grafenau, Tittmoning, Burgau und Eggenfelden. Gekündigt wurde für das Jahr 1902 die Vereinbarung mit dem Distrikte Wertingen seitens des Distriktes.

Somit stand die Anstalt im Jahre der Berichterstattung mit 16 unmittelbaren Städten, 2 mittelbaren Städten, 84 Distrikten und 1 Landgemeinde in Vertragsverhältnis.

Das Tagebuch des Jahres 1902 umfaßte 8600 Nummern, das Kontrollverzeichnis 6021 Nummern.

Gutachten ohne damit verbundene Untersuchungen wurden 190 abgegeben. Sonstige Anfragen wurden 34 erledigt; abgelehnt bezw. den zuständigen Stellen überwiesen wurden 87 Anträge.

2. Anzahl der Besichtigungen und der Vertretungen vor Gericht. Es wurden 794 auswärtige Gemeinden besucht. Die Zahl der revidierten Geschäfte betrug 5028, hierbei gelangten 26 210 Proben zur vorläufigen Untersuchung. Für die Besichtigungen in auswärtigen Gemeinden waren 227 Tage erforderlich, während für die Stadtgemeinde München 9 Augenscheinnahmen ausgeführt wurden. Auswärtige Besichtigungen erfolgten auf Aufforderung des Staatsanwaltes 2, des Kgl. Bezirksamtes 1.

In 38 Fällen war die Anstalt bei Gerichtsverhandlungen beteiligt.

3. Besondere Arbeiten. Es erfolgte eine zweimalige Unterweisung der städtischen Bezirksinspektoren auf dem Gebiete der Lebensmittelkontrolle im allgemeinen, sowie der Weinkontrolle im besonderen in Form von belehrenden Vorträgen.

## 10. Nürnberg. Städtische Untersuchungsanstalt für Nahrungs- und Genußmittel zu Nürnberg.

### I. Allgemeine Verhältnisse der Anstalt.

Geschichtliche Entwicklung. Im Jahre 1876 wurde infolge eines Beschlusses der städtischen Kollegien durch den Magistrat der Stadt Nürnberg ein Stadtchemiker angestellt. Derselbe war gleichzeitig als Lehrer der Chemie an der Kgl. Industrieschule tätig und hatte in seiner Eigenschaft als Stadtchemiker alle in den Bereich der jetzigen Untersuchungsanstalt fallenden Untersuchungen von Nahrungs- und Genußmitteln, Gebrauchsgegenständen sowie technische und hygienische Untersuchungen auszuführen. Im Jahre 1884 wurde das Untersuchungslaboratorium als „Städtische Untersuchungsanstalt für Nahrungs- und Genußmittel zu Nürnberg" durch das Kgl. Staatsministerium des Innern in widerruflicher Weise anerkannt, blieb jedoch mit dem chemischen Laboratorium der Kgl. Industrieschule verbunden. Die Industrieschule stellte für die städtischen Zwecke die zur Ausführung der Untersuchungen notwendigen Apparate und Materialien, während ihre

reichhaltige Bibliothek die notwendige Literatur über Nahrungsmittelchemie und Hygiene beschaffte. Im Jahre 1899 wurden neue Diensträume unter Abtrennung von der Industrieschule und gleichzeitiger Vermehrung des Personals bezogen.

Vorgesetzte Behörde. Die Anstalt untersteht der Aufsicht des Stadtmagistrates Nürnberg, der Kgl. Regierung von Mittelfranken, Kammer des Innern und des Kgl. Staatsministeriums des Innern.

Leiter der Anstalt. Seit dem Jahre 1898 ist der geprüfte Nahrungsmittelchemiker und Kgl. Inspektor H. Schlegel Vorstand der Untersuchungsanstalt.

Hilfskräfte. Wissenschaftliche Hilfskräfte: Als Assistenten waren zwei promovierte Nahrungsmittelchemiker angestellt. Sonstige Hilfskräfte: Zur Hilfeleistung bei der Probeentnahme war der Anstalt ein ehemaliger Schutzmann zugeteilt.

Diensträume. Die Diensträume der Anstalt befinden sich im Erd- und Obergeschoß des ehemaligen Schulhauses Schildgasse 10.

Geschäftsordnung. Die Geschäfte und Verkaufsstellen, in denen Nahrungsmittel, Genußmittel oder Gebrauchsgegenstände zum Verkauf gelangen, werden durch Beamte der Anstalt besichtigt. Bei dieser Gelegenheit werden Proben entnommen.

### II. Art und Umfang des Geschäftsbetriebes für das Jahr 1902.

1. Anzahl der untersuchten Proben: Von Nahrungsmitteln, Genußmitteln und Gebrauchsgegenständen 10 737.

Die Zahl der bei den Besichtigungen vorgeprüften Proben betrug 24 461. Davon wurden 940 Proben zur eingehenderen Untersuchung angekauft. Außer diesen waren noch im Auftrage des Stadtmagistrates zu untersuchen: 98 Proben infolge von 45 durch Privatpersonen bei der städtischen Untersuchungsanstalt erstatteten Anzeigen und 9 591 Proben, welche von dem mit der Ueberwachung des Verkehrs mit animalischen Nahrungsmitteln betrauten städtischen Bezirkstierarzt II und verschiedenen städtischen Anstalten übersandt wurden.

Die Gesamtzahl der im Auftrage des Stadtmagistrates untersuchten Proben betrug somit 10 629. Hierzu kamen noch: 6 Proben, übergeben von der Kgl. Staatsanwaltschaft, und 102 von Privaten eingesandte Proben, so daß sich die Gesamtzahl der untersuchten Proben auf 10 737 belief.

2. Anzahl der umfangreicheren Gutachten und Berichte. Ohne vorausgehende Untersuchung waren Gutachten zu erstatten:
1. für Gerichte und Staatsanwaltschaft in 24 Fällen
2. für den Magistrat in . . . . . . 193 „
3. für sonstige Behörden in . . . . . 2 „
4. für Private in . . . . . . . . 2 „
im ganzen also 221.

Zur Ergänzung des chemischen Gutachtens wurde gemäß § 9 Abs. 1 und 2 der Allerhöchsten Verordnung vom 27. Januar 1884, Untersuchungsanstalten für Nahrungs- und Genußmittel betr., noch in 2 Fällen das Gutachten des Kgl. Bezirksarztes eingeholt.

Mündliche Auskunft wurde in 74 Fällen erteilt.

Die Zahl der abgegebenen technischen Gutachten ohne vorausgegangene Untersuchung betrug 135. Von diesen betrafen 7 die Herstellung von chemischen Präparaten, sowie die Lagerung und den Verkauf derselben, besonders in photographischen Spezialgeschäften, im Sinne der Allerhöchsten Verordnung vom 16. Juni 1895, den Verkehr mit Giften betreffend; 15 das sogenannte Gelbbrennen von Messing in Bezug auf die unschädliche Beseitigung der dabei auftretenden giftigen nitrosen Gase sowie der sauren und metallhaltigen Abwässer; 5 eine Superphosphatfabrik; 2 eine Schwefelsäurefabrik; 3 das Lackieren von Bleistiften durch das sogenannte Tauchverfahren; 3 die Anpassung von 2 Aluminiumbronzefabriken an die neue einschlägige oberpolizeiliche Vorschrift; je 1 den Betrieb einer Hornpresserei, Darmzubereitungsanstalt, Hopfenschwefeldarre, Brasiltabakfabrik, Harzdestillation, Dachpappenfabrik und Emaillier=anstalt; 3 die Zuzählung sogenannter Brillantzündhölzer zu den Feuerwerkskörpern. (Wurde im bejahenden Sinne begutachtet.) 39 die Anpassung der Azetylen=anlagen an die einschlägige Allerhöchste Verordnung vom 22. Juni 1900, sowie die Abänderung der bestehenden diesbezüglichen ortspolizeilichen Vorschriften; 10 die Ergebnisse der in Fabrikbetrieben vorgenommenen Nachschau und 21 die verschiedenartigsten Betriebe.

Endlich waren noch 20 Gutachten abzugeben über die im Berichtsjahre zur Aufstellung gekommenen zahl=reichen Sauggasanlagen.

3. Anzahl der Besichtigungen und der Vertretung vor Gericht. Die städtische Untersuchungsanstalt hielt im Jahre 1902 in Ausübung der Ueberwachung des Verkehrs mit Nahrungs= und Genußmitteln sowie Ge=brauchsgegenständen Nachschau in: 1287 Spezerei= und Delikatessenläden einmal, 123 solcher zweimal; 23 Spiel=warengeschäften und Warenhäusern; 20 Wirtschaften in bezug auf den Verkauf von Wein; 138 Weinhandlungen auf Grund des neuen Weingesetzes; 75 Mineralwasser=geschäften; 6 Margarinefabriken; 34 Margarineverkaufs=stellen; 18 Hefehandlungen; 15 Kochgeschirrhandlungen; 6 Papierhandlungen; 5 Tapetenhandlungen; 47 Par=fümerie= und Friseurläden in bezug auf die dort feil=gehaltenen kosmetischen Mittel; ferner bei 1451 Händlern, von denen 1260 auf dem Viktualienmarkte, 54 auf dem Volksfeste, 77 auf den beiden Messen, 60 auf dem Christmarkte ihren Stand hatten. Im ganzen 3371 Be=sichtigungen.

In 53 Fällen wurden Gutachten vor Gericht ver=treten. Als Sachverständiger wurde der Leiter der Anstalt außerdem zweimal kommissarisch vernommen.

## 11. Speyer. Landwirtschaftliche Kreisversuchs=station und öffentliche Untersuchungsanstalt für Nahrungs- und Genußmittel in Speyer.

### I. Allgemeine Verhältnisse der Anstalt.

Geschichtliche Entwicklung. Die landwirtschaft=liche Kreisversuchsstation und öffentliche Untersuchungs=anstalt für Nahrungs= und Genußmittel in Speyer wurde im Jahre 1875 als landwirtschaftliche Versuchsstation gegründet. Sie war Eigentum des landwirtschaftlichen Vereins der Pfalz. Dem bestehenden Bedürfnisse ent=sprechend, beschäftigte sich die Anstalt schon von Anfang an auch mit der Untersuchung von Nahrungs= und Genußmittel und insbesondere mit der Untersuchung von Wein. Durch Allerhöchste Verordnung vom 27. Ja=nuar 1884 wurde die landwirtschaftliche Versuchsstation in widerruflicher Weise als öffentliche Untersuchungs=anstalt für Nahrungs= und Genußmittel für den Re=gierungsbezirk der Pfalz anerkannt und ihr die amtliche Lebensmittelkontrolle übertragen. Mit dem 1. Ja=nuar 1902 ging die gesamte Anstalt durch Schenkung auf die pfälzische Kreisgemeinde über und wird als nunmehrige Kreisanstalt auch vom Kreise unterhalten.

Vorgesetzte Behörde. In ihrer Eigenschaft als öffentliches Untersuchungsamt untersteht die Anstalt der Aufsicht der Kgl. Regierung der Pfalz, Kammer des Innern, und dem Staatsministerium des Innern.

Leiter der Anstalt. Der gemeinsame Leiter für beide Abteilungen der Anstalt ist Professor Dr. Halenke, welcher diese Stellung seit Gründung der Anstalt ein=nimmt.

Hilfskräfte. Wissenschaftliche Hilfskräfte: Von den drei wissenschaftlichen Beamten, die ausschließlich in der öffentlichen Untersuchungsanstalt beschäftigt wurden, waren zwei promovierte Nahrungsmittel=chemiker. Der erste Assistent führte den Titel Ober=inspektor, die beiden andern Assistenten den Titel In=spektor. Sonstige Hilfskräfte: Ein Weinkontrolleur für den Außendienst, ein Bureaugehilfe und ein Hausdiener.

Diensträume. Außer den Arbeitszimmern des Vorstandes und des ersten Assistenten, dem Wägezimmer, einem größeren und einem kleineren Laboratorium ist ein Bibliothekszimmer, ein Bureauraum und ein Prä=paratenzimmer vorhanden. Die letzten drei Räume werden von den beiden Abteilungen der Anstalt gemein=sam benutzt.

Geschäftsordnung. Es besteht eine, von der Regierung der Pfalz für die beiden Abteilungen der Anstalt gemeinsam erlassene Geschäftsordnung, welche die Stellung der Beamten unter sich sowie zum Anstalts=leiter, die Befugnisse des Vorstandes, die Arbeitszeit, die Urlaubsverhältnisse, die Führung des Rechnungs=wesens, die Vorlage des Jahresberichtes usw. regelt. Eine besondere Geschäftsordnung für den Außendienst besteht nicht und wird dieser durch Verfügungen des Vorstandes geregelt. Der Außendienst beschränkt sich auf die Lebensmittel= und die Weinkontrolle.

### II. Art und Umfang des Geschäftsbetriebes für das Jahr 1902.

Anzahl der untersuchten Proben:

Von Nahrungsmitteln, Genußmitteln und Gebrauchs=gegenständen usw. 2863. Außerdem wurden 1342 Bier=druckapparate und 31 Bierabfüllschläuche kontrolliert.

## 12. Würzburg. Königliche Untersuchungsanstalt für Nahrungs- und Genußmittel zu Würzburg.

### I. Allgemeine Verhältnisse der Anstalt.

Geschichtliche Entwicklung. Die Anstalt wurde im Jahre 1884 als Kgl. Untersuchungsanstalt für Nahrungs= und Genußmittel gegründet. Vor dieser Zeit wurden etwa vorkommende Untersuchungen von Nahrungsmitteln durch das Medizinalkomitee der Univer=sität erledigt.

Vorstand mit dem Titel Direktor ist der jeweilige Professor der angewandten Chemie und Pharmazie an der Königlichen Universität. Der Wirkungs=kreis der Untersuchungsanstalt erstreckt sich auf den Regierungs=bezirk Unterfranken und Aschaffenburg.

Vorgesetzte Behörde. Das Kgl. Staatsministerium des Innern.

Leiter der Anstalt. Direktor der Anstalt ist Professor Dr. Ludwig Medicus. Stellvertreter des Direktors ist der Kgl. Oberinspektor Dr. Röttger.

Hilfskräfte. Als wissenschaftliche Hilfskräfte wurden drei geprüfte Nahrungsmittelchemiker beschäftigt, und zwar ein Inspektor und zwei Assistenten erster Klasse. Sonstige Hilfskräfte: Der Diener des techno=logischen Institutes der Universität sowie ein Hilfsdiener erledigten die Reinigungsarbeiten.

Diensträume. Die Anstalt befindet sich bis zur Fertigstellung des Neubaues in drei Räumen des tech=nologischen Institutes.

Geschäftsordnung. Die Geschäftsordnung ent=spricht den Allerhöchsten Verordnungen vom 27. Ja=nuar 1884 bezw. vom 26. Juni 1898.

### II. Art und Umfang des Geschäftsbetriebes für das Jahr 1902.

1. Anzahl der untersuchten Proben:

Von Nahrungsmitteln, Genußmitteln und Gebrauchs=gegenständen usw. 15 397. Von den untersuchten Gegen=ständen waren eingesandt im Auftrage von Gerichten und Staatsanwälten 74, von Privaten 269 und von Vertrags= und sonstigen Behörden 15 054.

Die Kgl. Untersuchungsanstalt stand in der Berichts=zeit mit 35 Distriktsgemeinden, 3 unmittelbaren Städten und dem Großh. Sächsischen Verwaltungsbezirke Dernbach im Vertragsverhältnis.

2. Anzahl der umfangreicheren Gutachten und Be=richte: 39 Gutachten ohne Untersuchungen wurden ab=gegeben.

3. Anzahl der Besichtigungen und der Vertretung vor Gericht. Es wurden in 140 Tagen 408 Gemeinden und 3 893 Gewerbebetriebe besucht. Unter diesen Ge=

werbetreibenden befanden sich 135 Weinhändler und 1236 Wirte; von letzteren besaßen 230 zugleich Weinhandlungen, so daß im ganzen 365 Weinhandlungen revidiert worden sind. Außerdem wurden besucht 1068 Spezereien, 613 Metzgereien und 715 Bäckereien. Der Rest der Besuche verteilte sich auf Mehl-, Brot-, Flaschenbierhandlungen usw. Die Entnahme von Wasserproben usw. nahm 15 Tage in Anspruch.

Die Zahl der Vertretungen bei Gerichtsverhandlungen betrug 20.

## c) Königreich Sachsen.

### Landesrechtliche Verordnungen.

Bekanntmachung, die Anerkennung des Laboratoriums für angewandte Chemie der Universität Leipzig als staatliche Anstalt zur technischen Untersuchung von Nahrungs- und Genußmitteln betr. Vom 16. September 1897. (Ges.- u. Verordn.-Bl. 1897 S. 141; Veröff. d. Kais. Gesundheitsamtes 1897 S. 923.)

Nachdem unter die in Absatz 6 der Verordnung der unterzeichneten Ministerien vom 23. Juli 1894 gedachten staatlichen Anstalten zur technischen Untersuchung von Nahrungs- und Genußmitteln im Sinne des § 16 Abs. 1 Ziffer 4, betreffend die Prüfung der Nahrungsmittelchemiker das neuerrichtete Laboratorium für angewandte Chemie an der Universität zu Leipzig aufgenommen worden ist, wird solches hierdurch zur öffentlichen Kenntnis gebracht.

Die Ministerien d. Inn. u. d. Kultus u. öffentl. Unterrichts.

v. Metzsch.     v. Seydewitz.     Götz.

**Verordnung des Ministeriums des Innern, betr. Ausübung der Nahrungsmittelkontrolle vom 3. Mai 1901.[1]**

Wie das Ministerium des Innern aus den erstatteten Berichten ersehen hat, findet, abgesehen von einigen Städten, gegenwärtig keine regelmäßige und genügende Ueberwachung des Verkehrs mit Nahrungs- und Genußmitteln und Gebrauchsgegenständen statt. Da jedoch eine derartige Ueberwachung sowohl im Interesse der öffentlichen Gesundheitspflege wie für die Erhaltung von Treu und Glauben im öffentlichen Handelsverkehr von größter Wichtigkeit ist, befindet das Ministerium des Innern, daß die Ortspolizeibehörden, zu deren Zuständigkeit diese Ueberwachung gehört, zu einer regelmäßigen und vermehrten Ausübung derselben unter Mitwirkung eines der Leitung eines geprüften Nahrungsmittelchemiker unterstehenden Laboratoriums anzuhalten sind.

Um die Gemeinden dadurch nicht über Gebühr zu belasten, hat das Ministerium des Innern beschlossen, die Zentralstelle für öffentliche Gesundheitspflege zu Dresden und die bei dem hygienischen Institut der Universität Leipzig einzurichtende Untersuchungsanstalt für diesen Zweck zur Verfügung zu stellen, und ist außerdem mit dem Verein öffentlicher analytischer Chemiker Sachsens in Verbindung getreten, wobei eine Verständigung mit den Mitgliedern dieses Verbandes auf folgender Grundlage erzielt worden ist:

1. die betreffenden Laboratorien verpflichten sich, in denjenigen Gemeinden, welche ihnen die Ausübung der Nahrungsmittelkontrolle übertragen, alljährlich eine bestimmte Anzahl von Untersuchungen aller Art, und zwar 30 auf 1000 Einwohner, auszuführen und zu diesem Zwecke die Proben an Ort und Stelle selbst zu entnehmen;

2. die Gemeinden zahlen dafür eine Pauschalgebühr von 5 Pf. auf den Kopf der Bevölkerung, ohne daß ihnen daneben — außer dem etwa für die Proben zu zahlenden Kaufpreis — irgend welche anderen Vergütungen, insbesondere für Reiseaufwand der Chemiker angesonnen werden dürfen;

3. die Laboratorien haben ordnungsmäßige Bücher über die Untersuchungen zu führen und sich in dieser Beziehung ebenso wie in betreff des Zustandes ihrer Laboratorien staatlicher Aufsicht zu unterstellen.

Die hierzu getroffenen näheren Ausführungsvorschriften sind in der Beilage A zusammengestellt. Dieselben Bedingungen haben zu gelten, soweit die Untersuchungen von den vorgenannten beiden staatlichen Instituten ausgeführt werden.

Nach Vorstehenden wollen die Kreishauptmannschaften tunlichst dahin wirken, daß außer den Städten Dresden, Leipzig und Chemnitz, wo besondere Einrichtungen bestehen, womöglich alle Gemeinden von der gebotenen Füglichkeit Gebrauch machen. Wenn aber eine Gemeinde sich dessen weigern sollte, so ist strenge Aufsicht darüber zu führen, daß in dieser Gemeinde mindestens eine gleich große Anzahl Untersuchungen verschiedener Art von einem anderen geprüften Nahrungsmittelchemiker ausgeführt werden.

Das Ministerium des Innern geht davon aus, daß die nötigen Vorarbeiten bis zum 1. Oktober d. Js. beendet sein können, und daß daher die amtliche Nahrungsmittelkontrolle spätestens zu diesem Zeitpunkte überall ins Leben treten kann.

A.

1. Die Tätigkeit der mitwirkenden Laboratorien hat sich auf alle Gegenstände, die unter das Nahrungsmittelgesetz vom 14. Mai 1879 und die zugehörigen Nebengesetze fallen, zu erstrecken, mit Ausnahme von Wasser.

---

[1] Fischers Ztschr. f. Praxis und Gesetzgebung der Verwaltung. 1902. Nr. 23. S. 57.

Bei der Untersuchung und Abgabe des Gutachtens ist im allgemeinen davon auszugehen, daß, abgesehen von den beiden Staatsinstituten, welche unter der Leitung approbierter Aerzte stehen, der Nahrungsmittelchemiker lediglich die chemische Zusammensetzung des betreffenden Gegenstandes und die Tatsache, ob er nachgemacht oder verfälscht ist oder nicht, festzustellen, nicht aber die Frage zu erörtern hat, ob die Nachahmung oder Fälschung auch gesundheitsschädlich ist.

2. Zur Ausübung der Kontrolle haben sich bereit erklärt für den amtshauptmannschaftlichen Bezirk: 1. Pirna: Herr Dr. Schmidt in Dresden, Moritzstraße 2. 2. Meißen: Herr Dr. Filsinger in Dresden, Albrechtstraße 38I. 3. Dippoldiswalde: Herr Dr Schmidt in Dresden, Moritzstraße 2. 4. Großenhain: Herr Dr. Hefelmann in Dresden, Schreibergasse 6. 5. Freiberg mit der Delegation Sayda: Herr Dr. W. Raßmann in Freiberg. 6. Dresden-Altstadt und 7. Dresden-Neustadt: Die Zentralstelle für öffentliche Gesundheitspflege in Dresden. 8. Leipzig und 9. Grimma: Die Untersuchungsanstalt für Nahrungs- und Genußmittel und Gebrauchsgegenstände bei dem hygienischen Institute der Universität Leipzig. 10. Borna und 11. Döbeln: Herr Dr. Röhrig in Leipzig, Lindenstraße 20. 12. Rochlitz: Herr Benno Kohlmann in Leipzig, Gabelsbergerstraße 4. 13. Oschatz und 14. Flöha: Herr Dr. Prager in Leipzig, Kolonnadenstraße 9. 15. Chemnitz: Herr Dr. Kallir in Leipzig, Petersstraße 27. 16. Annaberg und 17. Marienberg: Herr Dr. Trübsbach in Chemnitz. 18. Glauchau: Herr Dr. Scheitz in Meerane. 19. Zwickau: Herr Dr. Falck in Zwickau. 20. Plauen, 21. Oelsnitz und 22. Auerbach: Herr Dr. Forster in Plauen i. V. 23. Schwarzenberg: Herr Dr Elsner in Leipzig, Sidonienstraße 51. 24. Zittau und 25. Löbau: Herr Dr. Jonscher in Zittau. 26. Bautzen und 27. Kamenz: Herr Dr. Hefelmann in Dresden.

3. Die Beauftragung der Laboratorien mit der Ausübung der Kontrolle soll in den Landgemeinden und den Städten mit der Städteordnung für mittlere und kleine Städte durch die zuständige Amtshauptmannschaft vermittelt werden, ebenso deren Bezahlung.

Die letztere soll vierteljährlich postnumerando dergestalt erfolgen, daß die einzelnen Gemeinden, die den Laboratorien für die Ausübung der Kontrolle zu zahlenden Beträge rechtzeitig an die Amtshauptmannschaft einsenden und diese wieder die Gesamtsumme an den Chemiker auszahlt. Die durch die Versendung von Schriftstücken und Proben entstehenden Portokosten hat, wenn die Gemeinde die Absenderin ist, diese zu tragen; ist der Absender der Chemiker, so fallen sie ihm zur Last.

Sind im Jahre bereits je 30 Untersuchungen auf 1000 Einwohner für eine Gemeinde vorgenommen worden, und macht sich eine weitere Untersuchung notwendig, so ist solche, wird die Probe dem Chemiker von der Gemeinde zugeschickt, unentgeltlich zu bewirken; wünscht dagegen die Gemeinde, daß der Chemiker die Probe an Ort und Stelle entnehme, so hat auch hier die eigentliche Untersuchung unentgeltlich zu geschehen, der Reiseaufwand des Chemikers aber ist ihm diesfalls von der Gemeinde besonders zu vergüten.

Die Städte mit revidierter Städteordnung sollen die Beauftragung der einzelnen Chemiker mit der Nahrungsmittelkontrolle innerhalb ihres Bezirkes selbständig bewirken.

4. Vertreter des Chemikers kann nur ein geprüfter Nahrungsmittelchemiker sein, der entweder selbst Inhaber eines Laboratoriums ist oder mindestens ein halbes Jahr in dem Bezirke des betreffenden Chemikers bereits praktisch gearbeitet hat.

Der Vertreter ist der Amtshauptmannschaft bezw. dem Stadtrate rechtzeitig namhaft zu machen.

Das Hilfspersonal braucht nicht aus geprüften Nahrungsmittelchemikern zu bestehen, der Inhaber des Laboratoriums trägt jedoch für die betreffenden Personen die volle Verantwortung nach außen.

5. Die mitwirkenden Chemiker haben die Proben in der Regel an Ort und Stelle und persönlich zu entnehmen.

Die Ortspolizeibehörden haben auf Wunsch des Chemikers diesem einen Polizeibeamten zur Unterstützung mitzugeben. In geeigneten Fällen kann die Probeentnahme auch durch Vermittelung vertrauenswürdiger dritter Personen geschehen. Die Kosten der Probe (deren Kaufpreis) hat die Gemeinde zu tragen.

6. Die Laboratorien werden vor dem Inkrafttreten der Organisation von einem Beauftragten des Ministeriums des Innern besichtigt werden. Etwaige, von dem Ministerium auf Grund dieser Besichtigung als erforderlich bezeichnete Erweiterungen und Ergänzungen ihrer Laboratorien sind vorzunehmen.

Des weiteren werden die Laboratorien einer fortlaufenden Revision seitens des Ministeriums des Innern — ähnlich wie bei den Apotheken — unterworfen.

Es sind folgende Bücher zu führen:
1. ein Eingangsjournal, in welches alle Eingänge unter fortlaufenden Nummern eingetragen sind;
2. ein Arbeitsjournal (zur Aufnahme einer genauen Beschreibung der Untersuchung);
3. ein Journal, in welches die Gutachten einzutragen sind.

Außerdem kann die Anlegung von besonderen Konten für jeden einzelnen Händler unter entsprechender Geheimhaltung ihres Inhaltes erfolgen.

7. Die Vornahme von Nahrungsmitteluntersuchungen für Privatpersonen aus dem den einzelnen mitwirkenden Laboratorien zugewiesenen Bezirke ist unzulässig, sofern nicht im einzelnen Falle die Amtshauptmannschaft bezw. der Stadtrat, eine Ausnahme zuläßt. Soweit hiernach derartige Privatuntersuchungen zulässig sind, haben sich die Chemiker dabei einer Bezugnahme auf ihre Funktion als amtliche Sachverständige zu enthalten.

8. Die mitwirkenden Laboratorien haben über ihre Tätigkeit Jahresberichte bei den Amtshauptmannschaften einzureichen behufs Weitergabe an das Ministerium des Innern. Diese Jahresberichte haben sich auch auf die in den Städten mit revidierter Städteordnung vorgenommenen Untersuchungen zu beziehen.

9. Für die Untersuchungsmethoden sollen die „Vereinbarungen zur einheitlichen Untersuchung und Beurteilung von Nahrungs- und Genußmitteln sowie von Gebrauchsgegenständen für das Deutsche Reich" maßgebend sein.

Die vorzunehmenden Untersuchungen sind soweit zu erstrecken, als es für die Zwecke der Polizeiverwaltung erforderlich ist, um festzustellen, ob genügender Grund zu vorläufigen Maßregeln und zur Herbeiführung der Bestrafung vorliegt.

10. Das Auftragsverhältnis zwischen Gemeinde und Laboratorien soll beiderseits halbjährlich für den 1. Januar und 1. Juli gekündigt werden können. Für die Städte mit der Städteordnung für mittlere und kleine Städte und für die Landgemeinden soll das Kündigungsrecht der betreffenden Amtshauptmannschaft mit der Maßgabe zustehen, daß die Kündigung für die sämtlichen Gemeinden Wirksamkeit hat.

Bekanntmachung des Ministeriums des Innern, betr. die Errichtung einer staatlichen Untersuchungsanstalt für Nahrungsmittel usw. Vom 30. Dezember 1901. (Ges.- u. Verordn.-Bl. 1902 S. 2; Veröff. d. Kais. Gesundheitsamtes 1902 S. 505.)

Nachdem im Anschluß an das hygienische Institut der Universität Leipzig eine staatliche Untersuchungsanstalt für Nahrungs- und Genußmittel sowie Gebrauchsgegenstände daselbst errichtet worden ist, wird solches hierdurch zur öffentlichen Kenntnis gebracht.

Ministerium des Innern.
v. Metzsch.

---

## Uebersicht über die allgemeinen Verhältnisse und die Tätigkeit der einzelnen Anstalten.

### 13. Chemnitz. Oeffentliches chemisches Laboratorium von Dr. phil. Trübsbach in Chemnitz.

#### I. Allgemeine Verhältnisse der Anstalt.

Geschichtliche Entwicklung. Das öffentliche chemische Laboratorium des Dr. phil. Trübsbach in Chemnitz wurde im Jahre 1898 gegründet. Dem Laboratorium ist die amtliche Nahrungsmittelkontrolle in der Kgl. Amtshauptmannschaft Annaberg, in den Städten Annaberg, Buchholz, Ehrenfriedersdorf, Geyer und Thum sowie in der Kgl. Amtshauptmannschaft Marienberg und den Städten Marienberg und Olbernhau übertragen.

Vorgesetzte Behörde. Die Untersuchungsanstalt ist dem Kgl. Ministerium des Innern unterstellt.

Leiter der Anstalt. Leiter und Besitzer des Laboratoriums ist der staatlich geprüfte Nahrungsmittelchemiker Dr. phil. Trübsbach in Chemnitz.

Hilfskräfte. Wissenschaftliche Hilfskräfte wurden in der Anstalt nicht beschäftigt.

Sonstige Hilfskräfte: 1. Eine Stenographin, welche die schriftlichen Arbeiten erledigte und die Refraktion der Butter, Margarine usw., sowie die Aschenbestimmungen für Mehle und Gewürze ausführte. 2. Eine Waschfrau.

Diensträume. Die Diensträume bestehen aus vier Zimmern: einem Bureauraum, zwei Laboratorien und einem Vorratszimmer.

Geschäftsordnung. Die Entnahme der Proben wird durch den Laboratoriumsleiter ausgeführt. Mit der Entnahme von Milch und Petroleum wird die Ortspolizei betraut. Die Arbeitsstunden erstrecken sich auf die Zeit von 8—12 und 2—7 Uhr. An Büchern werden ein Eingangsjournal, ein Analysenbuch und ein Kopierbuch, in dem sämtliche Berichte kopiert werden, geführt. Die Untersuchungsberichte werden an die Gemeindebehörden und nur in besonders schweren Fällen von Verfälschungen an die Kgl. Amtshauptmannschaft zur weiteren Entschließung abgegeben.

#### II. Art und Umfang des Geschäftsbetriebes für die Zeit vom 1. Oktober 1901 bis zum 31. Dezember 1902.

##### A. Kgl. Amtshauptmannschaft Annaberg und zugehörige Städte.

1. Anzahl der untersuchten Proben: Von Nahrungsmitteln, Genußmitteln und Gebrauchsgegenständen 3936. Hierbei ist zu bemerken, daß die Kgl. Amtshauptmannschaft Annaberg sowie die Städte Annaberg, Buchholz und Thum die Nahrungsmittelkontrolle zum 1. Oktober 1901, die Städte Ehrenfriedersdorf und Geyer zum 1. Januar 1902 einführten.

2. Anzahl der umfangreicheren Gutachten und Berichte. Es wurden 22 umfangreichere Gutachten und Berichte, namentlich im Ermittelungsverfahren, an die Kgl. Staatsanwaltschaft erstattet.

3. Anzahl der Besichtigungen und der Vertretung vor Gericht. Vertretungen vor Gericht fanden 8 statt.

##### B. Kgl. Amtshauptmannschaft Marienberg und zugehörige Städte.

1. Anzahl der untersuchten Proben: Von Nahrungsmitteln, Genußmitteln und Gebrauchsgegenständen 2249. Die Kgl. Amtshauptmannschaft Marienberg sowie die Stadt Olbernhau führten die Nahrungsmittelkontrolle zum 1. Oktober 1901, die Stadt Marienberg zum 1. Januar 1902 ein.

2. Anzahl der umfangreicheren Gutachten und Berichte. Umfangreichere Gutachten, insbesondere im Ermittelungsverfahren an die Staatsanwaltschaft, wurden 16 erstattet.

3. Anzahl der Vertretungen vor Gericht. Vertretungen vor Gericht erfolgten 6.

### 14. Dresden. Kgl. Zentralstelle für öffentliche Gesundheitspflege, Abteilung für Nahrungsmitteluntersuchungen, in Dresden.

#### I. Allgemeine Verhältnisse der Anstalt.

Durch die bei der Kgl. Zentralstelle für öffentliche Gesundheitspflege errichtete Abteilung für Nahrungsmitteluntersuchungen wurde die amtliche Nahrungsmittelkontrolle in mehreren Amtshauptmannschaften ausgeübt. Von den Gemeinden der Kgl. Amtshauptmannschaft Döbeln unterstanden Bornitz, Etzdorf, Gersdorf und Schmalbach und von denjenigen der Kgl. Amtshauptmannschaft Dresden-Altstadt 32 Gemeinden der Kgl. Zentralstelle. Außerdem wurde die Kontrolle in sämtlichen 72 Gemeinden der Kgl. Amtshauptmannschaft Dresden-Neustadt und in der Stadt Radeberg ausgeübt.

Vorgesetzte Behörde. Die vorgesetzte Behörde der Kgl. Zentralstelle ist das Kgl. Ministerium des Innern.

Leiter der Anstalt. Geheimer Medizinalrat Professor Dr. Renk. Abteilungsvorsteher ist der geprüfte Nahrungsmittelchemiker Dr. Fickert.

Hilfskräfte. Wissenschaftliche Hilfskräfte: An der Abteilung für Nahrungsmitteluntersuchung war im Jahre 1902 außer dem Abteilungsvorsteher als etatsmäßige Assistentin eine Chemikerin, Dr. phil. tätig. Außerdem wurden zwei Volontäre, ein Dr. phil. und ein Dr. med., beschäftigt. Sonstige Hilfskräfte: Die Schreibarbeit wurde von dem ersten Diener der Zentralstelle geleistet.

Diensträume. Zur Vornahme der Untersuchungen dienen die chemischen Laboratorien der Kgl. Zentralstelle. Der Abteilungsvorsteher hat ein besonderes Laboratorium, während die übrigen Hilfskräfte mit den sonstigen Assistenten der Zentralstelle zusammen in dem großen chemischen Laboratorium arbeiten. Der Außendienst wird ausschließlich durch den Abteilungsvorsteher versehen. Derselbe entnimmt die Proben und besorgt die Revisionen der Verkaufsläden und Schankstätten. Die Abteilung befaßt sich nur mit der Untersuchung von Nahrungsmitteln, Genußmitteln und Gebrauchsgegenständen. Anderweitige Prüfungen aus den Gebieten der Hygiene, Physiologie, Technik, gerichtlichen Medizin und sonstige wissenschaftliche Untersuchungen werden den anderen Abteilungen der Zentralstelle zugewiesen.

#### II. Art und Umfang des Geschäftsbetriebes für das Jahr 1902.

##### A. Kgl. Amtshauptmannschaft Döbeln.

Anzahl der untersuchten Proben: Von Nahrungsmitteln, Genußmitteln und Gebrauchsgegenständen 51.

**B. Kgl. Amtshauptmannschaft Dresden-Altstadt.**

1. Anzahl der untersuchten Proben: Von Nahrungsmitteln, Genußmitteln und Gebrauchsgegenständen 864.

2. Anzahl der umfangreicheren Gutachten und
Berichte. Umfangreichere Gutachten und Berichte wurden
drei erstattet.

3. Anzahl der Vertretungen vor Gericht. Dreimal
waren Vertretungen vor Gericht durch den Abteilungs-
vorstand erforderlich; außerdem hatte derselbe zweimal
sich vor der Staatsanwaltschaft gutachtlich zu äußern.

**C. Kgl. Amtshauptmannschaft Dresden-Neustadt.**

Anzahl der untersuchten Proben: Von Nahrungsmitteln, Genußmitteln und Gebrauchsgegenständen 3302.

**D. Stadt Radeberg.**

Anzahl der in der Zeit vom 1. Oktober 1901 bis
zum 31. Dezember 1902 untersuchten Proben: Von
Nahrungsmitteln, Genußmitteln und Gebrauchsgegenständen 486.

## 15. Dresden. Chemisches Untersuchungsamt der Stadt Dresden.

### I. Allgemeine Verhältnisse der Anstalt.

Vorgesetzte Behörde. Die Verwaltung des Untersuchungsamtes erfolgt durch das Wohlfahrtspolizeiamt
der Stadt Dresden.

Leiter der Anstalt. Die Anstalt steht unter der
Leitung des Direktors Dr. phil. Adolf Beythien.
Stellvertreter des Direktors und I. Assistent ist Dr. phil.
Hempel.

Hilfskräfte. Wissenschaftliche Hilfskräfte: Im
städtischen Untersuchungsamte waren zwei promovierte
Assistenten sowie zwei promovierte wissenschaftliche Hilfsarbeiter tätig. Außerdem wurde einem cand. chem. die
Erlaubnis erteilt, während der akademischen Herbstferien im Untersuchungsamte sich zu beschäftigen. Sonstige
Hilfskräfte: Die Kanzleiarbeiten wurden von einem
Bureau-Assistenten erledigt. Für die Handreichungen
im Laboratorium war ein Aufwärter angestellt.

Geschäftsordnung. Die Organisation der Nah-
rungsmittelüberwachung hatte im Berichtsjahre keine
Aenderung erfahren.

Die Ueberwachung der den städtischen Anstalten gelieferten Waren hatte im Berichtsjahre von neuem einen
größeren Umfang angenommen und ist nunmehr auf
15 Anstalten und Stiftungen ausgedehnt worden. Die
Beliebtheit dieser Ueberwachung wächst stetig bei den
verschiedenen Geschäftsstellen des Rates, welche dadurch
in vielen Fällen vor Uebervorteilung geschützt werden
konnten. Wesentlich unterstützt wird die Wirksamkeit
dieser Tätigkeit durch die unter Mitwirkung des Amtes
aufgestellten abgeänderten Lieferungsbedingungen, durch
welche nicht nur verfälschte Nahrungsmittel und Gebrauchsgegenstände ferngehalten werden, sondern auch
eine Versorgung mit gehaltreichen, preiswerten Waren
ermöglicht wird. Auch für die öffentliche Nahrungsmittelkontrolle ist diese Einrichtung von nicht zu unter-
schätzender Bedeutung, indem vermittelst der städtischen
Lieferungen, durch ihren hohen Geldwert, ein Einfluß
auf die Industrie ausgeübt werden kann. So werden
die Nudelfabrikanten zur Unterlassung der künstlichen
Färbung und Verwendung ausreichender Eiermengen,
die Seifenfabrikanten zur Herstellung ungefüllter Seifen
angeregt.

Für die Marktkontrolle erscheint die Neueinrichtung
regelmäßiger Revisionen der feilgehaltenen Pilzsorten
unter Zuziehung zweier als Pilzkenner erprobter Lehrer
von Interesse. Die bundesrätlichen Verordnungen über
den Wassergehalt der Butter und das Verbot der Konservierungsmittel und Farbstoffe für Fleischwaren haben
die auf sie gesetzten Erwartungen durchaus erfüllt.

### II. Art und Umfang des Geschäftsbetriebes für das Jahr 1902.

1. Anzahl der untersuchten Proben:
a) Von Nahrungsmitteln, Genußmitteln, Ge-
   brauchs- und technischen Gegenständen . . 5919
b) aus dem Gebiete der Gesundheitspflege und
   physiologische Untersuchungen . . . . . 16
c) sonstige Untersuchungen . . . . . . . 7

Zusammen 5942

Hiervon waren:
Aufträge des Rates . . . . . . . . . 5572
   „   von Gerichten und sonstigen Behörden 124
   „   von Privatpersonen . . . . . . . 246

Zusammen 5942

Im Jahre 1901 wurden 5238 Proben untersucht,
und zwar 4901 im Auftrage des Rates, im Auftrage
von Gerichten und sonstigen Behörden 132 und 205 in
privatem Auftrage.

2. Anzahl der umfangreicheren Gutachten und
Berichte. Es wurden auf Erfordern der städtischen
und sonstigen Behörden 120 umfangreichere Gutachten
erstattet.

3. Anzahl der Besichtigungen und der Vertretungen
vor Gericht. Zu gerichtlichen Verhandlungen wurde der
Direktor in 33 Fällen als Sachverständiger hinzugezogen.
Die Margarinefabriken Dresdens wurden in Be-
gleitung des Wohlfahrtspolizeikommissars viermal besichtigt; außerdem beteiligte sich der Direktor an vier
von der Kgl. Staatsanwaltschaft vorgenommenen
Revisionen technischer Betriebe für Herstellung von Nahrungsmittel.

4. Wissenschaftliche Veröffentlichungen und Vorträge.
Im Berichtsjahre wurden fünf größere wissenschaftliche
Arbeiten veröffentlicht, die in der Zeitschrift für Untersuchung der Nahrungs- und Genußmittel zum Abdruck
kamen: 1. Zur Bestimmung der Borsäure in Margarine
von A. Beythien. 2. Ueber geschwefeltes Dörrobst
von A. Beythien und Paul Bohrisch. 3. Das
Leuchtgas als analytische Fehlerquelle von A. Beythien.
4. Neuere Fleischkonservierungsmittel von A. Beythien
und W. Hinterskirch. 5. Ueber die Zusammensetzung
einiger Waschmittel von A. Beythien und W. Hinterskirch.

Außerdem wurden noch folgende Vorträge gehalten:
Dr. Beythien: Die Nahrungsmittelkontrolle der Stadt
Dresden (im Verein für öffentliche Gesundheitspflege),
Seife und Waschen (im Gewerbeverein), Ueber Nahrungs-
mittelverfälschungen und ihre Erkennung (im Verein für
Volkshygiene). Dr. Bohrisch: Die Konservierung der
Nahrungsmittel (im Gewerbeverein).

## 16. Dresden. Oeffentliches chemisches Laboratorium von Dr. phil. Filsinger in Dresden.

### I. Allgemeine Verhältnisse der Anstalt.

Geschichtliche Entwicklung. Das öffentliche
chemische Laboratorium des Dr. phil. Filsinger in
Dresden besteht seit dem Jahre 1875. Dem Laboratorium
ist ein Teil der amtlichen Nahrungsmittelkontrolle in
der Kgl. Amtshauptmannschaft Meißen übertragen.

Vorgesetzte Behörde. Das Laboratorium untersteht in bezug auf seine amtliche Tätigkeit dem Kgl.
Ministerium des Innern.

Leiter der Anstalt. Leiter und Inhaber der
Anstalt ist der geprüfte Nahrungsmittelchemiker Dr. phil.
Filsinger in Dresden.

Hilfskräfte. Wissenschaftliche Hilfskräfte: Als
Assistenten waren zwei akademisch gebildete Chemiker
beschäftigt. Sonstige Hilfskräfte: Für das Laboratorium
war ein Aufwärter engagiert.

Diensträume. An Diensträumen sind vorhanden
ein Sprechzimmer, ein Wäge- und Mikroskopierzimmer,
zwei Laboratorien, ein Vorratsraum und ein Raum
mit Abzug für übelriechende Gase.

Geschäftsordnung. Mit der Probenahme durch den Leiter der Anstalt ist eine Revision der Geschäftsräume verknüpft. Die Berichterstattung an die Behörden erfolgt ebenfalls durch den Laboratoriumsleiter.

**II. Art und Umfang des Geschäftsbetriebes für den Bezirk der Amtshauptmannschaft Meißen im Jahre 1902.**

1. Anzahl der untersuchten Proben: Von Nahrungsmitteln, Genußmitteln und Gebrauchsgegenständen 1430.

2. Anzahl der Besichtigungen und der Vertretungen vor Gericht. Vertretungen vor Gericht kamen nicht vor, weil die Beschuldigten in allen Fällen die Polizeistrafen zahlten.

## 17. Dresden. Oeffentliches chemisches Laboratorium des Dr. phil. Hefelmann in Dresden.

### I. Allgemeine Verhältnisse der Anstalt.

Geschichtliche Entwicklung. Das öffentliche chemische Laboratorium in Dresden, welches seit dem Jahre 1892 im Besitz des Dr. phil. Hefelmann ist, wurde im Jahre 1876 gegründet.

Dem Laboratorium des Dr. Hefelmann ist die amtliche Nahrungsmittelkontrolle in der Kgl. Amtshauptmannschaft Bautzen, in 41 Gemeinden der Kgl. Amtshauptmannschaft Dresden = Altstadt, sowie in den Kgl. Amtshauptmannschaften Großenhain und Kamenz übertragen. Hierzu kommen die Städte Bautzen und Bischofswerda, Großenhain und Riesa, Kamenz und Pulsnitz. Die unter der Kontrolle des Laboratoriums stehenden Gemeinden der Kgl. Amtshauptmannschaft Dresden = Altstadt sind folgende:

a) Amtsgerichtsbezirk Döhlen: Birkigt, Deuben, Döhlen, Großburgk, Kleinburgk, Niederhäslich, Niederhermsdorf, Niederpesterwitz, Potschappel, Saalhausen, Unterweißig, Weißig, Wurgwitz, Zauckerode, Zschiedge.

b) Amtsgerichtsbezirk Dresden: Altfranken, Briesnitz, Coschütz, Cunnersdorf, Döltzschen, Gaustritz, Gittersee, Gompitz, Gostritz, Kaitz, Kleinnaundorf, Leubnitz und Neuostra, Leutewitz, Lockwitz, Neunimptsch, Niedergorbitz, Niederpesterwitz, Niedersedlitz, Nöthnitz, Obergorbitz, Oberpesterwitz, Prohlis, Rippien, Stetzsch, Welschhufe.

c) Amtsgerichtsbezirk Tharandt: Dorfhain.

Die durch die amtliche Nahrungsmittelkontrolle bedingten Untersuchungen werden in einer nach Personal und Räumlichkeit gesonderten Zweiganstalt des Laboratoriums ausgeführt. Das neu eingerichtete Laboratorium steht nur in bezug auf die Person des Leiters und die Bibliothek mit dem Privatinstitut in Verbindung.

Vorgesetzte Behörde. Die ordnungsgemäße Führung des Laboratoriums und der Bücher untersteht der Aufsicht des Kgl. Ministeriums des Innern.

Leiter der Anstalt. Leiter und Inhaber der Anstalt ist der Nahrungsmittelchemiker Dr. phil. Hefelmann. Stellvertreter des Leiters ist der Nahrungsmittelchemiker Dr. phil. Schmitz = Dumont.

Hilfskräfte. Wissenschaftliche Hilfskräfte: Zwei promovierte Chemiker. Sonstige Hilfskräfte: Ein Expedient, ein Aufwärter und eine Aufwärterin.

Diensträume. Die Anstalt befindet sich im dritten Stockwerk des Hauses Schreiberstraße Nr. 6. Außer 5 Arbeitszimmern sind ein Asservaten = und Vorratsraum, sowie ein Aufwaschraum vorhanden.

Geschäftsordnung. Der schriftliche und persönliche Verkehr mit den Kgl. und Städtischen Verwaltungsbehörden, den Gemeindevorständen und den Gerichten wird von dem Leiter oder dessen Stellvertreter besorgt. Dasselbe gilt für die Probeentnahme und die Besichtigung der Verkaufsräume bei Ausübung der ambulanten Nahrungsmittelkontrolle.

Die tägliche Arbeitszeit liegt zwischen 9—1 und 3—7 Uhr.

**II. Art und Umfang des Geschäftsbetriebes für das Jahr 1902.**

**A. Kgl. Amtshauptmannschaft Bautzen sowie die Städte Bautzen und Bischofswerda.**

1. Anzahl der untersuchten Proben:
Von Nahrungsmitteln, Genußmitteln und Gebrauchsgegenständen . . . . . . . 4464
Hiervon entfielen auf die Stadt = und Landgemeinden der Amtshauptmannschaft . . 3234
Stadt Bautzen . . . . . . . . . 980
Stadt Bischofswerda . . . . . . . 250

Die Untersuchungen erstreckten sich eigentlich auf die Zeit vom 1. Oktober 1901 bis 31. Dezember 1902. Da aber die amtlichen Verzeichnisse der Verkaufsstellen erst am 25. November 1901 eingingen, so konnten im letzten Quartal 1901 nur insgesamt 323 Proben untersucht werden.

2. Anzahl der umfangreicheren Gutachten und Berichte. Umfangreichere Gutachten wurden 4 erstattet.

3. Anzahl der Besichtigungen und der Vertretung vor Gericht. Der Laboratoriumsvorstand vertrat seine Gutachten in 10 Hauptverhandlungen des Schöffengerichtes. Er wurde außerdem fünfmal kommissarisch vernommen sowie viermal zwecks gutachtlicher Auskunftserteilung von der Staats = bezw. Amtsanwaltschaft gehört. Der Stellvertreter wurde einmal von der Amtsanwaltschaft vernommen.

**B. Kgl. Amtshauptmannschaft Dresden = Altstadt (vom 1. April 1902 bis zum 31. Dezember 1902).**

1. Anzahl der untersuchten Proben: Von Nahrungsmitteln, Genußmitteln und Gebrauchsgegenständen 1925.

2 Anzahl der Besichtigungen und der Vertretung vor Gericht. Der Leiter der Anstalt war in 7 Schöffengerichtsverhandlungen als Sachverständiger geladen und wurde außerdem in 3 Ermittelungsverfahren vernommen.

**C. Kgl. Amtshauptmannschaft Großenhain und die Städte Großenhain und Riesa.**

1. Anzahl der untersuchten Proben:
Von Nahrungsmitteln, Genußmitteln und Gebrauchsgegenständen . . . . . . . 2484
Hiervon entfielen auf die Amtshauptmannschaft 1716
auf die Stadt Großenhain . . . . . 363
auf die Stadt Riesa . . . . . . . 405

2. Anzahl der Vertretungen vor Gericht. Der Laboratoriumsvorstand vertrat seine Gutachten viermal vor dem Schöffen = und viermal vor dem Landgericht.

**D. Kgl. Amtshauptmannschaft Kamenz und die Städte Kamenz und Pulsnitz.**

1. Anzahl der untersuchten Proben:
Von Nahrungsmitteln, Genußmitteln und Gebrauchsgegenständen . . . . . . . 1701
Hiervon entfielen auf die Stadt = und Landgemeinden der Kgl. Amtshauptmannschaft ($^3/_4$ Jahr) . . . . . . . 1318
auf die Stadt Kamenz (1 Jahr) . . . 292
auf die Stadt Pulsnitz ($^3/_4$ Jahr) . . 91

Die amtliche Nahrungsmittelkontrolle trat im Verwaltungsbezirk der Kgl. Amtshauptmannschaft Kamenz am 1. April 1902 in Kraft, ebenso in der Stadt Pulsnitz[1]), während dieselbe in der Stadt Kamenz bereits am 1. Januar 1902 begann.

2. Anzahl der Besichtigungen und der Vertretung vor Gericht. Besichtigungen fanden nur nach Maßgabe der in § 2 des Gesetzes vom 15. Juni 1897 und in § 10 des Gesetzes vom 24. Mai 1901 den behördlichen Sachverständigen erteilten Befugnisse statt. Gerichtliche Termine wurden 8 wahrgenommen und 4 gutachtliche Auskunftserteilungen durch die Staatsanwaltschaften eingefordert.

---

[1]) Im ersten Vierteljahr 1902 wurden in der Stadt Pulsnitz von dem dortigen Apotheker Dr. Pleißner 28 Proben untersucht.

## 18. Dresden. Oeffentliches chemisches Laboratorium von Dr. phil. Friedrich Schmidt in Dresden.

### I. Allgemeine Verhältnisse der Anstalt.

Geschichtliche Entwicklung. Das öffentliche chemische Laboratorium von Dr. Friedrich Schmidt in Dresden besteht seit dem Jahre 1895. Bei der Neuregelung der Nahrungsmittelkontrolle im Königreich Sachsen wurde dem Laboratorium die amtliche Kontrolle in den Kgl. Amtshauptmannschaften Dippoldiswalde und Pirna sowie den zugehörigen Städten zugeteilt. In der Stadt Dippoldiswalde wurde mit der Kontrolle am 1. Oktober 1901, in der Amtshauptmannschaft Dippoldiswalde am 1. April 1902, in der Amtshauptmannschaft Pirna mit Ausnahme der Stadt Königstein (Beaufsichtigung seit 1. Januar 1902) am 1. Oktober 1901 begonnen.

Vorgesetzte Behörde. Die Anstalt ist dem Kgl. Ministerium des Innern unterstellt und ist einer fortlaufenden Revision seitens des Ministeriums unterworfen.

Leiter der Anstalt. Besitzer und Leiter des Laboratoriums ist der geprüfte Nahrungsmittelchemiker Dr. phil. Friedrich Schmidt.

Hilfskräfte. Wissenschaftliche Hilfskräfte: Als Assistenten waren zwei akademisch gebildete Herren tätig, von denen der eine promoviert hatte. Sonstige Hilfskräfte: Für die Bureauarbeiten war eine Stenographin und für die gröberen Arbeiten ein Laboratoriumsdiener angestellt.

Diensträume. Das Laboratorium besteht aus 4 Räumen und einem Vorsaal. In letzterem werden Vorräte und Restproben aufbewahrt, während von den übrigen Räumen zwei kleine als Wäge= bezw. Bibliothek= und Schreibzimmer, der große dreifenstrige als Laboratorium und der letzte als Spülraum benutzt werden.

Geschäftsordnung. In der Regel werden die Proben von dem Inhaber der Anstalt persönlich entnommen. Der Tag der Revisionen und Probeentnahme wird der Ortsbehörde vorher mitgeteilt.

Milch= und Petroleumproben werden durch Polizeiorgane entnommen.

Die Dienststunden des Laboratoriums sind von 8—1 und von 3—7 Uhr. Es wird ein Eingangs= und Arbeitsjournal sowie ein Kopierbuch geführt.

Die Gutachten werden den Städten mit revidierter Städteordnung direkt übersandt, den anderen Städten und Landgemeinden werden dieselben durch Vermittlung der Kgl. Amtshauptmannschaft zugestellt, an welche sodann die Gemeinden über die ergriffenen Maßnahmen zu berichten haben.

### II. Art und Umfang des Geschäftsbetriebes.

A. Kgl. Amtshauptmannschaft Dippoldiswalde und zugehörige Städte. Vom 1. Oktober 1901 (bezw. 1. April 1902) bis 31. Dezember 1902.

Anzahl der untersuchten Proben: Von Nahrungsmitteln, Genußmitteln und Gebrauchsgegenständen 1764.

B. Kgl. Amtshauptmannschaft Pirna und zugehörige Städte. Vom 1. Oktober 1901 (bezw. 1. Januar 1902) bis 31. Dezember 1902.

Anzahl der untersuchten Proben: Von Nahrungsmitteln, Genußmitteln und Gebrauchsgegenständen 5217.

Anzahl der umfangreicheren Gutachten und Berichte. Für den Bezirk der Amtshauptmannschaften Dippoldiswalde und Pirna wurden 7 umfangreiche Berichte und Gutachten erstattet.

Anzahl der Besichtigungen und der Vertretungen vor Gericht. Die Probeentnahme in den Bezirken Dippoldiswalde und Pirna erfolgte an 82 Tagen. Vor Gericht mußte der Anstaltsleiter 20mal als Sachverständiger erscheinen, und wurden in diesen Terminen 37 Fälle erledigt. Außerdem wurde der Leiter 12mal von der Kgl. Staats= bezw. Amtsanwaltschaft zur persönlichen Auskunftserteilung geladen.

## 19. Dresden. Oeffentliches chemisches Laboratorium von R. Weber in Dresden vormals B. Kohlmann in Leipzig.

### I. Allgemeine Verhältnisse der Anstalt.

Geschichtliche Entwicklung. Das öffentliche chemische Laboratorium des Nahrungsmittelchemikers R. Weber in Dresden ist aus dem Laboratorium von B. Kohlmann in Leipzig hervorgegangen. Das Laboratorium ist am 1. Oktober 1902 von Leipzig nach Dresden verlegt worden. Die Ausübung der amtlichen Nahrungsmittelkontrolle in den Kgl. Amtshauptmannschaften Rochlitz und Schwarzenberg bildete vom 1. Oktober bis zum 31. Dezember 1902 die ausschließliche Tätigkeit des Laboratoriums. Vom 1. Januar bis zum 1. Oktober 1902 wurde die Nahrungsmittelkontrolle in der Amtshauptmannschaft Rochlitz durch das Laboratorium von B. Kohlmann in Leipzig, diejenige in der Amtshauptmannschaft Schwarzenberg durch das Laboratorium des Dr. phil. Elsner in Leipzig (s. u.) ausgeübt.

Vorgesetzte Behörde. Die Untersuchungsstelle ist dem Kgl. Ministerium des Innern unterstellt.

Leiter der Anstalt. Leiter der Anstalt war bis zum 30. September 1902 der Nahrungsmittelchemiker B. Kohlmann in Leipzig. Vom 1. Oktober 1902 ab wird das Laboratorium von dem Nahrungsmittelchemiker R. Weber in Dresden geleitet.

Hilfskräfte. Wissenschaftliche Hilfskräfte: Als Assistent wurde ein promovierter Nahrungsmittelchemiker beschäftigt. Sonstige Hilfskräfte: Für die Reinigungsarbeiten war ein Arbeiter in Dienst genommen.

Diensträume. Die Diensträume bestehen aus vier Zimmern und einem Vorraum. Ein Zimmer wird als Schreibzimmer, zwei werden als Laboratorium und das vierte wird als Spülraum benutzt.

Geschäftsordnung Die Probeentnahme erfolgt durch den Leiter der Anstalt, welcher hiermit eine Besichtigung der Verkaufsstellen verbindet. Die Geschäftsstunden sind auf die Zeit von 8—4 Uhr festgesetzt.

### II. Art und Umfang des Geschäftsbetriebes für das Jahr 1902.

A. Kgl. Amtshauptmannschaft Rochlitz.

1. Anzahl der untersuchten Proben: Von Nahrungsmitteln, Genußmitteln und Gebrauchsgegenständen 2987.

2. Anzahl der Besichtigungen und der Vertretungen vor Gericht. In neun Fällen erfolgten infolge von Beanstandungen gerichtliche Vertretungen.

B. Kgl. Amtshauptmannschaft Schwarzenberg (1. Oktober bis 31. Dezember 1902).

Anzahl der untersuchten Proben: Von Nahrungsmitteln, Genußmitteln und Gebrauchsgegenständen 867.

## 20. Freiberg. Oeffentliches chemisches Laboratorium von Dr. phil. Raßmann in Freiberg.

### I. Allgemeine Verhältnisse der Anstalt.

Geschichtliche Entwicklung. Das öffentliche chemische Laboratorium in Freiberg wurde im Jahre 1899 gegründet, nachdem vorher 9 Jahre lang von Dr. Raßmann Nahrungsmitteluntersuchungen im Nebenbetriebe der Apotheke in Freiberg ausgeführt worden waren. Seit dem 1. Oktober 1901 ist dem Laboratorium die amtliche Nahrungsmittelkontrolle im Bezirk der Kgl. Amtshauptmannschaft Freiberg übertragen.

Vorgesetzte Behörde. Die Anstalt ist der Beaufsichtigung des Kgl. Ministeriums des Innern unterstellt.

Leiter der Anstalt. Inhaber und Leiter des Laboratoriums ist der geprüfte Nahrungsmittelchemiker und Apotheker Dr. phil. Raßmann in Freiberg.

Hilfskräfte. Wissenschaftliche Hilfskräfte wurden in der Anstalt nicht beschäftigt. Sonstige Hilfskräfte:

Für Ausübung von manuellen Arbeiten, die im Laboratorium täglich wiederkehrten, für Buchungen und Kopialien, sowie zum Ankauf von Milchproben in der Stadt, stand ein Mann mit guten Schulkenntnissen zur Verfügung.

Diensträume. Das Laboratorium nimmt das Hinterhaus Weißenbachstr. 18 ganz ein. Es besteht aus dem Sprechzimmer und zwei Arbeitsräumen. Im Obergeschoß befindet sich neben einem Lagerraum ein Zimmer, das später für bakteriologische Arbeiten eingerichtet werden soll.

Geschäftsordnung. Die Probeentnahme geschieht vorwiegend durch den Besitzer, nur wenige bestimmt bezeichnete Gegenstände, so z. B. Petroleum, Milch, werden durch einen polizeilich legitimierten Mann abgeholt. Die Probeentnahme findet auf dem Lande in der Regel wöchentlich einmal statt, wobei etwa 70 bis 80 Proben eingekauft werden. Ueber die Ergebnisse wird den Gemeindevorständen Bericht erstattet.

**II. Art und Umfang des Geschäftsbetriebes für den Bezirk der Amtshauptmannschaft Freiberg in der Zeit vom 1. Oktober 1901 bis zum 31. Dezember 1902.**

1. Anzahl der untersuchten Proben:
a) Von Nahrungsmitteln, Genußmitteln und Gebrauchsgegenständen im 4. Quartal 1901    666
    im Jahre 1902 . .    3347
b) aus dem Gebiete der Gesundheitspflege und physiologische Untersuchungen . . . . .    48

Zusammen  4061

Umfangreichere Gutachten wurden 214 erstattet.

2. Anzahl der Besichtigungen und der Vertretungen vor Gericht. Die Zahl der Vertretungen vor Gericht betrug 4 und wurden von der Kgl. Delegation zwei Besichtigungen angeordnet.

## 21. Leipzig. Königliche Untersuchungsanstalt beim Hygienischen Universitäts-Institut Leipzig.

### I. Allgemeine Verhältnisse der Anstalt.

Geschichtliche Entwicklung. Nachdem im Hygienischen Institut der Universität Leipzig mit Genehmigung des Kgl. Ministeriums des Kultus und öffentlichen Unterrichts schon seit dem Jahre 1875 sowohl für den Rat der Stadt Leipzig wie auch für Leipziger Gerichte Untersuchungen von eingelieferten bezw. beanstandeten Nahrungs- und Genußmitteln stattgefunden hatten, wurde auf Veranlassung des Kgl. Ministeriums des Innern eine staatliche Untersuchungsanstalt für Nahrungs- und Genußmittel sowie Gebrauchsgegenstände bei dem Hygienischen Institut der Universität Leipzig errichtet. Dieselbe wurde unter Mitbenutzung der bereits vorhandenen Einrichtungen und Hilfsmittel am 1. Oktober 1901 dem Betriebe übergeben.

Vorgesetzte Behörde. Die Anstalt ist dem Kgl. Ministerium des Innern unterstellt.

Leiter der Anstalt. Leiter der Anstalt ist der Geheime Medizinalrat Professor Dr. Hofmann.

Hilfskräfte. Wissenschaftliche Hilfskräfte: Als Assistenten waren drei geprüfte Nahrungsmittelchemiker tätig. Sonstige Hilfskräfte: Es wurde ein Expedient, ein Diätist und ein Diener beschäftigt.

Diensträume. Angaben über die Diensträume fehlten in dem Berichte für 1902.

Geschäftsordnung. Die Nahrungsmittelkontrolle bezw. Probeentnahme von Nahrungsmitteln wird durch die Beamten der Anstalt selbst ausgeführt. In den Orten mit Milchregulativ wird von den betreffenden Polizeibehörden außerdem noch eine Milchkontrolle mittelst Laktodensimeter und Laktoskop vorgenommen und die hierbei als verdächtig befundenen Proben zur weiteren Untersuchung eingesandt.

Die Probenentnahme wird den Ortsbehörden schriftlich mitgeteilt, damit mit der Führung des Beamten ein Polizeibeamter rechtzeitig beauftragt werden kann. In den kleineren Gemeinden übernehmen die Gemeindevorstände die Führung meist selbst, während sie in größeren Gemeinden ausschließlich durch Polizeibeamte erfolgt.

Der Probenentnahme wird ganz besondere Aufmerksamkeit gewidmet, sie wird folgendermaßen gehandhabt:

Der Beamte läßt sich von den Geschäftsinhabern die verschiedensten Waren vorzeigen und entnimmt nach freier Wahl Proben; hierbei werden natürlich die verdächtig erscheinenden Produkte besonders berücksichtigt. Von Waren, bei welchen durch Lagern Entmischung eintreten kann, wird stets eine Mischprobe entnommen. Ueber die Entnahme, Gewicht und Preis der Probe werden an Ort und Stelle in die von den Beamten geführten Entnahmebücher entsprechende Eintragungen gemacht, ferner wird noch der handelsübliche Preis und, wenn möglich, der Lieferant notiert. Um eine Verwechselung zu vermeiden, werden die Proben mit laufender Nummer versehen.

Nach Eingang der entnommenen Proben bei der Untersuchungsanstalt werden dieselben sofort mit Journalnummer versehen, in das Eingangsjournal eingetragen, Laufzettel angefertigt, nach Warengattungen sortiert und an das Laboratorium zur Untersuchung abgegeben.

Ueber die ausgeführten Untersuchungen werden von den Beamten Arbeitsjournale geführt, in welche die erhaltenen Daten und bei größeren und selteneren Analysen die Methoden eingetragen werden.

Nach Abschluß der Untersuchungen wird für jede Gemeinde ein ausführlicher Bericht angefertigt: 1. über nicht beanstandete Proben, 2. über zu beanstandende Proben, 3. über Proben, welche zwar nicht direkt zu beanstanden sind, aber doch zu Erinnerungen Anlaß geben.

**II. Art und Umfang des Geschäftsbetriebes für die Zeit vom 1. Oktober 1901 bis zum 31. Dezember 1902.**

1. Anzahl der untersuchten Proben:
a) Von Nahrungsmitteln, Genußmitteln und Gebrauchsgegenständen . . . . . . . 8716
b) gerichtliche Untersuchungen . . . . . . 204

Zusammen:  8920

Der Untersuchungsanstalt ist die Nahrungsmittelkontrolle in den Amtshauptmannschaften Leipzig und Grimma überwiesen, Verträge haben 280 Stadt- und Landgemeinden dieser Amtshauptmannschaften und ferner 13 Gemeinden der Amtshauptmannschaft Döbeln abgeschlossen.

In der Stadt Leipzig erfolgte im Jahre 1902 die Nahrungsmittelkontrolle in folgender Weise. Eine Anzahl von Ratsdienern waren im hygienischen Institut der Universität mit der Probenentnahme und der Ausführung von Vorprüfungen bezw. mit der Vornahme technisch einfacher Untersuchungsmethoden vorgebildet worden. Dieselben waren vom Stadtrate mit der Entnahme von Proben betraut. Die verdächtig befundenen Proben wurden an die Kgl. Untersuchungsanstalt beim hygienischen Institut der Universität Leipzig eingeliefert und dort einer eingehenden Prüfung unterzogen.

Der Rat der Stadt Leipzig hat neuerdings die Errichtung eines chemischen Untersuchungsamtes beschlossen.

Im Berichtsjahre 1902 wurden auf die angegebene Weise entnommen:
Von Nahrungsmitteln, Genußmitteln und Gebrauchsgegenständen . . . . . . . 12591
Hiervon wurden in der Kgl. Untersuchungsanstalt beim hygienischen Institut der Universität untersucht . . . . . 1680

Die gerichtlichen Aufträge betrafen ausschließlich die Beurteilung von Nahrungsmitteln.

2. Anzahl der umfangreicheren Gutachten und Berichte. Es wurden außer den kleineren Gutachten 7 größere Gutachten und 8 umfangreichere Berichte abgegeben.

3. Anzahl der Besichtigungen und der Vertretungen vor Gericht. In Gemeinschaft mit dem Untersuchungsrichter wurde eine Gewürzmühle besichtigt. Vor dem Landgericht fanden 3 und vor dem Amtsgericht 10 gerichtliche Vertretungen statt. Zur Probeentnahme waren 103 Dienstreisen erforderlich, bei welchen sämtliche unterstellten Gemeinden besucht wurden.

## 22. Leipzig. Oeffentliches chemisches Laboratorium von Dr. phil. Elsner in Leipzig.

### I. Allgemeine Verhältnisse der Anstalt.

Geschichtliche Entwicklung. Das öffentliche chemische Laboratorium des Dr. phil. Elsner wurde im Jahre 1877 durch den jetzigen Inhaber gegründet.

Dem Laboratorium war in der Zeit vom 1. Oktober 1901 bis zum 1. Oktober 1902 die amtliche Nahrungsmittelkontrolle in der Kgl. Amtshauptmannschaft Schwarzenberg übertragen. Wegen anderweitiger Inanspruchnahme mußte diese Kontrolle wieder aufgegeben werden.

Vorgesetzte Behörde. Das Laboratorium war während seiner amtlichen Tätigkeit dem Kgl. Ministerium des Innern unterstellt.

Leiter der Anstalt. Inhaber und Leiter des Laboratoriums war der geprüfte Nahrungsmittelchemiker Dr. phil. Elsner in Leipzig.

Hilfskräfte. Als wissenschaftliche Hilfskräfte wurden promovierte Pharmazeuten beschäftigt.

Diensträume. Es waren zwei große Arbeitsräume vorhanden.

Geschäftsordnung. Die Probeentnahme erfolgte durch den Leiter der Anstalt, welcher hiermit Revisionen der Verkaufsstellen und Belehrungen der Verkäufer verknüpfte.

### II. Art und Umfang des Geschäftsbetriebes für den Bezirk der Amtshauptmannschaft Schwarzenberg in der Zeit vom 1. Oktober 1901 bis zum 1. Oktober 1902.

Anzahl der untersuchten Proben: Von Nahrungsmitteln, Genußmitteln und Gebrauchsgegenständen 3701.

## 23. Leipzig. Oeffentliches chemisches Laboratorium von Dr. phil. Kallir in Leipzig.

### I. Allgemeine Verhältnisse der Anstalt.

Geschichtliche Entwicklung. Das öffentliche chemische Laboratorium, welches seit dem Jahre 1888 besteht, ist seit dem Jahre 1891 im Besitz des Dr. phil. Kallir. Das Laboratorium ist seit dem 1. Oktober 1901 mit der amtlichen Nahrungsmittelkontrolle in der Kgl. Amtshauptmannschaft Chemnitz und den Städten Limbach und Stollberg betraut.

Vorgesetzte Behörde. Die Anstalt untersteht der Aufsicht des Kgl. Ministeriums des Innern.

Leiter der Anstalt. Leiter und Besitzer des Instituts ist der geprüfte Nahrungsmittelchemiker Dr. phil. Kallir in Leipzig.

Hilfskräfte. Wissenschaftliche Hilfskräfte: Als Assistent war ein Chemiker mit abgeschlossener akademischer Bildung tätig. Sonstige Hilfskräfte: Ein Diener.

Diensträume. Das Institut enthält nachstehende Räume: 1 Sprechzimmer, 3 Arbeitsräume, 1 Aufwaschzimmer und 3 Kammern für Vorräte.

Geschäftsordnung. Die Entnahme der zur Untersuchung bestimmten Proben wird in der Regel durch den Leiter persönlich bewirkt; Petroleum- und Milchproben werden durch Polizeibeamte entnommen. Die Proben werden fortlaufend numeriert und erhalten von Anbeginn an die Nummer, unter der sie in allen Büchern geführt werden. Die Ortsbehörden werden von den Untersuchungsergebnissen in Kenntnis gesetzt, alle Beanstandungen werden gleichzeitig der Kgl. Amtshauptmann-

schaft angezeigt. Die Arbeitszeit erstreckt sich auf die Zeit von 9—1 Uhr vormittags und 3—7 Uhr nachmittags.

### II. Art und Umfang des Geschäftsbetriebes für den Bezirk der Amtshauptmannschaft Chemnitz und die Städte Limbach und Stollberg im Jahre 1902.

1. Anzahl der untersuchten Proben: Von Nahrungsmitteln, Genußmitteln und Gebrauchsgegenständen 5502.

2. Anzahl der umfangreicheren Gutachten und Berichte. Von seiten des Laboratoriums wurden mehrfach an die Kgl. Amtshauptmannschaft gutachtliche Berichte über beobachtete Unzulänglichkeiten und Unsitten im Verkehr mit Nahrungs- und Genußmitteln abgegeben. Außerdem wurden mehrere größere Gutachten auf Veranlassung der Kgl. Amtshauptmannschaft, des Stadtrates zu Limbach sowie verschiedener Gerichtsbehörden erstattet.

3. Anzahl der Besichtigungen und der Vertretungen vor Gericht. Der Leiter der Anstalt war im Berichtsjahre 7 mal zur Abgabe mündlicher Gutachten bei Gericht vorgeladen und wohnte einer Verhandlung bei.

4. Wissenschaftliche Veröffentlichungen und Vorträge. Im Gemeindevertretertag zu Chemnitz hielt Dr. Kallir einen Vortrag über das Thema: „Nahrungsmitteluntersuchungen und Nahrungsmittelverfälschungen".

## 24. Leipzig. Oeffentliches chemisches Laboratorium von Dr. phil. Prager in Leipzig.

### I. Allgemeine Verhältnisse der Anstalt.

Geschichtliche Entwicklung. Das seit dem Jahre 1898 im Besitz des Dr. phil. Prager befindliche öffentliche chemische Laboratorium in Leipzig wurde im Jahre 1892 gegründet. Diesem Laboratorium wurde vom 1. Oktober 1901 ab die amtliche Nahrungsmittelkontrolle in der Kgl. Amtshauptmannschaft Flöha nebst den zugehörigen Städten mit revidierter Städteordnung sowie in der Kgl. Amtshauptmannschaft Oschatz übertragen.

Vorgesetzte Behörde. Das Laboratorium ist der staatlichen Aufsicht des Kgl. Ministeriums des Innern unterstellt und ist von einem Dezernenten des Ministeriums besichtigt worden.

Leiter der Anstalt. Leiter und Besitzer der Anstalt ist der geprüfte Nahrungsmittelchemiker Dr. phil. Prager in Leipzig.

Hilfskräfte. Wissenschaftliche Hilfskräfte: In der Untersuchungsstelle wurde zeitweise ein promovierter Chemiker als Assistent sowie ein geprüfter Apotheker, letzterer speziell mit mikroskopischen Arbeiten, beschäftigt. Sonstige Hilfskräfte: Ein Schreiber, ein Laboratoriumsdiener sowie eine Scheuerfrau.

Diensträume. Außer dem Bureau, in dem auch die Bücher und Wagen untergebracht sind, steht ein vierfenstriger Laboratoriumsraum und ein Vorratskeller zur Verfügung.

Geschäftsordnung. Die Probeentnahme erfolgt durch den Leiter der Anstalt. Milch- und Petroleumproben werden jedoch durch Polizeibeamte entnommen und zur Untersuchung eingesandt. In größeren Orten ist bei der Entnahme durch den Laboratoriumsvorstand ein Polizeibeamter zugegen. Die Dienststunden sind im Winter auf die Zeit von 8—12 und von 2—6, im Sommer von 7—12 und von 3—7 Uhr festgesetzt. Außer dem Eingangsjournal wird ein Arbeitsjournal sowie ein Kopierbuch geführt.

### II. Art und Umfang des Geschäftsbetriebes in der Zeit vom 1. Oktober 1901 bis zum 31. Dezember 1902.

**A. Kgl. Amtshauptmannschaft Flöha und zugehörige Städte mit revidierter Städteordnung.**

Anzahl der untersuchten Proben:
Von Nahrungsmitteln, Genußmitteln und Gebrauchsgegenständen im 4. Quartal 1901 . . . 335
im Jahre 1902 . . . . 2809

Zusammen 3144

**B. Kgl. Amtshauptmannschaft Oschatz.**

Anzahl der untersuchten Proben:
Von Nahrungsmitteln, Genußmitteln und Gebrauchsgegenständen im 4. Quartal 1901 . . . 201
im Jahre 1902 . . . . . 1731

Zusammen 1932

**C. Sonstige Tätigkeit.**

Anzahl der untersuchten Proben:
a) Aus dem Gebiete der Gesundheitspflege und physiologische Untersuchungen . . . . . 18
b) technische Untersuchungen . . . . . . 84
c) gerichtliche Untersuchungen . . . . . 27
d) wissenschaftliche Untersuchungen im Interesse von Patentanmeldungen . . . . . . 9
e) Privat-Untersuchungen . . . . . . . 232

Umfangreichere Gutachten und Berichte wurden in 27 Fällen ausgefertigt. Außerdem wurden häufig Behörden kürzere oder längere mündliche und schriftliche Auskünfte gegeben. Vertretungen vor Gericht fanden in zahlreichen Fällen statt.

## 25. Leipzig. Oeffentliches chemisches Laboratorium von Dr. phil. Röhrig in Leipzig.

### I. Allgemeine Verhältnisse der Anstalt.

Geschichtliche Entwicklung. Das öffentliche chemische Laboratorium des Dr. phil. Röhrig in Leipzig besteht seit dem Jahre 1889. Seit dem 1. Oktober 1901 wird durch dieses Laboratorium die amtliche Nahrungsmittelkontrolle in der Kgl. Amtshauptmannschaft Borna, sowie mit Ausschluß von 16 Landgemeinden und der Stadt Hartha in der Kgl. Amtshauptmannschaft Döbeln, einschließlich der Städte Döbeln, Roßwein, Leisnig, Hainichen und Waldheim ausgeübt.

Vorgesetzte Behörde. Die Anstalt untersteht gemäß § 6 der Verordnung vom 3. Mai 1901 der fortlaufenden Revision seitens des Ministeriums des Innern und ist von einem Beauftragten desselben vor dem Inkrafttreten der Organisation besichtigt worden.

Leiter der Anstalt. Leiter des Laboratoriums ist der geprüfte Nahrungsmittelchemiker Dr. phil. Röhrig in Leipzig.

Hilfskräfte. Wissenschaftliche Hilfskräfte: Als Hilfskräfte waren in der Anstalt ein geprüfter Nahrungsmittelchemiker und ein examinierter Apotheker tätig. Sonstige Hilfskräfte: Die Bureauarbeiten wurden von einer Expedientin erledigt; außerdem war ein Aufwärter angestellt.

Diensträume. Die Anstalt befindet sich Lindenstraße 20 und besteht aus zwei Laboratoriumsräumen, je einem Zimmer für das Bureau und die Bibliothek und drei Nebenräumen für Abzug und Aufbewahrung von Apparaten und Chemikalien.

Geschäftsordnung. Der Außendienst besteht im wesentlichen in der Entnahme von Proben und im Verkehr mit den Behörden. Die Probeentnahme erfolgt durch den Leiter der Anstalt an zwei oder drei Tagen der Woche. Nur Milch und Petroleum werden zur Untersuchung durch hierzu unterwiesene Beamte eingesandt. Mit der Entnahme der Untersuchungsobjekte wird gleichzeitig eine Besichtigung der Räume und Belehrung über angetroffene Mängel verbunden.

Angetroffene verdorbene Nahrungsmittel wurden mit Zustimmung der Ladeninhaber sofort außer Verkehr gesetzt. In seltenen Fällen stieß die Revision auf Widerspruch resp. Unfreundlichkeit der Ladeninhaber. In den meisten Fällen wurde sie ohne Widerspruch geduldet und in vielen Fällen als erwünscht angesehen. Der Leiter der Anstalt wurde vielfach um Auskunft wegen Ankaufs von Waren, räumlicher Aenderungen und Einrichtungen des Ladens, Aufbewahrung und Zulässigkeit von Waren gebeten und erteilte, soweit er hierzu befugt war, bereitwillig Auskunft. Zur Feststellung der Identität der zu kaufenden Waren wurde häufig Einblick in die diesbezüglichen Fakturen verlangt. In jeder zu revidierenden Gemeinde wurde zuerst der Gemeindevorstand aufgesucht, einesteils um mit ihm bekannt zu werden und ihn über das Wesen der Nahrungsmittelkontrolle aufzuklären, andernseits um ihn zur Mitwirkung bei der Revision zu veranlassen. Auf einzelne Unzulässigkeiten, die in hygienischer Beziehung Bedenken erregten, wurde die Aufmerksamkeit des zuständigen Kgl. Bezirksarztes durch die Behörde hingelenkt.

Die Dienststunden im Laboratorium sind auf 9—1 und 3—7 Uhr festgesetzt.

Außer dem Eingangs- und Arbeitsjournal werden Einzeljournale für jedes Nahrungsmittel geführt, außerdem noch einfachere Sonderjournale für die einzelnen Stadt- und Landgemeinden. Jeder Gemeinde wird sofort, spätestens innerhalb 8 Tage, ein Bericht über den Erfolg der Untersuchung unter Angabe des Grundes der Beanstandung zugestellt. Gleichzeitig wird der Kgl. Amtshauptmannschaft in angemessenen Zeiträumen Bericht erstattet.

### II. Art und Umfang des Geschäftsbetriebes für das Jahr 1902.

**A. Kgl. Amtshauptmannschaft Borna.**

1. Anzahl der untersuchten Proben:
a) Von Nahrungsmitteln, Genußmitteln und Gebrauchsgegenständen . . . . . . . 2213
b) aus dem Gebiete der Gesundheitspflege und physiologische Untersuchungen . . . . 40
c) gerichtliche Untersuchungen . . . . . 5
d) technische Untersuchungen . . . . . 247

Von den entnommenen Proben entfielen auf die Städte Borna 231, Groitzsch 138, Pegau 175 zusammen 544 Proben. In vollem Umfange wurde die Kontrolle vom 1. Januar 1902 ab in allen Landgemeinden und in der Stadt Pegau ausgeführt; in den Städten Borna und Groitzsch vom 1. April 1902 ab. In Pegau und Groitzsch war jedoch seit 1. Oktober 1901 die Nahrungsmittelkontrolle bereits in geringerem Umfange eingeführt worden.

2. Anzahl der umfangreicheren Gutachten und Berichte. In Sachen der Nahrungsmittelkontrolle wurden zwei umfangreiche Gutachten erstattet; ferner wurde über die Mängel im Töpfereigewerbe Bericht erstattet und ein Gutachten über Brauselimonaden abgegeben.

3. Anzahl der Besichtigungen und der Vertretungen vor Gericht. Der Töpfereibetrieb und die Weinkeltereien wurden eingehend besichtigt. Sechsmal war der Leiter als Sachverständiger vor Gericht tätig. Von den 162 der Nahrungsmittelkontrolle angeschlossenen Landgemeinden wurden 160 besucht und revidiert.

**B. Kgl. Amtshauptmannschaft Döbeln, einschl. der Städte Döbeln, Roßwein, Leisnig, Hainichen und Waldheim.**

Anzahl der untersuchten Proben: Von Nahrungsmitteln, Genußmitteln und Gebrauchsgegenständen 2611.

## 26. Meerane. Oeffentliches chemisches Laboratorium des Dr. phil. Scheiß in Meerane.

### I. Allgemeine Verhältnisse der Anstalt.

Geschichtliche Entwicklung. Das öffentliche chemische Laboratorium in Meerane wurde von dem Apothekenbesitzer und Nahrungsmittelchemiker Dr. phil. Scheiß gegründet. Die Diensträume des Laboratoriums sind von der Apotheke unabhängig.

Dem Laboratorium ist die amtliche Nahrungsmittelkontrolle in der Kgl. Amtshauptmannschaft Glauchau sowie in den Städten Callenberg, Hohenstein, Ernstthal, Lichtenstein, Glauchau, Meerane und Waldenburg übertragen.

Vorgesetzte Behörde. Die Untersuchungsanstalt ist dem Kgl. Ministerium des Innern unterstellt.

Leiter der Anstalt. Leiter und Inhaber des Laboratoriums ist der Apothekenbesitzer und Nahrungsmittelchemiker Dr. phil. Scheiß in Meerane.

Hilfskräfte. Wissenschaftliche Hilfskräfte: In der Anstalt wurde ein akademisch vorgebildeter Assistent beschäftigt. Sonstige Hilfskräfte: Für die rein mechanischen Arbeiten und das Reinigungsgeschäft wurde ein Hausmann herangezogen.

Diensträume. Die Diensträume befinden sich in dem Hause Augustusstraße 35 und bestehen aus drei Räumlichkeiten.

Geschäftsordnung. Durch den Anstaltsleiter werden in jeder Woche 70—80 Proben entnommen und zu diesem Zwecke wöchentlich zweimal die Städte bezw. Dörfer der Amtshauptmannschaft besucht. Bei den Besuchen in den Verkaufsstellen wird der Probenehmer von Schutzleuten oder Gemeindedienern begleitet.

Die Anstalt ist im allgemeinen von früh 8—12 und nachmittags von 2—6 Uhr geöffnet. Es wird ein Journal sowie Kopierbücher geführt. Die Gutachten über beanstandete Proben werden der Kgl. Amtshauptmannschaft bezw. den betreffenden Stadträten eingereicht, auch wird den einzelnen Gemeindevorständen eine kurze Mitteilung über erfolgte Beanstandung gemacht.

**II. Art und Umfang des Geschäftsbetriebes für den Bezirk der Amtshauptmannschaft Glauchau und die zugehörigen Städte in der Zeit vom 1. Oktober 1901 bis zum 31. Dezember 1902.**

1. Anzahl der untersuchten Proben:
   a) Von Nahrungsmitteln, Genußmitteln und Gebrauchsgegenständen . . . . . . . . . 4381
   b) aus dem Gebiete der Gesundheitspflege und physiologische und technische Untersuchungen 158

   Zusammen . . 4539

2. Anzahl der Besichtigungen und der Vertretungen vor Gericht. In 15 Fällen erstattete der Laboratoriumsvorstand Gutachten vor Gericht.

3. Wissenschaftliche Veröffentlichungen und Vorträge. Im Materialistenverein zu Meerane wurde ein wissenschaftlicher Vortrag gehalten.

## 27. Plauen. Oeffentliches chemisches Laboratorium des Kgl. Hofrates Dr. phil. Forster in Plauen i. Vgtl.

### I. Allgemeine Verhältnisse der Anstalt.

Geschichtliche Entwicklung. Das öffentliche chemische Laboratorium des Kgl. Hofrates Dr. phil. Forster in Plauen i. Vgtl. wurde im Jahre 1879 von dem jetzigen Inhaber gegründet. Seit dieser Zeit wurden in dem Laboratorium die Nahrungsmitteluntersuchungen für die Stadt Plauen sowie gerichtliche und technische Untersuchungen ausgeführt. Vom Jahre 1897 ab wurde in der Stadt Plauen eine Kontrolle des Milchverkehrs und vom 1. April 1898 ab eine ausgedehnte Nahrungsmittelkontrolle eingerichtet.

Dem Laboratorium ist die amtliche Nahrungsmittelkontrolle in den Kgl. Amtshauptmannschaften Auerbach, Oelsnitz und Plauen übertragen. Hierzu kommen die Städte Auerbach, Falkenstein, Lengenfeld und Treuen, ferner Adorf, Markneukirchen, Oelsnitz und Schöneck sowie Netzschkau, Plauen und Reichenbach.

Vorgesetzte Behörde. Das Kgl. Ministerium des Innern.

Leiter der Anstalt. Inhaber und Leiter des Laboratoriums ist der Nahrungsmittelchemiker Kgl. Hofrat Dr. phil. Forster.

Hilfskräfte. Wissenschaftliche Hilfskräfte: An der Anstalt waren drei promovierte Chemiker tätig, von denen einer geprüfter Nahrungsmittelchemiker war. Letzterer war Stellvertreter des Anstaltsleiters. Sonstige Hilfskräfte: Die Bureauarbeiten wurden von einer Stenographin, die Reinigungsarbeiten von zwei Mädchen bezw. einem Diener erledigt.

Diensträume. Es sind vorhanden ein Warteraum, ein Sprechzimmer, sieben Laboratoriumsräume, von denen einer gleichzeitig als Expeditionsraum benutzt wird, ein Vorrats- und ein Waschraum.

Geschäftsordnung. Die Probeentnahme erfolgt in der Regel durch den Leiter der Anstalt, mit dieser ist eine Besichtigung der Geschäftsräume und eine Aussprache über etwa vorgefundene Mängel verbunden.

Die Dienststunden im Laboratorium sind auf 8—1 und 3—7 Uhr festgesetzt. Geführt werden Eingangs- und Arbeitsjournale, Kopierbuch und Akten über jede einzelne Gemeinde.

Die Untersuchungen der Proben werden soweit ausgedehnt, als es für die Zwecke der Polizeiverwaltung erforderlich ist, um festzustellen, ob Anlaß zu weiteren Maßregeln und zur Herbeiführung einer Bestrafung vorliegt. In besonderen Fällen erfolgt eingehendere Untersuchung.

**II. Art und Umfang des Geschäftsbetriebes des öffentlichen chemischen Laboratoriums in Plauen für die Zeit vom 1. Oktober 1901 bis zum 31. Dezember 1902.**

1. Anzahl der untersuchten Proben:

| | Im 4. Quartal 1901. | Im Jahre 1902. |
|---|---|---|
| a) Von Nahrungsmitteln, Genußmitteln und Gebrauchsgegenständen: | | |
| α) in Ausübung der amtlichen Nahrungsmittelkontrolle für sächsische Behörden | 2763 | 10 611 |
| β) für nicht sächsische Behörden | — | 23 |
| γ) für sonstige Interessenten | 16 | 72 |
| b) aus dem Gebiete der Gesundheitspflege und physiologische Untersuchungen | 9 | 77 |
| c) gerichtliche Untersuchungen | 12 | 38 |
| d) technische Untersuchungen | 109 | 571 |
| Zusammen | 2909 | 11 392 |

2. Anzahl der umfangreicheren Gutachten und Berichte. In Sachen der Nahrungsmittelkontrolle wurden im 4. Quartal 1901 12 und im Jahre 1902 38 Gutachten an die verschiedenen, zuständigen Gerichtsbehörden abgegeben. Es wurde außerdem eine größere Anzahl Auskünfte zu den Akten erteilt. Für die Kgl. Gewerbeinspektion wurden 9 größere Gutachten erstattet.

3. Anzahl der Besichtigungen und der Vertretungen vor Gericht. Der Leiter der Anstalt bezw. sein Vertreter hatte im letzten Vierteljahre 1901 23 und im Jahre 1902 71 gerichtliche Termine wahrgenommen.

4. Wissenschaftliche Veröffentlichungen und Vorträge. In „der Vereinigung öffentlicher analytischer Chemiker Sachsens" wurde ein Vortrag über die Milchkontrolle in der Stadt Plauen i. V. und auf der VII. ordentlichen Hauptversammlung des „Verbandes selbständiger öffentlicher Chemiker Deutschlands" ein Vortrag „Ueber mit Zink ausgeschlagene Backtröge" gehalten.

**III. Art und Umfang des Geschäftsbetriebes für die einzelnen Kgl. Amtshauptmannschaften.**

#### A. Kgl. Amtshauptmannschaft Auerbach und Städte Auerbach, Falkenstein, Lengenfeld und Treuen.

Anzahl der untersuchten Proben: Von Nahrungsmitteln, Genußmitteln und Gebrauchsgegenständen in der Zeit vom 1. Oktober bis 31. Dezember 1901 708, vom 1. Januar bis 31. Dezember 1902 3212.

Hiervon wurden entnommen:

| | Im 4. Quartal 1901 | Im Jahre 1902 |
|---|---|---|
| im Bereich der Amtshauptmannschaft ohne die Städte | 530 | 2199 |
| in der Stadt Auerbach | 78 | 300 |
| „ „ „ Falkenstein | — | 294 |
| „ „ „ Lengenfeld | 43 | 188 |
| „ „ „ Treuen | 57 | 231 |
| Zusammen | 708 | 3212 |

**B. Kgl. Amtshauptmannschaft Oelsnitz und Städte Adorf, Markneukirchen, Oelsnitz und Schöneck.**

Anzahl der untersuchten Proben: Von Nahrungsmitteln, Genußmitteln und Gebrauchsgegenständen

im 4. Quartal 1901 . . . . . . . . . 697
im Jahre 1902 . . . . . . . . . . 2096

Zusammen 2793

Hiervon wurden entnommen:

| | Im 4. Quartal 1901 | Im Jahre 1902 |
|---|---|---|
| im Bereich der Amtshaupt- mannschaft ohne die Städte | 321 | 1232 |
| in der Stadt Adorf | 65 | 189 |
| „ „ „ Markneukirchen | 33 | 270 |
| „ „ „ Oelsnitz | 247 | 278 |
| „ „ „ Schöneck | 31 | 127 |
| Zusammen | 697 | 2096 |

**C. Kgl. Amtshauptmannschaft Plauen und Städte Netzschkau, Plauen und Reichenbach.**

Anzahl der untersuchten Proben: Von Nahrungsmitteln, Genußmitteln und Gebrauchsgegenständen

im letzten Quartal 1901 . . . . . . . 1374
im Jahre 1902 . . . . . . . . . . 5386

Zusammen 6760

Von diesen Proben wurden entnommen:

| | Im 4. Quartal 1901 | Im Jahre 1902 |
|---|---|---|
| im Bereich der Amtshaupt- mannschaft ohne die Städte | 567 | 2126 |
| in der Stadt Netzschkau | — | 174 |
| „ „ „ Plauen | 666 | 2283 |
| „ „ „ Reichenbach | 141 | 803 |
| Zusammen | 1374 | 5386 |

## 28. Zittau. Oeffentliches chemisches Laboratorium von Dr. phil. A. Jonscher in Zittau.

### I. Allgemeine Verhältnisse der Anstalt.

Geschichtliche Entwicklung. Das chemische Laboratorium zu Zittau wurde am 1. April 1893 von
Dr. phil. Jonscher gegründet. Im Mai 1896 richtete
die Stadt Zittau die ständige Kontrolle sämtlicher
Nahrungsmittel, Genußmittel und Gebrauchsgegenstände
ein und übertrug diese dem Inhaber des genannten
Laboratoriums. Diesem Beispiele folgte 1900 der Rat
der Stadt Löbau und 1901 die Stadt Bernstadt. Am
1. April 1902 wurde der Vorstand der Anstalt mit der
Ausübung der ständigen Nahrungsmittelkontrolle in dem
Bezirk der Kgl. Amtshauptmannschaft Löbau und am
1. Oktober 1902 in dem Bezirk der Kgl. Amtshauptmannschaft Zittau betraut.

Vorgesetzte Behörde. Die Anstalt untersteht dem
Kgl. Ministerium des Innern und wurde von einem
Beauftragten desselben besichtigt.

Leiter der Anstalt. Leiter der Untersuchungsstelle
ist der geprüfte Nahrungsmittelchemiker Dr. phil.
A. Jonscher.

Hilfskräfte. Wissenschaftliche Hilfskräfte: An der
Anstalt arbeiteten zwei promovierte Chemiker als
Assistenten. Sonstige Hilfskräfte: Die Bureauarbeiten
wurden von einer Buchhalterin, die Reinigungsarbeiten
von einem Gehilfen und einer Aufwaschfrau besorgt.

Diensträume. Es sind vorhanden ein Bureau,
drei Laboratoriums- und die nötigen Lagerräume.

Geschäftsordnung. Der Außendienst besteht in
der Entnahme der Proben, die bis auf Milch, Petroleum
und Essig durch den Leiter der Anstalt erfolgt. Mit der
Probeentnahme wird eine Besichtigung der Verkaufs-
und Lagerräume verbunden.

Die Dienststunden im Laboratorium umfassen die
Zeit von 8—1 und von 3—6 Uhr.

Die Arbeitsjournale sind für bestimmte Untersuchungs-
arten eingerichtet, um jederzeit einen Ueberblick über
die betreffende Marktlage gewinnen zu können.

Der Ortspolizeibehörde sowie der vorgesetzten Amtshauptmannschaft wird ein Untersuchungsbericht eingereicht,
in welchem auch eventuell eine Bemerkung über grobe
Mängel und Unsauberkeit im Verkehr mit Nahrungs-
und Genußmitteln Aufnahme findet.

### II. Art und Umfang des Geschäftsbetriebes für das Jahr 1902.

1. Anzahl der untersuchten Proben:
a) Von Nahrungsmitteln, Genußmitteln und
   Gebrauchsgegenständen . . . . . . 3309
b) aus dem Gebiete der Gesundheitspflege und
   physiologische Untersuchungen . . . . 28
c) gerichtliche Untersuchungen . . . . . 25
d) technische Untersuchungen . . . . . . 95

Zusammen 3457

Der Bericht über die amtliche Nahrungsmittelkontrolle
in der Kgl. Amtshauptmannschaft Löbau bezieht sich nur
auf die Zeit vom 1. April bis 31. Dezember 1902 und
in der Kgl. Amtshauptmannschaft Zittau nur auf die
Zeit vom 1. Oktober bis 31. Dezember 1902, so daß als
ganzjährige Berichte nur diejenigen aus den Städten
Zittau, Löbau und Bernstadt sowie der über anderweitige
Praxis gelten kann.

2. Anzahl der umfangreicheren Gutachten und Berichte. An den Stadtrat zu Zittau wurden zwei umfangreiche Gutachten erstattet, andere Gutachten wurden drei
abgegeben.

3. Anzahl der Besichtigungen und der Vertretungen
vor Gericht. Gerichtliche Vertretungen, abgegebene Gutachten usw. waren 28, Besichtigungen und Konsultationen
45 in der Berichtszeit notwendig.

4. Wissenschaftliche Veröffentlichungen und Vorträge.
Die Zahl der öffentlich gehaltenen Vorträge belief sich
auf vier, unter diesen: 1. Die Chemie in Wissenschaft und
Technik im 19. Jahrhundert. 2. Die Anforderungen des
Gesetzes an tönerne Eßgeschirre und die Wege zu deren
Erfüllung. 3. Die technische Behandlung der vegeta-
bilischen Fasergewebe zum Zwecke ihrer Veredelung.

Davon wurden die ersten zwei Vorträge in gewerblichen Kreisen, der dritte aber in einer Versammlung
sächsischer Fachgenossen zu Zittau gehalten.

## 29. Zwickau. Oeffentliches chemisches Laboratorium des Dr. phil. Falck in Zwickau.

### I. Allgemeine Verhältnisse der Anstalt.

Geschichtliche Entwicklung. Das öffentliche
chemische Laboratorium des Dr. phil. Falck in Zwickau
wurde im Jahre 1890 gegründet. Dem Laboratorium
ist die amtliche Nahrungsmittelkontrolle in der Kgl.
Amtshauptmannschaft Zwickau übertragen.

Vorgesetzte Behörde. Die Anstalt untersteht dem
Kgl. Ministerium des Innern.

Leiter der Anstalt. Leiter und Inhaber der
Station ist der geprüfte Nahrungsmittelchemiker Dr. Falck
in Zwickau.

Hilfskräfte. Wissenschaftliche Hilfskräfte: Zwei
promovierte Chemiker wurden als Assistenten beschäftigt.
Sonstige Hilfskräfte: Eine Schreiberin sowie eine Aufwärterin waren in der Anstalt tätig.

Diensträume. Als Dienstzimmer sind vier Räume
in Benutzung, von denen zwei als Laboratorien, einer
als Bibliothek und einer als Schreib- und Empfangs-
zimmer benutzt werden. Für die Aufbewahrung von
Restproben steht eine Kammer zur Verfügung.

Geschäftsordnung. Der Außendienst besteht in
der Entnahme von Proben, Besichtigung von Verkaufs-
räumen für Margarine und Wein und in der Belehrung
über etwa in den Geschäften beobachtete Mißstände.

Die Anstalt ist wochentags von 9—1 und 3—6 Uhr geöffnet. Es werden Eingangsjournale, Arbeits- und Kopierbücher geführt. Die Untersuchungen werden zunächst nur so weit vorgenommen, daß eine Sichtung der verdächtigen von den unverdächtigen Proben erfolgen kann. Verdächtige Proben werden genauer untersucht.

**II. Art und Umfang des Geschäftsbetriebes des Laboratoriums für die Zeit vom 1. Oktober 1901 bis zum 31. Dezember 1902.**

1. Anzahl der untersuchten Proben:
a) Von Nahrungsmitteln, Genußmitteln und Gebrauchsgegenständen . . . . . 10 045
b) aus dem Gebiete der Gesundheitspflege und physiologische Untersuchungen . . . . . 77
c) gerichtliche Untersuchungen . . . . . 21
d) polizeiliche Untersuchungen . . . . . 92
e) technische (262) und landwirtschaftliche (14) Untersuchungen . . . . . 276
f) für die Kgl. Gewerbeinspektion . . . . . 18

Zusammen 10 529

In Ausübung der amtlichen Nahrungsmittelkontrolle in der Kgl. Amtshauptmannschaft Zwickau wurden 9864 Proben untersucht.

2. Anzahl der umfangreicheren Gutachten und Berichte. Umfangreichere Gutachten wurden 6 erstattet, welche zum Teil eine Reihe von experimentellen Untersuchungen erforderlich machten.

3. Anzahl der Besichtigungen und der Vertretungen vor Gericht u.s.w.
Vom 1. Oktober bis 31. Dezember 1901:
Gerichtliche Termine . . . . . 3
Kgl. Gewerbe-Inspektion: Besichtigungen . . 1
Polizeiliche Besichtigungen . . . . . 1
Technische Besichtigungen . . . . . 4
Revisionen bei Ausübung der Nahrungsmittelkontrolle 1901 . . . . . 135
Vom 1. Januar bis 31. Dezember 1902:
Gerichtliche Termine . . . . . 27
Kgl. Gewerbe-Inspektion: Besichtigungen . . 4
Polizeiliche Besichtigungen . . . . . 5
Technische Besichtigungen . . . . . 13
Revisionen bei Ausübung der Nahrungsmittelkontrolle 1902 . . . . . 282

4. Wissenschaftliche Veröffentlichungen und Vorträge. Aus dem Laboratorium gingen verschiedene wissenschaftliche Arbeiten hervor: 1. Ein Beitrag zum Farbstoff- und Eierzusatz bei Teigwaren. 2. Zum Nachweis von Bombay-Macis. 3. Die Probeziehung von Holzstoff resp. Zellulose.

Von dem Laboratoriumsleiter wurde einmal vor dem Kgl. Amtshauptmann und den Gemeindevorständen sowie sechs mal öffentlich ein Vortrag über die Einführung der Nahrungsmittelkontrolle gehalten.

## d. Württemberg.

### Landesrechtliche Verordnung:

Erlaß des Kgl. Ministeriums des Innern an die Kgl. Kreisregierungen, die Kgl. Oberämter und Oberamtsphysikate sowie an die Gemeindebehörden, betr. die Errichtung eines hygienischen Laboratoriums bei dem Kgl. Medizinalkollegium. Vom 31. Januar 1898 (Amtsbl. d. Minist. d. Innern S. 42; Veröff. d. Kais. Gesundheitsamtes 1898 S. 699.)

Nachdem das bisherige bakteriologische Laboratorium des Kgl. Medizinalkollegiums durch Angliederung eines chemischen Laboratoriums erweitert worden ist, wird das Laboratorium künftighin den Namen „Hygienisches Laboratorium des Kgl. Medizinalkollegiums" führen.

Der Geschäftskreis des Laboratoriums, welches in eine bakteriologische und in eine chemische Abteilung zerfällt, erstreckt sich auf die Vornahme von bakteriologischen, mikroskopischen und chemischen Untersuchungen einschließlich der Abgabe von Gutachten hierüber auf dem gesamten Gebiet des Gesundheits- und des Veterinärwesens sowie der gerichtlichen Medizin.

Die Untersuchungen werden in der Regel nur für Behörden ausgeführt. Untersuchungen für Privatpersonen sind jedoch gestattet, wenn die vorhandenen Einrichtungen und Arbeitskräfte des Laboratoriums ausreichen und
a) eine andere Gelegenheit im Lande für die Untersuchungen nicht besteht oder
b) die Untersuchungen im Interesse der Krankenfürsorge gelegen sind.

Die Gebühren für die ausgeführten Untersuchungen werden nach einem zunächst in provisorischer Weise festgesetzten Tarif erhoben. Der die chemischen Untersuchungen betreffende Teil des Tarifs, in welchem zugleich die einzuliefernde Menge der betreffenden Gegenstände angegeben ist, ist in der Anlage abgedruckt.

Dabei ist im Interesse einer besseren Nahrungsmittelkontrolle bestimmt worden, daß für alle Untersuchungen, welche von den Ortspolizeibehörden auf dem Gebiete der Nahrungsmittelpolizei veranlaßt werden, nur die Hälfte der ordentlichen Gebühren zum Ansatz kommen darf. Die gleiche Ermäßigung greift auch Platz bei Trinkwasseruntersuchungen, welche im Auftrag von Gemeinden und sonstigen öffentlichen Körperschaften vorgenommen werden.

Hiervon wird den obengenannten Behörden Kenntnis gegeben.

Kgl. Ministerium des Innern.
Pischek.

## Uebersicht über die Verhältnisse und die Tätigkeit der einzelnen Anstalten.

### 30. Heilbronn. Chemisches Laboratorium und Städtisches Untersuchungsamt Heilbronn.

**Art und Umfang des Geschäftsbetriebes für das Jahr 1902.**

1. Anzahl der untersuchten Proben:
a) Von Nahrungsmitteln, Genußmitteln und Gebrauchsgegenständen . . . . . 2293
b) aus dem Gebiete der Gesundheitspflege und physiologische Untersuchungen . . . . . 187
c) toxikologische und gerichtliche Untersuchungen 291
d) technische Untersuchungen . . . . . 1378

Zusammen 4149

Davon wurden ausgeführt: im Auftrage von Kgl. Behörden, Gerichten und Privaten 1856, im Auftrage von Behörden der Stadt Heilbronn 2293. In Ausführung der Nahrungsmittelkontrolle wurden 2273 Untersuchungen vorgenommen.

2. Anzahl der umfangreicheren Gutachten und Berichte. Im Interesse der Stadt Heilbronn wurden abgegeben: 19 Berichte und Gutachten, worunter 7 Gutachten auf Grund örtlicher Prüfungen, an Beamtungen der Stadt, 23 Gutachten und Berichte an staatliche Behörden und 67 an das Stadtpolizeiamt.

3. Anzahl der Besichtigungen und der Vertretung vor Gericht. 65 Termine wurden innegehalten.

4. Wissenschaftliche Veröffentlichungen und Vorträge. Im Laufe der Berichtszeit kamen mehrere neue technische Verfahren und Verbesserungen von älteren auf Grund entsprechender Versuche und Untersuchungen zur Ausarbeitung. Es gelangten einige wissenschaftliche Arbeiten zur Ausführung und mehrere Artikel in Fach- und Tageszeitungen zur Veröffentlichung. Im Winterhalbjahr 1902/1903 wurde ein Kursus über Weinkunde und Weinbehandlung unter reger Beteiligung abgehalten.

### 31. Stuttgart. Chemisches Laboratorium der Königlichen Zentralstelle für Gewerbe und Handel in Stuttgart.

#### I. Allgemeine Verhältnisse der Anstalt.[1]

Geschichtliche Entwicklung. Infolge einer Anregung einiger Mitglieder des Heilbronner Bürgervereins bei der Gewerbeausstellung in Heilbronn im Jahre 1849 wurde bei der neu geschaffenen Kgl. Zentralstelle für Gewerbe und Handel im Jahre 1850 ein Chemiker angestellt mit der Aufgabe, teils allgemeine Fragen chemisch-technischer Natur zu behandeln, teils Anfragen von Privaten durch analytische und synthetische Arbeiten zu beantworten und zu lösen. Er mußte zuerst im Labo-

[1] Entnommen aus dem Berichte für das Jahr 1901.

ratorium des Kgl. Polytechnikums arbeiten, erst im Jahre 1859 wurde ein besonderes Laboratorium nebst Hörsaal eingerichtet.

Ueber die Entwicklung und Wirksamkeit des Instituts gibt nachstehende Aufstellung, in welcher je fünf Jahre zusammengenommen sind, Auskunft. Es wurden ausgeführt:

| In den Jahren | 1851/55 | 948 | Untersuchungen |
|---|---|---|---|
| " " " | 1856/60 | 1328 | " |
| " " " | 1861/65 | 1362 | " |
| " " " | 1866/70 | 1129[1]) | " |
| " " " | 1871/75 | 1581 | " |
| " " " | 1876/80 | 2568 | " |
| " " " | 1881/85 | 2809 | " |
| " " " | 1886/90 | 4999 | " |
| " " " | 1891/95 | 6364 | " |

Zusammen in 45 Jahren 23088 Untersuchungen.

Es sind dies teils gewerbliche Untersuchungen, teils Untersuchungen von Nahrungs= und Genußmitteln (z. B. zahlreiche Wein= und Obstmostuntersuchungen, darunter diejenigen für die deutsche Weinstatistik), teils solche, welche dem physiologischen Gebiete angehören, endlich Untersuchungen von pharmazeutischen, kosmetischen und anderen Mitteln.

Unter den Arbeiten sind insbesondere auch die von Behörden der verschiedenen Departements veranlaßten Untersuchungen zu erwähnen. Daneben liegt dem Chemiker noch weiter ob, teils einzelnen Gewerbetreibenden, welche nicht in der Lage sind, umfassende chemische Studien zu machen, kursorische Unterweisung in den für ihren Gewerbszweig wichtigsten chemischen Verfahren und Verrichtungen zu erteilen (wie das z. B. in der Kunst des Vernickelns geschah), teils jungen Technikern und Chemikern Gelegenheit zu bieten, sich in Bereitung von chemisch=technischen Erzeugnissen und in analytischen Uebungen auf den verschiedensten Gebieten auszubilden, schließlich ganzen Gruppen von Gewerbetreibenden in den Feierabendstunden chemische Unterrichtskurse unter spezieller Rücksichtnahme auf die unmittelbaren praktischen Bedürfnisse zu geben. Solche Unterrichtskurse wurden schon in den 60er Jahren gehalten, kamen dann längere Zeit ins Stocken, bis sie 1883 wieder aufgenommen und seither regelmäßig weitergeführt wurden, und zwar: in den Jahren 1884 für Seifensieder, 1885 für Metallarbeiter, 1886 für Zimmermaler, 1887 für Photographen, 1888 für Bierbrauer, Küfer und Destillateure, 1889 für Bierbrauer, 1890 für Metallarbeiter, 1891 für Metallarbeiter (wiederholt), 1893, 1894 und 1895 für Zoll= und Steuerbeamte, mit Einübung der Untersuchungsmethoden, 1900 für Bäcker.

Vorgesetzte Behörde. Das chemische Laboratorium der Kgl. Zentralstelle für Gewerbe und Handel untersteht dem Vorstande der Kgl. Zentralstelle für Gewerbe und Handel und diese dem Kgl. Ministerium des Innern.

Leiter der Anstalt. Professor Abel. Dieser ist seit 1875 Chemiker der Kgl. Zentralstelle für Gewerbe und Handel und seit 1893 gleichzeitig Vorstand des chemischen Laboratoriums.

Hilfskräfte. Wissenschaftliche Hilfskräfte: Zwei Assistenten, von denen der eine die technische Hochschule in Stuttgart, der andere die gleiche Hochschule sowie die Universitäten Heidelberg und Erlangen besucht und an letzterer promoviert hatte. Sonstige Hilfskräfte: Eine Kopistin, ein Diener.

Diensträume. Das chemische Laboratorium ist im Landesgewerbemuseum untergebracht und verfügt über 14 Räume. Von diesen befinden sich 9, und zwar der Hörsaal (115 Sitzplätze) mit Vorbereitungszimmer, das Bureau, das Laboratorium des Vorstandes, das Zimmer für physikalische Apparate, das Bibliothekzimmer, 2 Laboratorien für die Assistenten, sowie ein Reservelaboratorium im Hochparterre, 5 weitere untergeordnete Gelasse im Keller.

Geschäftsordnung. Für Außendienst: Der Vorstand vertritt das Laboratorium vor Gericht, hat gewerbliche Betriebe zu besichtigen, entnimmt auf Antrag von Industriellen Proben von chemischen Produkten bezw. Fabrikabwässern behufs chemischer Untersuchung und besorgt die Kontrolle der Papierlieferungen für die Standesämter.

Für Innendienst: Der Vorstand nimmt die von Behörden und Privaten schriftlich und mündlich einlaufenden Anfragen bezw. Anträge zur Untersuchung der verschiedenen Gegenstände entgegen, sorgt für Bezeichnung oder geeignete Unterbringung der letzteren, macht die erforderlichen Einträge in das Tagebuch und verteilt die Arbeiten an die Assistenten.

Nach beendigter Analyse nimmt der Vorstand das Ergebnis der Untersuchung oder die zur Kontrollberechnung der Analyse erforderlichen Zahlen, welche von den Assistenten gegenseitig kontrolliert in seine Hände gelangen, entgegen, verfaßt den Wortlaut des Untersuchungsbefundes zur Uebertragung in das Analysenbuch, sowie auf ein amtliches Formular und unterzeichnet das letztere.

Bei dieser Geschäftsordnung geht jeder Ein= und Auslauf durch die Hand des Vorstandes, wodurch ihm stets der erforderliche Einblick in den jeweiligen Stand und Gang der Geschäfte möglich ist.

Jeder quantitativ zu untersuchende Gegenstand wird einer Doppelanalyse unterworfen.

Neben der Ausführung von Analysen und der Erstattung von Gutachten chemisch=technischer Art an die Zentralstelle, hat der Vorstand in den Wintermonaten einmal in der Woche Vorlesungen für ältere Gewerbetreibende über denjenigen Teil der Chemie, welcher in ihr Gewerbe eingreift, zu halten. Zu den ferneren Obliegenheiten des Vorstandes gehört auch der Chemieunterricht an der städtischen Gewerbeschule, welcher im Wintersemester an zwei Abenden in der Woche im Hörsaal des Laboratoriums erteilt wird.

Falls die laufenden Geschäfte es gestatten, werden im Laboratorium Untersuchungen, welche von allgemeinem chemisch=technischen Interesse sind, ausgeführt und die Ergebnisse im Gewerbeblatt aus Württemberg veröffentlicht.

Im Berichtsjahre 1902 sind Veränderungen in den allgemeinen Verhältnissen der Anstalt nicht eingetreten.

## II. Art und Umfang des Geschäftsbetriebes für das Jahr 1902.

1. Anzahl der untersuchten Proben:

| | |
|---|---|
| a) Von Nahrungsmitteln, Genußmitteln und Gebrauchsgegenständen | 237 |
| b) aus dem Gebiete der Gesundheitspflege und physiologische Untersuchungen | 110 |
| c) technische Untersuchungen | 565 |
| Zusammen | 912 |

Darunter befanden sich
gerichtliche Untersuchungen . . . . . . 16
wissenschaftliche Untersuchungen . . . . . 29
Bis zum 31. Dezember 1902 wurden im Laboratorium 31237 Untersuchungen seit seinem Bestehen vorgenommen.

2. Anzahl der umfangreicheren Gutachten und Berichte. Umfangreichere Gutachten und Berichte wurden 20 abgegeben.

3. Anzahl der Besichtigungen und der Vertretung vor Gericht u. s. w. Besichtigungen fanden 3 und Vertretungen vor Gericht 2 statt. Uebernahme von Lieferungen bezw. Entnahme von Proben erfolgte in 36 Fällen.

4. Wissenschaftliche Veröffentlichungen und Vorträge. 1. Im Oktober 1901 wurde mit einem Kurse über „die Mineral= und die wichtigsten Pflanzenfarben" begonnen; derselbe fand anfangs Februar 1902 seinen Abschluß, umfaßte 10 Abende à 1 1/2 Stunden und zählte 17 Teilnehmer, 2 Damen und 15 Herren. 2. Vorträge über allgemeine gewerbliche Chemie, hauptsächlich für ältere Gewerbetreibende. Beginn Anfang Oktober 1901, Schluß gegen Ende März 1902. Die Vorträge fanden an 42 Abenden à 2 Stunden statt und wurden von 18 Zuhörern besucht.

---

[1]) Diese Abnahme ist auf die in dieser Jahresgruppe inbegriffenen zwei Kriegsjahre zurückzuführen.

**32. Stuttgart. Hygienisches Laboratorium des Königlichen Medizinalkollegiums, chemische Abteilung, in Stuttgart.**

### I. Allgemeine Verhältnisse der Anstalt.[1]

Geschichtliche Entwicklung. Das chemische Laboratorium des Kgl. Medizinalkollegiums wurde im Jahre 1897 errichtet und damit das schon früher beim Medizinalkollegium bestehende bakteriologische Laboratorium zu dem „hygienischen Laboratorium" des Kgl. Medizinalkollegiums erweitert. Dieses letztere, unmittelbar unter dem Medizinalkollegium und damit unter dem Kgl. Ministerium des Innern stehend, zerfällt in die beiden selbständigen Abteilungen, die bakteriologische Abteilung und die chemische Abteilung.

Das chemische Laboratorium gehört zu denjenigen Anstalten zur technischen Untersuchung von Nahrungs- und Genußmitteln, an welchen die nach § 16 Ziffer 4 Absatz 4 der Prüfungsvorschriften für Nahrungsmittelchemiker vorgeschriebene praktische Tätigkeit in der Untersuchung von Nahrungs- und Genußmitteln zurückgelegt werden kann.

Leiter der Anstalt. Vorstand der chemischen Abteilung ist Hofrat Dr. H. Spindler, außerordentliches (chemisch-technisches) Mitglied des Medizinalkollegiums und Privatdozent an der Kgl. Technischen Hochschule in Stuttgart. Der Leiter des Laboratoriums war bisher auch der einzige ständige Techniker und wurde nur zeitweilig und in vorübergehender Weise durch Hilfskräfte unterstützt.

Diensträume. Die Diensträume des Laboratoriums befinden sich in dem Dienstgebäude des Kgl. Medizinalkollegiums in Stuttgart, Alter Schloßplatz 1.

Geschäftsordnung. Der Geschäftskreis des hygienischen Laboratoriums (bakteriologische und chemische Abteilung) erstreckt sich (Erlaß des Kgl. Ministeriums des Innern vom 31. Januar 1898) auf die Vornahme von bakteriologischen, mikroskopischen und chemischen Untersuchungen einschließlich der Abgabe von Gutachten auf dem gesamten Gebiete des Gesundheits- und des Veterinärwesens sowie der gerichtlichen Medizin. Als Untersuchungsanstalt für Nahrungsmittel, Genußmittel und Gebrauchsgegenstände fungiert ausschließlich die chemische Abteilung. Die Untersuchungen werden in der Regel nur für Behörden ausgeführt; Untersuchungen für Privatpersonen sind jedoch gestattet, wenn die vorhandenen Einrichtungen und Arbeitskräfte des Laboratoriums ausreichen und

a) eine andere Gelegenheit im Lande für die Untersuchungen nicht besteht oder
b) die Untersuchungen im Interesse der Krankenfürsorge gelegen sind.

Die Gebühren für die ausgeführten Untersuchungen werden nach einem Tarif erhoben; dabei ist im Interesse einer besseren Nahrungsmittelkontrolle bestimmt worden, daß für alle Untersuchungen, welche von Ortspolizeibehörden auf dem Gebiete der Nahrungsmittelpolizei veranlaßt werden, nur die Hälfte der ordentlichen Gebühren zum Ansatz kommen darf. Die gleiche Ermäßigung greift auch Platz bei Trinkwasseruntersuchungen, welche im Auftrage von Gemeinden und sonstigen öffentlichen Körperschaften vorgenommen werden.

In den allgemeinen Verhältnissen der Anstalt sind im Berichtsjahre 1902 Veränderungen nicht eingetreten.

### II. Art und Umfang des Geschäftsbetriebes für das Jahr 1902.

1. Anzahl der untersuchten Proben:
Untersucht wurden im Jahre 1902 zufolge Auftrags
im ganzen . . . . . . 939 Proben, davon
für Staatsbehörden . . . 279 „
„ Kommunalbehörden . . 140 „
„ Private . . . . . 520 „
Von den Untersuchungen betrafen

a) Nahrungsmittel, Genußmittel und Gebrauchsgegenstände 297 Proben (wovon für Staatsbehörden 123, Kommunalbehörden 140, Private 34);
b) Untersuchungen aus dem Gebiet der Gesundheitspflege und physiologische Untersuchungen 598 Proben (wovon für Staatsbehörden 121, für Private 477);
c) technische Untersuchungen 32 Proben (wovon für Staatsbehörden 25, für Private 7);
d) gerichtliche (toxikologische) Untersuchungen 12 Proben (wovon für Staatsbehörden 10, für Private 2).

2. Anzahl der umfangreicheren Gutachten und Berichte. Umfangreichere schriftliche Gutachten wurden sechs erstattet, und zwar über das Ergebnis von toxikologischen Untersuchungen.

3. Anzahl der Besichtigungen und der Vertretungen vor Gericht. Der Vorstand des Laboratoriums war einmal als Sachverständiger vor Gericht tätig.

## 33. Stuttgart.
**Städtisches chemisches Laboratorium und Untersuchungsamt Stuttgart.**

### Art und Umfang des Geschäftsbetriebes für das Jahr 1902.

1. Anzahl der untersuchten Proben:

a) Von Nahrungsmitteln, Genußmitteln und Gebrauchsgegenständen . . . . . . 1494
b) Geheimmittel und diätetische Mittel . . . 4
c) gerichtliche Untersuchungen . . . . . . 12
d) technische Untersuchungen . . . . . . 155
e) hygienische u. bakteriologische Untersuchungen 1284
f) Kanalisation . . . . . . . . . . . 211
g) Beleuchtungswesen und Gasfabrik . . . 958
h) Verschiedenes . . . . . . . . . . 5
i) Gutachten, ohne vorherige Analyse, Augenscheinvornahmen in Fabrik- und Gewerbebetrieben und sonstiges, Giftpolizei . . . 157
k) Versuchskläranlage auf der Prag . . . . 461

Zusammen 4741

Von diesen Untersuchungen veranlaßte das Stadtpolizeiamt 1559, das Wasserwerk 1181, die Kanalbauinspektion 229, das Straßenreinigungsamt 1, die Versuchskläranlage 461, das Hochbauamt 118, Gasbeleuchtungswesen und Gasfabrik 948, das Elektrizitätswerk 4, die Stadtarztstelle 2, verschiedene städtische Aemter 4, die Bauabteilung des Gemeinderats 42, das Stadtschultheißenamt 10, die Kgl. Gerichte, Gemeinde und Staatsbehörden 79, eigene Erhebungen 23, Private 80.

2. Anzahl der Besichtigungen und der Vertretung vor Gericht. Beamte des Laboratoriums waren in Stuttgart und auswärts bei den Gerichten als Sachverständige tätig.

## e) Baden.
### Landesrechtliche Verordnungen.

Verordnung, den Verkehr mit Nahrungs- und Genußmitteln betr. Vom 8. Juni 1888. (Ges.- u. Verordn.-Bl. f. d. Großh. Baden S. 289; Veröff. d. Kais. Gesundheitsamtes 1888 S. 510.)

An Stelle des unter 1. Ziffer 1 der Verordnung vom 28. Februar 1882 (Gesetzes- und Verordnungsblatt Nr. VI.) erwähnten chemischen Laboratoriums der polytechnischen Schule in Karlsruhe tritt die neu errichtete und unterm 30. v. M. eröffnete

Großherzogliche Lebensmittelprüfungsstation der Technischen Hochschule in Karlsruhe,

deren Statut in der Anlage abgedruckt ist.
Karlsruhe, den 8. Juni 1888.

Großh. Minist. d. Justiz.     Großh. Minist. d. Innern.
des Kultus u. Unterrichts.     Turban.
Nott.     Vdt. Dr. Glockner.

**Statut**
der Großherzoglichen Lebensmittelprüfungsstation der Technischen Hochschule zu Karlsruhe.
(Vom 8. Juni 1888.)

§ 1. An der Großherzoglichen Technischen Hochschule dahier wird eine dem Ministerium des Innern unterstellte Station für

---

[1] Entnommen aus dem Bericht für 1901.

Untersuchung von Nahrungs- und Genußmitteln sowie von Gebrauchsgegenständen errichtet und mit derselben eine Abteilung für bakteriologische Untersuchungen, insbesondere von Wässern verbunden.

Diese Anstalt führt den Namen „Großherzogliche Lebensmittelprüfungsstation der Technischen Hochschule".

§ 2. Die Station wird von einem aus drei Professoren der naturwissenschaftlichen Disziplinen der Technischen Hochschule bestehendem Kuratorium geleitet, welchem das erforderliche Hilfspersonal beigegeben wird.

Das Ministerium des Innern als Oberaufsichtsbehörde wird der Station einen Medizinalbeamten als Sachverständigen und Berater in Fragen der Hygiene zur Seite stellen; dasselbe ist jederzeit berechtigt, einen seiner Medizinalreferenten in seinem Auftrag an den Beratungen des Kuratoriums teilnehmen zu lassen.

§ 3. Die Station veranstaltet die im § 1 dieses Statuts bezeichneten Untersuchungen auf den Antrag von staatlichen Behörden und, soweit ein öffentliches Interesse in Frage kommt, auf Ersuchen kommunaler Behörden und von Privaten sowie aus eigener Initiative und erstattet über die Ergebnisse ihrer Untersuchungen schriftliche Gutachten. Zur Ablehnung eines von einer kommunalen Behörde oder von einem Privaten nachgesuchten Gutachtens bedarf es eines Beschlusses des Kuratoriums.

§ 4. Die Station steht der Benutzung für Lehrzwecke in der Weise zur Verfügung, daß einzelnen Studierenden der Technischen Hochschule gestattet werden kann, Arbeiten aus dem Gebiete der Lebensmittelprüfung darin auszuführen.

§ 5. Für die Untersuchung und Begutachtung der in dem Verzeichnisse der Verordnung vom 28. Februar 1882, den Verkehr mit Nahrungs-, Genußmitteln und Gebrauchsgegenständen betreffend (Gesetzes- und Verordnungsblatt Seite 32), aufgezählten Stoffe wird die dort festgesetzte Gebühr seitens der Station berechnet.

Für die Untersuchung von Stoffen, die in jenem Verzeichnisse nicht genannt sind, wird eine unter Berücksichtigung des Aufwandes von Zeit und Material und unter entsprechender Anwendung der Bestimmungen des Verzeichnisses zu bemessende Gebühr in Anrechnung gebracht.

Für bakteriologische Untersuchungen wird eine nach dem Aufwand von Arbeit und Material zu bemessende Vergütung in jedem einzelnen Falle berechnet.

Die gleiche Art der Berechnung der Vergütung kann ausnahmsweise auch bei sonstigen Untersuchungen stattfinden, wenn dieselben besonders schwierig und umfangreich sind.

§ 6. Sämtliche Gebühren fließen in die Staatskasse und gelangen durch die Amtskasse zur Erhebung.

§ 7. Die Bestimmungen der §§ 5 und 6 dieses Statuts gelten auch für die Erstattung schriftlicher Gutachten in Strafsachen und Verwaltungssachen; hingegen gehört die mündliche Erstattung von Gutachten in Strafsachen und Verwaltungssachen, sowie die Erstattung aller Gutachten in Zivilsachen nicht zu den Aufgaben der Station als solcher, sondern ist Sache der einzelnen Mitglieder des Kuratoriums beziehungsweise der Assistenten; dieselben haben daher in diesen Fällen Anspruch auf die Sachverständigengebühren.

§ 8. Die Station tritt mit den betreffenden Staatsbehörden, welche ihre Tätigkeit in Anspruch nehmen sowie mit den kommunalen Behörden und den Privaten in unmittelbaren Verkehr.

§ 9. Ueber ihre Tätigkeit hat die Station alljährlich nach Ablauf des Kalenderjahres Bericht an das Ministerium zu erstatten.

Karlsruhe, den 8. Juni 1888.

Großherzogliches Ministerium des Innern.
Turban.

Vdt. Dr. Glockner.

Verordnung, den Verkehr mit Nahrungs- und Genußmitteln betr. Vom 22. Mai 1890. (Ges.- u. Verordn.-Bl. S. 261; Veröff. d. Kais. Gesundheitsamtes 1890 S. 655.)

An Stelle des zu der Verordnung vom 28. Februar 1882 (Gesetzes- und Verordnungsblatt Nr. VI.) gehörigen Tarifs der Gebühren, welche nach Ziffer 3 der Verordnung für die von den Bezirksämtern angeordneten, sowie nach § 5 Absatz 1 des Statuts der Großherzoglichen Lebensmittelprüfungsstation der Technischen Hochschule dahier vom 8. Juni 1888 (Gesetzes- und Verordnungsblatt Nr. XXII.) auch für die bei dieser Station auf sonstigen Antrag stattfindenden Untersuchungen von Nahrungs-, Genußmitteln und Gebrauchsgegenständen zu berechnen sind, tritt mit Wirkung vom 1. Juni d. J. das nachstehend abgedruckte Gebührenverzeichnis.

Karlsruhe, den 22. Mai 1890.

Großherzogliches Ministerium des Innern.
Turban.

**Verzeichnis**
**der für Untersuchung von Nahrungs- und Genußmitteln sowie von Gebrauchsgegenständen zu berechnenden Gebühren.**

(Die einzuliefernden Mengen und die Höhe der dafür zu entrichtenden Gebühren sind den betreffenden Positionen in Parenthese beigefügt.)

### A. Nahrungs- und Genußmittel.

1. Bier. a) Bestimmung vom spez. Gewicht, Alkohol, Extrakt, Asche, Säure, Glyzerin, Salizylsäure (2 l 8 M.); b) vollständige Analyse (Bitterstoffe) (5 l 20 M.).

2. Branntwein (Liköre). Spez. Gewicht, Alkohol, Extrakt, Asche, Säure, Fuselöl (750 g 6 M.).

3. Brot. Wasser, Asche, Sand, mikroskopische Prüfung (250 g 4 M.).

4. Butter und Butterschmalz. a) Nichtfett, Asche, mikroskopische Prüfung (50 g 3 M.); b) Bestimmung der fremden Fette, Nichtfett, Asche, Säure (100 g 8 M.).

5. Butterersatzmittel. Margarine (100 g 8 M.).

6. Schokolade (Kakao). Wasser, Fett, Zucker, organische und mineralische Verunreinigungen (100 g 10 M.).

7. Essig. Extrakt, Asche, Säure, Metallsalze (1 l 5 M.).

8. Fruchtsäfte. Wasser, Extrakt, Asche, Farbstoffe, Verunreinigungen (250 g 5 M.).

9. Gewürze. a) Asche, Sand, mikroskopische Prüfung (50 g 3 M.); b) Asche, Sand, mikroskopische Prüfung, Extrakt (50 g 5 M.).

10. Hefe. a) Wasser, Asche, mikroskopische Prüfung (50 g 4 M.); b) Bestimmung der Gärkraft (50 g 8 M.).

11. Honig. Wasser, Asche, Zucker, mikroskopische Prüfung (100 g 5 M.).

12. Käse. a) Wasser, Asche, mikroskopische Prüfung (50 g 5 M.); b) Bestimmung des Fettes und Stickstoffs (50 g 10 M.).

13. Kaffee und Kaffeesurrogate. a) Prüfung auf künstliche Färbung (100 g 3 M.); b) Bestimmung der Asche, mikroskopische Prüfung (100 g 5 M.); c) Bestimmung des Koffeingehaltes (250 g 15 M.). Cichorien. Wasser, Asche, mikroskopische Prüfung (100 g 5 M.).

14. Konditoreiwaren. Prüfung auf Reinheit, Verunreinigung durch giftige Farben (50 g 5 M.).

15. Mehl. a) Feuchtigkeit, Asche, Sand, mikroskopische Prüfung (250 g 5 M.); b) Bestimmung der Backfähigkeit und des Klebers (250 g 3 M.).

16. Milch. Spezifisches Gewicht, Trockensubstanz, Fett (1/2 l 3 M.).

17. Rahm. Chemische und mikroskopische Prüfung auf fremde Beimengungen (50 g 3 M.).

18. Schweinefett (Schmalz). Wasser, Asche, Säure, Schmelzpunkt, Beimengung von Pflanzenölen (100 g 6 M.).

19. Senf. Chemische und mikroskopische Prüfung auf fremde Zusätze (100 g 3 M.).

20. Speiseöl. Prüfung auf Reinheit (200 g 4 M.).

21. Stärke. Wasser, Asche, mikroskopische Prüfung (100 g 5 M.).

22. Tee. Chemische und mikroskopische Prüfung auf Verfälschungen (100 g 5 M.).

23. Trinkwasser. a) Chemische und mikroskopische Prüfung (1 l 7 M.); b) bakteriologische Untersuchung (2 Flaschen 6 M.); c) vollständige Wasseranalyse (20 l 20 bis 50 M.).

24. Wein. Prüfung nach den im Kaiserlichen Gesundheitsamte zusammengestellten Beschlüssen (1 l 10 M.). Obstwein, vergleiche Wein.

25. Wurst- und Fleischwaren. Chemische und mikroskopische Untersuchung auf einen Zusatz fremder Stärke (1 Stück 2 M.).

26. Zucker. a) Wasser, Asche, organische Beimengungen (100 g 3 M.); b) polarimetrische Untersuchung (100 g 5 M.).

### B. Gebrauchsgegenstände.

1. Metalllegierungen für Eß-, Trink- und Kochgeschirre, Konservenbüchsen, Druckvorrichtungen zum Ausschank von Bier, Syphons für kohlensäurehaltige Getränke, Metallteile für Kindersaugflaschen, Metallfolien zur Verpackung von Schnupf-, Kautabak und Käse (1 Stück oder 50 g 6 M.).

2. Kautschuk zur Herstellung von Mundstücken für Saugflaschen, Saugringen und Warzenhütchen, Trinkbecher, Spielwaren, Kautschukschläuche (1 Stück oder 100 g 6 M.).

3. Glasuren irdener Kochgeschirre (1 Stück 2 M.).

4. Farben. a) Für Gefäße zur Aufbewahrung von Nahrungsmitteln, Umhüllungen, Schutzbedeckungen; b) für kosmetische Mittel, (Mittel zur Pflege oder Färbung der Haut und der Haare); c) für Spielwaren, Bilderbogen, Tuschfarben, Buch- und Steindruckfarben; d) für Tapeten, Möbelstoffe, Teppiche, Bekleidungsgegenstände, künstliche Blumen, Blätter, Früchte (1 Stück 5 M.); Wasser- und Leimfarben, quantitative Bestimmung des giftigen Stoffes (10 M.).

5. Petroleum. Bestimmung des Entflammungspunktes (250 g 2 M.).

---

# Uebersicht über die allgemeinen Verhältnisse und die Tätigkeit der Anstalten.

## 34. Baden-Baden. Amtliche Untersuchungsanstalt Baden-Baden.

### I. Allgemeine Verhältnisse der Anstalt.

Geschichtliche Entwicklung. Die amtliche Untersuchungsanstalt zu Baden-Baden wurde im Jahre 1880 errichtet.

Vorgesetzte Behörde. Vorgesetzte Behörden sind das Großh. Bezirksamt und der Stadtrat zu Baden-Baden.

Leiter der Anstalt. Seit 14 Jahren steht dem Laboratorium Hofapotheker Dr. Kurt Hoffmann vor, welchem seit Juli 1902 Chemiker Dr. Brebeck als Mitarbeiter beigegeben ist. Die Anstalt wird von genannten Herrn gemeinschaftlich geleitet.

Diensträume. Die Diensträume befinden sich Langestraße 2 (Dr. Hoffmann) und Sonnenplatz 2 (Dr. Brebeck).

Geschäftsordnung. Die Entnahme der Proben findet nach vorheriger Instruktion durch die Schutzmannschaft statt.

Außer Nahrungsmitteln werden auch technische sowie physiologische, chemische und bakteriologische Untersuchungen vorgenommen. Die Resultate der Untersuchungen werden dem Großh. Bezirksamt zugestellt. Letzterer Behörde sowie dem Stadtrate geht außerdem ein jeweiliger Jahresbericht zu.

## II. Art und Umfang des Geschäftsbetriebes für das Jahr 1902.

Anzahl der untersuchten Proben: Von Nahrungsmitteln, Genußmitteln und Gebrauchsgegenständen 232.

## 35. Freiburg. Oeffentliche Untersuchungsanstalt der Stadt Freiburg im Breisgau.

### I. Allgemeine Verhältnisse der Anstalt.

Geschichtliche Entwicklung. Die öffentliche Untersuchungsanstalt der Stadt Freiburg im Breisgau wurde durch den Stadtrat der Hauptstadt Freiburg auf Anregung des Ortsgesundheitsrates im Jahre 1878 ins Leben gerufen. Dieselbe ist in bezug auf die Ausbildung von Nahrungsmittelchemikern den staatlichen Anstalten gleichgestellt.

Vorgesetzte Behörde. Die Anstalt ist dem Stadtrate unterstellt.

Leiter der Anstalt. Seit dem Jahre 1900 ist mit der Leitung der Anstalt der approbierte Nahrungsmittelchemiker Dr. phil. O. Korn betraut.

Hilfskräfte: Im Jahre 1902 wurden in der Anstalt zwei Kandidaten der Nahrungsmittelchemie ausgebildet. An sonstigen Hilfskräften stand ein Diener zur Verfügung.

Diensträume. Die Anstalt befindet sich in drei Räumen eines städtischen Gebäudes.

Geschäftsordnung. Die Nahrungsmittelkontrolle wurde bisher stets in der Weise vorgenommen, daß die Schutzmannschaft auf Weisung des Großh. Bezirksamtes bestimmte Proben von Nahrungs- und Genußmitteln sowie Gebrauchsgegenständen gegen Bezahlung entnahm und zur Untersuchung der Anstalt einlieferte.

### II. Art und Umfang des Geschäftsbetriebes für das Jahr 1902.

Anzahl der untersuchten Proben:
a) Von Nahrungsmitteln, Genußmitteln und Gebrauchsgegenständen . . . . . . . . 979
b) aus dem Gebiete der Gesundheitspflege und physiologische Untersuchungen . . . . . 149
c) technische Untersuchungen . . . . . . . 129

Zusammen 1257

## 36. Heidelberg. Städtisches chemisches Laboratorium Heidelberg.

### I. Allgemeine Verhältnisse der Anstalt.

Geschichtliche Entwicklung. Das Städtische chemische Laboratorium in Heidelberg wurde von seiten der Stadtgemeinde unter Zustimmung des Großh. Ministeriums als amtliche Untersuchungsanstalt für Nahrungsmittel, Genußmittel und Gebrauchsgegenstände im Sinne des § 17 des Nahrungsmittelgesetzes gegründet und am 1. Februar 1883 eröffnet. Die Unterhaltungskosten des Laboratoriums trägt die Stadt, sie zahlt dem Vorsteher ein festes Gehalt sowie einen Beitrag zu den Betriebskosten. Dafür vereinnahmt sie die erkannten Geldstrafen und die Untersuchungsgebühren von solchen Untersuchungen, auf Grund deren eine Bestrafung erfolgen mußte. Durch Erlaß des Großh. Ministeriums des Innern vom 6. März 1895 wurde dem Städtischen Laboratorium die vom Stadtrat nachgesuchte Gleichstellung der Anstalt mit den staatlichen Anstalten im Sinne des Absatzes 4 des § 16 der Vorschriften, betr. die Prüfung der Nahrungsmittelchemiker zugestanden.

Vorgesetzte Behörde. Die vorgesetzte Behörde ist der Stadtrat Heidelberg.

Leiter der Anstalt. Die Anstalt wird von dem approbierten Nahrungsmittelchemiker Dr. A. Buecher seit dem Jahre 1888 geleitet.

Diensträume. Das Städtische chemische Laboratorium Heidelberg befindet sich seit dem Bestehen der Anstalt im zweiten Stock eines Seitenflügels des städtischen Pfründerhauses I. Die Arbeitsräume bestehen aus Arbeitssaal, Wägezimmer, Bibliothek und Schreibzimmer, Raum zum Aufbewahren der Reagentien und Vorräte und einem Spülraum. Außerdem ist ein verschließbarer Raum im entgegengesetzten Seitenflügel vorhanden; in demselben befindet sich ein Abzug für übelriechende Gase, ferner der Apparat zur Herstellung des destillierten Wassers.

Geschäftsordnung. Das Laboratorium ist zur Entgegennahme von Untersuchungsgegenständen an allen Wochentagen geöffnet, und zwar im Winter von 10—12 und im Sommer von 9—11 Uhr.

Ein Verzeichnis der von der Polizei zu erhebenden Proben von Nahrungsmitteln, Genußmitteln und Gebrauchsgegenständen wird in jedem Monat dem Großh. Bezirksamt eingereicht und werden die Warenproben von einem eigens dazu angestellten Schutzmann in Zivil erhoben, näher bezeichnet und eingereicht, während die Milchproben von vier dazu bestellten Schutzleuten in Zivil erhoben werden. Die Entnahme der Proben geschieht genau nach den von Rupp vorgeschriebenen Maßnahmen. Wird die Erhebung einer Gegenprobe verlangt, so wird die Gegenprobe unter amtliches Siegel genommen. Die Milchproben werden teils in den Verkaufsläden, teils auf der Straße oder direkt bei der Ankunft der Milch auf dem Bahnhof erhoben. Die Anzahl der zu erhebenden Warenproben wurde in der Weise geregelt, daß der alleinstehende Laboratoriumsvorstand die Arbeit jeden Monat erledigen konnte — wobei darauf Rücksicht genommen werden mußte, daß der Vorstand als Sachverständiger an anderen Gerichten beschäftigt sein konnte —, während die Anzahl der zu erhebenden Milchproben ganz dem Ermessen der Polizeiorgane unterstellt war und war daher die in jedem Monat einzuliefernde Anzahl der Milchproben nicht normiert. Die Gutachten werden an das Großherzogl. Bezirksamt erstattet. Alljährlich wird ein ausführlicher, schriftlicher Bericht über die Tätigkeit des Laboratoriums an das Großh. Ministerium und den Stadtrat ausgefertigt.

### II. Art und Umfang des Geschäftsbetriebes für das Jahr 1902.

Anzahl der untersuchten Proben: Von Nahrungsmitteln, Genußmitteln und Gebrauchsgegenständen 1528. Die Untersuchungsanstalt war durch die Nahrungsmittelkontrolle vollständig in Anspruch genommen.

Von den untersuchten Proben waren: 11 von der Großh. Staatsanwaltschaft, 1440 von dem Großh. Bezirksamt, 18 von der Stadt, 59 von Privaten eingeliefert worden.

## 37. Karlsruhe. Großherzogliche Lebensmittel - Prüfungsstation der Technischen Hochschule Karlsruhe.

### I. Allgemeine Verhältnisse der Anstalt.

Geschichtliche Entwicklung. Am 1. Januar 1877 wurde im chemischen Laboratorium des Großh. Polytechnikums eine Zentralstelle geschaffen, bei der die in chemischen Vorprüfungen ausgebildeten Polizeibeamten sich Rat holen konnten. In schwierigeren Fällen übernahm diese Zentralstelle die Ausführung der chemischen und mikroskopischen Untersuchung der Lebensmittel. Durch Großh. Verordnung vom 28. Februar 1882 wurde das chemische Laboratorium der polytechnischen Schule mit der Untersuchung von Nahrungsmitteln, Genußmitteln sowie Gebrauchsgegenständen für Karlsruhe und Umgegend beauftragt. Am 30. Mai 1888 trat an Stelle dieser Untersuchungsstation die Großh. Lebensmittel-Prüfungsstation der Technischen Hochschule, mit deren Leitung Professor Rupp betraut wurde.

Vorgesetzte Behörde. Die Station ist dem Großh. Ministerium des Innern unterstellt und wird von einem aus drei Professoren der naturwissenschaftlichen Disziplinen der Technischen Hochschule bestehenden Kuratorium bezw. von dem Laboratoriumsvorstand der Anstalt geleitet.

Leiter der Anstalt. Die verantwortliche Leitung der Anstalt führt der Laboratoriumsvorstand Professor Rupp, der als im allgemeinen beeidigter Sachverständiger sämtliche seitens der Verwaltungs= und Justizbehörden von der Station geforderten Gutachten erstattet und dieselben vor den Gerichten vertritt.

Hilfskräfte. Wissenschaftliche Hilfskräfte: Als I. Assistent war während des Berichtsjahres ein geprüfter Nahrungsmittelchemiker, als II. Assistent ein geprüfter Pharmazeut an der Anstalt tätig. Als Praktikanten arbeiteten im Laboratorium der Station zwei Herren, von denen einer promoviert, der andere das Diplom= Ingenieur = Examen gemacht hatte. Im Auftrage des Großh. Finanzministeriums bezw. der Großh. Zolldirektion wurden in der zweiten Hälfte des Berichtsjahres zwei Finanzpraktikanten in der Ausführung der einfacheren zolltechnischen Untersuchung von Nahrungs= und Genußmitteln ausgebildet. Sonstige Hilfskräfte: An der Station war ein Diener angestellt und war für eine Schreibhilfe ein Aversum ausgeworfen.

Diensträume. Die Diensträume der Lebensmittel= Prüfungsstation befinden sich im zweiten Stockwerk des Gartengebäudes des botanischen Gartens der Technischen Hochschule und bestehen aus: einem Vorstandszimmer mit anstoßendem kleinen Laboratorium, zwei Arbeitsräumen für die beiden Assistenten, einem Wägezimmer, einem Arbeitsraum für forense Analysen, einer Veranda für Schwefelwasserstoffanalysen, einem Arbeitsraum für den Diener und einem größeren Laboratorium mit etwa 10 Arbeitsplätzen für Praktikanten. Die Sammlungen und Utensilien sind in zwei Räumen des dritten Stockwerkes untergebracht.

Geschäftsordnung. Die Station veranstaltet die chemischen, mikroskopischen und bakteriologischen Untersuchungen von Nahrungsmitteln, Genußmitteln und Gebrauchsgegenständen auf Antrag von staatlichen Behörden und soweit ein öffentliches Interesse in Frage kommt, auf Ersuchen kommunaler Behörden und von Privaten sowie aus eigener Initiative. Es kann Studierenden der Technischen Hochschule gestattet werden, Arbeiten auf dem Gebiete der Lebensmittelprüfung in der Station auszuführen. Der Laboratoriumsvorstand hat einen Lehrauftrag zur Abhaltung eines Kurses für die Untersuchung von Nahrungsmitteln und Gebrauchsgegenständen. Ueber die Tätigkeit hat das Amt alljährlich Bericht an das Großh. Ministerium des Innern zu erstatten.

### II. Art und Umfang des Geschäftsbetriebes für das Jahr 1902.

1. Anzahl der untersuchten Proben:

a) Von Nahrungsmitteln, Genußmitteln und Gebrauchsgegenständen . . . . . . . . . 1993

b) aus dem Gebiete der Gesundheitspflege und physiologische Untersuchungen . . . . . . 55

c) gerichtliche Untersuchungen . . . . . 4

Zusammen 2052

Von den Gegenständen wurden eingesandt 1460 von Staats= und Verwaltungsbehörden, 362 von Gemeindebehörden, 58 von Staatsanwaltschaften, 172 von sonstigen Interessenten.

Neben den von der Station zu erledigenden amtlichen Aufträgen wurde noch eine Reihe von wissenschaftlichen Versuchen zur Verbesserung von Untersuchungsmethoden ausgeführt und teilweise zum Abschluß gebracht; darunter die quantitative Bestimmung der Oxalsäure im Wein, der Nachweis des Kermesfarbstoffes im Rotwein, die Untersuchung des Dörrobstes, namentlich des aus Kalifornien stammenden, auf schweflige Säure, das Glasieren des gerösteten Kaffees mit Harz (Schellack) und eine große Reihe rheometrischer Versuche zur Feststellung des elektrischen Widerstandes von Nahrungs= und Genußmitteln zur Gewinnung von Anhaltspunkten für ihre Zusammensetzung bezw. Fälschung.

2. Anzahl der umfangreicheren Gutachten und Berichte Eingehende schriftliche Gutachten auf Grund der gesammelten Beobachtungen bezw. angestellter Versuche und Untersuchungen wurden 11 und außerdem 20 Obergutachten abgegeben. Verschiedene Anfragen seitens der übrigen Untersuchungslaboratorien des Landes wurden mit Anweisungen bezüglich der Untersuchung und Beurteilung von Lebensmitteln und Gebrauchsgegenständen beantwortet.

3. Wissenschaftliche Veröffentlichungen und Vorträge. An öffentlichen Vorträgen wurden von dem Leiter der Anstalt im Berichtsjahre gehalten: „Ueber unsere wichtigsten Nahrungs= und Genußmittel" (im Verein für Volkshygiene), „Ueber diätetische Nahrungsmittel" (im naturwissenschaftlichen Verein).

Für das Ende des Jahres 1902 erschienene Heft III der „Vereinbarungen zur einheitlichen Untersuchung und Beurteilung von Nahrungs= und Genußmitteln sowie Gebrauchsgegenständen für das Deutsche Reich" hatte der Leiter zusammen mit Herrn Geheimen Regierungsrat Professor Dr. König in Münster den Abschnitt „Luft" zu bearbeiten, wozu eine große Reihe von Versuchen und Untersuchungen anzustellen war.

## 38. Konstanz. Lebensmittel-Untersuchungsanstalt der Stadt Konstanz.

### I. Allgemeine Verhältnisse der Anstalt.

Geschichtliche Entwicklung. Nach Inkrafttreten des Nahrungsmittelgesetzes im Jahre 1879 wurden in Konstanz Untersuchungen von Nahrungs= und Genußmitteln sowie Gebrauchsgegenständen mit amtlichem Charakter durch den Besitzer der Tiergarten-Apotheke ausgeführt, jedoch trat eine geordnete Tätigkeit in der Ausübung der Nahrungsmittelkontrolle erst im Jahre 1891 ein. Im Mai 1898 wurde das bisher mehr private Laboratorium in eine öffentliche Gemeindeanstalt umgewandelt. Da in der Folgezeit der Geschäftsumfang stetig stieg, wurden im Jahre 1901 eigene Diensträume bezogen. Seit dieser Zeit führt die Anstalt den Namen „Lebensmittel=Untersuchungsanstalt der Stadt Konstanz."

Vorgesetzte Behörde. Die Anstalt untersteht der Aufsicht des Stadt= bezw. des Ortsgesundheitsrates und der Oberaufsicht des Großh. Ministeriums des Innern.

Leiter der Anstalt. Seit dem Jahre 1884 wird das Laboratorium durch den Stadtchemiker A. Wingler, geprüfter Apotheker und Nahrungsmittelchemiker, geleitet.

Diensträume. Die Untersuchungsstelle verfügt über zwei Laboratoriumsräume, ein Wäge= und Mikroskopierzimmer und einen Aufbewahrungsraum für Chemikalien.

Geschäftsordnung. Die Nahrungsmittelkontrolle wird in Konstanz in der Weise gehandhabt, daß in jedem Monat durch die Polizei eine Anzahl von Proben der gangbarsten und erfahrungsgemäß am meisten verfälschten Nahrungs= und Genußmittel sowie Gebrauchsgegenstände in einer am Beginn des Kalenderjahres bestimmten Reihenfolge in den Geschäften abwechselnd erhoben und zur Untersuchung übergeben werden. Außerdem wird der Milch= und Marktverkehr durch die Polizei ständig und streng überwacht. Die auswärtigen Bezirksämter des Kreises Konstanz schicken ebenfalls von Zeit zu Zeit Proben von Lebensmitteln aus den Gemeinden der Amtsbezirke zur Untersuchung ein.

### II. Art und Umfang des Geschäftsbetriebes für das Jahr 1902.

1. Anzahl der untersuchten Proben:

a) Von Nahrungsmitteln, Genußmitteln und Gebrauchsgegenständen . . . . . . . . . 933

b) aus dem Gebiete der Gesundheitspflege und physiologische Untersuchungen . . . . . 123

c) gerichtliche Untersuchungen . . . . . . 13

Zusammen 1069

Die Untersuchungen verteilten sich folgendermaßen:
im Auftrage von staatlichen Verwaltungs=
behörden . . . . . . . . . . . . . . . 732
   a. Stadt Konstanz 597
   b. Kreisgemeinden 135
im Auftrage von Gerichten . . . . . 26
  "   "   " Gemeindebehörden . . . 48
  "   "   " Privaten . . . . . 263

Zusammen 1069

2. Anzahl der Besichtigungen und der Vertretung vor Gericht. Zu gerichtlichem Auftrage kamen 9 Fälle, außerdem hatte der Leiter der Anstalt in einer Privatstreitigkeit als Sachverständiger zu fungieren.

## 39. Mannheim. Oeffentliche Untersuchungsanstalt für die Stadt Mannheim.

### I. Allgemeine Verhältnisse der Anstalt.

Geschichtliche Entwicklung. In Mannheim besteht seit dem Jahre 1877 ein chemisches Laboratorium zur Untersuchung von Nahrungsmitteln, Genußmitteln und Gebrauchsgegenständen. Die Anstalt stand unter städtischer Verwaltung. Als der Vorstand dieser Anstalt im Jahre 1896 starb, ging die Stadt mit einem seit längerer Zeit bestehenden Laboratorium ein Vertragsverhältnis ein. Vom 1. Oktober 1900 ab wurden die amtlichen Untersuchungen dem Institute des Dr. phil. Cantzler in Mannheim übertragen, nachdem dasselbe im Einverständnis mit den zuständigen Staatsbehörden als öffentliche Untersuchungsanstalt für die Stadt Mannheim bestellt und zur Vornahme amtlicher Untersuchungen von Nahrungsmitteln, Genußmitteln und Gebrauchsgegenständen für den Bereich der Stadt ermächtigt war.

Vorgesetzte Behörde. Die vorgesetzte Behörde der Anstalt ist das Großh. Bezirksamt Mannheim, welches die Aufträge erteilt und nach Einlauf der Untersuchungsresultate und Gutachten Strafverfahren einleitet.

Leiter der Anstalt. Vorstand des Laboratoriums ist der geprüfte Nahrungsmittelchemiker Dr. phil. Cantzler.

Hilfskräfte. Wissenschaftliche Hilfskräfte: Als erster Assistent war ein promovierter Nahrungsmittelchemiker, als zweiter Assistent ein promovierter Chemiker tätig. Als freiwillige Hilfsarbeiter wurden zwei Chemiker beschäftigt. Sonstige Hilfskräfte: Für die Buchführung und Erledigung der schriftlichen Arbeiten waren eine Buchhalterin und ein Schreibgehilfe engagiert. Die Reinigungsarbeiten wurden von einer Dienerin besorgt.

Diensträume. Ein großes fünffenstriges Zimmer dient als eigentliches Laboratorium. Außerdem ist ein Arbeitszimmer für den Leiter, ein Assistentenzimmer und ein Spülraum vorhanden. Als Vorratsraum dient ein frostfreier Keller.

Geschäftsordnung. Die Vertretung des Laboratoriums bei Gerichtsverhandlungen usw. besorgt der Leiter der Anstalt. Derselbe gibt sämtliche Gutachten ab und übernimmt die Verantwortung. Ebenso führt er sämtliche Kellerkontrollen aus. Die Probeentnahme der über die Zollgrenze gehenden Fette besorgt ein Assistent.

Im Außendienst ist täglich ein Schutzmann als Offiziant der Nahrungsmittelpolizei mit der Vorkontrolle der Milch und der Erhebung von Milchproben beschäftigt. Derselbe kauft in Zivil alle zur Untersuchung kommenden Gegenstände teils selbst, teils durch eine weitere Person ein und macht sämtliche Erhebungen.

Der Innendienst wird durch eine besondere Geschäftsordnung geregelt, durch welche die Obliegenheiten des Leiters der Anstalt, die Reihenfolge in der Vornahme der Untersuchungen und der sonstige Dienst festgesetzt ist.

### II. Art und Umfang des Geschäftsbetriebes für das Jahr 1902.

1. Anzahl der untersuchten Proben: Von Nahrungsmitteln, Genußmitteln und Gebrauchsgegenständen 2209.

Außer den erwähnten lediglich nur im Auftrage des Bezirksamtes Mannheim ausgeführten Untersuchungen wurde eine größere Anzahl von Analysen jeder Art im Auftrage von städtischen und staatlichen Behörden und von Privatpersonen erledigt. Entsprechend der Anzahl dieser Untersuchungen war auch die Anzahl der abgegebenen Gutachten gestiegen. Für die Staatsanwaltschaft Mannheim wurden 15 Untersuchungen ausgeführt.

2. Anzahl der umfangreicheren Gutachten und Berichte. Im ganzen wurden 206 ausführliche Gutachten an das Großh. Bezirksamt Mannheim abgegeben.

## 40. Pforzheim. Städtische Lebensmittelprüfungsanstalt in Pforzheim.

### I. Allgemeine Verhältnisse der Anstalt.

Geschichtliche Entwicklung. Das Laboratorium wurde auf Beschluß der Stadtgemeinde im Frühjahr 1890 zur Untersuchung von Lebensmitteln und zur chemischen Kontrolle des Betriebes des städtischen Gaswerkes in den Räumen des letzteren eingerichtet. Durch Verfügung des Großh. Ministeriums wurde der Anstalt die Berechtigung als öffentliche Anstalt im Sinne des Nahrungsmittelgesetzes erteilt. Die Untersuchungen der polizeilich eingelieferten Proben und der von den städtischen Anstalten eingelieferten Proben werden von dem Leiter gegen ein Jahresfixum ausgeführt. Die Untersuchungen für Private gehen auf eigene Rechnung des Vorstandes.

Vorgesetzte Behörde. Die Anstalt untersteht in bezug auf die öffentlichen Untersuchungen dem Stadtrat.

Leiter der Anstalt. Leiter des Laboratoriums ist seit dem Bestehen der Nahrungsmittelchemiker Dr. von Roehl.

Hilfskräfte. Während der Herbstferien des Jahres 1902 war ein Diplom=Ingenieur als Volontär in dem Laboratorium tätig. Zur Bedienung wurde ein ständiger Arbeiter von seiten des Gaswerkes gestellt, welcher auch mit den einfacheren Methoden der Betriebskontrolle vertraut war.

Diensträume. Ein großes Laboratorium, ein Photometerzimmer sowie ein als Wägezimmer und Bureau dienender Raum sind im Gebäude des städtischen Gaswerkes für die Prüfungsstelle eingerichtet.

Geschäftsordnung. Die Bureaustunden umfassen die Zeit von 9—12 Uhr; Sprechstunden für Private sind in der Mittagszeit in der Wohnung des Vorstandes eingerichtet, da das Laboratorium vor der Stadt liegt.

Die Tätigkeit der Anstalt umfaßt Aufträge des Großh. Bezirksamtes, des Amtsgerichtes und der Staatsanwaltschaft, der Stadtgemeinde und von Privaten. Für die städtische Gasanstalt werden zahlreiche Untersuchungen ausgeführt.

Die Nahrungsmittelkontrolle geschieht durch die Chargierten der Schutzmannschaft mit Unterstützung von Revierschutzleuten; dieselben sind durch den Vorstand des Laboratoriums über die verschiedenen Nahrungsmittel sowie die Art der Erhebung unterwiesen worden. Die Kontrolle des Milchverkaufs wird regelmäßig durch die Sergeanten mittels des Lactodensimeters auf der Straße, besonders bei dem Eintritt in die Stadt, vorgenommen, und werden die nach Gewicht oder Aussehen verdächtigen Proben dem Laboratorium zur weiteren Untersuchung eingeliefert. Im vergangenen Jahre wurden 7940 Straßenproben ausgeführt. Bei den beiden Milchkuranstalten wurde monatlich auf der Straße und im Stalle je eine Probe erhoben. Die Butterproben wurden hauptsächlich, wenn nach Aussehen oder Geruch verdächtig, auf dem Wochenmarkt in Verbindung mit der Gewichtskontrolle durch den Wachtmeister der Schutzmannschaft erhoben. Von den übrigen Nahrungsmitteln wurden Proben auf Grund besonderer Verdachtsmomente, auf Anordnung des Großh. Bezirksamtes oder auf Anregung des Laboratoriumsvorstandes entnommen.

## II. Art und Umfang des Geschäftsbetriebes für das Jahr 1902.

1. Anzahl der untersuchten Proben:
a) Von Nahrungsmitteln, Genußmitteln und Gebrauchsgegenständen . . . . . . 547
b) aus dem Gebiete der Gesundheitspflege und gerichtliche Untersuchungen . . . . . . 9
c) technische Untersuchungen (50) und
d) Untersuchungen für das Gaswerk . . . . 3238

Zusammen 3794

Die Tätigkeit des Laboratoriums umfaßte hauptsächlich die Untersuchung der polizeilich eingelieferten Proben (316), die Untersuchungen für die städtischen Anstalten, die sich besonders auf die Milchproben aus dem städtischen Krankenhause und die chemische und bakteriologische Untersuchung des Wassers für die städtische Leitung erstreckten (152 Proben) und Untersuchungen von Nahrungsmitteln und technischen Gegenständen im Auftrage von Privaten (124 Proben). Von den letzteren war nur ein kleiner Teil (28 Proben) in Beziehung mit dem Hauptindustriezweig der hiesigen Stadt, der Verarbeitung von Edelmetallen. Von den Gerichtsbehörden wurden 14 Proben zur Untersuchung eingeliefert.

Ungefähr die Hälfte der Tätigkeit des Laboratoriums wurde durch die Arbeiten für das städtische Gaswerk in Anspruch genommen. Diese erstreckten sich auf die laufende Kontrolle des Betriebes und des fertigen Gases sowie die Untersuchung der Rohmaterialien und der Nebenprodukte und auf Betriebsversuche.

2. Anzahl der Besichtigungen und der Vertretungen vor Gericht. Als vereidigter Sachverständiger war der Leiter der Anstalt in 16 Fällen beim Amtsgericht zu Pforzheim und in 3 Fällen bei auswärtigen Gerichten tätig.

## 41. Weinheim. Amtliche Untersuchungsanstalt und Gemeindelaboratorium der Stadt Weinheim.

### I. Allgemeine Verhältnisse der Anstalt.

Geschichtliche Entwicklung. Die städtische Untersuchungsanstalt Weinheim ist mit dem Laboratorium des Nahrungsmittelchemikers Dr. Graff in Mannheim verbunden. Die Anstalt verdankt ihr Entstehen verschiedenen Anregungen der Behörde und wurde im Laufe des Jahres 1900 gegründet.

Vorgesetzte Behörde. Das Großh. Ministerium ist die zuständige Aufsichtsbehörde. Diesem wird alljährlich über die Tätigkeit der Anstalt Bericht erstattet.

Leiter der Anstalt. Bis zum 1. April 1902 wurde das Laboratorium von Dr. Karl Bittinger und dem Nahrungsmittelchemiker Dr. Gustav Graff gemeinsam geleitet. Seit dieser Zeit ist Dr. Graff alleiniger Inhaber.

Hilfskräfte. Bei erforderlicher Assistenz wurde ein geprüfter Nahrungsmittelchemiker beschäftigt. Für die chemisch=technischen Untersuchungen wurde ein auf der Technischen Hochschule vorgebildeter Assistent gehalten.

Diensträume. Die Diensträume bestehen aus zwei großen Laboratorien, einem Wägezimmer, einer Dunkelkammer sowie einem Bureauraume. Außerdem befindet sich ein Arbeitszimmer im Souterrain.

Geschäftsordnung. Die Anstalt ist vormittags von 8—12 und nachmittags von 2—6 Uhr dem Verkehr geöffnet. Ein Außendienst kommt im allgemeinen nicht in Betracht, jedoch wird die Polizeibehörde von Zeit zu Zeit mit Anleitungen für die Art und Ausführung der Entnahme von Proben versehen.

### II. Art und Umfang des Geschäftsbetriebes für das Jahr 1902.

Anzahl der untersuchten Proben:
a) Von Nahrungsmitteln, Genußmitteln und Gebrauchsgegenständen . . . . . . 823
b) aus dem Gebiete der Gesundheitspflege und physiologische Untersuchungen . . . . . 283
c) technische Untersuchungen . . . . . . . 258

Zusammen 1364

In der Stadt Weinheim selbst konnten Verfälschungen von Nahrungs= und Genußmitteln in der abgelaufenen Berichtsperiode nur in geringer Zahl festgestellt werden und übte die Nahrungsmittelkontrolle einen wohltuenden Einfluß aus.

## f) Hessen.

## 42. Darmstadt. Chemisches Untersuchungsamt der Stadt Darmstadt.

### I. Allgemeine Verhältnisse der Anstalt.

Geschichtliche Entwicklung.[1] Das Chemische Untersuchungsamt zu Darmstadt wurde am 18. Mai 1883 errichtet. Während sich anfangs die Kontrolle der Nahrungsmittel und Gebrauchsgegenstände nur auf die Stadt Darmstadt erstreckte, wurde dieselbe später auf fast sämtliche Kreise der Provinz Starkenburg ausgedehnt. Auf Entschließung des Großh. Ministeriums des Innern und der Justiz vom 7. September 1894 wurde das Chemische Untersuchungsamt zu Darmstadt den staatlichen Anstalten zur technischen Untersuchung von Nahrungs= und Genußmitteln gleichgestellt.

Auch wurde das Institut als Lehranstalt in das Programm der hiesigen Technischen Hochschule mit aufgenommen, so daß den hier Studierenden Gelegenheit geboten ist, sich sowohl an den Uebungen im Untersuchen und Begutachten von Nahrungsmitteln, Genußmitteln und Gebrauchsgegenständen als auch an den bakteriologischen Uebungen zu beteiligen.

Durch Entschließung des Großh. Ministeriums vom 8. August 1892 wurde das Institut mit der Untersuchung von Naturmosten und Weinen aus den Provinzen Starkenburg und Oberhessen beauftragt, Arbeiten, welche zugleich zur Aufstellung einer Weinstatistik für Deutschland Verwendung finden.

Dementsprechend wurde vom Großh. Ministerium des Innern die Anstalt als diejenige bezeichnet, an welcher die technischen Untersuchungen inbezug auf das Gesetz über den Verkehr mit Wein, weinhaltigen und weinähnlichen Getränken vom 24. Mai 1901 für die Provinz Starkenburg ausgeführt werden.

Vorgesetzte Behörde. Die vorgesetzte Behörde ist das Großh. Ministerium des Innern.

Leiter der Anstalt. Der Leiter der Anstalt ist seit dem 10. August 1888 Dr. phil. Heinrich Weller.

Hilfskräfte. Wissenschaftliche Hilfskräfte: Als wissenschaftliche Hilfskräfte waren zwei Assistenten und ein Volontär = Assistent tätig. Sonstige Hilfskräfte: Ein Bureaugehilfe und ein Hausmeister.

Diensträume. Die Diensträume liegen in einem städtischen Gebäude und bestehen aus fünf Räumen und einem zweieinhalbstöckigen Wohnhause.

Geschäftsordnung. Für Außendienst wird die Lebensmittelkontrolle in der Stadt Darmstadt durch besonders beauftragte Schutzleute und in den Landgemeinden durch Beamte der Großh. Gendarmerie vorgenommen.

Die Vertretung des Chemischen Untersuchungsamtes bei gerichtlichen Verhandlungen wird vom Vorstande und bei Verhinderung desselben von dem ersten Assistenten wahrgenommen.

Für den Innendienst sind zunächst die Assistenten mit der Ausführung der Arbeiten beschäftigt, während bei sehr schwierigen und längere Zeit in Anspruch nehmenden Arbeiten der Vorstand mit tätig ist.

In den allgemeinen Verhältnissen der Anstalt waren im Laufe des Jahres 1902 wesentliche Aenderungen nicht eingetreten. Dem Leiter der Anstalt Dr. Weller wurde am 25. November 1902 der Titel Professor erteilt.

Außer den beiden angestellten Assistenten waren im Jahre 1902 zwei Volontär=Assistenten tätig. An sonstigen Hilfskräften wurde ein Rechner neu eingestellt.

---

[1] Entnommen aus dem Jahresbericht für 1901.

## II. Art und Umfang des Geschäftsbetriebes für das Jahr 1902.

1. Anzahl der untersuchten Proben:
 a) Von Nahrungsmitteln, Genußmitteln und Gebrauchsgegenständen . . . . . . . . . 1797
 b) aus dem Gebiete der Gesundheitspflege und physiologische Untersuchungen . . . . . 59
 c) gerichtliche Untersuchungen . . . . . . 4
 d) technische Untersuchungen . . . . . . . 37

Zusammen 1897

Umfangreichere Gutachten und Berichte wurden 28, kleinere Gutachten 151 erstattet.

2. Anzahl der Besichtigungen und der Vertretungen vor Gericht. Besichtigungen der verschiedensten Art wurden 24 vorgenommen und hat sich der Vorstand des Untersuchungsamtes an 66 Terminen vor Gericht beteiligt.

## 43. Gießen. Chemisches Untersuchungsamt für die Provinz Oberhessen zu Gießen.

### I. Allgemeine Verhältnisse der Anstalt.[1]

Geschichtliche Entwicklung. Das chemische Untersuchungsamt für die Provinz Oberhessen in Gießen wurde am 1. Mai 1891 eröffnet, nachdem der Provinzialtag von Oberhessen die Errichtung einer öffentlichen Provinzialanstalt zur technischen Untersuchung von Nahrungsmitteln, Genußmitteln und Gebrauchsgegenständen beschlossen hatte, und durch Verfügung des Großh. Ministeriums des Innern und der Justiz die geplante Verbindung derselben mit dem hygienischen Institute der Landesuniversität gutgeheißen worden war.

Wenn auch die Anstalt in erster Linie dazu bestimmt war, die Durchführung des Reichsgesetzes, betreffend den Verkehr mit Nahrungsmitteln, Genußmitteln und Gebrauchsgegenständen vom 14. Mai 1879 nebst seinen Ergänzungsgesetzen zu überwachen, so erschien es doch erforderlich, die Anstalt auch Behörden und Privaten für anderweitige Zwecke, wie z. B. Untersuchung und Begutachtung der verschiedensten Gegenstände bei gerichtlichen Verfahren, für Untersuchung von technischen Produkten u.s.w. zugänglich zu machen.

Das Untersuchungsamt wurde mit dem hygienischen Institute der Universität in der Weise verbunden, daß dem Vorstande des hygienischen Institutes, Professor Dr. Gaffky, die Oberleitung des Amtes und die Ueberwachung seines Geschäfts- und Laboratoriumsbetriebes übertragen wurde, und daß dem Untersuchungsamte die nötigen Räumlichkeiten seitens des hygienischen Institutes zur Verfügung gestellt und ihm die Mitbenutzung der Bibliothek, der Apparate und sonstigen wissenschaftlichen Hilfsmittel des hygienischen Institutes gestattet wurden.

Als Entschädigung hierfür wurde dem hygienischen Institute die jährliche Summe von 500 Mark von der Provinz gewährt.

Für Ausrüstung des chemischen Untersuchungsamtes mit Apparaten, Mobiliar u.s.w. bewilligte die Provinzialverwaltung einen einmaligen Zuschuß von 1500 Mark. Die hierfür angeschafften Gegenstände wurden Eigentum der Provinz.

Mit der Wahrnehmung der Geschäfte des Untersuchungsamtes wurde ein wissenschaftlich und praktisch gebildeter, vom Provinzialausschuß ernannter, vereidigter Chemiker betraut, welchem unter den durch die Oberleitung des Vorstandes bedingten Beschränkungen die gesamte Geschäftsleitung, die Ausführung der Untersuchungen, ferner die Abfassung und Zeichnung der Gutachten, sowie die Vertretung des Amtes vor Gericht zufielen.

In dieser Eigenschaft war bis April 1892 der Chemiker Hans Blücher, darauf bis Juni 1894 Dr. Pritzkow tätig, während alsdann Dr. T. Günther die Stelle des Chemikers am Untersuchungsamte übertragen wurde.

Während in früheren Jahren den einzelnen Gemeinden überlassen wurde, von Zeit zu Zeit unter das Nahrungsmittelgesetz fallende Gegenstände bei den Verkäufern oder Produzenten in ihrem Wohnorte zu entnehmen und zur Untersuchung einzusenden, wurde während des Geschäftsjahres 1894/95 damit begonnen, mit den einzelnen Kreisen der Provinz in der Weise abzuschließen, daß jeder der Kreise eine vom Kreisausschusse bewilligte Pauschalsumme zur Verfügung stellte, um chemische Untersuchungen von Nahrungsmitteln, Genußmitteln und Gebrauchsgegenständen aus den verschiedenen Orten des betreffenden Kreises vornehmen zu lassen.

Die Ausführung der Kontrolle wurde in der Weise vereinbart, daß das chemische Untersuchungsamt mehrere Male im Laufe des Jahres durch die Bürgermeistereien oder durch die zuständigen Gendarmeriestationen nach Art, Zahl, Menge und Verpackung genau bezeichnete Proben von Genußmitteln erheben und zur Untersuchung einsenden ließ.

Die Ergebnisse der Untersuchungen werden in Form eines Berichtes an die auftraggebende Behörde zur weiteren Veranlassung übersandt.

Ueber die von der Pauschalsumme verbrauchten einzelnen Posten wird eine Liste geführt, so daß eine Ueberschreitung der zur Verfügung gestellten Summe vermieden wird.

Seit 1895/96 sind sämtliche sechs Kreise der Provinz Oberhessen durch derartige Verträge angeschlossen. Auch mit dem Polizeiamte Gießen wurde ein ähnliches Abkommen getroffen.

Die den sechs Kreisen der Provinz Oberhessen zur Verfügung stehende Pauschalsumme beträgt insgesamt 1600 Mark, während dem Polizeiamte Gießen hierfür zurzeit 500 Mark zur Verfügung stehen.

Den Berechnungen des Untersuchungsamtes werden die Gebührensätze des chemischen Untersuchungsamtes für die Provinz Rheinhessen zugrunde gelegt. Die Gebühren fließen in die Provinzialkasse.

Für Untersuchungen, welche im Auftrage der Kreisämter oder Gemeinden der Provinz in amtlicher Eigenschaft und für amtliche Zwecke veranlaßt werden, wird nur die Hälfte der Tarifsätze berechnet.

Die Kosten der im Interesse der Kontrolle ausgeführten Untersuchungen werden von den betreffenden Kreiskassen bezw. der Stadtkasse in Gießen zunächst vorlagsweise getragen. In den Fällen, in welchen eine Beanstandung stattfindet, wird dem Berichte an die auftraggebende Behörde eine Kostenrechnung über den vollen Betrag der Untersuchungsgebühren hinzugefügt, welche im Falle einer gerichtlichen Verurteilung durch den Verurteilten zu bezahlen ist. Die Hälfte der gezahlten Summe dient dann dazu, die vorgelegten, um 50 % ermäßigten Untersuchungsgebühren der zuständigen Kreis- bezw. Stadtkasse zurückzuerstatten, während die andere Hälfte in die Provinzialkasse fließt.

Im Jahre 1896/97 bezog das hygienische Institut einen Neubau und das Untersuchungsamt wurde vom hygienischen Institute losgelöst.

Es wurden für das Untersuchungsamt die Räume des westlichen Wallthorhauses von der Stadt mietweise erworben und entsprechend hergerichtet. Die Räume bestehen aus zwei größeren Laboratorien, einem Schreibzimmer für den Vorstand, einem kleineren Wäge- und Mikroskopierzimmer, einem Vorratsraume für Chemikalien, welcher gleichzeitig zur Aufbewahrung von eingegangenen Untersuchungsobjekten dient, und einem Bodenraume.

Für Beschaffung von Mobilien, Apparaten u.s.w. wurde durch den Provinzialtag die einmalige Summe von 4000 Mark, für laufende sachliche Ausgaben jährlich 800 Mark (später auf 2000 Mark erhöht), für Miete 300 Mark, für Besoldung eines Dieners eine entsprechende Summe bewilligt. Die Stadt Gießen zahlt jährlich als Beitrag zu den Kosten der Anstalt 300 Mark.

Vom April 1896 an wurden die Mittel für einen besoldeten Assistenten bewilligt und von 1898 ab noch die Stelle eines zweiten Assistenten am Untersuchungsamte geschaffen.

---

[1] Entnommen aus dem Jahresbericht für 1901.

Vorgesetzte Behörde. Das chemische Untersuchungs=
amt ist der Großh. Provinzialdirektion Oberhessen als
Vertreterin des Provinzialtages bezw. Provinzialaus=
schusses unmittelbar unterstellt.

Leiter der Anstalt. Der bisherige Vorstand des
Amtes, Professor Dr. Gaffky, wurde seinem Wunsche
entsprechend von diesem Amte entbunden und dieses dem
seit 1894 geprüften Nahrungsmittelchemiker Dr. phil.
T. Günther übertragen.

Hilfskräfte. Wissenschaftliche Hilfskräfte: Es waren
ein 1. und ein 2. Assistent angestellt. Ersterer hatte auf
der Universität das Verbandsexamen bestanden, letzterer
hatte seine Vorbildung auf einem Technikum erhalten.
Sonstige Hilfskräfte: Als weitere Hilfskraft war ein
Diener im Untersuchungsamte tätig.

Geschäftsordnung. Für Außendienst: Die Ent=
nahme der Proben findet z. Z. noch in der bereits be=
schriebenen Weise statt. Für Innendienst: Die Amtsstunden
sind auf die Zeit von vormittags 9—1, nachmittags, mit
Ausnahme des Samstags, auf 3—7 Uhr festgesetzt.

In den allgemeinen Verhältnissen der Anstalt ist im
Jahre 1902 eine bemerkenswerte Veränderung dem Vor=
jahre gegenüber nicht eingetreten.

**II. Art und Umfang des Geschäftsbetriebes
für das Jahr 1902.**

1. Anzahl der untersuchten Proben:
a) Von Nahrungsmitteln, Genußmitteln und
Gebrauchsgegenständen (darunter Milch=
untersuchungen für Molkereien 10 915) . . 12 002
b) aus dem Gebiete der Gesundheitspflege
und physiologische Untersuchungen . . . 4
c) gerichtliche Untersuchungen . . . . . . 5
d) technische Untersuchungen . . . . . . . 37

Zusammen 12 048

2. Anzahl der umfangreicheren Gutachten und Be=
richte. Umfangreichere Gutachten und Berichte wurden
6 abgegeben.

3. Anzahl der Besichtigungen und der Vertretungen
vor Gericht. Besichtigungen und Vertretungen vor Gericht
fanden in 15 Fällen statt.

4. Wissenschaftliche Veröffentlichungen und Vorträge.
Bei der vollständigen Inanspruchnahme sämtlicher wissen=
schaftlicher Arbeitskräfte durch die mitgeteilten Unter=
suchungen, Abgabe von Gutachten ꝛc. mußte auf die
Ausführung wissenschaftlicher Arbeiten im Laufe des
Jahres verzichtet werden.

## 44. Mainz. Chemisches Untersuchungsamt für die Provinz Rheinhessen zu Mainz.

### I. Allgemeine Verhältnisse der Anstalt[1].)

Geschichtliche Entwicklung. Auf Beschluß des
Provinzialausschusses für die Provinz Rheinhessen vom
28. Dezember 1881 wurde dem Provinzialtag der Antrag,
betreffend die Errichtung einer Station für Untersuchung
der Nahrungs= und Genußmittel sowie Gebrauchsgegen=
stände im Sinne des Reichsgesetzes vom 14. Mai 1879,
zur Genehmigung empfohlen.

Diesem Vorschlage wurde von dem Provinzialtage
zugestimmt; infolgedessen war es möglich, bereits am
15. Oktober 1882 die Arbeiten in einem gemieteten
Privatlaboratorium zu beginnen. Im Herbst 1883 wurden
die oberen Räume der neu erbauten Eichanstalt bezogen.

Anfänglich standen dem damaligen Vorstande der
Anstalt Dr. Egger außer dem Diener keine weiteren
Hilfskräfte zur Verfügung. Da sich die Arbeit jedoch
schnell mehrte, war die Anstellung eines Assistenten bald
nötig. Durch immer regere Inanspruchnahme auch seitens
der Privatpersonen hat sich der Wirkungskreis stetig ver=
größert, so daß außer dem Vorstande 5 Hilfskräfte be=
schäftigt wurden.

---

[1]) Entnommen aus dem Jahresbericht für 1901.

Vorgesetzte Behörde. Die obere Leitung liegt
in den Händen der Großh. Provinzialdirektion Rheinhessen.

Leiter der Anstalt. Vorstand der Anstalt ist seit
1890 Professor Dr. Mayrhofer.

Hilfskräfte. Wissenschaftliche Hilfskräfte: Als erster
Assistent war ein geprüfter Nahrungsmittelchemiker be=
schäftigt, welcher zu gleicher Zeit den Vorstand zu ver=
treten hatte. Bei Anstellung der 4 weiteren Assistenten
wurde vollendete Universitäts= resp. technische Hochschul=
bildung zur Bedingung gemacht. Außerdem erfreute sich
das Amt der Unterstützung eines auf dem Gebiete der
Bakteriologie erfahrenen Arztes. Sonstige Hilfskräfte:
Ein Diener.

Diensträume. An Diensträumen sind außer dem
Bureau für den Vorstand ein Hauptlaboratorium mit 4
und ein Nebenlaboratorium mit 2 Arbeitsplätzen nebst
den dazu nötigen Nebenräumen, ein Wägezimmer, welches
zu gleicher Zeit für bakteriologische und mikroskopische
Arbeiten dient, eine Dunkelkammer, zwei Vorratsräume
und ein Spülraum vorhanden.

Geschäftsordnung. Die Probeerhebung für die
ständige Nahrungsmittelkontrolle geschieht in der Stadt
Mainz durch das Polizeiamt, während sie in den Ge=
meinden der Kreise Mainz, Bingen, Oppenheim durch
die Gendarmerie unter Zuziehung der Bürgermeistereien
bewirkt wird, nachdem im letzteren Falle ein diesbezüg=
licher Antrag vom Untersuchungsamt an das betreffende
Kreisamt gestellt worden ist.

In dem Berichtsjahre 1902 sind in den allgemeinen
Verhältnissen der Anstalt insofern Veränderungen gegen
das Vorjahr eingetreten, als die Zunahme des Geschäfts=
umfanges die Anstellung einer weiteren Hilfskraft nötig
machte.

Ferner wurde der frühere erste Assistent unter Er=
nennung zum Inspektor des Amtes als Beamter definitiv
angestellt, und die erste Assistentenstelle dem seitherigen
zweiten Assistenten übertragen. Es standen somit dem
Vorstand sechs Hilfskräfte zur Verfügung. Des weiteren
wurde, da die bisher benutzten Räumlichkeiten nicht mehr
für die gesteigerte Inanspruchnahme des Amtes genügten,
diesem seit 1. August 1902 auch die erste Etage des
Eichamtes zur Benutzung überwiesen. Hierher wurde das
Bureau sowie Wartezimmer verlegt, so daß der in der
oberen Etage freigewordene Raum für Laboratoriums=
zwecke dienen konnte. Ferner wurde ein eigenes Zimmer
für bakteriologische Arbeiten gewonnen, wodurch ein recht
fühlbarer Mangel beseitigt wurde. Der übrige Teil
dieser Etage wurde dem Diener als Dienstwohnung über=
wiesen.

**II. Art und Umfang des Geschäftsbetriebes
für das Jahr 1902.**

1. Anzahl der untersuchten Proben:
a) Von Nahrungsmitteln, Genußmitteln und
Gebrauchsgegenständen . . . . . . . . . 4920
b) aus dem Gebiete der Gesundheitspflege und
physiologische Untersuchungen . . . . . . 82
c) gerichtliche Untersuchungen . . . . . . . 46
d) technische Untersuchungen . . . . . . . . 90

Zusammen 5138

In gerichtlichem Auftrage wurden im ganzen 479
Untersuchungen ausgeführt, von denen 433 in das Gebiet
der Nahrungs= und Genußmittel fielen. Von den 90
technischen Untersuchungen waren 44 von seiten des
Steueramtes vorgelegt.

2. Anzahl der umfangreicheren Gutachten und Be=
richte. Gutachten von größerem Umfang wurden 21
erstattet.

3. Anzahl der Besichtigungen und der Vertretungen
vor Gericht. In Fortsetzung der im Berichtsjahre 1901
begonnenen Revision der Mineralwasserfabriken wurden
auch in dem Berichtsjahre in Gemeinschaft mit dem
Vorstand des Kreisgesundheitsamtes eine größere Anzahl
Betriebe in Augenschein genommen. Des weiteren wurde
der Vorstand mehrmals zur Besichtigung von Fabrikations=

stätten, zum Teil auf gerichtliche Veranlassung hin, herangezogen. Bei gerichtlichen Vertretungen hatte der Vorstand in 33 und der Inspektor in 16 Fällen als Sachverständiger zu fungieren.

4. Wissenschaftliche Veröffentlichungen und Vorträge. Die wissenschaftlichen Untersuchungen umfaßten in diesem Jahre nur die Arbeiten für die Weinstatistik und gelangten zu diesem Zwecke 193 Proben zur eingehenden Untersuchung. Von weiteren Arbeiten mußte aus Zeitmangel Abstand genommen werden.

### 45. Worms. Chemisches Untersuchungsamt der Stadt Worms.

#### I. Allgemeine Verhältnisse der Anstalt.[1]

Geschichtliche Entwicklung. Das chemische Untersuchungsamt der Stadt Worms wurde im Jahre 1900 unter Zustimmung des Großh. Ministeriums errichtet und der geprüfte Nahrungsmittelchemiker Dr. Peters mit der Leitung beauftragt. Das den Zwecken des Untersuchungsamtes dienende Laboratorium besteht als Privatanstalt des genannten Chemikers seit 1886 und ist den wissenschaftlichen Anforderungen der Neuzeit gemäß eingerichtet und ausgestattet.

Vorgesetzte Behörde. Die gesamte Tätigkeit der Anstalt untersteht der Beaufsichtigung durch die Großh. Bürgermeisterei.

Leiter der Anstalt. Dr. Peters, geprüfter Nahrungsmittelchemiker.

Geschäftsordnung. Die amtliche Tätigkeit wird geregelt durch die Anordnungen der Polizeiverwaltung der Stadt, deren Organen die Ueberwachung des Verkehrs mit Nahrungs- und Genußmitteln obliegt.

Durch einen besonderen Vertrag mit dem Großh. Kreisamt Worms ist dem Untersuchungsamt auch die Kontrolle des Verkehrs mit Nahrungsmitteln in den Landgemeinden des Kreises übertragen. Hier erfolgt die Entnahme von Proben durch die Gendarmerie des Kreises und die Einsendung derselben gewöhnlich durch die betreffenden Bürgermeistereien.

Hinsichtlich der Einrichtung und des Geschäftsbetriebes des Untersuchungsamtes sind Aenderungen im Laufe des Berichtsjahres 1902 nicht eingetreten. Die amtliche Tätigkeit hat insofern eine Erweiterung erfahren, als nach Inkrafttreten des neuen Weingesetzes dem Untersuchungsamte durch Verfügung des Großh. Ministeriums die Ausführung der im Kreise Worms erforderlichen Weinuntersuchungen übertragen worden ist. Das Untersuchungsamt ist demnach tätig: a) für die Stadt Worms, b) für den Landkreis Worms, c) für die amtliche Weinkontrolle im Kreise Worms, d) für Private.

#### II. Art und Umfang des Geschäftsbetriebes für das Jahr 1902.

1. Anzahl der untersuchten Proben:
a) Von Nahrungsmitteln, Genußmitteln und Gebrauchsgegenständen . . . . . . 1405
b) aus dem Gebiete der Gesundheitspflege und physiologische Untersuchungen . . . . 41
c) chemisch-technische Produkte . . . . . 197

Zusammen 1643

1. Im Auftrage der Polizeiverwaltung Worms wurden untersucht . . . . . . 587 Proben
2. Im Auftrage des Großh. Kreisamtes Worms . . . . . . 103 „
3. Im Auftrage des staatl. Weinkontrolleurs . . . . . . . 42 „
4. Im Auftrage von Privaten . . 911 „

2. Anzahl der Besichtigungen und der Vertretung vor Gericht. In 46 Gerichtsterminen war der Leiter der Anstalt als Sachverständiger tätig.

3. Wissenschaftliche Veröffentlichungen und Vorträge. Die Zahl der im Laufe des Jahres gehaltenen Vorträge betrug fünf.

---

[1] Entnommen aus dem Bericht für 1901.

### g) Mecklenburg-Schwerin.

### 46. Rostock. Abteilung für die technische Untersuchung von Lebensmitteln am hygienischen Institut der Universität Rostock.

#### I. Allgemeine Verhältnisse der Anstalt.

Geschichtliche Entwicklung. Die Abteilung für die technische Untersuchung von Lebensmitteln am hygienischen Institut der Universität zu Rostock ist durch Verordnung des Großh. Ministeriums, Abteilung für Medizinal- und Unterrichtsangelegenheiten, am 1. Juli 1900 eingerichtet worden. Sie ist die einzige öffentliche Untersuchungsanstalt im Sinne des § 17 des Reichsgesetzes, betr. den Verkehr mit Nahrungsmitteln, Genußmitteln und Gebrauchsgegenständen, vom 14. Mai 1879 für das Großh. Mecklenburg-Schwerin.

Nach der Gründungsurkunde liegt ihr ob, auf Ersuchen der zuständigen Verwaltungsbehörden und Gerichte die erforderlichen Untersuchungen von Nahrungsmitteln, Genußmitteln und geeigneten Gebrauchsgegenständen vorzunehmen und hierüber Gutachten abzugeben. Ebenso soll sie Gutachten über Gegenstände der öffentlichen Gesundheitspflege und der Verkehrspolizei auf Ansuchen abgeben, soweit nicht das Interesse der Nahrungsmitteluntersuchung, als der Haupttätigkeit, und dasjenige des Hygienischen Instituts dadurch geschädigt werden. Unter der letzteren Voraussetzung ist es der Abteilung auch gestattet, für fremde Behörden und Privatpersonen Untersuchungen vorzunehmen und Gutachten abzugeben, für Privatpersonen jedoch nur auf die förmliche und schriftliche Versicherung hin, daß sie die Gutachten lediglich zur Information, nicht zu marktschreierischen Zwecken benutzen werden.

Vorgesetzte Behörde. Die Abteilung steht direkt unter dem Großh. Ministerium, Abteilung für Medizinal- und Unterrichtsangelegenheiten.

Leiter der Anstalt. Der Leiter ist der jeweilige Direktor des hygienischen Instituts zur Zeit Professor Dr. Pfeiffer, dem nach Bedarf Hilfsarbeiter zugeordnet werden. Die Annahme dieser erfolgt durch den Leiter mit ministerieller Genehmigung. Leiter und Hilfsarbeiter werden eidlich auf gewissenhafte Erfüllung ihrer Obliegenheiten und auf Verschwiegenheit verpflichtet.

Hilfskräfte. Wissenschaftliche Hilfskräfte: Ein geprüfter Nahrungsmittelchemiker war als wissenschaftlicher Hilfsarbeiter tätig. Sonstige Hilfskräfte: Der Diener des Hygienischen Institutes, dem zur Unterstützung ein Hilfsdiener beigegeben war.

Diensträume. Die Diensträume der Abteilung für die technische Untersuchung von Lebensmitteln befinden sich im Hygienischen Institut.

Geschäftsordnung. Der Etat der Abteilung wird alljährlich auf Antrag des Leiters vom Großh. Ministerium festgesetzt. Als ständigen Zuschuß erhält dieselbe aus der Landessteuerkasse 2000 Mark.

Die Geschäftsstunden liegen in der Zeit von 9—1 und 3—6 Uhr. Die Untersuchungen erfolgen zumeist nur auf Antrag, es sei denn, daß die Anstalt selbst Untersuchungen zu veranlassen hat. In diesem Falle werden die Proben unter der Hand durch das Anstaltspersonal entnommen.

Die Gebühren für Untersuchungen und Gutachten sind bestimmt durch einen ministeriell bestätigten Gebührentarif, der vom Anstaltsleiter veröffentlicht ist. Mit Genehmigung des Ministeriums sind Vereinbarungen über jährliche Pauschvergütungen möglich.

Mit mehreren Behörden sind ministeriell genehmigte Verträge geschlossen.

In diesen Verträgen ist vereinbart, daß gegen eine Pauschentschädigung, die nach der Einwohnerzahl der Orte abgeglichen ist, die Anstalt zunächst alle eingelieferten Proben einer Vorprüfung unterwirft, für die weitere Entschädigung nicht zu leisten ist. Ergibt die Vorprüfung Anlaß zu einer genaueren Untersuchung, so wird diese gegen einen Durchschnittsbetrag von 3 Mark ausgeführt.

Die Anstalt ist weiter verpflichtet, die Probeentnehmer für die betreffenden Behörden in der Probeentnahme zu unterrichten.

In den vorstehend geschilderten Verhältnissen hat sich im Laufe des Berichtsjahres nichts geändert. Nur ist durch Verfügung des Großh. Ministeriums vom 28. Januar 1902 bestimmt worden, daß die Anstalt auch den Anträgen der Behörden des Großherzogtums Mecklenburg-Strelitz auf Untersuchungen zu entsprechen habe.

### II. Art und Umfang des Geschäftsbetriebes für das Jahr 1902.

1 Anzahl der untersuchten Proben:
a) Von Nahrungsmitteln, Genußmitteln und Gebrauchsgegenständen . . . . . . . . 692
b) aus dem Gebiete der Gesundheitspflege und physiologische Untersuchungen . . . . . 3
c) gerichtliche Untersuchungen . . . . . . 2
d) wissenschaftliche Untersuchungen . . . . 1
e) technische Untersuchungen . . . . . . . 13

Zusammen 711

2. Anzahl der umfangreicheren Gutachten und Berichte. Gutachten und Berichte, ausschließlich der Befundberichte nach Untersuchungen, wurden 28 erstattet. Von diesen waren 12 durch Anfragen und Anträge von Gerichten bedingt, 5 durch Verwaltungsbehörden und 3 durch Privatpersonen eingeholt worden. 8 erfolgten als regelmäßige Berichterstattungen auf Grund von Uebereinkommen.

3. Anzahl der Besichtigungen und der Vertretungen vor Gericht. Vorladungen vor Gericht gingen der Abteilung bezw. dem Leiter und Hilfsarbeiter 8 zu. Zu wirklichen Vertretungen kam es jedoch nur 6 mal.

Besichtigungen fanden nicht statt.

## h) Großherzogtum Sachsen.
### 47. Jena. Landwirtschaftliche Versuchsstation an der Universität Jena.

#### I. Allgemeine Verhältnisse der Anstalt.

Vom 1. Januar 1902 ab war infolge eines Ministerialerlasses die Landwirtschaftliche Versuchsstation an der Universität Jena als öffentliche Anstalt zur technischen Untersuchung von Nahrungsmitteln, Genußmitteln und Gebrauchsgegenständen erklärt worden. Da am 1. Januar 1903 ein eigenes Nahrungsmittelamt ins Leben trat, hat die Versuchsstation aufgehört im Sinne der genannten Ministerialverordnung zu wirken.

#### II. Art und Umfang des Geschäftsbetriebes für das Jahr 1902.

Anzahl der untersuchten Proben:
a) Von Nahrungsmitteln, Genußmitteln und Gebrauchsgegenständen . . . . . . . 299
b) aus dem Gebiete der Gesundheitspflege und physiologische Untersuchungen . . . . . 1

Zusammen 300

## i) Oldenburg.
### 48. Oldenburg. Nahrungsmittel-Untersuchungsamt Oldenburg.

#### I. Allgemeine Verhältnisse der Anstalt.

Geschichtliche Entwicklung. Das Nahrungsmittel-Untersuchungsamt Oldenburg wurde im Jahre 1900 in der Weise errichtet, daß ein geprüfter Nahrungsmittelchemiker veranlaßt wurde, in der Stadt Oldenburg i. Gr. ein vollständiges Laboratorium für die Untersuchung von Nahrungsmitteln, Genußmitteln und Gebrauchsgegenständen auf eigene Kosten mit staatlicher und städtischer Beihilfe einzurichten und zu unterhalten. Als Beihilfe erhielt er einen einmaligen Zuschuß von 750 Mark und zunächst bis zum 31. Dezember 1902 einen jährlichen Zuschuß von 2250 Mark und vom 1. Januar 1903 an einen Zuschuß von 3000 Mark jährlich.

Vorgesetzte Behörde ist der Stadtmagistrat in Oldenburg.

Leiter der Anstalt. Mit der Einrichtung und Leitung des Instituts, welches vom Großh. Oldenburgischen Staatsministerium den Charakter einer öffentlichen Anstalt im Sinne des § 17 des Nahrungsmittelgesetzes erhielt, wurde der Nahrungsmittelchemiker Dr. phil. Rudolf Uster betraut, der zur Zeit noch der Leiter der Anstalt ist.

Hilfskräfte. Für die Reinigung des Laboratoriums usw. war eine Arbeitsfrau engagiert.

Diensträume. Die Diensträume bestehen aus sechs Zimmern verschiedener Größe, die in dem Hause Kurwickstraße 8 in Oldenburg mietweise angenommen sind.

Geschäftsordnung. Für das Nahrungsmittel-Untersuchungsamt ist von der vorgesetzten Behörde, dem Stadtmagistrat in Oldenburg, im Einverständnis mit dem Großh. Oldenburgischen Staatsministerium eine Gebührenordnung und eine Geschäftsanweisung erlassen.

Der Leiter der Anstalt hat alle ihm von Staats- und Kommunalbehörden, Privatpersonen, Gesellschaften und Genossenschaften aus dem Herzogtum Oldenburg zugehenden Untersuchungsaufträge mit Ausschluß solcher, welche unlauteren Reklamezwecken dienen, auszuführen.

Alle Untersuchungen sollen tunlichst rasch ausgeführt werden, und zwar in der Regel nach der Zeitfolge ihres Einganges.

Ein Vorzugsrecht haben jedoch:
1. eilige Aufträge der Behörden,
2. eilige Anträge in Fällen, wo die Annahme einer Ware von der Beschaffenheit derselben abhängig ist,
3. Untersuchungen von Nahrungs- und Genußmitteln, welche rasch verderben.

Von allen dem raschen Verderben nicht ausgesetzten Untersuchungsgegenständen ist, sofern die Untersuchung das Vorhandensein einer normalen Beschaffenheit ergeben hat, wenn möglich ein genügender Teil für eine etwaige Nachuntersuchung zurückzubehalten, mit dem Namen des Antragstellers oder der Verkaufsfirma zu versehen und bis zur endgültigen Erledigung aufzubewahren. Das Untersuchungsergebnis ist dem Antragsteller in allgemein verständlicher Fassung im geschlossenen Schreiben mitzuteilen. Ueber das Ergebnis ist gegenüber Unbeteiligten Verschwiegenheit zu bewahren.

Alle Untersuchungsanträge sind nach der Reihenfolge des Einganges in ein von dem Leiter zu führendes Geschäftsbuch einzutragen, unter Angabe der laufenden Nummer, des Datums des Einganges, des Namens und Wohnortes des Antragstellers und wenn möglich der Bezugsquelle der Waren, ferner des Gegenstandes und Ergebnisses der Untersuchung, des Gebührensatzes sowie eines Zahlungsvermerks und etwaiger besonderer Bemerkungen.

Einen Außendienst hat das Nahrungsmittel-Untersuchungsamt nicht zu versehen. Die Nahrungsmittelkontrolle wird im Herzogtum Oldenburg in der Weise ausgeübt, daß offen durch die Polizeibehörden Proben von Nahrungsmitteln und Genußmitteln bei den Gewerbetreibenden entnommen und diese zur Untersuchung dem Untersuchungsamte überwiesen werden.

Durch eine Verfügung des Großh. Staatsministeriums sind die Polizeibehörden angewiesen worden, im Interesse einer Nahrungsmittelkontrolle jährlich eine Mindestanzahl von Nahrungsmittelproben bei den Gewerbetreibenden zu entnehmen und diese dem hiesigen Nahrungsmittel-Untersuchungsamte zur Untersuchung zu überweisen. Von den betreffenden Polizeibehörden wurde im Jahre 1902 folgende Anzahl von Nahrungsmittel- und Genußmittelproben eingesandt:

| Polizeibehörde | In Ausübung der Nahrungsmittelkontrolle. Proben | Auf Anzeige von Privatpersonen. Proben | In gesundheitlichem Interesse. Proben |
|---|---|---|---|
| der Stadt Oldenburg . | 165 | 4 | |
| „ „ Varel . . . | 1 | | 1 |
| „ „ Jever . . . | 15 | | |
| „ „ Delmenhorst | 6 | | |
| Amt Oldenburg . . . | 27 | | |
| „ Jever bezw. Rüstringen . . . | 51 | 11 | |
| „ Varel . . . . . | 16 | | |
| „ Butjadingen . . | 14 | | |
| „ Brake . . . . . | 32 | | |
| „ Elsfleth . . . . | 36 | | |
| „ Delmenhorst . . | 43 | 3 | 1 |
| „ Westerstede . . | 16 | | |
| „ Wildeshausen . . | 10 | 1 | |
| „ Cloppenburg . . | 6 | | |
| „ Friesoythe . . . | 15 | 1 | |
| „ Vechta . . . . | 20 | 2 | |
| Zusammen | 473 | 22 | 2 |

Mit dem Nahrungsmittel-Untersuchungsamte ist ein chemisches Untersuchungslaboratorium für Untersuchungen aus dem Gebiete der Industrie, des Handels, der Gesundheitspflege usw. verbunden. Diese Abteilung des Instituts, welche einen privaten Charakter trägt, ist durch eine Verordnung des Großh. Staatsministeriums insofern beschränkt, daß sie zugunsten der landwirtschaftlichen Versuchs= und Kontrollstation in Oldenburg eine werbende Tätigkeit für sogenannte landwirtschaftliche Untersuchungen nicht ausüben darf.

### II. Art und Umfang des Geschäftsbetriebes für das Jahr 1902.

1. Anzahl der untersuchten Proben:

a) Von Nahrungsmitteln, Genußmitteln und Gebrauchsgegenständen . . . . . . . 561
b) aus dem Gebiete der Gesundheitspflege und physiologische Untersuchungen . . . . 12
c) aus dem Gebiete der Industrie und des Handels . . . . . . . . . . . 64
d) für Gerichte . . . . . . . . . 6

Zusammen 643

2. Anzahl der Besichtigungen und der Vertretungen vor Gericht. Der Leiter des Instituts hatte im gerichtlichen Auftrage eine Besichtigung vorzunehmen und achtmal als Sachverständiger vor Gericht zu erscheinen.

3. Wissenschaftliche Veröffentlichungen und Vorträge. Rein wissenschaftliche Untersuchungen konnten bislang nicht ausgeführt werden, da es dem Institut an den hierzu erforderlichen Geldmitteln und an Hilfskräften fehlte.

## k) Sachsen=Koburg=Gotha.

### 49. Gotha. Städtisches Untersuchungsamt zu Gotha.

#### I. Allgemeine Verhältnisse der Anstalt.

Geschichtliche Entwicklung. Das städtische Untersuchungsamt wurde am 1. Juni 1883 unter dem Namen „Städtisches Untersuchungsamt für Nahrungsmittel, Genußmittel und Gebrauchsgegenstände zu Gotha" errichtet.

Vorgesetzte Behörde. Die vorgesetzte Behörde des Amtes ist der Stadtrat zu Gotha.

Leiter der Anstalt ist seit dem Jahre 1898 Dr. Hans Sänger, approb. Nahrungsmittelchemiker.

Diensträume. Als Diensträume dienen die Laboratoriumsräumlichkeiten, welche der jetzige Vorsteher des Amtes auf eigene Rechnung einrichtete; für Unterhaltung des Laboratoriums zahlt die Städtkasse jährlich eine bestimmte Summe.

Geschäftsordnung. Das Untersuchungsamt ist bestimmt, technisch zu untersuchen, ob Nahrungs= und Genußmittel nachgemacht, verfälscht, verdorben oder gesundheitsschädlich sind; ob Gebrauchsgegenstände geeignet sind, die menschliche Gesundheit zu schädigen; ob Petroleum mit Rücksicht auf die Kaiserliche Verordnung vom 24. Februar 1882 gewerbsmäßig feilgehalten oder verkauft werden darf.

Die Untersuchungen erfolgen durch den vom Stadtrat zum Vorsteher des Amtes ernannten eidlich verpflichteten Chemiker.

Schriftliche Ausfertigungen unterzeichnet der Vorsteher mit den Worten „Städtisches Untersuchungsamt für Nahrungsmittel, Genußmittel und Gebrauchsgegenstände" und seinem Namen.

Die Entnahme der Proben erfolgt bei Milch und Schweinefett durch die Polizei, bei Abwasser, Butter und Oelen durch den Vorsteher des Amtes ohne jeweiligen Auftrag des Stadtrats; bei den übrigen Proben geschieht die Entnahme im allgemeinen durch die Polizei oder den Vorsteher erst im ausdrücklichen Auftrag des Stadtrats.

Alle Untersuchungen sind nach der Reihenfolge des Eingangs in ein vom Vorsteher zu führendes Geschäftsbuch einzutragen. Das Ergebnis der Untersuchung ist nebst Angabe der Untersuchungskosten in kurzer, bestimmter Fassung ebenfalls in das Geschäftsbuch einzutragen. In allen Fällen, wo die Untersuchung das Vorhandensein einer Verfälschung oder des Verdorbenseins ergibt, ist dem Stadtrat hiervon Anzeige zu machen.

### II. Art und Umfang des Geschäftsbetriebes für das Jahr 1902.

1. Anzahl der untersuchten Proben:

a) Von Nahrungsmitteln, Genußmitteln und Gebrauchsgegenständen . . . . . . 323
b) aus dem Gebiete der Gesundheitspflege . . 101
c) technische Untersuchungen . . . . . . 3

Zusammen 427

2. Anzahl der umfangreicheren Gutachten und Berichte. Die Zahl der umfangreicheren Gutachten und Berichte belief sich im Berichtsjahre auf sieben.

3. Anzahl der Besichtigungen und der Vertretungen vor Gericht. Vertretungen vor Gericht waren zwei erforderlich.

## l) Anhalt.

### 50. Bernburg. Herzoglich Landwirtschaftliche Versuchsstation Bernburg.

#### I. Allgemeine Verhältnisse der Anstalt.

Geschichtliche Entwicklung. Die Herzogl. Anhaltische landwirtschaftliche Landes=Versuchsstation in Bernburg wurde am 1. April 1882 von dem anhaltischen Staate unter Beihilfe verschiedener Gesellschaften zu dem Zwecke errichtet, die praktische Landwirtschaft durch wissenschaftliche Versuche zu fördern. Die Versuchsstation beschäftigt sich hauptsächlich mit der Ernährungsfrage der Kulturpflanzen.

Eine eigentliche Anstalt zur Untersuchung von Nahrungs= und Genußmitteln besteht nicht, sondern der Versuchsstation ist von der Herzogl. Regierung in Dessau aufgegeben worden, nur eine beschränkte Anzahl von Proben, die durch die Herzogl. Kreisdirektion zu Bernburg eingesandt werden, zu untersuchen.

Vorgesetzte Behörde. Die Herzogl. Regierung in Dessau ist die vorgesetzte Behörde der Anstalt.

Leiter der Anstalt. Die landwirtschaftliche Versuchsstation ist dem Professor Dr. Wilfarth unterstellt.

Hilfskräfte. Ein Assistent, welcher den Ausweis als Nahrungsmittelchemiker besitzt.

Diensträume. Ein Laboratorium der landwirtschaftlichen Versuchsstation ist für die Nahrungsmitteluntersuchung eingerichtet.

Geschäftsordnung. Die Proben werden nach gegebenen Vorschriften von Beamten der Herzogl. Kreisdirektion entnommen, versiegelt eingesandt und nach den Vereinbarungen zur einheitlichen Untersuchung und Beurteilung von Nahrungs- und Genußmitteln untersucht.

### II. Art und Umfang des Geschäftsbetriebes für das Jahr 1902.

Anzahl der untersuchten Proben: Von Nahrungsmitteln, Genußmitteln und Gebrauchsgegenständen 110.

### 51. Dessau. Chemisches Laboratorium zu Dessau.

#### I. Allgemeine Verhältnisse der Anstalt.

Geschichtliche Entwicklung. Das chemische Laboratorium wurde in Dessau am 1. Juli 1888 von dem jetzigen Inhaber und Leiter gegründet und ist durch Verfügung des Herzogl. Staatsministeriums vom 5. Dezember 1894 als eine zur technischen Untersuchung von Nahrungs- und Genußmitteln dienende Anstalt im Sinne des § 16 Abs. 4 des Bundesrats-Beschlusses vom 22. Februar 1894 einer staatlichen Anstalt dieser Art gleichgestellt und mit der amtlichen Nahrungsmittelkontrolle im Herzogtum Anhalt betraut worden.

Vorgesetzte Behörde. Als dem Laboratorium vorgesetzte Behörden sind in erster Linie das Herzogl. Staatsministerium und Herzogl. Regierung, Abteilung des Innern, zu nennen.

Für die amtlichen Untersuchungen im Zoll- und Steuer-Interesse könnte die Anstalt als der Herzogl. Anhaltischen Zolldirektion, für die gerichtlichen Untersuchungen als dem Präsidenten des Landgerichts unterstellt angesehen werden, da die verschiedenen amtlichen Befugnisse des Inhabers oder seiner Vertreter von den vorgenannten Behörden verliehen, die eidlichen Verpflichtungen durch diese erfolgt sind.

Leiter der Anstalt. Leiter und zugleich Inhaber der Anstalt ist der Nahrungsmittelchemiker Professor Dr. Carl Heyer.

Hilfskräfte. Wissenschaftliche Hilfskräfte: Im Berichtsjahre waren in der Anstalt drei geprüfte Nahrungsmittelchemiker tätig, von denen einer am 1. April austrat. An seine Stelle trat ein promovierter Assistent, der sich zur Hauptprüfung für Nahrungsmittelchemiker in der Anstalt vorbereitete. Sonstige Hilfskräfte: Ferner waren ein vereideter Probenehmer, eine Korrespondentin und ein Laboratoriumsdiener beschäftigt. Für die Entnahme von Proben, Mitwirkung bei Stallprobenahme, Einziehung von Ermittlungen usw. standen dem Laboratorium die Beamten des städtischen Gesundheits-Polizeiamtes zu Dessau zur Verfügung.

Diensträume. Die Diensträume der Anstalt befinden sich sämtlich in dem Hause Friedrichstraße 9. Den Zwecken der Anstalt dienen als Hauptarbeitsräume die 7 Parterrezimmer und 6 besonders dafür eingerichtete Kellerräume, sowie besondere Räume auf dem Boden des Hauses.

Geschäftsordnung. Die eingehenden Aufträge werden durch den Leiter der Anstalt oder dessen Vertreter entweder persönlich erledigt oder den einzelnen Assistenten überwiesen.

Untersuchungen von Nahrungsmitteln und sonstigen leicht sich verändernden Gegenständen werden vorweg erledigt.

Behördliche Aufträge haben vor denen von privater Seite eingehenden den Vorzug.

Für einzelne städtische Polizeiverwaltungen werden die im allgemein gesundheitlichen Interesse erforderlichen Untersuchungen von Nahrungs- und Genußmitteln sowie Gebrauchsgegenständen gegen ein vereinbartes festes Jahreshonorar ausgeführt, während die übrigen Polizeiverwaltungen und Amtsbezirke sowie die Kreisdirektion Dessau diese Untersuchungen von Fall zu Fall auf Grund eines ihnen eingereichten Tarifs honorieren, welcher im Berichtjahr durch den auf Anregung des Kaiserlichen Gesundheitsamtes ausgearbeiteten Mindestgebühren-Tarif für Untersuchung von Lebensmitteln und Gebrauchsgegenständen ersetzt worden ist.

### II. Art und Umfang des Geschäftsbetriebes für das Jahr 1902.

1. Anzahl der untersuchten Proben:

a) Von Nahrungsmitteln, Genußmitteln und Gebrauchsgegenständen . . . . . . . . 2600

b) aus dem Gebiete der Gesundheitspflege und physiologische Untersuchungen . . . . . . . . 37

c) gerichtliche Untersuchungen . . . . . 25

d) wissenschaftliche Untersuchungen . . . . . 10

e) technische Untersuchungen . . . . . . 568

Zusammen 3240

2. Anzahl der umfangreicheren Gutachten und Berichte. 24 umfangreichere Gutachten und Berichte wurden im Laufe des Jahres erstattet.

3. Anzahl der Besichtigungen und der Vertretungen vor Gericht u.s.w. Besichtigungen und Vertretungen vor Gericht waren 16 erforderlich. Probenahmen wurden in 91 Fällen bewirkt.

### m) Lübeck.

### 52. Lübeck. Oeffentliches chemisches Laboratorium von Dr. phil. Wetzke zu Lübeck.

#### I. Allgemeine Verhältnisse der Anstalt.

Geschichtliche Entwicklung.[1] Der jetzige Eigentümer der Anstalt Dr. Th. Wetzke übernahm das Laboratorium durch Kauf von Dr. P. Klug 1892. Die Betriebsräumlichkeiten befanden sich damals in der Beckergrube. Als sie sich im Laufe der Zeit als unzureichend erwiesen und die Einrichtung technischer Anlagen in gemieteten Räumen untunlich erschien, baute Dr. Wetzke im Garten des Grundstückes Moislingerallee 13 ein entsprechendes Laboratoriumsgebäude. Es besteht aus einem Sprechzimmer, einem Wägezimmer, einem Hauptlaboratorium und einem Nebenraume für Destillationen, mechanische Arbeiten u.s.w. Im Keller befindet sich ein Lagerraum für Säuren und Präparate und ein Raum für Verbrennungen. Das neuerbaute Laboratorium wurde im Herbst 1896 in Benutzung genommen.

Im Laboratorium werden auf Antrag von Behörden und Privaten chemische Untersuchungen gegen Entgelt ausgeführt. Eine Behörde war dem Laboratorium nicht vorgesetzt. Jedoch ist auf Antrag der Handelskammer Dr. Wetzke als Handelschemiker, auf Antrag der Zollbehörde für das Zollinteresse, auf eigenen Antrag als Nahrungsmittelchemiker vor dem Stadt- und Landamt vereidigt worden. Der Inhaber arbeitete ohne wissenschaftliche Hilfskräfte, früher wurden zeitweise Assistenten beschäftigt. In den letzten Jahren haben wiederholt jüngere Chemiker zu ihrer weiteren Ausbildung die Einrichtungen des Laboratoriums benutzt. Für mechanische Arbeiten, Reinmachen, Botengänge 2c., war ein Diener in Dienst genommen. Eine besondere Geschäftsordnung

---

[1] Entnommen aus dem Bericht für 1901.

ist nach Lage der Verhältnisse nicht nötig. Die eingehenden Aufträge werden in ein Laboratoriumsbuch eingetragen und der Reihenfolge oder der Dringlichkeit nach erledigt. Ueber gerichtliche Untersuchungen wird für jeden einzelnen Fall ein Protokoll geführt, das den Stand der Untersuchungen jederzeit erkennen läßt und dem Gutachten zur Grundlage dient. Alle ausgehenden Briefe und Analysenresultate werden kopiert, bei ausführlicheren Gutachten Konzept oder Abschrift zurückgelegt.

Im Berichtsjahre 1902 hat sich in der Verwaltung des Laboratoriums nichts geändert.

## II. Art und Umfang des Geschäftsbetriebes für das Jahr 1902.

1. Anzahl der untersuchten Proben:

a) Von Nahrungsmitteln, Genußmitteln und Gebrauchsgegenständen . . . . . . . . . 2260

b) aus dem Gebiete der Gesundheitspflege und physiologische Untersuchungen . . . . . . 91

c) technische Untersuchungen . . . . . . . 649

Zusammen 3000

2. Anzahl der umfangreicheren Gutachten und Berichte. Für Behörden und Private wurde eine Anzahl größerer Gutachten erstattet.

3. Anzahl der Besichtigungen und der Vertretungen vor Gericht. Durch den Leiter der Anstalt wurde eine Anzahl von Gerichtsterminen wahrgenommen.

4. Wissenschaftliche Vorträge. Im Museum: 1. Ueber Torf und Torfindustrie; 2. Milchkontrolle in Städten. In der gemeinnützigen Gesellschaft: Ueber chemische Nährpräparate.

## n) Bremen.

### 53. Bremen. Chemisches Staatslaboratorium Bremen.

#### I. Allgemeine Verhältnisse der Anstalt.

Geschichtliche Entwicklung. Bereits im Jahre 1872 entschied sich der Bremische Staat für die Errichtung einer amtlichen Anstalt zur Ausführung hygienischer und chemischer Untersuchungen und stellte einen Medizinalchemiker an. Die mehr und mehr zunehmenden Aufträge von seiten der Behörden und die spätere Ueberweisung der ständigen und geregelten Nahrungsmittelkontrolle in Bremerhaven an das Institut bewirkten ein schnelles Anwachsen der Anstalt. Infolgedessen mußte eine Vermehrung des Personals und eine Vergrößerung der Geschäftsräume eintreten. Im Jahre 1884 wurde der Bau eines besonderen Laboratoriums begonnen.

Vorgesetzte Behörde. Das Laboratorium und die darin tätigen Beamten sind der Medizinalkommission des Senats unterstellt. Der Direktor ist Staatsbeamter mit lebenslänglicher Anstellung. Die drei Assistenten mit wissenschaftlicher Vorbildung sind Bremische Deputationsbeamte (jahrgeldberechtigte Angestellte).

Leiter der Anstalt. Seit dem Jahre 1876 untersteht das Chemische Staatslaboratorium der Leitung des Direktors Professor Dr. Janke.

Hilfskräfte. Wissenschaftliche Hilfskräfte: Im Institute waren drei akademisch vorgebildete Assistenten angestellt. Sonstige Hilfskräfte: Neben dem Diener war noch ein Laborant tätig, der die Schreibarbeiten und Handreichungen verrichtete.

Diensträume. Das im November 1885 bezogene neue Laboratoriumsgebäude ist massiv, in Backsteinen erbaut und liegt nach 3 Seiten hin frei, so daß die Lichtverhältnisse in jeder Weise als durchaus günstig bezeichnet werden können. Die Außenfronten zeigen einen einfachen Ziegelrohbau. Das Gebäude besitzt zwei Geschosse und ein teilweise ausgebautes Dachgeschoß, dessen

zwei Räume zur Aufbewahrung von Vorräten an Chemikalien, sowie für bakteriologische und mikroskopische Untersuchungen Verwendung finden. Das Obergeschoß enthält das eigentliche Laboratorium, den allgemeinen Arbeitssaal, das Verbrennungszimmer, das Wagen- und Titrierzimmer, das Zimmer für Präparate und das für Apparate, sowie den Raum zur Reinigung der Gefäße. An diese reihen sich das Direktorialzimmer mit anschließendem, besonderen kleineren Laboratorium für toxikologischchemische Untersuchungen. Im Erdgeschoß befinden sich außer den Wohnräumen für den Anstaltsdiener das Bibliothekzimmer und Apparatenzimmer. Ein größeres Zimmer für gröbere Arbeiten, mit Einrichtungen für Gas-Untersuchungen, Schränken für Säuren und Lösungen, daran anschließendem Kellerraum für feuergefährliche Chemikalien, endlich ein Raum für die Zentral-Niederdruckdampfheizung und Brennmaterial bilden die weiteren Räumlichkeiten dieses Erdgeschosses.

Eine größere, geräumige, mit Schiebefenstern vollkommen verschließbare Glasveranda in Eisenkonstruktion, welche von dem Arbeitssaale aus zugängig ist, dient als Raum für den Schwefelwasserstoffapparat und zum Abdampfen übelriechender Flüssigkeiten. Für Aufbewahrung der als Vorrat zu haltenden gewöhnlichen Glaswaren steht ein geräumiger Boden zur Verfügung.

Geschäftsordnung. Was die staatliche Kontrolle der Nahrungs- und Genußmittel in der Stadt und im Landgebiete einschließlich Bremerhavens betrifft, so geschieht diese systematisch und kontinuierlich nach einem vom Direktor des Laboratoriums den betreffenden Behörden eingelieferten Plane oder Schema, das nach Bedürfnis ergänzt bezw. erneuert wird. Der Auftrag zur Entnahme von Proben durch Schutzleute oder den Sanitätsgehilfen wird von der Behörde entweder nach eigenem Ermessen oder nach Rücksprache mit dem Direktor bezw. auf dessen Antrag angeordnet und die angekauften Proben sogleich dem Laboratorium übermittelt. Mit jeder zur Untersuchung gelangenden Probe wird eine Akte eingereicht, in welcher die nötigen Angaben über den Ankauf und über etwa sonstige Wahrnehmungen angeführt sind. In solchen Fällen, wo bei dem Verkäufer schon verfälschte Waren angetroffen wurden oder Verdachtsmomente vorliegen, wird der Ankauf durch Frauen und Kinder unauffällig ausgeführt, der Polizeibeamte ist jedoch verpflichtet, in solchem Falle sofort unter Hinzuziehung des Käufers nach dem Ankaufe dem Verkäufer den Zweck der Entnahme mitzuteilen, ihm eine Bescheinigung hierüber sowie auf Verlangen eine zu versiegelnde Gegenprobe einzuhändigen. Im übrigen erfolgen die Probenahmen offen und ohne Wahl, distriktsweise.

Ueber die in jedem Monat ausgeführten Untersuchungen und abgegebenen Berichte sowie Gutachten wird ein ausführlicher Bericht an die vorgesetzte Behörde erstattet.

## II. Art und Umfang des Geschäftsbetriebes für das Jahr 1902.

1. Anzahl der untersuchten Proben:

a) Von Nahrungsmitteln, Genußmitteln und Gebrauchsgegenständen . . . . . . . . 1097

b) aus dem Gebiete der Gesundheitspflege und physiologische Untersuchungen . . . . . 42

c) gerichtliche Untersuchungen . . . . . . 50

d) technische Untersuchungen . . . . . . . 30

Zusammen 1219

Wenn auch das Chemische Staatslaboratorium in größerem Umfange durch die Untersuchungen von Nahrungs- und Genußmitteln sowie Gebrauchsgegenständen, welche ihm durch die Polizeidirektion und die Medizinalämter im Stadt- und Landgebiet zugingen, in Anspruch genommen wurde, so beschäftigten doch auch Gerichte, Staatsanwalt und andere behördlichen Stellen dasselbe in nicht zu unterschätzendem Maße; es kamen besonders die gerichtlichen Untersuchungen von Leichenteilen und andere toxikologisch-chemischen Untersuchungen in Betracht, in welchen es sich immer um langwierige, zeitraubende, mit peinlicher Sorgfalt auszuführende Bestimmungen handelte. Technische Untersuchungen wurden weniger verlangt; es war denn, daß die Behörden und Privatinteressenten im gegebenen Falle sich gegen Uebervorteilung von seiten der Verkäufer schützen wollten. Dabei muß bemerkt werden, daß das Laboratorium Untersuchungen für Private nur dann ausführte, wenn der Stand der amtlichen Arbeiten es gestattete; Anträge von Untersuchungen, welche Reklamezwecken dienen sollten, wurden abgelehnt.

2. Anzahl der Besichtigungen und der Vertretungen vor Gericht. Besichtigungen und Vertretungen vor Gericht fanden 20 statt.

Die Gerichtsverhandlungen, zu welchen der Direktor und als dessen Stellvertreter der erste Assistent als Sachverständiger in diesem Jahre zugezogen waren, beanspruchten eine größere Anzahl von Arbeitsstunden auch deshalb, weil in 2 Fällen der I. Assistent bei auswärtigen Gerichten als Sachverständiger tätig sein mußte.

Zur Besichtigung von Fabriken bot nur ein Fall Anlaß. Er betraf eine Gummiwarenfabrik, in deren Vulkanisierraum beim Vulkanisieren von Kautschukgegenständen in einem Bade von Schwefelkohlenstoff und Chlorschwefel eine Selbstentzündung eingetreten war.

## o) Hamburg.

### 54. Hamburg. Hygienisches Institut Hamburg, Abteilung für Nahrungsmitteluntersuchung.

#### I. Allgemeine Verhältnisse der Anstalt.

Angaben über die geschichtliche Entwicklung der Anstalt fehlten in dem Bericht für 1902. In den Jahren 1900—1902 waren wesentliche Aenderungen in den allgemeinen Verhältnissen der Anstalt nicht eingetreten. Seitens der Behörden wurden jedoch wichtige Beschlüsse über die fernere Verwaltung und den Geschäftsbetrieb der Anstalt gefaßt. Durch Beschluß von Senat und Bürgerschaft vom 22. September, 1. Oktober 1902 ging auf Antrag des Medizinalkollegiums und der Polizeibehörde die polizeiliche Station zur Untersuchung von Nahrungsmitteln vom 1. Januar 1903 ab von der Polizeibehörde auf das Hygienische Institut über. Infolgedessen wurde in das Budget des Hygienischen Instituts die Summe von 34 000 Mark neu eingestellt, wovon in Zukunft die Kosten der Unterhaltung der Anstalt, soweit sie von der Polizeibehörde getragen wurden, zu bestreiten sind.

Der Außendienst bleibt nach wie vor in den Händen der Polizeibehörde. Trotz der nunmehr auch hinsichtlich der Verwaltung vollzogenen Trennung der Untersuchungsstation von der Polizeibehörde wird an dem Grundsatze des Zusammenarbeitens der beiden Behörden festgehalten werden.

Bezüglich der inneren Organisation wurde seitens der beteiligten Behörden beschlossen, die mit der Nahrungsmittelkontrolle zusammenhängenden Arbeiten einer Abteilung des Hygienischen Instituts zu übertragen und die letztere der einheitlichen Leitung eines Abteilungsvorstehers zu unterstellen.

Die früher getroffene Einrichtung, das gesamte Gebiet der Nahrungsmittelkontrolle in einzelne Gruppen von Nahrungsmitteln einzuteilen, und die letzteren zur selbständigen Bearbeitung einzelnen erfahrenen Nahrungsmittelchemikern, denen Hilfskräfte zur Seite gestellt werden, zu übertragen, hat sich im ganzen bewährt und soll auch in Zukunft beibehalten werden.

Eine sehr umfangreiche Erweiterung der Nahrungsmittelkontrolle hat die Durchführung des Gesetzes, betreffend die Schlachtvieh- und Fleischbeschau, vom 3. Juni 1900, nach sich gezogen. Zur Kontrolle des auf dem Seewege eingeführten Fleisches und Fettes ist im Freihafengebiet ein Fleischbeschauamt und eine chemische Untersuchungsstation eingerichtet worden; das Fleischbeschauamt ist der Polizeibehörde, die chemische Abteilung

dem Hygienischen Institut unterstellt, und zwar bildet die letztere eine Unterabteilung der Abteilung für Nahrungsmitteluntersuchung.

Als Kosten der Ausstattung der chemischen Abteilung der neuen Station mit den erforderlichen Apparaten, Chemikalien u.s.w. wurden 15 000 Mark, im übrigen für das Personal und den Betrieb der Station 43 000 Mark für das Jahr 1903 in das Budget des Hygienischen Instituts neu eingestellt.

Mit der unmittelbaren Leitung dieser Station wurde der wissenschaftliche Assistent am Hygienischen Institut, Dr. Lendrich, betraut.

Die mit der Ueberwachung des Verkehrs mit Nahrungsmitteln zusammenhängenden chemischen Untersuchungen und Begutachtungen wurden in den Jahren 1900—1902, abgesehen von vorübergehend vorhandenen Vakanzen, von 8 Nahrungsmittelchemikern ausgeführt. Die einzelnen Unterabteilungen, deren Einteilung wiederholt wechselte, waren übertragen an Dr. Farnsteiner, Dr. Lendrich, Zink und Dr. Buttenberg; die diesen Herren beigegebenen Hilfskräfte waren teils geprüfte Nahrungsmittelchemiker, teils bereiteten sie sich durch ihre Tätigkeit auf das Examen vor.

Die Haupttätigkeit der Untersuchungsstation bestand wie früher in der Untersuchung und Begutachtung der seitens der Polizeibehörde entnommenen oder dieser Behörde eingelieferten Nahrungsmittel. Als neues Gebiet trat die Untersuchung der auf Veranlassung des Medizinalamtes entnommenen Proben von Wasser aus hiesigen Brunnen hinzu.

#### II. Art und Umfang des Geschäftsbetriebes für das Jahr 1902.

1. Anzahl der untersuchten Proben:

a) Von Nahrungsmitteln, Genußmitteln und Gebrauchsgegenständen . . . . . . . . . 5391
b) sonstige Untersuchungen . . . . . . . . . 33

Zusammen 5424

Im Jahre 1900 wurden 5170 und im Jahre 1901 4799 Proben untersucht.

2. Anzahl der umfangreicheren Gutachten und Berichte. Die Anzahl der ausführlicheren Gutachten und Berichte ausschließlich der kurzen Mitteilung von Untersuchungsergebnissen betrug im Berichtsjahre 1900: 374, 1901: 288, 1902: 369.

3. Anzahl der Besichtigungen und der Vertretung vor Gericht. Zur Teilnahme an Besichtigungen, abgesehen von den Revisionen der Drogen- und Gifthandlungen, wurden die Beamten der Untersuchungsstation nur in wenigen Fällen herangezogen; diese Funktion wurde im allgemeinen durch die Beamten des Außendienstes ausgeübt, und zwar häufig in Verbindung mit der Entnahme der vereinbarten Proben.

Die Zahl der Revisionen der Drogen- und Gifthandlungen, an welchen der mit dieser Tätigkeit betraute Chemiker teilnahm, betrug im Jahre 1902: 134 (Stadt) und 54 (Land).

Die Vertretung der Gutachten der Untersuchungsstation vor den hiesigen, zum Teil auch vor auswärtigen Gerichten lag 4 Chemikern ob; diese fungierten als Sachverständige im Jahre 1900 in 56, 1901 in 93 und 1902 in 92 Terminen.

4. Wissenschaftliche Veröffentlichungen und Vorträge. In den Berichtsjahren 1900—1902 sind im Zusammenhange mit der Tätigkeit der Anstalt folgende Arbeiten seitens des Hygienischen Instituts veröffentlicht worden: 1. Untersuchungen über das Verhalten der Milchbakterien im Milchthermophor, von Professor Dr. Dunbar und Dr. W. Dreyer, Deutsche Med. Wochenschr. 1900, 26. 2. III. Bericht des Hygienischen Instituts über die Nahrungsmittelkontrolle in Hamburg 1898 und 1899, von Professor Dr. Dunbar, unter Mitwirkung von Dr. K. Farnsteiner, Dr. K. Lendrich und J. Zink. 3. Ueber Gesundheitsschädlichkeit der Borsäure als Konservierungs-

mittel für Nahrungsmittel, von Dr. J. Kister, Zeitschrift für Hyg. und Infekt.=Krankheiten Band, 37, 225. 4. Leitfaden für die chemische Untersuchung von Abwasser, von Dr. K. Farnsteiner, Dr. P. Buttenberg, Dr. O. Korn. Verlag R. Oldenbourg, München. 5. Ueber organisch gebundene schweflige Säure in Nahrungsmitteln. Vorläufige Mitteilung von Dr. K. Farnsteiner, Zeitschrift für Untersuchung der Nahrungs= und Genußmittel 1902, Heft 22.

Aus dem Gebiete der Nahrungsmittelkontrolle und Hygiene wurden im Berichtsjahre Vorträge bezw. öffentliche Vorlesungen über folgende Themata im Hygienischen Institut gehalten:

a) Vorträge in der biologischen Abteilung des ärztlichen Vereins: J. Zink: Die Notwendigkeit und der Wert einer polizeilichen Kontrolle des Verkehrs mit Milch. Dr. Kister: Ueber die Methoden zur Milchabkochung und die nach dieser Richtung zu stellenden Anforderungen. Professor Dr. Dunbar: Mitteilungen über den Milchthermophor. Dr. Buttenberg: Ueber die Herstellung und chemische Zusammensetzung der Ersatzmittel für Muttermilch.

b) Oeffentliche Vorlesungen im Wintersemester 1899/1900: Dr. Kister: Hygiene des Verkehrs mit Milch, mit besonderer Berücksichtigung der Bedeutung der Milch für die Ernährung von Säuglingen und Rekonvaleszenten (5 Vorlesungen). Dr. Farnsteiner: Technische Erläuterungen zu den Gesetzen über den Verkehr mit Nahrungsmitteln, Genußmitteln und Gebrauchsgegenständen (6 Vorlesungen). Dr. Orth: Untersuchung und Beurteilung des Trinkwassers (4 Vorlesungen). Dr. Lendrich: Nahrungsmittelkontrolle im Hausstand (1 Vorlesung).

Sonstige wissenschaftliche Untersuchungen: Ueber Untersuchung und Zusammensetzung von Zitronensaft und anderen Fruchtsäften. Untersuchungen über die Haltbarkeit der Milch des Handels, über Schmutzgehalt der Milch. Vergleich verschiedener Methoden der Fettbestimmung, Unterscheidung roher und gekochter Milch. Ueber die Zusammensetzung von Kaviar. Bestimmung der bleilösenden Wirkung natürlicher Wässer. Geschwefeltes Dörrobst. Zusammensetzung von Abgängen der Kakaofabrikation. Vergleichende Untersuchungen über die Bestimmung der Säure in Mehl und Brot. Künstliche Färbung von Erbsen. Zusammensetzung von Milchpräparaten. Nährmittel für Diabetiker. Wassergehalt von Wurstwaren bei Gegenwart von Stärkemehl. Ueber den Fettgehalt des Abwasserschlammes[1]. Nachweis von Hefeextrakt im Fleischextrakt.

## p) Elsaß=Lothringen.

### 55. Metz. Chemisches Laboratorium der Kaiserlichen Polizeidirektion in Metz.

#### I. Allgemeine Verhältnisse der Anstalt.[2]

Geschichtliche Entwicklung. Durch Ministerialerlaß vom 11. Mai 1890 wurde Oberlehrer Dr. Eichel für die aus dem Stadtkreise Metz stammenden Untersuchungen von Lebensmitteln, Genußmitteln und Gebrauchsgegenständen, mit Ausnahme des Weins, der bestimmungsgemäß dem chemischen Laboratorium der Polizeidirektion in Straßburg zuzusenden ist, nach Maßgabe eines von dem Polizeidirektor mit ihm getroffenen Abkommens zum Sachverständigen bestimmt und in dem chemischen Laboratorium der Realschule eine Untersuchungsstation eingerichtet. In den allgemeinen Verhältnissen der Anstalt war im Jahre 1902 insofern eine Aenderung eingetreten, als die Untersuchung der Weinproben, welche auf Grund des Gesetzes betr. den Verkehr mit Wein usw. vom

24. Mai 1901 im Bezirk Lothringen entnommen werden, dem Laboratorium übertragen wurde.

#### II. Art und Umfang des Geschäftsbetriebes für das Jahr 1902.

1. Anzahl der untersuchten Proben 172. Hiervon entfielen auf den Stadtkreis Metz 88 und auf den Landgerichtsbezirk Metz 84 Proben. In gerichtlichem Auftrage fanden 14 Untersuchungen statt.

2. Anzahl der Besichtigungen und der Vertretungen vor Gericht. Besichtigungen und Vertretungen vor Gericht waren 19 mal erforderlich.

### 56. Straßburg. Chemisches Laboratorium der Kaiserlichen Polizeidirektion in Straßburg.

#### I. Allgemeine Verhältnisse der Anstalt.[1]

Geschichtliche Entwicklung. Am 24. Oktober 1877 stellte der damalige Kreisarzt, jetziger Geh. Medizinalrat Dr. Krieger, der Kaiserlichen Polizeidirektion den Antrag, in den Räumen der Polizeidirektion ein Laboratorium zur besseren Ausübung der Nahrungsmittelkontrolle einzurichten. Der Gesundheitsrat hatte am 30. Januar 1878 einstimmig eine zustimmende Resolution zu diesem Plan gefaßt und auch der erste Staatsanwalt sich in gleichem Sinne geäußert.

Darauf suchte der Kaiserliche Polizeidirektor am 1. Februar 1878 um die Genehmigung zur Einrichtung des Laboratoriums bei dem Bezirkspräsidenten des Unter=Elsaß nach, nachdem auch die Stadt Straßburg einen Beitrag von 2400 Mark zugesichert hatte. Die Genehmigung des Bezirkspräsidenten wurde am 30. März 1878 erteilt und am 17. Juni 1878 das chemische Laboratorium der Kaiserlichen Polizeidirektion in Straßburg in den unteren Räumen der Polizeidirektion eröffnet. Als das Nahrungsmittelgesetz im Jahre 1879 in Kraft trat, hatte Straßburg somit schon vor den meisten deutschen Städten eine technische Anstalt, welche wesentlich zur Bekämpfung der Nahrungsmittelfälschungen beitrug.

Neben dem Kreisarzt Dr. Krieger war noch im Laboratorium der damalige erste Assistent am physiologischen Institut, jetziger Professor Dr. von Mering (Halle), beschäftigt. Bald erwiesen sich die Räume als ungenügend, und das Laboratorium mußte in den ersten Stock verlegt werden. Von der Polizeidirektion siedelte es im Jahre 1887 in das Gebäude der Stadtbibliothek am Spitalplatz (ehemalige Faculté de Médecine) und 1891 in die jetzigen Räume, Pariserstaden 10, über, nachdem die Stadt Straßburg die Mietentschädigung übernommen hatte.

Dem Professor Dr. von Mering, dem Dr. Krieger die Leitung des Laboratoriums später überlassen hatte, folgte Professor Dr. Kast (Karlsruhe) und diesem im Jahre 1881 Dr. Carl Amthor. Im Jahre 1890 wurde die Nahrungsmittelkontrolle durch das Ministerium für Elsaß=Lothringen einheitlich geregelt und die Ueberwachung und die Ausführung der Untersuchungen dem chemischen Laboratorium der Kaiserlichen Polizeidirektion übertragen (Erlaß vom 11. Mai 1890), so daß das Institut eine Landesanstalt wurde. Nur die Untersuchungen für den Landgerichtsbezirk Metz, soweit sie nicht Weine betreffen, werden in dem chemischen Laboratorium der Kais. Polizeidirektion in Metz ausgeführt.

Dementsprechend hatten sich auch die Aufträge vermehrt und während im Anfang nur einige hundert Untersuchungen vorgenommen wurden, belief sich die Anzahl derselben auf 2000—3000.

Vorgesetzte Behörde. Die Kaiserliche Polizeidirektion in Straßburg.

[1] Vortrag Dr. P Buttenberg, gehalten im Chemikerverein zu Hamburg. S. Zeitschrift f. angew. Chemie 1902. S 1207.

[2] Entnommen aus Jahrbuch der Medizinalverwaltung in Elsaß=Lothringen 1891, S. 99.

[1] Entnommen aus: Jahrbuch der Medizinalverwaltung in Elsaß=Lothringen 1898, S. 185.

Leiter der Anstalt. Professor Dr. Carl Amthor.

Hilfskräfte. In den allgemeinen Verhältnissen der Anstalt war im Berichtsjahre 1902 eine wesentliche Veränderung nicht eingetreten. Als wissenschaftliche Hilfskräfte wurden drei promovierte Assistenten beschäftigt.

Geschäftsordnung (für Außendienst). Die Art und Weise der Ausübung der Nahrungsmittelkontrolle sowie die Entnahme der Proben geschah nach den Vorschriften der Ministerialverordnung vom 11. Mai 1890. Ferner ist in Erwägung der Ministerialverordnung vom 19. August 1901, betr. Ausführung des Weingesetzes, durch Verfügung des Ministeriums vom 7. Juli 1902 bekanntgegeben worden, daß die Vorstände der landwirtschaftlichen Versuchsstation in Colmar, des chemischen Laboratoriums der Kaiserlichen Polizeidirektion in Straßburg und in Metz zur unmittelbaren Kontrolle von größeren Betrieben ihres Bezirks, in welchen Wein, weinhaltige oder weinähnliche Getränke gewerbsmäßig hergestellt, aufbewahrt oder feilgehalten werden, selbständig berechtigt sind, wenn sie dies im Interesse einer zweckentsprechenden Durchführung des Weingesetzes für erforderlich halten. Sie können zu diesem Behufe die Mitwirkung der Oberkontrolleure und Kreissachverständigen sowie die Unterstützung der Ortspolizeibehörden anrufen.

## II. Art und Umfang des Geschäftsbetriebes für das Jahr 1902.

Anzahl der untersuchten Proben:

a) Von Nahrungsmitteln, Genußmitteln und Gebrauchsgegenständen . . . . . . . . 2255
b) aus dem Gebiete der Gesundheitspflege und physiologische Untersuchungen . . . . . 18
c) gerichtliche Untersuchungen . . . . . 36
d) technische Untersuchungen . . . . . . . 112

Zusammen 2421

Die erwähnten Proben von Nahrungs- und Genußmitteln wurden im Sinne des Nahrungsmittelgesetzes und der dazu ergangenen Ergänzungsgesetze untersucht. Eine Probeentnahme unter der Hand hatte nicht stattgefunden. Bei der periodischen Kontrolle auf Grund der Ministerialverfügung vom 11. Mai 1890 wurden in Elsaß-Lothringen durch die Polizei 688 Proben erhoben und zur Untersuchung eingesandt. Die übrigen Proben waren durch Gerichte oder Staatsanwaltschaften, durch Private auf Grund besonderen Verdachts und schließlich von Vertretern des Handels und der Industrie zum Zwecke ihrer eigenen Belehrung oder zur Ueberwachung des Betriebes eingeliefert worden.

Druck von Bernhard Paul, Berlin SW. 48.

# B. Besonderer Teil.

## 1. Fleisch, Fleisch= und Wurstwaren, Fische.

### 1. Altona.

Zur Untersuchung gelangten 22 Fleisch= und 23 Wurst= proben. Von den Fleischproben bestanden 21 aus Fleisch, das nach dem 1. Oktober 1902 aus dem Auslande eingeführt worden war, und zwar handelte es sich um ge= pökeltes bezw. gesalzenes Ochsenfleisch, Schweinefleisch, sowie Speck, Zunge und Schweinsleber. Eingeführt wurde das Fleisch in den meisten Fällen aus Dänemark, in einigen Fällen auch aus Amerika (Chikago). Auf Grund des § 21 des Fleischbeschaugesetzes vom 3. Juni 1900 mußten 2 aus Dänemark eingeführte Sendungen Schweins= leber, sowie eine Sendung von amerikanischem Ochsenfleisch beanstandet werden, weil es mit Vorsäure konserviert war. Eine Probe eines bei einem Schlächter von einem Privatmanne gekauften Fleisches mußte als verdorben bezeichnet werden.

Von den eingelieferten 23 Wurstproben bestanden 17 aus Zervelat= bezw. grober Mettwurst. Einige waren künstlich gefärbt; als Farbstoff war Teerfarbstoff oder Karmin verwendet worden. Diese Beanstandungen fielen sämtlich vor den 1. Oktober 1902; später wurde gefärbte Wurst nicht mehr angetroffen. Gerichtliche Be= strafungen traten in 2 Fällen ein, während in 3 Fällen Freisprechung aus subjektiven Gründen erfolgte. Einige weitere Wurstproben mußten als verdorben beanstandet werden. Eine Hummerprobe war einwandfrei.

### 2. Barmen.

Blutwurst (2), Bratwurst (2), Leberwurst (6), Plock= wurst (6), Zervelatwurst (7), Schwartenmagen (1), Fleisch= wurst (6), Hackfleisch (19), Bratheringe (2), Rotzunge (2).

Eine Bratwurst war mehlhaltig, die Hackfleischproben enthielten zum Teil gesundheitsschädliche Konservierungs= mittel. Die Bratheringe waren verdorben. Die übrigen Proben waren einwandfrei.

### 3. Bochum.

Untersucht wurden 29 Proben gehacktes Fleisch und 249 Wurstproben. Beanstandungsgründe waren bei Fleisch Zusatz von schwefligsaurem Natrium — bis 0,096 % —, bei Wurst Stärkemehlgehalt.

### 4. Breslau.

Während der Berichtszeit wurden insgesamt 58 Proben Fleisch und 110 Proben Wurst eingeliefert; davon gingen ein durch das Kgl. Polizei=Präsidium 56 Proben Fleisch und 105 Proben Wurst.

Die Untersuchung des Fleisches beschränkte sich wie früher im allgemeinen auf das Vorhandensein verbotener Konservierungsmittel. Die Verwendung des schweflig= sauren Natriums hat infolge der Rechtsprechung der Ge= richte in Breslau von Jahr zu Jahr immer mehr ab= genommen.

Unter den durch das Kgl. Polizei=Präsidium ein= gelieferten 56 Fleischproben waren nur 2 Proben, welche wegen Gehaltes an schwefliger Säure (0,165 bezw. 0,092 % $SO_2$) beanstandet werden mußten. Seit dem 1. Oktober hat sich die Kontrolle des Fleisches arbeitsreicher gestaltet, insofern, als jede Probe wenigstens auf die wichtigeren der durch das Fleischbeschaugesetz verbotenen Konservierungs= mittel zu prüfen ist.

In Breslau kommt sogenannte Wellwurst, d. h. zum sofortigen Verbrauch hergestellte Wurst, welche gewohnheits= gemäß große Mengen von Semmel und dergleichen ent= hält, in den Verkehr. Diese Wurst ist in den folgenden Ausführungen nicht in Betracht gezogen. Außerdem kennt man in Breslau Fleischwurst in verschiedenen Sorten, von welchen schon lange gefordert wurde, daß sie lediglich aus Fleischteilen hergestellt werden. Es hatte sich die Unsitte eingebürgert, auch dieser Wurst mehr oder weniger erhebliche Mengen von Stärke oder stärkehaltigen Mate= rialien zuzufügen.

Das Ergebnis einiger Untersuchungen ist in der nachstehenden Tabelle zusammengestellt.

| Bezeichnung der Wurstsorte | Wasser= gehalt % | Trocken= rückstand % | Stärke % | Stärke in der Trocken= substanz % |
|---|---|---|---|---|
| Knoblauchwurst . . . | 67,6 | 32,4 | 1,5 | 4,6 |
| Leberwurst . . . . . | 31,6 | 68,4 | 1,52 | 2,22 |
| Mettwurst . . . . . | 47,8 | 52,2 | 1,46 | 2,80 |
| Leberwurst . . . . . | 49,2 | 50,8 | 2,04 | 4,1 |
| „ . . . . . | 41,9 | 58,1 | 3,4 | 5,9 |
| Mettwurst . . . . . | 54,4 | 45,6 | 5,4 | 11,8 |
| „ . . . . . | 42,95 | 57,05 | 3,32 | 5,82 |
| Fleischwurst . . . . | 39,04 | 60,96 | 4,07 | 6,67 |
| Leberwurst . . . . . | 50,5 | 49,5 | 1,4 | 2,8 |
| Mettwurst . . . . . | 58,7 | 41,3 | 0,75 | 1,83 |
| Leberwurst . . . . . | 44,7 | 55,3 | 2,5 | 4,5 |
| „ . . . . . | 39,1 | 60,9 | 1,8 | 3,0 |
| Wiener Würstchen . . | 56,3 | 43,7 | 1,1 | 2,5 |
| Leberwurst . . . . . | 35,5 | 64,5 | 3,8 | 5,1 |
| Roßfleischwurst . . . . | 69,4 | 30,6 | 2,7 | 8,8 |
| Knoblauchwurst . . . | 76,4 | 23,4 | 2,08 | 8,81 |
| Mettwurst . . . . . | 60,6 | 39,4 | 0,2 | 0,5 |
| „ . . . . . | 29,9 | 70,1 | 2,4 | 3,4 |
| „ . . . . . | 48,2 | 51,8 | 0,9 | 1,7 |
| „ . . . . . | 43,1 | 56,9 | 0,61 | 1,42 |
| „ . . . . . | 53,6 | 46,4 | 2,89 | 5,15 |
| Leberwurst . . . . . | 33,3 | 66,7 | 3,53 | 5,30 |
| Knoblauchwurst . . . | 72,9 | 27,1 | 0,3 | 1,1 |
| „ . . . . . | 66,3 | 33,7 | 1,0 | 3,0 |
| Leberwurst . . . . . | 51,5 | 48,5 | 1,15 | 2,23 |

Zunächst wurden einige der schlimmsten Verfälschungen beanstandet und das Verfahren durch beide Instanzen durchgeführt. Die Urteile fielen in der ersten Zeit ver= schieden aus, da ein Sachverständiger der Fleischerbranche bekundete, daß die Fleischer und Wurstmacher den Stärke= zusatz nicht entbehren könnten. Nachdem aber ein anderer Praktiker als Sachverständiger bekundet hatte, daß er jeden Zusatz von Stärke für eine Verfälschung erklären müsse, hat sich die Gerichtspraxis in diesem Sinne aus= gebildet.

Im Juni 1902 hat das Kammergericht in einem Urteil ausgesprochen, Wurst dürfe nur aus Fleischteilen und Gewürzen bestehen, jeder Zusatz von Stärke sei strafbar.

Von 2 Proben Fischen und 3 Proben Rauchfischen war je 1 zu beanstanden. Außerdem wurden untersucht 1 Karpfen und 2 Heringe.

### 5. Crefeld.

Fleisch (58), Wurst (142). Die Verwendung von Präservesalz hat auch im vorliegenden Berichtsjahre noch nicht aufgehört, jedoch seit dem 1. Oktober 1902 erheblich nachgelassen, so daß ein Verschwinden der schwefligen

Säure als Konservierungsmittel in Aussicht steht. Andere verbotene Konservierungsmittel für Hackfleisch wurden nicht beobachtet.

Amerikanischer Schinken wurde wegen vorgeschrittener Fäulnis beanstandet.

Das vollständige Inkrafttreten des neuen Gesetzes betr. Schlachtvieh= und Fleischbeschau wird im Gebiet des Handels mit ausländischem Fleisch die längst gewünschte einheitliche Regelung und Besserung der gesamten Verhältnisse herbeiführen.

Von 142 Wurstproben wurde eine Anzahl beanstandet; davon eine Probe wegen vorgeschrittener Fäulnis, einige wenige wegen unzulässiger, nicht deklarierter Färbung, die übrigen wegen unzulässigen Mehlgehaltes bis zu 10,2%. Die Beanstandungen auf diesem Gebiete haben sich erheblich vermehrt. Die Bestrafung erfolgte wegen unzulässigen Mehlgehaltes auf Grund der Polizeiverordnung vom 8. August 1896, betr. den Mehlgehalt der Wurstwaren.

### 6. Hannover.

Zur Untersuchung gelangten 124 Proben, und zwar 123 Proben Hackfleisch und 1 Probe Pökelfleisch. Von den Hackfleischproben waren 121 vom Kgl. Polizei=Präsidium, 2 von Privaten eingesandt.

Die Untersuchung des Hackfleisches erstreckte sich auf äußere Beschaffenheit, Geruch, Geschmack und den Nachweis von Konservierungsmitteln, insbesondere auf das Vorhandensein schwefligsaurer Salze. Wie in anderen Städten, hatte sich der Brauch eingebürgert dem Hackfleisch Konservesalze zuzusetzen, um die rote Farbe des Fleisches, welche bei Hackfleisch an der Luft sehr bald in Grau übergeht, länger zu erhalten. Da die hierzu verwendeten schwefligsauren Salze keineswegs als indifferente und harmlose Stoffe anzusehen sind, so hat das Kgl. Polizei=Präsidium seit einigen Jahren regelmäßig Hackfleischproben aufgekauft, um zunächst festzustellen, in welchen Mengen dasselbe in der Praxis Verwendung findet. Bei diesen Proben zeigte sich, daß ein großer Teil der Proben schweflige Säure enthielt, und zwar in Mengen von 0,01—0,4596 g schwefliger Säure, entsprechend 0,04—1,8384 g schwefligsaurem Natrium in 100 g Fleisch.

Vor Erlaß des Bundesratsbeschlusses vom 16. Februar 1902, wonach auf Grund des § 21 des Fleischbeschaugesetzes vom 3. Juni 1900 der Zusatz von schwefligsauren Salzen zu Fleischwaren vom 1. Oktober 1902 ab verboten ist, ist betreffs des Zusatzes folgender Standpunkt eingenommen worden. Hackfleisch, welches gleichmäßig rot und von normalem Geruch und Geschmack war, ist auch bei Gegenwart von schwefligsauren Salzen nicht beanstandet worden, wenn der Gehalt geringer als 0,1 % war. In solchen Fällen wurde angenommen, daß normales frisches Fleisch zur Herstellung des Hackfleisches verwendet und daß der Zusatz nur erfolgt war, um dem Fleische einige Stunden länger das frische gute Aussehen zu erhalten.

Hackfleisch, welches dagegen nur äußerlich rot, innen aber grau und mißfarben war und welches sich an der Luft nicht mehr rötete, wurde beanstandet, weil hier das schwefligsaure Salz als indirektes Färbemittel dienen sollte, um dem minderwertigen Fleisch den Anschein einer besseren Beschaffenheit zu geben. Diese Annahme wurde in einer Gerichtsverhandlung auch direkt bestätigt, indem der Fleischergeselle, welcher das Hackfleisch hergestellt hatte, zugab, daß er Hackfleisch, welches vom vergangenen Tage übrig geblieben war, unter Zusatz von Konservesalz mit frischem Fleisch vermischt habe. Ferner wurden auch solche Proben beanstandet, in denen die zugesetzte Menge an schwefligsauren Salzen so groß war, daß dadurch der Geschmack des Hackfleisches verschlechtert wurde.

Die Beurteilung der Frage, ob durch den Zusatz der schwefligsauren Salze das Hackfleisch gesundheitsschädlich wird, wurde dem medizinischen Sachverständigen überlassen. Nach Rücksprache mit dem zuständigen Kreisarzte wurden vor dem 1. Oktober 1902, entsprechend dem Vorgehen in anderen Städten, nur solche Fälle beanstandet, wo mehr als 0,1 % schwefliger Säure gefunden wurde.

Das Kgl. Polizei=Präsidium hat durch Rundschreiben vom 21. Februar 1902 sämtliche Fleischer auf die Gesundheitsschädlichkeit der schwefligsauren Salze aufmerksam gemacht. Das Zusetzen von Konservierungssalz ist zwar seitdem nicht unterblieben, die Warnung hat jedoch den Erfolg gehabt, daß die Fleischer im allgemeinen vorsichtiger die zuzusetzende Menge des Salzes abwogen. Auch nach dem 1. Oktober 1902 wurde der Zusatz noch nicht vollständig unterlassen, denn in mehreren Proben konnte schweflige Säure nachgewiesen werden, und zwar in Mengen von 0,06—0,21 g in 100 g Hackfleisch.

Borsäure wurde den Fleischern und Wurstfabrikanten nicht immer als solche zur Konservierung empfohlen, sondern sie kam im Handel in Mischungen mit Kochsalz, Zucker, Salpeter unter verschiedener Bezeichnung, wie Konservesalz, Wurstsalz, Schlackwurstsalz, zum Verkauf. Häufig wollten die Fleischer nicht einmal wissen, daß diese Salze Borsäure enthielten. So wurde in einem wegen Borsäure=Zusatzes eingeleiteten Vorverfahren von dem Produzenten behauptet, er habe nie Borsäure, sondern nur Schlackwurstsalz verwendet.

Eine auf Anordnung der Kgl. Staatsanwaltschaft aufgekaufte Probe dieses Schlackwurstsalzes erwies sich jedoch als stark borsäurehaltig, denn es zeigte nachstehende Zusammensetzung: Stärke 0,62%, Kochsalz 25,79%, Borsäure 30,48%, Salpeter 39,15%, Wasser (Differenz) 3,96%.

### 7. Erlangen.

3054 Wurst= und Fleischwaren kamen zur Untersuchung. 2920 von diesen Proben wurden nur einer Vorprüfung unterzogen. Eine Anzahl Wurstwaren wurde wegen Brot= oder Mehlzusatzes beanstandet.

41 Fischkonserven mußten zum größten Teil beanstandet werden.

### 8. Fürth.

31 Wurstwaren wurden geprüft und gut befunden.

### 9. München.

Wurst= und Fleischwaren (1917), Fleischextrakte (6). Bei Wurst und Fleisch erfolgten einige Beanstandungen wegen Farbstoffzusatzes bezw. Verdorbenseins. Mehlzusatz wurde häufiger beobachtet; jedoch war der Prozentsatz von Verfälschungen kein hoher. Die Fleischextrakte waren von guter Beschaffenheit.

### 10. Nürnberg.

Bei der durch den städtischen Bezirkstierarzt ausgeführten Ueberwachung des Verkehrs mit Fleisch= und Wurstwaren wurden 775 Proben besichtigt und davon der städtischen Untersuchungsanstalt zur weiteren Prüfung überwiesen: Hackfleischproben (8), Dauerwurstproben (7), ferner 1 Frankfurter Leberwurst und 1 gewöhnliche Fleischwurst.

Außerdem waren zu untersuchen: im Auftrage der Kgl. Staatsanwaltschaft 1 Dauerwurst und infolge einer Anzeige bei der städtischen Untersuchungsanstalt 1 Rindfleischprobe.

Anläßlich der Nachschau in Spezereiläden wurden angekauft: 5 Dauerwürste und 1 Probe Frankfurter Bratwürste.

Das städtische Krankenhaus übersandte: 3 Proben Lachsschinken, 1 Probe rohen Schinken, 1 Probe Rippchen und 2 Proben Dauerwürste.

Private übergaben 2 Proben gekochten Schinken.

Es betrug demnach die Zahl der im Auftrage von Staatsanwalt, Magistrat und Privaten untersuchten Proben Fleischwaren 16, Wurstwaren 18.

Die Fleischwaren erwiesen sich als einwandfrei, während einige Wurstsorten teils wegen künstlicher Färbung, teils wegen Mehl= oder Borsäuregehaltes beanstandet wurden.

Eine Verwendung von schwefligsaurem Natrium zum Konservieren des Hackfleisches konnte, wie schon seit einer Reihe von Jahren, so auch im Berichtsjahre nicht festgestellt werden. Dies darf wohl als Beweis dafür gelten, daß die Fleischer dieses Konservierungsmittel entbehren können.

Bei einem zur Untersuchung gelangten Fleisch bestand der Verdacht, daß es Pferdefleisch sei. Das daraus abgeschiedene Fett besaß die dem Rindsfett zukommende Jodzahl 49,6.

### 11. Speyer.

435 bei der ambulanten Tätigkeit entnommene und ferner 131 weitere Wurstproben gelangten zur Prüfung. Beanstandung erfolgte wegen Verdorbenseins, künstlicher Färbung oder Verwendung von Bindemitteln. Die weitaus meisten Proben waren von guter Beschaffenheit.

### 12. Würzburg.

1204 Wurstwaren wurden untersucht. Beanstandung erfolgte bei einer Anzahl von Proben wegen Stärkemehlzusatzes, bei anderen wegen Verdorbenseins. 1 Fleischprobe mußte beanstandet werden.

### 13. Chemnitz. Laboratorium Dr. Trübsbach.

Amtshauptmannschaft Annaberg. Fleischwaren (237), Wurstwaren (269), Fleischextrakt (8), Fischwaren (7). Die beobachteten Verfälschungen bezogen sich im wesentlichen auf den Zusatz von Präservesalz zum Hackfleisch. Im allgemeinen wurde der Zusatz von schwefligsauren Salzen zu gehacktem Rindfleische häufiger festgestellt als zu Schweinefleisch. Andere verbotene Konservierungsmittel konnten nicht nachgewiesen werden. Anfänglich stellte die Staatsanwaltschaft Chemnitz bei Verfälschungen mit Präservesalz das Verfahren ein, so z. B. in einem Massenprozeß gegen 12 Fleischer in Annaberg, weil den betreffenden Fleischern geglaubt wurde, daß sie nichts von der Gesundheitsschädlichkeit des Präservesalzes gewußt hätten (§ 12 d. G. v. 14. Mai 1879). Mit der Zeit hat die Staatsanwaltschaft jedoch ihre Ansicht geändert und in späteren Fällen stets Anklage erhoben. Es erfolgte stets gerichtliche Verurteilung. Allerdings handelte es sich hier um Wiederholungsfälle, da bei der ersten Zuwiderhandlung polizeiliche Bestrafung stattfand.

In einigen Proben von Hackfleisch wurde Salpeter und Zucker nachgewiesen. Der Zusatz war ebenfalls in der Absicht erfolgt, dem Fleische die rote Färbung zu erhalten. Die Anklagebehörde erblickte jedoch in diesem Zusatze keine Verfälschung.

Seit dem gesetzlichen Verbote der Verwendung schwefliger Säure ist Präservesalz nicht mehr beobachtet worden.

Beanstandungen von Wurstwaren waren durch Vorsäurezusatz oder durch den verschimmelten Zustand der Ware begründet. Die Staatsanwaltschaft zeigte sich ablehnend in der Beurteilung der Frage, ob der Zusatz von Vorsäure eine Verfälschung sei oder nicht. Neuerdings ist Vorsäure nur noch in einigen von Braunschweig bezogenen Zervelatwürsten nachgewiesen worden. Ueber das Ergebnis des eingeleiteten Verfahrens ist bis jetzt nichts bekannt. Eine Färbung der Würste und Zusatz von Stärkemehl wurde in keinem Falle beobachtet. Allerdings hatte die Kgl. Amtshauptmannschaft bei den Fleischerinnungen des Bezirkes angefragt, ob der Stärkemehl-Zusatz landesüblich wäre, was durchgehend verneint wurde. Daraufhin wurde in einer Bekanntmachung auf das Unzulässige eines derartigen Zusatzes aufmerksam gemacht.

Die untersuchten Fleischextraktproben und Fischwaren waren einwandfrei.

Amtshauptmannschaft Marienberg. Fleisch und Fleischwaren (81), Wurstwaren (153), Fleischextrakt (6), Fischwaren (1).

Die Beanstandungen bezogen sich bei Fleischwaren auf den Zusatz von Präservesalzen, Zucker oder Salpeter, bei Wurstwaren auf den Zusatz von Vorsäure oder Schimmelbildung.

### 14. Dresden. Kgl. Zentralstelle.

Amtshauptmannschaft Döbeln. Von Fleisch und Wurstwaren wurde nur 1 Probe untersucht, die sich als einwandfrei erwies.

Amtshauptmannschaft Dresden-A. Fleisch und Wurstwaren (87). Bei Hackfleisch wurde in einer Reihe von Fällen Präservesalz gefunden.

Amtshauptmannschaft Dresden-N. Die Kontrolle wurde nicht nur in den Fleischerläden, sondern auch bei Gastwirten, die selbst schlachteten, ausgeübt. Es wurden 238 Proben entnommen, und zwar 111 Hackfleisch- und 126 Wurstproben. Die Untersuchung der Hackfleischproben erstreckte sich hauptsächlich auf den Zusatz von Konservierungsmitteln. Es mußten mehrere Proben beanstandet werden, weil sie mit schwefliger Säure (Präservesalz) versetzt waren. Die entnommenen Wurstproben erwiesen sich mit Ausnahme einer einzigen, der Mehl zugesetzt war, als frei von Konservierungssalzen und anderen Zusätzen. Außerdem mußte eine verdorbene Schinkenprobe beanstandet werden.

Außerdem in der Stadt Radeberg: Hackfleisch (31) und Wurstproben (25). Die Hackfleischproben wurden auf Präservesalze, namentlich schwefligsaures Natrium untersucht. Die Zahl der nicht einwandfreien Proben war verhältnismäßig hoch, 2 Wurstproben enthielten Kartoffelmehl.

### 15. Dresden. Städt. Untersuchungsamt.

Es wurden untersucht: Fleisch (43), Gänseklein (1), Büchsenfleisch (1), Pökelzunge (5), Schöpsragout (1), Schweineleber (3), Wiegebraten (1), Wurst (56), Zunge (2), Fische (5). Die Ueberwachung des Hackfleisches auf gesundheitsschädliche Konservierungsmittel wurde auch im Berichtsjahre fortgesetzt, jedoch konnte bereits durch die von Beamten an Ort und Stelle ausgeführte Vorprüfung mit verdünnter Schwefelsäure festgestellt werden, daß der Gebrauch des Präservesalzes so gut wie vollständig aufgegeben war. Nur einzelne der eingelieferten 43 Proben enthielten schwefligsaures Natrium.

Das Untersuchungsamt konnte sich nach dem Inkrafttreten des Verbotes von Konservierungsmitteln auf die Feststellung beschränken, ob die in der Bekanntmachung des Bundesrates als unzulässig bezeichneten Stoffe zugegen waren.

Hinsichtlich des chemischen Nachweises und der quantitativen Bestimmung der schwefligen Säure ist schon früher darauf hingewiesen, daß der während der Destillation durchgeleitete Kohlensäurestrom durch Waschen mit Kupfersulfatlösung sorgfältig von Schwefelwasserstoff befreit werden muß. Außerdem ist aber auch für die peinliche Fernhaltung der dem Leuchtgase entstammenden Schwefelsäure Sorge zu tragen.

Vorsäure wurde nur vereinzelt in amerikanischen Pökelzungen in Mengen von 0,03 und 0,5 % nachgewiesen, jedoch wurde von einer Beanstandung abgesehen, weil der Verkauf vor dem Inkrafttreten des Vorsäureverbotes stattgefunden hatte. Hingegen zeigten sich alle nach dem 1. Oktober untersuchten Fleischkonserven ausländischen Ursprungs, nämlich drei in Büchsen befindliche Proben Cornedbeef, Ochsenzunge und Lammzunge, ferner 3 amerikanische Schweinelebern und 2 gepökelte Rinderzungen als vorsäurefrei.

Geräucherter Kabeljau enthielt 6,52 % Gräten und 93,48 % Fischfleisch nebst Haut und kostete 90 Pf. pro 1 kg. Für die Zusammensetzung des Fleisches und der Haut wurden folgende Werte ermittelt: Wasser 70,14 %, Fett 0,36 %, Mineralstoffe 4,03 %, Stickstoffsubstanzen 25,47 %, Summe der Nährwerteinheiten 1284.

In 1 kg des ursprünglichen Fisches mit Gräten sind demnach 1200 Nährwerteinheiten enthalten, d. h. für 1 ℳ erhält man 1334 Nährwerteinheiten, eine Menge, welche diesen Fisch als ein durchaus preiswertes Nahrungsmittel erscheinen läßt.

Zur Untersuchung gelangten 56 Wurstproben. Künstliche Färbung der Fleischwürste konnte nur in einem Falle beobachtet werden, ein Beweis, daß diese Unsitte schon vor dem allgemeinen Verbot in Dresden aufgegeben war. Hingegen mußte eine Leberwurst, welche nach dem 1. Oktober von einer Delikatessenhandlung eingereicht wurde, wegen Färbung mit einem gelben Teerfarbstoff beanstandet werden. Außerdem ließ sich in einem Falle nachweisen, daß die Umhüllungen von Frankfurter Würstchen gefärbt worden waren.

Der Zusatz von Mehl und Semmel zu Würsten ist ebenfalls in erfreulichem Rückgange begriffen, und nur eine geringe Zahl derartig verfälschter Proben, die meist den Schankzelten der Vogelwiese entstammten, gelangte zur Beanstandung.

Der von Konsumenten geäußerte Verdacht auf Verdorbenheit bezw. Gesundheitsschädlichkeit der gekauften Wurstwaren konnte bei 3 Proben als unbegründet nachgewiesen werden. In einigen weiteren Fällen fand der Verdacht dagegen Bestätigung.

Wegen hochgradiger Verdorbenheit mußte ein Gänseklein beanstandet werden. Hingegen konnten in mehreren anderen Fällen, so bei einem Ragout, einer Probe Appetitsild, einer Lachskonserve und ferner 2 Steinbutten, welche angeblich nach Karbolsäure riechen sollten, die Beschwerden der einliefernden Privatpersonen nicht als berechtigt anerkannt werden.

Von den sonstigen Untersuchungsobjekten seien die nachfolgenden, welche ein gewisses Interesse darbieten, erwähnt:

Straßburger Zunge. Diese war dem probenehmenden Beamten wegen ihrer intensiv karmoisinroten Färbung aufgefallen und daher dem Untersuchungsamte eingeliefert worden. Hier stellte sich heraus, daß keinerlei Konservierungsmittel zugegen waren und daß der Fleischer einfach die mit Speck umwickelte Zunge in einen mit Cochenille gefärbten Rinderdarm gefüllt hatte. Von einer Beanstandung dieser Außenfärbung konnte Abstand genommen werden.

Pferdefleisch. Eine Speisewirtin hatte von einem Fleischer Rindfleisch gekauft, nachher aber Verdacht geschöpft und bei der Wohlfahrtspolizei Beschwerde erhoben. Die chemische Untersuchung des eingelieferten Fleischstückes, welches die derben Muskelfasern und die bekannte braunrote Farbe des Pferdefleisches besaß, ergab eine Jodzahl des extrahierten Fettes von 96,4 und außerdem das Vorhandensein erheblicher Mengen von Glykogen (0,93 %). Das Schöffengericht verurteilte den Fleischer, welcher die Unterschiebung eingestand, wegen Betrugs zu 1 Woche Gefängnis.

## 16. Dresden. Laboratorium Dr. Filsinger.

Amtshauptmannschaft Meißen. Fleisch und Fleischwaren (108), Wurstwaren (154). Die verhältnismäßig geringe Anzahl der Beanstandungen bezog sich auf einen Gehalt von Konservierungsmitteln in gehacktem Fleische. Von 154 Wurstwaren wurden 3 wegen Mehlgehaltes und künstlicher Färbung beanstandet.

## 17. Dresden. Laboratorium Dr. Heselmann.

Amtshauptmannschaft Bautzen. Rindshackfleisch (99), sonstiges Fleisch (1), Leber- und Weißwurst (162), Blutwurst (64), Mettwurst (40), Brühwürstchen (61), Knoblauchwurst (67), sonstige Wurst (13). Präservesalz wurde in Hackfleisch mehrfach nachgewiesen, und zwar in Mengen von 0,045 bis 0,642 %. Dieser Zusatz wurde beanstandet.

In den Landgemeinden war Hackfleisch nur in wenigen Fleischereien anzutreffen; Roßhackfleisch, und zwar nicht präserviertes, wurde nur in einer Verkaufsstelle vorgefunden.

Auffällig war die auch in anderen Bezirken gemachte Beobachtung, daß die mit Siebgatter versehenen Fleischwölfe, bei denen das Fleisch in wurmartigen Massen aus der Maschine tritt, ein Hackfleisch liefern, das seine frischrote Farbe länger behält, als das mit alten Maschinen zerkleinerte Fleisch, welches feste Fleischmassen darstellt, die dann mit der Hand zu brotförmigen Massen zusammengehäuft werden. Bei diesen festen Fleischmassen tritt die Mißfärbung meist zuerst im Innern ein, und dürfte diese auf anaerobe Bakterien zurückzuführen sein. Daß ausgesuchtes Muskelfleisch sich ohne Zusatz von Präservesalz verhältnismäßig gut in der Farbe hält, ist den Fleischern nicht unbekannt. Die Fleischer halten aber die der Haltbarkeit des Hackfleisches schädliche Mitverarbeitung von Hals- und Schulterteilen und wohl auch von fettigen Abgängen sonstiger Art für nötig, um billiges Hackfleisch liefern zu können.

Vorsäure wurde in den Landgemeinden nur einmal bei Mettwurst vorgefunden.

Besondere Beachtung wurde dem noch sehr verbreiteten Mehlzusatz zur Wurst geschenkt; dieser ist besonders oft bei Brühwürstchen und Knoblauchwurst anzutreffen.

Jeder Zusatz von Stärkemehl, Semmel und dergleichen zu Wurst ist als eine Fälschung im Sinne des Nahrungsmittelgesetzes anzusehen, sofern nicht der Käufer über diesen Zusatz aufgeklärt wird. Der Stärkemehlzusatz geschieht angeblich nur deshalb, um die fehlende Bindekraft des Wurstfüllsels zu ersetzen. Ein Stärkemehlzusatz ist aber technisch völlig zu entbehren, da nicht bindiges Fleisch durch Salzen — 1 bis 3 Tage vor der Wurstbereitung — unter allen Umständen ein bindendes Wurstfüllsel liefert. Zur Herstellung von Knoblauchwurst und Brühwürstchen eignet sich nur ausgeputztes mageres Fleisch, insbesondere von Bullen. Kuhfleisch, fettes oder wässeriges Fleisch liefern kein bindiges Wurstfüllsel. Mit Hilfe von Stärkemehl, das beim Kochen einen bindenden Kleister liefert, gelingt es jedoch, auch ein von vornherein ungeeignetes Fleisch zu verarbeiten, größere Fettstücke der Wurst einzuverleiben und derselben trotz Wasserzusatzes ein pralles Aussehen zu verleihen, das den Käufer über die wirkliche Beschaffenheit der Ware täuscht. Stärkemehl und Stärkekleister sind dem Fleische fremde und diesem gegenüber minderwertige Stoffe. Ihr Zusatz bedeutet auch insofern eine Verschlechterung des Fleisches, als die verkleisterten Würste leicht säuern und die entstehende Milchsäuregärung auf das Fleisch übertragen.

In allen gerichtlich verfolgten Fällen wurden Geldstrafen von 3—15 ℳ verhängt.

Der Einwand mancher Fleischer, daß die mit Stärke versetzten Würste zum unmittelbaren Verbrauch am Tage der Herstellung bestimmt seien, wird durch die Beobachtung nicht bestätigt, da 6—7 Tage alte, bereits verschimmelte Würste wiederholt in den Verkaufsstellen noch aushingen. Die Fleischer erklärten daraufhin, daß diese Würste nicht zum Verkaufe, sondern zum Verschenken bestimmt seien.

Amtshauptmannschaft Dresden-A. Rindshackfleisch (109), sonstiges Fleisch (2), Leberwurst (84), Blutwurst (6), Mettwurst (8), Brühwürstchen (23), Knoblauchwurst (60), sonstige Wurst (19). In einer Anzahl Hackfleischproben wurde 0,023—0,325 % Präservesalz nachgewiesen. Nur vereinzelte Beanstandungen entfielen auf die Zeit nach dem Inkrafttreten der Bekanntmachung vom 18. Februar 1902. Bei einem Fleischer wurde Präservesalz bei der 4 Monate nach der ersten Revision erfolgten zweiten Revision wieder vorgefunden. Da die große Mehrzahl dieser Vergehen durch die Gemeindebehörden durch Verwarnungen oder Verhängung von Geldstrafen erledigt wurden, so gelangten nur 3 Fälle zur gerichtlichen Entscheidung. Das Schöffengericht zu Döhlen verurteilte 2 Fleischer zu je 10 ℳ, das Schöffengericht zu Dresden 1 Fleischer zu 3 ℳ Geldstrafe. Bei den verschiedenen Ansichten der medizinischen Sachverständigen, hinsichtlich der Gesundheitsschädlichkeit des in geringer Menge zugesetzten Präservesalzes, erfolgte die Verurteilung auf Grund des § 10, 1 u. 2 des Nahrungsmittelgesetzes.

Bei Wurstwaren wurde häufig Stärkemehlzusatz nachgewiesen.

Amtshauptmannschaft Großenhain. Rindshackfleisch (105), sonstiges Fleisch (3), Leber- und Weißwurst (94), Blutwurst (43), Mettwurst (33), Brühwürstchen (36), Knoblauchwurst (41), sonstige Wurst (12). Vor dem Inkrafttreten der Bekanntmachung des Bundesrates vom 18. Februar 1902 wurde Präservesalz in verschiedenen Hackfleischproben gefunden; nach dem 1. Oktober wurde es nur noch einmal angetroffen. In einer Anzahl von Wurstproben wurde Mehlzusatz nachgewiesen und beanstandet. Bei Blut- und Leberwurst bestand der Zusatz aus Weizenmehl, bei anderen Würsten aus Kartoffelmehl.

Amtshauptmannschaft Kamenz. Rindshackfleisch (85), Leber- und Weißwurst (48), Blutwurst (26), Mettwurst (4), Brühwürstchen (19), Knoblauchwurst (57) und sonstige Wurst (5). Bei Hackfleisch wurde der Zusatz von Präservesalz, bei Wurstwaren Stärkezusatz beanstandet. Borsäure wurde nicht nachgewiesen. Alle Proben Leberwurst, Weißwurst, Mettwurst und sonstige Wurst waren einwandfrei.

### 18. Dresden. Laboratorium Dr. Schmidt.

Amtshauptmannschaft Dippoldiswalde. Fleisch und Fleischwaren (50), Wurstwaren (67). Untersucht wurden 50 Hackfleischproben. Beanstandungen erfolgten wegen Gehaltes an schwefliger Säure. Andere Konservierungsmittel konnten nicht nachgewiesen werden. Die Fleischer, welche schwefligsaures Natrium nicht benutzten, hatten vielfach unter der Konkurrenz derjenigen zu leiden, welche weniger gewissenhaft waren, da sich das Publikum durch die stark rote Farbe bestechen ließ. Daher war es mit Freuden zu begrüßen, daß durch die Bekanntmachung vom 18. Februar 1902 die Verwendung von schwefliger Säure, Borsäure und einigen anderen Konservierungsmitteln bei Fleisch und Fleischwaren ausdrücklich verboten wurde, da dadurch die über die Konservierung von Fleisch und Fleischwaren bestehende Rechtsunsicherheit beseitigt worden ist. Interessant war die Beobachtung, daß viele Fleischer mit geringem Hackfleischkonsum sich sehr bald kleine Fleischhackmaschinen anschafften und mit ihnen das Zerkleinern des Fleisches vor den Augen des Publikums ausführten.

Ueber Art und Zahl der untersuchten Wurstproben gibt nachstehende Zusammenstellung Aufschluß: Zwiebel-, Leber-, Sardellen-, Knoblauchwurst (41), Blutwurst (6), Zervelat-, Salami- und Mettwurst (8), Appetits-, Brüh- und altdeutsche Würstchen (12), zusammen 67 Proben.

Es war nur eine Beanstandung wegen Stärkegehaltes erforderlich. Die Verhältnisse im Verkehr mit Wurstwaren müssen als befriedigende bezeichnet werden. Nichtsdestoweniger wäre es erwünscht, wenn über den Mehl- und Semmelzusatz einheitliche Bestimmungen erlassen würden, da die Auffassung der Sachverständigen und Gerichte in dieser Beziehung eine verschiedene ist.

Amtshauptmannschaft Pirna. Untersucht wurden: 227 Hackfleisch-, 4 Leberproben, 2 Oelsardinen, 1 Hühnersuppenkonserve, zusammen 234 Proben.

Beanstandungen von Fleischwaren erfolgten zuweilen wegen eines Gehaltes an schwefliger Säure und Borsäure. Andere Konservierungsmittel konnten nicht nachgewiesen werden. In sonstiger Beziehung bot keine Probe Anlaß zu irgendwelchen Bedenken.

Ferner wurden 133 Wurstproben untersucht. Diese verteilten sich so: Zwiebel-, Leber-, Sardellen-, Knoblauchwurst (61), Blutwurst (6), Zervelat-, Salami- und Mettwurst (39), Appetits-, Brüh- und altdeutsche Würstchen (27). Zwei Beanstandungen erfolgten infolge Verdorbenseins. Künstlich gefärbte Wurst wurde einige Male angetroffen; die Färbung war jedoch deklariert und die sonstige Beschaffenheit gab zu Bedenken keinen Anlaß. Im großen und ganzen müssen die Verhältnisse bezüglich der Wurstwaren als befriedigende bezeichnet werden.

### 19. Dresden. Laboratorium R. Weber.

Amtshauptmannschaft Rochlitz. Fleisch und Wurstwaren (368). Die Prüfung erstreckte sich auf das Vorhandensein von Fäulnis, Konservierungsmitteln, Getreidemehl und künstlicher Färbung.

Hackfleisch wurde teilweise noch immer mit schwefligsaurem Natrium versetzt, wenngleich sich infolge der Nahrungsmittelkontrolle die Verhältnisse wesentlich gebessert hatten. Neuerdings wurde bei einem Fleischer ein anderes Konservierungsmittel gefunden, welches die rote Farbe des Fleisches konserviert. Die Untersuchung ergab als Hauptbestandteile Kochsalz, salpetersaures Natrium und Zucker. Vom Standpunkte des Nahrungsmittelchemikers konnte gegen dieses Konservierungsmittel nicht eingeschritten werden, da die Verwendung der genannten Bestandteile nicht verboten ist. Es könnte höchstens die Menge der verwendeten Stoffe als gesundheitsschädlich bezeichnet werden.

Wurst wurde noch zuweilen mit Mehl oder Semmel versetzt, auch gefärbte Wurstwaren kamen zur Untersuchung, doch war auch hier eine Abnahme der Verfälschungen zu beobachten.

Amtshauptmannschaft Schwarzenberg. Fleisch und Wurstwaren (107). Hackfleisch war öfter mit schwefligsaurem Natrium versetzt. Die entnommenen Wurstproben enthielten zuweilen einen Zusatz von Mehl oder Semmel.

### 20. Freiberg. Laboratorium Dr. Raßmann.

Amtshauptmannschaft Freiberg. 49 Fleisch- und 24 Wurstwaren wurden im Jahre 1902 untersucht. Hackfleisch wurde auf Konservierungsmittel, Färbemittel und hauptsächlich auf die Anwesenheit schwefligsaurer Salze geprüft.

Wurstwaren wurden der Prüfung auf Konservierungsmittel, besonders auf Borsäure-Verbindungen, Färbung mit Anilin u. s. w. und Mehlzusatz unterzogen. Nachdem die hiesige Fleischerinnung ein Gutachten abgegeben, daß Mehlzusatz hierselbst nicht ortsüblich sei, wurden derartige Zusätze beanstandet. Die Zahl der Beanstandungen war nicht hoch.

### 21. Leipzig. Kgl. Untersuchungsanstalt.

Stadt Leipzig. 2585 Proben Hack- und Schabefleisch sowie 245 Wurstwaren wurden geprüft. Von diesen Proben wurden 101 Fleisch- und 245 Wurstproben im hygienischen Institut untersucht. Beanstandet wurden verhältnismäßig wenig Fleischproben. Eine Anzahl Wurstproben mußte jedoch beanstandet werden. 5 Heringe waren einwandfrei.

Amtshauptmannschaft Leipzig und Grimma. Fleisch- (315) und Wurstwaren (665). Die Reinlichkeit im Verkehr mit Fleisch gab namentlich an den größeren Plätzen, wo die Verkaufsräume zum Teil recht elegant ausgestattet waren, zu Ausstellungen keinen Anlaß. Auch in den kleinen Orten fand sich allgemein das Bestreben ausgeprägt, den Käufer durch saubere Verkaufsstellen zu gewinnen.

Schwefligsaures Natrium wurde bei Fleischwaren zuweilen als konservierender Zusatz angetroffen. Die Würste waren zu einem geringen Prozentsatz mit Teerfarbstoff oder Karmin gefärbt.

5 Fischkonserven, und zwar 2 Salzheringe, 1 geräucherter Hering und 2 Proben Sprotten blieben unbeanstandet.

### 22. Leipzig. Laboratorium Dr. Elsner.

Amtshauptmannschaft Schwarzenberg. Fleisch und Fleischwaren (35), Wurstwaren (100). Fleisch kam im allgemeinen nach Einführung der amtlichen Fleischbeschau nur in vorzüglicher Qualität in den Handel. Es konnte sich also nur darum handeln, Hackfleisch auf Zusatz von Konservierungsmitteln zu untersuchen. Auf dem Lande wird Hackfleisch überhaupt nicht vorrätig gehalten, in den Städten aber sind Ermittelungen nach dieser Richtung hin schon früher ausgeführt worden. Das diesjährige Ergebnis ist insofern ein befriedigendes, als von 27 untersuchten Fleischproben nur vereinzelte sich als konservesalzhaltig erwiesen. Auch die Würste waren im allgemeinen als gut zu bezeichnen, da von den untersuchten Proben nur ein geringer Prozentsatz sich als ungenießbar herausstellte.

### 23. Leipzig. Laboratorium Dr. Kallir.

Amtshauptmannschaft Chemnitz. Im 4. Vierteljahr 1901 wurden 130 Fleisch- und Fleischwarenproben und 94 Wurstwaren, im 1. Vierteljahr 1902 108 Fleisch- und 156 Wurstwaren untersucht.

Zur Untersuchung gelangten von Fleischwaren ausschließlich Hackfleischproben. Zu Beginn der Kontrolle wurde der Zusatz von Präservesalz noch häufig beobachtet, der aber nach und nach verschwand. Einigemal fand sich Borsäure in Leberwürsten. Der Zusatz war nicht durch Fleischer erfolgt, sondern diese hatten unwissentlich mit Borsäure konservierte Lebern verarbeitet. Der Zusatz von Mehl wurde zumeist als ortsüblich bezeichnet.

### 24. Leipzig. Laboratorium Dr. Prager.

Amtshauptmannschaft Flöha. Fleisch und Fleischwaren (195), und zwar 112 aus der Kgl. Amtshauptmannschaft und 83 aus den Städten mit revidierter Städteordnung.

Es gelangte nur gehacktes Fleisch zur Untersuchung. Die Beanstandungen bezogen sich ausschließlich auf den Gehalt an schwefliger Säure, und zwar ohne Rücksicht auf die Menge des zugesetzten sogenannten Präservesalzes. Die Gerichte schlossen sich auch meist der Ansicht an, daß durch den Zusatz von Präservesalz dem Hackfleisch der Schein einer besseren Beschaffenheit gegeben werde.

An Wurstwaren wurden 209 Proben untersucht. Die Beanstandungen bezogen sich zum Teil auf den Zusatz von Borsäure, zum Teil auf Zusatz von Mehl oder geriebenem Brot.

Amtshauptmannschaft Oschatz. Es gelangten 37 Proben Fleisch und Fleischwaren und 57 Wurstwaren zur Untersuchung.

Die Beanstandungen bezogen sich bei den Fleischwaren ausschließlich auf den Gehalt an schwefliger Säure, und zwar ohne Rücksicht auf die Menge des zugesetzten sogenannten Präservesalzes. Die Beanstandungen der Wurstproben betrafen zum Teil den Zusatz von Borsäure, zum Teil Zusatz von Mehl oder geriebenem Brot.

### 25. Leipzig. Laboratorium Dr. Röhrig.

Amtshauptmannschaft Borna. Fleisch und Fleischwaren (58), Wurstwaren (100). Die erfolgten Beanstandungen betrafen in der Hauptsache die Verwendung von Konservesalz zu Hackfleisch und Unsauberkeit im Fleischereibetriebe. Die eingeleiteten Verfahren endeten stets mit Verurteilung.

Es ist mehrfach beobachtet worden, daß Leberwurst mit Semmel versetzt wurde, und zwar in Mengen, die über etwa zu erlaubende Grenzen hinausgingen, in einem Falle wurde auch Borsäure nachgewiesen, die aus amerikanischer konservierter Leber stammte. Verdorbene Ware wurde in allen Fällen sofort beseitigt.

Amtshauptmannschaft Döbeln. Untersucht wurden: Fleisch und Fleischwaren (123), Wurstwaren (112) und Fische 4. Hackfleisch enthielt zuweilen Konservesalze, Wurstwaren waren mehrfach mit unerlaubten Semmelmengen versetzt. Ein eingesandter Karpfen enthielt Zink.

### 26. Merane. Laboratorium Dr. Scheitz.

Amtshauptmannschaft Glauchau. Fleisch und Fleischwaren (100), Wurstwaren (175). Es wurde auf den Gehalt an Konservierungsmitteln, Borsäure und schwefligsauren Salzen, bei Wurstwaren außerdem auf den Zusatz von stärkemehlhaltigen Stoffen geprüft.

Schweflige Säure wurde in einer großen Zahl der Hackfleischproben, Mehl oder Borsäure in einer Anzahl Würste festgestellt und beanstandet.

### 27. Plauen. Laboratorium Dr. Forster.

Amtshauptmannschaft Auerbach. Vom 1. Oktober bis 31. Dezember 1901 kamen 39, im Jahre 1902 95 Proben Fleisch und Fleischwaren sowie 173 bezw. 628 Wurstwaren und 283 Fischwaren zur Untersuchung.

Die nachstehenden Angaben sind gleichzeitig für die Verhältnisse in den Amtshauptmannschaften Oelsnitz und Plauen maßgebend. Ein Teil der Fleischwaren wurde bereits bei der Probentnahme als verdorben erkannt und mit Zustimmung des betreffenden Verkäufers außer Verkehr gesetzt. Es waren dies in der Hauptsache verschimmelte Speisenreste in Gastwirtschaften. Ein anderer Teil der beanstandeten Fleischwaren bestand aus Hackfleisch, das mit schwefliger Säure konserviert war.

In den Gemeinden des Dienstbezirkes wurde anfangs häufig derartig konserviertes Fleisch angetroffen. Es erfolgten stets Anzeigen, infolgedessen ist in letzter Zeit im gesamten Bezirke die Benutzung der schwefligen Säure zur Konservierung von Hackfleisch anscheinend aufgegeben worden. Das Hackfleisch wird jetzt nicht mehr mit einem Male für den ganzen Tag bereitet, sondern vor den Hauptkonsumzeiten frisch hergestellt. Verdorbenes Hackfleisch wurde niemals angetroffen.

Diejenigen Fleischer, die ein schwefligsäurehaltiges Konservierungsmittel dem Hackfleisch zugesetzt hatten, wurden wegen Vergehens gegen § 10, 1, bezw. 2 des Gesetzes vom 14. Mai 1879 angeklagt, nicht auf Grund von § 12 (Gesundheitsschädigung) desselben Gesetzes. Bei den Verhandlungen vor dem Landgerichte waren außer dem Berichterstatter noch der Kgl. Bezirksarzt und ein Fleischermeister als Sachverständige tätig.

In der Regel stellten die Angeklagten in Abrede, gewußt zu haben, daß vor der Verwendung des betreffenden Konservierungsmittels amtlich gewarnt worden war. In einigen Fällen behaupteten die Angeklagten, ein Konservesalz benutzt zu haben, daß frei von schwefliger Säure gewesen wäre und nur aus Salpeter bestanden hätte. Durch die chemische Analyse wurde jedoch die Abwesenheit von Salpetersäure und die Anwesenheit von schwefliger Säure festgestellt.

Die Gerichte sprachen in allen Fällen bis auf einen Verurteilung aus. In mehreren Fällen erfolgte zugleich eine Veröffentlichung des Urteils. Eine Freisprechung erfolgte aus Mangel an subjektiver Schuld.

In den Entscheidungsgründen wurde übereinstimmend ausgeführt, daß die Angeklagten: 1. zum Zwecke der Täuschung im Handel und Verkehr ein Nahrungsmittel verfälscht und 2. ein so verfälschtes Nahrungsmittel unter Verschweigung dieses Umstandes wissentlich verkauft haben.

Die unter 1 und 2 bezeichneten Handlungen ständen in so engem zeitlichen Zusammenhange, daß der durch längere Zeit auf Grund eines Entschlusses fortgesetzte Verkauf des verfälschten Fleisches als eine einzige Handlung aufzufassen sei. Die Täuschung wurde darin gefunden, daß das Fleisch zu einer Zeit, zu welcher es die rote Farbe — das Zeichen der natürlichen Frische — nicht mehr haben konnte, zufolge des Zusatzes des Konservierungsmittels diese noch zeigte, die Verfälschung darin, daß schweflige Säure gesundheitsschädlich wirken könne und ein damit versetztes Fleisch verschlechtert sei.

Die übrigen Beanstandungen von Fleisch gründeten sich auf die Anwesenheit von Borsäure. Die betreffenden Fleischer wurden verwarnt, aber weder angeklagt noch bestraft. So ist es gelungen, im ganzen Dienstbezirke die Verwendung der Borsäure als Konservierungsmittel von Fleisch bereits vor dem Inkrafttreten des Borsäureverbots zu unterdrücken.

Von Fleischwaren kamen ausschließlich Leber und gepökelter Schinken zur Untersuchung.

Wurst wurde beanstandet wegen Verdorbenseins, wegen künstlicher nicht deklarierter Färbung mit Teerfarbstoffen und wegen Borsäuregehaltes.

Proben von in Speisegewölben vorgefundenen verschimmelten Würsten wurden von den betreffenden Geschäftsinhabern in Gegenwart des Berichterstatters vernichtet. Da diese verdorbenen Nahrungsmittel angeblich nicht mehr zum Verkauf bestimmt waren, wurde von der Erstattung einer Anzeige abgesehen.

In einem Falle wurde auf Anzeige eines Käufers der Lieferant einer mit Maden durchsetzten Wurst, die vom Bezirksarzte als gesundheitsschädlich bezeichnet wurde, nach § 11 des Gesetzes vom 14. Mai 1879 mit 60 M. bestraft.

Wegen künstlicher, nicht deklarierter Färbung von Zervelat- und ähnlichen Würsten ist wiederholt Anklage erhoben worden. In einem Falle erfolgte aus subjektiven Gründen Freisprechung; in einem anderen Falle wurde Fahrlässigkeit angenommen und zu 6 M. Strafe, in einem weiteren Falle zu 50 M. Strafe verurteilt, mit der Begründung, daß der Zusatz eines Farbstoffes eine Verschlechterung und mithin eine Verfälschung der Wurst sei. Eine Verfälschung liege auch darin, daß der Wurst durch das Färben für eine gewisse Zeit nach der Herstellung der Schein einer besseren Beschaffenheit, als sie ihrem Wesen nach habe, gegeben würde.

Die meisten Beanstandungen von Leberwürsten erfolgten wegen Borsäuregehaltes vor dem 1. Oktober 1902, also vor dem Termine, an welchem das Borsäureverbot in

Kraft trat. Es war auch hier gelungen, durch Belehrung und Verwarnung die Verwendung der Vorsäure in Wurstwaren, die hierorts bereitet werden, auszuschalten, ohne daß eine Bestrafung nötig gewesen wäre.

Die bei Gelegenheit von Vogelschießfesten u.s.w. entnommenen Wurstproben wurden stets auf die Anwesenheit von Pferdefleisch geprüft, aber mit negativem Erfolge. Wohl aber wurden Roßfleischwaren bei Jahrmärkten feilgehalten, ohne daß der in § 18 des Gesetzes, betr. die Schlachtvieh- und Fleischbeschau, vorgeschriebene Anschlag vorhanden war.

Da bei der Probeentnahme in früherer Zeit beobachtet war, daß in verhältnismäßig zahlreichen Fällen verdorbene Fischwaren auf den Markt kommen, wurden im Jahre 1902 die vorgefundenen Vorräte einer genauen Besichtigung unterworfen und die schon durch den Augenschein als verdorben erkannten Fischwaren mit Zustimmung der betreffenden Besitzer in allen Fällen vernichtet. Bei der Beurteilung von eingesandten Heringen wurde die Unterstützung eines erfahrenen Großhändlers erbeten.

Amtshauptmannschaft Oelsnitz. Es wurden untersucht vom 1. Oktober bis 31. Dezember 1901 33, im Jahre 1902 48 Proben Fleisch und Fleischwaren sowie 167 bezw. 325 Wurstwaren, ferner 176 Fischwaren.

Amtshauptmannschaft Plauen. Zur Untersuchung gelangten vom 1. Oktober bis 31. Dezember 1901 50, im Jahre 1902 149 Proben Fleisch und Fleischwaren sowie 186 bezw. 689 Wurstwaren und 352 Fischwaren.

### 28. Zittau. Laboratorium Dr. Jonscher.

Amtshauptmannschaft Löbau und Zittau. Fleisch und Fleischwaren (102), Wurstwaren (322), Fleischextrakt und Fleischpepton (12), Fische und Fischwaren (37).

Die Untersuchung von Fleisch und Fleischwaren erstreckte sich auf frische Beschaffenheit und gesundheitsschädliche oder täuschende Zusätze gemäß der Verordnung vom 28. Februar 1902; bei Hackfleisch wurde in besonderen Fällen außerdem noch auf Wasserzusatz Rücksicht genommen. Hierbei waren Beanstandungen wegen Verdorbenheit nicht auszusprechen. Bei Schinken wurde Konservierung durch Vorsäure nicht bemerkt, während bei Hackfleisch rechtswidrige Zusätze von schwefligsauren Salzen wiederholt festzustellen waren. Außerdem mußte in einem Falle wegen starken Wasserzusatzes vorgegangen werden.

Bei Wurstwaren kam in erster Linie die unverdorbene Beschaffenheit in Frage, des weiteren Mehl- oder Semmelzusätze, Beimischungen gesundheitschädlicher oder täuschender Zusätze und schließlich ein übermäßiger Wassergehalt in Knoblauchwürsten.

Beanstandungen waren mehrfach auszusprechen. Diese führten sehr bald zu offenkundiger Besserung. Die Verwendung von Vorsäure oder vorsäurehaltiger Konservierungssalze war im ersten Teile des Berichtsjahres mehrfach anzutreffen. Eigenartig war der Verkauf dieser Salze, welche je nach dem Gehalt an Vorsäure als einfache, doppelte und dreifache Konservesalze abgegeben wurden, ohne jedwede Andeutung ihrer Bestandteile.

Bei Konserven war je eine Beanstandung wegen Vorsäuregehaltes und wegen Verdorbenheit erforderlich. Verdorbene Rauchfischwaren wurden einige Male ohne besondere Anzeige von dem Geschäftsinhaber vernichtet.

### 29. Zwickau. Laboratorium Dr. Falck.

Amtshauptmannschaft Zwickau. Vom 1. Oktober 1901 bis 31. Dezember 1902 wurden 197 Proben Fleisch und Fleischwaren und 221 Wurstwaren untersucht. Hackfleisch mußte häufig wegen eines Zusatzes von Meat-Präservesalz beanstandet werden.

Die Fleischer, welche Semmel zur Wurst zusetzen, deklarieren diesen Zusatz nur in seltenen Fällen. Das kaufende Publikum wird daher fortlaufend geschädigt. So geben die hiesigen sogenannten Salatschlächtereien, das sind mit den Fleischern konkurrierende Freifleischer, wesentlich größere Stücke Wurst für denselben Preis an das Publikum ab, als die Fleischer, die keine Semmel verarbeiten. Von

sämtlichen Innungen wurde über diese Art des unlauteren Wettbewerbs geklagt.

Von 8 Fischwaren wurden 2 bei der Probeentnahme als verdächtig beanstandet.

### 30. Heilbronn.

Fleisch und Wurstwaren (48). Einzelne Proben hatten einen Zusatz von Stärkemehl erhalten, während eine Probe verdorben war.

### 31. Stuttgart. Kgl. Zentralstelle.

Bei 6 Fleischproben wurde eine quantitative Bestimmung der Extraktivstoffe, welche bei der Behandlung des Fleisches mit Salzlaken von verschiedener Zusammensetzung von diesen aufgenommen werden, ausgeführt. 2 Würste wurden qualitativ untersucht. Die Proben gaben zu Beanstandungen keinen Anlaß.

### 32. Stuttgart. Kgl. Medizinalkollegium.

3 Fleischextrakte (Bouillonkapseln) waren frei von Kupfer.

### 33. Stuttgart. Städt. Untersuchungsamt.

Fleisch- und Wurstwaren (96). Eine Zervelatwurst war künstlich gefärbt. Einige Hackfleischproben enthielten zum Teil größere Mengen Präservesalz.

### 34. Baden-Baden.

9 Wurstsorten wurden der Prüfung unterzogen. Einzelne Proben zeigten hohen Wassergehalt.

### 35. Freiburg.

Wurst- und Fleischwaren (20). Eine Salamiwurst war verdorben, die übrigen Proben waren einwandfrei.

### 36. Heidelberg.

Hackfleisch (24), Wurst (73), Fleischkonserve (1), Hummer (3), Oelsardinen (7).

Von diesen Proben wurde nur eine Hackfleischsorte, als mit schwefligsauren Salzen und Farbstoffen versetzt, beanstandet.

### 37. Karlsruhe.

Schweinenieren (6), Hackfleisch (20), Büchsenfleisch (8), Wurstwaren (238).

Die nach den Vorschriften der Bekanntmachung des Reichskanzlers vom 18. Februar 1902, betr. gesundheitsschädliche und täuschende Zusätze zu Fleisch und dessen Zubereitungen, ausgeführten Untersuchungen haben bisher zu Beanstandungen nicht geführt.

Von den beanstandeten Wurstwaren war ein Teil mit Stärkemehl (Getreidemehl oder Kartoffelmehl), ein anderer Teil mit in Wasser aufgeweichter Semmel versetzt. Gegen frühere Jahre ist ein erheblicher Rückgang dieser Verfälschung zu verzeichnen; namentlich wird in den Bezirken, wie z. B. Karlsruhe und Umgebung, wo eine scharfe Kontrolle der Wurstwaren eingeführt ist, Stärkemehl zur Herstellung der Wurstwaren nicht mehr verwendet. Einige Wurstproben (Landjäger) waren durch lange Lagerung ranzig geworden und mußten als ungeeignet zu Genußzwecken beanstandet werden. Färbemittel und verbotene Chemikalien zur Konservierung der Wurstwaren wurden in keinem Falle beobachtet.

### 38. Konstanz.

3 Fleischproben gaben zu Beanstandungen keinen Anlaß. 97 Wurstwaren wurden im Auftrage von Behörden untersucht. Eine Anzahl von Wurstwaren aus auswärtigen Bezirksämtern mußten als mehlhaltig, andere als verdorben beanstandet werden. Eine große Anzahl von Wurstproben war mit sogenanntem Kesselrot gefärbt, wurde jedoch deswegen nicht beanstandet.

### 39. Mannheim.

Wurst- und Fleischwaren (16).

Der Handel mit diesen Waren wurde durch den Offizianten streng überwacht. Der Offiziant unterzieht in den Läden mit geeigneten, vom Laboratorium gestellten Reagentien die Wurst= und Fleischwaren einer Vor=prüfung. Läßt die Vorkontrolle die Probe verdächtig erscheinen, so wird eine größere Probe angekauft und zur genauen Untersuchung in das Laboratorium ein=geliefert. Hierdurch erklärt es sich, daß ein großer Teil der eingelieferten Proben beanstandet wurde. Die Bean=standungen erfolgten wegen Zusatzes von Mehl zu Würsten oder von Konservesalz zu Hackfleisch.

### 40. Pforzheim.

60 Wurstwaren und 1 Rollmops kamen zur Unter=suchung. Einige Wurstproben mußten wegen Verdorben=seins bezw. zu hohen Wassergehaltes beanstandet werden.

### 41. Weinheim.

Fleischwaren und Hackbraten (5), Wurstwaren (43).

Bei den Fleischwaren mußten einzelne Beanstandungen ausgesprochen werden. Im allgemeinen war die Be=schaffenheit der Wurstwaren im Bezirke keine schlechte. Präservesalz ließ sich in 43 verschiedenen Wurstproben nur vereinzelt nachweisen. In wenigen Fällen war dem Wurstfleische Kartoffelmehl zugesetzt worden.

### 42. Darmstadt.

Fleisch (1), Wurstwaren (246).

Das Fleisch war von guter Beschaffenheit. Ebenso blieb der weitaus größte Teil der von der Polizei ein=gesandten 245 Wurstproben unbeanstandet.

### 43. Gießen.

Hack= und Rauchfleisch (6). Vereinzelt wurde Zusatz schwefligsaurer Salze beobachtet.

Wurstwaren (77). Beanstandet wurden Proben, die verdorben, borsäure= und stärkemehlhaltig waren.

In zwei Fällen von Stärkemehlzusatz zu Wurst fanden Verurteilungen, in einem anderen fand Freisprechung statt. Sonst ist nicht bekannt geworden, ob eine straf=rechtliche Verfolgung oder Verurteilung stattgefunden hat. Die beobachteten Stärkemehlzusätze betrugen bis zu 2,7 %. Die beobachteten Borsäuregehalte entsprachen 0,050 bis 0,425 % Borsäure.

In den Eingeweiden einiger durch einen Fischerei=pächter eingelieferten Fische wurde Zink nachgewiesen. Die Tiere hatten sich in dem Wasser eines Baches befunden, in den eine Drahtzieherei und Verzinkerei ihre Abwässer abließ, und waren dort eingegangen.

### 44. Mainz.

An Fleisch und Fleischwaren wurden 433 Proben eingeliefert, und zwar 377 Wurst= und 60 Hackfleischproben. Wie auch früher, erstreckte sich die Untersuchung der Wurst besonders auf Ermittelung des Wassergehaltes und etwaiger Bindemittel. Bei den Hackfleischproben wurde insbesondere auf Konservierungsmittel geprüft. Das Resultat der Untersuchungen war für Wurst fast das gleiche wie im Vorjahre. Wieder wurde bei keiner ein=zigen Probe Fleischwurst, welche in der Stadt Mainz entnommen war, ein derartiger nicht deklarierter Zusatz gefunden. Die Beanstandungen entfielen in dieser Richtung ausschließlich auf die auswärtigen Bezirke, besonders die=jenigen, in welchen die regelmäßige Kontrolle erst kurze Zeit eingeführt ist (Kreis Alzey).

Bei den Hackfleischproben ist seit Inkrafttreten der gesetzlichen Bestimmungen betr. Verwendung von Konservierungsmitteln nur noch in ganz vereinzelten Fällen ein Zusatz von Konservierungsmitteln beobachtet worden, während im Vorjahre noch ein größerer Prozent=satz beanstandet werden mußte.

Eine Probe Fleischextrakt war einwandfrei.

### 45. Worms.

289 Untersuchungen waren von der Polizei oder Staatsanwaltschaft beantragt. Der Prozentsatz der Beanstandungen war sehr gering.

### 46. Rostock.

Von Fleisch und Fleischwaren wurden 14 Proben untersucht. Die Untersuchung hatte sich teils nur auf die gute Beschaffenheit der betreffenden Waren, teils auf den Nachweis schädlicher Zusätze, namentlich auf Präservesalz, zu erstrecken. Zusätze von Präservesalz zu Hackfleisch wurden einigemal festgestellt. In diesem Zusatze war, da er dazu dienen konnte, den Käufer über die Güte und das Alter des Fleisches zu täuschen, und fernerhin dem Fleische gesundheitsschädliche Eigenschaften verlieh, etwas Unerlaubtes zu erblicken. Es wurden die Verkäufer solchen präservierten Hackfleisches gerichtlich bestraft.

Einige Stücke Fleisch waren verdorben. Das Ver=dorbensein hätte von den Käufern, die die Untersuchung veranlaßt hatten, recht wohl erkannt werden können. Vermutlich haben sie sich durch den billigen Preis des Fleisches zum Kaufe verleiten lassen.

Von Wurstwaren wurden im Berichtsjahre 28 Proben untersucht, darunter 4 auf Wunsch von Privatpersonen, die sich über die Güte der Würste unterrichten wollten. Die teureren Würste erwiesen sich fast alle als gut, nicht so die billigeren, namentlich die sogenannten Knackwürste und Kochwürste, von denen viele mit Kartoffelstärke verfälscht waren. Es fanden sich Würste vor, die bis 3½ % Kartoffelstärke enthielten. Die Verkäufer der ver=fälschten Würste wurden wiederholt zur Verantwortung gezogen.

Von Fleischextrakt wurden 2 Proben, beide Cibils flüssiges Fleischextrakt in Originalpackung, zur Unter=suchung gebracht. Anlaß zur Beanstandung gab der Untersuchungsbefund nicht. Letzterer ist im folgenden wiedergegeben:

| Wasser | Stickstoff=substanz | Stickstoff=freie Extraktiv=stoffe | Asche | Koch=salz | Konser=vierungs=mittel |
|---|---|---|---|---|---|
| 38,48 | 17,75 | 5,22 | 15,51 | 11,98 | 0 |
| 34,89 | 16,77 | 2,85 | 14,87 | 11,30 | 0 |

### 47. Oldenburg.

Fleisch (25), Wurstwaren (121).

Beanstandungen erfolgten wegen Verdorbenseins, Verwendung von Borsäure und schwefligsaurem Natrium; bei Wurst außerdem wegen Mehlzusatzes oder künstlicher Färbung mit Teerfarbstoffen.

### 48. Jena.

Fleisch und Wurst (17).

Vereinzelte Fleischproben enthielten schwefligsaures Natrium.

### 49. Gotha.

3 Proben von Fleisch und Fleischwaren wurden von Privatleuten eingeschickt, und zwar 2 Proben Schinken und 1 Probe Hackfleisch. Die Schinkenproben waren einwandfrei. Das Hackfleisch enthielt schweflige Säure und wurde beanstandet.

8 Wurstwaren waren unverfälscht und unverdorben.

### 50. Dessau.

Von den untersuchten 3 Proben Fleischwaren (2 Hack=fleischproben und 1 Probe Leber) wurde eine Probe Hackfleisch wegen Zusatzes von schwefligsauren Salzen beanstandet.

Unter den untersuchten 14 Wurstwaren war eine Probe mit Mehl versetzt; die Wursthaut war mit Teer=farbstoff gefärbt.

### 51. Lübeck.

Die Untersuchung der eingelieferten 86 Fleischwaren erstreckte sich lediglich auf Vorhandensein der durch das Fleischbeschaugesetz verbotenen Stoffe. Geprüft wurde auf Borsäure und Borate und je nach Lage des Falles auf schweflige Säure oder fremde Farbstoffe. Die unter=suchten Fleischproben waren aus dem Auslande ein=

geführtes frisches Fleisch in Form von Hackfleisch, Flohmen und frischen Lebern. Während Flohmen und Hackfleisch sich stets frei von verbotenen Konservierungs= mitteln erwiesen, wurde Borsäure bei frischen Lebern in einigen Fällen nachgewiesen. Ebenso war eine Wurst borsäurehaltig.

## 52. Bremen.

Während des Berichtsjahres wurden insgesamt 19 Proben Fleisch und Fleischwaren durch das Medizinal= amt Bremen und Bremerhaven eingeliefert. Diese betrafen 14 Proben gehacktes Rind= bezw. Schweinefleisch, 1 Probe Speck, 2 Proben Salzfleisch und 2 Schweine= zungen. Beanstandungen erfolgten bei den Hackfleisch= proben wegen Zusatzes von Natriumsulfit. Die ein= geleiteten Strafverfahren hatten das Ergebnis, daß die Beschuldigten in zweiter Instanz mit einer Geldstrafe belegt wurden. Speck und Salzfleischproben, welche aus dem Proviant von 2 Schiffen stammten und auf Anzeige von Interessenten amtlich entnommen wurden, waren verdorben. Die auf Grund des § 21 des Gesetzes, betr. die Schlachtvieh= und Fleischbeschau vom 3. Juni 1900, untersuchten Schweinezungen entsprachen den gesetz= lichen Vorschriften.

Zur Untersuchung kamen ferner 20 Wurstwaren, und zwar 10 Mettwürste, 3 Zervelatwürste, 1 Plock= und 1 Blutwurst und 5 Fleischwürstchen, welche wegen Ver= dachtes einer Verfälschung entnommen waren. Abgesehen von den Sorten, die wegen schlechter äußerer Beschaffen= heit von vornherein dem Verkehr zu. entziehen waren, fanden sich noch Würste vor, denen Konservierungsmittel, insbesondere Borax, in mitunter bedeutenden Mengen, sowie Stärke zur besseren Aufnahmefähigkeit von Wasser einverleibt waren. Künstliche Färbung der Zervelatwürste wurde mehrfach beobachtet. Die Fest= stellung von Pferdefleischzusatz zu Rinderwurst führte zu einer gerichtlichen Verhandlung, in welcher der Verkäufer mit einer Geldstrafe belegt wurde.

Eine Fischware war zu beanstanden.

## 53. Hamburg.

Übersicht über die in den Jahren 1900—1902 ausgeführten Untersuchungen.

| Art der Proben | Anzahl der im Jahre | | |
| --- | --- | --- | --- |
| | 1900 | 1901 | 1902 |
| | untersuchten Proben | | |
| Hackfleisch . . . . . . . | 57 | 80 | 86 |
| Frisches Fleisch . . . . . | 2 | — | 5 |
| Zubereitetes Fleisch . . . | 7 | 13 | 30 |
| Pökellake . . . . . . . | — | 4 | 9 |
| Fischkonserven . . . . . | 13 | 18 | 1 |
| Gesamtzahl . . | 79 | 115 | 131 |

Das zubereitete Fleisch (gepökelte Leber u.s.w.) gab mehrfach wegen Borsäuregehaltes Anlaß zur Bean= standung.

### Hackfleisch.

| Anzahl der untersuchten Proben | 1900 | 1901 | 1902 | |
| --- | --- | --- | --- | --- |
| | | | bis 1. Oktober | nach 1. Oktober |
| Ochsenhack und gemisch= tes Hack . . . . . | 46 | 51 | 19 | 64 |
| Pferdehack . . . . . | 11 | 29 | 3 | — |
| Gesamtzahl . . | 57 | 80 | 22 | 64 |

Die beiden folgenden Tabellen geben eine Übersicht über den Gehalt der beanstandeten Proben von Hack= fleisch und der in hiesigen Fleischereien entnommenen Präservesalze an schwefligsaurem Natrium. Der Voll= ständigkeit halber sind dabei die Ergebnisse der Jahre 1897—1899 mit herangezogen.

Gehalt der untersuchten Hackfleischproben an schwefligsaurem Natrium.

| Gehalt an $Na_2SO_3 + 7H_2O$ % | Anzahl der Proben | | | | | | | | | |
| --- | --- | --- | --- | --- | --- | --- | --- | --- | --- | --- |
| | Ochsenhack und gemischtes Hack | | | | | | Pferdehack | | | |
| | 1897 | 1898 –1899 | 1900 | 1901 | 1902 | | 1900 | 1901 | 1902 | |
| | | | | | bis 1. Oktober | nach 1. Oktober | | | bis 1. Oktober | nach 1. Oktober |
| bis 0,1 | — | 2 | 10 | 14 | 3 | 15 | 1 | 5 | — | — |
| 0,1—0,2 | 3 | 6 | 16 | 12 | 5 | 3 | 2 | 6 | 1 | — |
| 0,2—0,3 | 1 | 6 | 6 | 6 | 2 | 5 | 1 | 4 | — | — |
| 0,8—0,4 | 1 | 4 | 3 | 2 | 1 | 1 | — | 1 | — | — |
| 0,4—0,5 | 2 | 1 | — | 2 | — | 1 | 1 | — | — | — |
| darüber | 9 | 2 | 1 | 4 | 1 | 1 | 2 | 4 | — | — |
| im Durchschntt . . | 0,51 % | 0,28 % | 0,16 % | 0,216 % | 0,224 % | 0,162 % | 0,33 % | 0,286 % | 0,115 % | — |

Gehalt der untersuchten Präservesalzproben an schwefligsaurem Natrium.

| Gehalt an $Na_2SO_3 + 7H_2O$ | 1897 | 1898—1899 | 1900 | 1902 |
| --- | --- | --- | --- | --- |
| unter 40 % | — | 2 | 3 | 2 |
| 40—60 % | 3 | — | 2 | 1 |
| 60—80 % | 1 | 1 | — | 1 |
| darüber | 10 | 1 | 1 | 2 |
| im Durchschntt . . | 79,2 % | 53,5 % | 47,9 % | 56,6 % |

Die Untersuchung des Ochsenhacks und gemischten Hacks zeigte, daß die Beimengung von Präservesalz bis zum 1. Oktober 1902 von den meisten Schlächtern vor= genommen wurde. Nach letzterem Zeitpunkte, d. h. vom Inkrafttreten der diesbezüglichen Bestimmungen des Fleischbeschaugesetzes an, machte sich zwar eine wesent= liche Einschränkung bemerkbar, dennoch mußten noch häufig Beanstandungen ausgesprochen werden.

Die Verwendung des Präservesalzes zur Konser= vierung und Färbung von Hackfleisch ist nicht nur bei den Rind= und Schweineschlächtern üblich, sondern hat auch Anklang bei den Pferdeschlächtern gefunden. Das an sich dunkelrote Pferdehackfleisch nimmt dabei eine der= artig frisch=hellrote Farbe an, daß es im Aussehen dem gehackten Rindfleisch sehr ähnlich wird.

Ein genaues Abmessen des Präservesalzes findet in den Fleischereien meistens nicht statt, vielmehr erfolgt der Zusatz häufig ganz nach Gutdünken. Gleichzeitige Unter= suchung des Hackfleisches und der zugehörigen Präserve= salze gaben den besten Beweis dafür; so war in einem Falle die in der Gebrauchsanweisung vorgeschriebene Menge Präservesalz von 2 g pro 1 kg um mehr als das Sechsfache überschritten.

Diese Gefahr des zu hohen Zusatzes von Präserve= salz suchte man anderwärts dadurch zu beseitigen, daß man dieses Mitel in 2,0 g Paketen — für je 1,0 kg Hackfleisch bestimmt — in den Handel brachte.

Erkrankungen nach dem Genuß von Hackfleisch sind in mehreren Fällen zur Anzeige gekommen. In einem Falle handelte es sich um nur wenige erkrankte Personen. Von dem verdächtigen Hackfleisch selbst konnte nichts mehr aufgefunden werden; ein angeblich aus dem gleichen Stück Fleisch hergestelltes Hackfleisch enthielt schweflige Säure in Mengen, die nach dem Gutachten des Medizinalamtes geeignet waren, die menschliche Gesundheit zu schädigen. Von der Strafkammer erfolgte Verurteilung zu einer Geldstrafe von 100 M. Weit umfangreicher traten die Erkrankungen in einem andern Falle auf. Nach dem Genuß von aus ein und derselben Schlächterei stammenden Ochsenhackfleisch stellten sich in mehreren Familien bei etwa 30 Personen heftiges Erbrechen und Durchfälle ein. Von dem betreffenden Hackfleisch einen Rest zu erhalten, war nicht mehr möglich. Bei der sofort nach Bekanntwerden unter Zuziehung eines Tierarztes vorgenommenen Revision der fraglichen Fleischerei fand sich ein inzwischen frisch hergestelltes und mit Präservesalz sehr reichlich versetztes Hackfleisch vor. Gleichzeitig wurden verdorbene Fleischreste beschlagnahmt. Uebereinstimmend bezeichneten verschiedene der erkrankten Personen das eingekaufte Hackfleisch als etwas schmierig und auffallend rot gefärbt. Eine direkte Verarbeitung von verdorbenem Fleisch zum fraglichen Hackfleisch konnte nicht nachgewiesen werden. Vor der Strafkammer erfolgte Verurteilung auf Grund des § 14 des Nahrungsmittelgesetzes zu 10 Tagen Gefängnis.

Deklaration des Präservesalz-Zusatzes. Die Fleischer suchten sich eine Zeitlang vor einer Bestrafung wegen Nahrungsmittelverfälschung durch Anbringung von Plakaten mit dem Aufdruck: „Hier verkaufte Fleisch- und Wurstwaren sind durch Konservierungsmittel vor schnellem Verderben geschützt" zu sichern. Diese Deklaration ist jedoch seitens des Medizinalamtes, soweit es sich um Zusatz von Präservesalz zum Hackfleisch handelt, als zur Täuschung des Publikums geeignet erklärt worden. Denn das schwefligsaure Salz verhindert nur durch Konservierung der frisch-roten Farbe des Hackfleisches, daß die im Fleisch vorgehenden Zersetzungsvorgänge dem Käufer sichtbar werden. Die Zersetzungsvorgänge selbst verhindert es nicht, es verlangsamt sie höchstens in ganz unbedeutendem Maße, so daß nicht gesagt werden kann, es schütze das Fleisch vor schnellem Verderben. Daß der wahre Zweck des Zusatzes von Präservesalz nicht der ist, das Fleisch an sich vor dem Verderben zu schützen, geht auch aus dem Umstande hervor, daß die Beimengung in der zum Aufbewahren von Fleisch so günstigen kalten Jahreszeit ebenfalls und in gleicher Höhe beobachtet werden kann.

Gerichtliche Entscheidungen wegen Zusatzes von Präservesalz sind mehrfach erfolgt. Sobald die vom hiesigen Medizinalamt als gesundheitsschädlich angesehene Grenze von 0,5% krystallisierten Natriumsulfites überschritten war, erfolgte Verurteilung auf Grund des § 12 bezw. 14 des Nahrungsmittelgesetzes. Die Frage der Verfälschung im Sinne des § 10 wurde in verschiedenen Strafkammerurteilen erörtert, und es fand in mehreren Fällen, in welchen das kaufende Publikum nicht über den Zusatz des Präservesalzes unterrichtet war, eine Verurteilung statt. In denjenigen Fällen, in welchen die Verwendung des Salzes durch Plakate angekündigt war, trat im allgemeinen Freisprechung oder Einstellung des Verfahrens der Staatsanwaltschaft ein.

Die Untersuchungen in den letzten drei Monaten des Jahres 1902 erstreckten sich auch auf Proben, welche als Beefsteak à la tartare oder als mit Hackfleisch belegte Brötchen in Speisewirtschaften und Restaurants eingekauft waren.

Fischkonserven. Die Untersuchung der Fischkonserven bezweckte zum Teil festzustellen, inwieweit die Verwendung von chemischen Konservierungsmitteln bei der Herstellung dieser Waren erfolgt. In keinem Falle konnte mit Sicherheit Salizylsäure nachgewiesen werden, dagegen enthielten die Proben mehrfach Vorsäure, teilweise sogar in recht beträchtlichen, aus der folgenden Tabelle ersichtlichen Mengen.

### Vorsäuregehalt einiger Fischkonserven.

| Art der Ware | Gehalt an Vorsäure % |
|---|---|
| Anchovis . . . . . . . . . . | 0,09 |
| Appetit-Sild . . . . . . . . | 0,39 |
| Hummer . . . . . . . . . . | 0 |
| Krabben . . . . . . . . . . | Probe I 1,87<br>„ II 2,35<br>„ III 2,80 |
| Krabbenwurst . . . . . . . | 1,07 |
| Lachs . . . . . . . . . . . | 0 |

In den Krabben wurde die größte Menge Vorsäure gefunden. Von dem Medizinalamt wurden diese Krabben daher als gesundheitsschädlich betrachtet.

### Übersicht über die in den Jahren 1900—1902 ausgeführten Untersuchungen von Wurstwaren.

| Bezeichnung der Wurst | Anzahl der untersuchten Proben | | |
|---|---|---|---|
| | 1900 | 1901 | 1902 |
| Blutwurst . . . . . . . . | 4 | 5 | — |
| Bratwurst . . . . . . . . | — | 1 | 1 |
| Berliner Fleischwurst . . | 21 | 5 | — |
| Grützwurst . . . . . . . . | 1 | — | — |
| Kalbswurst . . . . . . . . | — | 1 | — |
| Knackwurst . . . . . . . . | 19 | 6 | 19 |
| Krellwurst . . . . . . . . | 1 | — | — |
| Leberwurst . . . . . . . . | 3 | 13 | 14 |
| Mettwurst, gekocht . . . . | 47 | 36 | 11 |
| Mettwurst, geräuchert . . | 38 | 27 | 24 |
| Sardellenleberwurst . . . | 14 | 18 | 1 |
| Sülze . . . . . . . . . . | — | 1 | — |
| Wiener Würstchen . . . . | — | 8 | 7 |
| **Gesamtzahl** . . | 148 | 116 | 77 |

Die künstliche Färbung von Wurstwaren fand noch bis zum 1. Oktober 1902 in gleichem Umfange wie in den Jahren zuvor statt. Sehr verbreitet ist hier die Sitte, den Wurstdarm von außen durch orangerote Teerfarbstoffe zu färben. Knackwürste besaßen meist eine gefärbte Wursthülle. Gekochte Mettwurst und Berliner Fleischwurst waren sehr häufig, dagegen geräucherte Mettwurst nur in seltenen Fällen äußerlich künstlich gefärbt. Zahlenmäßige Angaben hierüber enthält die folgende Uebersicht.

| Anzahl der untersuchten Proben | Art der Wurst | Anzahl der Fälle, in denen der Darm gefärbt war |
|---|---|---|
| 21 | Berliner Fleischwurst . | 7 |
| 47 | Gekochte Mettwurst . . | 27 |
| 38 | Geräucherte Mettwurst. | 3 |
| 19 | Knackwürstchen . . . . | 17 |
| 22 | Sonstige Wurstwaren . | — |

Von einer Beanstandung wegen künstlicher Färbung des Darms wurde abgesehen, da im allgemeinen eine Täuschung mit dieser Manipulation nicht beabsichtigt war.

Färbung der Wurstmasse. Bei denjenigen Wurstsorten, bei welchen eine Färbung des Darmes beobachtet wurde, war auch oft die Wurstmasse mit fremden roten Farbstoffen versetzt worden. Verwendung hatten dabei Carmin und Teerfarbstoffe gefunden.

In einem Falle bei kleinen Wiener Würstchen, die zur Bereitung von Suppen und Ragouts Verwendung zu finden pflegen, war die Färbung durch einen Teerfarbstoff derartig übertrieben worden, daß die Wurstmasse eine intensive bläulich-rote Farbe angenommen hatte. Beim Kochen dieser Würste im Wasser wurde letzteres stark rot gefärbt. Dieser Umstand war auch die Veranlassung zu der von privater Seite erfolgten Einlieferung.

Die Herbeiführung einer Verurteilung wegen künstlicher Färbung der Wurstmasse stieß hier am Orte auf Schwierigkeiten.

Verwendung von Stärkemehl zur Herstellung von Wurst. Beimischung von Stärkemehl zu Wurstwaren wurde bei Berliner Fleischwurst, gekochter Mettwurst und Sardellenwurst häufig, bei Knackwürsten fast regelmäßig beobachtet. Eine Beanstandung erfolgte jedoch im allgemeinen nur dann, wenn die hier als ortsüblich geltende Menge Stärkemehl wesentlich überschritten war.

Eine größere Anzahl auf dem „Dom“ (Jahrmarkt) eingekaufter Knackwürste erwies sich durchweg stärkemehlhaltig, doch war dieser Zusatz derartig bemessen, daß nirgends das ortsübliche Maß (bis zu 5 %) überschritten war.

Die Beimischung einer recht beträchtlichen Menge Stärkemehl (4,2 und 9,3 %) zu der als eine besondere Delikatesse geltenden Sardellen-Leberwurst wurde seitens des Schöffengerichts nicht als Fälschung angesehen. Es erfolgte jedoch auf die durch die Staatsanwaltschaft eingelegte Berufung Verurteilung vor der Strafkammer.

Vorsäure in Wurstwaren. Während in den früheren Jahren nur ganz vereinzelt Vorsäure in Wurst beobachtet war, konnte in der Berichtszeit dieses Konservierungsmittel vielfach nachgewiesen werden. Nur die Knackwürste erwiesen sich durchweg als vorsäurefrei. In einzelnen Fällen, in welchen die qualitative Reaktion auf die Gegenwart erheblicher Mengen Vorsäure hinwies, wurde die letztere quantitativ bestimmt. Dabei fand sich als höchster Wert für Leberwurst 0,21 % und für geräucherte Mettwurst 0,53 % Vorsäure. In den meisten Fällen ist von einer quantitativen Bestimmung der Vorsäure abgesehen worden.

Daß der Zweck des Vorsäurezusatzes nicht immer der ist, eine an sich aus tadellosem Rohmateriale hergestellte Ware länger haltbar zu machen, geht auch klar aus der Gebrauchsanweisung eines viel angewendeten „einzig patentierten Konservesalzes“ hervor, dessen wirksamer Bestandteil Vorsäure ist. In diesem Schriftstück werden die angeblich vorzüglichen Eigenschaften des Konservierungsmittels aufgezählt und auch folgende Angaben gemacht:

„Sollte Fleisch oder Blut durch Versäumnis etwas Geruch angenommen haben, so wird dasselbe durch die stark desinfizierenden Eigenschaften des patentierten Konservesalzes beseitigt. Bereits angegangenes Fett oder Talg werden wesentlich verbessert.“

Wurstproben, nach deren Genuß Krankheitserscheinungen eingetreten waren, kamen mehrfach zur Einlieferung. Bei diesen Erkrankungen handelte es sich, soweit dies seits bekannt wurde, meistens um wenige in Mitleidenschaft gezogene Personen. Nur in einem Falle waren in einer Erziehungsanstalt nach dem Genuß einer kurz zuvor angefertigten Leberwurst eine größere Anzahl Zöglinge an Erbrechen und Durchfall vorübergehend erkrankt. Die Untersuchung der Probe auf bakteriologischem, chemischen und physiologischen Wege ergab keine sicheren Anhaltspunkte für eine Erklärung der aufgetretenen Krankheitserscheinungen.

Pferdefleisch in den von fliegenden Händlern verkauften Knackwürstchen auf Grund der Refraktometerzahl und der Jodzahl des in den Würsten enthaltenen Fettes nachzuweisen, gelang in mehreren Fällen.

Fleischextrakte, Hefeextrakte, Suppenwürze u.s.w. Die Zusammensetzung der verschiedenen untersuchten Präparate [1900 (6), 1901 (2) und 1902 (4)], unter denen sich auch einige in letzter Zeit mehrfach in den Handel gebrachte Hefeextrakte befinden, ergibt sich aus der folgenden Zusammenstellung:

| Bezeichnung | Trockensubstanz % | Wasser % | Mineralstoffe % | Kochsalz % | Fett % | Phosphorsäure % | Stickstoff % | Albumosen % | Fleischbasen u. Ammoniat-stickstoff % | Zucker a) direkt Dextrose % | Zucker b) Rohr-zucker % | Polarisation im 2 dcm-Rohr | Vor-säure % | Bemerkungen |
|---|---|---|---|---|---|---|---|---|---|---|---|---|---|---|
| Cibils Fleischextrakt . . . . | 31,2 | 68,8 | 14,5 | 11,2 | — | — | 2,84 | — | — | — | — | — | — | — |
| Krebs-Extrakt . . . . | 93,5 | 6,5 | 4,9 | — | 48,2 | — | 0,85 | — | — | — | — | — | — | Zusatz von Cerealienmehl. Verseifungszahl des Fettes 199,0. |
| Monsi's Schildkröten-Extrakt-Präparat . . . . | 92,6 | 7,4 | 4,5 | — | 47,5 | — | 0,8 | — | — | — | — | — | — | — |
| Nähr-Pflanzen-Extrakt „Cibus“ | 20,7 | 79,3 | 14,9 | 14,2 | — | 0,134 | 0,276 | 0,62 | 0,10 | 1,01 | 0,71 | + 1° 16′ | — | — |
| Maggis Suppenwürze . . . | 40,8 | 59,2 | 22,0 | 19,3 | — | -- | 2,58 | — | — | — | — | — | — | — |
| Monsi's Bouillon „Präpariert aus bestem Ochsenfleisch nebst sämtlichen Bestandteilen, die zu einer Bouillon erforderlich sind“ . . . . . . . . | 96,99 | 8,01 | 79,36 | 76,06 | — | 0,972 | 1,65 | — | — | — | — | — | nicht nachweisbar | — |
| „Ovos“ Pflanzen-Fleischextrakt | 78,66 | 21,34 | 24,96 | — | — | — | 5,10 | — | — | — | — | — | 0,89 | — |
| „Wuf“ Würz- u. Kraftextrakt . | 71,59 | 28,41 | 25,79 | 11,58 | — | 5,45 | 6,14 | — | — | — | — | — | nicht nachweisbar | — |
| „Sevila“, bewürzte Bouillon in kondensierter Form aus Fleisch- und Pflanzenextrakt | 32,51 | 67,49 | 24,48 | 22,85 | — | 0,48 | 1,10 | — | — | — | — | — | „ | — |
| „Siris“, Fleischextrakt, wird angewandt und wirkt wie Fleischextrakt . . . . . . | 67,89 | 32,11 | 14,03 | 1,21 | — | 4,83 | 6,46 | — | — | — | — | — | „ | — |

### 54. Metz.

Hackfleisch (4), Wurst (1), Leberkäse (1). Die Proben waren von guter Beschaffenheit.

### 55. Straßburg.

Fleisch, Wurst, Fische (164), hiervon waren 155 Wurstproben. Beanstandungsgründe waren: Verdorbenheit, Mehlzusatz oder künstliche Färbung.

## 2. Eier (auch Kaviar).

### 1. Altona.

Eine zur Untersuchung kommende Probe gesalzenes Eigelb hatte folgende Zusammensetzung: Wasser 52,20, Fett (Aetherextrakt) 22,57, Gesamtasche 11,98, (darin Kochsalz 9,57), Eiweißsubstanz 11,13 %.

Das gewonnene Fett (Eieröl) zeigte folgende Konstanten: Refraktion bei 40° C 62,8, Jodzahl nach Hübl 64,1. Eine Kaviarprobe war einwandfrei.

- 51 -



### 2. Barmen.

1 Probe Kippeier erwies sich als einwandfrei.

### 3. Breslau.

1 Probe Eier war einwandfrei.

### 4. Hannover.

Eier (1).

### 5. Nürnberg.

In 3 Fällen wurde von Privatpersonen bei der städtischen Untersuchungsanstalt Klage darüber geführt, daß in Eierhandlungen verdorbene Eier zum Verkaufe kämen. Die jedesmal vorgenommene Nachschau hat indes diesen Verdacht niemals bestätigt.

### 6. Speyer.

3 Eierproben wurden als gut befunden.

### 7. Würzburg.

1 Eigelb, zur Herstellung von Eierkognak bestimmt, enthielt Borsäure.

### 8. Dresden. Städtisches Untersuchungsamt.

3 Eierproben wurden im Auftrage von Privaten untersucht. Eine Probe mußte beanstandet werden.

### 9. Plauen. Laboratorium Dr. Forster.

Amtshauptmannschaft Auerbach. Die untersuchten 2 Kaviarproben waren einwandfrei.

Amtshauptmannschaft Oelsnitz. Eier und Eierkonserven (1). Die entnommene Probe war einwandfrei.

Amtshauptmannschaft Plauen. Die zur Untersuchung gelangte Eierprobe war nicht zu beanstanden.

### 10. Zittau. Laboratorium Dr. Jonscher.

Amtshauptmannschaft Löbau und Zittau. Eier, Kaviar (1). Die Probe war einwandfrei.

### 11. Heidelberg.

Eier (28), Kaviarproben (5). Alle Proben waren von einwandfreier Beschaffenheit.

### 12. Hamburg.

Die nachstehende Tabelle zeigt verschiedene Analysen von Störrogen, frischem Elbkaviar, Kaviar und Dorschkaviar:

| | 1 | 2 | 3 | 4 | 5 | 6 | 7 |
|---|---|---|---|---|---|---|---|
| | Kaviar gesalzen | Kaviar gesalzen | Frischer Elbkaviar gesalzen | Frischer Störrogen mit Häuten | Frischer Störrogen mit Häuten | Dorschkaviar | Dorschkaviar (verfälscht) |
| Aussehen: | grünlich, schwarz-grau, Körner etwa 2,5 mm Durchmesser, etwas geschrumpft, zäh zusammenhängend | grünlich, schwarz-grau, Körner etwa 2,5 mm Durchmesser, voll und rund, nur wenig geschrumpft | grünlich, schwarz-grau, Körner etwa 2,5 mm Durchmesser, voll und rund | schwarz-grau, Körner etwa 2 mm Durchmesser, in Häuten eingeschlossen | | breiartige, schwach orangerötliche Masse, Körner etwa $\frac{1}{2}$ mm Durchmesser | schmierige, schwarz-graue Masse, mit etwas heller erscheinenden Fischeiern von $\frac{1}{4}$—$\frac{1}{2}$ mm Durchmesser |
| Geruch: | milde | milde | milde | eigentümlich, schwach dumpf | | heringsartig | an Heringslake erinnernd |
| Geschmack: | pikant | pikant | pikant | schwach fade, eigentümlich, fischartig mit kratzendem Nachgeschmack | | stark salzig, ähnlich wie Heringsrogen | an Heringslake erinnernd |
| Wasser: | 43,99 | 47,25 | 50,27 | 62,82 | 61,84 | 66,28 | 66,34 |
| Trockensubstanz: | 56,01 | 52,75 | 49,73 | 37,18 | 38,16 | 33,72 | 33,66 |
| Asche: | 9,61 | 9,98 | 10,09 | 1,74 | 1,69 | 20,14 | 7,60 |
| Stickstoffsubstanz: | 29,62 | 27,31 | 23,19 | 23,19 | 22,37 | 10,62 | 18,57 |
| Fett: | 7,70 | 7,59 | 11,39 | 9,24 | 10,61 | 1,27 | 5,49 |
| Kochsalz: | 7,12 | 7,55 | 8,05 | 0 | 0 | 19,05 | 4,14 |
| Phosphorsäure: | 0,318 | 0,624 | 0,631 | — | 0,663 | 0,196 | 1,22 |
| Borsäure: | nicht nachweisbar | Spuren | nicht nachweisbar | — | — | nicht nachweisbar | vorhanden |
| Salicylsäure: | nicht nachweisbar | nicht nachweisbar | nicht nachweisbar | — | — | nicht nachweisbar | nicht nachweisbar |
| **In der kochsalzfreien Trockensubstanz:** | | | | | | | |
| Fett: | 15,75 | 16,79 | 27,33 | 24,85 | 27,80 | 8,66 | 18,59 |
| Stickstoffsubstanz: | 60,58 | 60,42 | 55,63 | 62,37 | 58,62 | 72,39 | 62,90 |
| Kochsalzfreie Asche: | 5,09 | 5,37 | 4,89 | 4,68 | 4,43 | 7,43 | 11,72 |
| Phosphorsäure: | 0,65 | 1,380 | 1,514 | — | 1,737 | 1,336 | 4,13 |

Ueber die Zubereitung des Elbkaviars in den Fischräuchereien konnte folgendes ermittelt werden: Möglichst bald nach dem Schlachten der Störe findet die Trennung der Fischeier von den sie umschließenden Häuten statt, und zwar erfolgt dies durch Zerreiben auf einem eisernen grobmaschigen 6 mm-Sieb, wobei die Häute im Sieb zurückbleiben, während die Eier hindurchfallen. Letztere werden auf einem engmaschigen Haarsieb gesammelt und sofort gesalzen. Der Salzzusatz beträgt 0,5 kg Kochsalz auf 4,0—5,0 kg enthäuteten Rogen.

Die Dorschkaviarprobe Nr. 7 wurde beanstandet. Das Schöffengericht verurteilte den Fabrikanten auf Grund des § 10 des Nahrungsmittelgesetzes zu 60 M. bezw. 10 Tagen Gefängnis.

### 3. Milch und Molkereinebenabfälle.

#### 1. Altona.

Zur Untersuchung gelangten im ganzen 530 Milchproben. 93 von diesen Proben waren im Auftrage der Polizeibehörde Wandsbek zu untersuchen. Die Polizeibehörde Wandsbek hat im November 1902 mit dem Untersuchungsamte eine Verabredung getroffen, nach welcher das Amt die Milchkontrolle für die Stadt Wandsbek übernimmt, und zwar sollen jährlich etwa 100 Milchproben zur Untersuchung gelangen. Als Unterlage für die Kontrolle dient die am 1. Juli 1901 für den Stadtbezirk Wandsbek erlassene Polizei-Verordnung, betr. den Verkehr mit Milch. Nach dieser Verordnung wird u. a. gefordert, daß Vollmilch einen Fettgehalt von mindestens 2,7% und ein spezifisches Gewicht von mindestens 1,028 bei 15° C haben soll, Magermilch einen Fettgehalt von mindestens 0,15% und ein spezifisches Gewicht von mindestens 1,032 bei 15° C. Der Vertrieb von Halbmilch, für welche ebenfalls Grenzwerte festgestellt sind (Fett 1,5%, spezifisches Gewicht 1,030), ist nur noch ein Jahr nach dem Inkrafttreten der Polizeiverordnung — 1. Oktober 1901 — gestattet.

Von den übrigen 437 Milchproben bestanden 412 Proben aus Vollmilch, 21 aus abgerahmter Milch, 3 aus Buttermilch und eine aus Frauenmilch.

Beanstandungen erfolgten wegen teilweiser Ent-

rahmung, Zusatz von Wasser, Entrahmung und Wasser=
zusatz oder Zusatz von Konservierungsmitteln.

Im Berichtsjahre hatten sich auf Grund der Bean=
standungen im ganzen 28 Milchhändler bezw. Milch=
produzenten wegen Vergehens gegen das Nahrungsmittel=
gesetz zu verantworten. Fünf von diesen wurden aus
subjektiven Gründen freigesprochen, 23 wurden verurteilt,
und zwar wurde in einem Falle auf eine Gefängnisstrafe
von 14 Tagen, in den 22 anderen Fällen auf Geldstrafen
im Gesamtbetrage von 637 M. erkannt.

Eine auf Antrag eines Arztes untersuchte Probe
Frauenmilch zeigte die folgende Zusammensetzung:

Spezifisches Gewicht bei 15° C . . . . . 1,0326
Gehalt an Fett . . . . . . . . . . 3,08 %
  „  „  Trockensubstanz . . . . . . . 11,78 %
  „  „  Mineralbestandteilen . . . . 0,23 %
  „  „  Gesamt=Eiweißstoffen . . . . 1,68 %
  „  „  Milchzucker . . . . . . . . 6,56 %

Zwei Milchpräparate (Milchnahrung) hatten folgende
Zusammensetzung:          I.      II.

Gesamt=Trockensubstanz . . . . 73,7 % 71,0 %
  „  =Stickstoff . . . . . 2,18 % 2,05 %
daraus berechnete Eiweißstoffe . 13,9 % 13,0 %
Eiweißstoffe, durch Säure fällbar . 2,3 % 2,3 %
       weder durch Säure noch
durch Erhitzen fällbar . . . . 11,6 % 10,5 %
Fett . . . . . . . . . . . . 19,2 % 17,3 %
Gesamt=Zucker . . . . . . . 36,6 % 36,8 %
Mineralbestandteile . . . . . . 3,95 % 3,9 % [1])

## 2. Barmen.

1382 Milchproben gelangten zur Untersuchung. Ein
Teil der Proben mußte beanstandet werden.

## 3. Bochum.

Milchproben (330). Die in geringer Zahl vor=
kommenden Beanstandungen bezogen sich auf Wässerung
oder Entrahmung.

## 4. Breslau.

Während der Berichtszeit wurden 410 Proben Milch
untersucht. Die untersuchten Proben verteilten sich wie folgt:

Im Auftrage des Kgl. Polizei=Präsidiums wurden
eingeliefert unabgerahmte Milch 218, abgerahmte Milch 76,
Rahm 1 und Buttermilch 3 Proben. Von den dem
Magistrat unterstellten Verwaltungen waren 98 Proben
eingegangen. In dieser Zahl sind inbegriffen die Proben,
welche von der Armendirektion übersendet worden sind.

Von Privaten wurde die Untersuchung von Milch
in 17 Fällen beantragt.

Im allgemeinen ist die den städtischen Anstalten
gelieferte Milch von bester Beschaffenheit. In einzelnen
Fällen gelangten Milchproben von verhältnismäßig
niedrigem Fettgehalt zur Untersuchung. Bei mehreren
Proben betrug der Fettgehalt nur 2,70 %, in einem Falle
2,60 % und 2,3 %. Die nähere Untersuchung dieser Milch
zeigte, daß eine teilweise entrahmte Milch vorlag.

Am 28 Dezember 1901 ist für Breslau eine neue,
den Verkehr mit Milch regelnde Polizei=Verordnung
erlassen worden. Diese ist am 1. April in Kraft getreten.

Die Festsetzung des Mindestgehaltes von 2,7 % hat
die erfreuliche Folge gehabt, daß seit dem 1. April 1902
jene Milchproben aus dem Verkehr verschwunden sind,
welche bei einem Fettgehalt von 2,3 bis 2,7 % vorher
nicht beanstandet wurden.

Die Forderung der neuen Verordnung, daß die Ge=
fäße, in welchen Milch transportiert, feilgehalten und
verkauft wird, die Bezeichnung ihres Inhaltes tragen
müssen, und daß der Inhalt auch dieser Bezeichnung
entsprechen muß, hat sich im allgemeinen bewährt.

Um die Kontrolle der nach Breslau eingeführten
Milch zu verschärfen, ist noch folgende Vorschrift erlassen
worden: „Vom Verkehr und Verkaufe ausgeschlossen ist
Milch, welche beim Aufkochen gerinnt, oder welche mehr
als 7 Säuregrade nach Soxhlet=Henkel hat". Da die
regelmäßige Milchkontrolle sich mit der von den Molkereien

in den Verkehr gebrachten Milch nur wenig befaßt, so
werden außerdem jährlich etwa 150—200 Milchproben
an verschiedenen Standorten zur Untersuchung angekauft.
Hierdurch wurde ermittelt, daß die Milch der Breslauer
Molkereien von guter Beschaffenheit ist.

Um ländliche Fälschungen aufzudecken, ist die Ein=
richtung getroffen, daß von Zeit zu Zeit an einigen
Toren die Milch geprüft wird, ehe sie in die Stadt
eingeführt wird. Hierdurch ist es in einer Anzahl
von Fällen gelungen, festzustellen, daß die Milch schon in
teilweise entrahmtem oder gewässertem Zustande nach
Breslau eingeführt wird, und zwar sind diese Fälschungen
fast ausnahmslos auf die bäuerlichen Kreise zurückzuführen.

Auf Veranlassung des Untersuchungsamtes ist der
tägliche Milchverbrauch der Stadt Breslau festgestellt
worden. Die Feststellung erfolgte durch das Kgl. Polizei=
Präsidium. Ueber das Ergebnis sei folgendes mitgeteilt:

| 1903 | Vollmilch Liter | Magermilch Liter | Sahne Liter |
|---|---|---|---|
| 18. März . . . . . . . | 102 205 | 14 080 | 4837,75 |
| 14.   „ . . . . . . . | 101 672 | 13 893 | 4816,25 |
| Durchschnitt . . . . | 101 938,5 | 13 986,5 | 4827,0 |

Hiervon entfielen allein 17 754 Liter auf die Molkerei=
Genossenschaft in der Berlinerstraße; außerdem ent=
fielen 1212 Liter auf 37 Kuhställe innerhalb des städtischen
Gebietes. (Ein Kuhstall mit 28 Kühen produzierte 250 Liter,
ein anderer mit 21 Kühen ungefähr 170 Liter, ein dritter
mit 10 Kühen 75 Liter Milch.) Außerdem werden
vielfach Ziegen gehalten. Verkauft werden täglich aus
2 Ställen 12 Liter Ziegenmilch.

Da Breslau zur fraglichen Zeit rund 436 000 Ein=
wohner hatte, so ergibt sich aus den obigen Zahlen ein
Verbrauch von Vollmilch, Magermilch und Sahne von
$^1/_4$ Liter pro Kopf und Tag [1]).

## 5. Crefeld.

Von 263 eingelieferten Milchproben erwiesen sich
nur wenige als minderwertig. Nur in einigen Fällen
handelte es sich um Fälschung durch Wasserzusatz; in den
übrigen war entrahmte Milch oder ein Gemisch von
Voll= und Magermilch als Vollmilch strafbarer Weise in
den Handel gebracht worden.

Von einschneidender Bedeutung für die gesamte Milch=
kontrolle wird sich die auf Veranlassung der Kgl. Regierung
herbeigeführte Aenderung der Polizei=Verordnung über
den Verkehr mit Milch vom 28. September 1892 erweisen.
Hauptsächlich von Wichtigkeit ist hierbei die Heraufsetzung
der Fettminimalgrenze von 2,5 % auf 2,7 %. Die neue
Polizei=Verordnung tritt am 25. Januar 1903 in Kraft.

## 6. Hannover.

Milch und Molkereierzeugnisse (332).

Der Milchverkehr in den Städten Hannover und
Linden wird durch die Polizei=Verordnungen vom 14. Sep=
tember 1896 und 22. Oktober 1897 geregelt. Die Aus=
übung der Kontrolle erfolgt durch Beamte des Kgl.
Polizei=Präsidiums, die ihre Ausbildung für diesen Zweck
im städtischen chemischen Untersuchungsamte erhalten.
Die Kontrolle erstreckt sich sowohl auf die mit der Bahn
ankommende, als auch auf die in Hannover und Linden
feilgehaltene Milch.

Die Revisionen finden wöchentlich zwei= bis dreimal
statt. Die Beamten sind angewiesen, bei ihren Revisionen
Prüfungen mit dem Laktodensimeter vorzunehmen und
sämtlichen Milchkannen, deren Inhalt weniger als 29
und mehr als 32° Quevenne bei 15° C. zeigt, eine Probe
dem städtischen chemischen Untersuchungsamte zur weiteren
Untersuchung einzuliefern. Gleichzeitig hat der Beamte
bei der Probeentnahme den Namen des Milchhändlers,
Namen und Wohnort des Lieferanten oder Produzenten
sowie Preis und Melkzeit der Milch festzustellen. Es

---

[1]) Davon Kochsalz 1,0 %.

[1]) Diese auf das Jahr 1903 bezügliche Angabe findet sich im
Jahresberichte des Chemischen Untersuchungsamtes der Stadt Breslau
für das Jahr 1902.

werden auf diese Weise nur verdächtige Proben aufgekauft, wodurch die Kontrolle sich auf große Milchmengen erstreckt. Anspruch auf Vollkommenheit kann diese Art der Kontrolle jedoch nicht machen, da nur einfach gewässerte oder stark entrahmte Proben dadurch erkannt werden, während Mischungen von Vollmilch mit gewässerter Magermilch u.s.w. dem Nachweis durch das Laktodensimeter entgehen können. Jedoch sind die Beamten angewiesen, auch von Milch mit bläulichem Stich eine Probe als verdächtig einzuliefern. Ebenso soll Milch, welche säuerlich oder fremdartig riecht oder in irgend einer Weise ein auffälliges Aussehen zeigt, dem chemischen Untersuchungsamte zur weiteren chemischen Prüfung eingesandt werden.

Sämtliche Proben werden sofort im Amte untersucht. Bestätigt sich der Verdacht der Fälschung, so wird umgehend durch das Kgl. Polizei-Präsidium eine Stallprobe beantragt, nach deren Ausfall die endgültige Begutachtung erfolgt.

Die Stallproben werden in der Regel unter Aufsicht des Gendarmen entnommen, in dessen Bezirk der Milchproduzent wohnt. Für die Art der Entnahme und die dabei anzustellenden Erhebungen über Alter und Rasse der Kühe u.s.w. ist eine besondere Anleitung ausgearbeitet, die dem Antrage des Kgl. Polizei-Präsidiums auf Vornahme der Stallprobe beigelegt wird.

Alle Proben, bei welchen eine Fälschung nachgewiesen, werden auf Grund des Nahrungsmittelgesetzes verfolgt.

Diejenigen Proben, welche weniger als 2,7 % Fett haben und für die durch Vergleich mit einer Stallprobe der Beweis der Fälschung nicht einwandfrei zu erbringen ist, werden auf Grund der Polizei-Verordnung wegen zu geringen Fettgehaltes beanstandet.

Die Festsetzung einer Mindestfettgrenze von 2,7 % für Vollmilch durch die Polizei-Verordnung verfolgt zunächst den Zweck, minderwertige Vollmilch, welche durch schlechte Fütterung gewonnen ist, vom Verkehr auszuschließen, und soll zu besserer Fütterung anspornen.

Unter den wegen zu geringen Fettgehaltes nach der Polizei-Verordnung beanstandeten Proben befinden sich viele, bei denen als Ursache des niedrigen Fettgehaltes schlechte Fütterung anzusehen ist. Auch wurde beobachtet, daß eine ungleiche Verteilung der Melkzeiten von erheblichem Einfluß auf den Fettgehalt der Milch ist. Namentlich bei der Milch einzelner Kühe treten diese Unterschiede stark auf. Nach längerer Ruhepause wird in der Regel ein größeres Milchquantum, aber mit geringerem Fettgehalte, gewonnen.

### 7. Erlangen.

3076 Milchproben kamen zur Untersuchung. Von diesen waren 2836 im behördlichen Auftrage zu erledigen. 2767 Proben wurden außerhalb des Laboratoriums geprüft. Der Prozentsatz der Beanstandungen war ein geringer.

### 8. Fürth.

28 Milchsorten wurden untersucht. Beanstandungen kamen wegen Wässerung oder Entrahmung vor.

Infolge hinreichender Kontrolle ist über die eingeführte Milch nicht zu klagen. Es tragen hierzu auch die strengen Strafen bei, welche die Gerichte über Milchfälscher verhängen.

### 9. München.

Milch und Rahm (219). Beanstandungen kamen wegen Wässerung oder Entrahmung vor.

### 10. Nürnberg.

Mit dem 1. Januar 1902 trat die neue ortspolizeiliche Vorschrift, den Verkehr mit Milch betr., in Kraft. Die dadurch bedingte Aenderung in der Ueberwachung des Verkehrs mit Milch besteht darin, daß nicht mehr wie bisher die Milch vorgeprüft, sondern Proben angekauft und direkt der Untersuchungsanstalt zur weiteren Untersuchung überwiesen werden. Die Aenderung hatte zur Folge, daß aus den hier zum Verkaufe gekommenen Milchvorräten insgesamt 8357 Proben von 1967 verschiedenen Produzenten entnommen worden sind.

Darunter befanden sich: 8174 Proben Vollmilch, 17 Proben Rahm, 105 Proben Magermilch, 61 Proben Kindermilch. Von Privatpersonen wurde die Untersuchung von 6 Proben Vollmilch und 1 Probe Magermilch veranlaßt. Des weiteren waren noch 395 Milchproben zu untersuchen, welche anläßlich von 67 Stallproben entnommen waren. Die Gesamtzahl der untersuchten Milchproben beträgt somit 8759.

Grund zu Beanstandungen bildete Wasserzusatz oder Entrahmung. Der Prozentsatz der Verfälschungen war kein beträchtlicher.

Von zwar nicht verfälschten aber wegen nicht entsprechender Beschaffenheit beanstandeten Proben verdienen folgende Erwähnung:

Bei 21 Milchproben war in 5 Fällen die vermutete, teilweise Entrahmung darauf zurückzuführen, daß nach Angabe der beteiligten Personen nicht das vollständige Gemelke, sondern nur die ersten Anteile des Gemelkes zum Verkaufe kamen. Es wird demnach die Tatsache, daß die ersten Anteile des Gemelkes fettärmer sind, als die letzten, in gewinnsüchtiger Weise ausgenützt. Die städtische Untersuchungsanstalt war bezüglich dieser Milchproben der Ansicht, daß Proben als verfälscht zu bezeichnen sind, sobald den Produzenten die ebengenannte Beschaffenheit der ersten Anteile des Gemelkes bekannt war, daß aber für die Fälle, in denen eine diesbezügliche Kenntnis nicht festzustellen ist, unter allen Umständen Verfehlung gegen § 1 der oberpolizeilichen Vorschrift vom 15. Juli 1887, den Verkehr mit Milch betr., vorliegt. Dieser § 1 lautet zwar nur: „als Milch gilt die Kuhmilch", daß aber hierunter das ganze Gemelk und nicht ein Teil desselben verstanden ist, dürfte aus der der genannten oberpolizeilichen Vorschrift beigegebenen Anweisung zur Vornahme der Stallprobe hervorgehen. In dieser Anweisung heißt es nämlich unter Ziffer 4: „Jede einzelne Kuh ist vollständig auszumelken und haben die anwesenden Kontrollorgane sich hiervon bei jeder Kuh zu überzeugen." Da nun die Stallprobe zum Vergleich mit der der Verfälschung verdächtigen Milch dient, so wäre dieser Vergleich hinfällig, wenn die in den Verkehr gebrachte Milch nicht aus dem vollständigen Gemelke bestehen müßte. Die hiesige einschlägige ortspolizeiliche Vorschrift drückt sich zwar mit Rücksicht auf die in dieser Hinsicht etwas unbestimmte Fassung des genannten § 1 bestimmt aus, indem sie in ihrem § 2 Abs. 2 besagt: „Unter Vollmilch ist die durch vollkommenes Ausmelken gewonnene Milch zu verstehen", aber sie kann nur dann in Betracht kommen, wenn die Produzenten die Milch direkt hierher verkaufen. Bei drei von den 5 genannten Fällen wurde infolgedessen auch das gerichtliche Verfahren wieder eingestellt; und nur in zwei Fällen wurden 3 Personen durch Strafbefehle auf Grund Artikel 75 des Polizei-Strafgesetzbuches zu Geldstrafen verurteilt.

In Nürnberg schwankten die Fettgehalte der Einzelmilch zwischen 1,7 und 7,7 %. Wenn aber, wie § 3 der neuen ortspolizeilichen Vorschrift verlangt, nur die Mischmilch vom Tagesgemelke zum Verkaufe gebracht wird, so erhalten die Abnehmer eine mehr gleichmäßige Milch von guter Qualität, denn wie aus obigen Durchschnittszahlen und dem schon seit vielen Jahren aus entnommenen Stallproben hervorgeht, beträgt der Fettgehalt der Mischmilch auch aus einer kleineren Milchwirtschaft in den meisten Fällen mindestens 3,5 %.

Die erhaltenen Untersuchungsergebnisse liefern bereits den Beweis für die Berechtigung der in dem genannten § 3 enthaltenen Bestimmung. Sie beweisen aber auch ferner, daß der Fettgehalt der Milch zu verschiedenen Jahreszeiten keinen auffallenden Schwankungen unterworfen ist, und daß die Trocken- und Grünfütterung, wie sie ausschließlich in den Winter- bezw. Sommermonaten stattfindet, nicht den weitgehenden Einfluß auf den Fettgehalt der Milch ausübt, wie gewöhnlich von den Milchproduzenten behauptet wird.

Bei den untersuchten 106 Proben Magermilch lagen die spezifischen Gewichte zwischen 1,0315 und 1,038, Mittel 1,0347, und die Fettgehalte zwischen 0,1 und 3,5, Mittel 1,72 %. Die Fettgehalte sind in einer Anzahl von Fällen höher, als diejenigen der zur Untersuchung kommenden Vollmilch.

Die untersuchten 17 Rahmproben besaßen die spezifischen Gewichte 1,0180 bis 1,0310, Mittel 1,0260, und die Fettgehalte von 5,6 bis 24,0, Mittel 11,2 %. Es liefern demnach schon die Untersuchungsergebnisse dieser verhältnismäßig geringen Anzahl von Proben den Beweis, welch verschiedenartige Produkte als Rahm zum Verkaufe kommen. Die Festsetzung einer unteren Fettgrenze für den Rahm wäre deshalb empfehlenswert.

Die den Verdacht der Verfälschung erweckenden Untersuchungsergebnisse machten die Vornahme von 65 Stallproben notwendig, darunter war in 2 Fällen wiederholte Entnahme erforderlich. Anläßlich dieser Stallproben wurden 395 Milchproben entnommen. Nach den aus diesen Proben erhaltenen Untersuchungsergebnissen war teilweise die geringwertige Beschaffenheit der Verfälschung verdächtigen Milch nur darauf zurückzuführen, daß nicht das ganze Tagesgemelke, sondern vorzugsweise die Frühmilch zum Verkaufe kam. Teilweise war die Stallprobe ein Beweismittel für die stattgefundene Verfälschung.

Da aus den Untersuchungsergebnissen, welche die anläßlich der Stallproben entnommenen 395 Milchproben lieferten, auf die Zusammensetzung der in der weiteren Umgebung Nürnbergs gewonnenen Milch geschlossen werden kann, so sollen die Zahlenergebnisse in nachstehender Zusammenstellung mitgeteilt werden:

Es lagen:

### I. Die spezifischen Gewichte:

| bei | 9 | Proben, entsprechend | 2,28 % | zwischen | 1,0237 | und | 1,0300 |
|---|---|---|---|---|---|---|---|
| „ | 230 | „ | „ | 58,22 „ | „ | 1,0301 | „ | 1,0330 |
| „ | 92 | „ | „ | 23,29 „ | „ | 1,0331 | „ | 1,0340 |
| „ | 49 | „ | „ | 12,40 „ | „ | 1,0341 | „ | 1,0350 |
| „ | 15 | „ | „ | 3,80 „ | „ | 1,0351 | „ | 1,0391 |

### II. Die Fettgehalte:

| bei | 9 | Proben, entsprechend | 2,28 % | zwischen | 1,40 | und | 2,00 % |
|---|---|---|---|---|---|---|---|
| „ | 25 | „ | „ | 6,33 „ | „ | 2,01 | „ | 2,50 „ |
| „ | 71 | „ | „ | 17,97 „ | „ | 2,51 | „ | 3,00 „ |
| „ | 193 | „ | „ | 48,86 „ | „ | 3,01 | „ | 4,00 „ |
| „ | 83 | „ | „ | 21,01 „ | „ | 4,01 | „ | 5,00 „ |
| „ | 14 | „ | „ | 3,55 „ | „ | 5,01 | „ | 9,35 „ |

### III. Die Gehalte an Trockensubstanz:

| bei | 8 | Proben, entsprechend | 2,05 % | zwischen | 10,62 | und | 11,00 % |
|---|---|---|---|---|---|---|---|
| „ | 73 | „ | „ | 18,48 „ | „ | 11,01 | „ | 12,00 „ |
| „ | 182 | „ | „ | 46,08 „ | „ | 12,01 | „ | 13,00 „ |
| „ | 107 | „ | „ | 27,09 „ | „ | 13,01 | „ | 14,00 „ |
| „ | 16 | „ | „ | 4,05 „ | „ | 14,01 | „ | 15,00 „ |
| „ | 9 | „ | „ | 2,28 „ | „ | 15,01 | „ | 23,09 „ |

### IV. Die Gehalte an Nichtfett:

| bei | 9 | Proben, entsprechend | 2,28 % | zwischen | 8,42 | und | 8,50 % |
|---|---|---|---|---|---|---|---|
| „ | 124 | „ | „ | 31,89 „ | „ | 8,51 | „ | 9,00 „ |
| „ | 211 | „ | „ | 53,42 „ | „ | 9,01 | „ | 9,50 „ |
| „ | 51 | „ | „ | 12,91 „ | „ | 9,51 | „ | 13,74 „ |

Als Durchschnittszahlen ergaben sich für:

| | 1902 | 1901 | 1900 | 1899 |
|---|---|---|---|---|
| 1. Das spezifische Gewicht . . . . | 1,0327 | 1,0322 | 1,0320 | 1,0322 |
| Den Prozentgehalt an: | | | | |
| 2. Fett . . . . . . . . . . . . | 3,55 | 3,78 | 3,83 | 3,91 |
| 3. Nichtfett . . . . . . . . . | 8,98 | 9,07 | 9,01 | 9,11 |
| 4. Trockensubstanz . . . . . . | 12,71 | 12,85 | 12,84 | 13,02 |
| Zahl der Proben . . . . . . | 395 | 278 | 273 | 146 |

Es lassen sich demnach aus diesen Untersuchungsergebnissen die Schlußfolgerungen ziehen, daß für das spezifische Gewicht der Vollmilch nach oben keine Grenze gezogen werden kann und daß der Fettgehalt der Milch von den 3 Tagesmelkzeiten, wie sie bei kleinbäuerlichen Verhältnissen üblich sind, großen Schwankungen unterliegt, daß aber die Mischmilch vom Tagesgemelke stets über 3 % Fett enthält.

### 11. Speyer.

120 Milchproben wurden eingeliefert und 56 bei der auswärtigen Kontrolle entnommen. Von ersteren Proben war eine größere Zahl im Auftrage von Behörden zu untersuchen. Die Zahl der Beanstandungen war eine erhebliche. Bei den bei der ambulanten Tätigkeit entnommenen Proben wurden verhältnismäßig wenig Beanstandungen ausgesprochen.

2 Rahmsorten waren einwandfrei.

### 12. Würzburg.

101 Milchproben gelangten zur Untersuchung. Entrahmung bezw. Wässerung war der Grund der in nicht großer Zahl ausgesprochenen Beanstandungen.

### 13. Chemnitz. Laboratorium Dr. Trübsbach.

Amtshauptmannschaft Annaberg. Milch und Molkereiabfälle (285).

Die Städte Annaberg, Ehrenfriedersdorf, Geyer, Thum besitzen besondere Milchregulative. Nur die Stadt Buchholz hat noch keine Milchordnung erlassen. Aus diesem Grunde sind bisher in Buchholz Milchuntersuchungen nicht vorgenommen worden. Die Kgl. Amtshauptmannschaft Annaberg hat nur bestimmt, daß Vollmilch mindestens 2,8 % Fett enthalten soll. Diese Bestimmung ist genügend, da im Falle weiterer Veränderung der Milch das Nahrungsmittelgesetz herangezogen werden kann.

Beanstandungen wurden entweder wegen zu geringen Fettgehaltes oder wegen Wasserzusatzes ausgesprochen. Namentlich Wasserzusatz wurde häufig nachgewiesen. Gerichtliche Verurteilungen fanden im Bezirk nicht statt, da nur auf polizeiliche Verwarnung erkannt wurde.

Amtshauptmannschaft Marienberg. Milch und Molkereinebenerzeugnisse (117).

Die Stadt Marienberg hat ein Milchregulativ. Die städtischen Behörden zu Olbernhau haben sich bisher gegen Einführung eines solchen ablehnend verhalten, weil das Rittergut, das mitten in der Stadt liegt und fast den gesamten Milchbedarf der städtischen Bevölkerung befriedigt, nicht den Bestimmungen des Regulativs unterworfen werden kann. Beanstandungen erfolgten wegen zu geringen Fettgehaltes oder wegen Wasserzusatzes.

### 14. Dresden. Kgl. Zentralstelle.

Amtshauptmannschaft Döbeln. Die untersuchte Milchprobe war einwandfrei.

Amtshauptmannschaft Dresden-A. Milch (37).

In vereinzelten Fällen wurde Milch auf Grund des für den Ort bestehenden Milchregulativs wegen zu geringen Gehaltes an Fett oder wegen Wasserzusatzes beanstandet. Außerdem wurden einige Proben wegen geringen Fettgehaltes als minderwertig erklärt.

Amtshauptmannschaft Dresden-N. Es wurden im ganzen 201 Milchproben untersucht. Von diesen wurden mehrere wegen zu niedrigen Fettgehaltes als minderwertig erklärt und einige wegen Wasserzusatzes oder Entrahmung beanstandet. Bei einer Probe hatte Entrahmung und Wasserzusatz zugleich stattgefunden. Bemerkt muß hierzu werden, daß die analysierten Proben in der Hauptsache in den Dresden am nächsten gelegenen größeren Ortschaften, von denen einige, wie Kaditz, Trachau und Uebigau, seit dem 1. Januar 1903 der Stadt einverleibt wurden, entnommen worden sind. Die Kontrolle wurde wesentlich durch das Mitarbeiten der Polizeibeamten der betreffenden Gemeinden, welche namentlich auf die herumziehenden Händler Obacht gaben, erleichtert. Die auf Antrag des mit der Kontrolle beauftragten Abteilungsvorstandes in den genannten größeren Gemeinden von den Polizeibeamten im letzten Jahre veranstalteten Milchrevisionen haben sich gut bewährt und sollen deshalb auch fernerhin in allen größeren Orten, wie Blasewitz, Loschwitz, Radebeul, Kötzschenbroda, Klotzsche usw., mindestens jedes Vierteljahr, wenn nicht noch öfter, unter Zuhilfenahme der betreffenden Polizeibeamten ausgeführt werden. Die Entnahme von Milch in den im Bezirke befindlichen kleineren Ortschaften der Amtshauptmannschaft konnte nur selten geschehen, da daselbst besondere Verkaufsstellen nicht bestehen und die Bewohner, wenn sie nicht eigenes Milchvieh halten, größtenteils ihren Bedarf an Milch unmittelbar von den Gütern decken.

Außerdem in der Stadt Radeberg: Milch (37).

Die Kontrolle über die Milch wurde nicht nur in den Verkaufsstellen der Stadt, sondern auch bei den herumziehenden Händlern ausgeübt. Die Zahl der nicht einwandfreien Proben war gering. Zwei Proben wurden wegen zu niedrigen Fettgehaltes als minderwertig bezeichnet.

### 15. Dresden. Städt. Untersuchungsamt.

Die Ueberwachung des Dresdener Milchhandels erfolgte auf Grund des Ortsgesetzes, welches keine Vorschrift über den Fettgehalt aufweist, sondern lediglich die Einfuhr und den Verkauf verfälschter Milch untersagt.

In jedem Stadtbezirke wurden wöchentlich nach freier Wahl der Aufsichtsmannschaften 4 Proben Vollmilch entnommen und außerdem alle angetroffenen Vorräte von abgerahmter Milch mit der Senkwage einer Vorprüfung auf Wasserzusatz unterzogen. Von den im ganzen vorgefundenen 1188 Proben abgerahmter Milch besaßen 20 ein niedrigeres spezifisches Gewicht als 1,032 und wurden daher dem Untersuchungsamte als verdächtig eingeliefert. Jedoch konnte nur in einigen Fällen ein Wasserzusatz wirklich nachgewiesen werden.

Die Gesamtzahl der dem chemischen Untersuchungsamte eingelieferten Milch- und Sahneproben betrug 3653, nämlich 3600 Proben Vollmilch, 20 Proben abgerahmter Milch und 23 Proben Sahne, welche sich auf die verschiedenen Auftraggeber folgendermaßen verteilen: Wohlfahrtspolizeiamt 3556, städtische Anstalten 74, Gerichte und sonstige Behörden 1, Privatpersonen 22. Beanstandungsgründe waren Wasserzusatz, Abrahmung, kombinierte Fälschung, Minderwertigkeit bei Vollmilch I, Verschmutzung, Verdorbensein, fehlerhafte Bezeichnung und mangelhafte Sterilisierung bei Kindermilch. Die Zahl der Beanstandungen war ungefähr die gleiche wie im Vorjahre. Eine ganze Reihe der unbeanstandet gebliebenen fettarmen Milchproben erschien einer Abrahmung verdächtig, aber bei der Unmöglichkeit, einwandfreie Stallproben zu erlangen, mußte von dem Versuche, diese Annahme zu erweisen, Abstand genommen werden.

Die Untersuchung aller eingelieferten Milchproben auf Schmutzgehalt hat ergeben, daß in dieser Hinsicht eine weitere Besserung eingetreten ist, da nur einige Proben das festgesetzte Maximum an Milchschmutz von 8 mg pro Liter überschritten.

### 16. Dresden. Laboratorium Dr. Filsinger.

Amtshauptmannschaft Meißen. Milch und Molkereinebenerzeugnisse (134).

Vollmilch hatte öfters einen zu geringen Fettgehalt und enthielt außerdem mehrfach Milchschmutz.

### 17. Dresden. Laboratorium Dr. Hefelmann.

Amtshauptmannschaft Bautzen. Vollmilch (94), Rahm, Magermilch (33).

In den Landgemeinden war Gelegenheit zur Ausübung der Milchkontrolle nicht gegeben. Die Ueberwachung des Milchverkehrs beschränkte sich daher auf die Städte Bautzen und Bischofswerda, von denen nur Bautzen eine örtliche Milchverkehrsordnung besitzt, die aber einen Mindestfettgehalt nicht vorschreibt. In beiden Stadtbezirken konnte daher nur objektiv verfälschte Milch beanstandet werden. Beanstandungsgründe waren Wässerung oder Zusatz von Magermilch. Im allgemeinen wurde die auch anderwärts gemachte Erfahrung bestätigt, daß der Umfang der nachgewiesenen Milchfälschung keineswegs größer ist als derjenige der Fälschung anderer Nahrungsmittel, und daß bei der Statistik der Milchfälschung wohl zu unterscheiden ist zwischen „regulativmäßiger Minderwertigkeit" und nachgewiesener Fälschung.

Amtshauptmannschaft Dresden-A. Vollmilch (79).

Beanstandungsgründe waren in einigen Fällen Wasserzusatz oder Entrahmung. Einige Proben wurden wegen Schmutzgehaltes getadelt.

Amtshauptmannschaft Großenhain. Von 27 Vollmilchproben und 3 Proben Magermilch aus den Städten Großenhain und Riesa waren einzelne wegen Schmutzgehaltes zu beanstanden. Neben großen Milchversorgungsgeschäften kommen in beiden Städten nur wenige kleinere Milchhändler in Betracht. Die in der Milchverkehrsordnung von Großenhain festgesetzte Mindestfettgrenze von 2,7 % wurde von der Marktmilch nicht unterschritten, während in Riesa, das ein Milchregulativ nicht besitzt, 4mal Fettgehalte unter 2,7 % festgestellt wurden.

Amtshauptmannschaft Kamenz. Vollmilch (18), Magermilch (2), Ziegenmilch (1).

Von 5 Vollmilchproben aus der Stadt Kamenz war 1 Probe entrahmt; 2 Proben Magermilch waren einwandfrei. Neben der Milchversorgung durch eine Molkerei kommen nur wenige kleine Milchhändler in Frage. Von 12 Vollmilchproben aus der Stadt Pulsnitz waren vereinzelte durch Zusatz von abgerahmter Milch verfälscht.

### 18. Dresden. Laboratorium Dr. Schmidt.

Amtshauptmannschaft Dippoldiswalde. Für die Kontrolle der Milch und Molkereinebenabfälle kommen nur die Städte und größeren Landgemeinden in Frage, da die Landwirte gemäß Ministerialverordnung vom 28. Dezember 1901 derselben nicht unterstehen. Infolgedessen sind im Bezirke der Amtshauptmannschaft Dippoldiswalde verhältnismäßig wenig Milchproben untersucht worden, da der Bezirk keine Stadt über 4000 Einwohner enthält und die Milchkonsumenten meist direkt von den Produzenten versorgt werden. Es wurden 17 Proben Vollmilch und 1 abgerahmte Milch untersucht. Eine Vollmilch mußte als gewässert beanstandet werden.

Da die Milch vielfach in den frühesten Morgenstunden verkauft wird und eine häufigere Kontrolle dringend erwünscht ist, so wurden von Zeit zu Zeit in einigen Städten auch Proben durch die betreffenden Polizeiorgane entnommen, nachdem diese vorher genau unterwiesen worden waren. Von einer Beanstandung wegen Schmutzgehaltes mußte aus Mangel an bestimmten Anforderungen vorläufig abgesehen werden.

Amtshauptmannschaft Pirna. Milch und Molkereinebenerzeugnisse (462).

Für die Kontrolle der Milch und Molkereinebenabfälle kommen nur die Städte und größeren Landgemeinden in Frage, da die Landwirte gemäß Ministerialverordnung vom 28. Dezember 1901 von dieser verschont werden.

Der Art und Zahl nach wurden untersucht: Vollmilch 432, abgerahmte Milch 25, Sahne 4, Buttermilch 1.

### 19. Dresden. Laboratorium R. Weber.

Amtshauptmannschaft Rochlitz. Milchproben (47). Die Milchproben wurden durch den kontrollierenden Chemiker nach Durchmischung des Inhaltes den Gefäßen der Milchwagen entnommen. Zur Konservierung der Milchproben für den Transport zum Laboratorium wird bichromsaures Kalium verwendet. Der anfangs angewandte Formaldehyd zeigte sich wenig geeignet, da in der so behandelten Milch eine scharfe Trennung des Fettes von den übrigen Bestandteilen durch die Gerbersche Zentrifugalmethode nicht zu erreichen ist. Ein hoher Prozentsatz der entnommenen Proben wurde beanstandet.

Amtshauptmannschaft Schwarzenberg. Milch (12). Eine Probe wurde beanstandet, weil der Fettgehalt zu gering war, die übrigen Proben waren einwandfrei.

### 20. Freiberg. Laboratorium Dr. Raßmann.

Amtshauptmannschaft Freiberg. Milch und Molkereiabfälle im 4. Quartal 1901 (332) und im Jahre 1902 (840).

Die Untersuchung der Voll- und Magermilch nimmt einen hervorragenden Anteil der Nahrungsmittelkontrolle der Stadt Freiberg ein. Auf keinem Gebiete ist die erfolgreiche Wirksamkeit der neugeschaffenen Einrichtung so nachzuweisen als gerade hier, da die Zahl der Beanstandungen gegen früher bedeutend zurückgegangen ist.

### 21. Leipzig. Kgl. Untersuchungsanstalt.

Stadt Leipzig. 6218 Milchproben wurden geprüft. Hiervon wurden 630 dem hygienischen Institut zur Untersuchung eingeliefert. Im Falle von Beanstandung wurde Bestrafung herbeigeführt.

Amtshauptmannschaften Leipzig und Grimma. Milch und Molkereinebenerzeugnisse (128).

Bezüglich der Probenentnahme von Milch ist zu berichten, daß in den kleineren Gemeinden offene Verkaufsstellen für Milch nicht bestehen, so daß eine Entnahme von Milchproben bei der Kontrolle nicht möglich ist. Die Städte Wurzen und Grimma sowie die Gemeinden Leutzsch und Schönefeld besitzen Milchregulative. In diesen Gemeinden wird die Milchkontrolle außer der bei der Probenentnahme vorgenommenen Revision durch Polizeibeamte ausgeführt. Diese Kontrolle erstreckt sich auf Prüfung der Milch mittels des Laktodensimeters und des Laktoskopes. Die hierbei verdächtig erscheinenden Proben werden der Untersuchungsanstalt zur weiteren Prüfung übersandt.

Die vorhandenen Verkaufsstellen für Milch waren im allgemeinen sauber gehalten.

Ausgeführt werden bei Milchuntersuchungen die Bestimmung des spezifischen Gewichtes, des Fettgehaltes, Säuregrades, Prüfung auf Salpetersäure. Bei Verfälschungen mit Wasser wird eine Bestimmung des spezifischen Gewichtes des Milchserums vorgenommen. Die Zahl der Beanstandungen war nicht hoch.

### 22. Leipzig. Laboratorium Dr. Elsner.

Amtshauptmannschaft Schwarzenberg. Milch (31). Von den Milchproben, die zur Untersuchung eingesandt wurden, waren die meisten von vorzüglicher Beschaffenheit, zwei waren gewässert, drei mit Sahne vermischt; vielleicht war auch Sahne für Vollmilch abgegeben worden.

### 23. Leipzig. Laboratorium Dr. Kallir.

Amtshauptmannschaft Chemnitz. Milch und Molkereinebenabfälle wurden im letzten Vierteljahr 1901 22, im Jahre 1902 24 untersucht.

Die Untersuchung von Milch wurde nicht in umfangreicher Weise ausgeführt, da in den Landgemeinden Milch direkt von Gütern und den kleineren Landwirten bezogen wird, bei denen eine Entnahme von Proben zur Untersuchung nicht stattgefunden hat. Bei einigen der eingesandten Proben ergab die Untersuchung Anhaltspunkte für einen Verdacht der Wässerung oder Abrahmung.

### 24. Leipzig. Laboratorium Dr. Prager.

Amtshauptmannschaft Flöha. Milch und Molkereinebenerzeugnisse (32).

Die verhältnismäßig geringe Anzahl von untersuchten Milchproben ist dadurch zu erklären, daß von kleinen Landwirten, welche am Orte Milch nicht verkaufen, Proben zur Untersuchung nicht entnommen wurden. Zudem ist eine wirksame Milchkontrolle nur während des Verkaufes ausführbar, welcher in kleineren Städten und Landgemeinden sich zumeist auf die kurze Zeit der frühen Morgenstunden beschränkt. Demgemäß mußte, wo eine Milchkontrolle in Frage kam, der Vorschlag gemacht werden, daß die Milchproben von Polizeiorganen entnommen und zur Untersuchung eingeschickt würden. In letzter Zeit haben die Verwaltungen einiger größeren Gemeinden sich entschlossen, von Zeit zu Zeit Milchproben durch Beamte entnehmen und einsenden zu lassen.

Einzelne Beanstandungen wurden wegen Entrahmung oder Schmutzgehaltes ausgesprochen.

Amtshauptmannschaft Oschatz. 1 Milchprobe.

### 25. Leipzig. Laboratorium Dr. Röhrig.

Amtshauptmannschaft Borna. Milch und Molkereinebenabfälle (86).

In einer Anzahl von Fällen ist eine Verfälschung durch Zusatz von Wasser oder teilweiser Entrahmung festgestellt worden. In einem Falle lag eine mit Wasser versetzte Magermilch vor. Ferner wurde Sahne mit zu geringem Fettgehalt angetroffen.

Amtshauptmannschaft Döbeln. Milch und Molkereinebenabfälle (144).

In mehreren Fällen ist eine Verfälschung durch Zusatz von Wasser oder teilweise Entrahmung, vereinzelt starker Schmutzgehalt festgestellt worden. Ferner wurde Sahne mit zu geringem Fettgehalt angetroffen. Das wiederholt eingeleitete Verfahren war aus juristischen Erwägungen erfolglos. Außer Hainichen sind alle Städte mit revidierter Städteordnung im Besitze eines Milchregulativs.

### 26. Meerane. Laboratorium Dr. Scheitz.

Amtshauptmannschaft Glauchau. Milch (169).

Bei der Untersuchung von Milch wurde hauptsächlich das spezifische Gewicht und der Gehalt an Fett festgestellt. Beanstandungen erfolgten wegen zu geringen Fettgehaltes.

### 27. Plauen. Laboratorium Dr. Forster.

Amtshauptmannschaft Auerbach. Vom 1. Oktober bis 31. Dezember 1901 wurden 13, im Jahre 1902 131 Proben von Milch und Molkereiabfällen untersucht.

In den Bezirken Auerbach, Oelsnitz und Plauen wurde bei der Milchkontrolle folgendes beobachtet:

Die Marktmilch wurde nur in den Städten und in Bad Elster kontrolliert, nicht aber in landwirtschaftlichen Betrieben, die nur nebenher Milch an Konsumenten verkaufen.

Die Organisation der Milchkontrolle in den größeren Städten ist ebenso glatt verlaufen wie die Organisation der Kontrolle der übrigen Nahrungsmittel. Die Polizeibeamten, die von der vorgesetzten Behörde mit der Entnahme der Milchproben beauftragt wurden, haben sich durchweg als zuverlässig erwiesen. Die Milch ist mit verschwindend wenig Ausnahmen in ungesäuertem Zustande dem Laboratorium übergeben worden. Die Untersuchung schloß sich in allen Fällen unmittelbar an die Einlieferung der Proben an, so daß bereits mit der nächsten Post oder telephonisch die betreffenden Behörden von dem Ausfall der Untersuchung benachrichtigt werden konnten, und somit den Lieferanten das Recht, eine Stallprobe zu beantragen, unverkürzt blieb.

Die Zahl der zu entnehmenden Milchproben wurde vollständig dem Ermessen der betreffenden Stadtvertretungen überlassen. Die Entnahme der Milchproben erfolgte durch Ratsbeamte, die vorher eingehend mit der Probeentnahme vertraut gemacht waren.

Die meisten Städte haben Milchregulative. In diesen wird von Vollmilch ein Gehalt von wenigstens 2,8 % Fett verlangt, von der Forderung eines bestimmten spezifischen Gewichtes der Vollmilch sowohl wie der Magermilch aber abgesehen. Vollmilch, die von Haus aus weniger als 2,8 % Fett enthält, darf zwar in den Verkehr gebracht werden, doch darf die Minderwertigkeit nicht die Folge einer Verfälschung sein, sie muß vielmehr darin begründet sein, daß die Kühe wirklich eine minderwertige Milch liefern. Dieser Fall traf nur bei einem einzigen größeren Stalle des Vogtlandes zu. Im allgemeinen war die Marktmilch des Vogtlandes eine gehalt- und fettreiche Milch, wie nachstehende Tabelle zeigt:

#### Markt-Milch.

| | Durchschnittlicher Fettgehalt. | |
| --- | --- | --- |
| | 1901 | 1902 |
| Stadt Reichenbach | 3,123 % | 3,281 % |
| „ Oelsnitz | 3,480 „ | 3,518 „ |
| „ Adorf | 3,774 „ | 3,237 „ |
| „ Treuen | 3,435 „ | 3,440 „ |
| „ Falkenstein | — | 3,275 „ |
| „ Elsterberg | — | 3,346 „ |
| „ Auerbach | — | 3,064 „ |
| Gemeinde Bad Elster | — | 3,008 „ |
| Stadt Lengenfeld | — | 3,062 „ |
| „ Pausa | — | 3,783 „ |
| „ Schöneck (1 Probe) | — | 3,50 „ |

In einem Teile des Dienstbezirkes scheint es noch üblich zu sein, die Milch vor dem Abrahmen mit Wasser zu versetzen. Es haben in diesem Teile daher öfters Beanstandungen der abgerahmten Milch wegen Wässerung ausgesprochen werden müssen.

Sehr viel Arbeit hat das Bestreben verursacht, eine Verminderung des Schmutzgehaltes der Milch zu erzielen.

Verstöße gegen die Milchregulative sind mit verschwindend geringen Ausnahmen nicht zur Kenntnis der Staatsanwaltschaft gebracht, sondern durch polizeiliche

Strafverfügungen erledigt worden. Die Höhe der Polizeistrafen wird von den einzelnen Polizeiverwaltungen
verschieden bemessen.

In vereinzelten Fällen ist von den mit Polizeistrafen
Bedachten Widerspruch erhoben, meist aber rechtzeitig
wieder zurückgezogen worden.

In den wenigen Fällen, in welchen Milchhändler
nach dem Nahrungsmittelgesetz bestraft worden sind, war
nach § 10 Ziffer 1 und 2 Anklage erhoben worden.

Die Untersuchung der eingesandten Milchproben
erstreckte sich in der Regel auf die Bestimmung des
spezifischen Gewichts mit Hilfe eines Greinerschen
Instruments, des Fettgehaltes nach Gerber und bei
allen Beanstandungen und Stallproben außerdem auf
die Bestimmung des Fettes nach Soxhlet; bei Stallproben und bei Verdacht auf Wässerung wurde außerdem
das spezifische Gewicht des Serums bestimmt.

Als „schmutzig" gilt eine Milch, wenn sie nach
einstündigem ruhigen Stehen bei 15°C einen deutlichen,
mit bloßem Auge sichtbaren aus Schmutz bestehenden
Bodensatz absetzt. Es hat sich als praktisch erwiesen,
diesen Bodensatz mit Hilfe eines Späthschen Glases zu
sammeln und bis zur Erledigung eines eventuellen
Widerspruchs, mit Formalin konserviert, aufzubewahren.

Amtshauptmannschaft Oelsnitz. Milch und
Molkereiabfälle (im 4. Vierteljahr 1901: 191, im Jahre
1902: 229 Proben).

Wegen Verkaufes von teilweise abgerahmter Milch
als Vollmilch erfolgten 2 gerichtliche Bestrafungen.

Sonstige Angaben wurden bereits unter Auerbach
gemacht.

Amtshauptmannschaft Plauen. Milch und
Molkereiabfälle (im 4. Vierteljahr 1901: 512, im Jahre
1902: 2140 Proben).

In der größten Stadt des Bezirkes, in Plauen, ist
der durchschnittliche Fettgehalt der Marktvollmilch in
den einzelnen Monaten folgender gewesen:

| | Untersucht. | durchschn. Fettgehalt. |
|---|---|---|
| Oktober 1901 . . . . . . | 165 Proben | 3,318 % |
| November 1901 . . . . | 153 „ | 3,103 „ |
| Dezember 1901 . . . . | 141 „ | 3,264 „ |
| Januar 1902 . . . . . | 151 „ | 3,208 „ |
| Februar . . . . . . . | 154 „ | 3,195 „ |
| März . . . . . . . | 154 „ | 3,236 „ |
| April . . . . . . . | 163 „ | 3,2:0 „ |
| Mai . . . . . . . | 122 „ | 3,215 „ |
| Juni . . . . . . . | 156 „ | 3,280 „ |
| Juli . . . . . . . | 121 „ | 3,245 „ |
| August . . . . . . | 153 , | 3,449 „ |
| September . . . . . | 161 „ | 3,468 „ |
| Oktober . . . . . . | 162 „ | 3,421 „ |
| November . . . . . . | 77 „ | 3,426 „ |
| Dezember . . . . . . | 72 „ | 3,200 „ |
| Zusammen . . | 2110 Proben | Mittel: 3,297 % |

### 28. Zittau. Laboratorium Dr. Jonscher.

Amtshauptmannschaften Löbau und Zittau.
Milch und Molkereinebenabfälle (247).

Wasserzusätze zur Marktmilch wurden mehrfach, teilweise Entrahmung wurde zuweilen festgestellt.

### 29. Zwickau. Laboratorium Dr. Falck.

Amtshauptmannschaft Zwickau. Von Vollmilch,
Magermilch, Sahne wurden im 4. Vierteljahr 1901: 115,
im Jahre 1902: 618 Proben untersucht.

Beanstandungen erfolgten wegen Wässerung, Entrahmung oder gleichzeitiger Wässerung und Entrahmung.
In landwirtschaftlichen Vereinen wurden Vorträge über
den Verkehr mit Milch gehalten, und es haben viele Landwirte aus diesen Belehrungen Nutzen gezogen.

### 30. Heilbronn.

Die Kontrolle der Marktmilch wird seit Frühjahr 1901
ausschließlich im Laboratorium ausgeübt. Die Aus-
scheidung der verdächtigen Proben erfolgt auf Grund
der Vorprüfung, welche sich auf die Bestimmung des
spezifischen Gewichtes und des Fettgehaltes (durch eine
sogenannte Schnellmethode) erstreckt. Beanstandungen

wurden nur auf Grund der Ergebnisse der vollständigen
chemischen Untersuchung ausgesprochen.

Zur Prüfung gelangten 1235 Milchproben, davon
wurden vollständig chemisch untersucht 238 Proben.

Beobachtete Verfälschungen waren Wasserzusatz, Entrahmung, Wässerung und gleichzeitige Entrahmung sowie
abnormer Schmutzgehalt. Eine Anzahl Proben waren
der Entrahmung stark verdächtig. In Heilbronn wurden
täglich 168 bis 169 Hektoliter Milch verbraucht.

### 31. Stuttgart. Kgl. Zentralstelle.

1 Milch- und 1 Alpenrahmprobe wurden untersucht.
Beide Proben waren von guter Beschaffenheit.

### 32. Stuttgart. Mediz. Kollegium.

Bei den untersuchten 17 Milchproben wurde einmal
ein Wasserzusatz von 40 % konstatiert; einmal hatte gleichzeitig Wässerung und Entrahmung stattgefunden, in einem
Falle war die Milch durch Zusatz von Wasser verfälscht
und hernach mit Rahm versetzt worden. Alle übrigen
Proben zeigten gute Beschaffenheit.

### 33. Stuttgart. Städt. Untersuchungsamt.

Milch (528), Rahm und Buttermilch (je 2).

Von den Milchproben erwies sich ein Teil als gewässert und ein Teil als entrahmt, die übrigen waren
einwandfrei.

### 34. Baden-Baden.

Die neue Marktverkehrsordnung für den Milchver-
kauf war von großer Bedeutung. Die Untersuchungen
der Marktmilch lassen erkennen, daß eine wesentliche
Verbesserung der Milch durch die strengeren Vorschriften
und die höheren Anforderungen erzielt worden ist und
daß die diesbezüglichen Forderungen für hiesige Verhältnisse nicht zu hoch sind.

So ergaben z. B. die letzten Vollmilchuntersuchungen
durchgehend einen Fettgehalt von 3,2—4 %, während
bisher in den meisten Fällen die Vollmilchproben die
zulässige Grenze von 2,4 % oder doch einen nicht viel
höheren Fettgehalt aufwiesen.

Der verhältnismäßig sehr hohe Fettgehalt, der in
letzter Zeit bei Untersuchung von Magermilch-Proben
festgestellt wurde, (bis zu 2,7 %) läßt den Verdacht auf-
kommen, daß diese Magermilch als Vollmilch verkauft
wird. Die Bezeichnung „Magermilch" an den Gefäßen
dürfte dem Publikum noch nicht genügend bekannt sein,
und es wäre sehr dankenswert, wenn auf diese Bestimmung
wiederholt aufmerksam gemacht würde.

### 35. Freiburg.

85 Milchproben kamen zur Untersuchung. Es erfolgte
eine Anzahl Beanstandungen wegen Wasserzusatzes.

### 36. Heidelberg.

531 Milchproben wurden zum Teil offen eingekauft,
zum Teil im Auftrage der Polizei und Staatsanwaltschaft
zur Untersuchung entnommen. Ein Teil der Proben
mußte, da sie entrahmt bezw. gewässert waren, beanstandet
werden.

6 Rahmproben und 1 Rahmgemenge blieben unbeanstandet.

### 37. Karlsruhe.

11625 Milchproben wurden von den Chargierten der
Schutzmannschaft einer Vorprüfung mittels des Laktodensimeters unterworfen. Davon wurden 260 wegen
abnormen spezifischen Gewichtes einer genauen Untersuchung unterzogen. Der Prozentsatz der beobachteten
Milchfälschungen — Wässerung oder Entrahmung —
war ein sehr geringer, so daß die Beschaffenheit der in
Karlsruhe im Verkehr befindlichen Milch als eine gute
bezeichnet werden kann.

Der Erlaß der neuen Ministerialverordnung vom
10. Mai 1902, den Verkehr mit Milch betr., enthält
genaue Vorschriften über das Feilhalten und Verkaufen
sowie über die Aufbewahrung der Vollmilch und Magermilch.

Die Kontrolle der Milchkuranstalten inbezug auf die Beschaffenheit der Säuglingsmilch und auf eine saubere einwandfreie Abfüllung hat zu einer Beanstandung Anlaß nicht gegeben.

Rahm (12). Der Fettgehalt der Rahmproben schwankte zwischen 15 und 35 %.

### 38. Konstanz.

401 Proben Milch gelangten zur Untersuchung.

Einige Beanstandungen wurden wegen Wässerung oder Entrahmung ausgesprochen. In einem Falle wurde ein Zusatz von Soda festgestellt. Im Auftrage von Behörden waren 378, im Auftrage von Privaten 23 Proben zu untersuchen.

Erwähnt sei, daß die mit der Entnahme der Proben betrauten Schutzleute bei einer sehr großen Anzahl von Proben die Beschaffenheit der Milch durch Bestimmung des spezifischen Gewichtes mittels der Milchwage geprüft haben.

### 39. Mannheim.

Es wurden untersucht: Lieferproben (987) und Stallproben (243); Rahm (10).

Die Milchverhältnisse in Mannheim haben sich bedeutend gebessert. Der Offiziant, welcher in Läden und auf den Straßen täglich die Milchkontrolle vornimmt, hat oft tagelang die Milch zu prüfen, bis er eine dünne und bläulich aussehende verdächtige Milch oder eine Milch mit nicht normalem spezifischen Gewichte findet. Wenn trotzdem im Laufe des Jahres 987 Milchlieferproben zur Untersuchung kamen, so ist hierbei zu berücksichtigen, daß in dieser Zahl auch diejenigen Proben enthalten sind, welche auf Grund von Beanstandungen an der Bahn oder auf dem Lande entnommen wurden. Die in Mannheim geübte Kontrolle hat sich in jeder Beziehung gut bewährt. Um Kontrollen auf dem Lande ausführen zu können, wurden wiederholt Milchmesser den Gendarmeriebehörden leihweise auch in diesem Jahre übergeben. Es dürfte sich empfehlen, daß sämtliche Gendarmeriestationen für Kontrollen mit geeigneten nachgeprüften Milchmessern ausgerüstet werden. Oefters wurde die Wahrnehmung gemacht, daß die gewöhnlichen Milchmesser die Milchgrade unrichtig anzeigten. Auf Grund der Kontrolle wurden im ganzen 243 Stallproben entnommen. Diese erwiesen sich fast alle als normal, da sie den von den ortspolizeilichen Vorschriften verlangten Gehalt an Fett (3 %) und Trockensubstanz (11,5 %) zeigten.

Dem Handel mit Rahm wurde ebenfalls Aufmerksamkeit geschenkt.

### 40. Pforzheim.

Von der Schutzmannschaft wurden im ganzen 7940 Milchvorprüfungen vorgenommen. Zur chemischen Untersuchung wurden 213 Proben eingeliefert, und es wurde eine Anzahl von ihnen teils wegen Entrahmung, teils wegen Wässerung beanstandet. 1 Rahmprobe war einwandfrei.

### 41. Weinheim.

Milch (146).

Die regelmäßige Milchkontrolle erwies sich als sehr vorteilhaft. Bei Verfälschungen der Milch handelte es sich fast ausschließlich um Wässerung, nur ganz vereinzelt um Entrahmung. Letztere wird, wenn überhaupt, meist im Sommer ausgeführt unter der Vorgabe, daß entrahmte Milch weniger leicht sauer werde.

Von 39 amtlich eingelieferten Milchproben waren 17 sogenannte Stallmilchproben, so daß 22 Milchproben als eigentlich verdächtige Proben eingeliefert waren. Von diesen 22 Milchproben wurden viele beanstandet. Allerdings stellen diese beanstandeten Proben eine Auslese aus einer großen Anzahl der durch die Gendarmerie oder Polizei vorgeprüften Proben dar.

### 42. Darmstadt.

Milch, Molkereiabfälle, Rahm, Magermilch, Buttermilch, Molken, Molkereikonserven und Milchpräparate (340).

Bei den von der Polizei und Staatsanwaltschaft eingelieferten 317 Proben war der Prozentsatz der Verfälschungen ein hoher.

### 43. Gießen.

Handelsmilch (41), Stallproben (6), Milchproben für einzelne Produzenten (59), Milchproben für Molkereien (10915), Magermilch (5), Buttermilch (1) und Rahm (27).

Bei einzelnen Handelsmilchproben wurde Wässerung oder Entrahmung beanstandet.

### 44. Mainz.

Im ganzen wurden 721 Milchproben vorgelegt, von denen eine größere Anzahl gefälscht war. Hinsichtlich der Häufigkeit der Kontrolle ist gegen früher eine Aenderung nicht eingetreten, da die vorgesehene Milchverkaufsordnung für das Großherzogtum Hessen noch nicht in Wirksamkeit getreten ist.

### 45. Worms.

Milch (311). Ein hoher Prozentsatz der von der Polizei eingelieferten 284 Proben wurde beanstandet.

### 46. Rostock.

Im ganzen wurden 119 Milchproben untersucht. Von diesen 119 Proben hatten 71 die Polizeibehörden offen und ohne Wahl entnehmen lassen, 22 Proben waren Stallproben, durch die die Beschaffenheit der von den Kühen gelieferten Milch festgestellt werden sollte. Von Privaten wurden 26 Proben zur Untersuchung übergeben.

Die Mehrzahl der Proben stammte aus der Stadt Rostock. Die Untersuchungen hatten zur Folge, daß verschiedene Milchhändler wegen Verfälschung von Milch zur Verantwortung gezogen wurden. Die Verfälschung war teils durch Entrahmung, teils durch Wasserzusatz bewerkstelligt worden. Außerdem fand sich sehr häufig Milch vor, die fettarm war, offenbar weil die Kühe schlecht genährt wurden. Solche Milch konnte nicht beanstandet werden.

### 47. Oldenburg.

162 Proben Vollmilch enthielten zum Teil weniger als 2,7 % Fett und wurden daher als minderwertig bezeichnet. Einzelnen Proben war Wasser zugesetzt.

### 48. Jena.

42 Milchproben wurden untersucht. Eine Probe wurde wegen eines Gehaltes von nur 1,76 % Fett beanstandet.

### 49. Gotha.

Milch und Molkereiprodukte (135).

Der Verkehr mit Milch ist durch eine für das ganze Herzogtum gültige Verordnung geregelt. Seit Dezember 1902 ist eine neue Verordnung in Kraft getreten, nach welcher nur noch zwischen Vollmilch, Kindermilch und Magermilch unterschieden wird. Nach dieser Verordnung muß Vollmilch ein spezifisches Gewicht von mindestens 1,028 und einen Mindestfettgehalt von 2,7 % haben. Für Magermilch sind als niedrigste Zahlen bestimmt: spezifisches Gewicht: 1,032 und Fett: 0,15 %. Kaffeesahne und saure Sahne müssen einen Fettgehalt von mindestens 10 %, Schlagsahne einen solchen von 25 % haben.

Für den Verkauf von Kinder- und Kurmilch sind Sonderbestimmungen getroffen.

Besondere Beachtung verdient unter den Strafbestimmungen der Absatz 2. „Sofern infolge polizeilicher Untersuchung eine rechtskräftige Verurteilung eintritt, fallen dem Verurteilten die durch die polizeiliche Untersuchung erwachsenen Kosten zur Last." (Ges.-Sammlung für das Herzogtum Gotha 1902 Nr. 23.)

Von den 135 untersuchten Milchproben wurden einige wegen Schmutzes und andere wegen zu niederen Fettgehaltes beanstandet. Bei der gewichtsanalytischen Fettbestimmung von Rahm (10 Proben) wurden folgende Werte ermittelt: 13, 21, 9,4, 12,33, 5,75, 23,9, 8,58, 10,28, 5,2, 18,17 %. Der Liter Rahm wurde zu 80 Pf. verkauft, der Liter Vollmilch zu 18 Pf.; viele Proben wurden demgemäß zu teuer bezahlt.

### 50. Dessau.

530 Milchproben, und zwar 524 Vollmilch- und 6 Magermilchproben kamen zur Untersuchung. Die aus-

gesprochenen Beanstandungen waren durch einen nicht dem Ortsstatut entsprechenden Fettgehalt (unter 2,7 % Fett) begründet. Vereinzelt wurde Wässerung bezw. Magermilchzusatz beobachtet.

### 51. Lübeck.

Milch (2101).

Die überwiegende Mehrzahl der Milchproben war lediglich auf Fettgehalt zu untersuchen. Wegen eines Verdachtes der Verfälschung wurden 13 Proben eingeliefert. Der Verdacht bestätigte sich in vereinzelten Fällen. Eine dieser Milchproben hatte ein spezifisches Gewicht von 1,0258 bei 15° und ergab folgende Werte: Gehalt an Trockensubstanz 10,04 %, Gehalt an Fett 2,78 %, Gehalt an fettfreier Trockensubstanz 7,26 %, spezifisches Gewicht der Trockensubstanz 1,34, spezifisches Gewicht des Serums 1,023.

Die Verfälschung gelangte zur Bestrafung. Weil es sich, wie die Hauptverhandlung ergab, um eine fortgesetzte Reihe von Verfälschungen handelte, wurde auf eine Geldstrafe von 600 $\mathscr{M}$. erkannt.

Eine Beanstandung erfolgte, weil die betreffende Milch „Biestmilch" war.

### 52. Bremen.

Die Anzahl der untersuchten Milchproben betrug 59 und umfaßte Markt- und Stallmilchproben sowie Magermilch.

Die Milchproben, welche amtlicherseits dem Laboratorium zur chemischen Untersuchung vorgelegt wurden, mußten stets als verdächtig angesehen werden. Die von den Interessenten stammenden waren dagegen teils als verdächtig, teils zur Selbstinformation der Betreffenden dem Institut eingehändigt worden. Der Verdacht der Fälschung erwies sich auch zum Teil als begründet. Soweit Strafantrag wegen Milchfälschung erhoben wurde, war dieser von Erfolg.

### 53. Hamburg.

Uebersicht über die in den Jahren 1900—1902 ausgeführten Untersuchungen von Milch.

| Bezeichnung der Milch | 1900 | 1901 | 1902 |
|---|---|---|---|
| Vollmilch . . . . . . . . | 546 | 1474 | 2736 |
| Halbmilch . . . . . . . . | 1771 | 686 | 334 |
| Magermilch . . . . . . . | 122 | 61 | 94 |
| Milch ohne nähere Bezeichnung . . . . . . . | 74 | 77 | 303 |
| Ziegenmilch . . . . . . . | — | — | 16 |
| | 2513 | 2298 | 3483 |

In der Organisation der Milchkontrolle sind wesentliche Veränderungen nicht eingetreten. Nach wie vor muß die Vorkontrolle der Milch in der in Hamburg ausgeübten Weise als ein wertvolles Hilfsmittel der Milchkontrolle betrachtet werden. Die Entnahme von Proben bei Privatleuten wurde fortgesetzt. Im Jahre 1901 trat an die Stelle dieser Art der Kontrolle der Geheimeinkauf von Milch. Im Jahre 1902 wurde der Versuch gemacht, den Fettgehalt der in Hamburg eingeführten Milch durch Entnahme von Proben im Augenblick der Einführung in die Stadt kennen zu lernen. Leider ist die Zahl der untersuchten Proben nur eine verhältnismäßig geringe gewesen und konnte die Entnahme nur während einiger Wintermonate stattfinden.

Die weitaus größte Zahl der Beanstandungen von Milch erfolgte wegen zu niedrigen Fettgehaltes. Die Zahl der wegen Wasserzusatzes beanstandeten Proben war sehr niedrig. Als eine erfreuliche Tatsache ist es zu bezeichnen, daß die sogenannten kombinierten Fälschungen durch gleichzeitigen Fettentzug und Wasserzusatz nur noch selten anzutreffen sind.

Die durch den Geheimeinkauf erstandenen Milchproben besaßen häufig einen so hohen Fettgehalt, wie er bei normaler Kuhmilch fast nie beobachtet wird. Es erschien daher die Annahme berechtigt, daß durch die Verkäufer bei dem Verkauf der Milch keine genügende Mischung vorgenommen wurde, wie es sich bei einem ordnungsmäßigen Milchverkaufe infolge der beim Stehen der Milch stattfindenden Entmischung als notwendig erweist.

Diese Umstände haben die Polizeibehörde zu der Maßnahme veranlaßt, daß aus jedem Behälter, aus welchem durch den Geheimeinkauf Proben verabfolgt werden, auch eine Probe nach erfolgter gründlicher Durchmischung der Milch entnommen wurde. In dieser Weise wurden insgesamt 235 Doppelproben entnommen.

Nach den Prüfungsbefunden sind Unterschiede im Fettgehalte, welche durch unachtsame Behandlung der Milch verursacht werden, recht häufig und manche Beanstandung wegen zu geringen Fettgehaltes dürfte auf die erwähnte Ursache zurückzuführen sein.

Eine große Zahl von Versuchen wurde ausgeführt, um zu ermitteln, in welcher Weise der Säuregrad der eingekauften Marktmilch während der Aufbewahrung unter verschiedenen Bedingungen fortschreitet. Der Kontrolle der Milch inbezug auf den Schmutzgehalt wurde besondere Aufmerksamkeit zugewendet.

Infolge ihrer besonderen Gewinnungsweise und Behandlung ist eine Reinhaltung der Milch nur unter bestimmten Vorsichtsmaßregeln möglich. Nicht in allen Gegenden Deutschlands wird die Milch mit der gleichen Sorgfalt gewonnen und behandelt, in einzelnen Bezirken herrscht eine größere Reinlichkeit in der Viehhaltung und Gewinnung der Milch als in anderen. Seit langem ist man bestrebt gewesen, diese Verunreinigungen, welche abgesehen von ihrer Unappetitlichkeit von wesentlichem Einflusse auf die Haltbarkeit der Milch sind, nach Möglichkeit zu beseitigen. Leider sind die erzielten Erfolge teils wegen der Gleichgültigkeit und Unachtsamkeit der Produzenten, teils auch infolge Anwendung unzureichender Hilfsmittel noch nicht so günstige, wie man auf Grund unserer heutigen Kenntnisse verlangen könnte. Erfahrungsgemäß gelingt die Entfernung der Schmutzstoffe am leichtesten unmittelbar nach dem Melken, ehe sie Zeit zur Auflösung und feinen Zerteilung gehabt haben, daher ist die Reinigung der Milch in erster Linie Sache des Produzenten.

Die neueren Milchregulative enthalten vielfach Bestimmungen, welche sich auf die Verschmutzung der Milch beziehen. Auch das Hamburgische Gesetz, betr. den Verkehr mit Kuhmilch, verordnet, daß die für den Verkehr bestimmte Milch nicht erheblich und augenfällig verschmutzt sein darf. Als erheblich und augenfällig verschmutzt wurde Milch bezeichnet, welche grobe Schmutzpartikelchen in solchen Mengen enthielt, daß diese beim Umschütteln oder Durchrühren der Milch ohne Schwierigkeit sichtbar wurden, oder Milch, welche so viel feine Schmutzpartikelchen enthielt, daß schon nach kurzem Stehen ein reichlicher Bodensatz gebildet wurde.

In den letzten Jahren ist eine größere Zahl von Proben als erheblich und augenfällig verschmutzt beanstandet worden, jedoch ist die Prozentzahl der aus diesem Grunde beanstandeten Milchproben anscheinend in stetem Sinken begriffen.

Inbezug auf den Gehalt der untersuchten Milchproben an borsäurehaltigen Konservierungsmitteln ist zu bemerken, daß in den letzten Jahren eine starke Abnahme der Verwendung solcher Mittel zu beobachten war. Die folgende Tabelle läßt erkennen, daß seit der Aufnahme der Kontrolle im Jahre 1895 die Prozentzahl der wegen eines Gehaltes an borsäurehaltigen Konservierungsmitteln beanstandeten Proben von 23 % bis unter 1 % der auf Borsäure untersuchten Proben gesunken ist.

Uebersicht über die Ergebnisse der in den Jahren 1895—1902 ausgeführten Untersuchungen von Milch auf borsäurehaltige Konservierungsmittel.

| Jahrgang . . . . . . . | 1895 | 1896 | 1897 | 1898 | 1899 | 1900 | 1901 | 1902 |
|---|---|---|---|---|---|---|---|---|
| Anzahl der auf Borsäure untersuchten Proben . . . | 662 | 1425 | 2422 | 945 | 1178 | 1601 | 2293 | 3203 |
| Von je 100 der obigen Proben enthielten Borsäure . | 23,0 | 14,0 | 4,8 | 4,6 | 4,8 | 4,3 | 1,7 | 0,78 |

Die Untersuchung der Milch auf Konservierungsmittel beschränkte sich meist auf die Prüfung auf Borsäure, jedoch wurde in über 100 Fällen auch die Untersuchung auf Formaldehyd, Wasserstoffsuperoxyd und Benzoësäure ausgeführt. In keinem Falle waren die letztgenannten Konservierungsmittel aufzufinden.

### Uebersicht
über die in den Jahren 1900—1902 ausgeführten Untersuchungen von Molkerei=Nebenabfällen.

| Bezeichnung | 1900 | 1901 | 1902 |
|---|---|---|---|
| Buttermilch . . . . . . | 23 | 26 | 6 |
| Dickmilch . . . . . . . | — | — | 1 |
| Rahm . . . . . . . . | 73 | 11 | 10 |
| Schlagrahm . . . . . . | — | — | 13 |
| | 96 | 37 | 30 |

Rahm, Schlagrahm. Beanstandungen von Rahmproben erfolgten hauptsächlich wegen zu niedrigen Fettgehaltes und Gehaltes an Konservierungsmitteln (Borsäure).

Der Fettgehalt der untersuchten Rahmproben lag: in 23 Fällen unter 10, in 54 Fällen zwischen 10—15, in 12 Fällen zwischen 15—20, in 4 Fällen über 20%.

Um Angaben über die Höhe des Fettgehaltes der als Schlagrahm bezeichneten Rahmproben zu haben, wurde eine Anzahl derartiger Proben angekauft.

Das Ergebnis der Untersuchung ist nachstehend zusammengestellt.

### Zusammensetzung von Schlagrahm.

| Lfde Nr. | Fettgehalt nach Gottlieb Bestimmung | Trocken= substanz | Asche |
|---|---|---|---|
| 1 | 48,14 | 54,63 | 0,48 |
| 2 | 28,65 | 35,94 | — |
| 3 | 30,75 | 37,10 | — |
| 4 | 40,73 | 46,24 | — |
| 5 | 31,33 | 37,64 | — |
| 6 | 32,93 | 39,49 | 0,50 |
| 7 | 33,11 | — | — |
| 8 | 29,49 | — | — |
| 9 | 31,12 | 38,27 | 0,47 |
| 10 | 29,46 | 36,29 | 0,57 |
| 11 | 35,43 | 39,77 | 0,42 |
| 12 | 24,64 | 31,81 | 0,54 |
| 13 | 25,78 | 33,22 | — |

Hiernach liegt der Fettgehalt der als Schlagrahm verkauften Proben erheblich über 20%.

Buttermilch. Beanstandungen von Buttermilch erfolgten wie in früheren Jahren hauptsächlich wegen erheblichen Wasserzusatzes und Gehaltes an borsäurehaltigen Konservierungsmitteln. In bezug auf den Wasserzusatz stellten sich die Gerichte auf den Standpunkt, daß der § 2 des Hamburgischen Milchgesetzes einen Zusatz von Wasser verbiete. Es wurde anerkannt, daß eine Notwendigkeit des Wasserzusatzes zum Zwecke des Temperierens beim Buttern nicht vorliege.

Frauenmilch. Zwei Frauenmilchproben, die 6 Wochen nach der Geburt entnommen waren, ergaben folgende Werte:

| | I. | II. |
|---|---|---|
| Reaktion . . . . . . . . . | schwach alkalisch | schwach alkalisch |
| Spezifisches Gewicht . . . . | 1,0320 | 1,0315 |
| Trockensubstanz direkt . . . . | 12,01 | 13,16 |
| Fett . . . . . . . . . | 3,64 | 4,14 |
| Gesamtstickstoffsubstanz . . . . | 1,15 | 1,45 |
| Kaseïn . . . . . . . . | 0,44 | — |
| Milchzucker . . . . . . . | 7,06 | 6,78 |
| Mineralstoffe . . . . . . . | 0,235 | 0,29 |
| Phosphorsäure . . . . . . . | 0,035 | — |

Milchkonserven und sonstige Milchpräparate. Während in den früheren Jahren sich die Milchkontrolle fast ausschließlich auf die Untersuchung der Milch im natürlichen Zustande und der daraus gewonnenen Milchsorten erstreckte, wurde in den Berichtsjahren eine besondere Aufmerksamkeit auch den Milchpräparaten und deren Ersatzmitteln gewidmet. Es kommen hierbei außer den in der folgenden Zusammenstellung kurzweg als „kondensierte Milch" bezeichneten Präparaten, die lediglich bestimmt sind, die natürliche Milch länger haltbar und bequemer transportfähig zu machen, besonders alle diejenigen Zubereitungen in Frage, die als Ersatz der Muttermilch dienen sollen. Milchpräparate für therapeutische und sonstige Zwecke sind ebenfalls berücksichtigt worden.

Es wurden untersucht im Jahre 1900 (39), 1901 (5) und 1902 (3), im ganzen 47 Proben.

Das Resultat dieser Untersuchungen ist im Nachstehenden wiedergegeben.

### I. Zusammensetzung kondensierter Milch.

| Ausgangs= material | Name | Konsistenz | Grad der Kondensation ungefähr | Fett | N=Substanz | Milchzucker | Rohrzucker | Mineralstoffe | Wasser |
|---|---|---|---|---|---|---|---|---|---|
| Vollmilch | Holsteinische Kuhmilch von Drenkhan (Scherffs Patent) . . . . . . . . . | dünnflüssig | $1/2$—$1/3$ | 6,80 | 5,89 | 9,13 | — | 1,48 | 76,70 |
| | Ideal=Milk . . . . . . . . . | " | " | 10,00 | 7,19 | 9,48 | — | 1,88 | 71,45 |
| | Löfflunds Milch . . . . . . . . | " | $1/3$ | 10,25 | 8,68 | 14,15 | — | 2,21 | 64,71 |
| | Bear Brand Swibs Milk . . . . . . | " | $1/3$ | 10,27 | 8,19 | 13,71 | — | 2,19 | 65,64 |
| | Kondensierte Norwegische Milch . . . | " | $1/3$ | 10,37 | 9,81 | 15,87 | — | 2,79 | 61,16 |
| | Schweizer Milch, Marke „Milchmädchen" | dickflüssig mit Zuckerzusatz | $1/3$ | 12,57 | 10,24 | 13,69 | 37,54 | 2,27 | 23,69 |
| | Pfunds kondensierte Milch . . . . . | " | $1/3$ | 9,13 | 9,59 | 14,43 | 39,75 | 2,80 | 24,80 |
| | Kondensierte Milch, Marke „Alpenland= schaft" . . . . . . . . . | " | $1/3$ | 8,25 | 8,95 | 21,81 | 28,92 | 2,32 | 29,75 |
| | Kondensierte Milch, Marke „Saturnus" | " | $1/3$ | 7,84 spätere Probe 8,02 | 7,69 | 12,56 | 48,97 | 2,08 | 21,36 |
| Teilweise und ganz abgerahmte Milch | Paßburgs Vollmilchpulver . . . . . | trocken | $1/8$ | 27,20 | 23,46 | 38,54 | — | 6,01 | 4,79 |
| | Löfflunds Kaseïnmilch . . . . . . | dünnflüssig | $1/3$ | 6,89 | 8,33 | 14,03 | — | 2,81 | 68,94 |
| | Radlitzer kondensierte Magermilch . . | dickflüssig mit Zuckerzusatz | $1/4$ | 1,04 | 11,60 | 17,41 | 38,29 | 2,61 | 28,99 |
| | Paßburgs Magermilchpulver . . . . | trocken | $1/10$ | 3,41 | 31,87 | 49,69 | — | 8,05 | 7,48 |

II. Zusammensetzung von Kindermilchpräparaten.

| Bezeichnung des Präparates | Spez. Gewicht | Trockensubstanz (direkt) % | Fett % | Gesamtstickstoffsubstanz % | Kasein % | Milchzucker % | Rohrzucker % | Kohlenhydrate u. sonstige N-freie Substanz % | Mineralstoffe % | $P_2O_5$ % | Wasser % |
|---|---|---|---|---|---|---|---|---|---|---|---|
| Bieberts natürliches Rahmgemenge . | 1,0275 | 10,62 | 2,91 | 2,32 | — | 4,85 | — | — | 0,50 | — | — |
| Gärtners Fettmilch . . . . . . . | 1,026 | 10,48 | 3,47 | 1,01 | — | 5,08 | — | — | 0,30 | — | — |
|  | 1,027 | 11,43 | 3,83 | 1,55 | — | 5,63 | — | — | 0,37 | — | — |
| Backhaus Kindermilch Nr. 1 . . . . | 1,0305 | 11,22 | 3,41 | 1,58 | — | 6,42 | — | — | 0,59 | 0,14 | — |
| „  „  „ 2 . . . . | 1,0263 | 10,64 | 3,43 | 2,07 | — | 4,97 | — | — | 0,47 | 0,14 | — |
| „  „  „ 3 . . . . | 1,0311 | 11,91 | 3,66 | 3,28 | — | 4,55 | — | — | 0,69 | 0,20 | — |
| Voltmers Muttermilch A . . . . . | 1,0247 | 8,50 | 2,50 | 1,25 | 0,39 | 5,31 | — | — | 0,37 | — | — |
| „  „  I . . . . | 1,0274 | 9,29 | 2,71 | 1,56 | 0,62 | 5,51 | — | — | 0,48 | — | — |
| „  „  II . . . . | 1,0282 | 10,07 | 3,05 | 1,76 | 1,04 | 5,56 | — | — | 0,49 | — | — |
| „  „  III . . . . | 1,0293 | 10,63 | 3,10 | 2,01 | 1,27 | 5,35 | — | — | 0,55 | — | — |
| „  „  kondensiert . . . . | — | 74,25 | 20,55 | 11,88 | 2,50 | 43,50 | — | — | 3,49 | — | — |
| Bieberts Rahmkonserve: |  |  |  |  |  |  |  |  |  |  |  |
| 1. Marke Drenkhan . . . . . . . | — | 57,98 | 19,52 | 5,62 | — | 8,66 | 22,94[1]) | — | 1,24 | — | 42,02 |
| 2. „ Pizzala . . . . . . . | — | 60,32 | 18,25 | 7,68 | — | 9,56 | 23,24[1]) | — | 1,59 | — | 39,68 |
| Löfflunds Rahmkonserve . . . . . . | — | 76,90 | 20,42 | 5,88 | — | — | — | 48,59 | 2,01 | — | 23,10 |
| „ peptonis. Kindermilch . . . . | — | 78,49 | 11,55 | 9,31 | — | — | — | 54,46 | 8,17 | — | 21,51 |
| Allenburgs Milk Food I . . . . . . | — | 97,59 | 19,83 | 11,14 | — | — | — | 63,87 | 3,75 | — | 2,41 |
| „  „  „ II . . . | — | 97,43 | 18,07 | 9,99 | — | — | — | 65,55 | 3,82 | — | 2,57 |
| Roses Muttermilch I . . . . . . . | — | 53,45 | 11,87 | 4,20 | — | — | — | 36,70 | 1,18 | 0,18 | 46,55 |
| „  „  II . . . . . . | — | 98,80 | 26,44 | 10,82 | — | 44,59 | 13,05[2]) | — | 2,85 | — | 1,20 |
| Lahmanns vegetabile Milch . . . . . | — | 65,69 | 19,80 | 7,30 | — | — | — | 37,28 | 1,31 | — | 84,31 |

III. Milchpräparate für therapeutische und sonstige Zwecke.

Außer einer Probe Kefir kamen die nachstehenden Diabetesmilchpräparate zur Untersuchung:

Diabetes-Milch (trinkfertig).

| Bezeichnung des Präparates | Spez. Gewicht | Trockensubstanz (direkt) | Fett | Gesamt N-Substanz | Milchzucker | Mineralstoffe |
|---|---|---|---|---|---|---|
| Gärtners Diabetes-Milch . | 1,0039 | 9,59 | 7,45 | 0,57 | 1,17 | 0,25 |
| Roses Diabetes-Milch . . . | 1,0028 | 12,35 | 9,46 | 2,11 | nicht nachweisbar | 0,43 |

Schließlich wurden noch zwei Gemische aus Milch mit Kakao beziehungsweise Schokolade analysiert.

Paßburgs Kakao-Milchplätzchen. Hergestellt aus vier Teilen getrockneter Vollmilch und einem Teile gesüßten Kakao.

Wasser 6,65, Fett 23,45, Gesamtstickstoffsubstanz 20,24, Mineralstoffe 5,43, Milchzucker 23,15 %.

Alpenmilchschokolade. Aus unabgerahmter sterilisierter Alpenmilch hergestellt.

Wasser 1,36, Fett 31,15, Gesamtstickstoffsubstanz 5,70, Mineralstoffe 1,70, Rohrzucker 47,15, Milchzucker 3,12, Rohfaser 1,10, Phosphorsäure 0,489 %.

Labessenzen wurden wiederholt untersucht. In mehreren Fällen waren die Veranlassung zum Einkauf und zur Untersuchung eingelaufene Anzeigen, nach welchen Bleisalze zur Herstellung von im Handel befindlichen Präparaten Verwendung finden sollten. Die Möglichkeit des Zusatzes von Bleiverbindungen zum Zwecke der Abscheidung schleimiger Stoffe bei der Herstellung der Essenz war von vornherein nicht als ausgeschlossen anzusehen. Die in dieser Richtung angestellten Untersuchungen verliefen mit negativem Ergebnis; die geprüften Labessenzen waren sämtlich frei von Blei.

#### 54. Metz.

Milch im Stadtkreis (17), im Landgerichtsbezirk (38).

Beanstandungen wurden wegen Entrahmung oder Wasserzusatzes ausgesprochen.

#### 55. Straßburg.

Milch (148).

Die meisten Proben waren von den Polizeibeamten mittels des Laktodensimeters vorgeprüft und als verdächtig befunden worden; infolgedessen war ein hoher Prozentsatz als verfälscht zu bezeichnen. Beanstandungsgründe waren Entrahmung bezw. Wässerung.

### 4. Käse.

#### 1. Altona.

2 Käseproben blieben unbeanstandet.

#### 2. Barmen.

Untersucht wurden: Edamerkäse (8), Holländerkäse (18), Limburgerkäse (1), Schweizerkäse (4).

Einige Käseproben, die nicht den vorgeschriebenen Fettgehalt von 24 % hatten, wurden beanstandet.

#### 3. Bochum.

15 Käseproben boten zu Beanstandungen keinen Anlaß.

#### 4. Breslau.

19 Käseproben wurden untersucht. Die meisten Proben waren von einwandfreier Beschaffenheit.

#### 5. Crefeld.

7 Käseproben waren einwandfrei.

#### 6. Hannover.

Eingeliefert wurden im ganzen 281 Käseproben: 278 durch das Kgl. Polizei-Präsidium, 2 von einem auswärtigen Landratsamte, 1 von privater Seite.

Die durch das Kgl. Polizei-Präsidium eingelieferten Proben stammten zum größten Teile aus dem Auslande. Die Entnahme erfolgte auf Grund des Margarinegesetzes vom 15. Juni 1897.

Die Untersuchung erstreckte sich bei allen Proben auf Aussehen, Geruch und Geschmack und auf die Prüfung des extrahierten Käsefettes mittels des Wollny'schen Butterrefraktometers. Die Sesamöl-Reaktion trat bei keiner Probe ein. Dagegen konnte mehrfach im Refraktometer eine Plus-Differenz des Käsefettes beobachtet werden. Die von letztgenannten Proben ausgeführten Bestimmungen

---

[1]) Nach Zollvorschrift unter Berücksichtigung des durch die Fällung bedingten Volumenfehlers mit Hülfe der Methode der doppelten Verdünnung.

[2]) Gewichtsanalytisch.

der Reichert=Meißl=Zahl ergab jedoch Werte, welche innerhalb der zulässigen Grenzen lagen.

Die von privater Seite eingelieferte Probe bestand aus Harzkäse und sollte auf Konservierungsmittel geprüft werden. Es wurden darin 0,05 % Vorsäure nachgewiesen.

### 7. Erlangen.

125 Käseproben kamen zur Untersuchung; 72 wurden bei der ambulanten Kontrolle geprüft. Es wurde verdorbener Käse vorgefunden und mußte in einigen Fällen „Mainzer Handkäse" beanstandet werden, da ein Zusatz von geriebenen Kartoffeln stattgefunden hatte.

### 8. Fürth.

4 Käseproben waren von guter Beschaffenheit.

### 9. München.

380 Proben Käse wurden untersucht. Alle Proben waren von einwandfreier Beschaffenheit.

### 10. Nürnberg.

Käse (49).

Infolge einer bei der städtischen Untersuchungsanstalt erstatteten Anzeige kamen eine Probe Emmentaler und eine Probe sogenannter Backsteinkäse zur Untersuchung. Die Proben bestanden aus überreifer Ware mit unappetitlichem Aussehen. Da jedoch der Verkauf unter entsprechender Kennzeichnung erfolgte, so konnte eine Beanstandung nicht ausgesprochen werden.

Von den vom Auslande eingetroffenen Käsesendungen wurden 47 Proben zur Untersuchung entnommen und erwiesen sich als einwandfrei. Die Verseifungszahlen des aus ihnen abgeschiedenen Fettes lagen zwischen 218,0 und 235,0 und betrugen im Mittel 223,8.

### 11. Speyer.

6 Käseproben wurden einer Prüfung unterzogen und erwiesen sich als gute Ware.

### 12. Würzburg.

241 Käseproben kamen zur Untersuchung. Eine war verdorben, alle anderen von guter Beschaffenheit.

### 13. Chemnitz. Laboratorium Dr. Trübsbach.

Amtshauptmannschaft Annaberg. Käse (75).

Die untersuchten Käse in= und ausländischen Ursprunges waren normal; das Fett wurde als reines Butterfett erkannt, fremde Beimischungen, wie Stärkemehl, fehlten.

Amtshauptmannschaft Marienberg. Käse (48). Eine Beanstandung betraf stark verschimmelten Schweizerkäse. In einem zweiten Falle bestand das Käsefett aus Oleomargarin. Die übrigen Proben blieben unbeanstandet.

### 14. Dresden. Kgl. Zentralstelle.

Amtshauptmannschaft Döbeln. 2 Käseproben waren einwandfrei.

Amtshauptmannschaft Dresden=A. Käse (38). In vereinzelten Fällen wurde ein Zusatz von Kartoffelbrei beobachtet.

Amtshauptmannschaft Dresden=N. Von 152 Käseproben mußten 2 Proben wegen Zusatzes von Kartoffelmehl beanstandet werden. Die Untersuchung von Käsesorten auf Margarinefett ergab negative Resultate.

Stadt Radeberg. Die 19 in verschiedenen Verkaufsläden entnommenen Käseproben erwiesen sich als unverfälscht.

### 15. Dresden. Städt. Untersuchungsamt.

Käse (4).

3 im Auftrage der städtischen Arbeitsanstalt ausgeführte Analysen von Quarkkäse ergaben folgende Werte:

| | I. | | II. | | III. | |
|---|---|---|---|---|---|---|
| Wasser | 47,51 | % | 50,71 | % | 56,08 | % |
| Stickstoffsubstanz | 36,48 | „ | 36,05 | „ | 32,73 | „ |
| Fett | 5,69 | „ | 2,66 | „ | 4,58 | „ |
| Kohlenhydrate | 8,20 | „ | 2,97 | „ | 1,29 | „ |
| Mineralstoffe | 7,12 | „ | 7,62 | „ | 5,87 | „ |
| Summe der Nährwerteinheiten | 2026,7 | | 1911 | | 1786,8 | |
| Preis einer Nährwerteinheit | 0,030 ℳ | | 0,081 ℳ | | 0,085 ℳ | |
| Für 1 M. erhält man Nährwerteinheiten | 3334 | | 3226 | | 2854 | |

Die Zahlen lehren, wie preiswert der Magermilchkäse ist und in welchem Maße er geeignet erscheint, den Eiweißmangel der Nahrung der unbemittelten Bevölkerung auszugleichen.

### 16. Dresden. Laboratorium Dr. Filsinger.

Amtshauptmannschaft Meißen. Untersucht wurden 20 Käseproben, die keinen Anlaß zu Beanstandung gaben.

### 17. Dresden. Laboratorium Dr. Hefelmann.

Amtshauptmannschaft Bautzen. Kuhmilchkäse (40).

32 Proben aus der Amtshauptmannschaft Bautzen und 8 Proben aus der Stadt Bautzen gaben keinen Anlaß zur Beanstandung. Eine nach Aussehen und Geschmack an der Grenze der Verdorbenheit stehende Probe war frei von schädlichen Stoffen.

Amtshauptmannschaft Dresden=A. 3 Käseproben waren frei von Margarinefett und von Mehlzusatz. Die behördliche Beschlagnahme einer Probe Harzer Käse wegen Verdorbenheit wurde empfohlen.

Amtshauptmannschaft Großenhain. Kuhmilchkäse (14).
Die Proben waren von einwandfreier Beschaffenheit.

Amtshauptmannschaft Kamenz. 8 Proben von Kuhmilchkäse waren nicht zu beanstanden.

### 18. Dresden. Laboratorium Dr. Schmidt.

Amtshauptmannschaft Dippoldiswalde. 23 Käseproben wurden untersucht, und zwar: Kümmel= (2), Limburger= (1), Weichkäse ohne nähere Bezeichnung (10), Schweizer= (5), Thüringer= (1), Kuhkäse (1), Quarkkäse (3). Alle Proben waren einwandfrei.

Amtshauptmannschaft Pirna. Von Käseproben wurden untersucht: 1 Edamer=, 4 Kümmel=, 8 Limburger=, 2 Harzer=, 1 Weißlacker=, 5 Weichkäse ohne nähere Bezeichnung, 62 Schweizer=, 2 Quarkkäse.

Nur ein Quarkkäse mußte infolge Stärkegehaltes beanstandet werden. Zwei Proben Limburgerkäse wurden dem Laboratorium durch eine Gemeindebehörde übersandt, weil sich nach dem Genuß bei verschiedenen Personen Vergiftungserscheinungen zeigten. Die eingehende Untersuchung auf zugesetzte Gifte ergab ein negatives Resultat. Eiweißzersetzungsprodukte dürfen daher die Ursache der Vergiftungserscheinungen gewesen sein.

### 19. Dresden. Laboratorium M. Weber.

Amtshauptmannschaften Rochlitz und Schwarzenberg. Vergleiche den Bericht über Speisefette.

### 20. Freiberg. Laboratorium Dr. Raßmann.

Amtshauptmannschaft Freiberg. Von den 210 untersuchten Käseproben wurde keine beanstandet. Die Untersuchung der Käse beschränkte sich auf die äußere Besichtigung, auf Untersuchung des nach Hefelmann extrahierten Fettes und, sofern der Fettgehalt belangreich genug war, auf Anwendung der Baudouinschen Probe.

### 21. Leipzig. Kgl. Untersuchungsanstalt.

Stadt Leipzig. 11 Käseproben wurden untersucht, vereinzelte Proben mußten beanstandet werden.

Amtshauptmannschaften Leipzig und Grimma. Käse (85).

Die entnommenen Käseproben gaben zu Beanstandungen keinen Anlaß. Die Untersuchung erstreckte sich auf Bestimmung des Fettgehaltes, Refraktion und Furfurolprobe des Fettes und Prüfung auf Mehlzusatz.

### 22. Leipzig. Laboratorium Dr. Elsner.

Amtshauptmannschaft Schwarzenberg. Käse(5). Zwei Käse wurden bereits im Verkaufsladen beanstandet.

### 23. Leipzig. Laboratorium Dr. Kallir.

Amtshauptmannschaft Chemnitz. 15 Käseproben wurden im vierten Quartal 1901 und 7 im Jahre 1902 untersucht. Alle Proben waren einwandfrei.

### 24. Leipzig. Laboratorium Dr. Prager.

Amtshauptmannschaft Flöha. 2 Käseproben waren einwandfrei.

Amtshauptmannschaft Oschatz. Von 6 Käseproben, welche zur Untersuchung gelangten, war keine zu beanstanden.

### 25. Leipzig. Laboratorium Dr. Röhrig.

Amtshauptmannschaft Borna. Die untersuchten 21 Käseproben gaben zu Beanstandungen keinen Anlaß.

Amtshauptmannschaft Döbeln. Käse (48). Alle Proben erwiesen sich als gut.

### 26. Meerane. Laboratorium Dr. Scheib.

Amtshauptmannschaft Glauchau. Käse und Quark (188). Es wurde die Brechungszahl des abgeschiedenen Fettes festgestellt sowie auf einen etwaigen Gehalt an Sesamöl und Mehl geprüft. Beanstandet wurden einige Proben wegen Sesamölgehaltes.

### 27. Plauen. Laboratorium Dr. Forster.

Amtshauptmannschaft Auerbach. Käseproben (im 4. Vierteljahr 1901: 14, im Jahre 1902: 99). Unter den entnommenen Proben befand sich kein Margarine- und kein mit Stärke versetzter Käse. Beanstandungen erfolgten lediglich wegen Verdorbenseins. Die betreffenden Beanstandungen führten in allen Fällen zur Vernichtung der vorhandenen Vorräte. Eine Anzeige oder Bestrafung unterblieb, weil die beanstandeten Vorräte angeblich nicht mehr zum Verkaufe bestimmt waren.

Amtshauptmannschaft Oelsnitz. Käse (im 4. Vierteljahr 1901: 10, im Jahre 1902: 76). Nähere Angaben wurden unter Auerbach gemacht.

Amtshauptmannschaft Plauen. Käse (im 4. Vierteljahre 1901: 12, im Jahre 1902: 84). Ein Käse war verdorben und wurde beanstandet.

### 28. Zittau. Laboratorium Dr. Jonscher.

Amtshauptmannschaften Löbau und Zittau. Im Berichtsjahre wurden 31 Käseproben untersucht, wobei fette, halbfette und magere Käse auf einen etwaigen Zusatz von Fremdfetten geprüft wurden. — Die günstige Beschaffenheit dieser Handelswaren läßt sich wohl auf die seit dem Jahre 1896 ausgeübte allgemeine Speisefettkontrolle zurückführen.

### 29. Zwickau. Laboratorium Dr. Falck.

Amtshauptmannschaft Zwickau. Käse, Butter, Margarine, Fette (im 4. Vierteljahre 1901: 237, im Berichtsjahre: 1266).

### 30. Heilbronn.

25 Käseproben waren von guter Beschaffenheit.

### 31. Stuttgart. Medizinal-Kollegium.

2 Käsesorten waren einwandfrei.

### 32. Stuttgart. Städt. Untersuchungsamt.

Käse (4). 1 Schweizerkäse war stark verschimmelt. Ein anderer war sogenannter „Nißler", also ein Fehlkäse, der als minderwertige Handelsware zu bezeichnen war.

### 33. Freiburg.

16 Käseproben blieben unbeanstandet.

### 34. Heidelberg.

Käse (33). Die Proben stellten gute Handelsware dar.

### 35. Karlsruhe.

Käse (30). Von den Käseproben war ein Limburgerkäse in Fäulnis übergegangen. Der Käse hatte durch das Auftreten von Schimmelpilzen eine unappetitliche Beschaffenheit angenommen. Im übrigen sind wie bisher Käsefälschungen mit fremden Fetten (Margarine) nicht beobachtet worden.

### 36. Konstanz.

5 Käseproben wurden als gut befunden.

### 37. Mannheim.

Die vier untersuchten Sorten Käse waren von einwandfreier Beschaffenheit.

### 38. Weinheim.

9 Käseproben gelangten zur Begutachtung. Eine als verdächtig eingelieferte Probe wurde beanstandet.

### 39. Darmstadt.

1 Käse war von guter Beschaffenheit.

### 40. Gießen.

17 Käsesorten wurden untersucht. Beanstandungen erfolgten nicht.

### 41. Mainz.

3 Proben Käse, welche zur Untersuchung gelangten, waren normal.

### 42. Worms.

1 Käse war einwandfrei.

### 43. Oldenburg.

3 Käseproben wurden untersucht. Eine wurde wegen eines Zusatzes von Margarinefett beanstandet.

### 44. Jena.

1 Käseprobe war verdächtig.

### 45. Dessau.

7 Käseproben kamen zur Prüfung. Einige waren unsachgemäß hergestellt.

### 46. Bremen.

7 Käsesorten, welche als Camembert, Neuchâteller, Limburger, Emmentaler, Allgäuer und Weichkäse bezeichnet waren, stellten Mager- und halbfette Käse dar, deren äußere Beschaffenheit, Reife und chemische Zusammensetzung nichts zu wünschen übrig ließ. Eine Verfälschung oder eine Unterschiebung von Margarinekäse als echter Milchkäse war nicht nachzuweisen.

### 47. Hamburg.

Uebersicht über die in den Jahren 1900—1902 ausgeführten Untersuchungen von Käseproben.

| Käse-Art | Anzahl |
|---|---|
| Hartkäse (Schweizer, Holländer, Edamer, Tilsiter, australischer 2c. Käse) . . . . . . . . . . . . . . . | 46 |
| Weichkäse . . . . . . . . . . . . . . . . . . . | 18 |
| Sauermilchkäse . . . . . . . . . . . . . . . . | 5 |
| Zusammen . . | 69 |

Zur Beanstandung führte die Untersuchung von Weichkäse, welcher als Sahnenkäse feilgehalten war, dem Fettgehalte nach aber Magerkäse darstellte; ein Kümmelkäse war verdorben, weil er ausgesprochenen sauren und ranzigen Geruch und Geschmack zeigte.

Da Harzerkäse angeblich mit Zusatz von Kartoffelmehl hergestellt werden soll, wurden dahingehende Untersuchungen angestellt, welche diesen Verdacht jedoch nicht bestätigten.

Die eingehende Untersuchung einiger Käsesorten hat die nachstehenden Ergebnisse geliefert:

| | 1.<br>Schweizer Käse | 2.<br>Holländer Käse | 3.<br>Tilsiter Käse | 4.<br>Appetit= (Schachtel)= Käse | 5.<br>Deffert= Rahm= Käse | 6.<br>Austra= lischer Käse |
|---|---|---|---|---|---|---|
| | % | % | % | % | % | % |
| Wassergehalt . . | 30,28 | 32,22 | 23,12 | 48,23 | 51,30 | 33,28 |
| Mineralstoffe . . | 5,15 | 4,85 | 4,92 | 8,70 | 4,34 | 8,53 |
| Kochsalz . . . . . | 1,73 | 1,58 | 2,60 | 1,94 | 2,48 | 2,27 |
| Eiweißstoffe (N × 6,25) . . . . | 29,68 | 25,18 | 31,37 | 20,18 | 19,12 | 26,47 |
| Fett . . . . . . . | 34,51 | 36,13 | 37,13 | 25,96 | 25,85 | 34,29 |
| Refraktometer= zahl des Fettes bei 40° . . . . | 43,5 | 45,0 | 40,0 | 41,5 | 42,2 | 44,6 |
| Reichert= Meißl= Zahl des Fettes | 31,19 | — | 24,73 | — | — | — |
| Verseifungszahl des Fettes . . | — | 226,95 | — | — | 227,42 | 227,98 |
| Reaktion auf Se= samöl . . . . . | negativ | negativ | negativ | negativ | negativ | negativ |

### 48. Straßburg.

Im amtlichen Auftrage wurden 4 Proben Käse untersucht. Zu beanstanden war ein Käse. Es erging eine Verwarnung.

## 5. Speisefette und Oele.

### 1. Altona.

Butter (300), Margarine (45) und Schweineschmalz (5).

Die Zahl der Beanstandungen war verhältnismäßig gering.

Um einen Ueberblick über die Konstanten zu geben, welche die Altonaer Marktbutter in den einzelnen Monaten des Jahres aufweist, sind die Ergebnisse der Butteruntersuchungen in einer Tabelle zusammengestellt. Nicht aufgenommen sind die als verfälscht beanstandeten, sowie solche Proben — namentlich von Packbutter —, die schon wegen ihrer Herkunft einer Fälschung dringend verdächtig erschienen.

| Anzahl der Proben | Monat | Prozentsatz der Proben mit | | Durch= schnittswert für die Reichert= Meißl=Zahl. |
|---|---|---|---|---|
| | | — Refraktion | + Refraktion | |
| 17 | Januar | 100 | 0 | 29,81 |
| 21 | Februar | 100 | 0 | 29,37 |
| 18 | März | 100 | 0 | 29,63 |
| 25 | April | 100 | 0 | 29,65 |
| 18 | Mai | 100 | 0 | 29,44 |
| 19 | Juni | 79 | 21 | 28,72 |
| 34 | Juli | 79 | 21 | 29,09 |
| 20 | August | 40 | 60 | 27,78 |
| 18 | September | 39 | 61 | 27,08 |
| 18 | Oktober | 22 | 78 | 26,73 |
| 20 | November | 85 | 15 | 27,99 |
| 16 | Dezember | 84 | 6 | 28,13 |

Bezüglich der Refraktion zeigt die vorstehende Tabelle die schon früher hervorgehobene Tatsache, daß im Spätsommer und Herbst, namentlich im Oktober die +Refraktion der unverdächtigen Butterproben die —Refraktion überwiegt, während in den ersten Monaten des Jahres das Umgekehrte der Fall ist. Auch ist gegen den Herbst ein deutliches Sinken des Durchschnittswertes für die Reichert=Meißl=Zahl zu bemerken, welche ihren tiefsten Stand ebenfalls im Oktober einnimmt. Im allgemeinen müssen die Durchschnittswerte der Reichert=Meißl=Zahlen der Butter im Berichtsjahre als verhältnismäßig hoch bezeichnet werden.

Untersucht wurden im ganzen 45 Margarineproben. Sesamöl war in allen Proben in den vorschriftsmäßigen Mengen enthalten. Die Reichert=Meißl=Zahl lag bei den untersuchten Proben zwischen 0,15 und 1,91. In mehreren Proben war Vorsäure nachweisbar, wobei zu bemerken ist, daß in den nach dem 1. Oktober untersuchten Proben Vorsäure nicht mehr vorgefunden wurde. 20 Margarineproben waren aus besonderer Veranlassung auch auf das Vorhandensein von Baumwollsaatöl zu untersuchen, und es ergab sich, daß 19 von diesen Proben Baumwollsaatöl enthielten. Ferner sollte bei 9 Proben festgestellt werden, ob Kokosöl zur Herstellung der betreffenden Margarine verwendet sei. Diese 9 Proben hatten Reichert=Meißl= Zahlen zwischen 0,18 und 1,21 und Verseifungszahlen zwischen 194,7 und 196,2, in einem Falle 197,3, so daß ein Vorhandensein von Kokosöl nicht wohl angenommen werden konnte.

Daß auch bei der Herstellung von Margarine zuweilen versucht wird, viel Wasser in dieses Produkt hineinzuarbeiten, dürfte daraus hervorgehen, daß eine Probe zu untersuchen war, die nicht weniger als 18,3 % Wasser enthielt.

### 2. Barmen.

Butter (42), Süßbutter (2), Margarine (20), Schweineschmalz (13) und Olivenöl (2).

Von den Butterproben hatten einige einen zu hohen Wassergehalt; einzelne waren ranzig und eine mit fremden Fetten verfälscht. Eine Margarineprobe enthielt zu wenig Sesamöl. Die übrigen Proben waren einwandfrei.

### 3. Bochum.

Butter (120), Margarine (63), Schmalz (24), Tran (14), Kunstspeisefett (5).

Butter mußte öfters wegen Anwesenheit fremder Fette und zu hohen Wassergehaltes beanstandet werden. Eine Probe Schweineschmalz enthielt Baumwollsamenöl. Tran enthielt zuweilen Beimengungen von Mineralöl; Margarine und Kunstspeisefett befanden sich mehrfach in einer Umhüllung, die ohne entsprechende Aufschrift war.

### 4. Breslau.

Die Untersuchung von Butter beschäftigte das Amt während der Berichtszeit in 184 Fällen, und zwar wurden eingeliefert: 60 Proben durch das Königliche Polizeipräsidium, 52 durch Gerichte und andere Behörden, 58 durch den Magistrat der Stadt Breslau, 14 durch Private.

Die auf den Wochenmärkten feilgehaltene Butter gibt bisweilen wegen übermäßig hohen Gehaltes an Wasser oder Kochsalz, auch wegen ihrer sonstigen Beschaffenheit Veranlassung zu Ausstellungen. Dagegen gehören Butterfälschungen durch Zusatz von Margarine zu den größten Seltenheiten.

Zur Einlieferung gelangten insgesamt 36 Proben Margarine, und zwar: Von dem Königlichen Polizeipräsidium 20, von Gerichten 4, von Privaten 12 Proben.

Alle eingelieferten Proben enthielten das vorgeschriebene Erkennungsmittel. Sie entsprachen ferner bezüglich des zulässigen Maximalgehaltes an Milchfett den gesetzlichen Bestimmungen.

Die Wollny=Zahl betrug in etwa 50 % der Proben bis 1,00, in etwa 45 % von 1—2,0 und in etwa 5 % wenig über 2,0.

Ein Farbstoff, welcher durch Salzsäure gerötet wird, war in 80 % der Proben (1900/01 in 55 %, 1901/02 in 67 %) zugegen.

Ausstellungen bezüglich der Fettsubstanz der Margarine waren nicht zu machen. Wenn auch die eingelieferten Proben zum Teil Baumwollsamenöl enthielten, so war hiergegen doch nicht einzuschreiten, da Bedenken gegen den Genuß dieses Oeles bisher noch nicht geltend gemacht worden sind.

In zwei Fällen war Margarine borsäurehaltig. Von einer Beanstandung wurde abgesehen, weil diese Fälle vor dem 1. Oktober 1902 lagen.

Während der Berichtszeit wurden 7 Proben Schweineschmalz eingeliefert, welche sich sämtlich als unverfälscht und normal erwiesen.

Ein als Kunstspeisefett verkauftes Fett gab folgende Werte: Jodzahl 78,46, Refraktion bei 25° C — 61,8. Die Bechische Reaktion trat ein. Hiernach war das Fett eine Baumwollsamenöl enthaltende Mischung. Gegen ihren Verkauf als „Kunstspeisefett" ließ sich an sich nichts einwenden, im vorliegenden Falle aber mußte Beanstandung eintreten, weil die Umhüllung die Bezeichnung „Kunstspeisefett" nicht trug.

### 5. Crefeld.

Butter (49), Margarine (31) und Schmalz (2).

Von 49 Butterproben wurden nur wenige wegen Verdachtes der Vermischung mit Margarine beanstandet. Beanstandungen wegen zu hohen Wasser- und Kochsalzgehaltes erfolgten nicht; es ist überhaupt im Vergleich mit den Erfahrungen der letzten Jahre auf dem Gebiete des Butterhandels eine wesentliche Verbesserung eingetreten. Es scheint, daß die reichsgesetzliche Regelung bezüglich des Gehaltes der in Verkehr gebrachten Butter an Fett und Wasser günstig eingewirkt hat.

Von 31 Margarineproben war nur eine einzige wegen Borsäurezusatzes zu beanstanden. Seit der Gebrauch solcher Konservierungsmittel wie Borsäure usw. verboten ist, scheint die bisher in den heißen Monaten vielfach übliche Konservierung der Margarine mit Borsäure aufgehört zu haben.

### 6. Hannover.

Die Untersuchung von Speisefetten und Oelen beschäftigte das Amt in 494 Fällen. Sie verteilen sich auf: Butter (278), Margarine (84), Schmalz (57), Palmin (22), Kunstspeisefett (1), Mohnöl (47), Olivenöl (5).

Von den Proben wurden eingesandt: 414 durch das Kgl. Polizei-Präsidium, 1 durch das Gericht, 1 durch städtische Amtsstellen (Markthalle), 56 durch sonstige Behörden, 19 durch Private, 3 durch das Amt.

Butter. Von den 278 Proben wurden 262 vom Kgl. Polizei-Präsidium und anderen Behörden und 16 Proben von Privaten eingeliefert.

1 Probe, als Butter aufgekauft, bestand aus reiner Margarine, 1 enthielt zu viel Wasser und einige Proben wurden nach einer hier bestehenden Polizei-Verordnung wegen Ranzigkeit beanstandet.

Diese Polizei-Verordnung lautet: Butter, welche ranzig riecht und ranzig schmeckt und mehr als 10 Ranzigkeitsgrade zeigt, muß, wenn sie feilgehalten wird, sich auf einer Unterlage oder in einer Umhüllung oder in einem Gefäße befinden, welche die augenfällige und bequem leserliche Angabe: „Nicht geeignet zum Genusse im rohen Zustande", trägt.

Die Verordnung will verhüten, daß den Konsumenten Butter, welche infolge ihres Alters ranzig geworden ist, als frische, normale Butter verkauft wird. Solche Butter mag als Kochbutter in vielen Fällen noch brauchbar sein, als Tafelbutter ist sie jedoch nicht mehr verwendbar.

Eine Beimischung fremder Fette konnte weder bei den von Behörden, noch bei den von Privaten eingesandten Proben festgestellt werden. Das Verfälschen mit Margarine, welches in früheren Jahren noch häufig vorkam, scheint durch die umfangreiche Kontrolle in Hannover-Linden aufgehört zu haben.

Die 16 von privater Seite eingelieferten Proben sind zwar meistens mit dem ausgesprochenen Verdacht der Verfälschung eingeliefert worden, die Untersuchung konnte jedoch in keinem Falle den Verdacht bestätigen. Meistens waren diese Proben schwach ranzig und hatten infolge ihres verminderten Wohlgeschmacks Anlaß zu dem Verdacht einer Verfälschung mit Margarine gegeben.

Margarine. Alle untersuchten Proben genügten in bezug auf den vorgeschriebenen Gehalt an Sesamöl den gesetzlichen Bestimmungen. Auch konnte ein Verdorbensein bei keiner Probe festgestellt werden. Bei der Prüfung auf Konservierungsmittel wurde Borsäure nachgewiesen, und zwar in Mengen von 0,025 bis 0,27 %.

Es wurde nur die vorhandene Menge festgestellt und die Beurteilung der Gesundheitsschädlichkeit den medizinischen Sachverständigen überlassen.

Schweineschmalz. Von den 57 untersuchten Proben war keine zu beanstanden.

Die Untersuchung erstreckte sich bei allen Proben auf äußere Beschaffenheit, Bestimmung der Refraktometer-Differenz und Jodzahl und Ausführung der qualitativen Reaktion von Welmanns auf Pflanzenöle und der Reaktion von Halphen auf Baumwollsaatöl. Die qualitative Reaktion fiel bei allen Proben negativ aus. Die Jodzahl lag bei 53 Proben unter 64 und nur bei 4 Proben wurden Jodzahlen über 64 gefunden, nämlich einmal 64,4, zweimal 65 und einmal 65,6. Es scheint demnach, was auch in anderen Städten beobachtet ist, daß die Verfälschungen von Schweineschmalz zu den Seltenheiten gehören.

Kunstspeisefett. Von privater Seite war eine als „Speisefett" bezeichnete Probe eingesandt worden, die nach Farbe und Konsistenz ein butterähnliches Aussehen hatte. Ein bestimmter Geruch war nicht nachweisbar, der Geschmack erinnerte an den von Pflanzenölen. Der Wassergehalt betrug 4,57 %. Der Aschengehalt war gering und bestand größtenteils aus Kochsalz. Das aus dem Speisefett durch Schmelzen und Filtrieren gewonnene Fett zeigte folgende Werte: Reichert-Meißl-Zahl 7,1, Verseifungszahl 257,0, Jodzahl 9,4, Schmelzpunkt 24,2, Sesamöl, Baumwollsaatöl, Erdnußöl, Borsäure nicht nachweisbar. Als Farbstoff wurde ein unschädlicher Teerfarbstoff nachgewiesen.

In dem Speisefett lag demnach ein mit Wasser emulgiertes Kokosöl vor, welches mit Kochsalz versetzt und mit einer sogenannten Butterfarbe gelb gefärbt war.

Das fragliche Produkt fällt wegen seines butterähnlichen Aussehens auf Grund des Reichsgesetzes vom 15. Juni 1897 unter den Begriff „Margarine", entspricht aber dann nicht den gesetzlichen Anforderungen, weil der für Margarine vorgeschriebene Gehalt an Sesamöl fehlte.

Speiseöle. Als Speiseöle werden in Hannover-Linden hauptsächlich Olivenöl, Mohnöl und Sesamöl verwendet.

Von diesen ist das Mohnöl das meist gekaufte, aber auch dasjenige, welches am häufigsten mit anderen Oelen verschnitten wird. Insbesondere verwendet man zum Verschneiden Sesamöl. Es wurde in Erfahrung gebracht, daß der Sesamölzusatz zu minderwertigem Mohnöl erfolgt, welches infolge seines kratzenden ranzigen Geschmacks als Speiseöl nicht gut geeignet ist. Namentlich Mohnöle ausländischer Saat (indische, levantiner), welche der größeren Ausbeute wegen etwas wärmer gepreßt werden, als das deutsche Oel, haben infolgedessen einen kratzenden Geschmack, der durch einen Zusatz von Sesamöl gemildert wird. Der Zusatz erfolgt daher, um minderwertigen Oelen den Schein einer besseren Beschaffenheit zu geben.

In der Tat fand sich, daß die mit Sesamöl verschnittenen Mohnöle durchweg hohe Säurezahlen zeigten und im Geschmack minderwertig waren.

Seitdem werden Mohnöle, welche mit Sesamöl verschnitten sind und Säurezahlen von über 10 Grad aufweisen, aus den angeführten Gründen als gefälscht bezeichnet.

### 7. Erlangen.

Butter (67), Butterschmalz (229), Margarine (112) (darunter 86 bei der ambulanten Tätigkeit), Schweinefett (122), Speisefett (7) und Speiseöle (33).

Verfälschungen von Butter und Butterschmalz wurden nicht angetroffen, wohl aber wurde in einem Falle der Verkauf von gelb gefärbtem, abgepreßtem Rinderfett als Butterschmalz beobachtet. Es erfolgte Bestrafung. Eine Mischung von Baumwollsamenöl und Talg wurde in einem Falle als Schweineschmalz verkauft.

Von den Margarineproben mußte eine verhältnismäßig hohe Zahl beanstandet werden.

Unter den Speiseölen befand sich ein als „Olivenöl" bezeichnetes Produkt, welches einen Zusatz von Sesamöl erhalten hatte.

### 8. Fürth.

240 Fette gelangten zur Prüfung. Von 209 untersuchten Proben Butterschmalz war keine einzige mit fremden Fetten versetzt, unzweifelhaft eine Folge des Reichsgesetzes vom 15. Juni 1897. Die untersuchten Speiseöle, die zwar nicht unter der Bezeichnung „Olivenöl" feilgehalten, vom Publikum aber doch vielfach für solches gekauft werden, enthielten sämtlich Sesamöl.

### 9. München.

Butter (295), Schmalz (364), Margarine (82), Schweinefett (197), Speisefett (329) und Speiseöle (229).

Beanstandungen von Butter erfolgten sehr selten. Einmal wurde Margarine anstatt Butter verkauft, einige Proben entsprachen bezüglich des Wasser- und Fettgehaltes nicht den gesetzlichen Anforderungen.

Von den Butterschmalzproben waren einige als verdorben zu beanstanden. In einem Falle wurde Schafbutterschmalz für Kuhbutterschmalz ausgegeben.

Dieser seltene Fall war nicht ohne besonderes Interesse, da es sich hierbei um den Versuch einer ungarischen Firma handelte, einen großen Posten von etwa 6000 kg Schafbutterschmalz für Kuhbutterschmalz zu veräußern. Die im Lagerraume des Käufers vorgenommene Kontrolle ergab, daß überdies ein großer Teil dieser Sendung verdorben war. Der Käufer brachte die Sache zur Anzeige, der Vertreter der ungarischen Firma wurde, da die Staatsanwaltschaft Haftbefehl gegen ihn erlassen hatte, flüchtig.

Eine Verfälschung von Butterschmalz mit fremden Fetten wurde im Berichtsjahre nicht beobachtet.

Von den 82 Margarineproben war eine größere Zahl zu beanstanden; sämtliche Beanstandungen erfolgten, weil entweder die Verkaufsräume oder die Umhüllungen nicht entsprechend bezeichnet waren.

Unter den untersuchten Schweinefettproben waren nur einige zu beanstanden; hiervon erwiesen sich einzelne als Kunstspeisefett, 2 Schweinefettproben waren verdorben.

Als sonstige Speisefette sind alle festen Speisefette aufgeführt, welche reine unverfälschte Fette bestimmter Tier- oder Pflanzenarten darstellen, die unter den ihrem Ursprung entsprechenden Bezeichnungen oder einem anderen Namen in den Verkehr gebracht werden, oder welche aus Fettgemischen bestehen.

Ein großer Teil dieser Fettgemische war nichts anderes als Kunstspeisefette, konnte aber wegen künstlich hervorgerufener Gelbfärbung und dadurch erzielter Unähnlichkeit mit Schweinefett nicht als Kunstspeisefett im Sinne des Gesetzes vom 15. Juni 1897, betr. den Verkehr mit Butter, Käse, Schmalz und deren Ersatzmitteln, aufgefaßt werden.

Unter 329 dieser verschiedenartigen Fettzubereitungen waren mehrere zu beanstanden. Die Beanstandungen verteilten sich in folgender Weise: Einige Proben waren verdorben, einzelne stellten Margarine oder Kunstspeisefette dar, ohne als solche bezeichnet zu sein, und einige Proben waren künstlich gefärbt.

Speiseöle. Von 229 Proben war nur 1 Mohnöl im Sinne des § 10 des Nahrungsmittelgesetzes verfälscht.

### 10. Nürnberg.

Butter (28), Butterschmalz (169), Schweineschmalz (133), Margarine (34) und Speisefette (3).

Anläßlich der in den Spezereiläden und bei den Verkäufern auf dem Markte vorgenommenen Nachschau wurde besonders auf die feilgehaltene Butter geachtet. Da die Beschaffenheit der Butter fast durchweg einwandfrei war, so wurden nur 2 Proben zur Untersuchung entnommen. Eine Probe mußte wegen ihres ekelerregenden Geruches und Geschmackes beanstandet werden. Durch Anzeige bei der städtischen Untersuchungsanstalt wurde die Untersuchung von 5 Proben veranlaßt. Einige dieser Proben waren ranzig.

Im privaten Auftrage waren 4 Proben zu untersuchen; sie blieben ohne Beanstandung; ebenso weitere 17 Proben, welche infolge zollamtlicher Anzeige aus eingetroffenen Sendungen entnommen waren.

An Butterschmalz waren im ganzen 169 Proben zu untersuchen, und zwar: im Auftrage des Stadtmagistrates 166 Proben, im Auftrage von Privaten 3 Proben.

Von den im Auftrage des Magistrates untersuchten Proben waren 107 aus Sendungen vom Auslande entnommen, 56 waren in Spezereihandlungen und auf dem Viktualienmarkte angekauft und 3 von Privaten übersandt worden.

Beanstandet wurde Butterschmalz in ganz vereinzelten Fällen wegen Verdorbenseins.

Die Verseifungszahlen lagen bei österreichischen Butterschmalzproben zwischen 220,0 und 231,6 und betrugen im Mittel 223,0, bei russischen Butterschmalzproben zwischen 220,4 und 226,8 und betrugen im Mittel 223,0, bei den in Läden angekauften Proben zwischen 220,4 und 233,0 und betrugen im Mittel 226,6. Abnorm niedrige Verseifungszahlen bei reinem Butterschmalz konnten demnach auch in diesem Jahre nicht beobachtet werden.

An Schweineschmalz kamen 133 Proben zur Untersuchung, und zwar: im Auftrage des Stadtmagistrates Nürnberg 129, im Auftrage von Privaten 4 Proben.

Die im Auftrage des Stadtmagistrates untersuchten Proben waren einwandfrei. Beanstandet wurden lediglich 3 von Privaten eingelieferte Proben, und zwar: 1 wegen Beimengung von Baumwollsamenöl, 1 wegen Verdorbenseins und 1 wegen unrichtiger Bezeichnung.

Von den untersuchten 34 Margarineproben entstammten 14 ausländischen Sendungen, 18 waren angekauft und 2 durch Private eingeliefert.

Sämtliche Proben entsprachen den einschlägigen reichsgesetzlichen Anforderungen.

Die Verseifungszahlen lagen zwischen 195,4 und 204,5 und betrugen im Mittel 198,3.

Die Reichert-Meißlschen Zahlen lagen zwischen 0,2 und 1,5 und betrugen im Mittel 0,63.

Sonstige Speisefette. Ein unter der Bezeichnung „Markschmalz" zum Verkaufe gekommenes Speisefett bestand aus einem Gemenge von Knochenfett und Talg. Das Markschmalz wurde beanstandet.

Ein unter der Bezeichnung „Cocoin" verkauftes Speisefett besaß die Verseifungszahl 257,2, die Reichert-Meißlsche Zahl 6,9 und die Hüblsche Jodzahl 8,2. Das Speisefett war demnach als gereinigtes Kokosfett anzusprechen.

### 11. Speyer.

59 Butter und 23 Speiseöle und Fette wurden zur Untersuchung eingeliefert; 100 Butterproben wurden bei den Besichtigungen entnommen.

Im allgemeinen kommen Verfälschungen von Butter durch Vermischen der Butter mit fremdartigen Substanzen oder mit anderen minderwertigen Fetten im Bezirk sehr selten vor, und es ist auch in dem abgelaufenen Jahre unter den 159 untersuchten Butterproben eine derartige Verfälschung nicht nachgewiesen worden. Dagegen wurde bei der Butter öfters ein ungewöhnlich hoher Wassergehalt beobachtet. Die Beanstandungen sind fast ausschließlich durch zu hohen Wassergehalt veranlaßt. In einem Falle waren in einer Butter 38 % Wasser enthalten. Das Wasser war zweifellos absichtlich in die Butter hinein geknetet worden. Die betreffende Händlerin wurde zu einer empfindlichen Freiheitsstrafe und einer Geldstrafe verurteilt.

### 12. Würzburg.

Butter (50), Schmalz (16), Margarine (14), Schweinefett (68), Speisefett (17) und Speiseöle (35).

Der Prozentsatz der Beanstandungen war kein besonders hoher. Bei Butter erfolgten einige Beanstandungen infolge zu hohen Wassergehaltes, eine Probe enthielt 41,9 % Wasser. Bei Margarine war die fehlende Deklaration Beanstandungsgrund.

### 13. Chemnitz. Laboratorium Dr. Trübsbach.

Amtshauptmannschaft Annaberg. Speisefette und Oele (650).

Die Beanstandungen bezogen sich bei Margarine auf Verstöße gegen das Gesetz, betr. den Verkehr mit

Butter usw., vom 15. Juni 1897 § 2 Abs. 3 und § 1 Abs. 1. Namentlich bei Beginn der Nahrungsmittelkontrolle fehlten häufig das vorschriftsmäßige Papier zum Einpacken beim Einzelverkauf sowie das Schild mit der Aufschrift „Verkauf von Margarine". Die Margarine war in einer erheblichen Anzahl von Fällen mit Borsäure versetzt. Dieser Zusatz ist nach einem Gutachten des Sächsischen Landesmedizinal-Kollegiums auch in kleinsten Mengen gesundheitsschädlich. Im übrigen ist seit dem Inkrafttreten des Verbotes von Borsäure der Zusatz von Borsäure zur Margarine recht selten beobachtet worden, und es handelte sich bei den Beanstandungen wegen Borsäure meist um alte Lagerbestände. Der Gehalt der Magarine an Sesamöl war durchgehend normal.

Bei Butter wurde seit Inkrafttreten des Bundesratsbeschlusses vom 1. März 1902 wiederholt zu hoher Wassergehalt beobachtet. In mehreren Fällen war die Butter mit Margarine vermischt. Die Speiseöl- und Schweineschmalzproben waren sämtlich einwandfrei.

Amtshauptmannschaft Marienberg. Speisefette und Oele (305).

Margarine war häufig mit Borsäure versetzt; auch fehlte in den Verkaufsläden für Margarine oft das vorschriftsmäßige Einwickelpapier sowie die Bezeichnung „Verkauf von Margarine". Einzelne Butterproben enthielten Fremdfette oder hatten einen zu hohen Wassergehalt. Die untersuchten Speiseöle und Schweineschmalzproben waren einwandfrei.

### 14. Dresden. Kgl. Zentralstelle.

Amtshauptmannschaft Döbeln. Butter (5), Margarine (3), Schmalz (4) und Oele (2).

Die Proben gaben zu Beanstandungen keinen Anlaß, jedoch mußten 2mal Verwarnungen ausgesprochen werden, weil die für den Verkauf von Margarine bestehenden gesetzlichen Bestimmungen, betr. Verpackung und Aufbewahrung, nicht erfüllt waren.

Amtshauptmannschaft Dresden-A. Butter (87), Margarine (71), Schmalz (51), Kunstspeisefett (6), sonstiges Speisefett (1) und Oele (38).

Eine Butterprobe war ranzig, alle anderen erwiesen sich als einwandfrei.

Bei Margarine und Kunstspeisefett waren in einer Reihe von Fällen die gesetzlichen Bestimmungen, betr. den Handel mit Margarine, nicht erfüllt. Die Speiseöle entsprachen zum Teil nicht der Bezeichnung Olivenöl.

Amtshauptmannschaft Dresden-N. Butter (347), Margarine (183), Schmalz (123), Kunstspeisefett (1), sonstige Speisefette (3) und Oele (96).

Die Untersuchung von 347 Butterproben erstreckte sich auf Genußfähigkeit oder Verdorbenheit, auf zu hohen Gehalt an Nichtbutterfett und auf Verfälschung durch fremde Fette. Beanstandungen erfolgten vereinzelt, weil die betreffenden Butterproben ranzig waren, oder weil der Fettgehalt unter 80 % lag. Einmal war Margarine als Butter verkauft worden. Letztere Probe war auf besondere Anzeige von der Polizeiverwaltung eines Vorortes von Dresden eingesandt worden.

Margarine wurde 183mal untersucht und in vorschriftsmäßiger Beschaffenheit befunden. Die gesetzlichen Bestimmungen, betr. Einzelverkauf, Verpackung und Aufbewahrung, waren in zahlreichen Fällen nicht erfüllt.

Von 123 Schmalzproben war nur 1 Probe wegen ihres Gehaltes an Baumwollsamenöl zu beanstanden.

Die entnommene Probe Kunstspeisefett genügte den Anforderungen; außerdem waren die gesetzlichen Bestimmungen, die den Verkauf u.s.w. betreffen, erfüllt.

Gegen die Beschaffenheit von 3 eingekauften Pflanzenfettproben konnte nichts eingewendet werden.

Zur Untersuchung gelangten 96 Oele, die teils als Speiseöl, teils aber auch als reines Provencer- oder Olivenöl gekauft waren. Die Prüfung der letzteren auf Reinheit wird aber mit den fortschreitenden chemischen Kenntnissen der Fälscher zu einer immer schwierigeren Aufgabe. Als Verfälschungsmittel kommen zurzeit hauptsächlich Sesam- und Erdnußöl in Betracht. Wegen Zusatzes von Sesamöl zu Olivenöl wurde eine Probe, wegen Zusatzes von Erdnußöl wurden mehrere Proben beanstandet.

Stadt Radeberg. Butter (33), Margarine (67), Schmalz (25), Kunstspeisefett (2) und Oele (12).

Beanstandungen von Butter erfolgten nicht.

Margarine war von vorschriftsmäßiger Beschaffenheit, jedoch waren mehrmals die gesetzlichen Bestimmungen über den Handel mit Margarine nicht erfüllt.

Von 25 Schmalzproben mußten 2 wegen Gehaltes an Baumwollsamenöl beanstandet werden.

Kunstspeisefette wurden zweimal untersucht. Gegen die Beschaffenheit der Fette konnte nichts eingewendet werden, jedoch entsprach in einem Falle die Aufbewahrung und Verpackung des Fettes nicht den gesetzlichen Bestimmungen.

Von 12 Oelproben wurden 11 Proben teils als Olivenöl, teils als Provenceröl und 1 Probe als Speiseöl eingekauft. 11 Oele entsprachen den Anforderungen, während 1 Oel beanstandet werden mußte, da es sich als Erdnuß- und nicht als Olivenöl, als welches es beim Verkauf bezeichnet worden war, erwies.

### 15. Dresden. Städt. Untersuchungsamt.

Im Verlaufe der regelmäßigen wöchentlichen Revisionen gelangten durch die Wohlfahrtspolizei 386 Proben Butter zur Einlieferung, weitere 62 Untersuchungen waren durch die Ueberwachung der den städtischen Anstalten gelieferten Nahrungsmittel notwendig. Außerdem waren 16 Proben im Auftrage der Kgl. Staatsanwaltschaft und 32 Proben auf Ersuchen von Privatpersonen zu untersuchen.

Die Ergebnisse der Kontrolle des Butterhandels lassen sich dahin zusammenfassen, daß die Zahl der Beanstandungen an sich zwar nicht groß war, daß aber auch keine Besserung gegen früher verzeichnet werden konnte.

Zusatz von Margarine wurde in nur 2 von den polizeilicherseits eingelieferten Proben festgestellt, außerdem aber erwiesen sich 5 weitere an Bäckermeister als reine Naturbutter verkaufte Proben als in grober Weise verfälscht. Die Analyse der beanstandeten Gemische ergab folgende Werte:

| Refraktionsdifferenz | Baudouins Reaktion | ReichertMeißl-Zahl | Menge der zugesetzten Margarine |
|---|---|---|---|
| + 8,00 | intensive Rotfärbung | 13,83 | etwa 50 Prozent |
| + 8,10 | intensive    „ | 13,75 | „  50  „ |
| + 1,88 | deutliche    „ | 17,51 | „  30  „ |
| + 2,05 | deutliche    „ | 17,42 | „  30  „ |
| + 2,90 | deutliche    „ | 15,86 | „  40  „ |
| + 2,90 | starke    „ | 13,82 | „  50  „ |
| + 2,50 | starke    „ | 16,88 | „  35  „ |

In einigen weiteren Fällen wurde die Unterschiebung von reiner Margarine an Stelle von Butter festgestellt. Es wurde von der Staatsanwaltschaft in solchen Fällen Anklage wegen Betrugs erhoben. Auf Grund von § 263 des Strafgesetzbuches sind die beiden Lieferanten der beanstandeten Proben zu 55 M. Geldstrafe bezw. zu 6 Wochen Gefängnis verurteilt worden.

Die größte Zahl der Beanstandungen entfiel auf zu wasserhaltige Butterproben. In wie hohem Grade die Bevölkerung durch diese Verfälschung geschädigt wird, geht daraus hervor, daß Wassergehalte bis zu 32,48 % beobachtet wurden, während der Fettgehalt auf 65,48 % herabsank. Die Verordnung des Bundesrates, nach welcher Butter mit mehr als 16 % Wasser und mit weniger als 80 % Fett nicht mehr in den Verkehr gebracht werden soll, dürfte in dieser Hinsicht bald Wandel schaffen.

Gute Erfolge hat das Amt mit der Butterkontrolle erzielt. Denn während im Jahre 1897 noch ein hoher Prozentsatz aller untersuchten Proben wegen Ranzigkeit zu beanstanden war, betrug die Zahl der verdorbenen Butterproben im Berichtsjahre nur 2, d. h. 0,5 %.

Mehrfach gelangten im Auftrage von Privatpersonen, welche auf Grund verlockender Annoncen Butter im Auslande bestellt hatten, völlig ungenießbare Proben zur Untersuchung. Es wurde daher, um die Bevölkerung vor Schaden zu bewahren, öffentlich vor dem Ankaufe solcher Butter gewarnt.

Auffallend erschien die Beschaffenheit einer Buttersorte. Diese auf privates Ersuchen aus den Lagerbeständen einer Großhandlung amtlich entnommene Probe war wegen ihres deutlichen Geruchs nach Phosphor in den Verdacht der Giftigkeit geraten. Trotzdem ergab die chemische Untersuchung, daß sie freien Phosphor nicht enthielt, da weder beim Destillieren im Dunkelzimmer das charakteristische Leuchten der Kühlröhren eintrat, noch auch in das Destillat Phosphor überging. Es blieb also nur die Erklärung übrig, daß der Phosphorgeruch, der den Gebrauchswert der Butter stark verminderte, durch eine Bakterientätigkeit verursacht wurde.

Das Verfahren der Butteruntersuchung ist im wesentlichen dasselbe wie in den früheren Jahren. Alle Proben wurden in kleinen Gläsern geschmolzen und zunächst auf ihre Klarheit geprüft, da hierdurch in vielen Fällen brauchbare Anhaltspunkte zur Erkennung von Verfälschungen erlangt werden. Zum mindesten lassen sich grobe Zusätze von Margarine oder Unterschiebungen reiner Margarine an einem trüben Abschmelzen unschwer erkennen.

Unter den refraktometrisch vorgeprüften unverdächtigen 480 Butterproben befanden sich 68, deren Refraktometerzahl über 52,5 lag, welche also eine positive Differenz zeigten. In den Monaten Januar bis Juni wurden derartig hohe Refraktionen nicht beobachtet, während die Zahl der Butterproben mit positiver Differenz im Juli 30 %, im August 51 %, im September 46 %, im Oktober 40 %, im November 11 % und im Dezember 10 % aller untersuchten Butterproben betrug. In Dresden werden also die höheren Zahlen in der Zeit zwischen Juli und Dezember gefunden.

In allen Fällen ist zur Unterstützung der refraktometrischen Prüfung die Baudouinsche Reaktion herangezogen worden, deren Brauchbarkeit am besten daraus erhellt, daß von den 480 unverdächtigen Butterproben keine einzige auf Zusatz von Furfurol oder Zinnchlorür Rotfärbung annahm, während die 7 Proben, welche eine positive Reaktion gaben, auf Grund der Analysen auch sicher mit Margarine verfälscht waren.

Zur schnellen Erlangung eines Urteils, ob die eingelieferten Butterproben einen 16 % übersteigenden Wassergehalt besitzen, wird die oben erwähnte Schmelzprobe in kleinen, nach dem Boden zu schwach verjüngten Glasmensuren vorgenommen, welche mit einer Graduierung versehen sind und bis zum oberen Teilstrich 30 g fassen. Unter Berücksichtigung der Ausdehnungskoeffizienten von Butterfett und Wasser kann aus dem Volumen der unten abgeschiedenen wässerigen Schicht auf den ungefähren Wassergehalt geschlossen werden.

Margarine wurde in 50 Fällen untersucht, ohne daß die Zusammensetzung zu einer Beanstandung geführt hätte. Alle Proben enthielten die vorgeschriebene Menge Sesamöl, und die auf Borsäure untersuchten Proben (seit dem 1. Oktober wurden sämtliche Proben daraufhin untersucht) erwiesen sich frei von diesem Konservierungsmittel.

In vier Fällen wurden auffallend niedrige Refraktionsdifferenzen (2,80, 1,82, 1,50 und 1,45) beobachtet, welche auf einen hohen Gehalt an Kokosfett zurückzuführen waren.

Im Gegensatz zu der einwandfreien Beschaffenheit der Ware erschien die Art der Anpreisung und des Verkaufes der Margarine nicht immer einwandfrei. So wurde z. B. die Fabrikmarke „Molkerei" für Margarine als unzulässig bezeichnet, weil sie beim Publikum falsche Vorstellungen über den Ursprung der Ware erregen konnte.

Außerdem war die Verwendung von Umhüllungen, welche außer der Bezeichnung Margarine und der Firma des Verkäufers noch weitere Anpreisungen anderer Waren, Abbildungen von Fabriken und dergleichen enthielten, zu untersagen, da auf Grund der Entscheidung des Kgl. Oberlandesgerichts vom 14. Juni 1901 eine unzweideutige Kennzeichnung gefordert werden muß.

Im Berichtjahre gelangten 53 Proben Schweineschmalz, 2 Kunstspeisefette und 9 Olivenöle zur Untersuchung.

Von den im Verlaufe der regelmäßigen amtlichen Revisionen entnommenen 45 Schweineschmalzproben war keine zu beanstanden. Hingegen erwiesen sich 2 von privater Seite eingelieferte Proben mit ungefähr 50 Prozent Baumwollsamenöl verfälscht, wie aus folgenden analytischen Angaben hervorgeht:

| | Baudouins Reaktion | Halphens Reaktion | Refraktionsdifferenz | Jodzahl |
|---|---|---|---|---|
| Probe I . | trat nicht ein | starke Rotfärbung | + 2,6 | 86,76 |
| Probe II . | trat nicht ein | starke Rotfärbung | + 2,8 | 85,52 |

Die angestellten Nachforschungen ergaben, daß das Produkt von der Großhandlung als „Kunstspeisefett" und in vorschriftsmäßiger Verpackung geliefert worden war, und daß erst der Detaillist die Bezeichnung „ff. Bratenschmalz" vorgenommen hatte. Er wurde vom Kgl. Schöffengericht zu einer Geldstrafe verurteilt.

Ein weiteres von privater Seite eingeliefertes Fett konnte durch die beantragte Prüfung als der Verfälschung durch Cottonöl verdächtig bezeichnet werden.

Eine als Kunstspeisefett eingelieferte Probe Kokosfett gab zur Beanstandung keinen Anlaß, während die Bezeichnung eines anderen Kokosfettes als unzulässig erachtet wurde.

Nußbutter. Das auf Grund der Refraktionsdifferenz von — 9,3 und der Verseifungszahl 259,7 als gereinigtes Kokosfett anzusprechende Produkt erschien von weißer Farbe und weicher, schmalzartiger Konsistenz und hätte daher als eine dem Schweineschmalz ähnliche Zubereitung nur als „Kunstspeisefett" oder allenfalls als Kokosfett in den Verkehr gebracht werden dürfen. Die Bezeichnung Nußbutter wurde nicht als eine dem Ursprunge entsprechende angesehen und dem Verkäufer eine Verwarnung erteilt.

Unter 9 eingelieferten Olivenölproben befanden sich einige, welche durch 10 bis 20 % Sesamöl verfälscht waren sowie eine bereits von anderer Seite beanstandete Probe, welche geringe Mengen Erdnußöl enthielt.

4 näher untersuchte Oele besaßen folgende Zusammensetzung:

| Bezeichnung | Spezifisches Gewicht | Halphens Reaktion | Baudouins Reaktion | Refraktion 25 Grad Celsius | Verseifungszahl | Jodzahl | Beurteilung |
|---|---|---|---|---|---|---|---|
| Provenceröl . . . . . . . . | 0,9140 | 0 | Rotfärbung | — | 190,96 | 87,57 | Mit 10—20 % Sesamöl verfälscht |
| Olivenöl, Marke super . . . . . | 0,9150 | 0 | Rotfärbung | 62,7 | 189,76 | 87,95 | Mit 10—20 % Sesamöl verfälscht |
| Olivenöl . . . . . . . . . | 0,9132 | 0 | 0 | 62,2 | 191,76 | 81,98 | rein |
| Tafelöl . . . . . . . . . | 0,9136 | 0 | 0 | 61,9 | 186,60 | 84,27 | rein |

### 16. Dresden. Laboratorium Dr. Filsinger.

Amtshauptmannschaft Meißen. Speisefette und Oele (134).

Bei den wenigen Beanstandungen handelte es sich um zu hohen Wassergehalt bezw. um verdorbene Butter und Margarine.

### 17. Dresden. Laboratorium Dr. Heselmann.

Amtshauptmannschaft Bautzen. Butter und Butterschmalz (177), Margarine (67), Schweinefett (21), sonstige tierische Speisefette (7), Olivenöl (95) und sonstige pflanzliche Speisefette (39).

In den Landgemeinden wurden 145 Proben ent-

nommen. Nur eine Probe war wegen zu hohen Wasser=
gehaltes zu beanstanden.

2 Butterproben, welche angeblich Magenbeschwerden
bei mehreren Personen hervorgerufen haben sollten,
ließen bei der Prüfung auf Zersetzungsprodukte eben=
sowenig etwas Verdächtiges erkennen, wie bei der Unter=
suchung auf anorganische Gifte.

7 Proben aus Bischofswerda zeigten normale Be=
schaffenheit.

Es sei erwähnt, daß auch in den nachbenannten
Bezirken Gemische aus Butter und Margarine in keinem
Falle beobachtet wurden; nur einmal wurde eine Unter=
schiebung von Margarine für Butter festgestellt.

Von Margarine wurden in der Amtshauptmannschaft
Bautzen 44, in der Stadt Bautzen 21 Proben und in der
Stadt Bischofswerda eine Probe entnommen.

Nach dem 1. Oktober wurde Vorsäure in keiner
Probe nachgewiesen. Bezeichnend für besondere Ver=
hältnisse im Grenzverkehr sind nachstehende Fälle:

In Bederwitz fand sich aus Böhmen bezogene
Margarine vor, die Sesamöl nicht enthielt und in runde
Stücken mit Blumenmuster geformt war. Als unzulässig
im Verkehr nach § 2 des Gesetzes vom 15. Juni 1897
wurde der Vorrat dem Gemeindevorstand zur Beschlag=
nahme empfohlen.

Stück-Margarine, ebenfalls aus Böhmen bezogen,
zeigte in zwei Fällen nicht Würfelform sondern abgedachte
rechteckige Ziegelform wie Stückbutter und wurde deshalb
beanstandet.

Schweinefett und sonstige tierische Speisefette waren
von einwandfreier Beschaffenheit. Bei Olivenöl wurden
mehrere verfälschte Proben beanstandet.

32 Proben Tafelöl (Olivenölverschnitt mit Sesam=
oder Erdnußöl, ferner Sesamöl, Erdnußöl, Leinöl) und
eine Probe Palmin aus den Landgemeinden waren
ebenso einwandfrei wie 5 Proben Tafelöl aus Bautzen
und 1 Probe aus Bischofswerda.

In 147 Fällen wurden die Margarineverkaufsstellen
einer Revision im Sinne des § 8 des Gesetzes vom 15. Juni
1897 unterzogen. Verstöße gegen diese Bestimmungen
wurden häufiger festgestellt und zur Anzeige gebracht.

**Amtshauptmannschaft Dresden=A.** Butter und
Butterschmalz (96), Margarine (29), Schweinefett (7),
Olivenöl (12) und sonstige vegetabilische Fette (27).

Von 96 Butterproben hatten nur einzelne zu hohen
Wassergehalt. Fälschungen durch Margarine oder sonstige
fremde Fette wurden ebensowenig beobachtet wie grobe
Unterschiebung von Margarine. Auch verdorbene Butter
wurde nicht gefunden.

29 Margarineproben waren einwandfrei. Vorsäure
wurde nach dem 1. Oktober 1902 in keinem Falle fest=
gestellt.

Dagegen wurden infolge von 152 Revisionen der
Verkaufsstellen in zahlreichen Fällen Zuwiderhandlungen
gegen die Bestimmungen des Margarinegesetzes zur
Anzeige gebracht.

Alle untersuchten Schweinefettproben waren rein.
Auch 12 Proben Olivenöl waren einwandfrei. 27 Proben
„Tafelöl" oder „Speiseöl" waren frei von schädlichen
Zusätzen.

**Amtshauptmannschaft Großenhain.** Butter
• und Butterschmalz (113), Margarine (13), Schweinefett (27),
Olivenöl (43) und sonstige pflanzliche Speisefette (37).

In der Amtshauptmannschaft wurden 96, in Großen=
hain 5 und in Riesa 12 Butterproben entnommen.
Während die Proben aus den Stadtbezirken allen
Anforderungen entsprachen, mußten 2 Proben Salzbutter
aus Landgemeinden nach dem 1. Juli wegen Wasser=
gehaltes von 17,3 und 18,2 % angehalten werden. Eine
3. Probe, die auf dem Markt in Radeburg feilgehalten
worden war, war gewöhnliche Handelsmargarine. Die
Butterkontrolle erstreckte sich nicht nur auf die eigent=
lichen Butterverkaufsstellen, sondern auch auf die Schank=
wirtschaften. Auffällig war der in vielen Fällen unmittelbar
der Höchstgrenze von 16 % naheliegende Wassergehalt
der Salzbutter.

Abgesehen von der erwähnten Unterschiebung von
Margarine für Naturbutter wurden Fälschungen durch
Margarine in keinem Falle beobachtet.

In Margarine wurde nach dem 1. Oktober Vorsäure
in keinem Falle nachgewiesen. 12 Proben aus der Amts=
hauptmannschaft und eine Probe aus Großenhain waren
nicht zu beanstanden.

Alle 27 Proben Schweinefett waren einwandfrei.
Es sei erwähnt, daß auch das amerikanische Schweinefett,
sofern es nicht als Kunstspeisefett feilgeboten wurde,
Pflanzenöle nicht erkennen ließ.

Von insgesamt 43 Proben Olivenöl bestanden nur
2 Proben ausschließlich oder doch zum größten Teile aus
Sesamöl, das als Olivenölsurrogat das Baumwollsamenöl,
Erdnußöl usw. fast vollständig verdrängt hat. 37 Proben
Tafelöl usw. waren von guter Beschaffenheit. Nur ein
wenig Sesamöl enthaltendes Mohnöl mußte bemängelt
werden. Unterschiebung von Sesamöl für das teurere
Mohnöl kam im Berichtsbezirk nicht zur Beobachtung.

In 102 Fällen wurde der Margarineverkauf einer
Revision unterzogen. Es wurde Zuwiderhandlung gegen
die gesetzlichen Bestimmungen beobachtet und zur Anzeige
gebracht.

Da § 1 des Margarinegesetzes die Inschrift: „Ver=
kauf von Margarine" klar vorschreibt, so konnten In=
schriften mit anpreisenden Zusätzen von Margarine=
fabriken als dem Gesetz entsprechend nicht angesehen
werden. Wo Margarine nicht in Originalfaßgebinden
der Lieferanten auf den Tischen der Verkaufsstellen feil=
gehalten wurde, fehlte der sichtbare bandförmige Streifen
von roter Farbe an den Tellern, Glasglocken oder irdenen
Töpfen. In den Städten traten dazu häufiger Verstöße
gegen § 4 des Margarinegesetzes, betr. die Trennung der
Verkaufsräume für Butter und Margarine.

**Amtshauptmannschaft Kamenz.** Butter und
Butterschmalz (59), Margarine (15), Schweinefett (10),
Olivenöl (28) und sonstige pflanzliche Speisefette (22).

2 Butterproben enthielten zu viel Wasser, 1 Probe
Olivenöl war mit Sesamöl verfälscht. Die untersuchten
Margarinesorten waren von einwandfreier Beschaffenheit.
In den Verkaufsstellen für Margarine entsprach das
Feilhalten der Margarine zumeist nicht den gesetzlichen
Anforderungen.

### 18. Dresden. Laboratorium Dr. Schmidt.

**Amtshauptmannschaft Dippoldiswalde.** Von
Speisefetten und Oelen wurden untersucht: Butter (61),
Margarine (29), Schweinefett (75), Wurstfett (3), Kunst=
fett (2), Olivenöl (69), Tafelöl (1) und Leinöl (3), zu=
sammen 243 Proben.

Bei keiner untersuchten Butterprobe wurden Mischungen
von Butter mit Margarine beobachtet; dagegen wurde
verschiedene Male Margarine als Butter verkauft. Bean=
standung wegen eines zu hohen Wassergehaltes war
einmal erforderlich.

Der Verkauf und Ankauf von Margarine als Butter
erfolgte fast durchweg aus Unkenntnis. Dies gilt besonders
von den ländlichen Verkaufsstellen, deren Inhaber den
Unterschied von Margarine und Butter vielfach nicht zu
kennen scheinen, noch mehr aber für das ländliche Publikum.
Aus diesem Grunde wurde in allen Fällen, in welchen
Margarine als Butter verkauft worden war, der betreffende
Verkäufer nur verwarnt. Außerdem wurden bei der
Probeentnahme die Geschäftsinhaber aufgeklärt.

Eine als Margarine verkaufte Mischbutter mußte
beanstandet werden. In verschiedenen Fällen fehlte die
vorgeschriebene Inschrift „Verkauf von Margarine", in
anderen Fällen lag die Margarine auf einem weißen
Teller mit oder ohne Glasglocke, ohne jede Umhüllung
und Bezeichnung, und noch öfter fehlte dem im Einzel=
vertriebe benutzten Einwickelpapier der Aufdruck „Mar=
garine". Da, wie schon erwähnt, in den weitaus meisten
Fällen, Unkenntnis die Ursache der Uebertretungen zu
sein schien, so wurde zunächst versucht, diese durch Belehrung
abzustellen.

Infolge eines Gehaltes an Baumwollsamenöl mußte
eine Schweinefettprobe beanstandet werden. Aus anderen

Gründen war eine Beanstandung nicht erforderlich. Bemerkt sei, daß viele Verkaufsstellen infolge des hohen Preises den Verkauf von Schweinefett aufgegeben haben.

3 Wurstfettproben waren nicht zu beanstanden.

Die untersuchten 2 Proben Kunstfett waren einwandfrei.

Eine Anzahl Oliven- und Provenceröle mußten infolge eines Gehaltes an Sesamöl beanstandet werden. Bei den Revisionen stellte es sich heraus, daß nach Ansicht vieler Kleinhändler, insbesondere auf dem Lande, Olivenöl und Speise- oder Tafelöl identisch sind. Es wurden daher die Kleinhändler von den betreffenden Polizeibehörden nur verwarnt und belehrt.

Eine untersuchte Probe Tafelöl und 3 als Speiseleinöl verkaufte Proben waren einwandfrei.

Amtshauptmannschaft Pirna. Speisefette und Oele (1030).

Es wurden untersucht: Butter (456), Margarine (89), Schweinefett (140), Wurstfett (12), Kunstfett (2), Olivenöl (327) und Tafelöl (4).

Bei keiner Butterprobe wurden Mischungen von Butter mit Margarine beobachtet; dagegen wurde einige Male Margarine als Butter verkauft. Beanstandungen wegen zu hohen Wassergehaltes waren bisweilen erforderlich. Außerdem mußte eine Butterprobe als verdorben bezeichnet werden. Unter den als Butter verkauften Margarineproben waren einzelne, welche nur ganz geringe Sesamölreaktion zeigten, oder diese Reaktion überhaupt nicht gaben.

Auch einige als Margarine verkaufte Proben gaben nicht die vorgeschriebene Sesamölreaktion. Im übrigen wurden Uebertretungen des Butter- und Margarinegesetzes verschiedene Male beobachtet.

Infolge eines Gehaltes an Baumwollsamenöl mußte eine Schweinefettprobe beanstandet werden. Zwei Wurstfettproben waren verdorben. Die untersuchten 2 Proben Kunstfett waren einwandfrei.

Eine Anzahl Oliven- und Provenceröle mußte infolge eines Gehalts an Sesam- oder Baumwollsamenöl beanstandet werden.

Keines der 4 untersuchten Tafelöle gab zu Bedenken Anlaß. 3 Tafelöle waren reines Olivenöl, 1 Tafelöl enthielt Sesamöl.

### 19. Dresden. Laboratorium R. Weber.

Amtshauptmannschaft Rochlitz. Butter und Käse (207), Margarine, Speisefett, Oel (190).

In den ländlichen Gemeinden bildete Butter nur vereinzelt einen Handelsartikel der kontrollierten Verkaufsstellen. Es wird fast ausschließlich Margarine verkauft, letztere allerdings oft unter der Bezeichnung „Butter" oder „Margarinebutter". Kuhbutter wird als „gute Butter" gehandelt.

Die untersuchten Käseproben wurden zuweilen, die Butterproben öfters beanstandet.

Die vorschrifsmäßigen Plakate, Einwickelpapiere und Vorratsgefäße für Margarine fehlten in vielen Verkaufsstellen. Die Beschaffenheit der Margarineproben war eine gute, Konservierungsmittel wurden nicht gefunden.

Auch die zur Untersuchung gekommenen Speisefette waren normal. Baumwollsamenöl, das früher häufig dem amerikanischen Schweinefett beigemengt wurde, konnte nirgends nachgewiesen werden.

Dagegen ließen die Speiseöle einigemale zu wünschen übrig. Statt des verlangten Provenceröls wurde in mehreren Fällen Mohnöl abgegeben.

Als Floridaöl wird ein Gemisch von Arachisöl mit Baumwollsamenöl verkauft.

Amtshauptmannschaft Schwarzenberg. Butter und Käse (61), Margarine, Speisefett, Oel (79).

Butter und Käse waren einwandfrei. Die vorschriftsmäßigen Einwickelpapiere und Vorratsgefäße für Margarine fehlten in vielen Fällen. Auch ließ die Beschaffenheit der Speiseöle zu wünschen übrig.

### 20. Freiberg. Laboratorium Dr. Naßmann.

Amtshauptmannschaft Freiberg. Speisefette und Oele im 4. Vierteljahr 1901 (17), im Jahre 1902 (49).

Von Speisefetten und Oelen unterlagen Butter, Margarine, Schweinefett, ferner Oliven- und Mohnöl der Nahrungsmittelkontrolle. Die Zahl der Beanstandungen war nur gering.

### 21. Leipzig. Kgl. Untersuchungsamt.

Stadt Leipzig. Butter (2791), Margarine (9), Schweineschmalz (1), sonstige Fette (2) und Oele (2).

242 Butterproben sowie alle anderen Fettproben wurden im hygienischen Institut untersucht.

Beanstandungen erfolgten nur in ganz vereinzelten Fällen.

Amtshauptmannschaften Leipzig und Grimma. Butter (277), Margarine (464), Schweineschmalz (191), sonstige Fette (4) und Oele (199).

Die Buttersorten waren im allgemeinen von guter Beschaffenheit. Auch bezüglich der Aufbewahrung und Reinlichkeit beim Verkaufe waren Mißstände nicht zu bemerken.

Bei Butteruntersuchungen werden im allgemeinen ausgeführt: Bestimmung des Wassers, Kochsalzes, Säuregrades, Reichert-Meißlzahl, Furfurolprobe und Refraktion. Besonders zu erwähnen ist die hohe Reichert-Meißlzahl der Butter hiesiger Gegend, eine Reichert-Meißlzahl über 27 wiesen 81,7 %, eine solche über 30 wiesen 24,5 % der untersuchten Proben auf.

Margarine war stets in bezug auf äußere Beschaffenheit, Geruch und Geschmack einwandfrei. Die Verpackung (Kübel, Fässer u.s.w.) entsprachen den gesetzlichen Anforderungen, dagegen wurde in kleineren Geschäften häufig das vorgeschriebene Einwickelpapier nicht vorgefunden. Die Geschäftsleute wurden entsprechend verständigt.

Sämtliche Schweineschmalzproben waren nicht zu beanstanden. Zwei Proben gaben zwar schwach positive Halphensche Reaktionen, eine Beanstandung konnte jedoch nicht erfolgen, da die übrigen Zahlen normale Werte aufwiesen. Palmin und Palmbutter gaben zu Beanstandungen keinen Anlaß.

Ueber den Oelverkauf in den der Untersuchungsanstalt zugewiesenen Bezirken ist zu berichten, daß in den kleineren Orten meist Mohnöl als Speiseöl verkauft wird. Vielfach wird ein Gemisch von Sesam- und Erdnußöl oder Sesam- und Mohnöl als Salat- oder Speiseöl feilgehalten. Olivenöl war fast nur in den größeren Gemeinden anzutreffen. Bei der Probeentnahme wurde, um Verwechselungen zu vermeiden, in jedem einzelnen Falle festgestellt, unter welcher Bezeichnung das Oel ein- und weiterverkauft wird. Die Beurteilung der Oele erfolgte nach folgendem Grundsatze: Als Speise- oder Salatöl können Gemische von Oelen verkauft werden, sofern sie bezüglich ihrer sonstigen Beschaffenheit einwandfrei sind.

### 22. Leipzig. Laboratorium Dr. Elsner.

Amtshauptmannschaft Schwarzenberg. Speisefette und Oele (967).

Im Verkehr mit Butter und Fetten konnten besondere Unregelmäßigkeiten nicht festgestellt werden. Es wurde jedoch beobachtet, daß das Publikum durchweg vermeidet, den Namen „Margarine" auszusprechen, und daß fast überall gewohnheitsmäßig aus dem Geldwert geschlossen wird, was der Käufer verlangt, und als „Schmelzbutter", „Back-, Salz-, gute Butter" ausschließlich die entsprechende Margarinesorte vom Verkäufer abgegeben wird. Hieraus entstehen natürlich Verfehlungen gegen das Nahrungsmittelgesetz und das Gesetz, betr. den Verkehr mit Fetten u.s.w., und es mußten daher mehrere Beanstandungen erfolgen. In zwei Fällen wurde Butter wegen zu hohen Wassergehaltes, in einem Falle wegen hochgradiger Ranzidität beanstandet. Eine auffallende Erscheinung hatte bayerische Schmelzbutter, die bei einer Refraktion von 0° eine Reichert-Meißlsche Zahl 28 bis 31 ergab. Vor-, Salizylsäure und andere Fremdstoffe konnten in keiner Butter nachgewiesen werden. Margarine wurde einigemal wegen gesetzwidriger Aufbewahrung, einmal wegen Fehlens von Sesamöl und mehrmals wegen Beimischung von Butter beanstandet. — Schweinefett wird, weil es zu teuer geworden, nur noch in wenigen Läden geführt. Einige Beanstandungen erfolgten, weil Kunstfett als Schweinefett verkauft worden war.

Als Speiseöl kamen besonders Baumöl (Provenceröl) und Mohnöl in Frage. Neuerdings hat sich unter dem Namen Floridaöl raffiniertes Baumwollsamenöl eingeführt; seltener kommt Erdnußöl im Handel vor. Beanstandungen erfolgten, weil teures Provenceröl mit billigerem Mohnöl und dieses selbst wieder mit billigerem Sesamöl vermischt worden war. Viele Verkäufer waren sich über die Natur der von ihnen feilgehaltenen Oele nicht klar, weil diese auf der Rechnung als Prima-Speiseöl oder ähnlich bezeichnet waren. In solchen Fällen fand eine Belehrung statt, von einer Beanstandung wurde abgesehen.

### 23. Leipzig. Laboratorium Dr. Kallir.

Amtshauptmannschaft Chemnitz. Im 4. Vierteljahr 1901 wurden 305 Speisefette und Oele untersucht, und zwar: Butter und Butterschmalz (106), Margarine (153), Schweinefett (41) und sonstige tierische Fette (5).

Im Jahre 1902 wurden 896 Speisefette und Oele geprüft, und zwar: Butter und Butterschmalz (266), Margarine (511), Schweinefette (47), sonstiges tierisches Fett (1) und pflanzliche Fette und Oele (71).

Verfälschungen von Butter mit fremden Fetten sind selten anzutreffen. Dagegen konnte in einigen Fällen ein zu hoher Wassergehalt festgestellt werden.

Die Konservierung von Margarine mit Borsäure ist seit dem 1. Oktober vollständig verschwunden.

Es ist eine in ländlichen Bezirken viel verbreitete falsche Bezeichnungsweise zu erwähnen. Man nennt allgemein die Margarine kurzweg „Butter" oder auch „Margarinebutter", während für Butter die Bezeichnungen „Stückchenbutter" oder „gute Butter" üblich sind. Es ist häufig vorgekommen, daß bei der Probeentnahme der Margarinekübel herbeigeholt wurde, wenn man Butter verlangte. Hierbei lag durchaus keine betrügerische Absicht vor. In allen Fällen sind die Händler auf die falsche Bezeichnungsweise aufmerksam gemacht worden.

Häufig waren Verstöße gegen § 1 und § 2 des Margarinegesetzes zu beobachten. Besonders ist zu erwähnen, daß Margarine in Terrinen oder auf Tellern unter Glasglocken feilgehalten wird, wenn im Verkaufsraum der Originalkübel nicht Platz hat. Die genannten Gefäße tragen aber keine Aufschrift, auch fehlt der vorschriftsmäßige rote Streifen. Zum Einpacken wird oft weißes Papier verwendet, das keinerlei Aufdruck trägt.

### 24. Leipzig. Laboratorium Dr. Prager.

Amtshauptmannschaft Flöha. Speisefette und Oele (39).

Eine Butter wurde wegen zu hohen Kochsalzgehaltes beanstandet. Alle anderen Proben waren einwandfrei.

Amtshauptmannschaft Oschatz. Speisefette und Oele (42).

Die nur geringe Zahl von Beanstandungen betraf verbotene Konservierungsmittel bei Margarine und übermäßig hohen Kochsalzgehalt bei Butter. Mit Margarine verfälschte Butter wurde nicht beobachtet.

### 25. Leipzig. Laboratorium Dr. Röhrig.

Amtshauptmannschaft Borna. Butter (166), Margarine (195), Fett (44) und Speiseöle (40).

Abgesehen von den wenigen Fällen, wo anstatt Butter Margarine verabreicht wurde, ist eine eigentliche Fälschung von Butter in Land- und Stadtgemeinden nicht nachgewiesen worden. So weit Untersuchungen über Wasser- und Salzgehalt ausgeführt wurden, waren die Anforderungen gemäß der Bekanntmachung des Reichskanzlers vom 1. März 1902 erfüllt. Es ist weiterhin beobachtet worden, daß die Refraktion von Sommerbutter durchschnittlich höher als in der Winterzeit war. Bei Margarine wurde in mehreren Fällen, insbesondere im Sommer Konservierung mit borsäurehaltigen Chemikalien festgestellt und zur Anzeige gebracht, weil Verwendung von Borsäure zu Nahrungsmitteln als Vergehen gegen § 10

bezw. 12 des Nahrungsmittelgesetzes angesehen wird. Die Fettuntersuchungen zeigten, daß das amerikanische sowie auch das von den Fleischern selbst ausgelassene Schmalz in bezug auf Zusammensetzung und Marktfähigkeit den gestellten Anforderungen genügte. Als Speiseöl wurde in den Landgemeinden hauptsächlich Mohnöl angetroffen, das in einigen Fällen wegen Gehaltes an Sesamöl beanstandet wurde.

Amtshauptmannschaft Döbeln. Butter (177), Margarine (168), Fett (84) und Speiseöle (41).

Eine eigentliche Fälschung der Butter in Land- und Stadtgemeinden konnte nicht nachgewiesen werden. In bezug auf Wasser- und Salzgehalt sind die gesetzlichen Anforderungen erfüllt worden.

Bei Margarine wurde in mehreren Fällen, insbesondere im Sommer Konservierung mit borsäurehaltigen Chemikalien festgestellt und zur Anzeige gebracht.

Die Fettuntersuchungen lieferten durchaus günstige Ergebnisse.

In Landgemeinden wurde hauptsächlich als Speiseöl Mohnöl angetroffen, das in einigen Fällen wegen Gehaltes an Sesamöl beanstandet wurde. Auch im Olivenöl wurde Sesamöl nachgewiesen.

### 26. Meerane. Laboratorium Dr. Scheitz.

Amtshauptmannschaft Glauchau. Butter (319), Margarine (728), Schweinefett (94) und pflanzliche Speisefette und Oele (107).

Von den Butterproben wurde nur eine aus Margarine bestehende, von den pflanzlichen Speisefetten nur wenige beanstandet. Beim Margarineverkauf fehlte verschiedentlich das vorgeschriebene Margarineschild bezw. das mit entsprechendem Aufdruck versehene Einwickelpapier.

### 27. Plauen. Laboratorium Dr. Forster.

Amtshauptmannschaft Auerbach. Von Speisefetten und Oelen wurden im 4. Vierteljahr 1901: 55 Proben, im Jahre 1902: 131 Proben untersucht.

Im Bereich der Amtshauptmannschaften Auerbach, Oelsnitz und Plauen wurden folgende Beobachtungen gemacht.

Verfälschungen der Butter mit Fremdfetten kamen nur ausnahmsweise vor. Die vom Publikum erhobenen Klagen über schlechten Geschmack der Butter mußten meist als berechtigt anerkannt werden. Sie fanden aber niemals ihre Erklärung in einer Beimischung fremder Fette.

Häufig wird „frische" Butter dadurch hergestellt, daß „Schmalzbutter" zu „frischer" Butter umgearbeitet wird. Diese Butter zeigt dann meist einen unangenehmen Geschmack.

Bei der geheimen Probeentnahme ist mehrfach an Stelle von „Schmalzbutter" „Schmalzmargarine" gegeben worden, ohne daß sie in die gesetzlich vorgeschriebene Margarineumhüllung eingepackt worden wäre. Diese Vergehen wurden zumeist in den von Arbeitern bewohnten Stadtteilen, weniger in den Teilen beobachtet, die mehr von der wohlhabenden Bevölkerung der Städte bewohnt sind.

In einem Falle war Margarine zu kleinen Portionsstückchen geformt worden. Diese sollten in einer Gastwirtschaft verabreicht werden.

Seitdem die Verordnung in Kraft getreten ist, nach welcher der Fettgehalt der Butter wenigstens 80 % betragen soll, mußten mehrere Butterproben, bei welchen der Fettgehalt unter 80 % betrug, beanstandet werden.

Margarine wird fast in jeder, auch der kleinsten Gemeinde des Dienstbezirks, verkauft. In einzelnen Fällen war sie borsäurehaltig. In vielen Fällen wurden bei der Probeentnahme Verstöße gegen Bestimmungen des Margarinegesetzes beobachtet. So fehlte oft die in § 1 des Gesetzes vom 15. Juni 1897 vorgeschriebene Inschrift: „Verkauf von Margarine" gänzlich, oder sie war zum Teil verdeckt. Einmal lautete die Inschrift: „Verkauf von Margarinebutter".

Sehr häufig fehlte die für den gewerbsmäßigen Verkauf von Margarine vorgeschriebene Umhüllung;

ebenso fehlte bei den Tellern, auf denen Schmalzmargarine aufbewahrt wurde, ein bandförmiger roter Streifen und die Inschrift.

Hingegen wurde selten in den Städten mit über 5000 Einwohnern das Lagern von Butter neben Margarine in demselben Raume angetroffen.

Verdorbene Margarine wurde nur vereinzelt vorgefunden.

Die als Schweinefett entnommenen Proben waren nicht zu beanstanden.

Die Speiseöle wurden zunächst als „Mohnöl", „Leinöl", „Floridaöl" usw. feilgehalten. Die als echte Provenceröle entnommenen Proben waren nicht zu beanstanden.

Amtshauptmannschaft Oelsnitz. Speisefette und Oele gelangten im 4. Vierteljahr 56 mal und im Jahre 1902: 96 mal zur Untersuchung.

Nur 2 Proben waren zu beanstanden.

Amtshauptmannschaft Plauen. Von Speisefetten und Oelen kamen im 4. Vierteljahr 1901: 145 Proben, im Jahre 1902: 317 Proben zur Untersuchung.

### 28. Zittau. Laboratorium Dr. Jonscher.

Amtshauptmannschaften Löbau und Zittau Speisefette und Oele (287).

Butter (176). Die Untersuchung der Butter erstreckte sich zunächst auf die Bestimmung der Refraktion, die Prüfung auf Sesamöl und Borsäure; der Wassergehalt wurde nur im Verdachtsfalle ermittelt; auf Verdorbenheit der Butter wurde in allen Fällen geachtet. Während vor der Einführung der amtlichen Kontrolle in den Bezirken viele Butterfälschungen beobachtet wurden, ist in diesem Berichtsjahre nur eine Beanstandung zu verzeichnen. Dies ist auf das am 1. Mai 1902 von Oesterreich erlassene Mischverbot und die strenge Kontrolle im Inlande zurückzuführen.

Bei der Prüfung von 82 Margarineproben erfolgte wegen Zusatzes von Borsäure und zu geringen Gehaltes von Sesamöl mehrfach Beanstandung.

Die Untersuchung von 29 Schweinefettproben sowie von sonstigen Speisefetten und Oelen gab keinen Anlaß zu Beanstandungen.

### 29. Zwickau. Laboratorium Dr. Falck.

Amtshauptmannschaft Zwickau. Käse, Butter, Margarine, Fette im 4. Vierteljahr 1901: 237, im Jahre 1902: 1266 Proben, Speiseöle (339).

Der Verkehr mit Butter und Margarine hat sich seit dem Inkrafttreten des Margarinegesetzes noch wenig gebessert. Meistens wird Salz- oder Schmelzbutter verlangt und unter dieser Bezeichnung Margarine abgegeben. Dies wurde z. B. bei der Einholung von Schmelzbutter durch einen Schutzmann, der entsprechende Anweisung erhalten hatte, beobachtet. Einige der untersuchten Proben besaßen ferner einen Säuregrad.

Schweineschmalz wird wegen des hohen Preises nur noch in Fleischereien und vereinzelten Kaufläden feilgeboten. Grund zur Beanstandung der Ware lag nicht vor. Die übrigen Fette und Speiseöle waren in allen Fällen einwandfrei. Zum Verkaufe gelangten Olivenöl, Mohnöl, Leinöl und Rüböl.

### 30. Heilbronn.

Butter und Rindsschmalz (32). Beanstandungen wurden wegen zu hohen Wassergehaltes und wegen Verdorbenheit ausgesprochen.

38 Margarine- und Kunstspeisefettproben kamen zur Prüfung. Beanstandet wurde Zusatz von Baumwollsamenöl sowie unvorschriftsmäßige Aufbewahrung und Verpackung. Bei den 37 untersuchten Schweineschmalzproben wurden in einigen Fällen Pflanzenöle gefunden. Außerdem wurden Handelsanalysen von 3 Butter-, 7 Fett- und 7 Schweinefettproben ausgeführt.

### 31. Stuttgart. Kgl. Zentralstelle.

Butter (1), Rinderschmalz (1), Schweinefett (1) und Gänsefett (1).

Die Proben waren einwandfrei.

### 32. Stuttgart. Medizinal-Kollegium.

Butter (Butterschmalz) (4), Schweinefett (1), pflanzliches Fett (1).

Butterproben hatten zweimal durch ihr abnormes Aussehen den Verdacht einer Verfälschung erweckt, erwiesen sich aber als naturrein. Die Proben wurden jedoch wegen ihres Aussehens und ihres abnormen Geruches und Geschmackes als minderwertig bezeichnet.

Ein als „garantiert reines Pester Stadtschmalz" bezogenes Schweineschmalz erwies sich als ein Gemisch von Schweineschmalz und Pflanzenöl.

### 33. Stuttgart. Städt. Untersuchungsamt.

Butter (16), Schmalz, Margarine, sonstige Speisefette und Speiseöle (66).

Eine Butterprobe enthielt 28,1% Wasser und ein Butterfett war stark ranzig. Außerdem wurde eine Butter wegen bläulich-grauer Färbung, herrührend von der Verwendung blauer Milch, beanstandet. Ein Rindsschmalz war künstlich gefärbt, ein Metzgerschmalz erwies sich als amerikanisches Schmalz. Alle anderen Proben waren von einwandfreier Beschaffenheit.

### 34. Baden-Baden.

Butter (6).

Bei einer Probe wurde eine Verunreinigung durch Leinwandfasern und Schimmelpilze nachgewiesen, sie wurde infolgedessen beanstandet.

### 35. Freiburg.

Butter (9), Margarine (8), Schweine- oder Speisefett (17) und Speiseölproben (11).

Eine Margarineprobe war als Butter verkauft worden. Einmal mußte Butter wegen zu hohen Wassergehaltes beanstandet werden. Ein Schweinefett und ein Speiseöl waren verfälscht. Alle andern Proben waren einwandfrei.

### 36. Heidelberg.

Butter (125), Margarine (1), Schweineschmalz (22) und Speiseöle (6).

Die Schweineschmalz- und Speiseölproben waren von guter Beschaffenheit. Einige Butterproben wurden wegen zu hohen Wassergehaltes, die Margarine wegen Verdorbenheit beanstandet.

### 37. Karlsruhe.

Butter (109), Butterschmalz (3), Margarine (27), Oleomargarin (8), Schweinefett (58), Rinderfett (4), Kokosnußbutter (6) und Salatöl (Mohnöl und Olivenöl) (15).

Die Beanstandungen einiger Butterproben erfolgten wegen zu hohen Gehaltes der Butter an Buttermilch, Wasser und Käsestoff. Bei einigen Proben konnte eine fahrlässige Handlung insofern angenommen werden, als die Butter nicht genügend ausgeknetet war. In mehreren Fällen lag der Wassergehalt zwischen 25 und 30 Prozent. Der Beschluß des Bundesrates vom 1. März 1902, betr. den Fett- und Wassergehalt der Butter, dürfte eine wesentliche Verbesserung der Butter herbeiführen. Sogenannte Mischbutter wurde bei der Kontrolle nicht angetroffen. Eine als Butter bezeichnete Ware bestand aus Margarine. Einige Butterproben mußten beanstandet werden, weil sie ranzig waren. Konservierungsmittel enthielten die untersuchten Butterproben nicht, auch waren Färbemittel darin nicht nachweisbar. Die Gesamtzahl der Beanstandungen war keine hohe. Die untersuchten Butterschmalzproben erwiesen sich als einwandfrei. Die Margarineproben genügten ohne Ausnahme den gesetzlichen Vorschriften.

Oleomargarin wurde 8 mal untersucht. Die Proben waren in bezug auf ihre Brauchbarkeit zur Margarinefabrikation einwandfrei.

Das in letzter Zeit aus Amerika eingeführte Schweinefett gibt im Vergleich zu der früher gelieferten Ware nur noch in seltenen Fällen Grund zur Beanstandung, wenn auch das amerikanische Schweinefett in bezug auf Geruch und Geschmack der einheimischen Ware nachsteht. Die geringwertigen Produkte, die auf den Markt kommen, bestehen zumeist aus Mischungen von Baumwollsamenöl und Schweinefett oder Talg und sind als „Kunstspeisefette" bezeichnet, so daß beim Verkauf dieses Schmelzfettes ein Verstoß gegen das Reichsgesetz vom 15. Juni 1897 nicht vorliegt. Rinderfett und Kokosnußbutter gaben zur Beanstandung keinen Anlaß.

Als Speiseöle kamen vorwiegend Olivenöl und Mohnöl in den Handel, als billigere Sorte Sesamöl. Die Fälschungen der Speiseöle bestehen darin, daß als „Olivenöl" oder „Mohnöl" bezeichnete Speisefette mit Sesamöl vermischt werden. Eine Probe, die als reines Mohnöl verkauft wurde, erwies sich bei der Untersuchung als stark sesamölhaltig. In bezug auf Geruch und Geschmack gaben die eingelieferten Speiseölproben keinen Grund zur Beanstandung.

### 38. Konstanz.

Butter und Butterfett (76), Kunstspeisefett (1) und Schweinefett (6).

Bei Butter führte der hohe Wassergehalt sowie in einigen Fällen Ranzidität zu Beanstandungen. Verfälschungen mit fremden Fetten kamen nicht zur Beobachtung. Kunstspeisefett sowie Schweinefett erwiesen sich als einwandfrei.

### 39. Mannheim.

Butter und Butterersatzmittel (42), Schweinefett (Schmalz) (544), Speiseöl (5).

Beanstandungen erfolgten bei den Butterproben meistens wegen eines zu hohen Wasser- oder Buttermilchgehaltes, selten wurden ranzige Butterproben gefunden. Der zu hohe Wassergehalt war meistens in solchen Butterproben zu finden, welche nicht genügend ausgewaschen waren, so daß außer Wasser noch sehr viel Casein in der Butter enthalten war.

Die Bekanntmachung des Bundesrats, betr. den Fett- und Wassergehalt der Butter, vom 1. März 1902 brachte bezüglich des Wasser- und Fettgehaltes der Butter die gesetzliche Regelung. In dieser Beziehung hatte die Stadt Mannheim am 1. Januar 1902 eine Wochenmarktsordnung erlassen, welche folgende Bestimmung enthält: „Butter darf nicht unter 80 % reines Butterfett und außer Wasser und Salz in angemessener Menge keinerlei andere Beimengungen enthalten".

Von den Butterersatzmitteln wurden wiederholt Margarineproben untersucht. In sämtlichen Proben konnte das gesetzlich vorgeschriebene Erkennungsmittel nachgewiesen werden.

Auch in diesem Jahre kam bei der Kontrolle der in Mannheim in den freien Verkehr gelangenden Schweineschmalzsendungen eine erhebliche Anzahl von Proben zur Untersuchung. Nur 3 Sendungen mußten wegen Verfälschung beanstandet werden. Die Ware hat der Importeur als Kunstspeisefett in Deutschland verwertet.

### 40. Pforzheim.

Butter (28), Margarine (5) und Schweinefett (25).

Die Butterproben waren als verdächtig eingeliefert und daher war die Zahl der Beanstandungen verhältnismäßig hoch. Ein auswärtiges Buttergeschäft hatte an mehrere Pforzheimer Händler fortgesetzt Süßrahmbutter, die teils säuerlichen, teils widerlichen Geschmack hatte, geliefert. Sie wurde deswegen als unverkäuflich zurückgewiesen. Andere Beanstandungsgründe waren zu hoher Wassergehalt und Ranzidität. Die Margarineproben zeigten gute Beschaffenheit. Von den untersuchten Schweinefetten mußten einige als wasser- bezw. talghaltig beanstandet werden.

### 41. Weinheim.

Butter (27), Margarine (5) und Salatöl (7).

Einige Butterproben entsprachen nicht den Anforderungen. Eine Sorte Salatöl mußte ebenfalls angehalten werden. Alle übrigen untersuchten Fette und Oele waren von normaler Beschaffenheit.

### 42. Darmstadt.

Speisefette, Oele, Butter und Margarine (71). Von den offen aufgekauften Proben wurde ein geringer Teil beanstandet.

### 43. Gießen.

Von 45 Butterproben waren 2 ranzig und verdorben. 8 Margarineproben entsprachen den gesetzlichen Bestimmungen. 14 Schweinefettsorten waren von normaler Beschaffenheit, insbesondere frei von fremden Fetten. 2 Palmin- und 5 Oelproben waren einwandfrei.

### 44. Mainz.

Von Speisefetten und Oelen wurden im ganzen 499 Proben untersucht, und zwar verteilte sich diese Anzahl auf 236 Butterproben, 7 Fette, 5 Oele, 220 Schmalz- und 31 Margarineproben. Von den Butterproben entsprach eine größere Anzahl in bezug auf den Wassergehalt nicht den Anforderungen, wie sie durch die gesetzlichen Bestimmungen vom 1. März 1902 zum Ausdruck kommen, jedoch wurden Konservierungsmittel in keinem Falle beobachtet. Ebenso konnte bei den Schmalz- und Margarineproben sowie den Fetten und Oelen keine Verfälschung nachgewiesen werden.

### 45. Worms.

Speisefette und Oele, Butter u. s. w. (51).

Von den Fetten mußte ein Teil der von der Polizei oder Staatsanwaltschaft eingelieferten Proben angehalten werden.

### 46. Rostock.

Von Speisefetten und Oelen wurden 60 Proben eingesandt, davon waren Butterproben (23), Margarineproben (29), Schweineschmalzproben (6), Olivenölproben (2).

Einige Butterproben waren stark ranzig und mußten für verdorben und ungenießbar erklärt werden. Der Wassergehalt der Butter überstieg nie die gesetzlich festgelegte Grenzzahl und betrug durchschnittlich 12,35 %. Die Margarineproben, die Schweineschmalzproben und die Proben von Olivenöl waren ausnahmslos gut.

### 47. Oldenburg.

Butter (30), Margarine (35), Schweinefett (34), Talg (2) und Speiseöle (3).

Die Butterproben waren in vereinzelten Fällen durch Margarinezusatz verfälscht. Die Margarineproben waren einwandfrei, eine Schweinefettprobe enthielt Baumwollsamenöl. Talg war von guter Beschaffenheit. Ein durch Sesamöl verfälschtes Olivenöl mußte beanstandet werden.

### 48. Jena.

Butter, Margarine, Schmalz (170).

Eine Butterprobe war streifig, von unangenehmem Geruch und sehr unappetitlich; eine Margarineprobe war ranzig und in Zersetzung begriffen. Die anderen Proben waren von guter Beschaffenheit.

### 49. Gotha.

Butter (60), Margarine (6), Schweinefette (30), sonstige Fette und Oele (30). Alle diese Proben waren von guter Beschaffenheit.

### 50. Bernburg.

Butter (7), Margarine (44) und Schweinefett (36).

Die Proben waren bis auf eine Buttersorte offen und ohne Wahl entnommen und erwiesen sich alle als einwandfrei.

### 51. Dessau.

Butter (136), Margarine (91), Schweineschmalz (61), Speisefette und Oele (12).

Die Margarineproben sowie das Schweineschmalz, letzteres mit einer Ausnahme, stellten einwandfreie Handelswaren dar. Eine Anzahl Butterproben wurden wegen zu hohen Wassergehaltes beanstandet. Vereinzelt wurden Verfälschungen der Butter mit Margarine beobachtet. Einige Olivenöle waren mit Sesamöl verfälscht.

### 52. Lübeck.

Butter (4), Kunstspeisefett (2), Schweineschmalz (19), Olivenöl (1).

Von den 4 wegen Verfälschungsverdachtes eingelieferten Butterproben war nur eine zu beanstanden. Die Probe war von der Polizeibehörde übergeben, zeigte die Sesamölreaktion und ergab eine Reichert-Meißlsche Zahl von 24,2. Von weiterer Untersuchung konnte Abstand genommen werden, da der betreffende Händler zugab, Margarine zu der Butter zugemischt zu haben. Der Händler wurde durch das hiesige Gericht bestraft.

Die eingelieferten Speisefette und Schweineschmalze gaben zu Beanstandungen keine Veranlassung.

### 53. Bremen.

Es lagen zur Untersuchung vor: Butter (76), Margarine (23), Kunstspeisefett (3), Schweinefett (23) und Speiseöle (7). 27 Butterproben waren amtlicherseits, 3 Buttersorten sowie ein Schweinefett und ein Speiseöl von Konsumenten oder Interessenten als verdächtig zur Einlieferung gelangt. Beanstandungen erfolgten wegen Zusatzes von Margarine zur Butter und Verkaufs dieses Gemenges als reine Naturbutter sowie auf Grund der am 1. Juli 1902 in Kraft getretenen Verordnung, betr. Wasser- und Fettgehalt der Butter. Bei Margarine enthielt eine Sorte nicht den gesetzlich vorgeschriebenen Gehalt von 10 % Sesamöl, während 1 Speiseöl nicht das deklarierte reine Olivenöl, sondern ein Gemenge von Olivenöl und Sesamöl darstellte. Schweinefettuntersuchungen führten nicht zu Beanstandungen.

### 54. Hamburg.

Butter.

Uebersicht über die in den Jahren 1900—1902 ausgeführten Butteruntersuchungen.

| Jahr | Anzahl der untersuchten Proben | Untersucht auf | | | |
|---|---|---|---|---|---|
| | | Fremdfette | Wassergehalt (gewichtsanalytisch) | Säuregrad „Ranzidität" | Konservierungsmittel |
| 1900 | 1251 | 1251 | 299 | 50 | 11 |
| 1901 | 991 | 991 | 134 | 26 | 572 |
| 1902 | 663 | 663 | 146 | 34 | 637 |
| Summe | 2905 | 2905 | 579 | 110 | 1220 |

Die Zahl der Beanstandungen hat in den letzten Jahren zugenommen. Diese Zunahme ist hauptsächlich auf die von einigen im großen arbeitenden Firmen betriebenen, umfangreichen Fälschungen von Butter mit Schweineschmalz (neutral lard), in zweiter Linie auf die Beschwerung der Butter mit Wasser zurückzuführen. Die Anzahl der Fälle, in denen die Butter infolge ausgesprochen ranzigen Geruchs und Geschmacks verdorben war, oder in denen an Stelle von Butter Margarine verabfolgt war, ist etwa die gleiche wie früher geblieben.

Bezüglich der durch Schweineschmalz verfälschten Butter sei bemerkt, daß sie nur von wenigen Lieferanten herrührte, von denen besonders einer in erheblichem Umfange bei der fabrikmäßigen Herstellung von Einschlagbutter zugleich die Fälschung mit Schweineschmalz fortgesetzt vorgenommen hatte. Fälschungen von Butter mit Schweineschmalz sind in den letzten Jahren auch an holländischen Buttersorten festgestellt worden.

Die gute Wirkung der gesetzlichen Festsetzung des Wassergehaltes der Butter hat sich bereits gezeigt, da die Herstellung der Einschlagbutter beschränkt worden ist, oder nunmehr so ausgeübt wird, daß hierbei eine Beschwerung des Produktes mit Wasser nicht mehr stattfinden kann.

Infolgedessen sind die Beanstandungen in bezug auf den Wassergehalt stetig zurückgegangen.

Vor Inkrafttreten der gesetzlichen Bestimmungen war die Anzahl der Beanstandungen von Butter wegen hohen Wassergehaltes noch eine beträchtliche. Der in 715 Fällen erfolgte Geheimeinkauf hat sich als zweckmäßig erwiesen; es wurde hierbei eine größere Anzahl von Proben angetroffen, welche wegen hohen Wassergehaltes, wegen eines Gehaltes an Fremdfetten oder aus beiden Gründen oder infolge ausgesprochen ranzigen Geruchs und Geschmacks als verdorben zu beanstanden waren. Auch von Konsumenten wurden in 346 Fällen Butterproben zur Untersuchung eingeliefert mit dem ausgesprochenen Verdachte, daß sie verfälscht oder verdorben seien, was sich durch die Untersuchung oft bestätigt hat. In einer Reihe solcher Fälle war den Konsumenten als Meiereibutter oder unter ähnlicher Bezeichnung mit Wasser beschwerte, verdorbene, mit Fremdfetten verfälschte Butter oder überhaupt nur Margarine geliefert worden. In den zur Verurteilung gelangten Fällen wurden recht empfindliche Strafen verhängt, so erhielt ein Butterbauer, welcher an seine Abnehmer als „beste Angeler-Meiereibutter" Margarine und Mischungen von Margarine mit Butter fortgesetzt geliefert hatte, 6 Wochen Gefängnis.

Importbutter. Eine regelmäßige Kontrolle ist auch wie früher bei der vom Auslande eingeführten Butter ausgeübt worden; in 266 Fällen wurden Proben zur Untersuchung entnommen. Wie schon bemerkt, war die holländische vielfach verfälscht oder verdächtig, galizische und russische Butter erwies sich mehrfach als verdorben.

Exportbutter. Die Kontrolle der Exportbutter ist gegen früher erheblich zurückgegangen und es sind nunmehr nur noch 2 Firmen, welche die von ihnen ausgeführte Butter kontrollieren lassen. Im ganzen kamen 13 Proben Meiereibutter zur Untersuchung, welche von einwandfreier Beschaffenheit waren.

Wassergehalt der Butter. Außer der regelmäßigen Vorprüfung der Butter auf ihren Wassergehalt vermittels der Zentrifuge, welche zur Ausscheidung verdächtiger Proben sich bisher als sehr zweckmäßig erwiesen hat und auch nach dem Inkrafttreten der Ausführungsbestimmungen zur annähernden Ermittelung des Wassergehaltes der Butter weiter beibehalten wurde, ist in 579 Fällen der Wassergehalt gewichtsanalytisch festgestellt worden.

Meiereibutter. Die Erhebungen über den Wassergehalt der auf den Markt kommenden Meiereibutter sind fortgesetzt worden. Hierbei betrug bei 95 untersuchten Proben anscheinend reiner inländischer Meiereibutter der durchschnittliche Wassergehalt 13,5 %. Bei 86,3 % aller Proben lag der Wassergehalt unter 15 %, bei 9,5 % der Proben zwischen 15 und 16 % und bei 4,2 % der Proben zwischen 16 und 18 %. Nach dem 1. Juli 1902 ist Meiereibutter mit über 16 % Wasser nicht angetroffen worden.

Ausländische Butter. Der Wassergehalt der ausländischen Butter hat, abgesehen von einer Probe russischer Butter mit 18,88 % und einer Probe holländischer Butter mit 19,42 % Wasser, keine Veranlassung zu Beanstandungen ergeben.

Kontrolle der Butter auf einen Gehalt an Fremdfetten. Die eingehenden Butterproben sind zunächst einer Vorprüfung unterworfen worden, welche gegen früher die Abänderung erfahren hat, daß der Grenzwert für die Refraktometerzahl auf 44 bei 40° C festgesetzt ist, und daß, sofern dieser Wert überschritten wird, eingehendere Untersuchungen der Butter ausgeführt werden. Der Grund hierfür lag in dem Vorkommen von Butterfälschungen mit Schweineschmalz.

Die festgestellten Verfälschungen der Butter bestanden zum Teil in dem Zusatz von Margarine, zum Teil in dem Zusatz von Schweineschmalz.

Während die Fälschungen mit Margarine ausschließlich von Kleinhändlern im geringen Umfange vorgenommen waren und bisweilen nur auf Grund der Sesamölreaktion und in einigen Fällen zugleich noch durch die Phytosterinacetatmethode nachgewiesen werden konnten, waren die Fälschungen mit Schweineschmalz mit einer Ausnahme lediglich im Großbetrieb und in erheblichem Umfange erfolgt.

In den Fällen, wo Margarine als Butter verkauft war, handelte es sich meist um Proben, die von

Konsumenten eingeliefert waren, welche die Ware von den Händlern ins Haus geliefert bekommen hatten.

**Kontrolle der Butter auf ranzige Beschaffenheit.** Von 110 Butterproben wurde der Säuregrad bestimmt. Eine größere Anzahl von Proben wurde dabei auf Grund eines ausgesprochen ranzigen Geruchs und Geschmacks und hohen Gehaltes an freien Fettsäuren beanstandet.

Die ermittelten Säuregrade lagen zwischen 2 und 50 Säuregraden, in der Mehrzahl der Fälle zwischen 15 und 30°. Von den als verdorben beanstandeten Proben war eine Anzahl russischen und galizischen Ursprungs.

**Kontrolle der Butter auf Konservierungsmittel.** Im ganzen wurden 1220 Proben auf Borsäure geprüft und diese in einer größeren Anzahl von Proben Einschlagbutter, niemals in Meiereibutter, nachgewiesen. Hierbei handelte es sich meist um Einschlagbutter aus der Packerei einer Firma, welche Fälschungen von Butter mit neutral lard vorgenommen hatte.

Eine aus Skandinavien als „Skandinavien preserved Butter" eingeführte Butter enthielt weder Borsäure, noch andere Konservierungsmittel.

**Margarine.** Es wurden 410 Proben, darunter 11 Proben ausländischen Ursprungs, untersucht.

Nur in wenigen Fällen erfolgten Beanstandungen wegen Fehlens des vorgeschriebenen Sesamölgehaltes oder wegen verdorbener Beschaffenheit infolge eingetretener Schimmelwucherung und ranzigen Geruchs und Geschmacks. Die wegen des Fehlens von Sesamöl beanstandeten Proben entstammten nicht dem Kleinhandel, sondern waren dem Proviant von im Freihafen liegenden Dampfern oder von Probemustern einer holländischen Margarinefabrik entnommen.

Während vor Inkrafttreten des Borsäureverbotes noch in zahlreichen Fällen borsäurehaltige Margarine angetroffen wurde, ist nach dem 1. Oktober 1902 borsäurehaltige Margarine nicht mehr beobachtet worden. Aus besonderer Veranlassung wurde bei einer größeren Anzahl Margarineproben auch der Gehalt an Wasser und Kochsalz festgestellt. Der Wassergehalt schwankte zwischen 8,37 und 12,87 %, der Kochsalzgehalt zwischen 1,34 und 3,17 %.

Während die Beschaffenheit der Margarine nur in wenigen Fällen zu Beanstandungen geführt hat, scheinen die Kleinhändler trotz der erhaltenen Belehrungen immer noch nicht genügend mit den gesetzlichen Bestimmungen im Verkehr mit Margarine vertraut zu sein, so daß oft polizeiliche Strafbefehle wegen Feilhaltens von Margarine und Butter in ein und demselben Raum, wegen Fehlens des vorgeschriebenen Schildes oder wegen Verabfolgung der Margarine in unvorschriftsmäßiger Umhüllung erlassen wurden.

**Schweineschmalz.**
Uebersicht über die 1900—1902 ausgeführten Untersuchungen.

| Art der Proben | Anzahl |
| --- | --- |
| Dem hiesigen Kleinhandel entnommen . . . . . . . | 167 |
| Aus Amerika eingeführt . . . . . . . . | 46 |
| Aus Dänemark und China eingeführt . . . . . . | 3 |
| Summa . . | 216 |

Die Beanstandungen betrafen verdorbenes und durch Zusatz von Pflanzenöl (Baumwollsamenöl) verfälschtes Schweineschmalz. Das verfälschte Schmalz war amerikanischen Ursprungs.

**Kunstspeisefett.** Unter der Bezeichnung Kunstspeisefett wurden im ganzen 41 Proben, von denen 20 unmittelbar nach Einfuhr aus Amerika entnommen waren, untersucht.

Die amerikanischen Kunstspeisefette, welche meist die Bezeichnung „Cottolene" trugen, stellten schmutzig gelblichweiße Fette von öligem Geruch und Geschmack dar, welche in Konsistenz, Struktur und Streichbarkeit dem Schweineschmalz glichen. Die Jodzahlen dieser Fette lagen zwischen 86 und 92, alle gaben starke Reaktionen auf Baumwollsamenöl, Cholesterin war — soweit festgestellt — in keinem Falle nachzuweisen. Nach allen Befunden zu schließen, dürften die amerikanischen Kunstspeisefette als im wesentlichen aus Baumwollstearin bestehend anzusprechen sein.

Gegenüber diesen Kunstspeisefetten amerikanischen Ursprungs wurden im Kleinhandel Kunstspeisefette angetroffen, welche in Farbe, Konsistenz und Struktur dem Butterschmalz ähnlich waren, nicht aber in bezug auf Geruch und Geschmack, welcher stets ausgesprochen ölig oder ölig-talgig war. Diese im Inlande hergestellten Fette waren, wie festgestellt wurde, durch Zusammenschmelzen von Talg und Baumwollsamenöl hergestellt und mit Butterfarbe künstlich gefärbt. Einige Proben enthielten die für Margarine vorgeschriebene Menge Sesamöl. Diese Fette wurden als „dem Butterschmalz ähnliche Zubereitungen" für Margarine im Sinne des § 1 des Reichsgesetzes vom 15. Juni 1897 erklärt, und da bereits früher Fette von ähnlicher Beschaffenheit angetroffen waren, so wurde eine für Hamburg maßgebende gerichtliche Entscheidung in dieser Frage angestrebt, wobei auf die im Abschnitt II der technischen Erläuterungen zu dem Gesetz vom 15. Juni 1897 bezüglich der Herstellung und Beschaffenheit von Butterschmalz, Margarine und Margarineschmalz Bezug genommen wurde.

Nach der in dieser Sache erfolgten Oberlandesgerichtlichen Entscheidung sind die vorerwähnten Fette nicht als Margarine im Sinne des Gesetzes aufzufassen, da zu einer butterähnlichen Zubereitung nicht bloß die äußeren Erscheinungen, sondern vielmehr noch die sonstigen Eigenschaften der Ware, welche durch den Geruch und Geschmack erkennbar werden, maßgebend sind. Das Gericht ließ es im übrigen dahingestellt, ob die Ware, welche weder dem Butterschmalz, noch dem Schweineschmalz ähnlich war, mit Recht als Kunstspeisefett bezeichnet worden sei, da diese Frage nicht zur Entscheidung stand.

**Sonstige Speisefette.** Es wurden 27 Proben untersucht, welche als Bratenfett, Speisefett, Wurstfett, Gänseschmalz, Talg, Kokosnußbutter, Lactine, Vegetaline und Kakaobutter bezeichnet waren. Beanstandungen erfolgten wegen verdorbener Beschaffenheit infolge stark ranzigen Geruchs und Geschmacks und hoher Säuregrade bei Wurstfett und Talg.

**Oele.**
Uebersicht über die 1900—1902 ausgeführten Untersuchungen.

| Art der Proben | Anzahl |
| --- | --- |
| Olivenöl . . . . . . . . . . . . . | 8 |
| Speiseöl . . . . . . . . . . . . . | 23 |
| Rüböl . . . . . . . . . . . . . | 17 |
| Mineralöl . . . . . . . . . . . . | 1 |
| Backöl . . . . . . . . . . . . | 1 |
| Summa . . | 50 |

Die Oliven- und Speiseöle erwiesen sich der Mehrzahl nach als Verschnitte von Olivenöl und Sesamöl und wurden, sofern sie als Olivenöl verkauft worden waren, beanstandet. In einigen Fällen bestanden die Speiseöle nur aus Sesamöl, Arachisöl oder Baumwollsamenöl. Ferner wurde Rüböl, welches hochsiedendes Mineralöl enthielt, beanstandet.

Veranlassung zu einer umfangreicheren Rüböluntersuchung gab ein von privater Seite eingeliefertes Rüböl und damit bereitete Pfannkuchen, da die Untersuchung ergeben hatte, daß das Rüböl und das von den Kuchen aufgenommene Oel zu etwa 1/3 aus hochsiedendem Mineralöl bestand. Die untersuchten Rübölproben waren bis auf eine Probe, welche aus derselben Quelle wie das eingelieferte stammte, frei von Mineralöl.

Die bei der Untersuchung der Rüböle gewonnenen Werte schwankten in folgenden Grenzen: Refraktometerzahl bei 25° C. 68,9—70, Verseifungszahl 171,2—174,8, unverseifbarer aus Phytosterin u.s.w. bestehender Anteil 0,31—2,33%.

### 55. Metz.

2 Butterproben waren wegen zu hohen Gehaltes an Nichtfett zu beanstanden.

### 56. Straßburg.

Butter (107) und Schweinefett (77).

Bei Butter wurde zum Teil ein zu hoher Wassergehalt, bei Schweinefett in einigen Fällen Talgzusatz beobachtet.

## 6. Mehl, Brot und Teigwaren.

### 1. Altona.

Brot und Backwaren (3), Mehl (12), Bohnenschrot (2).

Zur Untersuchung gelangten 12 Proben Weizen= bezw. Roggenmehl. Ein Roggenmehl mit einem Sandgehalt von 0,8% mußte für menschliche Genußzwecke als untauglich bezeichnet werden, da ein aus solchem Mehl hergestelltes Brot infolge seines hohen Gehaltes an Sand, der beim Kauen sich deutlich bemerkbar macht, als ungenießbar und verdorben zu beurteilen sein würde.

Bei einem Brote, dessen Inneres stellenweise in eine fadenziehende Masse verwandelt war, wurde der Bacillus Mesentericus vulg. Flügge nachgewiesen. Bohnenschrot enthielt in 2 Fällen erhebliche Mengen von Maismehl, der Gehalt an Maismehl wurde durch vergleichende mikroskopische Untersuchung auf 25 bis 30% festgestellt.

### 2. Barmen.

Brot (2), Buchweizenmehl (1), Columbia=Mehl (1), Nudeln (4), Weizenmehl (10) und Honigkuchen (2). Die Untersuchungen gaben zu Beanstandungen keinen Anlaß.

### 3. Bochum.

Gerstenmehl (106), Gerstenkleie (1) und Weizenmehl (16). Eine Anzahl Gerstenmehlproben war zu beanstanden.

### 4. Breslau.

Es wurden in der Berichtszeit untersucht: Brot (38), Semmel (26), verschiedene Backwaren (8), Roggen= und Weizenmehl (18), Hafermehl (2), Kindermehl (1), verschiedene Gegräupe (32), (Erbsen 1, Graupe 12, Gries 7, Hirse 4, Reis 7, Sago 1), Eiernudeln (1), Stärke (1), Pfefferkuchen (1).

Im Auftrage der städtischen Behörden wurden die in den Gemeindeanstalten verbrauchten Backwaren einer fortlaufenden, regelmäßigen Kontrolle unterworfen. Die eingelieferten Backwaren u.s.w. gaben im allgemeinen zu Beanstandungen nicht Anlaß. Verfälschungen wurden nicht beobachtet, nur in einzelnen Fällen waren die Untersuchungsobjekte verdorben.

Die Wertbestimmungen der im Auftrage der städtischen Behörden untersuchten Backwaren lieferten während der Berichtszeit folgende Grenzwerte:

| Für Brot: | Maximum. | Minimum. |
|---|---|---|
| Gehalt an Wasser | 40,7 % | 30,2 % |
| „ „ Trockensubstanz | 69,8 „ | 59,3 „ |
| „ „ Mineralstoffen | 0,9 „ | 0,5 „ |

Die entsprechenden Zahlen für das Vorjahr 1901/1902 waren:

| | Maximum. | Minimum. |
|---|---|---|
| Gehalt an Wasser | 42,0 % | 22,5 % |
| „ „ Trockensubstanz | 77,5 „ | 58,0 „ |
| „ „ Mineralstoffen | 0,9 „ | 0,4 „ |

Die Grenzwerte für Semmel sind folgende:

| | 1900/1901 | 1901/1902 | 1902 |
|---|---|---|---|
| Gehalt an Wasser | 22,4—34,6 % | 16,6—32,1 % | 21,6—29,8 % |
| „ „ Mineralstoffen | 1,1— 1,8 „ | 1,0— 2,0 „ | 0,8— 1,8 „ |
| Gewicht einer Semmel | 70—132 g | 65—134 g | 65—120 g |
| Trockensubstanz einer Semmel | 50,5—91,7 g | 47,5—100,1 g | 51—89 g |

Demnach ist der Nährwert einer Semmel merklich geringer geworden.

Simonsbrot wurde im Auftrage der Verwaltung eines Hospitals untersucht. Die erhaltenen Ergebnisse waren folgende:

| Simonsbrot | aus Roggen | aus Weizen |
|---|---|---|
| Wasser | 35,6 % | 38,7 % |
| Trockenrückstand | 64,4 „ | 61,3 „ |
| Organische Bestandteile | 62,7 „ | 59,4 „ |
| Anorganische Bestandteile | 1,7 „ | 1,9 „ |
| Stickstoff | 1,14 „ | 1,35 „ |
| (= Proteïnsubstanz) | (7,1 „ ) | (8,4 „ ) |

Demnach dürfte dieses Brot einige Aehnlichkeit mit dem in Westdeutschland gebackenen Pumpernickel haben.

### 5. Crefeld.

Mehl (20), Brot (2), Konditorwaren (19). Alle Proben waren einwandfrei.

### 6. Hannover.

Eingesandt wurden: Roggenmehl (2), Hafermehl (1), Kindermehl (1), Torte (1), Roggenbrot (1) und Roggen (1).

Beanstandet wurden 1 Roggenmehl wegen Weizenmehlzusatzes und die Torte, weil sie im Innern mit Schimmelpilzen durchsetzt war.

Ein Roggenmehl sollte auf Verdorbensein geprüft werden. Es hatte viermal den Aequator passiert. Eine Verderbnis war jedoch trotz dieser unter so verschiedenen klimatischen Verhältnissen vorgenommenen Reise nicht eingetreten. Sowohl bei der Teigprobe und bei der Verkleisterungsprobe, als auch bei der Bestimmung der wasserbindenden Kraft, verhielt sich das Mehl normal. Auch ein aus dem Mehl gebackenes Brot war in Aussehen, Geruch und Geschmack vollkommen normal.

Eine Probe Roggen aus einem Eisenbahnwagen, in welchem Kochsalz verladen war, wurde von der Bahnverwaltung mit dem Auftrage eingesandt, eine Verunreinigung des Roggens mit Kochsalz festzustellen. Durch wiederholtes Ausschütteln mit destilliertem Wasser gingen aus 100 g Roggen 0,02 g Chlornatrium in Lösung, während bei einer reinen, zum Vergleich herangezogenen Roggenprobe auf gleiche Weise nur 0,007 g Chlornatrium dem Roggen entzogen wurden.

### 7. Erlangen.

Brot (1620), Konditorwaren (318), sonstige Mehlfabrikate (638) und Mehl (286).

Von diesen Proben entfallen auf die ambulante Kontrolle: Brot 1594, Konditorwaren 22 und sonstige Mehlfabrikate 283.

Beanstandungen erfolgten bei Brot zum Teil wegen Verunreinigung mit Unkrautsamen, bei Mehl wurde zweimal ein Zusatz von Mais zu Weizenmehl beobachtet.

### 8. Fürth.

Brot (20), Fabrikate aus Mehl und Brot (30) und Mehl und Gries (90).

Alle Proben waren von guter Beschaffenheit.

### 9. München.

Brot (1452), Mehl (1301) und Cerealien (3448).

Brot und Mehl wurden nur in ganz vereinzelten, Cerealien in mehreren Fällen wegen Verdorbenheit angehalten. Fabrikate aus Mehl und Zucker, Suppennudeln und Konditorwaren (1099). Die Zahl der beanstandeten Proben war sehr gering. Saccharin wurde nicht nachgewiesen. Eierteigwaren waren in vereinzelten Fällen behufs Vortäuschung eines Eigehaltes künstlich gelb gefärbt.

### 10. Nürnberg.

Weizenmehl (30), Roggenmehl (4), Mehlsurrogate (3), Weizen (2), Gerste (1), Hafermehl (1), Erbsmehl (2), Erbsenbrot (1), Eiernudeln (5).

Aus Anlaß der Nachschau in den Spezereiläden und Mehlhandlungen wurden 30 Proben Weizen= und 4 Proben

Roggenmehl zur Untersuchung entnommen. Die Proben gaben zu keiner Erinnerung Anlaß.

Es wurden gefunden:

| | Weizenmehl | | | Roggenmehl | | |
|---|---|---|---|---|---|---|
| | | | der | | | |
| | niederste | höchste | mittlere | niederste | höchste | mittlere |
| Prozentgehalt an Wasser zu: | 9,05 | 13,02 | 11,89 | 12,40 | 12,82 | 12,59 |
| Prozentgehalt an Asche zu: | 0,38 | 0,72 | 0,49 | 0,44 | 0,92 | 0,65 |

Das in einem Spezereiladen in Paketen feilgehaltene Hafermehl war verdorben. Nach den weiter angestellten Erhebungen handelte es sich um eine ältere Ware, von deren Beschaffenheit der Verkäufer anscheinend keine Kenntnis hatte. Er wurde deshalb lediglich verwarnt.

Bei drei zur Untersuchung gelangten Mehlsurrogaten, welche die Bezeichnung Matheïn, Sirona und Tolli führten, war die Frage zu entscheiden, ob sie dem lokalen Aufschlage unterliegen. Matheïn bestand aus Weizenmehl mit einem geringen Zusatze von Hirschhornsalz, Sirona charakterisierte sich als Maisstärke und Tolli war ein Gemenge von Weizen- und Maisstärke. Es wurde bei sämtlichen drei Proben die Aufschlagspflicht bejaht.

Ein Erbsbrot war mit einem Azofarbstoff gelb gefärbt, und außerdem bestand das zu seiner Herstellung verwendete angebliche Erbsmehl aus einem Gemenge von Erbs- und Kartoffelmehl. Dieses Brot wird nach einem patentierten Verfahren hergestellt. In der Patentschrift ist zwar die Verwendung von Kartoffelstärke, nicht aber der Farbstoffzusatz angegeben. Da mehrere Abnehmer erklärten, sie hätten das Brot nicht gekauft, wenn sie gewußt hätten, daß es gefärbt gewesen sei, so erfolgte Beanstandung. Der gerichtliche Entscheid hierüber steht noch aus.

Larven und Puppen der Mehlmotte wurden nur in einer Probe Gerste angetroffen. Die erfreuliche Besserung gegenüber den Vorjahren ist darauf zurückzuführen, daß die Spezereihändler nicht mehr zu große Mengen Gries vorrätig halten, ihn wiederholt nachsehen und die Aufbewahrungsgefäße vor dem Nachfüllen gründlich reinigen.

Es ist zu erwarten, daß durch Beobachtung größerer Sorgfalt auch erfolgreich gegen das Auftreten der amerikanischen Mehlmotte in Mühlen vorgegangen werden kann. Die Untersuchungsanstalt wird, nachdem ihr die Nachschau in den Mühlen übertragen worden ist, der Angelegenheit Aufmerksamkeit schenken.

Die in Spezereiläden feilgehaltenen gewöhnlichen Teigwaren und Eiernudeln erwiesen sich zum Teil als künstlich gefärbt. In denjenigen Fällen, in welchen diese künstliche Färbung nicht entsprechend gekennzeichnet war, erfolgten Verwarnungen und Belehrungen. Es ist zu erwarten, daß sich auf diese Weise mit der Zeit ein geordneter Verkauf herbeiführen lassen wird.

### 11. Speyer.

Brot (2), Mehl (7), Gerste, Gries, Reis u. s. w. (19) und Fabrikate aus Mehl und Zucker (5).

Beanstandet wurde eine Mehlprobe gelegentlich der ambulanten Lebensmittelkontrolle, ein Fabrikat aus Mehl und Zucker und ein großer Teil der Gerste, Gries- und Reisproben. Die übrigen Proben waren einwandfrei.

### 12. Würzburg.

Brot (850), Mehl (1033), Mehlfabrikate (1523) und Konditorwaren (908).

Bei Brot erfolgte eine Anzahl Beanstandungen wegen Mindergewichtes. Die Mehlproben waren bis auf wenige verunreinigte Sorten von guter Beschaffenheit. Zu den Mehlfabrikaten gehören 530 Proben Eiernudeln, bei welchen zum Teil Teerfarbstoffe nachgewiesen wurden. Die Zahl der beanstandeten Konditorwaren war sehr gering.

### 13. Chemnitz. Laboratorium Dr. Trübsbach.

Amtshauptmannschaft Annaberg. Mehl, Brot, Hefe, Back- und Teigwaren (720).

Die Beanstandungen betrafen verschimmeltes Mehl sowie mit Milben und Maden durchsetztes Gries. Beanstandet wurde ferner schlecht durchgebackenes, schliffiges Brot, welches als verdorben bezeichnet werden mußte, weil die Abweichung vom Normalen erheblich und der Nährwert durch diesen abweichenden Zustand nicht unbedeutend verringert war. Bei sämtlichen Bäckern wurde das Brot einer Besichtigung unterzogen.

In nicht seltenen Fällen erwies sich die Hefe als mit Stärkemehl versetzt.

Bei Eiernudeln und Eiergräupchen war oft ein Gehalt an Eiern überhaupt nicht nachzuweisen oder der geringe Eigehalt wurde durch den Zusatz von Teerfarbstoffen verdeckt, ohne daß die künstliche Färbung deklariert war. Das Chemnitzer Gericht hat einen Fabrikanten, der diese Deklaration den Kleinhändlern gegenüber wissentlich nicht gemacht hatte, wegen Nahrungsmittelfälschung auf Grund eines ausführlich erstatteten Gutachtens verurteilt.

Amtshauptmannschaft Marienberg. Mehl, Brot, Hefe, Back- und Teigwaren (488).

Beanstandungen betrafen verschimmeltes Mehl sowie mit Milben und Maden durchsetztes Gries. Zuweilen erwies sich Hefe als mit Stärkemehl versetzt. Bei Eiernudeln und Eiergräupchen war des öfteren ein Gehalt an Eiern nicht festzustellen, der geringe Eigehalt war durch nicht deklarierte Teerfarbstoffe verdeckt.

### 14. Dresden. Kgl. Zentralstelle.

Amtshauptmannschaft Döbeln. Müllereiprodukte (5), Makkaroni und Nudeln (4).

Einzelne Proben Eiernudeln wurden wegen des nicht deklarierten Farbstoffzusatzes als den Anforderungen nicht entsprechend bezeichnet.

Amtshauptmannschaft Dresden-A. 47 Müllereiprodukte waren von guter Beschaffenheit. 55 Makkaroni und Nudeln wurden geprüft, und vielfach wurde die Nicht-Deklaration des Farbstoffzusatzes beanstandet.

Amtshauptmannschaft Dresden-N. Müllereiprodukte (178) sowie Makkaroni und Nudeln (282).

Die Untersuchung erstreckte sich im allgemeinen auf das Aussehen, den Geruch und den Geschmack, die mikroskopische Untersuchung, Bestimmung der Mineralstoffe. Außer in einem Falle, wo das Mehl durch Milben verdorben war, war gegen die Beschaffenheit der untersuchten Proben nichts einzuwenden. Besondere Erwähnung verdient die Untersuchung von 3 Stücken Brot und 2 Mehlproben, die infolge einer Anzeige, es seien mehrere Familien durch den Genuß des Brotes erkrankt, von dem Vorstande einer Gemeinde veranlaßt worden war. Die eingehende Prüfung des Mehles und auch des Brotes ergab jedoch keine Anhaltspunkte, die den ausgesprochenen Verdacht hätten bestätigen können.

Gegen die Unsitte, die Teigwaren, besonders die Nudeln, künstlich zu färben, wurde überall eingeschritten.

Außerdem in der Stadt Radeberg: 20 Mehlproben gaben keinen Anlaß zu Beanstandungen. Von 12 Nudelproben entsprach eine Probe wegen ungenügender Deklaration sowie wegen falscher Bezeichnung nicht den Anforderungen.

### 15. Dresden. Städt. Untersuchungsanstalt.

Mehl und Gries (158), Brot (41), Semmel (47), Hörnchen (1), Nudeln (57).

Die Untersuchung der eingelieferten Mehle bot zu einem Einschreiten keinen Anlaß. Es seien die analytischen Befunde einiger in der städtischen Arbeitsanstalt benutzter Mehle aufgeführt, weil sie bei der Aufstellung von Kostrationen nützlich sein können.

| Bezeichnung | Preis für 1 kg ₰ | Wasser % | Fett % | Stickstoffsubstanz % | Mineralstoffe % | Kohlenhydrate % | Summe der Nährwerteinheiten | Für 1 M. erhält man Nährwerteinheiten |
|---|---|---|---|---|---|---|---|---|
| Erbsenmehl . . . . . . . . . | 22 | 13,04 | 2,00 | 27,56 | 3,47 | 53,93 | 1977 | 8987 |
| Erbsenmehl . . . . . . . . . | 22 | 10,36 | 1,56 | 25,16 | 3,17 | 59,75 | 1902 | 8645 |
| Graupengrütze . . . . . . . . | 20 | 12,14 | 1,62 | 12,69 | 0,90 | 72,65 | 1410 | 7050 |
| Gerstenmehl . . . . . . . | 22 | 10,27 | 1,58 | 14,63 | 1,13 | 72,39 | 1508 | 6832 |
| Gerstenmehl . . . . . . . | 22 | 11,50 | 1,69 | 13,42 | 0,95 | 72,44 | 1446 | 6573 |
| Gräupchen . . . . . . . . | 22 | 10,76 | 1,27 | 11,40 | 0,71 | 75,86 | 1367 | 6214 |
| Hirse . . . . . . . . | 21 | 9,63 | 1,56 | 11,04 | 0,82 | 76,95 | 1368 | 6514 |
| Hirse . . . . . . . . | 21 | 10,08 | 2,07 | 10,76 | 0,71 | 76,38 | 1364 | 6495 |
| Weizenmehl III . . . . . | 23 | 9,82 | 1,27 | 9,87 | 0,72 | 78,32 | 1315 | 5717 |
| Weizenmehl III . . . . . | 23 | 12,03 | 1,18 | 9,15 | 0,57 | 77,07 | 1264 | 5496 |
| Weizengries . . . . . . . | 26 | 13,44 | 1,07 | 11,14 | 0,55 | 73,80 | 1327 | 5104 |
| Weizengries . . . . . . . | 26 | 11,84 | 0,91 | 10,45 | 0,75 | 76,55 | 1315 | 5058 |
| Maisgries . . . . . . . | 25 | 11,68 | 1,19 | 10,58 | 0,52 | 76,08 | 1326 | 5304 |
| Roggenmehl . . . . . . . | 23 | 11,77 | 0,77 | 8,16 | 0,62 | 78,78 | 1218 | 5296 |
| Heidegrütze . . . . . . . | 30 | 11,67 | 2,22 | 14,74 | 1,47 | 69,90 | 1503 | 5010 |
| Heidegrütze . . . . . . . | 30 | 11,38 | 2,10 | 9,42 | 1,28 | 75,82 | 1292 | 4307 |
| Heidegries . . . . . . . | 30,5 | 10,80 | 1,76 | 8,88 | 1,50 | 77,06 | 1267 | 4154 |
| Heidegries . . . . . . . | 30,5 | 11,96 | 2,10 | 7,44 | 1,66 | 76,80 | 1203 | 3944 |
| Hafermehl . . . . . . . | 42 | 8,74 | 9,45 | 19,45 | 3,05 | 59,31 | 1849 | 4402 |
| Hafermehl . . . . . . . | 42 | 8,32 | 8,33 | 17,51 | 2,92 | 62,92 | 1755 | 4179 |
| Kartoffelmehl . . . . . . . | 28 | 16,50 | 0,00 | 0,30 | 0,26 | 82,93 | 845 | 3017 |

Von sonstigen Mehlen wurden untersucht: Diamant=streumehl, ein zur Isolierung des Backgutes von der Backschüssel empfohlenes Präparat, bestand aus gerösteten feingemahlenen Haferspelzen. Dresdener Backmehl, ein Gemisch von Weizenmehl mit ungefähr 3 Prozent Hefe und ½ Prozent Natriumbikarbonat.

Die Zusammensetzung verschiedener Suppenmehle und Konserven, wie sie zur Ernährung der in der Arbeits=anstalt untergebrachten Personen Verwendung fanden, war folgende:

| Bezeichnung | Wasser % | Fett % | Stickstoffsubstanz % | Mineralstoffe % | Kohlenhydrate % | Summe der Nährwerteinheiten | Für 1 M. erhält man Nährwerteinheiten |
|---|---|---|---|---|---|---|---|
| Linsensuppe mit Zungenwurst . . . . | 6,67 | 13,09 | 20,88 | 10,66 | 48,70 | 1924 | 3206 |
| Erbssuppe mit Schinken . . . . . | 6,91 | 12,88 | 19,71 | 11,14 | 49,86 | 1856 | 3093 |
| Hafergrützsuppe . . . . . . . | 7,11 | 10,90 | 10,75 | 12,98 | 58,26 | 1447 | 2679 |
| Hausmachersuppe . . . . . . . | 8,12 | 6,77 | 14,84 | 11,67 | 59,10 | 1511 | 2519 |
| Bohnensuppe mit Bouillon . . . . | 6,27 | 10,44 | 19,44 | 15,54 | 48,31 | 1768 | 2210 |
| Nudelgemüse mit Speck . . . . | 9,08 | 7,57 | 12,24 | 6,42 | 64,69 | 1486 | 2123 |
| Bohnennährsuppe . . . . . . . | 6,40 | 7,48 | 17,82 | 17,56 | 50,74 | 1610 | 2026 |
| Kartoffelsuppe . . . . . . | 6,52 | 6,68 | 15,44 | 14,42 | 56,94 | 1542 | 1927 |
| Familiensuppe . . . . . . . | 5,63 | 10,18 | 12,81 | 14,25 | 57,18 | 1516 | 1895 |
| Kraft= und Sparsuppe . . . . . | 7,48 | 6,75 | 18,21 | 12,82 | 59,74 | 1460 | 1826 |
| Buntes Huhn . . . . . . . | 10,80 | 1,10 | 7,84 | 3,92 | 76,84 | 1168 | 1298 |
| Haferkakao . . . . . . . . | 7,01 | 15,69 | 15,71 | 4,27 | 57,32 | 1829 | 1109 |
| Schneidebohnen . . . . . . . | 13,45 | 1,00 | 17,82 | 5,82 | 61,91 | 1540 | 733 |

Von den eingelieferten Brotproben war nur eine einzige zu beanstanden, weil sie aus verdorbenem Mehle hergestellt war und infolgedessen einen dumpfigen Geruch und modrigen Geschmack besaß. An den übrigen Broten war im wesentlichen nichts auszusetzen, wenngleich der Wassergehalt der städtischen Lieferungen auch in diesem Jahre sehr hoch, nämlich zwischen 43,26 und 48,16 %, im Mittel 45,76 % war. Der Gehalt an Asche be=wegte sich zwischen 0,40 und 1,10 %, Mittel 0,60 %; der=jenige an Stickstoffsubstanz zwischen 4,41 und 6,88 %, Mittel 5,09 %.

Von allgemeiner Bedeutung für die Ueberwachung des Brothandels erscheint das Urteil der IV. Straf=kammer vom 6. Juli 1902 über die Verwendung alt=backener Semmel zur Brotbereitung. Ein Riesaer Bäcker hatte alte Semmelreste dem frischen Teige zugesetzt, an=geblich um das Reißen des Brotes zu verhindern. Im Gegensatze zu dem Schöffengerichte zu Riesa, welches auf Freisprechung erkannte, weil die altbackene Semmel einen höheren Nährstoffgehalt besitzt als der frische Brotteig, gelangte die Berufungskammer zu einer Verurteilung, indem sie auf Grund des diesseitigen Gutachtens erklärte: Der Zusatz alter Semmelreste bedingt eine Verfälschung, weil dieser dem Begriffe der normalen Brotbereitung fremde Stoff seine plastischen Eigenschaften bereits ver=loren hat, an dem neuen Backprozeß nicht mehr teilnimmt und unter dem Einfluß der Hefe weder Alkohol noch Kohlensäure bildet, sondern lediglich als Ballast vom neuen Brote umschlossen wird. Besondere Berücksichtigung fand auch der in sanitärer Hinsicht wichtige Umstand, daß die alten Brotreste, welche beim längeren Liegen durch Sporen von Schimmelpilzen verunreinigt sind, einen guten Nährboden für Mikroorganismen darbieten und somit die Haltbarkeit des Brotes verringern. Unter=stützt wurde diese Auffassung durch das Gutachten des Riesaer Bäckerobermeisters, welcher den Zusatz als über=flüssig und unzulässig bezeichnete, während die Aussage eines anderen Sachverständigen, daß er selbst wie der Angeklagte verfahre, nicht die Billigung des Gerichts=hofes fand.

Aleuronatbrot. Dieses zur Nahrung von Diabetikern bestimmte Erzeugnis hatte folgende Zusammensetzung: Wasser 30,00, Fett 3,02, Mineralstoffe 2,00, Stickstoff=substanz 19,89, Kohlenhydrate 45,09 %.

47 untersuchte Semmelproben waren von normaler Beschaffenheit. Der Wassergehalt lag zwischen 22,34 und

33,73 %, der Gehalt an Mineralstoffen betrug 1,16 bis 1,92, derjenige an Stickstoffsubstanzen 9,92 bis 10,38 %. Die Menge der für 1 ℳ erlangten Nährstoffe (Trockensubstanz) schwankte bei den nach Gewicht gekauften Waren von 1990 bis 2796 g, während bei Bezahlung nach Stück für dasselbe Geld nur 1280 bis 1774 g geliefert wurden. Es schien daher zweckmäßig, allen Anstalten den Ankauf nach Gewicht zu empfehlen.

Rosinenstollen. Der von dem Auftraggeber gehegte Verdacht, daß der Kuchen statt mit Zucker mit Soda bestreut worden sei, wurde durch die chemische Untersuchung als irrtümlich widerlegt.

Grape nuts, ein Nährmittel amerikanischen Ursprungs, war von der Kgl. Zollbehörde dem Satze für „geröstete Getreide aller Art (Kaffeesurrogate)", im Sinne des Zolltarifs unterworfen worden. Der Importeur wollte demgegenüber nur den im Tarif vorgesehenen niederen Zollsatz für „Backwerk" entrichten und beantragte, das Produkt in dieser Richtung zu untersuchen. Es ergab sich in der Tat, daß das Erzeugnis nicht einfach geröstetes Getreide darstellte, sondern einem Backprozeß unterworfen worden war, und zwar einem doppelten nach der Art der Biskuitbereitung; aber diese Feststellung hatte nicht den vom Auftraggeber erwarteten Erfolg, denn statt des niedrigeren Zollsatzes für „Backwerk", zog die Steuerbehörde nunmehr denjenigen für „Zwieback" heran, welcher noch höher als der für „geröstetes Getreide" war.

Force. Dieses mit großer Reklame auf den deutschen Markt gebrachte amerikanische Produkt besitzt nach Aussehen und Geschmack eine gewisse Aehnlichkeit mit den bekannten Reis- oder Haferflocken und scheint durch Trocknen eines aus Mehl und Wasser bestehenden Teiges hergestellt zu sein. Die chemische Analyse ergab folgende Werte: Wasser 5,00, Asche 3,87, Fett 0,80, Stickstoffsubstanz 14,28, Rohfaser 2,19, Kohlenhydrate 73,86 %.

Da die Menge der wasserlöslichen Stoffe nur 17,79 % beträgt, sind die Kohlenhydrate im wesentlichen als Stärke anzusprechen. Als Summe der Nährwerteinheiten ergibt sich 1474, so daß man bei einem Preise von 50 Pf. für 230 g Force 680 Nährwerteinheiten für 1 ℳ erhält. Vergleicht man damit die entsprechenden Zahlen einiger bekannten Nahrungsmittel: Bohnen 5881, Nudeln 1534, Weißbrot 2220, Rindfleisch 1400, Zunge 800, so erkennt man leicht, daß die neue Ware teurer ist, als selbst die teuersten animalischen Nahrungsmittel.

Zur Überwachung der den Anstalten gelieferten Nahrungsmittel waren 57 Proben Teigwaren zu untersuchen, von denen eine ganze Reihe den gestellten Anforderungen nicht entsprach.

Die meisten Lieferungsbedingungen schreiben ungefärbte Nudeln vor, welche auf 1 kg Mehl einen Zusatz von 7 Eiern erhalten haben, und als diesen Anforderungen entsprechend wurden alle diejenigen Proben angesehen, welche 0,101 bis 0,116 % Lecithinphosphorsäure enthielten, aber auch Gehalte von 0,095 bis 0,099 % blieben zunächst noch unbeanstandet. Hingegen mußten die Erzeugnisse einer Firma, welche regelmäßig nur Gehalte von 0,073 bis 0,084 % Lecithinphosphorsäure, entsprechend einem Zusatz von höchstens 4½ bis 5½ Eiern auf 1 kg Mehl besaßen, zurückgewiesen werden.

Einer andern Anstalt, welche ungefärbte Teigwaren mit etwa 90 Stück Eiern auf 1 Zentner Mehl vorschrieb, wurden mehrfach Erzeugnisse mit nur 0,035 bis 0,037 % Lecithinphosphorsäure, entsprechend etwa 50 Eiern, geliefert, während die vorschriftsmäßige Beschaffenheit mindestens 0,040 % erforderte. In allen Fällen wurden die Fabrikanten veranlaßt, den Bedingungen nachzukommen, und die neuerdings untersuchten Proben gaben zu keinem Tadel mehr Anlaß.

Die im Handel befindlichen sogenannten Eiernudeln sind oft von schlechter Beschaffenheit.

## 16. Dresden. Laboratorium Dr. Filsinger.

Amtshauptmannschaft Meißen. 143 Mehlund Brotproben waren von tadelloser Beschaffenheit. Von 29 Teigwaren mußten einige beanstandet werden.

## 17. Dresden. Laboratorium Dr. Hefelmann.

Amtshauptmannschaft Bautzen. Roggenmehl (194), Weizenmehl (232), Buchweizenmehl (4), Gries und Graupen (94), Hirse (1), sonstige Mehlprodukte (2); Roggenbrot (92), Weißbrot und Gebäck (50), Pfefferkuchen (3), Wassernudeln (28), Eiernudeln (45), Stärkemehle (2) und Backpulver (3).

Von den Mehlproben war keine einzige verfälscht oder mit Unkrautsamen verunreinigt. Kleinere Anstände bezogen sich lediglich auf Verunreinigung durch Larven oder Puppen von Mehlmilben und dergleichen. Alle anderen Proben waren einwandfrei.

Roggenbrot. Die Brotproben aus den Landgemeinden waren normal, höchstens ließ die Röstung der Rinde hier und da zu wünschen übrig. Das gleiche günstige Urteil gilt nicht für den Zustand der Backstuben und die allgemeine Ordnung und Sauberkeit im Bäckereigewerbe.

Ein Bäcker, der unter der Bezeichnung Buttergebäck Margarinegebäck abgegeben hatte, wurde verwarnt.

Einige ausdrücklich als „Eiernudeln" feilgebotene Proben, die zwar künstliche Färbung, aber keine Eisubstanz erkennen ließen, wurden beanstandet. In mehreren Fällen, in denen die künstliche Färbung nicht kenntlich gemacht worden war, wurde Verwarnung empfohlen.

Amtshauptmannschaft Dresden-A. Roggenmehl (57), Weizenmehl (95), Gries und Graupen (85), Hirse (1), Roggenbrot (28), Weißbrot und Gebäck (21), Pfefferkuchen (10), Wassernudeln (1) und Eiernudeln (54).

Bei den Roggenmehl- und Weizenmehlproben (Semmel-, Dreierbrötchen-, Kuchenmehl) erfolgten keine Beanstandungen. Dagegen mußte ein Teil der Griesund Graupenproben, die mit Milben durchsetzt waren, angehalten werden. Eine Probe Goldhirse war wegen nicht deklarierter künstlicher Färbung mit Kurkuma zu tadeln.

Als verfälscht waren einzelne Proben künstlich gefärbter Nudeln zu bezeichnen, die durch die scharfe Reaktion auf Lutëin nach Weyl Eisubstanz überhaupt nicht erkennen ließen.

Amtshauptmannschaft Großenhain. Roggenmehl (110), Weizenmehl (147), Buchweizenmehl (1), Gries und Graupen (68), Roggenbrot (45), Weißbrot und Gebäck (25), Pfefferkuchen (1), Wassernudeln (2), Eiernudeln (38), Stärkemehle (2) und Backpulver (2).

Bei den Mehlen wurden Zusätze von fremden Mehlen, Verdorbenheit oder Verunreinigungen nicht festgestellt.

Die beiden Proben Wassernudeln waren frei von Zusätzen an Kartoffelmehl und Gelatine, dagegen wurden von 38 Proben Eiernudeln zwei, welche Eisubstanz überhaupt nicht erkennen ließen, beanstandet.

Amtshauptmannschaft Kamenz. Roggenmehl (67), Weizenmehl (139), Gries und Graupen (52), Hirse (1), Roggenbrot (14), Weißbrot und Gebäck (36), Wassernudeln (8), Eiernudeln und Eiergraupen (31), Stärkemehl (1) und Backpulver (1).

Die untersuchten Mehlproben waren einwandfrei. Von den Eiernudeln mußten einzelne beanstandet werden.

## 18. Dresden. Laboratorium Dr. Schmidt.

Amtshauptmannschaft Dippoldiswalde. Es wurden untersucht: Brot und Semmel (100), Mehl und Gries (157), Nudeln und Eiergraupen (86).

Brot, Semmel, Mehl und Gries boten keinen Anlaß zu Beanstandungen. Dagegen ließ die Reinlichkeit in den Bäckereien verschiedenemal zu wünschen übrig. Durch eine entsprechende Belehrung der Geschäftsinhaber wurde auf eine Besserung hingewirkt. Eine Anzahl der untersuchten Proben Nudeln und Eiergraupen mußte wegen künstlicher Färbung beanstandet werden. Soweit bekannt geworden ist, waren alle als künstlich gefärbt beanstandeten Proben den Kleinhändlern auf der Rechnung oder sonst als gefärbt bezeichnet. Es folgt hieraus, daß sich die Fabrikanten und Großhändler den Forderungen der Nahrungsmittelchemie in dieser Beziehung angepaßt haben, daß sich der Kleinhändler aber teils absichtlich, teils unabsichtlich gegen dieselben sträubt. Alle Klein=händler, welche gefärbte Nudeln ohne Angabe der künst=lichen Färbung verkauften, sind zunächst nur verwarnt worden.

Amtshauptmannschaft Pirna. Mehl, Brot, präpariertes Mehl (857), und zwar Brot und Semmel (108), Mehl und Gries (568), Nudeln und Eiergraupen (181).

Brot, Semmel, Mehl und Gries waren einwandfrei. Dagegen ließ die Reinlichkeit in den Bäckereien ver=schiedentlich zu wünschen übrig.

Eine Anzahl der untersuchten Proben Nudeln und Eiergraupen mußte wegen künstlicher Färbung beanstandet werden.

### 19. Dresden. Laboratorium R. Weber.

Amtshauptmannschaft Rochlitz. Mehl, Back=waren, Teigwaren und Cerealien (280).

Die untersuchten Mehle waren sämtlich einwandfrei, weder die Chloroformprobe noch das Pekarisieren noch die mikroskopische Untersuchung ließ Mineralbestandteile, Unkrautsamen, Pilzsporen oder Parasiten erkennen. In mehreren Fällen kam Buttergebäck zur Untersuchung. In einem Falle wurde das ausdrücklich als solches bezeichnete Buttergebäck als mit Margarine hergestellt erkannt. In vielen Fällen gaben die Verkäufer auf eingehende Befragung zu, daß das sogenannte Buttergebäck mit Margarine oder Palmin hergestellt worden sei.

Nudeln und Eiernudeln kamen vielfach noch gefärbt in den Handel, doch war in den meisten Fällen der Farbzusatz kenntlich gemacht.

Ziemlich verbreitet scheint die Färbung der Hirse zu sein. Verschiedene Proben geschälter Hirse gaben mit Alkohol stark gelb gefärbte Auszüge. Der hieraus isolierte Farbstoff ließ sich auf Wolle fixieren.

Amtshauptmannschaft Schwarzenberg. Mehl, Backwaren, Teigwaren und Cerealien (106).

Mehrmals wurde Hirse untersucht, sie erwies sich als künstlich gefärbt und wurde deshalb beanstandet.

### 20. Freiberg. Laboratorium Dr. Raßmann.

Amtshauptmannschaft Freiberg. Mehl und Brotproben im 4. Quartal 1901 (61), im Jahre 1902 (469).

Brot gab selten zu Beanstandungen Anlaß, während Mehl öfters infolge eines Milbengehaltes beanstandet werden mußte.

### 21. Leipzig. Kgl. Untersuchungsanstalt.

Stadt Leipzig. Mehl, Gries, Graupen (16), Brot (13) und Teigwaren (21).

Die Proben waren bis auf eine Teigwarensorte von einwandfreier Beschaffenheit.

Amtshauptmannschaften Leipzig und Grimma. Mehl (Gries, Gräupchen) (1453), Brot (15), Biskuits (6) und Teigwaren (100).

Drei Griesproben, welche mit Insekteneiern u.s.w. verunreinigt waren, wurden als verdorben bezeichnet und die Vernichtung der Ware beantragt.

Die Beschaffenheit der Mehle und Mehlprodukte war im übrigen als eine gute zu bezeichnen.

Die Zahl der untersuchten Mehlproben ist hoch, sie erklärt sich aus dem Umstande, daß eine große Zahl von Bäckereien in zwei Amtshauptmannschaften zu revidieren war. Ferner war in vielen kleinen Material= und Kramläden die Auswahl der Proben schwierig, da nur die allergebräuchlichsten Nahrungsmittel geführt wurden, unter denen naturgemäß Mehl, Gries und Gräupchen eine Hauptrolle spielten.

Die Brotproben verteilten sich auf Schwarzbrot und Semmel. Beanstandungen erfolgten nicht.

Die an die Anstalt zur Untersuchung eingelieferten 6 Biskuitproben gaben zu einer Beanstandung keinen Anlaß.

Teigwaren werden vielfach mit einem künstlichen Farbstoff versetzt. Von Wichtigkeit für die Beurteilung der Teigwaren ist der in letzter Zeit gefaßte Beschluß des Verbandes Deutscher Teigwarenfabrikanten, den allgemeinen Deklarationszwang bei Teigwaren einzu=führen. Durch Gerichtsverhandlungen ist tatsächlich erwiesen und von Fabrikanten und Großhändlern wird zugegeben, daß der Farbzusatz erfolgt: 1. um Teigwaren auch ohne wesentlichen Eierzusatz ein schönes Aussehen zu geben, und 2. um einen höheren Eigehalt vorzutäuschen.

Die Anstalt nahm bei der Beurteilung der Teigwaren folgenden Standpunkt ein: 1. Wassernudeln und Wasser=teigwaren, die tatsächlich als solche unter einer Bezeichnung wie Fadennudeln, Façonnudeln, Spelzgräupchen, Teig=gräupchen verkauft werden, dürfen, solange kein Färbe=verbot existiert, auch ohne Farbdeklaration verkauft werden. 2. Eiernudeln müssen tatsächlich eine größere nachweisbare Eiermenge enthalten; für gute Qualitäten ist ein Mindestgehalt von 2 Eiern auf ein Pfund Mehl zu verlangen. Sehr erwünscht wäre es, wenn bei diesen Waren, die ja häufig in fertigen Kartons verpackt in den Handel gelangen, der Gehalt an Eiern deklariert würde. 3. Sind Eiernudeln künstlich gefärbt, so muß der Farb=zusatz derart deklariert sein, daß sowohl der Groß= als auch der Kleinhändler hiervon genügend unterrichtet ist. Ferner ist es notwendig, daß auch das kaufende Publikum auf geeignete Weise von dem Farbzusatz der gefärbten Ware Kenntnis erhält.

Von den untersuchten 100 Teigwaren wurde nur eine beanstandet. Zwar waren die Teigwaren fast ohne Ausnahme künstlich gefärbt, da aber die Händler von dem Färben tatsächlich oder angeblich keine Kenntnis besaßen, so wurden die Händler nur über den Gegen=stand aufgeklärt. Eine Beanstandung erfolgte jedoch nicht. Nur in einem Falle erfolgte eine eindringliche Ver=warnung. Ein Fabrikant hatte Hausmachernudeln unter der Bezeichnung „aus bestem Mehle und Eiern hergestellt" in fertigen Kartons verpackt in den Verkehr gebracht. Ein Hinweis auf den vorhandenen künstlichen Farbstoff=zusatz war nicht gemacht worden.

In allen zur Untersuchung eingesandten Eiernudeln konnte die Anwesenheit von Eiern festgestellt werden.

In zwei Fällen wurde ein Beamter der Anstalt als Sachverständiger betreffs Fälschung von Eierteigwaren mit künstlichen Farbstoffen vernommen. Das Schöffen=gericht verurteilte in einem Falle den Angeklagten wegen Verkaufes gefärbter und als solcher nicht deklarierter Eiernudeln zu einer Geldstrafe. Die von dem An=geklagten eingelegte Berufung wurde verworfen und das Urteil durch das Landgericht bestätigt. Im zweiten Falle erfolgte ebenfalls Verurteilung.

### 22. Leipzig. Laboratorium Dr. Elsner.

Amtshauptmannschaft Schwarzenberg. Mehl, Brot, Teigwaren (426).

Die untersuchten Proben waren bis auf eine Probe Hafergrütze von tadelloser Beschaffenheit. Teigwaren (Makkaroni, Eiernudeln, Eiergräupchen) waren durchweg aus feinstem Weizenmehl bereitet und enthielten, soweit sie als Eierwaren verkauft wurden, regelmäßig Eigelb. Die Mehrzahl dieser Fabrikate war mit unschädlichen Farb=stoffen gefärbt. Die Färbung wurde jedoch nicht beanstandet.

### 23. Leipzig. Laboratorium Dr. Kallir.

Amtshauptmannschaft Chemnitz. Im 4. Quartal 1901 wurden 166 und im Jahre 1902 493 Proben von Mehl, Brot und Teigwaren untersucht.

Mehrfach wurden gefärbte Eierteigwaren gefunden, bei denen der Farbzusatz nicht deklariert war. Eine solche Deklaration muß gefordert werden, da sonst der Schein einer besseren Beschaffenheit vorgetäuscht wird.

Es verdient erwähnt zu werden, daß in den meisten Bäckereien ausschließlich Margarine zur Herstellung von Backwaren verwendet wurde.

### 24. Leipzig. Laboratorium Dr. Prager.

Amtshauptmannschaft Flöha. Mehl, Brot und Teigwaren (679).

Die nur ganz vereinzelt ausgesprochenen Beanstan=dungen bezogen sich auf Zusatz von Farbstoffen zu Teigwaren.

Amtshauptmannschaft Oschatz. Mehl, Brot und Teigwaren (406).

Die äußerst geringe Zahl der Beanstandungen bezog sich auf Zusatz von Farbstoffen zu Teigwaren, ohne daß dieser Zusatz deklariert war, sowie auf das Verdorbensein von Mehl und Gries.

### 25. Leipzig. Laboratorium Dr. Röhrig.

Amtshauptmannschaft Borna. Mehl (52), Brot und Sauerteig (65), Teigwaren (28), andere Mehlprodukte wie Gries, Reis, Suppenmehl, Stärke, Backwaren (128).

Bei der Kontrolle von Mehl und Brot wurden die Herstellungs= und Aufbewahrungsräume einer Besichtigung unterworfen. Vielfach wurde stark kleiehaltiges und unreines Mehl zum Backen verwendet. Die Backstuben haben in vielen Fällen den hygienischen Anforderungen nicht genügt, und die betreffenden Gewerbetreibenden sind zur Abstellung dieser Mißstände angehalten worden. In vielen Fällen waren die Backtröge mit Zinkblech ausgeschlagen.

Auch wurde festgestellt, daß ausdrücklich als Eiernudeln bezeichnete Fabrikate sehr geringen oder gar keinen Zusatz von Eiern enthielten.

Von den übrigen mehlhaltigen Fabrikaten sind einzelne wegen Schimmels u. s. w. beanstandet worden.

Amtshauptmannschaft Döbeln. Mehl (52), Brot und Sauerteig (85), Teigwaren, Graupen, Hirse, Nudeln u. s. w. (35), andere Mehlprodukte: Gries, Reis, Stärke, Paniermehl, Kartoffelmehl, Suppenmehl (143). Für den Bezirk Döbeln gilt das unter Borna Gesagte.

### 26. Meerane. Laboratorium Dr. Scheitz.

Amtshauptmannschaft Glauchau. Mehl und Teigwaren (34), Backwerk (7), Brot (34), Stärke (1), Gries (55), Sago (3), Paniermehl (2), Eierteigwaren (297).

Mehl, Teigwaren, Brot, Stärke, Paniermehl waren einwandfrei. Einzelne als Buttergebäck bezeichnete Proben stellten Margarinegebäck dar. Mehrere Griesproben waren verdorben. Eine größere Zahl der Eierteigwaren wurde wegen nicht deklarierter Färbung oder Fehlens von Eisubstanz beanstandet.

### 27. Plauen. Laboratorium Dr. Forster.

Amtshauptmannschaft Auerbach. Mehl und Brot. (Im letzten Vierteljahr 1901 85, im Jahre 1902 487 Proben.)

Im Bereich der Amtshauptmannschaften Auerbach, Oelsnitz und Plauen wurden bei der Nahrungsmittelkontrolle Verfälschungen des Mehles nicht beobachtet, wohl aber wurde wiederholt verdorbenes oder verschmutztes Mehl angetroffen.

Brot war meist normal gebacken. In einer Anzahl von Broten wurden geringe Mengen Zink gefunden, und zwar in solchen Broten, deren Teig in mit Zink ausgeschlagenen Backtrögen hergestellt war.

Semmeln gaben in bezug auf ihre Herstellung vereinzelt Anlaß zu Ausstellungen.

Mehrfach war die Art der Aufbewahrung der Backwaren zu tadeln.

Auch Teigwaren gaben häufig Anlaß zu Beanstandungen. Es wurde an dem Grundsatze festgehalten, daß eine künstliche Färbung von Teigwaren (Eiernudeln, Eiergräupchen) zu deklarieren ist, und überall da, wo eine Deklaration nicht erfolgt war, oder wo die mit Teerfarbstoffen gefärbten Nudeln schlechtweg als Eiernudeln oder Hausmachernudeln verkauft wurden, mußte Beanstandung ausgesprochen werden.

Amtshauptmannschaft Oelsnitz. Mehl und Brot. (Im letzten Vierteljahr 1901 46, im Jahre 1902 307 Proben.)

Die Zahl der Beanstandungen von Mehl wegen Verdorbenseins war verhältnismäßig gering, dagegen waren Teigwaren (Eiernudeln, Eiergräupchen) ohne entsprechende Deklaration öfters mit Teerfarbstoffen gefärbt.

Amtshauptmannschaft Plauen. Mehl und Brot. (Im letzten Vierteljahr 1901 77, im Jahre 1902 409 Proben.)
Nähere Angaben wurden unter Auerbach gemacht.

### 28. Zittau. Laboratorium Dr. Jonscher.

Amtshauptmannschaften Löbau und Zittau. Es wurden 435 Proben Mehl, Brot und Teigwaren untersucht.

Einigemal mußte Mehl und Gries wegen Verdorbenseins beanstandet werden. Verschiedene Eierteigwaren waren künstlich gefärbt.

### 29. Zwickau. Laboratorium Dr. Falck.

Amtshauptmannschaft Zwickau. Mehl und Brot. (Im letzten Vierteljahr 1901 1, im Jahre 1902 70 Proben.) Gries, Graupen, Reis, Hirse. (Im letzten Vierteljahr 1901 21, im Jahre 1902 1232 Proben.) Eiernudeln. (Im letzten Vierteljahr 1901 44, im Jahre 1902 374 Proben.)

Eine Mehlprobe enthielt einen Zusatz von Maismehl. Sonst lag bei Mehl und Brot Grund zur Beanstandung nicht vor.

Die Eiernudeln kamen im Anfange der Kontrolle stets gefärbt ohne Angabe des Farbstoffzusatzes auf den Markt, später erfolgte Deklaration.

Bei Gries, Graupen, Reis und Hirse wurden zuweilen Unreinlichkeiten infolge der Benutzung gemeinsamer Entnahmelöffel beobachtet.

### 30. Heilbronn.

14 Proben Mehl und Brot wurden in Ausübung der Nahrungsmittelkontrolle untersucht; Brot wurde häufig wegen zu hohen Wassergehaltes, Mehl einigemal wegen Verfälschung mit Maismehl beanstandet.

Handelsanalysen wurden ausgeführt: Eiernudeln (9), Hafermehl (1), Mehl (4) und Zwieback (1).

### 31. Stuttgart. Kgl. Zentralstelle.

Mehl (1), Zwieback (1), Kindermehl (1) und Hafermehl (2).
Alle Proben waren von guter Beschaffenheit.

### 32. Stuttgart. Medizinal=Kollegium.

Mehl (2), Suppenmehl (5), Hülsenfrüchte (1), Brot (3) und Teigwaren (7).

Einige Suppenmehle wurden beanstandet, weil die Lieferungsbedingungen nicht innegehalten waren.

Brot wurde in einem Falle wegen zu hohen Wassergehaltes (46,5 %) angehalten. Zum Konsum für Epileptiker sollte Brot mit 5 % Bromkalium versetzt werden. Der hohe Bromidgehalt verhinderte jedoch das Aufgehen des Teiges mit Hefe. Bei Verwendung von Backpulver ließ sich ein brauchbares Gebäck erzielen. Ein Verlust an Bromsalz trat beim Backprozeß nicht ein.

Teigwaren wurden beanstandet, weil ihr Gehalt an Eisubstanz nicht genügend war, um den Namen Eierteigwaren zu rechtfertigen.

### 33. Stuttgart. Städt. Untersuchungsamt.

Mehl, Brot und Teigwaren (37).
Eine als Hausmachernudeln bezeichnete Probe enthielt in 1 kg nur etwa 1 Ei und war künstlich gefärbt, einige Eiernudeln waren gefärbte Fabrikware ohne Eizusatz. Ein Brot enthielt 49 % Wasser.

### 34. Baden=Baden.

12 Mehl= und Brotproben zeigten gute Beschaffenheit. Von 6 Eierteigwaren wurden einige wegen künstlicher Färbung beanstandet.

### 35. Freiburg.

Brot (9), Konditorwaren (8), Zwieback (11) und Mehl (18).

Zweimal kam „fadenziehendes“ Brot zur Untersuchung. Eine Mehlprobe mußte beanstandet werden, da dieselbe den Bac. mesent. vulg. Fl. enthielt.

### 36. Heidelberg.

13 Brotproben, 1 Oblate und 12 Mehlproben wurden untersucht.

### 37. Karlsruhe.

Weizenmehl (10), Brotmehl (8), Brot (18), Konditor= waren (22), Makkaroni (8) und Suppennudeln (10).

Eingehende Prüfungen haben ergeben, daß die genannten Mehle frei von Maismehl waren. Ein Mehl war infolge feuchter Lagerung muffig geworden und mußte als ungeeignet zur Herstellung von Backwaren bezeichnet werden. Eine andere Brotmehlprobe (Mischung von Weizen= und Roggenmehl) enthielt infolge unsauberer Aufbewahrung Mehlwürmer sowie Pilzvegetationen und wurde beanstandet.

Die Kontrolle einer Reihe von Brotproben auf ihren Wassergehalt führte zu günstigen Resultaten. Der Wassergehalt des Brotes lag durchschnittlich zwischen 30 und 40 %.

Die Prüfung des feineren Backwerkes auf einen Gehalt an Saccharin als Zuckerersatz und an Margarine als Ersatz für Butter führte zu negativen Resultaten.

Die auf der Messe entnommenen gefärbten Backwaren gaben bezüglich der verwendeten Farbstoffe keinen Anlaß zu Beanstandungen.

Die eingelieferten Makkaroni = Proben (deutsches Fabrikat) und Suppennudeln waren aus gutem Weizenmehle hergestellt. Künstliche Farbstoffe sowie Eierersatzmittel konnten in denselben nicht nachgewiesen werden.

### 38. Konstanz.

Brot (13), Mehl (11) und Konfekt (1).

Zur Beanstandung gab nur eine Probe Roggenbrot, welches einen Wassergehalt von 47,18 % aufwies, Anlaß.

### 39. Mannheim.

Brot (3), Mehl und Mehlfabrikate (5) sowie Eiernudeln (1) wurden untersucht. Die Proben waren bis auf die schon als verdächtig entnommenen Eiernudeln einwandfrei.

### 40. Pforzheim.

5 Mehlsorten wurden untersucht. Der Lieferant einer Sorte wurde zur Rücknahme veranlaßt.

### 41. Weinheim.

Brot (6), Zwieback (8), Mehl (34) und Nudeln (1).

Die als verdächtig eingelieferten Brotproben wurden zum Teil beanstandet. Die Zwiebackproben und Nudeln erwiesen sich als gut, während bei Mehl vereinzelte Beanstandungen erfolgen mußten.

### 42. Darmstadt.

Mehl, Brot und Teigwaren (93) waren von guter Beschaffenheit.

### 43. Gießen.

Getreidemehl (18), Kindermehl (1), Fadennudeln (1).

Die Prüfung der Mehle auf fremde mineralische oder vegetabilische Zusätze sowie auf Unkrautsamen und Verdorbensein ergab negative Resultate. Kindermehl und Fadennudeln waren einwandfrei.

### 44. Mainz.

Mehl=, Back= und Teigwaren (168) gaben in keinem Falle eine Veranlassung zur Beanstandung.

### 45. Worms.

Mehl und Brot (16). Von 10 von der Polizei zur Untersuchung vorgelegten Proben waren einige zu beanstanden; die anderen Proben erwiesen sich als einwandfrei.

### 46. Rostock.

Von Mehl wurden 5, von Brot 8, von Nudeln 4 Proben untersucht. Die Mehl= und Brotproben waren einwandfrei, unter den Nudeln waren mit Teerfarbstoff gefärbte, die für verfälscht erklärt werden mußten. Der Teerfarbstoff war dem Teig nur zugesetzt worden, um an Eiern sparen oder dieselben ganz entbehren zu

können. Das Gericht betonte zwar die Unzulässigkeit der Färbung der Nudeln, erkannte aber auf Freisprechung der Angeklagten, da sie glaubhaft zu machen verstanden, daß sie von der Unzulässigkeit der künstlichen Färbung der Nudeln nichts gewußt hätten.

### 47. Oldenburg.

Mehl (2) und Brot (4) war von guter Beschaffenheit.

### 48. Gotha.

Mehl (1) und Brot (2).

Ein Bäcker hatte amerikanisches Weizenmehl verkauft. Die Untersuchung dieses Mehles ergab die Abwesenheit von Maismehl oder sonstigen fremden Beimischungen. Die städtische Armenkommission ließ zweimal je eine Probe Schwarzbrot untersuchen. Das Brot war in beiden Fällen einwandfrei.

### 49. Dessau.

Mehl (4).

Alle Proben (3 Weizen= und 1 Roggenmehl) zeigten normalen Feuchtigkeitsgehalt und waren frei von fremden Mehlen, Unkrautsamen und sonstigen Verunreinigungen.

### 50. Lübeck.

3 Mehlproben waren von guter Beschaffenheit.

### 51. Bremen.

Es kamen 3 Gerstenmehl=, 31 Weizenmehl=, 2 Roggenmehlproben zur Untersuchung. 4 Weizenmehl= und eine Roggenmehlprobe waren amtlicherseits und 3 Gerstenmehlproben von Konsumenten und Interessenten vorgelegt worden. Grund zur Beanstandung gaben die Anwesenheit von Ausreuterbestandteilen und Brandpilzsporen sowie die verdorbene Beschaffenheit der Ware. Im letzteren Falle lag Schiffsproviant einer nach längerer Reise zurückgekehrten Bark vor. Das Mehl mußte als zum Genusse untauglich erklärt werden. Mehrere Proben amerikanischen Weizenmehles waren frei von Maismehl. Von Brot wurden nur 3 einem Schiffsproviant entnommene Proben Schiffszwieback untersucht.

Von Back= und Puddingpulver (7), Stärke (1), Nudeln (6) und anderen Mehlprodukten (6), (Gries, Graupen, Reis, Grütze) gaben nur Graupen Veranlassung zur Beanstandung, da sie minderwertige und durch Insekten und Milben veränderte Ware darstellten. Als verdächtig wurden eingeliefert amtlicherseits Reis, Graupen und Grütze, von seiten eines Interessenten Stärke, wobei nur in einem Falle (Graupen) der Verdacht durch die Untersuchung bestätigt wurde.

### 52. Hamburg.

Uebersicht über die in den Jahren 1900—1902 untersuchten Müllereiprodukte und Teigwaren.

| Art der Proben | 1900 | 1901 | 1902 |
|---|---|---|---|
| Weizen= und Roggenmehle . . . . . . | 57 | 81 | 14 |
| Roggen . . . . . . . . . . . . . | — | — | 4 |
| Maismehl, Hafermehl, Reismehl, Buch= weizenmehl, Kartoffelmehl u.f.w. . | 3 | 68 | — |
| Leguminosenmehle . . . . . . . . | — | 6 | — |
| Sago und Sagomehle . . . . . . . | — | 12 | 18 |
| Hafergrütze, Buchweizengrütze, Gersten= grütze, Quäker Oats, Reis, Gries u.f.w.. . . . . . . . . . . . . | 17 | 3 | — |
| Eiernudeln . . . . . . . . . . . | 8 | 14 | 1 |
| Wassernudeln . . . . . . . . . . | 2 | 6 | — |
| Gesamtzahl . . | 87 | 190 | 37 |

Die Beanstandung der in den Berichtsjahren untersuchten Müllereiprodukte erfolgte zumeist wegen Verdorbenseins. In einigen Fällen lag erheblicher Sandgehalt (0,03—0,7 %) vor.

Eine Hafergrütze besaß stark sauren Geschmack und saure Reaktion. Die Mengen der in Alkohol löslichen Säure betrug 0,235 %, berechnet als Milchsäure.

Eine im Anschluß an eine Brotuntersuchung entnommene Probe grobes Roggenmehl enthielt geringe Mengen geschroteten Mais. Eine Anzahl Buchweizenmehle enthielt geringe Mengen Cerealienmehl. Aller Wahrscheinlichkeit nach handelte es sich in diesen Fällen um eine zufällige Verunreinigung.

Zwei Maismehle hatten infolge eines Versehens des Verkäufers einen mäßigen Gehalt an Kartoffelmehl.

Unter der Bezeichnung „Maizena" wurde ein Produkt verkauft, welches im wesentlichen aus Kartoffelmehl bestand. Der Verkäufer gab an, das fragliche Produkt als Maispulver bezogen zu haben. Eine bei dem Lieferanten aus dessen Lager entnommene Probe erwies sich jedoch als reines Maismehl.

Eine Anzahl schlechtweg als „Sago" bezeichneter Proben waren aus Kartoffelmehl bereitet. Im Handel unterscheidet man zwischen indischem oder echten Sago — aus der Stärke der Sagopalme hergestellt — und dem brasilianischen Sago, auch Tapioka, Perltapioka, zuweilen auch als ostindischer Perltapioka bezeichnet, ein hauptsächlich aus der Stärke der Cassavapflanze bereitetes Produkt; außerdem gibt es noch einen einheimischen aus Kartoffelstärke bereiteten Sago. Die Bezeichnung Sago scheint man im Handel mehr auf die äußere Beschaffenheit als auf die Stärkesorte zu beziehen, jedoch versteht man unter Bezeichnungen wie indischer oder brasilianischer Sago u. s. w. die demselben entsprechenden Produkte.

Eine größere Zahl sogenannter Eiernudeln, wie auch einige Wassernudeln erwiesen sich als künstlich gefärbt. Durch die chemische Untersuchung wurde ferner festgestellt, daß bei der Mehrzahl dieser Produkte Eier nur in minimalen Mengen bei der Herstellung Verwendung gefunden hatten.

In diesen Fällen wurde der Standpunkt eingenommen, daß unter der Bezeichnung Eiernudeln oder „Nudeln mit Ei" der Konsument erwarten muß ein Produkt zu erhalten, welches unter Verwendung von gewissen Mengen Eiern oder Eigelb hergestellt worden ist, besonders wenn durch die gelbe Farbe der Nudeln der Glaube erweckt wird, daß ein besonders eireiches Präparat vorliege.

Ueberschrift über die in den Jahren 1900—1902 ausgeführten Untersuchungen von Bäckereiprodukten.

| Bezeichnung der Proben | 1900 | 1901 | 1902 |
|---|---|---|---|
| Gewöhnliche Brote . . . . . . . . . | 20 | 20 | 12 |
| Pumpernickel, Grahambrote u. s. w. . . . | — | 6 | — |
| Kakes, Zwieback, Nährpräparate u. s. w. | — | 21 | — |
| Kuchen u. s. w. . . . . . . . . . . . | 36 | 24 | 7 |
| Backpulver . . . . . . . . . . . . . | 2 | — | — |
| Gesamtzahl . . | 58 | 71 | 19 |

Von den untersuchten 148 Proben waren 40 von Privatpersonen eingeliefert worden. Ein großer Teil dieser Proben wurde beanstandet. Als verdorben mußten eine Anzahl Brotproben bezeichnet werden, da sie einen erheblichen Sandgehalt aufwiesen, welcher sich beim Kauen durch Knirschen zwischen den Zähnen bemerkbar machte. Ein sogen. Feinbrot enthielt inmitten der Krume ein etwa nußgroßes Stück Kautabak. Eine Anzahl Proben mußte teils wegen muffigen Geruches und Geschmackes, teils wegen sogen. glasiger Beschaffenheit der Krume, wie auch wegen erheblicher Verschmutzung beanstandet werden. Eine andere Brotprobe zeigte auf der Schnittfläche blau-grün gefärbte Stellen. Durch die Untersuchung wurde ermittelt, daß die Färbung von kleinen Stückchen metallischen Kupfers bezw. den daraus gebildeten Salzen herrührte.

Ein grobes Roggenbrot enthielt geringe Mengen intensiv gelb gefärbter Partikelchen, welche sich bei der mikroskopischen Untersuchung als Maisschrot erwiesen. Die angestellten Erhebungen ergaben, daß es sich hier höchstwahrscheinlich um eine unabsichtliche Verunreinigung handelte.

In betreff der übrigen Bäckereiprodukte ist zu bemerken, daß Beanstandungen teils wegen anormalen Geruches und Geschmackes, teils wegen Verschmutzung oder Schimmelbildung erfolgten.

Die Untersuchung einiger Conglutinpräparate, Pumpernickel, Grahambrote, Kakes u. s. w. ergab folgende Werte:

| | Conglutinbrot | Conglutinbrot | Conglutinzwieback | Conglutinkakes | Grahambrot | Grahambrot | Grahambrot |
|---|---|---|---|---|---|---|---|
| Wasser . . . . . . . . . . . . | 25,96 | 24,19 | 8,34 | 8,08 | 44,04 | 41,52 | 36,62 |
| In der wasserfreien Substanz sind enthalten: | | | | | | | |
| Fett nach Polenske . . . . . . . . | 6,35 | 6,34 | 16,62 | 18,60 | 0,96 | 1,82 | 3,84 |
| Stickstoff . . . . . . . . . . | 2,330 | 1,735 | 2,16 | 2,102 | 2,875 | 2,362 | 2,364 |
| Proteinsubstanz . . . . . . . . | 14,56 | 14,32 | 13,55 | 13,15 | 14,84 | 14,76 | 14,78 |
| Rohfaser . . . . . . . . . . . | 0,53 | 0,43 | 0,62 | 0,61 | 2,31 | 2,00 | 2,29 |
| Mineralstoffe . . . . . . . . | 2,63 | 3,50 | 2,08 | 1,59 | 2,78 | 2,05 | 3,45 |
| Kohlenhydrate aus der Differenz . . . . | 75,93 | 75,40 | 67,11 | 66,05 | 79,11 | 79,87 | 76,14 |

| | Pumpernickel | Pumpernickel | Internationalkakes | Leibnizkakes | Wolkenkakes | Germaniazwieback | Aleuronatbisquit | Langnesekakes |
|---|---|---|---|---|---|---|---|---|
| Wasser . . . . . . . . . . | 38,66 | 36,26 | 10,30 | 9,97 | 11,10 | 12,09 | 7,74 | 7,82 |
| In der wasserfreien Substanz sind enthalten: | | | | | | | | |
| Fett nach Polenske . . . . . . . | 2,78 | 3,28 | 4,26 | 8,99 | 7,66 | 5,32 | 10,969 | 9,05 |
| Stickstoff . . . . . . . . | 1,883 | 1,835 | 1,456 | 12,44 | 1,44 | 1,885 | 3,92) | 1,366 |
| Proteinsubstanz . . . . . . . | 11,78 | 11,47 | 9,10 | 7,77 | 8,98 | 11,77 | 24,55 | 8,54 |
| Rohfaser . . . . . . . . . . | 1,92 | 1,71 | — | — | — | — | — | — |
| Mineralstoffe . . . . . . . . | 3,05 | 3,64 | 0,762 | 1,45 | 1,99 | 0,94 | 1,431 | 1,11 |
| Kohlenhydrate aus der Differenz . . | 80,47 | 79,90 | 85,83 | 81,79 | 81,37 | 81,97 | 59,12 | 81,80 |
| Bemerkungen . . . . . . . . | — | — | — | Refr.-Zahl des Fettes 44,8 bei 40° C Vers.-Zahl 219,2 | Phosphorsäure 0,487 % $P_2O_5$ | Vers.-Zahl des Fettes 216,2 Refr.-Zahl 47,5 40° C | — | Refr.-Zahl des Fettes bei 40° C 53,5 |

In bezug auf die Conglutinpräparate ist zu bemerken, daß dieselben sich von den gewöhnlichen Broten, insbesondere auch den Grahambroten, hinsichtlich ihres Gehaltes an Eiweißsubstanzen und Kohlenhydraten nur wenig unterscheiden. Es konnte daher Conglutin nur in geringen Mengen zugesetzt worden sein, so daß die Bezeichnung „Conglutinbrot" geeignet erschien, eine andere und wertvollere Beschaffenheit vorzutäuschen, als das Brot sie in der Tat besaß. Da Brote, die als diätetische Präparate für Diabetiker dienen, sich im allgemeinen durch ihren hohen Proteingehalt bei stark vermindertem Gehalte an Kohlenhydraten auszeichnen, so war es fraglich, ob die Anpreisung der Brote als Nährmittel für Zuckerkranke berechtigt ist.

### 53. Straßburg.

In amtlichem Auftrage wurden 5 Mehlproben (davon 2 von einem Zivilstreitverfahren) und 1 Brot untersucht. Keine der Proben war zu beanstanden. Durch die Staatsanwaltschaft wurden 4 Proben Eierteigwaren zur Begutachtung eingesandt. Dieselben waren gefärbt, konnten aber nicht beanstandet werden, da nicht nachzuweisen war, daß die Färbung stattgefunden hatte, um der Ware den Anschein einer besseren Beschaffenheit zu verleihen, namentlich um einen größeren Eigehalt vorzutäuschen.

Für Private wurden untersucht: Mehl (1), Hartweizen (2), sogenanntes Kartoffelbrot unter Mitverwendung von Kartoffeln hergestellt (1), Eierteigwaren (6, wovon eine gefärbt). Es wurde keine der Proben beanstandet.

## 7. Zucker und Zuckerwaren.

### 1. Altona.

Zucker (2), Marzipan (1) und Konfekte (3).

Eine Probe Zucker war von einer Privatperson eingeliefert worden mit der Angabe, daß sich der Zucker im Wasser nicht völlig auflöse. Die Untersuchung der Probe ergab einen Gehalt von 8% Reisgries; der bei dem betreffenden Krämer daraufhin beschlagnahmte Zucker enthielt 11% Reisgries. Bei der auf Grund dieses Befundes stattfindenden gerichtlichen Verhandlung konnte nicht festgestellt werden, wer den Zucker mit Reismehl vermischt hatte, so daß der wegen Nahrungsmittelfälschung angeklagte Krämer freigesprochen wurde.

### 2. Barmen.

Bonbons (7), Zuckerproben (7), Marzipan (4).
Die Proben waren einwandfrei.

### 3. Bochum.

Marzipan (14).

Eine Probe wurde wegen Stärkemehlgehaltes beanstandet.

### 4. Breslau.

Zucker (7) und Zuckerzeug (16) waren einwandfrei.
Außerdem wurde 1 Kuvertürenmasse untersucht.

### 5. Hannover.

Infolge eines Ministerial-Erlasses wurden vom Kgl. Polizeipräsidium im Berichtsjahre 10 Marzipanproben angekauft und zur Untersuchung auf Blausäure und Nitrobenzol eingeliefert.

Die Ausführung dieser Untersuchungen geschah in folgender Weise: 1. Zum Nachweise der Blausäure wurden 25 g Marzipan mit 30 ccm Wasser, dem einige Tropfen Kalilauge zugesetzt waren (Cyanhydrinspaltung), extrahiert, nach einstündigem Stehen mit verdünnter Schwefelsäure angesäuert, dann 3 ccm abdestilliert und diese auf Berlinerblau- und Rhodaneisenbildung geprüft. 2. Zur Prüfung auf Nitrobenzol wurden die Proben mehrere Stunden mit 30 ccm absolutem Alkohol bei Zimmertemperatur ausgezogen. Das klare Filtrat wurde mit der gleichen Menge Wasser, einer Messerspitze voll Zinkstaub und 3 g Kaliumhydroxyd versetzt und auf dem Wasserbade mäßig erwärmt, bis der Alkohol zum größten Teil verjagt war. Die vom Zinkstaub abgegossene klare Lösung wurde mit dem gleichen Volumen Aether ausgeschüttelt, die Aetherlösung verdunstet und der Rückstand mit 3 ccm Wasser aufgenommen. Zum Nachweise des in der wässerigen Lösung eventuell vorhandenen Anilins wurde die Carbylamin-Reaktion und die Rhodeïn-Reaktion nach Jacquemin vorgenommen. Vorher waren zur Prüfung der Empfindlichkeit dieser Reaktionen Vergleichsversuche mit Marzipanproben gemacht, denen Nitrobenzol in geringer Menge zugesetzt war, wobei sich die oben angegebene Methode bewährte.

In den eingelieferten Marzipanproben konnte nach den angeführten Methoden weder Blausäure noch Nitrobenzol nachgewiesen werden.

### 6. Fürth.

Eine Zuckerprobe erwies sich als gut.

### 7. München.

277 Zucker- und Zuckersirupproben gelangten zur Prüfung.

Beanstandungen erfolgten wegen Mindergewichtes. In einem Falle war Zuckersirup mit Saccharin gefälscht.

### 8. Nürnberg.

Bei 3 in privatem Auftrage untersuchten Rohrzuckerproben von eigentümlichem Geruch konnte festgestellt werden, daß der Geruch auf das Eindringen eines karbolsäurehaltigen Desinfektionsmittels in den Zucker zurückzuführen war. Der Zucker war wahrscheinlich in einem frisch desinfizierten Eisenbahnwagen verladen gewesen.

Ein im privaten Auftrage untersuchter Kapillärsirup war von normaler Beschaffenheit. 6 Proben Konditorwaren wurden untersucht. Die auf dem Christmarkte feilgehaltenen Zuckerwaren gaben auch in diesem Jahre zu keiner Beanstandung Anlaß.

Bei der Nachschau in den Spezereiläden konnte noch in vereinzelten Fällen der Verkauf von Zuckerwaren, welche mit Aluminiumbronze überzogen waren (Burenkugeln), festgestellt werden. Die betreffenden Verkäufer wurden verwarnt und belehrt.

Brausebonbons, deren Genuß die Erkrankung von Kindern verursacht hatte, bestanden aus Weinsäure, Rohrzuckersirup und Natriumbikarbonat.

Unter der Bezeichnung „Glühweinöl" waren Bonbons im Verkehr, aus welchen sich ein glühweinähnliches Getränk herstellen lassen sollte. Die Bonbons bestanden aus Zucker und Weinsäure und waren mit künstlichen Fruchtessenzen und Teerfarbstoff versetzt. Die Bonbons wurden beanstandet, weil das aus ihnen hergestellte Getränk nicht der Anpreisung entsprach, denn ein heißes, durch Fruchtessenzen parfümiertes zucker- und fruchtsäurehaltiges Getränk kann nicht als glühweinähnlich bezeichnet werden. Das eingeleitete gerichtliche Verfahren verlief ergebnislos, weil eine zunächst an der Sache nicht beteiligte Person angeklagt wurde. Nach erfolgter Aufklärung war bereits Verjährung eingetreten.

### 9. Würzburg.

Zucker und Zuckersirup (131).

Die Proben erwiesen sich bis auf eine Zuckerprobe, die wegen Verunreinigung beanstandet wurde, als gute Handelsware.

### 10. Chemnitz. Laboratorium Dr. Trübsbach.

Amtshauptmannschaft Annaberg. Zucker (80).

Von verschiedenen Seiten wurde wiederholt der Verdacht geäußert, daß Zucker mit Mehl, Gips u.s.w. verfälscht werde, und daß der oder jener Händler derartigen Zucker führe. Der Verdacht erwies sich jedoch niemals als begründet.

Zuckerwaren (15).

Die zum Färben verwendeten Farbstoffe entsprachen in allen Fällen dem Farbengesetze. Ebenso erwies sich Marzipan als frei von unzulässigen Zusätzen, wie Nitrobenzol u.s.w. Neu war die Verwendung von fein gepulvertem Aluminium zur Versilberung von Zuckerkügelchen.

Amtshauptmannschaft Marienberg. Zucker
(53), Zuckerwaren · (3).
Die untersuchten Proben waren sämtlich einwandfrei.

### 11. Dresden. Kgl. Zentralstelle.

Amtshauptmannschaft Dresden-A. 1 Probe
Zucker kam zur Prüfung und erwies sich als einwandfrei.

Amtshauptmannschaft Dresden-N. 28 Proben
Zucker und Zuckerwaren wurden untersucht und gaben
zu Beanstandungen keinen Anlaß.

Stadt Radeberg. Zucker wurde in 2 Fällen rein
befunden.

### 12. Dresden. Städt. Untersuchungsamt.

27 Zuckerproben erwiesen sich als einwandfrei.

### 13. Dresden. Laboratorium Dr. Filsinger.

Amtshauptmannschaft Meißen. 1 Zuckerprobe
gelangte zur Untersuchung. Diese, sowie 61 Zuckerwaren
entsprachen den gesetzlichen Anforderungen.

### 14. Dresden. Laboratorium Dr. Hefelmann.

Amtshauptmannschaft Bautzen. Verbrauchs-
zucker (5), Sirup (1), Konfekte und Marzipan (12),
Bonbons (3).
Zucker und Zuckerwaren gaben keinen Grund zur
Beanstandung, insbesondere waren die Marzipanproben
einwandfrei. Zu tadeln war eine stark mit Amylacetat
aromatisierte und mit roter Teerfarbe gefärbte Probe
italienischen Honigs, die ein Händler auf dem Bautzener
Jahrmarkt feilgehalten hatte.
Amtshauptmannschaft Dresden-A. Konfekt
und Marzipan (2), Bonbons (1).
Die Proben waren einwandfrei.
Amtshauptmannschaft Großenhain. Konfekt
und Marzipan (11).
Die Proben waren einwandfrei.
Amtshauptmannschaft Kamenz. Konfekt und
Marzipan (7).
Die Proben gaben keinen Grund zur Beanstandung.
Marzipan war frei von Surrogaten, insbesondere von
künstlichem Bittermandelöl oder Nitrobenzol.

### 15. Dresden. Laboratorium Dr. Schmidt.

Amtshauptmannschaft Dippoldiswalde. Zucker-
pulver wurde 14mal untersucht. Keine Probe gab zu
Bedenken Anlaß. 6 untersuchte Zuckerwaren waren ein-
wandfrei. Unter den Zuckerwaren befanden sich 2 Mar-
zipanproben.
Amtshauptmannschaft Pirna. Zucker (49),
Zuckerwaren (43).
Alle Proben waren einwandfrei.

### 16. Dresden. Laboratorium R. Weber.

Amtshauptmannschaft Rochlitz. Zuckerwaren
und Honig (28).
Die untersuchten Proben Zuckerpulver, Zuckerkonfekt,
Marzipan und Honig waren einwandfrei.
Amtshauptmannschaft Schwarzenberg. Sämtliche untersuchten 21 Proben Zucker und Zuckerwaren
hatten gute Beschaffenheit.

### 17. Freiberg. Laboratorium Dr. Raßmann.

Amtshauptmannschaft Freiberg. 2 Proben
Milchzucker waren einwandfrei.

### 18. Leipzig. Kgl. Untersuchungsanstalt.

Stadt Leipzig. 2 Proben Zucker und Zuckerware
erwiesen sich als einwandfrei.
Amtshauptmannschaften Leipzig und Grimma.
Zucker (185), Zuckerwaren (98).
Keine von den untersuchten 185 Proben Kristall-,
Würfel- und Staubzucker gab Grund zur Beanstandung.
Einige Kristallzuckerproben waren stark mit Ultramarin
gebläut, so daß sie nicht mehr weiß sondern lichtbläulich

erschienen. Ein anschauliches Bild über den Grad der
Bläuung wurde erhalten durch Absaugen einer 20%igen
Lösung durch ein Filter aus dichtem Fließpapier, auf
welchem das Ultramarin als mehr oder minder blauer Fleck
zurückblieb. Gegen das starke Bläuen des Kristallzuckers
vorzugehen, erschien erfolglos, da nach den bisherigen
Erfahrungen und den Ansprüchen des Publikums der
Farbstoff nicht entbehrlich scheint.
Die Untersuchung erstreckte sich auf den Nachweis
von Stärkezucker und Dextrin, Mehl und mineralische
Beimengungen, doch ohne positives Resultat, da von den
untersuchten 98 Proben keine Grund zu Beanstandungen
oder Erinnerungen gab.

### 19. Leipzig. Laboratorium Dr. Elsner.

Amtshauptmannschaft Schwarzenberg. Die
53 untersuchten Proben Zucker und Zuckerwaren zeugten
von guter Beschaffenheit.

### 20. Leipzig. Laboratorium Dr. Kallir.

Amtshauptmannschaft Chemnitz. Im letzten
Vierteljahr 1901 wurden 37 Proben Zucker und Zuckerwaren, im Jahre 1902 324 Proben untersucht. Eine Anzahl
Marzipanproben wurde zur Untersuchung herangezogen,
gab aber keinen Anlaß zur Beanstandung. Dasselbe gilt
von den anderen untersuchten Zuckerwaren.

### 21. Leipzig. Laboratorium Dr. Prager.

Amtshauptmannschaft Flöha. Zucker (91),
Zuckerwaren (2).
Alle Proben waren von guter Beschaffenheit. Zucker
wurde auf mineralische oder sonstige Beimengungen
geprüft.
Amtshauptmannschaft Oschatz. Zucker (75),
Zuckerwaren (9).
Von den entnommenen Zuckerproben, welche auf
mineralische oder sonstige fremde Beimengungen geprüft
wurden, war keine zu beanstanden.
Die 9 entnommenen Proben Zuckerwaren wurden
auf verbotene Farbstoffe untersucht. Keine Probe gab
zu Bedenken Anlaß.

### 22. Leipzig. Laboratorium Dr. Röhrig.

Amtshauptmannschaft Borna. 25 Proben Zucker
und Zuckerwaren wurden untersucht.
Es erfolgte eine Beanstandung wegen starker Ver-
unreinigung. Saccharinhaltige Brauseplätzchen sind viel-
fach, aber mit genügender Deklaration angetroffen worden.
Marzipan war nicht zu beanstanden.
Amtshauptmannschaft Döbeln. Zucker und
Zuckerwaren (33).
Es erfolgte keine Beanstandung. Vielfach wurden
saccharinhaltige Brauseplätzchen, jedoch mit genügender
Deklaration, angetroffen. Marzipan gab keinen Anlaß
zur Beanstandung.

### 23. Meerane. Laboratorium Dr. Scheitz.

Amtshauptmannschaft Glauchau. Zucker und
Zuckerwaren (291).
Die untersuchten Proben waren bis auf eine Zucker-
ware von guter Beschaffenheit.

### 24. Plauen. Laboratorium Dr. Forster.

Amtshauptmannschaft Auerbach. Im letzten
Vierteljahr 1901 wurden 7 Proben Zuckerwaren, im
Jahre 1902 28 Proben geprüft. Keine Probe wurde
beanstandet.
Amtshauptmannschaft Oelsnitz. Im letzten
Vierteljahr 1901 wurden 6 Proben Zuckerwaren, im
Jahre 1902 20 Proben geprüft.
Es erfolgte eine Beanstandung wegen Schmutzgehaltes.
Amtshauptmannschaft Plauen. Im letzten
Vierteljahr 1901 wurden 4 Proben Zuckerwaren, im
Jahre 1902 4 Proben Zucker und 17 Proben Zucker-
waren untersucht.

Die untersuchten Zuckerwaren erwiesen sich von ein=
wandfreier Beschaffenheit. Eine Zuckerprobe wurde be=
anstandet.

### 25. Zittau. Laboratorium Dr. Jonscher.

Amtshauptmannschaften Löbau und Zittau.
Von 26 Zuckerproben mußte eine Probe wegen Schmutz=
gehaltes beanstandet werden. Die untersuchten 22 Proben
Zuckerwaren zeigten gute Beschaffenheit.

### 26. Zwickau. Laboratorium Dr. Falck.

Amtshauptmannschaft Zwickau. Im letzten
Vierteljahre 1901 wurden 93 Proben Zucker, im Jahre 1902
471 Proben Zucker und 32 Proben Zuckerwaren unter=
sucht.

Verunreinigungen des Zuckers durch Stärke, Hirse=
körner u.s.w. rührten vielfach von gemeinsamen Ent=
nahmelöffeln her. Die untersuchten Proben waren sonst
einwandfrei. Nitrobenzol konnte in den untersuchten
Marzipanproben nicht nachgewiesen werden.

### 27. Stuttgart. Medizinal=Kollegium.

1 Zuckerprobe war von guter Beschaffenheit.

### 28. Stuttgart. Städt. Untersuchungsamt.

25 Proben Zucker und Konditorwaren erwiesen sich
als einwandfrei.

### 29. Freiburg.

18 Proben Zucker und Zuckerwaren wurden einer
Prüfung unterzogen. Sie entsprachen den Anforderungen.

### 30. Heidelberg.

59 Proben Zuckerwaren zeigten eine gute Be=
schaffenheit.

### 31. Karlsruhe.

6 Proben Zucker bestanden aus Rübenzucker, in dem
Verunreinigungen oder Fälschungsmittel nicht nachweisbar
waren.

### 32. Konstanz.

2 Zuckerproben waren einwandfrei.

### 33. Mannheim.

2 Sorten Zucker und Zuckerwaren gelangten zur
Untersuchung. Diese entsprachen den gestellten An=
forderungen.

### 34. Darmstadt.

Zucker (2), Zuckerwaren (6).
Beanstandungen wurden nicht ausgesprochen.

### 35. Gießen.

Zucker (5).

### 36. Mainz.

3 Proben Zucker wurden vorgelegt. In zwei Fällen
handelte es sich um Feststellung des Rohrzuckergehaltes.
Bei einer Probe „Kolonialzucker“ sollte ermittelt werden,
ob die vorhandene braune Farbe des Produktes künstlich
herbeigeführt worden war.

### 37. Rostock.

1 Probe Streuzucker erwies sich frei von fremden
Beimengungen.

2 Proben Milchzucker enthielten 97,99 bezw. 97,11%
Milchzucker und 0,09 bezw. 0,08% Wasser. Sie waren nicht
zu beanstanden. Zuckerwaren wurden 10 mal untersucht.
9 Proben, von den Polizeibehörden Rostock und Güstrow
eingesandt, waren Jahrmarktskonfekt und Marzipan; eine
Probe Pfeffernußteig war wegen eines angeblich sauren
und salzigen Geschmacks aufgefallen und deswegen zur
Untersuchung eingesandt worden. Das Jahrmarktskonfekt
war zum Teil mit einem unschädlichen Teerfarbstoff ge=
färbt, die Marzipanproben waren einwandfrei. Der Salz=
und Säuregehalt des Pfeffernußteiges erklärte den auf=
fallenden Geschmack nicht.

### 38. Oldenburg.

1 Zuckerprobe erwies sich als einwandfrei. 24 Zucker=
waren zeigten eine gute Beschaffenheit.

### 39. Lübeck.

Zucker (6), Traubenzucker (4).
Die Proben waren einwandfrei.

### 40. Bremen.

Die Anzahl der untersuchten Proben Zucker und
Zuckerwaren betrug 47; davon waren 13 Proben Zucker=
pulver und 34 Proben Zucker und Konditorwaren (Zucker=
stangen, Bonbons, Cakes und Honigkuchen). Ein Honig=
kuchen mit künstlicher Auffärbung wurde beanstandet.

### 41. Hamburg.

Uebersicht über die in den Jahren 1900—1902
untersuchten Zuckerwaren.

| Bezeichnung der Proben | 1900 | 1901 | 1902 |
|---|---|---|---|
| Gewöhnl. Zucker, Streuzucker, Puder=zucker . . . . . . . . . . | 27 | 22 | 9 |
| Sirup . . . . . . . . . . | 5 | — | 1 |
| Zuckerwaren wie Bonbons u.s.w. . . . | 19 | 16 | 30 |
| Marzipan . . . . . . . . . | — | — | 11 |
| Summe . . | 51 | 88 | 51 |

Die Zahl der in den Berichtsjahren erfolgten Be=
anstandungen war verhältnismäßig gering. Hauptsächlich
handelte es sich um von Privatpersonen eingelieferte Proben.
In 3 Fällen wurde bei Streuzucker ein Zusatz von Reisgries
ermittelt, eine andere Probe besaß einen dumpfen Geruch,
eine weitere eine anormale Färbung. Eine Probe Automaten=
Schokoladenbonbons mußte als verschimmelt beanstandet
werden.

Die im Jahre 1900 untersuchten 5 Sirupproben waren
gelbbraune bis braune dicke Flüssigkeiten von angenehmem
Geruch und Geschmack, ihre Zusammensetzung erhellt aus
folgender Zusammenstellung:

| | 1 | 2 | 3 | 4 | 5 |
|---|---|---|---|---|---|
| Trockensubstanz, indirekt % | 80,5 | 78,8 | 81,6 | 80,9 | 80,7 |
| Mineralstoffe . . . . . . „ | 0,28 | 0,26 | 1,9 | 1,44 | 1,83 |
| Direkt reduzierender Zucker als Dextrose . „ | 36,3 | 33,6 | — | — | — |
| Dextrin . . . . . . . . „ | 38,9 | 39,3 | — | — | — |
| Polarisation im 20 cm Rohr, 10 g zu 100 ccm | | | | | |
| 1) direkt, Rechtsdrehung | $21,6^0$ | $21,8^0$ | $19,3^0$ | $18,0^0$ | $17,7^0$ |
| 2) nach Rohrzucker= Inversion, Rechts= drehung . . . . . | $21,1^0$ | $21,1^0$ | $16,0^0$ | $15,2^0$ | $14,4^0$ |
| 3) nach dem Vergären, Rechtsdrehung . . . | $14,2^0$ | $13,5^0$ | $11,1^0$ | $9,0^0$ | $8,7^0$ |
| Saccharin, schweflige Säure, Metalle . . . . . . . . | — | nicht nach=weisbar | nicht nach=weisbar | nicht nach=weisbar | — |
| Reaktion des Sirups . . . | — | neutral | neutral | — | — |

Hiernach bestanden die Proben 1 und 2 lediglich aus
Stärkesirup, während die Proben 3, 4 und 5 Gemische
des letzteren mit rohrzuckerhaltigem Sirup waren.

Sogenannte gefüllte Granaten oder Burenschrot
besaßen einen silberglänzenden Ueberzug von metallischem
Aluminium. Die Frage, ob diesen Bonbons gesundheits=
schädliche Eigenschaften zukommen, wurde seitens der
Medizinalbehörde verneint. Der Aluminiumgehalt der
Bonbons betrug in einem Falle 0,339, im anderen 0,06%.

Infolge einer durch das Reichsamt des Innern
gegebenen Anregung wurden eine Anzahl Marzipanproben
untersucht. In keinem Falle konnten Beimengungen von
Nitrobenzol oder künstlichem Bittermandelöl ermittelt
werden, ein größerer Zusatz von Stärkesirup kam nur in
einem Falle zur Kenntnis.

### 42. Metz.

Marzipan (4).
Eine Probe wurde wegen Mehlzusatzes beanstandet.

### 43. Straßburg.

Es sind 5 Marzipanproben untersucht worden. Fälschende Zusätze konnten nicht festgestellt werden. Die Proben waren nur aus Mandeln und Rohrzucker hergestellt. Die Rohrzuckermenge schwankte von 48,3 bis 72,2 %. Für Private gelangten 3 Proben Bonbons und ein künstlicher Fruchtzucker (zur Weinverbesserung) zur Untersuchung, ohne daß eine Beanstandung stattgefunden hätte.

## 8. Honig

### 1. Altona.

1 Honigprobe wurde untersucht.

### 2. Barmen.

Honig (2), Honigkuchen (2).
Beanstandungen wurden nicht ausgesprochen.

### 3. Bochum.

Honig (8), Kunsthonig (9).
Beanstandungen erfolgten in geringer Zahl wegen Stärkesirupgehaltes.

### 4. Breslau.

Honigproben (3).
Ein im Auftrage des Kgl. Polizeipräsidiums untersuchter Honig wurde beanstandet.

### 5. Hannover.

6 Honigproben wurden untersucht, von denen eine wegen Zusatzes von Invertzucker beanstandet wurde. Die Analyse des gefälschten Honigs ergab folgende Werte: Trockensubstanz 80,2 %, Gesamtinvertzucker 75,3 %, Nichtzucker 4,9 %, Mineralbestandteile 0,07 %; Polarisation (auf unverdünnten Honig berechnet) a) direkt — 13,5°, b) nach der Inversion — 16,3° (Wild).

### 6. Erlangen.

35 Honigsorten wurden untersucht. Beanstandungen erfolgten in vereinzelten Fällen.

### 7. Fürth.

3 Honigproben waren von guter Beschaffenheit.

### 8. München.

Honig (54).
Zwei Proben waren mit Stärkezucker verfälscht.

### 9. Nürnberg.

Es waren 5 Honigproben zu untersuchen; davon wurden 3 Proben in Spezereiläden angekauft, zwei von Privatpersonen eingeliefert. Beanstandungen fanden nicht statt. Insbesondere erwies sich diejenige Probe, welche auf eine Anzeige hin zur Untersuchung kam, sowohl hinsichtlich ihres Geruches und Geschmackes, als auch ihrer Zusammensetzung als vollkommen einwandfrei. Bei der Beurteilung der Honigproben wurde wiederholt ein Lehrer, der als erfahrener Imker gilt, zu Rate gezogen; von diesem erhielt die Sammlung der Untersuchungsanstalt eine größere Zahl von ihm selbst geschleuderter Honigproben verschiedener Abstammung.

### 10. Würzburg.

Von den 8 untersuchten Honigproben waren nur einzelne als sogenannte Zuckerhonige zu beanstanden.

### 11. Chemnitz. Laboratorium Dr. Trübsbach.

Amtshauptmannschaft Annaberg. Honig (8). Verfälschungen des Honigs konnten nicht festgestellt werden. Bei Kunsthonig waren fremde Zusätze deklariert, wenn auch oftmals in wenig sichtbarer Weise.

Amtshauptmannschaft Marienberg. 4 Honigproben waren einwandfrei.

### 12. Dresden. Kgl. Zentralstelle.

Amtshauptmannschaft Dresden-N. 1 Honigprobe war einwandfrei.

Stadt Radeberg. 1 Honigprobe entsprach den Anforderungen.

### 13. Dresden. Städt. Untersuchungsamt.

Honig (39).
Früheres Einschreiten gegen Honigfälschung und den Handel mit Kunstprodukten unter falscher Bezeichnung hat den Erfolg gehabt, daß von den im Berichtsjahre amtlich entnommenen 36 Proben keine einzige zu beanstanden war. Zusätze von Stärkesirup wurden in keinem Falle beobachtet; der höchste Gehalt an Rohrzucker betrug bei den als „Honig" bezeichneten Proben 7 %. Der Umstand, daß 3 Honiggemische 18 — 20 % Rohrzucker enthielten, bot im Hinblick auf die Deklaration „Zuckerhonig" keine Handhabe zu einer Beanstandung, läßt aber den Hinweis angebracht erscheinen, daß das Publikum unter Bezeichnungen wie „Prima Zuckerhonig", „Candis-Honig", „Allerfeinster Raffinadehonig", „Honigsirup" u.s.w. keinen Naturhonig, sondern künstliche Gemische erhält und daher gut tut, den Deklarationen eine erhöhte Aufmerksamkeit zu widmen. Eine von außerhalb übersandte Honigprobe war durch Zusatz von Rohrzucker und etwa 20 % Stärkesirup verfälscht, und mehrere aus Galizien bezogene Probesendungen erwiesen sich als verdorben und ungenießbar. Durch eine Zeitungsnotiz wurde davor gewarnt, Nahrungsmittel von unbekannten ausländischen Händlern zu beziehen.

### 14. Dresden. Laboratorium Dr. Filsinger.

Amtshauptmannschaft Meißen. Honig gelangte nur einmal zur Prüfung und konnte nicht beanstandet werden.

### 15. Dresden. Laboratorium Dr. Hefelmann.

Amtshauptmannschaft Bautzen. Bienenhonig (7), Kunsthonig (1).
Es erfolgte keine Beanstandung. Unter dem Handelsnamen Honigzuckersirup wurde ein Gemisch aus Kapillärsirup mit Valparaisohonig angetroffen. Zwei Honige aus Landgemeinden waren der „Zuckerung auf der Biene" verdächtig.

Amtshauptmannschaft Dresden-A. 2 Honigproben waren normal.

Amtshauptmannschaft Großenhain. 3 Bienenhonigproben waren von guter Beschaffenheit.

### 16. Dresden. Laboratorium Dr. Schmidt.

Amtshauptmannschaft Dippoldiswalde. Eine untersuchte Honigprobe war einwandfrei.

Amtshauptmannschaft Pirna. 15 Honigproben wurden untersucht. Zu beanstanden war keine Probe.

### 17. Dresden. Laboratorium R. Weber.

Amtshauptmannschaften Rochlitz und Schwarzenberg. Vergleiche den Bericht über Fruchtsäfte, Marmeladen.

### 18. Freiberg. Laboratorium Dr. Raßmann.

Amtshauptmannschaft Freiberg. 5 Honigproben waren einwandfrei.

### 19. Leipzig. Kgl. Untersuchungsanstalt.

Stadt Leipzig. Von 7 Honigproben wurden vereinzelte beanstandet.

Amtshauptmannschaften Leipzig und Grimma. Es wurden insgesamt 20 Honigproben untersucht. Die Honigsorten der hiesigen Gegend erwiesen sich als einwandfrei.

### 20. Leipzig. Laboratorium Dr. Elsner.

Amtshauptmannschaft Schwarzenberg. 9 Honigproben waren von tadelloser Beschaffenheit.

### 21. Leipzig. Laboratorium Dr. Kallir.

Amtshauptmannschaft Chemnitz. 3 Honigproben wurden im letzten Vierteljahr 1901 und 7 im Jahre 1902 untersucht und gut befunden.

#### 22. Leipzig. Laboratorium Dr. Prager.

Amtshauptmannschaft Oschatz. Eine bei einem Bienenzüchter auf Wunsch des betreffenden Gemeindevorstandes entnommene Probe Honig war einwandfrei. Die Untersuchung erstreckte sich auf die Bestimmung von spezifischem Gewicht, Wasser, Asche, Zucker, Polarisation.

#### 23. Leipzig. Laboratorium Dr. Röhrig.

Amtshauptmannschaft Borna. 5 Honigproben wurden untersucht. Eine Verfälschung konnte mit Sicherheit nicht nachgewiesen werden, in einigen Fällen erregte der verhältnismäßig hohe Rohrzuckergehalt Verdacht. Zuweilen ist die Deklaration eines künstlichen Honigs als ungenügend und irreführend erachtet worden.

Amtshauptmannschaft Döbeln. Einige der 15 untersuchten Proben hatten einen verhältnismäßig hohen Gehalt an Rohrzucker.

#### 24. Meerane. Laboratorium Dr. Scheitz.

Amtshauptmannschaft Glauchau. Honigproben (6).

Es wurde das spezifische Gewicht und die Polarisation festgestellt und auf einen etwaigen Gehalt an Eiweiß und Stärkesirup geprüft. Die Proben waren einwandfrei.

#### 25. Plauen. Laboratorium Dr. Forster.

Amtshauptmannschaft Auerbach. Im letzten Vierteljahr 1901 wurden 4, im Jahre 1902 3 Honigproben geprüft und gut befunden.

Amtshauptmannschaft Oelsnitz. Im letzten Vierteljahr 1901 wurden 2, im Jahre 1902 3 Honigproben geprüft und gut befunden.

Amtshauptmannschaft Plauen. Im letzten Vierteljahr 1901 wurden 2, im Jahre 1902 7 Honigproben untersucht. Eine Probe war nicht einwandfrei.

#### 26. Zittau. Laboratorium Dr. Jonscher.

Amtshauptmannschaften Löbau und Zittau. Es wurden 14 Honigproben untersucht. Eine Probe enthielt Stärkesirup und wurde beanstandet.

#### 27. Zwickau. Laboratorium Dr. Falck.

Amtshauptmannschaft Zwickau. Drei untersuchte Honigproben gaben zu Beanstandungen keinen Anlaß.

#### 28. Stuttgart. Städt. Untersuchungsamt.

14 Honigproben waren einwandfrei.

#### 29. Freiburg.

13 Honigproben wurden als verdächtig eingekauft. Beanstandungen mußten erfolgen, weil aus Invertzucker und Stärkesirup bereiteter Kunsthonig als Bienenhonig verkauft wurde.

#### 30. Heidelberg.

10 Honigproben erwiesen sich als gut.

#### 31. Karlsruhe.

Die zur Untersuchung gelangten 34 Honigproben waren Blüten- und Tannenhonige. Die Honigproben zeigten hinsichtlich ihres Geruchs und Geschmacks und ihrer chemischen Zusammensetzung, mit Ausnahme einer Probe, die Eigenschaften des reinen Bienenhonigs. Eine als „Blütenhonig" bezeichnete Probe war eine Mischung von Kapillärsirup mit geringen Mengen Honig.

#### 32. Konstanz.

Honigsorten (10). Es lag in allen Fällen reiner Bienenhonig vor.

#### 33. Mannheim.

Von 9 Honigproben waren einige mit minderwertigen Produkten verfälscht. Bei einer Probe erfolgte Beanstandung, weil der Honig sehr unrein, schlechtschmeckend und von Bienenteilen durchsetzt war. Der Honig war den Konsumenten durch die Zeitung angeboten und vom Ausland bezogen. Das Publikum wurde öffentlich durch die Polizeibehörde über die schlechte Beschaffenheit der angepriesenen Ware aufgeklärt.

#### 34. Weinheim.

Honig und Fruchtsäfte (8). Je eine Probe Blütenhonig und Himbeersaft erwies sich als Kunstprodukt.

#### 35. Darmstadt.

Von den 16 untersuchten Honigproben wurde keine beanstandet.

#### 36. Mainz.

5 Proben wurden von privater Seite vorgelegt. Die Proben waren einwandfrei.

#### 37. Rostock.

Honig wurde infolge des Erlasses des Großherzoglichen Ministeriums im Berichtsjahre mehrfach zur Untersuchung übersandt. Von den 17 Proben waren 6 Naturhonig, 11 Kunsthonig. Zu Beanstandungen bot sich kein Anlaß.

#### 38. Oldenburg.

8 Sorten Honig und 1 Probe Honigersatz waren von guter Beschaffenheit.

#### 39. Gotha.

Die beiden von der Polizei entnommenen Honigproben konnten als reiner Bienenhonig bezeichnet werden.

#### 40. Bernburg.

23 Honigproben wurden offen und ohne Wahl zur Untersuchung entnommen. Sie erwiesen sich als einwandfrei.

#### 41. Dessau.

Von 4 als reiner Bienenhonig verkauften Proben erwies sich eine Probe als Kunsthonig.

#### 42. Bremen.

Es wurden 24 Honiguntersuchungen ausgeführt. Die Proben wurden mit Ausnahme von 4 verdächtigen Sorten durch Polizeibeamte in üblicher Weise entnommen. Neben reinem Naturhonig wurde auch Kunsthonig untersucht. Ein verdächtig scheinender und ein als rein angekaufter Honig waren unter Zusatz von Stärkesirup bezw. Invertzucker hergestellt. Eine künstliche Auffärbung des Honigs wurde nicht angetroffen. Ein eingeleitetes Strafverfahren endigte mit der Verurteilung des Verkäufers zu einer Geldstrafe.

#### 43. Hamburg.

Anzahl der untersuchten Honigproben:

|                | 1900 | 1901 | 1902 |
|----------------|------|------|------|
| Honig          | 17   | 7    | 26   |
| Kunsthonig     |      | 3    |      |

Beanstandung von Honig erfolgte mehrfach. Es handelte sich um verdorbene oder verunreinigte Proben. Amtlich war die Frage zu entscheiden, welche Veränderung ein sauer gewordener Honig beim Pasteurisieren durch Einwirkung verschiedener Hitzegrade in bezug auf den Gehalt an freier Säure, ferner in bezug auf Farbe, Aroma und Geschmack erleidet. Die mit verschiedenen Honigsorten angestellten diesbezüglichen Versuche führten zu folgendem Ergebnis:

1. Beim halbstündigen Erhitzen von Honig in offenen Behältern auf 75° und 100° sowie unter einem Ueberdruck von $\frac{1}{2}$ Atmosphäre konnte eine Abnahme der freien Säure nicht beobachtet werden. Dazu dürfte ein direktes Eindampfen oder eine Neutralisation durch Zusatz von Chemikalien notwendig sein.

2. Die Färbung des Honigs war bei 100° nur wenig dunkler geworden, intensiver dagegen bei den Proben, die unter Druck erhitzt worden waren.

3. Bei 75°, einer Temperatur, die genügend ist, die Gährung von Honig zu beseitigen, machte sich keine auffallende Veränderung des Aromas und des Geschmackes geltend, während die direkt im Autoklaven erhitzten Honig-

proben durch die eingetretene Caramelifierung des Zuckers einen malzartigen Geruch und Geschmack angenommen hatten. Im allgemeinen konnte bei allen Proben die Beeinfluffung des Geschmackes weniger als die des Aromas wahrgenommen werden.

### 44. Metz.

Honig (11).

Beanstandet wurde eine Probe, da ein Zusatz von 30 % Stärkesirup stattgefunden hatte.

### 45. Straßburg.

Es wurden im amtlichen Auftrage 7, für Private 5 Proben Honig untersucht, von denen keine zu beanstanden war.

## 9. Gemüse- und Fruchtdauerwaren.
## (Gemüse und Früchte.)

### 1. Altona.

1 Probe Erdbeeren war einwandfrei.

### 2. Barmen.

Apfelschnitzel (10), Pfirsichproben (4) und Pflaumenprobe (1); Konserven: Aprikosen (6), Pflaumen (1), Erbsen (1).

Eine Sorte Aprikosen wurde beanstandet. Die übrigen Proben waren von guter Beschaffenheit.

### 3. Bochum.

Getrocknete Aprikosen (1), Preißelbeeren (5).

Die Aprikosen enthielten schweflige Säure, die Preißelbeeren waren wiederholt mit Stärkesirup versetzt.

### 4. Breslau.

Wallnüsse (1), Aepfelscheiben (1), Mandeln (1), gebackene Pflaumen (2), Pilze (1). Außerdem wurden 19 Dörrgemüse untersucht und gut befunden.

### 5. Crefeld.

Von 31 Proben Dörrobst amerikanischen Ursprungs wurde ein großer Teil wegen unzulässiger Schwefelung beanstandet. Es handelte sich hier in den meisten Fällen um hohen Gehalt an schwefliger Säure. Da die betreffenden Gewerbetreibenden von der unzulässigen Beschaffenheit ihrer Waren bis dahin noch keine Kenntnis haben konnten, wurde von einer gerichtlichen Verfolgung abgesehen und polizeilicherseits öffentlich vor dem Genusse derartiger Früchte gewarnt.

### 6. Hannover.

Pflaumen (2), kalifornische Aprikosen (1), konservierte Steinpilze (1).

Von den Pflaumenproben mußte eine als verdorben beanstandet werden. Die kalifornischen Aprikosen, welche von einer auswärtigen Polizeibehörde eingesandt waren, enthielten 0,055 % schweflige Säure.

### 7. Erlangen.

49 Konserven wurden untersucht. Von diesen wurden 17 Proben bei der ambulanten Tätigkeit geprüft. Die Zahl der Beanstandungen war verhältnismäßig groß.

### 8. Fürth.

14 Konserven erwiesen sich als einwandfrei. Die in verlöteten Blechbüchsen in den Handel gebrachten Fleisch-, Gemüse- und Früchte-Konserven enthielten in den meisten Fällen Zinnverbindungen, doch überschritt deren Menge nicht 0,02 %.

### 9. München.

91 Proben frisches und 254 Proben getrocknetes Obst kamen zur Untersuchung. Bei frischem Obst erfolgte wegen Verdorbenseins, bei Dörrobst wegen Gehaltes an schwefliger Säure eine Anzahl Beanstandungen. Von den außerdem untersuchten 108 Konserven waren mehrere verdorben.

### 10. Nürnberg.

Aprikosen (1), Feigen (1), Aepfelschnitzel (7), Salzgurken (1), geschälte Erbsen (3), Hirse (1), Spargel (2) und Erbsenkonserven (2).

In 7 Proben amerikanischer Aepfelschnitte konnte kein Zink nachgewiesen werden. In einer Südfruchthandlung von einer Privatperson gekaufte und zur Prüfung übergebene Aprikosen waren größtenteils unreif; sie wurden auf Grund des § 4 der oberpolizeilichen Vorschrift vom 22. März 1893 beanstandet.

Die geschälten Erbsen erregten durch ihr gelbes Aussehen den Verdacht, künstlich gefärbt zu sein. Die chemische Untersuchung bestätigte dies. Aus allen drei Proben konnte mit 50 %igem Alkohol ein Azofarbstoff extrahiert werden, der auf Wolle fixiert wurde. Da die gelbe Farbe der geschälten Erbsen den Reifezustand kennzeichnet und demnach einen Qualitätsmaßstab bildet, so wurde diese Färbung schon an und für sich als eine Fälschung bezeichnet. Bei den fraglichen Erbsen wurde aber noch durch die künstliche Färbung die minderwertige Beschaffenheit infolge beträchtlichen Gehaltes an angefressenen Körnern teilweise verdeckt. Das gegen den Lieferanten eingeleitete gerichtliche Verfahren wurde wegen Verjährung wieder eingestellt.

Die von einer Privatperson eingelieferten Salzgurken zeigten stellenweise einen schmutziggrauen Ueberzug; derselbe bestand der mikroskopischen Prüfung zufolge aus Milchsäurebakterien. Auf vergleichsweise untersuchten normal aussehenden Salzgurken konnten nur Essigsäurebakterien und Kahmhefen nachgewiesen werden. Die betreffenden Gurken wurden, weil sie zu verderben begannen, als unverkäuflich bezeichnet.

Infolge privater Anzeige, daß auf dem Viktualienmarkte feilgehaltener Stangenspargel teilweise zerbrochen und wieder zusammengesetzt sei, wurde dem Spargelhandel Aufmerksamkeit geschenkt. Bei der Nachschau wurde bei einem Händler Stangenspargel angetroffen, bei dem die abgebrochenen Stücke durch abgekratzte Phosphorzündhölzchen, die noch deutlichen Phosphorgeruch besaßen, zusammengehalten wurden. In einem anderen Falle waren hierzu Föhrenzweigstückchen verwendet, die auf den Aeckern als Ueberreste von Waldstreu zurückbleiben. In beiden Fällen erfolgte Beanstandung wegen ekelerregender Beschaffenheit.

Das gerichtliche Verfahren wurde in einem Falle wieder eingestellt; im anderen führte es zur Verurteilung des Verkäufers zu einer Geldstrafe.

### 11. Speyer.

18 Proben Dörrobst wurden bei der ambulanten Tätigkeit entnommen und einer Prüfung unterzogen. Ein großer Teil der Proben wurde wegen Verdorbenseins beanstandet.

### 12. Würzburg.

1024 Proben Konserven wurden geprüft. Die Zahl der Beanstandungen war sehr gering. Es handelte sich in den meisten Fällen um gelb gefärbte Erbsen. Außerdem wurde vereinzelt das ohne Deklaration erfolgte Feilhalten von mit Stärkesirup und Teerfarbstoffen verfälschten Preißelbeeren beanstandet.

### 13. Chemnitz. Laboratorium Dr. Trübsbach.

Amtshauptmannschaft Annaberg. Gemüse- und Fruchtdauerwaren (179). Das ausländische Dörrobst, wie getrocknete Aprikosen, Prünellen, Birnen, Feigen sowie das im Inlande hergestellte Julienne-Gemüse war mit schwefliger Säure gebleicht und konserviert worden. Vor der im November 1902 erfolgten Verfügung des Kgl. Ministeriums des Innern auf Freigabe des bis zu einer gewissen Grenze geschwefelten Dörrobstes mußte gemäß den „Vereinbarungen" in jedem Falle Beanstandung erfolgen. Daß die Haltbarmachung des Dörrobstes, ohne daß die Ware ein schlechteres Aussehen bekommt, auch auf andere Weise erfolgen kann, geht daraus hervor, daß die Fabrikanten in neuerer Zeit die Julienne-Gemüse ohne Verwendung von schwefliger Säure herstellen.

Die amerikanischen Dampfäpfel erwiesen sich als frei von Zink. Schweflige Säure konnte in diesen ebenfalls nicht nachgewiesen werden. Inländisches Backobst war infolge schlechter Aufbewahrung häufig mit Milben durchsetzt.

Eine Probe Preißelbeeren war mit rotem Teerfarbstoff aufgefrischt worden. Die Berufungsinstanz hat dem Sachverständigen beigepflichtet und Verurteilung eintreten lassen, weil sie von der Annahme ausging, daß normale Preißelbeeren keiner Auffärbung bedürften; daß jedoch unreife oder überreife, verdorbene Beeren, welche künstlich aufgefärbt würden, hierdurch den Schein einer besseren Beschaffenheit erhielten, und daß das Publikum über den wahren Wert getäuscht würde.

In eingelegten Pfeffergurken wurde mehrmals ein erheblicher Kupfergehalt nachgewiesen. Die Gurken waren mit Absicht in kupfernen Kesseln gekocht worden. Die Staatsanwaltschaft stellte das Verfahren ein, weil diese Mengen Kupfer nicht als gesundheitsschädlich anzusehen seien. In letzter Zeit ist die Verwendung des Kupfers beim Einlegen von Gurken nicht mehr festgestellt worden.

Amtshauptmannschaft Marienberg. Gemüse- und Fruchtdauerwaren (94). In amerikanischem Dörrobst wurde schweflige Säure gefunden; Dampfäpfel waren frei von Zink. Inländisches Backobst ließ zum Teil zu wünschen übrig.

### 14. Dresden. Kgl. Zentralstelle.

Amtshauptmannschaft Dresden-A. 14 Proben von Gemüse- und Fruchtdauerwaren kamen zur Untersuchung; eine Beanstandung wurde ausgesprochen.

Amtshauptmannschaft Dresden-N. 104 Proben von Gemüse- und Fruchtdauerwaren wurden untersucht und zwar 63 Proben amerikanisches Dörrobst und 41 Proben Pfeffergurken. In Dörrobst wurde in einigen Fällen mehr als 0,125 % schweflige Säure nachgewiesen. Einige Gurkenproben mußten, weil sie mehr als 25 mg Kupfer in 1 kg enthielten, beanstandet werden.

Außerdem Stadt Radeberg: Gemüse- und Fruchtdauerwaren (31).

Die Untersuchung erstreckte sich hauptsächlich auf amerikanisches Dörrobst. Von den entnommenen Proben konnten jedoch keine beanstandet werden, da der Gehalt derselben an schwefliger Säure durchweg weniger als 0,125 % betrug.

Zur Prüfung eingekaufte Pfeffergurken waren kupferhaltig.

### 15. Dresden. Städt. Untersuchungsamt.

Dörrobst (42), Gurken (3), Pfeffergurken (11), Wallnüsse (10), Preißelbeeren (5), Pilze (1).

Zur Untersuchung gelangten im ganzen 50 Proben getrocknete Kompottfrüchte, nämlich 29 Aprikosenproben, 6 Pfirsichproben, 3 Birnenproben und je eine Probe Ringäpfel und Pflaumen, alle amerikanischen Ursprungs; ferner 9 Proben italienischer Prünellen und 1 Probe Görtzer Birnen. Mit Ausnahme der Ringäpfel und der Pflaumen waren alle Proben Dörrobst geschwefelt, und zwar betrug der Gehalt an schwefliger Säure in 100 g Früchten 31,8 bis 361,9 mg. Nachdem durch eingehende Versuche festgestellt worden war, daß die schweflige Säure bei der küchengemäßen Verarbeitung der Früchte zu Kompott nur teilweise, höchstens bis zur Hälfte, entfernt werden kann, mußten diese Früchte nach den Vereinbarungen und nach den Gutachten der hiesigen Aerzte beanstandet werden. Später blieb ein Gehalt von 0,125 % schweflige Säure unbeanstandet.

Im Anschlusse an die geschwefelten Kompottfrüchte sei kurz über die Untersuchung geschwefelter Wallnüsse berichtet, welche auf private Beschwerde hin in verschiedenen Geschäften der Stadt entnommen worden waren. Von 10 untersuchten Proben blieben diejenigen, welche nur in der Schale schweflige Säure enthielten, unbeanstandet. 3 der Proben waren ungeschwefelt, 4 enthielten in der Schale schweflige Säure, die übrigen wiesen folgende Gehalte auf:

|  | I | II | III |
|---|---|---|---|
| In 100 g Schalen | 81,2 mg | 127,3 mg | 98,8 mg |
| in 100 g Kernen | 25,2 „ | 48,3 „ | 34,0 „ |

Seit der Einführung der amtlichen Nahrungsmittelkontrolle in den Amtshauptmannschaften sind auf Grund des qualitativen Kupfernachweises häufiger Gurken beanstandet worden, welche Dresdener Firmen entstammten und daher nachträglich vom Untersuchungsamte zu begutachten waren.

Die Analyse ergab in 1 kg folgende Kupfermengen: 0 — 6,4 — 17,6 — 17,7 — 20,8 — 22,4 — 24,8 — 28,0 — 28,8 — 30,0 — 41,5 — 67,1 — 103,8 mg.

In Nachachtung einer Ministerialverordnung wurde bei den ersten 10 Proben von einem strafrechtlichen Einschreiten abgeraten, bei den letzten 3 im Auftrage der Königlichen Staatsanwaltschaft untersuchten Proben die Einholung eines medizinischen Gutachtens über die Gesundheitsschädlichkeit empfohlen. Da der ärztliche Sachverständige die gefundenen Kupfergehalte für gesundheitsschädlich erklärte, verurteilte das Königliche Schöffengericht die Fabrikanten auf Grund von § 14 des Nahrungsmittelgesetzes und gleichzeitig von § 1 des Farbengesetzes. Die Berufungsinstanz entschied, daß nur eine Uebertretung des Farbengesetzes vorliege, durch das die künstliche Grünfärbung mit kupferhaltigen Farben unter allen Umständen verboten sei. Dieses Urteil hat die Bestätigung des Oberlandesgerichtes gefunden.

Von anderen gegrünten Gemüsen gelangte nur eine Probe Bohnen zur Untersuchung. Sie enthielten 53,5 mg Kupfer.

Von den untersuchten 5 Proben Preißelbeerkompott waren einige unter Verwendung von Stärkesirup hergestellt worden und daher zu beanstanden. Der in Stettin wohnhafte Fabrikant ist von der dritten Strafkammer des Kgl. Landgerichts Stettin am 4. Februar 1902 zu 150 *M* Geldstrafe verurteilt worden, und das Urteil hat die Bestätigung des Reichsgerichts gefunden.

### 16. Dresden. Laboratorium Dr. Filsinger.

Amtshauptmannschaft Meißen. Gemüse und Fruchtdauerwaren (107).

Beanstandungen erfolgten öfters, weil schweflige Säure zum Bleichen und Konservieren der Waren verwendet worden war.

### 17. Dresden. Laboratorium Dr. Heselmann.

Amtshauptmannschaft Bautzen. Preßgemüse (14), Ringäpfel (10), Birnen (2), Aprikosen (10), Pfirsiche (4), Pflaumen (5), Prünellen (3), Datteln (1), Preißelbeeren (11) und Gurken (25).

Die Preßgemüse waren weder geschwefelt noch gekupfert.

Abgesehen von den Ringäpfeln konnte in allen Proben amerikanischen Dörrobstes schweflige Säure nachgewiesen werden. Bis zum Erlaß der Ministerialverordnung vom 6. Dezember 1902 wurde geschwefeltes Dörrobst beanstandet, nach dieser Zeit wurde nur noch 1 Probe Aprikosen mit 0,175 % schwefliger Säure als übermäßig geschwefelt angehalten.

Getrocknete Früchte anderer als amerikanischer Herkunft waren einwandfrei. In einigen Proben Pfeffergurken wurde Kupfer nachgewiesen.

Amtshauptmannschaft Dresden-A. Preßgemüse (3), Ringäpfel (28), Birnen (1), Aprikosen (15), Pfirsiche (1), Pflaumen (2) und Prünellen (10), eingelegte Gemüse und Früchte (17).

Preßgemüse und Ringäpfel waren einwandfrei. In amerikanischem Dörrobste wurde stets schweflige Säure nachgewiesen und zwar in Mengen von 0,018—0,132 %. Nur vereinzelte Proben Aprikosen zeigten einen 0,125 % übersteigenden Gehalt. In Pfeffergurken wurden in vereinzelten Fällen geringe Mengen Kupfer gefunden.

Amtshauptmannschaft Großenhain. Preßgemüse (13), Ringäpfel (11), Birnen (2), Aprikosen (15), Pfirsiche (1), Prünellen (6), Preißelbeeren (8), Gurken (16).

In einem Preßgemüse wurde 0,018 %, in einem großen Teile der Dörrobstproben 0,006—0,078 % schweflige

Säure nachgewiesen. Bei Gurken wurde ein Kupfergehalt von über 40 mg im kg beanstandet. Andere Beanstandungsgründe lagen nicht vor.

Amtshauptmannschaft Kamenz. Preßgemüse (7), Ringäpfel (5), Birnen (2), Aprikosen (2), Prünellen (1), eingelegte Gemüse und Früchte (1), Preißelbeeren (2), Gurken (4).

Suppengemüse verschiedener Herkunft waren weder geschwefelt noch gekupfert. Mit Ausnahme der 5 Proben Ringäpfel waren die 5 Proben Birnen, Aprikosen und Prünellen geschwefelt und wurden, weil sie vor Erlaß der Ministerialverordnung vom 6. Dezember 1902 untersucht waren, auf Grund der Reichsvereinbarungen beanstandet.

2 Proben Preißelbeeren waren einwandfrei, dagegen war eine von 4 Proben Pfeffergurken wegen eines Kupfergehaltes von 51 mg im kg zu beanstanden. Bei sorgsamer Arbeit und peinlicher Reinhaltung der zum Essigkochen benützten Kupferkessel gelangen nur Spuren Kupfer in die Pfeffergurken, meist unter 10 mg im kg. Bei höherem Kupfergehalt als 25 mg wird man in der Regel auf eine absichtliche Kupferung schließen müssen.

### 18. Dresden. Laboratorium Dr. Schmidt.

Amtshauptmannschaft Dippoldiswalde. 19 Gemüse und Fruchtdauerwaren, und zwar 2 Pfeffergurken-, 15 Dörrobst-, 1 Rosinen- und 1 Feigenprobe wurden untersucht und, abgesehen von einer Probe Dörrobst, gut befunden.

Amtshauptmannschaft Pirna. Gemüse und Fruchtdauerwaren (82), und zwar: Pfeffergurken (9), Gemüsekonserven (8), Dörrobst (51), Trockengemüse (9), Korinthen (2), getrocknete Pilze (3).

Abgesehen von einer Pfeffergurkenprobe, welche zu hohen Kupfergehalt zeigte, waren sämtliche untersuchten Proben einwandfrei.

### 19. Dresden. Laboratorium R. Weber.

Amtshauptmannschaft Rochlitz. Gemüse und Fruchtdauerwaren (121).

Geprüft wurde auf äußere Beschaffenheit, besonders auf das Vorkommen von Parasiten, ferner auf schädliche Metalle, sowie Konservierungsmittel. Mehrmals mußte Backobst beanstandet werden. In den kalifornischen Aprikosen wurde fast allenthalben schweflige Säure gefunden, doch nie in einer die festgelegte Grenze von 0,125% überschreitenden Menge. Schädliche Metalle, auch das früher in den Ringäpfeln gefundene Zink, waren nicht nachweisbar.

Amtshauptmannschaft Schwarzenberg. Gemüse und Fruchtdauerwaren (15).

Einzelne Proben enthielten 0,011—0,086% schweflige Säure.

### 20. Freiberg. Laboratorium Dr. Naßmann.

Amtshauptmannschaft Freiberg. 58 Gemüse- und Fruchtdauerwarenproben wurden im Jahre 1902 untersucht. In verschiedenen Früchten wurde schweflige Säure festgestellt, und zwar in Mengen von 0,034—0,05%.

Gurken mit Kupfergehalt wurden auf Grund des Farbengesetzes beanstandet. In allen Fällen erfolgte gerichtliche Verurteilung.

### 21. Leipzig. Kgl. Untersuchungsanstalt.

Stadt Leipzig. 16 Proben Obst- und Dörrobst erwiesen sich als einwandfrei; hingegen mußten in einem Falle Pilze beanstandet werden.

Amtshauptmannschaften Leipzig und Grimma. Im Berichtsjahre wurden untersucht: 3 Proben Gemüse und Gemüsekonserven, 363 Proben Trockengemüse, 144 Proben Obst und Dörrobst und 1 Pilzsorte.

Bei den 3 Proben Gemüse hatte die Untersuchung auf etwaigen Gehalt an schwefliger Säure ein negatives Resultat.

Von den untersuchten 363 Proben Trockengemüse waren zwei, und zwar eine Reis- und eine Hirseprobe wegen Verdorbenseins zu beanstanden. Es wurde beantragt, die noch vorhandenen Vorräte zu vernichten. Die untersuchten Hirseproben waren fast sämtlich mit einem gelben Farbstoff aufgefärbt. Doch sind die Proben einstweilen nicht beanstandet worden. Ob auch in Zukunft dieselbe Nachsicht wird geübt werden können, wird von den Ergebnissen eingehender Ermittelungen über den Zweck des Färbens und die Natur der verwendeten Farbstoffe abhängen.

Für die Beurteilung des Dörrobstes kommen, abgesehen von der Feststellung der reinen und unverdorbenen Beschaffenheit, ein etwaiger Gehalt an Metallgiften, zumal Zink, sowie die Bestimmung der schwefligen Säure in Betracht. Letztere wird erfahrungsgemäß bei amerikanischem Dörrobste sehr häufig beobachtet. Nach dem Erlaß der Ministerialverordnung, betr. den Verkehr mit geschwefeltem Dörrobst, durften nur diejenigen Proben eine Beanstandung erfahren, bei denen der Gehalt an schwefliger Säure die Menge von 0,125% überstieg.

Zur Untersuchung kamen 141 Proben, von welchen einige beanstandet werden mußten, darunter mehrere Proben Apfelschnitte wegen Verdorbenseins und 2 Proben Aprikosen mit einem Gehalte von 0,187 und 0,240% schwefliger Säure. Bemerkenswert ist die Tatsache, daß in keiner der untersuchten 28 Proben Apfelschnitte mehr als Spuren schwefliger Säure gefunden werden konnten. Ebensowenig gelang der Nachweis von Zink in den Apfelschnitten. Außerdem gingen der Anstalt durch die Staatsanwaltschaft 3 Proben von Aprikosen zur quantitativen Feststellung etwa vorhandener schwefliger Säure zu. Dieselben wiesen einen Gehalt von 0,033, 0,038 und 0,033% schwefliger Säure auf und blieben daher unbeanstandet.

Eine Probe getrockneter Morcheln war normal.

### 22. Leipzig. Laboratorium Dr. Elsner.

Amtshauptmannschaft Schwarzenberg. Dörrobst (56), Gurken (2), Mostrich (1), Konserven verschiedener Art (42).

Aepfel, Aprikosen und Prünellen werden in ihren Ursprungsländern geschwefelt und mußten deshalb beanstandet werden. Verdorbene Gurken wurden vernichtet.

### 23. Leipzig. Laboratorium Dr. Kallir.

Amtshauptmannschaft Chemnitz. Von Gemüsen und Fruchtdauerwaren wurden im letzten Vierteljahr 1901 17 und im Berichtsjahre 1902 79 Proben untersucht. Mehrfach sind Aprikosen amerikanischen Ursprungs untersucht und wegen Gehaltes an schwefliger Säure beanstandet worden. Der hierbei beachtete Höchstgehalt betrug 0,075% schweflige Säure. Gemäß der Verordnung des Kgl. Ministeriums des Innern ist ein Gehalt bis zu 0,125% unbeanstandet geblieben.

### 24. Leipzig. Laboratorium Dr. Prager.

Amtshauptmannschaft Flöha. 23 Proben Gemüse- und Fruchtdauerwaren kamen zur Untersuchung. Beanstandungen erfolgten nur in vereinzelten Fällen.

Amtshauptmannschaft Oschatz. Gemüse und Fruchtdauerwaren (10).

Die untersuchten Proben waren getrocknete Früchte teils amerikanischen Ursprungs. Zwei Beanstandungen erfolgten wegen Verdorbenseins und Gehaltes an verbotenen Konservierungsmitteln.

### 25. Leipzig. Laboratorium Dr. Röhrig.

Amtshauptmannschaft Borna. Gemüse- und Fruchtdauerwaren (52).

Zur Beanstandung kamen ausschließlich geschwefelte Früchte, deren Beurteilung durch eine Verfügung des Kgl. Ministeriums vom 21. November 1902 geregelt ist. In süßen Konserven ist ein Gehalt von Saccharin nicht beobachtet worden, auch wurde bei Gurken Kupfergehalt nicht gefunden.

Amtshauptmannschaft Döbeln. Gemüse und Fruchtdauerwaren (91).

Beanstandet wurde eine Anzahl Aprikosen= und Prünellenproben wegen eines Gehaltes an schwefliger Säure, welcher jedoch stets unter 0,125 % lag.

### 26. Meerane. Laboratorium Dr. Scheitz.

Amtshauptmannschaft Glauchau. Gemüse und Fruchtdauerwaren (168).

Es wurde auf etwaigen Gehalt an Zink in amerikanischen Aepfeln und auf die Menge der schwefligen Säure in sogenanntem kalifornischen Dörrobste geprüft.

Die Zahl der Beanstandungen wegen eines Gehaltes an schwefliger Säure oder wegen Verdorbenseins war eine verhältnismäßig hohe.

### 27. Plauen. Laboratorium Dr. Forster.

Amtshauptmannschaft Auerbach. Gemüse= und Fruchtdauerwaren. (Im letzten Vierteljahr 1901 53, im Jahr 1902 256.)

Die Fruchtdauerwaren waren zu ihrer Konservierung oft mit schwefliger Säure behandelt worden. Bevor die Verordnung erschien, nach welcher schweflige Säure bis zu einem Gehalte von 0,125 % zulässig ist, sind derartige Waren beanstandet worden, eine Bestrafung hat aus subjektiven Gründen nicht stattgefunden. Auch Salizylsäure ist wiederholt nachgewiesen worden. Marmelade war oft künstlich gefärbt. In einem Falle erfolgte Bestrafung zweier Zwischenhändler zu je 10 *M*, da sie die ihnen von dem Fabrikanten ausdrücklich mitgeteilte Färbung verheimlicht hatten.

Amtshauptmannschaft Oelsnitz. Gemüse und Fruchtdauerwaren. (Im letzten Vierteljahr 1901 34, im Jahre 1902 110.)

Amtshauptmannschaft Plauen. Gemüse und Fruchtdauerwaren. (Im letzten Vierteljahr 1901 43, im Jahre 1902 216.)

### 28. Zittau. Laboratorium Dr. Jonscher.

Amtshauptmannschaften Löbau und Zittau. Gemüse und Fruchtdauerwaren, frisches Obst (167).

Frisches Gemüse wurde stets an den Verkaufsstellen besichtigt und bot weniger wegen schlechter Beschaffenheit als unverständiger Aufbewahrung u.s.w. Grund zu belehrender Aussprache. Dauergemüse waren öfters für menschlichen Genuß ungeeignet. Büchsengemüse boten keinen Anlaß zu Klagen. Fruchtdauerwaren wurden lediglich wegen Salizylsäurezusatzes beanstandet.

Bei Dörrobstkonserven amerikanischen Ursprungs (Aprikosen, Prünellen, Pfirsichen, Birnen) wurde schweflige Säure bis zum Höchstgehalte von 0,096 % angetroffen. Die schweflige Säure soll offenbar nicht nur konservieren, sondern auch die Ware verschönen, sodaß die inländischen Fabrikate, die nicht so behandelt wurden, den ausländischen benachteiligt gegenüberstehen. Bei amerikanischen Ringäpfeln ließen sich Zusätze von schwefliger Säure nicht finden und der früher vielfach beanstandete Zinkgehalt ist als beseitigt anzusehen. Die mit Ungeschick geübte Grünung von Gemüsekonserven und insbesondere von Essiggurken mußte in mehreren Fällen als bedenklich und ungesetzlich gerügt werden.

Frisches Obst (23).

Die Kontrolltätigkeit auf diesem Gebiet ist im allgemeinen als eine einfache, aber nicht überflüssige zu bezeichnen. Es kommt selten vor, daß Birnen, Aepfel u.s.w. in verdorbenem Zustande verkauft werden. Die Beschaffenheit der Aufbewahrungsräume mußte öfters gerügt werden.

### 29. Zwickau. Laboratorium Dr. Falck.

Amtshauptmannschaft Zwickau. Gemüse und Fruchtdauerwaren. (Im letzten Vierteljahr 1901 14, im Jahre 1902 233.)

Eine Gemüseprobe enthielt geringe Mengen schwefliger Säure. Die übrigen 246 untersuchten Proben waren einwandfrei.

### 30. Heilbronn.

Obst und Gemüse, frisch und als Dauerwaren (17).

Beanstandet wurde 1 Probe wegen Verdorbenseins und vereinzelte Proben wegen zu hohen Gehaltes an schwefliger Säure. Außerdem wurden Handelsanalysen von 29 Konserven ausgeführt.

### 31. Stuttgart. Kgl. Zentralstelle.

Bei 1 Probe Suppenkonserve wurden die Nährwerteinheiten bestimmt.

### 32. Stuttgart. Medizinal-Kollegium.

4 Gemüse= und Fruchtdauerwarenproben kamen zur Prüfung.

Dörrobst wurde wegen zu hohen Gehaltes an Sand, hervorgerufen durch mangelnde Sorgfalt bei der Herstellung, beanstandet. Schädliche Metalle ließen sich nicht nachweisen, ebenso konnten in amerikanischen Ringäpfeln (Wassergehalt 22,5 %) Konservierungsmittel nicht nachgewiesen werden.

### 33. Stuttgart. Städt. Untersuchungsamt.

Gedörrtes Obst, Früchte und Gemüse, Konserven (47).

Einige Proben kalifornischer Früchte wurden wegen Gehaltes an schwefliger Säure beanstandet. Auf den Wochenmärkten wurde die Pilzkontrolle häufig ausgeübt.

### 34. Baden=Baden.

34 Dörrobstproben gelangten zur Untersuchung. Ein großer Teil davon wurde wegen Gehaltes an schwefliger Säure beanstandet.

### 35. Freiburg.

Gemüse (5), Konserven (7), Dörrobst (25).

Gemüse und Konserven waren einwandfrei. Dörrobst wurde zum Teil wegen eines Gehaltes an schwefliger Säure beanstandet; auch wurde mit Würmern durchsetzte Ware angetroffen.

### 36. Heidelberg.

Grüne Gemüse (2), Obst (4), neue Kartoffeln (15), Pilze (3) und Dunstobst (8).

Kartoffeln, Pilze und Dunstobst erwiesen sich als einwandfrei. Einzelne Obstproben waren unreif, das Gemüse wurde wegen Verdorbenseins beanstandet.

### 37. Karlsruhe.

An Gemüse=Konserven gelangten zur Untersuchung: Bohnen (8), Erbsen (6), Gurken (6) und Spargel (2).

An Dörrobst: Aprikosen (24), Aepfel (6), Birnen (12), Pflaumen (12) und Zwetschgen (6).

Die Gemüsekonserven waren von guter Beschaffenheit; fremde Farbstoffe konnten in keiner Probe nachgewiesen werden. Auch hat die eingehende Untersuchung auf metallische Verunreinigungen durch das Bleilot der Konservenbüchsen sowie die Untersuchung auf einen Gehalt an Konservierungsmitteln, wie Borsäure, Salizylsäure, Formaldehyd und Fluorsalzen zu negativen Resultaten geführt.

Obstkonserven (Dörrobst). Das im Verkehr befindliche, namentlich aus Amerika eingeführte Dörrobst, insbesondere Aprikosen und Pfirsiche, hat bei der Untersuchung teilweise einen nicht unerheblichen Gehalt von schwefliger Säure ergeben.

Ueber umfangreiche, in dieser Hinsicht angestellte Untersuchungen und Versuche ist in einem ausführlichen Gutachten vom 12. Dezember 1902 an das Großh. Ministerium berichtet worden. Die Annahme, daß ein Teil der gefundenen schwefligen Säure in dem Dörrobste in organischer Bindung enthalten sei, hat sich, wie aus der Fachliteratur hervorgeht, vollauf bestätigt.

### 38. Konstanz.

19 Dörrobstproben mußten zum großen Teile wegen Gehaltes an schwefliger Säure beanstandet werden.

### 39. Mannheim.

Alle 10 Proben von Gemüsen und Fruchtdauerwaren erwiesen sich als gute einwandfreie Waren. Von 2 Obstwaren wurde eine beanstandet.

### 40. Pforzheim.

Dörrobst (12).

Die untersuchten kalifornischen Aprikosen enthielten schweflige Säure. Es mußte daher ein Teil der Proben beanstandet werden.

### 41. Weinheim.

Aepfelschnitzel (3).

Eine von Konsumenten als verdächtig eingelieferte Probe wurde als zinkhaltig beanstandet, während die beiden anderen sich als gut erwiesen.

### 42. Darmstadt.

Gemüse, Fruchtdauerwaren, Obst, Kartoffeln und Schwämme (7).

Eine Probe wurde beanstandet.

### 43. Gießen.

Bittere Mandeln (4).

Verfälschungen mit Aprikosenkernen waren nicht nachzuweisen.

### 44. Mainz.

Obst (3), Obst- und Gemüsekonserven (86).

In einer Anzahl von Konserven konnte Stärkesirup nachgewiesen werden. Die Beanstandung erfolgte nach denselben Gesichtspunkten wie bei Fruchtsäften. Die Dörrobstproben wurden auf Gegenwart von Schwermetallen sowie von Konservierungsmitteln geprüft, doch war in keinem Falle Grund zur Beanstandung vorhanden.

### 45. Rostock.

Es wurden 4 Proben amerikanischer Aepfelschnitte untersucht, in einer Probe von 100 g waren 12 mg Zinkoxyd enthalten, diese Probe wurde als gesundheitsschädlich bezeichnet.

### 46. Oldenburg.

3 Proben eingekochter Früchte erwiesen sich als gute Waren. Zwei Gemüsekonserven waren wegen Kupfergehaltes zu beanstanden.

### 47. Gotha.

Fruchtdauerwaren (24).

Ein Teil der untersuchten Dörrobstproben enthielt schweflige Säure. 6 Proben amerikanischer Ringäpfel waren frei von Zink und schwefliger Säure.

### 48. Dessau.

Die Untersuchung der eingelieferten 6 Proben Aepfelschnitte bezog sich auf etwaigen Zinkgehalt. Vereinzelte Proben zeigten unzulässig hohen Gehalt an Zinkverbindungen.

### 49. Lübeck.

Von Gemüsen und Fruchtdauerwaren gelangten nur 2 Proben grüne Erbsen zur Untersuchung. Die eine Probe enthielt 0,035 % Zinn. Die andere war unter Zusatz von Rohzucker hergestellt.

### 50. Bremen.

Die Anzahl der Untersuchungen belief sich auf 63, und zwar: Frische Bohnen und Erbsen (4,) eingemachte Gurken (9), Brechspargel (3), Bohnen (3), getrocknete Kartoffel (2), Schnittäpfel (15), Aprikosen (13), Prünellen (2), Birnen (2), Pflaumen, Zwetschen, Feigen (je 3), Korinthen (1). Als verdächtig wurden vom Medizinalamte eingeliefert 4 Proben frische Bohnen und Erbsen, 2 Proben getrocknete Kartoffelschnitte und je eine Probe Korinthen, Pflaumen, Aprikosen und Apfelschnitte und, von Interessenten stammend, 3 Proben Gurkenkonserven und 2 Aprikosenproben. Während die beschlagnahmten Schiffsproviantproben nach

der Analyse sich noch als brauchbare Nahrungsmittel erwiesen, mußten die von Interessenten eingehändigten eingemachten Gurken beanstandet werden, da bei der Aufbewahrung der Gurken in Büchsen die stark essigsauere Flüssigkeit nicht unbeträchtliche Mengen Zinn gelöst hatte. Auffallend erschien es, daß einer hochprozentigen Essigkonserve noch Salizylsäure beigegeben war. Von den übrigen durch Polizeibeamte entnommenen Proben sind Gurkenkonserven zu erwähnen, welche durch einen gelben fluoreszierenden Farbstoff künstlich aufgefärbt waren und auch solche, welche mit Salizylsäure versetzt waren. Die Beanstandungen führten in keinem Falle zu einem gerichtlichen Vorgehen.

### 51. Hamburg.

Uebersicht über die in den Jahren 1900—1902 ausgeführten Untersuchungen von Früchten, Frucht- und Gemüsedauerwaren.

| Art der Proben | Anzahl der im Jahre | | |
| --- | --- | --- | --- |
| | 1900 | 1901 | 1902 |
| | unterfuchten Proben | | |
| Frische Früchte . . . . . . . . . | — | 7 | 1 |
| Getrocknete Früchte . . . . . . . | 19 | 21 | 56 |
| Mit Zucker eingekochte Früchte . . . . | — | 12 | — |
| Mit Zucker in Dosen konservierte Früchte | 5 | 13 | — |
| Sonstige Früchte . . . . . . . . | 10 | 4 | — |
| Getrocknete Gemüse . . . . . . . . | 11 | 3 | 1 |
| Mit Salz konservierte Gemüse . . . . | — | — | 10 |
| In Dosen konservierte Gemüse . . . . | 5 | 16 | 9 |
| Gesamtzahl . . | 50 | 76 | 77 |

Die frischen Früchte waren meist von Konsumenten mit dem ausgesprochenen Verdachte eingeliefert, daß dieselben verdorben, konserviert oder künstlich gefärbt sein sollten (Apfelsinen). Beanstandungen ergaben sich bei Birnen und Datteln infolge eingetretener starker Fäulnis oder Zersetzung. Da angeblich gewisse Feigensorten im Produktionslande geschwefelt werden, so wurde bei der Untersuchung von Feigenproben hierauf ein besonderes Augenmerk gerichtet, wobei aber weder schweflige Säure, noch andere Konservierungsmittel nachgewiesen werden konnten.

In den letzten Jahren ist den Untersuchungen von Dörrobst ein besonderes Interesse zugewendet worden. War es früher der festgestellte Zinkgehalt der amerikanischen Scheibenäpfel, welcher zu sanitären Bedenken und infolgedessen zu Beanstandungen Anlaß gab, so ist es in letzter Zeit der Gehalt an schwefliger Säure in getrockneten kalifornischen Aprikosen, Birnen, gelben Pflaumen und Pfirsichen, sowie in italienischen Prünellen, der eine eingehende Prüfung dieser Dörrobstsorten erforderlich macht.

Infolge zahlreicher im Jahre 1902 im Inlande erfolgter Beanstandungen von geschwefeltem kalifornischen Dörrobst wurde der Großhandel beunruhigt. Es wurde daher, da auch von seiten der Handelskammer ein diesbezügliches Ersuchen gestellt wurde, Veranlassung genommen, über die Produktionsverhältnisse und die Beschaffenheit der in den Handel kommenden geschwefelten kalifornischen und italienischen Dörrobstsorten eingehende Ermittelungen anzustellen.

In einer größeren Anzahl von Proben ist der Gehalt der Früchte an schwefliger Säure nach Zubereitung derselben als Kompott ermittelt worden. Die hierbei stets festgestellte Abnahme an schwefliger Säure steht jedoch nicht in einem bestimmten Verhältnis zu dem ursprünglichen Gehalt der Früchte an schwefliger Säure.

Der Gehalt der verschiedenen Dörrobstsorten an schwefliger Säure ist in nachstehender Tabelle, den Jahrgängen nach, zusammengestellt worden.

Die Proben sind zum Teil aus Originalkisten entnommen, zum Teil durch Ankauf im Kleinhandel beschafft worden.

| Ernte | Obstsorte | Gehalt an schwefliger Säure | Bemerkungen | Ernte | Obstsorte | Gehalt an schwefliger Säure | Bemerkungen |
|---|---|---|---|---|---|---|---|
| 1900 | Kaliforn. Aprikosen | 0,018 | 1902 untersucht | 1901 | Kaliforn. Birnen | 0,160 | |
| 1900 | „ | 0,072 | 1902 „ | 1901 | „ | 0,046 | |
| 1900 | „ | 0,162 | 1900 „ | 1901 | „ | 0,036 | |
| 1901 | „ | 0,088 | | 1901 | „ | 0,03 | |
| 1901 | „ | 0,170 | 1902 „ | 1901 | „ | 0,023 | 1902 untersucht |
| 1901 | „ | 0,225 | | 1901 | „ | 0,043 | |
| 1901 | „ | 0,107 | | 1901 | „ | 0,034 | |
| 1901 | „ | 0,207 | 1901 „ | 1901 | „ | 0,056 | |
| 1902 | „ | 0,108 | | 1901 | „ | 0,04 | |
| 1902 | „ | 0,102 | | 1901 | „ | 0,02 | 1901 „ |
| 1902 | „ | 0,096 | | 1901 | „ | 0,024 | |
| 1902 | „ | 0,062 | | 1900 | Kaliforn. Pfirsiche | 0,043 | |
| 1902 | „ | 0,144 | | 1900 | „ | 0,013 | 1902 „ |
| 1902 | „ | 0,148 | | 1900 | „ | 0,151 | 1900 „ |
| 1902 | „ | 0,113 | | 1901 | „ | 0,128 | |
| 1902 | „ | 0,092 | Direkt nach Eingang der Ernte untersucht. Die meisten Proben sind aus Original=kisten entnommen | 1901 | „ | 0,153 | |
| 1902 | „ | 0,235 | | 1901 | „ | 0,216 | 1902 „ |
| 1902 | „ | 0,166 | | 1901 | „ | 0,201 | |
| 1902 | „ | 0,146 | | 1900 | Kalifornische gelbe Pflaumen | 0,045 | |
| 1902 | „ | 0,115 | | 1900 | Italien. Prünellen | 0,05 | 1900 „ |
| 1902 | „ | 0,215 | | 1902 | „ | 0,013 | |
| 1902 | „ | 0,078 | | 1902 | „ | 0,013 | |
| 1902 | „ | 0,116 | | 1902 | „ | 0,007 | Direkt nach Eingang der Ernte untersucht |
| 1902 | „ | 0,225 | | 1902 | „ | 0,008 | |
| 1902 | „ | 0,218 | | 1902 | „ | 0,005 | |
| 1902 | „ | 0,167 | | | | | |
| 1902 | „ | 0,021 | | | | | |

Wie aus den analytischen Befunden hervorgeht, enthalten die Pfirsiche und Aprikosen am meisten schweflige Säure. Der Gehalt der italienischen Prünellen an schwefliger Säure ist gegenüber den kalifornischen Dörrobstsorten gering.

Die kalifornischen Scheibenäpfel erwiesen sich bis auf einige Fälle frei von Zink. Die hier ermittelten Zinkmengen betrugen 0,0034, 0,04 und 0,043 %.

Mit Zucker eingekochte Früchte, mit Zucker in Dosen konservierte Früchte. In mehreren Fällen erfolgte Beanstandung wegen nicht deklarierten Zusatzes von Stärkesirup und Konservierung mit Salizylsäure.

Unter der Bezeichnung „Preißelbeerkompott nach Hausfrauenart“ wurden Produkte angetroffen, welche außer erheblichen Mengen Stärkesirup noch Kernobst (Aepfel) enthielten. Da diese Bezeichnung die gemachten Zusätze den Konsumenten gegenüber nicht deklarierte, wurde auch hier eine Beanstandung ausgesprochen.

Sonstige Früchte. Da erfahrungsgemäß Krachmandeln zur Bleichung der Steinschale und Konservierung geschwefelt werden, wurde eine größere Anzahl Proben untersucht um festzustellen, ob hierbei auch die Mandeln schweflige Säure aufnehmen. Während der Gehalt der Steinschalen an schwefliger Säure zwischen 0,016 und 0,162 % schwankte, konnten nur in 3 Fällen in den Mandeln selbst geringe Mengen schweflige Säure und zwar 0,027, 0,036 und 0,006 % festgestellt werden.

Getrocknete Gemüse. Wie festgestellt werden konnte, werden auch getrocknete Hülsenfrüchte künstlich gefärbt, und zwar waren gelbe Erbsen mit einem orange-gelben Farbstoff aufgefärbt und mit Talkum poliert worden.

Weiter gaben grüne Erbsen und Selleriescheiben, welche von Würmern befallen waren, Anlaß zur Beanstandung.

In einigen Proben Julienne=Suppenkräutern wurden geringe Mengen schwefliger Säure nachgewiesen und zwar schwankte der Gehalt an schwefliger Säure zwischen 0,009 und 0,033 %.

Mit Salz konservierte Gemüse. Einige zur Orientierung ausgeführte Untersuchungen von Sauerkohl haben nachstehende Resultate ergeben:

| | I Prozent | II Prozent | III Prozent |
|---|---|---|---|
| Wassergehalt | 90,08 | 90,02 | 90,34 |
| Asche | 1,58 | 1,68 | 2,5 |
| Trockensubstanz | 9,02 | 9,98 | 9,66 |
| Gesamtsäure auf Milchsäure berechnet: | | | |
| a) mit Lackmuspapier | 0,72 | 1,5 | 0,79 |
| b) mit Phenolphtalein | 0,86 | 1,8 | 1,06 |
| Flüchtige Säure auf Essigsäure berechnet | 0,09 | 0,19 | 0,09 |
| Borsäure | nicht nachweisbar | | |

In der Lake der grünen Schnittbohnen schwankte der Gehalt an Säure, auf Milchsäure berechnet, zwischen 0,08 und 0,84 %. Borsäure war in den Proben in nachweisbaren Mengen nicht enthalten.

In Dosen konservierte Gemüse. Die Dosengemüse waren sämtlich von normaler Beschaffenheit und enthielten keine nachweisbaren Mengen Konservierungsmittel. Abgesehen von minimalen Spuren Zinn waren Metallverbindungen in den Konserven nicht zu beobachten.

In einer Reihe von Fällen wurde festgestellt, wieviel Konserve und Brühe in den Dosen von bestimmtem Gewicht enthalten waren.

## 52. Metz.

Tomatenmus (4). In einzelnen Fällen hatte ein Zusatz von Karotten stattgefunden. 2 Proben Bohnen= und Erbsenkonserven waren einwandfrei.

## 53. Straßburg.

Himbeermarmelade (1) sowie Gemüsekonserven und dergleichen (11). Die Himbeermarmelade enthielt Stärke=sirup, Weinsäure und einen Teerfarbstoff. Da diese Beimischungen deklariert waren, konnte keine Beanstandung eintreten.

2 untersuchte Tomatenkonserven, je eine Spargel= und Nußkonserve waren einwandfrei. Einige Erbsenkonserven waren hingegen zu beanstanden.

## 10. Fruchtsäfte und Gelees einschließlich des Obstkrautes, der Marmeladen, Pasten und Limonaden.

### 1. Altona.

Fruchtsäfte (9), Brauselimonaden (15), Beerentrank (1) und Marmelade (1).

In einem Zivilprozeß war eine Himbeermarmelade vom Käufer beanstandet worden, weil das Produkt keine normale Handelsware darstelle. Die Untersuchung der kaum genießbaren Ware hatte das folgende Ergebnis:

Polarisation einer 20 %igen Lösung im 200 mm-Rohr (Laurent)

   a) vor der Inversion . . . . . $= + 31^0\ 36'$
   b) nach der „ . . . . . $= + 25^0\ 12'$
   c) nach dem Vergähren . . . $= + 19^0\ 18'$

Salizylsäure } vorhanden.
Teerfarbstoff }

Künstliche Süßstoffe: nicht nachweisbar.

Dieses zum größten Teil aus unreinem Stärkezucker (Stärkesirup) bestehende, hochgradig verfälschte Produkt konnte nicht als normale Handelsware bezeichnet werden.

Ein Teil der Brauselimonaden und Fruchtsäfte wurde beanstandet. Erstere wegen Gehaltes an künstlichen Süßstoff, letztere als Kunstprodukte. Die übrigen Proben waren einwandfrei.

### 2. Barmen.

Brauselimonade (2), Himbeersaft (2), Apfelkraut (7) und Himbeermarmelade (1). Die Proben waren bis auf einzelne Apfelkrautsorten und die Marmelade von guter Beschaffenheit.

### 3. Bochum.

Apfelkraut (8), Apfelgelee (4), Gelee (16), Himbeersirup (29), künstlicher Fruchtsirup (5), Marmelade (8), Pflaumenmus (6), Zitronensirup (2), Fruchtsirup (4), Lemon Squasch (1).

Die untersuchten Geleeproben und künstlichen Fruchtsirupe waren einwandfrei, während Apfelkraut- und Apfelgeleeproben wiederholt beanstandet werden mußten. Himbeer- und Fruchtsirupe waren größtenteils künstlich gefärbt. Marmeladen- und Pflaumenmusproben enthielten zuweilen Stärkemehl in erheblicher Menge.

### 4. Breslau.

Himbeersirup (5), Pflaumenmus (6).

Einzelne Himbeersirupe mußten beanstandet werden.

### 5. Crefeld.

Brauselimonaden (6), Apfelkraut (3) wurden gut befunden. 1 Fruchtsaft enthielt roten Anilinfarbstoff ohne entsprechende Deklaration.

### 6. Hannover.

Die Untersuchung von Fruchtsäften u.s.w. beschäftigte das Amt in 33 Fällen, und zwar kamen zur Untersuchung: 18 Himbeersäfte (Himbeersirup), 4 Himbeerrohsäfte (Fruchtsaft), 9 Kirschsäfte, 1 Kirschsuppe und 1 Eingemachtes.

Einzelne Himbeersäfte, vom Kgl. Polizei-Präsidium eingesandt, waren aus stark gewässertem Rohsaft hergestellt und mit Stärkesirup versetzt. Eine Probe war außerdem gefärbt.

Zwei vom Gerichte eingelieferte Rohsäfte waren infolge eines eingeleiteten Strafverfahrens bei einem Himbeersaftfabrikanten beschlagnahmt worden. Der auswärts untersuchte Himbeersaft war wegen hohen Wasserzusatzes beanstandet. Es konnte in der beschlagnahmten Probe ebenfalls hoher Wasserzusatz nachgewiesen werden.

Die beanstandeten Proben hatten folgende Zusammensetzung:

| | Himbeersaft | | |
|---|---|---|---|
| Trockensubstanz (Extrakt) . . | 47,85 % | 63,95 % | 65,40 % |
| Wasser . . . . . . . . | 52,15 „ | 36,05 „ | 34,60 „ |
| Asche . . . . . . . . | 0,26 „ | 0,23 „ | 0,18 „ |
| Alkalität der Asche . . . . | 2,1 cc N.A. | 1,7 cc. N.A. | 1,3 cc. N.A. |
| Polarisation in 10 %iger Lösung im 200 mm Rohr Soleil-Ventzke | | | |
|   a. direkt . . . . . . . | $+ 12{,}5^0$ | $+ 15{,}9^0$ | $+ 13{,}1^0$ |
|   b) invertiert . . . . . . | $+ 9{,}1^0$ | $+ 5{,}5^0$ | $+ 6{,}4^0$ |
|   c) nach dem Vergähren . | $+ 7{,}4^0$ | $+ 6{,}8^0$ | $+ 7{,}7^0$ |
| Konservierungsmittel . . . | } nicht nachweisbar | } nicht nachweisbar | nicht nachweisb. |
| Künstliche Farbstoffe . . . | | | vorhanden |
| Saccharin . . . . . . . | | | nicht nachweisb. |

| | Himbeerrohsaft | |
|---|---|---|
| Trockensubstanz (Extrakt) . . . | 3,32 g in 100 g | 2,3 g in 100 g |
| Asche . . . . . . . . . | 0,28 g in 100 g | 0,22 g in 100 g |
| Alkalität der Asche . . . . | 2,0 cc. N.S. | 2,04 cc. N.S. |
| Gesamtsäure als Apfelsäure berechnet . . . . . . . . | 0,79 g in 100 g | 0,79 g in 100 g |
| Künstliche Farbstoffe . . . . | nicht vorhanden | nicht vorhanden |
| Salicylsäure . . . . . . . | „ „ | viel „ |

Wegen Verkaufs von stärkezuckerhaltigem Himbeersaft fand eine Verurteilung zu 50 Mark statt.

Nach dem Genuß von Kirschsuppe waren auf dem Truppenübungsplatz in Münster mehrere Soldaten erkrankt. Die Erkrankung äußerte sich in starkem Erbrechen. Von dem Armeelieferanten, welcher den zur Herstellung der Suppe verwendeten Kirschsaft geliefert hatte, wurde eine Probe Suppe und eine Probe Kirschsaft übersandt. In der Suppe wurde Zink nachgewiesen, und zwar pro Kilo Suppe 0,347 g Zinkoryd, entsprechend 1 g äpfelsaurem Zink.

Da die Suppe in einem verzinkten Kessel gekocht war und in demselben über Nacht gestanden hatte, so war der hohe Zinkgehalt leicht erklärlich. Auch erklärten sich hierdurch die Krankheitserscheinungen, da Zinksalze bekanntlich brechenerregend wirken.

In dem Kirschsafte konnte dagegen Zink nicht nachgewiesen werden.

### 7. Erlangen.

82 Fruchtsäfte und Limonaden kamen zur Untersuchung. Von diesen Proben wurden 20 bei der ambulanten Kontrolle geprüft. Beanstandungen mußten bei einem Teil der Proben ausgesprochen werden.

### 8. Fürth.

Fruchtsäfte (8). Eine Probe Himbeersaft erwies sich als gefärbt.

### 9. München.

1450 Fruchtsäfte und Limonaden wurden untersucht. Beanstandungen erfolgten einigemal wegen Zusatzes von Saccharin. Auch wurden mehrfach künstliche aus Essenzen, Farbstoffen und Säuren hergestellte Brauselimonaden angetroffen und beanstandet. Wegen unreinlichen Fabrikationsbetriebes wurde eine Anzahl von Brauselimonaden beanstandet.

### 10. Nürnberg.

Himbeersaft (5), Zitronensaft und Sirup (14), Wacholdersaft (3), Süßholzsaft (2), Brauselimonade (5), gemischte Marmelade (1) und Preißelbeermarmelade (1).

Himbeersaft mußte zum Teil wegen Zusatzes von Kirschsaft beanstandet werden. Einige Zitronensäfte stellten Kunstprodukte dar oder hatten Zusätze von Konservierungsmitteln erhalten. Ein Wacholdersaft war mit Traubenzucker vermischt. Die übrigen Proben waren von einwandfreier Beschaffenheit.

In sämtlichen Mineralwassergeschäften werden sogenannte Brauselimonaden hergestellt und zu diesen künstliche Fruchtessenzen verwendet. Eine Ausnahme machte 1 Zitronenlimonade, zu der natürlicher Zitronensaft verwendet worden war. Die Bezeichnung der aus künstlichen Fruchtessenzen hergestellten und außerdem noch künstlich gefärbten Brauselimonaden war durchgehends eine derartige, daß eine Täuschung des Publikums nicht stattfinden konnte. Es ergab sich also in dieser Hinsicht kein Anlaß zu weiterem Einschreiten.

Eine gemischte Marmelade wurde wegen Gehaltes an Kapillärsirup und wegen künstlicher Färbung beanstandet. Trotz eines entgegengesetzten Gutachtens lautete bei der schöffengerichtlichen Verhandlung das Urteil, daß die künstliche Färbung von Marmelade als eine Fälschung anzusehen sei. Die weitere Frage, ob auch der Gehalt an Kapillärsirup als eine Fälschung zu gelten habe, wurde seitens des Gerichtes offen gelassen.

Eine künstlich gefärbte und mit Kapillärsirup eingekochte Preißelbeermarmelade war auf ihrer Originalpackung durch eine kreisrunde Marke von ungefähr 3 cm Durchmesser mit folgender Aufschrift gekennzeichnet: „Obstkonserven sind hergestellt mit Raffinade und Wein- oder Zitronensäure nach Maßgabe des Geschmackes, Kapillärsirup, soweit es für die Konsistenz notwendig ist, und Konditorrot, wo Farbe verlangt wird". Aus diesem Wortlaut ist schwer herauszulesen, daß die betreffenden Preißelbeeren mit Kapillärsirup eingekocht sind, die künstliche Färbung wird aber mit der Bemerkung: „und Konditorrot, wo Farbe verlangt wird" keineswegs gekennzeichnet. Außerdem war die Schrift so klein, daß sie fast unleserlich erschien. Eine derartige Deklaration wurde als ungenügend bezeichnet. Da von der fraglichen Marmelade noch nichts verkauft worden war, so wurde der Verkäufer lediglich auf die Folgen bei etwaigem Verkaufe aufmerksam gemacht.

### 11. Speyer.

Fruchtsäfte und Marmeladen (2). Eine Probe mußte beanstandet werden.

### 12. Würzburg.

44 Fruchtsäfte und Limonaden wurden untersucht. 2 Limonaden waren unter Zuhilfenahme von Teerfarbstoffen hergestellt. Alle anderen Proben waren einwandfrei. Vergl. auch Fruchtdauerwaren.

### 13. Chemnitz. Laboratorium Dr. Trübsbach.

Amtshauptmannschaft Annaberg. Fruchtsäfte, Gelees, Limonaden (79).

Als Konservierungsmittel wurden Salizyl- und Benzoësäure auch bei garantiert reinen Medizinal-Zitronensäften beobachtet. Himbeersirupe und Gelees waren zuweilen mit Kirschsaft oder Farbstoff aufgefärbt; auch waren mehrere Brauselimonaden, die den Namen einer bestimmten Fruchtart trugen, ohne Verwendung der entsprechenden Fruchtsäfte aus Essenzen u.s.w. künstlich hergestellt.

Amtshauptmannschaft Marienberg. Fruchtsäfte, Gelees, Limonaden (40).

In mehreren Fällen wurden als Konservierungsmittel Salizylsäure und Benzoësäure beobachtet. Einige Himbeersäfte waren gefärbt und einige Brauselimonaden mit dem Namen einer bestimmten Fruchtart stellten Kunstprodukte dar.

### 14. Dresden. Kgl. Zentralstelle.

Amtshauptmannschaft Dresden-A. Fruchtsäfte, Limonaden, Gelees (17). Einzelne Proben mußten beanstandet werden.

Amtshauptmannschaft Dresden-N. Fruchtsäfte, Limonaden, Gelees (61).

Bei Fruchtsäften und Marmeladen wurden zum Teil Zusätze von Stärkezucker, Teerfarbstoffen oder Konservierungsmitteln (Salizylsäure) beobachtet. Der Farbzusatz bei Limonaden war größtenteils deklariert, nur in einem Falle mußte eine Beanstandung erfolgen.

Stadt Radeberg. Himbeersäfte (8), Marmelade (1) und Preißelbeerkompott (1) waren einwandfrei.

### 15. Dresden. Städt. Untersuchungsamt.

Fruchtsäfte (74), Limonaden (2), Marmeladen (41).

Von seiten der Wohlfahrtspolizei wurde eine Ueberwachung des Verkehrs mit Himbeersirup und Marmeladen angeordnet. Es wurden während des Monats Mai von jeder Stadtbezirksinspektion 3 Proben Himbeersirup und im August je 2 Marmeladen eingeliefert.

Die Untersuchung der eingelieferten Himbeersirupe hat erwiesen, daß der Uebergang der Fabrikation von den Haushaltungen und den Kleinbetrieben an die Großindustrie im allgemeinen keine Besserung zur Folge gehabt hat. Die Zahl der ermittelten Verfälschungen zeigte, daß an Stelle der altgewohnten Herstellung aus Himbeersaft und Rohrzucker Zusätze von Stärkesirup, Verdünnung mit Wasser und nachherige künstliche Auffärbung Eingang fanden. Es gelangen sogar völlige Kunstprodukte als Himbeersirupe in den Verkehr.

Die chemische Analyse wurde bei sämtlichen Proben auf die Bestimmung des spezifischen Gewichts, der freien Säure, der Menge und Alkalität der Mineralstoffe und der Polarisation vor und nach der Inversion ausgedehnt. Außerdem wurden alle Proben auf künstliche Färbung, Salizylsäure und Saccharin geprüft. Wurde Stärkesirup vermutet, so fand die Analyse durch gewichtsanalytische Bestimmung des Zuckers vor und nach der Inversion die notwendige Ergänzung.

Die Mehrzahl der Beanstandungen betraf die Verwendung gewässerten Rohsaftes und nachfolgende künstliche Färbung. Völlige Kunstprodukte wurden dreimal, unverdünnter, künstlich gefärbter Saft nur einmal angetroffen.

Nachstehende Zusammenstellung der analytischen Ergebnisse, die bei der Untersuchung der im Berichtsjahre eingelieferten Zitronensäfte gewonnen wurde, gewährt einen Ueberblick über die diesbezüglichen Verhältnisse.

| Ausgeführte Bestimmungen | Citronelle Française | Zitronensaft rein | Zitronensaft mit Zucker | Medizinal-Zitronensaft | Prima natürlicher Kur-Zitronensaft | Lemon Squasch | Zitronade Sauvinet |
|---|---|---|---|---|---|---|---|
| Spezifisches Gewicht bei 15 Grad | 1,0508 | 1,0367 | 1,2931 | 1,0690 | 1,0286 | 1,2156 | 1,1844 |
| 100 ccm enthalten t. g. | | | | | | | |
| Alkohol | 0,36 | 0,76 | 0,10 | 2,43 | 1,29 | 4,79 | 0 |
| Extrakt, direkt | 11,73 | 8,75 | 79,69 | 18,23 | 8,22 | 59,18 | 47,08 |
| Freie Säure (als Zitronensäure) | 12,29 | 7,07 | 1,75 | 18,20 | 6,70 | 3,29 | 47,36 |
| Weinsäure | sehr viel | 0 | 0 | 0 | 0 | 0 | 0 |
| Mineralstoffe | 0,056 | 0,675 | 0,035 | 0,425 | 0,45 | 0,13 | 0,12 |
| Gesamtzucker | 0 | — | — | — | — | 47,84 | 0 |
| Salicylsäure | 0 | 0,022 | 0 | 0 | 0,030 | 0 | 0 |
| Teerfarbstoff | vorhanden | 0 | vorhanden | 0 | 0 | 0 | 0 |
| Polarisation (200 mm Sch. & H.) | + 4,0 | 0 | — 92,4 | 0 | 0 | + 5,0 | 0 |
| Alkalität derselben (ccm N. Säure | 0 | 3,88 | 0 | 1,25 | 5,75 | 1,50 | 0,20 |

Brauselimonaden. Während nach der allgemein geltenden Auffassung unter Limonaden Mischungen von Fruchtsäften mit Wasser und Zucker, unter Brause-limonaden gleichartige Gemische, welche außerdem noch Kohlensäure enthalten, verstanden werden, bestehen viele der zur Zeit im Handel befindlichen Produkte aus künstlich gefärbtem, aromatisiertem Sodawasser.

Trotz einer Entscheidung des höchsten sächsischen Gerichtshofes ist bislang von einer Ueberwachung dieser Produkte abgesehen worden, weil das Kgl. Ministerium des Innern unter dem 9. Juli 1902 die Verwaltungs-behörden angewiesen hatte, von einer Beanstandung der Brauselimonaden bis zu einer gesetzlichen Regelung des Verkehrs Abstand zu nehmen. So erklärt es sich, daß im Berichtsjahre nur 2 Brauselimonaden zur Untersuchung gelangten, welche auf Beschwerde von Privatpersonen eingeliefert wurden. Eine derselben mußte wegen eines nicht deklarierten Saccharingehaltes be-anstandet werden; bei der anderen wurde im Hinblick auf die erwähnte Ministerialverordnung, trotz eines geringen Kupfergehaltes von 3,2 bis 6,4 mg in 1 Liter, von einer Beanstandung abgesehen, den Fabrikanten aber empfohlen, die Etikettierung „Himbeer-Limonade" durch die richtigere „Brauselimonade mit Himbeergeschmack" zu ersetzen.

Die eingelieferten Marmeladenproben erwiesen sich zum Teil als schlechte Erzeugnisse, nahezu alle waren künstlich gefärbt und bei vielen wurden Beimengungen von Kapillärsirup festgestellt, ja einige bestanden aus rot gefärbtem Stärkesirup, welchem durch Einverleibung von Himbeer- oder Erdbeertrestern der Anschein einer Frucht-konserve verliehen worden war.

Die Staatsanwaltschaft sah vorerst von der Erhebung einer Anklage ab und machte die Gewerbetreibenden nur auf den Tatbestand der Verfälschung aufmerksam. Erst im Wiederholungsfalle nahm die Wohlfahrtspolizei mehrere Verkäufer in Strafe.

Eine Feigenmarmelade war von einem auswärtigen Chemiker wegen ihrer künstlichen Färbung beanstandet worden und besaß, wie die im Auftrage der Staats-anwaltschaft ausgeführte eingehendere Untersuchung er-gab, folgende Zusammensetzung:

| | |
|---|---|
| Wasser | 24,78 % |
| Mineralstoffe | 0,64 „ |
| Alkalität derselben | 6,29 ccm N.-Säure |
| Stickstoffsubstanz | 0,76 % |
| Freie Säure (Apfelsäure) | 0,66 „ |
| Alkoholfällung | stark milchig |
| In Wasser Unlösliches | 3,49 %. |

Polarisation einer Lösung 1:10 im 200 mm-Rohr des Halbschattenapparates von Schmidt & Haensch

a) direkt . . . — 24,78 °
b) nach der Inversion . — 9,67 °

Zucker (als Invertzucker)

a) direkt . . . 26,66 %
b) nach der Inversion . 58,98 „

Durch Vergleich dieser Befunde mit der hier er-mittelten Zusammensetzung getrockneter Feigen ließ sich berechnen, daß die „Marmelade" ein künstlich gefärbtes Gemisch von ungefähr 25% getrocknete Feigen, 36 % Rohr-zucker, 29% Stärkesirup und 10% Wasser darstellte.

Bei der Beurteilung wurde davon ausgegangen, daß der Zusatz von Wasser den Gebrauchswert verringert und somit eine Verschlechterung bedeutet. Im gleichen Sinne wirkt durch seinen Gehalt an Wasser und Dextrin auch der Stärkesirup, der überdies infolge seiner größeren Konsistenz und Zähflüssigkeit der Ware den Anschein eines höheren Gehaltes, also einer besseren Beschaffenheit verleiht. Schließlich ist auch die künstliche Färbung geeignet, die Anwesenheit einer größeren Menge von Fruchtsaft vorzutäuschen.

**16. Dresden. Laboratorium Dr. Filsinger.**
Amtshauptmannschaft Meißen. Fruchtsäfte, Gelees u.s.w. (11).

Es erfolgten 2 Beanstandungen von Brauselimonaden, weil deren Farbe und sonstige Beschaffenheit mit der Bezeichnung nicht in Einklang stand.

**17. Dresden. Laboratorium Dr. Hefelmann.**
Amtshauptmannschaft Bautzen. Himbeersaft und Himbeersirup (17), Johannisbeersaft (3), Zitronen-saft (15), Gelee (1), Marmeladen (3) und Limonaden (15).

Eine Anzahl Himbeersäfte und Himbeersirupe mußte, weil sie aus gewässerten Rohsäften hergestellt waren, beanstandet werden.

Die Wässerung geschieht teils durch Nachpressen der Beeren mit erheblichen Mengen Wasser oder verdünntem Sprit, teils durch Zusatz von Wasser beim Verkochen zu Sirup. In Bischofswerda wies ein als „feinster Gebirgs-himbeersaft" bezeichneter Sirup bei über 65% Zuckergehalt nur 0,095% Asche und 0,80 ccm (Normallauge) Alkalität der Asche auf, war also aus einem mit wenigstens 60% Wasser gestreckten Himbeerrohsaft bereitet worden. Da dieses Produkt noch erhebliche Mengen Kirschsaft enthielt, so ist der Wasserzusatz von 60% auf das Gemisch von Himbeersaft und Kirschsaft zu beziehen. Der Verkäufer, der die Ware als „Himbeersaft nachgefärbt" bezogen hatte, wurde zu einer Geldstrafe verurteilt. Ein Sirup aus erheblich gestrecktem Rohsaft war als „Himbeersirup Pharm. Germ. IV" bezeichnet, ergab aber nur 0,13% Asche, 1,44 ccm Alkalität der Asche und 0,29% freie Säure. Johannisbeersaft war einwandfrei, jedoch mußten einige Proben Zitronensaft wegen nicht deklarierter Salizylierung oder Verfälschung beanstandet werden. Die Limonaden waren zum Teil Kunstprodukte.

Amtshauptmannschaft Dresden-A. Himbeer-saft und Himbeersirup (10), Johannisbeersaft (1), Zitronen-saft( 18), Zitronensirup (2) und Brauselimonade (4).

Bei Himbeersaft wurde zuweilen Verfälschung mit Wasser, Färbung und Zusatz von Salizylsäure beobachtet. Die Zitronensäfte waren zum Teil Kunstprodukte, und es wurde auch hier in einigen Fällen nicht deklarierte Salizylsäure nachgewiesen. Von den Frucht-Brause-limonaden erwiesen sich einzelne als Kunstprodukte ohne Kenntlichmachung ihrer Beschaffenheit. Diese wurden für verfälscht erklärt.

Amtshauptmannschaft Großenhain. Himbeer-saft und Himbeersirup (14), Kirschsaft (1), Zitronensaft (14), Zitronensirup (4), Fruchtmus (4), Marmeladen (3) und Brauselimonaden (9).

Die Himbeersäfte waren zum Teil wegen Wässerung oder Verwendung von Nachpresse zu beanstanden. Auch der Zitronensaft erwies sich zum Teil als verfälscht. In einzelnen Säften wurde Salizylsäure nachgewiesen. Die Fruchtmuse und Marmeladen waren bis auf eine mit Kapillärsirup versetzte Probe von guter Beschaffenheit, während einzelne Limonaden beanstandet werden mußten.

Amtshauptmannschaft Kamenz. Himbeersaft und Himbeersirup (7), Zitronensaft (14), Marmeladen (2) und Brauselimonade (1).

Die Himbeersäfte mußten zum Teil wegen Wässerung, die Zitronensäfte zum Teil als Kunstprodukte beanstandet werden. Die übrigen Proben waren einwandfrei.

**18. Dresden. Laboratorium Dr. Schmidt.**
Amtshauptmannschaft Dippoldiswalde. Him-beersirup (50), Himbeerbrauselimonade (1), Marmelade (1) und Preißelbeeren (9).

Himbeersirup mußte verschiedentlich wegen eines Gehaltes an fremden Farbstoffen oder Salizylsäure oder auch infolge eines Gehaltes an beiden Zusätzen beanstandet werden. Außerdem wurde auch Zusatz von Trauben-zucker beobachtet.

Die Himbeerbrauselimonade war künstlich gefärbt. Von den untersuchten Preißelbeerproben mußten einige infolge eines Gehaltes an künstlichen Farbstoffen bean-standet werden. Die Verkäufer wurden in allen Fällen nur verwarnt. Die Marmelade war einwandfrei.

Amtshauptmannschaft Pirna. Himbeersirup (126), Himbeerlimonadenessenz (1), Pflaumenmus (1), Marmelade (3), Preißelbeeren (31) und Himbeerbrauselimonaden (9). Himbeersirup mußte verschiedentlich wegen eines Gehaltes an fremden Farbstoffen oder Salizylsäure oder auch infolge beider Zusätze beanstandet werden. Außerdem wurde Zusatz von Traubenzucker beobachtet. Die Beanstandungen wurden durch Verwarnung oder Polizeistrafen erledigt.

Himbeerbrauselimonaden waren künstlich gefärbt.

Von den 31 untersuchten Preißelbeerproben mußten einige infolge eines Gehaltes an künstlichen Farbstoffen beanstandet werden. Die Verkäufer wurden in allen Fällen nur verwarnt.

Himbeerlimonadenessenz, Pflaumenmus und Marmelade waren einwandfrei.

### 19. Dresden. Laboratorium R. Weber.

Amtshauptmannschaft Rochlitz. Fruchtsäfte, Marmeladen, Honig (84).

Die Prüfung erstreckte sich auf den Nachweis von Konservierungsmitteln, künstlichen Farbstoffen und Stärkezucker, bei Marmeladen auch auf den Nachweis von Gelatine und Agar.

Mehrere Proben mußten beanstandet werden, teils wegen ihres Gehaltes an Salizylsäure, oder weil sie künstlich gefärbt waren. Einige Proben enthielten Stärkezucker.

Amtshauptmannschaft Schwarzenberg. Fruchtsäfte, Marmeladen, Honig (21).

Mehrere der entnommenen Proben enthielten Salizylsäure, einige waren künstlich gefärbt.

### 20. Freiberg. Laboratorium Dr. Naßmann.

Amtshauptmannschaft Freiberg. 70 Fruchtsäfte, Gelees, Marmeladen wurden im Jahre 1902 untersucht. Die Untersuchung erstreckte sich hauptsächlich auf Konservierungsmittel. Beanstandungen mußten öfters ausgesprochen werden.

### 21. Leipzig. Kgl. Untersuchungsanstalt.

Stadt Leipzig. 10 Fruchtsäfte erwiesen sich als einwandfrei.

Amtshauptmannschaften Leipzig und Grimma. Es wurden in der Berichtszeit 137 Fruchtsäfte und 52 Gelees und Marmeladen untersucht.

Bei Beurteilung der Fruchtsäfte mußte der Unterschied zwischen „reiner Fruchtsaft", „Gebirgshimbeersaft" und den sogenannten „Limonadenessenzen" streng beachtet werden. Während die ersteren in Uebereinstimmung mit den Beschlüssen des Vereins deutscher Fruchtpresser allein aus Fruchtpreßsäften mit Rohr- oder Rübenzucker ohne jede Verdünnung durch Wasser, ohne Konservierungsmittel und Farbstoffzusatz hergestellt sein müssen, höchstens ein mäßiger Zusatz von Alkohol nachgesehen werden kann, dürfen die „Limonadenessenzen" mit fremden billigeren Säften verschnitten, mit Fruchtäther versetzt, unter Verwendung von technisch reinem Stärkezucker dargestellt, mit unschädlichen Teerfarben geschönt und nach Verfügung des Kgl. Ministeriums des Innern vom 9. Juli 1902 bis auf weiteres auch mit Salizylsäure konserviert sein.

Aus diesen Gründen war bei der Entnahme in jedem Einzelfall die Einkaufsbezeichnung durch Einsicht in die Rechnungen festzustellen und zu kontrollieren, ob der Kleinverkauf unter der entsprechenden Bezeichnung erfolgte. Dabei zeigte es sich häufig, daß aus Unkenntnis Uebertretungen vorkamen und Limonadenessenzen als reine Säfte verkauft wurden. Als irreführend wurde wiederholt die Bezeichnung „Echte Gebirgshimbeerlimonadenessenz" bemerkt. Von den untersuchten 137 Fruchtsäften mußte ein großer Teil wegen Auffärbung durch einen roten Teerfarbstoff beanstandet werden. In

einem dieser Fälle hatte außerdem ein Zusatz von Salizylsäure zu „reinem Himbeersaft" stattgefunden. Mehrmals handelte es sich um Limonadenessenzen, welche als reine Säfte weiter verkauft wurden, und zwar häufig zu einem Preise, welcher denjenigen eines reinen Saftes bedeutend überstieg. In einem Fall war eine solche Limonadenessenz als Himbeersaft verkauft worden. Bei der Untersuchung erwies sich dieselbe als vollständiges Kunstprodukt ohne nachweisbaren Gehalt an Himbeerpreßsaft. In allen diesen Fällen konnte einstweilen von gerichtlicher Verfolgung abgesehen werden, da der Weiterverkauf unter der täuschenden Bezeichnung aus Unkenntnis erfolgt war. Nur einmal war ein stark gestreckter Saft mit Fruchtäther- und Farbstoffzusatz als reiner Himbeersaft seitens des Fabrikanten verkauft worden, und mußte gegen den Hersteller Strafantrag auf Grund von § 10, 1—2 des Nahrungsmittelgesetzes gestellt werden.

In allen übrigen Fällen wurden die Verkäufer ernstlich zur Vorsicht gemahnt unter Androhung der Bestrafung im Wiederholungsfalle und unter Belehrung über die Unterschiede zwischen Reinsaft und Limonadenessenz.

Auch von den Gelees, Marmeladen und eingemachten Früchten gilt das für die reinen Fruchtsäfte ausgeführte. Sie dürfen, sofern sie als reine Naturprodukte oder als Fruchtkonserven schlechthin bezeichnet sind, keinerlei fremde Beimischungen, wie Stärkezucker, fremde Früchte und Fruchtsäfte, Konservierungsmittel, künstliche Farbstoffe, Pflanzensäuren enthalten.

### 22. Leipzig. Laboratorium Dr. Elsner.

Amtshauptmannschaft Schwarzenberg. Fruchtsäfte (39).

Himbeersirup war wiederholt mit kleinen Mengen Salizylsäure versetzt; Zitronensaft bestand bisweilen aus einer mit Essenz parfümierten, wässerigen Lösung von kristallisierter Zitronensäure.

### 23. Leipzig. Laboratorium Dr. Kallir.

Amtshauptmannschaft Chemnitz. Fruchtsäfte, Marmeladen, Gelees u. s. w. wurden im letzten Vierteljahr 1901 157, im Jahre 1902 9 untersucht.

Zu Beanstandungen gab häufig der nicht deklarierte Farbzusatz zu Fruchtsäften, Marmeladen und eingekochten Früchten Veranlassung. Der Verband der Fruchtsaftpresser hat neuerdings seinen Mitgliedern die Deklaration der künstlichen Färbung zur Pflicht gemacht. Daß auch bei Marmeladen und eingekochten Früchten das Gleiche verlangt werden muß, wird wohl nicht zu bestreiten sein. In einem Falle haben sich die zuständigen Gerichte dieser Anschauung angeschlossen.

### 24. Leipzig. Laboratorium Dr. Prager.

Amtshauptmannschaft Flöha. 29 Fruchtsäfte und Gelees kamen zur Untersuchung. Eine Probe wurde wegen Gehaltes an Teerfarbstoffen angehalten.

Amtshauptmannschaft Oschatz. Es wurden 7 Fruchtsäfte auf verbotene Farben, Salizylsäure und Saccharin untersucht. Eine Beanstandung erfolgte nicht.

### 25. Leipzig. Laboratorium Dr. Röhrig.

Amtshauptmannschaft Borna. Fruchtsäfte, Gelees und Limonaden (27).

Zur Untersuchung kamen in der Hauptsache Zitronensaft, Himbeersirup und Marmeladen. In Zitronensaft wurden Zusätze von Konservierungsmitteln und von Zitronensäure nachgewiesen. Bei Himbeersirup und Marmeladen war die Verwendung fremder Farbstoffe, in einigen Fällen auch der Zusatz von Kirschsaft und Stärkezucker nicht deklariert. Trotz der Verwendung vielversprechender Etiketten waren die meisten Brauselimonaden Gemische aus sogenannten Fruchtäthern, schaumgebenden Mitteln, Teerfarben, Wasser und Kohlensäure, teilweise auch Salizylsäure. Derartigen Mischungen, die vielfach einen unangenehmen Beigeschmack besitzen, darf der Charakter eines erfrischenden und bekömmlichen Getränkes nicht ohne weiteres zugesprochen werden. In einem Falle hat der Bezirksarzt auf Veranlassung der Staatsanwaltschaft zu dieser Frage Stellung genommen und in einem Gutachten auf die Bedenklichkeit des Genusses solcher Brauselimonaden hingewiesen.

Amtshauptmannschaft Döbeln. Fruchtsäfte, Gelees u.s.w. (50).

Zur Untersuchung kamen Zitronensaft, Himbeersirup und Marmeladen. In Zitronensaft wurden bisweilen Zusätze von Konservierungsmitteln und Zitronensäure nachgewiesen. Bei Himbeersirup und Marmelade waren fremde Farbstoffe, in einigen Fällen auch der Zusatz von Kirschsaft und Stärkezucker nicht deklariert.

Saccharinhaltige Brauselimonaden wurden selten angetroffen. Der betreffende Fabrikant ist unter Hinweis auf das zu erwartende Saccharin-Gesetz verwarnt worden.

### 26. Meerane. Laboratorium Dr. Scheitz.

Amtshauptmannschaft Glauchau. Fruchtsäfte, Marmeladen, Limonaden, Fruchteis, Gelees, Obstkraut (156).

Beanstandungen mußten wegen Gehaltes an Salicylsäure oder wegen künstlicher Färbung mehrfach erfolgen.

### 27. Plauen. Laboratorium Dr. Forster.

Amtshauptmannschaft Auerbach. Fruchtsäfte, Gelees, Limonaden. (Im letzten Vierteljahr 1901 6, im Jahre 1902 44.)

Im Bereich der Amtshauptmannschaften Auerbach, Oelsnitz und Plauen wurden verhältnismäßig wenig Fruchtsäfte untersucht; Gelees wurden selten zum Verkauf gestellt.

Limonaden waren nur in wenig Fällen unter Verwendung von Fruchtsäften hergestellt, zum Teil mit Salizylsäure versetzt und künstlich gefärbt. Die überwiegende Zahl war aus Essenzen bereitet. Ein Teil derselben war als Kunstprodukt deklariert: „Künstliche Himbeerlimonade", „Limonade mit Himbeeraroma" u.s.w., während andere unter irreführenden Bezeichnungen, „Himbeerlimonade, Erdbeerlimonade" u.s.w. verkauft wurden.

Diejenigen Fabrikanten, die ihren Limonaden Saccharin zugesetzt hatten, ohne diesen Gehalt zu deklarieren, wurden nach § 2 des Süßstoffgesetzes vom 6. Juli 1898 und § 10 des Reichsgesetzes vom 14. Mai 1879 bestraft.

Amtshauptmannschaft Oelsnitz. Fruchtsäfte, Gelees, Limonaden. (Im letzten Vierteljahr 1901 18, im Jahre 1902 39.)

Amtshauptmannschaft Plauen. Fruchtsäfte, Gelees, Limonaden. (Im letzten Vierteljahr 1901 24, im Jahre 1902 81.)

### 28. Zittau. Laboratorium Dr. Jonscher.

Amtshauptmannschaften Löbau und Zittau. Fruchtsäfte, Gelees, Marmeladen, Pasten, einschließlich Limonaden (97).

Die Prüfung der Fruchtsäfte und Fruchtsirupe erstreckte sich auf Konservierungsmittel, künstliche Süßstoffe, Stärkesirup und künstliche Färbung. Künstliche Süßstoffe wurden bei Fruchtsäften nie angetroffen, während Färbung und Zusatz von Salicylsäure sehr verbreitet sind. Es sei erwähnt, daß mehrfach Säfte mit Karbolsäuregeruch zur Prüfung gelangten. Es muß wohl ausgeschlossen erscheinen, daß zur Konservierung von Fruchtsäften Karbol gebraucht wird. Das Auftreten in den Fabrikaten kann nur damit erklärt werden, daß die zur Konservierung benutzte Salizylsäure durch Bakterientätigkeit und deren Sauerstoffbedürfnis eine Reduktion und Umwandlung zu Karbolsäure erfahren hat. Aehnliche Verhältnisse sind auch bei der Pökelung von Fleisch unter Salizylsäurezusatz beobachtet worden.

Da als Fruchtbrauselimonade ein Gemisch aus Fruchtsaft, Zucker, Wasser und Kohlensäure zu verstehen ist, so ist jedes Produkt, das aus Essenz, Zitronensäure, Farbstoff u.s.w. ohne entsprechende Bezeichnung zubereitet wird, zu beanstanden. Der Zusatz von Saponin zu größerer Schaumentwickelung zu den Limonaden gab mehrfach zu Beanstandungen Anlaß auf Grund der §§ 12 resp. 14 des Reichsgesetzes vom 15. Mai 1879.

### 29. Zwickau. Laboratorium Dr. Falck.

Amtshauptmannschaft Zwickau. Fruchtsäfte und Gelees. (Im letzten Vierteljahr 1901 34, im Jahre 1902 74.)

Sowohl Fruchtsäfte als auch Gelees waren mehrfach gefärbt und einige Proben enthielten außerdem einen Zusatz von Kapillärsirup.

### 30. Stuttgart. Kgl. Zentralstelle.

Von 4 Limonaden waren einzelne künstlich gefärbt.

### 31. Stuttgart. Medizinal-Kollegium.

3 Fruchtsäfte wurden untersucht und als Kunstprodukte beanstandet.

### 32. Freiburg.

2 Fruchtsäfte waren einwandfrei.

### 33. Heidelberg.

Limonaden (15).

Einzelne Proben mußten beanstandet werden, da in ihnen zahlreiche Suspensionen nachgewiesen wurden.

### 34. Karlsruhe.

Fruchtsäfte (12) und Fruchtmarmeladen (18).

Von den Fruchtsäften gilt bezüglich der verwendeten Zuckerart das gleiche wie für die Marmeladen. Ein Himbeersirup war mit Salizylsäure versetzt, ein anderer mit Teerfarbstoff aufgefärbt; beide Säfte wurden beanstandet.

Als Marmeladen kommen Genußmittel in den Handel, die in der Weise hergestellt sind, daß das Fruchtfleisch der verschiedensten Früchte nach dem Entsteinen oder Entkernen mit oder ohne Zusatz von Zucker zu breiförmiger Konsistenz eingekocht wird. Die verwendete Zuckerart ist in der Regel Rohr- oder Rübenzucker besserer oder geringerer Qualität wie Raffinade und Kristallzucker oder Melis-Farinzucker. Nicht selten wird, namentlich bei der Massenfabrikation, an Stelle des Rohr- oder Rübenzuckers der billigere Stärkezucker (Traubenzucker, Kapillär- oder Bonbonsirup) verwendet. Sobald die Marmeladen nach einer bestimmten Fruchtart z. B. als „Johannisbeeren" oder als „Apfelmarmelade" bezeichnet sind, ist die Verwendung der billigeren Zuckerarten unstatthaft. Bei dem Bezuge von den im Handel befindlichen billigen Marmeladen, die gewöhnlich als „Melange-Marmeladen" bezeichnet sind, kann der Anspruch auf die Verwendung von Rohr- und Rübenzucker nicht gemacht werden. Ueber die Anforderungen, die an die Früchte-Marmeladen zu stellen sind, waren ausführliche Gutachten an die Staatsanwaltschaft Mosbach und an das Bezirksamt Mannheim zu erstatten.

Einzelne Marmeladen wurden wegen ihres Gehaltes an Salizylsäure beanstandet.

### 35. Konstanz.

Fruchtsäfte (4).

Eine Probe künstlicher Himbeersaft war als reines Naturprodukt verkauft worden, eine andere Probe war aus verdünntem Rohsaft hergestellt. Die Proben waren als verdächtig von Behörden eingeliefert.

### 36. Mannheim.

Fruchtsäfte, Gelees einschließlich des Obstkrautes und der Marmeladen, Pasten und Limonaden (9)

Beanstandungen erfolgten mehrmals wegen Zusatzes von Farbstoff zu Fruchtsäften, Marmeladen u.s.w., welche den Namen einer bestimmten Fruchtart führten. Salizylsäure als Konservierungsmittel wurde nur einmal nachgewiesen. Ohne Zweifel ist man auf dem Gebiete der Einmachekunst bestrebt, bessere Produkte auf den Markt zu bringen.

### 37. Pforzheim.

2 Himbeersäfte wurden untersucht, und der eine mußte, weil gewässert, beanstandet werden. Die beiden Säfte waren als verdächtig von der Stadtgemeinde entnommen worden.

### 38. Weinheim.

Honig und Fruchtsäfte (8).

Ein Blütenhonig und ein Himbeersaft waren Kunstprodukte.

### 39. Darmstadt.

Fruchtsäfte und Gelees wurden 83 untersucht. Ein Teil derselben mußte beanstandet werden.

### 40. Gießen.

5 Marmeladen waren einwandfrei.

### 41. Mainz.

Fruchtsäfte (44) und Limonaden (5).

Die Fruchtsäfte waren zum Teil unter Verwendung von Stärkesirup hergestellt worden, teils mußten sie als völlige Kunstprodukte bezeichnet werden. Beanstandung erfolgte jedoch nur dann, wenn die Bezeichnung auf Täuschung des Käufers hinzielte. Die Limonaden waren nicht zu beanstanden.

### 42. Worms.

Fruchtsäfte u.s.w. (18).

Ein geringer Teil der Proben war nicht einwandfrei.

### 43. Rostock.

Von Fruchtsäften und Gelees wurden 5, von Limonaden 12 Proben untersucht. In einigen Fruchtsäften war Salizylsäure enthalten; sie wurden beanstandet. Die Limonaden waren Brauselimonaden, die aus Zuckerwasser und künstlich gefärbten sogenannten Fruchtextrakten hergestellt waren, also keinen Himbeersaft, Zitronensaft u.s.w. enthielten. Die Limonaden waren jedoch derartig bezeichnet, daß der Käufer erkennen konnte, daß sie keinen Fruchtsaft enthielten.

### 44. Oldenburg.

Limonaden (13). Die Proben waren aus künstlichen Fruchtsirupen hergestellt und daher als Fruchtlimonaden zu beanstanden.

### 45. Gotha.

Gelegentlich des Schützenfestes wurde eine Himbeerlimonade verkauft, welche durch ihre rote Farbe auffiel. Die Untersuchung einer polizeilich entnommenen Probe ergab, daß diese Limonade ein Kunstprodukt war, welches nur aus Wasser, Saccharin und einem roten Farbstoff bestand. Die Verkäuferin dieser Limonade wurde vom Schöffengericht wegen Vergehens gegen das Süßstoffgesetz mit einer Geldstrafe bestraft.

Zwei Zitronensäfte waren zu beanstanden.

### 46. Dessau.

Fruchtsäfte (15).

Von Fruchtsäften wurde ausschließlich Zitronensaft untersucht. Der größte Teil der untersuchten Säfte (10 Proben) war rein. Durch die Untersuchung solcher Säfte sollte Material gesammelt werden, in welchem Maße die Zusammensetzung eines reinen Saftes schwanken kann, insbesondere welches Minimum der Gehalt an Extrakt, Asche u.s.w. bei verschiedener Behandlung des Preßsaftes erreichen kann.

### 47. Lübeck.

Fruchtsäfte u.s.w. (11).

Die eingelieferten Proben betrafen Zitronensaft, Himbeersaft und ein Kronsbeerenkompott. Ein Zitronensaft wurde im Auftrage der Staatsanwaltschaft geprüft. Der Saft war als garantiert reiner Natursaft in den Handel gebracht worden und war salizylsäurehaltig. Der analytische Befund war folgender: spezifisches Gewicht 1,035. Zitronensäure 8,52 %. Mineralbestandteile 0,205 g (davon 0,114 g Chlornatrium) in 100 ccm. Der eingedampfte Saft besaß eine hellbraune Färbung, die Zitronensäure hatte sich in Kristallen ausgeschieden. Verschiedene Kontrollversuche ergaben, daß bei reinen Naturzitronensäften sich die Zitronensäure nie in Kristallen ausscheidet, daß der eingedampfte Saft stets eine dunkle Farbe besitzt. Auch der Chlornatriumgehalt ist bei reinen Säften stets erheblich niedriger. Aus diesen Gründen wurde der untersuchte Saft beanstandet; der Zitronensäuregehalt stammte zum überwiegenden Teil aus dem Zusatz einer wässerigen Auflösung kristallisierter Zitronensäure. Das Gericht erkannte auf eine Geldstrafe von 300 ℳ.

Von den Himbeersäften wurden zwei beanstandet, weil sie entweder gestreckt oder unter Verwendung von Nachpressen hergestellt waren. Der eine Saft ergab 0,115 % Mineralbestandteile, freie Säure auf Apfelsäure berechnet: 0,396 %, Alkalinität der Asche in Kubikzentimetern Normallauge 1,42; der andere: Mineralstoffe 0,21 %, freie Säure 0,38 %, Alkalinität der Asche 2,2. Reine Himbeersirupe ergaben folgende Zahlen: Mineralbestandteile 0,2 %, freie Säure auf Apfelsäure berechnet 0,4 %, Alkalinität der Asche in Kubikzentimetern Normallauge 2,0 ccm. Das Kompott wurde wegen Salizyl- und Borsäuregehaltes beanstandet.

### 48. Bremen.

18 Fruchtsäfte, 8 Himbeer-, 7 Kirsch-, 2 Erdbeer- und 1 Johannisbeersaft, 1 Melange-Konfitüre und 22 Brauselimonaden mit Himbeer-, Zitronen- und Waldmeistergeschmack. Einzelne Himbeer- und Erdbeersäfte sowie Brauselimonaden gaben Grund zur Beanstandung, weil in denselben Kapillärsirup, Konservierungsmittel oder künstliche Färbung nachgewiesen wurde. Gerichtliche Verfahren wurden jedoch nicht eingeleitet.

### 49. Hamburg.

Uebersicht über die in den Jahren 1900—1902 ausgeführten Untersuchungen von Fruchtsäften:

| Art der Proben | Gesamtzahl |
|---|---|
| Himbeersaft und Kirschsaft . . . . . . . . . | 10 |
| Zitronensaft . . . . . . . . . . . | 57 |
| Selbst hergestellte Fruchtsäfte . . . . . . . . . | 18 |
| Summe . . | 85 |

Die bei der Untersuchung von Himbeersaft und Kirschsaft erhaltenen Resultate boten nichts Bemerkenswertes. Einige der Proben wurden wegen Gehaltes an Stärkesirup, Salizylsäure und wegen Essiggärung beanstandet.

Um ein Urteil über die Zusammensetzung zweifellos reiner Fruchtsäfte zu gewinnen, sind aus 10 verschiedenen Fruchtarten die entsprechenden Säfte gewonnen und untersucht worden.

Die Herstellung geschah in der Weise, daß die betreffenden Früchte zerquetscht 1—2 Tage stehen blieben. Hierauf wurde die Masse durch ein Tuch filtriert und die Hülsenbestandteile mit der Hand abgepreßt. Der so erhaltene Saft wurde der freiwilligen Gärung überlassen.

In der folgenden Tabelle sind die Ergebnisse der in der üblichen Weise ausgeführten Untersuchungen zusammengestellt:

| Art der Frucht | Spez. Gewicht bei 15° C | Alkohol % | Extrakt (einschließlich Zucker, direkt bestimmt, 2½ Std. im Wassertrockenschrank) % | Mineralbestandteile % | Gesamtsäuren: als Apfelsäure % | Gesamtsäuren: 25 ccm verbrauchte Normallauge ccm | Flüchtige Säuren (als Essigsäure) % | Nichtflüchtige Säuren (als Äpfelsäure) % | Zucker (als Invertzucker) % | Phosphorsäure % |
|---|---|---|---|---|---|---|---|---|---|---|
| Preißelbeeren (nicht vergohren) | 1,0546 | 0,05 | 14,40 | 0,291 | 1,78 | 6,65 | 0,08 | 1,75 | 9,39 | 0,017 |
| Brombeeren | 1,0109 | 2,77 | 3,44 | 0,402 | 1,25 | 4,67 | 0,06 | 1,19 | 0,22 | 0,027 |
| Erdbeeren | 1,00895 | 3,23 | 3,26 | 0,467 | 1,15 | 4,28 | 0,04 | 1,10 | 0,22 | 0,040 |
| Heidelbeeren | 1,0093 | 3,40 | 3,65 | 0,226 | 1,24 | 4,63 | 0,05 | 1,18 | 0,45 | 0,014 |
| Himbeeren | 1,0141 | 3,29 | 4,29 | 0,439 | 1,83 | 6,82 | 0,06 | 1,76 | 0,28 | 0,032 |
| Hollunderbeeren (stickig geworden) | 1,0122 | 3,06 | 4,48 | 0,855 | 0,67 | 2,52 | 0,45 | 0,18 | — | — |
| Süße schwarze Kirschen (sauer geworden) | 1,0310 | 4,11 | 9,39 | 0,612 | 0,46 | 1,73 | 0,17 | 0,27 | 3,07 | 0,061 |
| Saure Kirschen | 1,0114 | 6,79 | 5,76 | 0,402 | 0,79 | 2,95 | 0,02 | 0,77 | 0,19 | 0,042 |
| Johannisbeeren | 1,0158 | 2,72 | 4,65 | 0,534 | 2,87 | 10,72 | 0,03 | 2,84 | 0,09 | 0,045 |
| Schwarze Johannisbeeren | 1,0247 | 2,88 | 6,49 | 0,922 | 3,74 | 13,97 | 0,03 | 3,71 | 0,18 | 0,087 |
| Stachelbeeren | 1,0073 | 3,64 | 3,23 | 0,360 | 1,65 | 6,18 | 0,05 | 1,60 | 0,28 | 0,045 |

Uebersicht über die in den Jahren 1900—1902 ausgeführten Untersuchungen von Zitronensaft:

| Zitronensaft | 1900 | 1901 | 1902 |
|---|---|---|---|
| a) aus dem Kleinhandel | 12 | 8 | 16 |
| b) aus dem Proviant von Schiffen bezw. zur Verproviantierung von Schiffen bestimmt | 2 | 0 | 19 |
| Gesamtzahl | 14 | 8 | 35 |

Zitronensaft bildet einen wichtigen Bestandteil des Proviants von Kauffahrteischiffen, welche längere Reisen zu machen gezwungen sind. Ferner wird der Saft, verdünnt mit Wasser unter Zusatz von Zucker, vielfach als erfrischendes Getränk genossen. Der Konsum von Zitronensaft ist daher besonders in den Hafenstädten wie Hamburg, in welchen auch die Schiffe ihren Bedarf an Zitronensaft decken, ein erheblicher. Nach früheren Untersuchungen hatte es den Anschein, als ob in der Tat Verfälschungen des Saftes in erheblichem Umfange nicht vorkämen. Ein außerhalb Hamburgs in den Jahren 1899—1900 sich abspielender Strafprozeß legte jedoch die Tatsache klar, daß die Verfälschung von Zitronensäften in bedeutendem Maße betrieben wurde und nötigte zu einer Ueberwachung des Handels mit Zitronensaft auch hier in Hamburg.

Die in den letzten Jahren ausgeübte Kontrolle hat nun ergeben, daß Präparate, welche unter Bezeichnungen wie z. B. „Zitronensaft aus frischen Früchten bereitet", „Reiner und haltbarer Zitronensaft", „Naturheilkräftiger, garantiert reiner Zitronensaft" u.s.w. in den Handel kamen, entweder lediglich wäßrige Lösungen von Zitronensäure waren, oder Gemische von wäßriger Zitronensäurelösung mit etwas reinem Zitronensaft. Als Konservierungsmittel wurde außer Alkohol besonders Salicylsäure und in einem Falle auch Benzoesäure gefunden. Eine gewisse Klasse von englischen Zitronensäften, welche besonders zur Verproviantierung von Schiffen bestimmt waren, war stark geschwefelt, so daß diese Säfte einen stechenden Geruch nach schwefliger Säure hatten. Zur Aromatisierung waren zu den verfälschten Produkten Zusätze von Zitronenschalenauszug gemacht worden. Als Färbemittel war in einigen Fällen ein gelber Teerfarbstoff enthalten.

Während diese Produkte leicht als verfälscht oder als Nachahmungen zu erkennen waren, wurden im Handel auch Fabrikate angetroffen, welche auf wissenschaftlicher Grundlage verfälscht waren, indem Zitronensäurelösungen, Glyzerin und Mineralstoffe zugesetzt worden waren.

Um zu einem richtigen Urteil über die Zusammensetzung der reinen Zitronensäfte zu gelangen, sind im Institut mehrfach Zitronensäfte aus Zitronen gepreßt und untersucht worden. Die Zusammensetzung der selbst hergestellten Säfte war folgende:

| g in 100 ccm | Mai 1900 | | September 1900 | | | | Septbr. 1901 | Septbr. 1902 |
| | Nicht vergoren | Vergoren | Aus reifen Zitronen | | Aus unreifen Zitronen | | Nicht vergoren | Nicht vergoren |
| | I. | II. | Nicht vergoren A. | Vergoren α. | Nicht vergoren B. | Vergoren β. | C. | D. |
|---|---|---|---|---|---|---|---|---|
| Spezifisches Gewicht bei 15° C | 1,0285 | 1,0215 | 1,0241 | 1,0181 | 1,0279 | 1,0220 | 1,0362 | 1,0175 |
| Spezifisches Gewicht des entgeisteten Saftes | 1,0401 | 1,0345 | 1,0357 | 1,0311 | 1,0393 | 1,0351 | 1,0361 | 1,0345 |
| Extrakt indirekt[1] | 9,61 | 8,25 | 8,54 | 7,48 | 9,41 | 8,40 | 8,64 | 8,25 |
| Zitronensäure, wasserfrei | 6,11 | 6,19 | 5,46 | 5,41 | 5,52 | 5,89 | 5,74 | 5,28 |
| Zucker, im ganzen | 1,79 | 0,53 | 1,41 | 0,26 | 1,22 | 0,25 | 1,08 | 1,35 |
| Saccharose | 0,22 | 0,26 | — | — | — | — | 0,19 | — |
| Mineralstoffe | 0,46 | 0,44 | 0,879 | 0,880 | 0,597 | 0,592 | 0,477 | 0,424 |
| Alkalinität der Asche (ccm N-Säure) | — | — | 4,9 | 4,8 | — | 6,9 | 6,8 | 6,1 |
| Stickstoff | — | — | 0,076 | 0,073 | 0,093 | 0,091 | 0,077 | 0,055 |
| Phosphorsäure | — | — | 0,0236 | 0,0272 | — | — | — | 0,0224 |
| Schwefelsäure | — | — | — | 0,008 | — | — | — | — |
| Chlor | — | — | — | 0,006 | — | — | — | — |
| Flüchtige Säuren | — | — | Spuren | Spuren | — | — | — | — |
| Glycerin | — | — | (0,30) | (0,17) | (0,37) | (0,34) | — | — |
| Alkohol | 6,58 | 7,58 | 6,58 | 7,89 | — | — | — | — |
| Extraktrest nach Abzug von a) $C_6H_8O_7$ und Zucker | 1,71 | 1,53 | 1,67 | 1,76 | 2,67 | 2,76 | 1,82 | 1,62 |
| Extraktrest nach Abzug von b) $C_6H_8O_7$, Zucker, Mineralstoffen und an letztere gebundener Zitronensäure | — | — | 1,13 | 1,22 | — | 1,94 | 1,14 | 1,00 |

[1] S. Zeitschrift f. Unters. d. Nahrungsmittel VI. p. 1.

Die Zusammensetzung verfälschter Zitronensäfte des Handels dagegen erhellt aus der folgenden Zusammenstellung:

| Bestandteile | Gruppe I | | | | | | | Gruppe II | | | | Gruppe III | | Gruppe IV | |
|---|---|---|---|---|---|---|---|---|---|---|---|---|---|---|---|
| | 1 | 2 | 3 | 4 | 5 | 6 | 7 | 8 | 9 | 10 | 11 | 12 | 13 | 14 | 15 |
| | Reiner und haltbarer Zitronensaft | Natürlicher, reiner und haltbarer Zitronensaft | Natürl., garantiert reiner u. haltbarer Zitronensaft | Reiner und haltbarer Zitronensaft | Natürl., garantiert reiner u. haltbarer Zitronensaft | Natürlicher, reiner und haltbarer Zitronensaft | Aus einem größ. Gebind. verschloss. durch d. Plombe d. Fabrik | Reiner und haltbarer Zitronensaft | | | Höchst konzentrierter Zitronensaft | Naturheilkräftiger, garantiert reiner Zitronensaft | Pure Lime Juice | Messina Zitronensaft aus frischen Früchten | Feinster Zitronensaft |
| | 19/5.00 | 1/7.01 | 25/2.02 | 5/3.02 | 4/4.02 | 9/5.02 | 2/6.02 | 3/5.00 | 17/8.00 | 11/12.00 | 11/7.02 | 24/8.00 | 10/11.00 | 17/8.01 | 14/1.02 |
| Spezifisches Gewicht bei 15°C | 1,0290 | 1,0275 | 1,0299 | 1,0313 | 1,0355 | 1,0332 | 1,0348 | 1,0155 | 1,0145 | 1,0133 | 1,0355 | 1,0177 | 1,0351 | 1,0658 | 1,0477 |
| Spezifisches Gewicht des entgeisteten Saftes | 1,0316 | 1,0299 | 1,0323 | 1,0338 | 1,0379 | 1,0359 | 1,0368 | 1,0303 | 1,0299 | 1,0284 | 1,0358 | 1,0259 | 1,0340 | 1,0896 | 1,0668 |
| Extrakt, direkt | 7,34 | — | — | — | 9,11[1] | 8,59[1] | 8,66[1] | 7,13 | — | — | 8,20[1] | — | — | — | — |
| Extrakt, indirekt | 7,55 | 7,14 | 7,73 | 8,07 | 9,07 | 8,45 | 8,80 | 7,24 | 7,14 | 6,78 | — | 6,18 | 8,13 | 22,4 | 16,68 |
| Freie Zitronensäure, wasserfrei | 7,02 | 6,50 | 6,29 | 6,53 | 6,58 | 6,43 | 6,05 | 6,62 | 6,51 | 6,11 | 7,25 | 4,43 | 7,00 | 10,13 | 8,00 |
| Als Ester geb. Zitronensäure, wasserfrei | — | — | 0,09 | 0,06 | 0,05· | Spur | 0,06 | — | — | — | — | — | — | — | 0,48 |
| Zucker, im ganzen | 0,03 | 0,04 | Spur | 0,05 | Spur | Spur | 0,13 | 0,07 | 0,11 | 0,09 | Spur | 1,22 | 0,29 | 11,95 | 8,00 |
| Mineralstoffe | 0,12 | 0,21 | 0,57 | 0,60 | 0,57 | 0,59 | 0,58 | 0,08 | 0,12 | 0,10 | 0,46 | 0,14 | 0,23 | 0,04 | 0,04 |
| Alkalinität der Mineralstoffe (ccm N-Säure) | — | — | 6,2 | 6,4 | 6,0 | 6,15 | 6,5 | — | — | — | 7,25 | — | — | — | — |
| Stickstoff | (0,0007) | — | — | 0,0049 | 0,0031 | 0,0025 | 0,035 | — | — | 0,0091 | Spur | — | — | — | — |
| Phosphorsäure | — | — | — | — | 0,046 | — | — | — | — | — | — | — | — | — | — |
| Schwefelsäure | — | — | — | — | 0,069 | — | — | — | — | — | — | — | — | — | — |
| Chlor | — | — | — | — | 0,014 | — | — | — | — | — | — | — | — | — | — |
| Flüchtige Säuren (Essigsäure) | — | — | — | — | — | — | — | Spuren | Spuren | Spuren | Spuren | — | — | — | — |
| Glycerin | — | — | 0,06 | 0,06 | 1,81 | 1,16 | 1,16 | — | — | — | nicht nachweisb. | — | — | — | — |
| Alkohol, frei | 1,28 | 1,28 | — | — | 1,22 | 1,44 | 1,06 | 8,63 | 8,94 | 8,84 | — | 4,70 | Spur | 14,55 | 11,65 |
| Salicylsäure | vorhand. | vorhand. | vorhand. | vorhand. | vorhand. | vorhand. | vorhand. | nicht vorhand. | nicht vorhand. | nicht vorhand. | vorhand. | Spur | Spur | nicht vorhand. | nicht vorhand. |
| Extraktrest a) nach Abzug von freier $C_6H_8O_7$ und Zucker | 0,50 | 0,60 | 1,44 | 1,49 | 2,49 | 2,02 | 2,62 | 0,55 | 0,49 | 0,58 | 0,95 | 0,53 | 0,84 | 0,32 | 0,68 |
| Extraktrest b) nach Abzug von freier $C_6H_8O_7$, Zucker veresteter $C_6H_8O_7$, Mineralstoffen und an letztere gebundener Zitronensäure, sowie von Glycerin | — | — | 0,58 | 0,62 | 0,12 | 0,07 | 0,61 | — | — | — | 0,25 | — | — | — | 0,20 |

Ueberficht über die in den Jahren 1900—1902 ausgeführten Untersuchungen von Gelees, Obstkraut, Marmeladen, Pasten.

| Jahr | Gesamtzahl | Gründe für Beanstandungen |
|---|---|---|
| 1900 | 0 | |
| 1901 | 10 | Gehalt an Stärkesirup, Salicylsäure, Teerfarbstoffen |
| 1902 | 11 | |

Sowohl die Verwendung von Stärkesirup als auch die künstliche Färbung sind zu deklarieren, weil diese Manipulationen gestatten, unter Verwendung von Fruchtabfällen eine Ware herzustellen, die äußerlich tadelloser Ware ähnlich ist, ohne ihren Wert zu besitzen.

Uebersicht über die 1900—1902 ausgeführten Untersuchungen von Limonaden und ähnlichen Getränken.

1900 . . . . . . . . . . . 6
1901 . . . . . . . . . . . 23
1902 . . . . . . . . . . . 18

Summe . 47

Eine Reihe der untersuchten Proben war zu beanstanden, weil dieselben Saccharin enthielten, ohne daß dieser Zusatz deklariert war. Diese Fälle waren wesentlich seltener als in den früheren Jahren; im letzten Berichtsjahre konnte sogar festgestellt werden, daß nur eine Probe Saccharin enthielt.

### 50. Straßburg.

Himbeersirup (50), Zitronensaft (3), Kirschsaft (1), Johannisbeersaft (1), Himbeeressenz (5) und Farbstoffe zur Limonadefabrikation (5).

Bei Himbeersirup wurde in einigen Fällen Wasserzusatz, Stärkesirup, Weinsäure oder Teerfarbstoff nachgewiesen. Ein Zitronensaft wurde wegen Verdünnung mit Zitronensäurelösung beanstandet.

Bei einigen Sodawasserfabrikanten waren Proben von Himbeeressenz und Farbstoff erhoben worden, welche zur Herstellung von Himbeerlimonade dienen sollten. Die Essenzen waren Lösungen von künstlichen Estern in verdünntem Alkohol, die mit Teerfarbstoffen gefärbt und mit Weinsäure versetzt waren. Die Farbstoffe (teils pulverförmig, teils in Lösung) waren Gemische von Teerfarben und zwar von Echtrot S. B. oder D. Ponceau J. R., Ponceau II R. und Spuren von Orange G. Die Verkäufer wurden erstmalig verwarnt, indem ihnen eröffnet wurde, daß Himbeerlimonade aus einer Lösung von Himbeersirup in Wasser oder in kohlensaurem Wasser zu bestehen hat, und daß Limonaden, die aus den erwähnten Stoffen hergestellt werden, nur als Kunstprodukte verkauft werden dürfen. (Urteil des Reichsgerichts vom 22. 2. 1900 und 23. 3. 1900, des Landgerichts München vom 19. 9. 1899 und 21. 11. 1899, 23. 2., 9. 12. und 24. 4. 1900, des Landgerichts Augsburg vom 3. 5. 1900).

---

1) 2½ Stunden im Wassertrockenschrank getrocknet.

### 11. Bier.

#### 1. Altona.

Bier (2).

Ein Flaschenbierhändler wurde beschuldigt, den von ihm vertriebenen „Porter" mit Braunbier zu verschneiden. Die Untersuchung des beschlagnahmten Porters sowie eine Probe des Originalporters ergab:

| | beschlagnahmter Porter | Original= Porter |
|---|---|---|
| Spezifisches Gewicht . . . . . | 1,0138 | 1,017 |
| Alkohol . . . . . . . . | 4,05 % | 5,28 % |
| Extrakt . . . . . . . . | 5,37 „ | 6,63 „ |
| Mineralbestandteile . . . . . | 0,34 „ | 0,38 „ |
| Stammwürze . . . . . . | 13,17 „ | 16,50 „ |
| Vergärungsgrad . . . . . | 59,23° | 59,8° |
| Salicylsäure . . . . . . | } nicht | } nicht |
| Künstlicher Süßstoff . . . . | } nachweisbar | } nachweisbar |

Unter Berücksichtigung der Zusammensetzung der Altonaer Braunbiere mußte aus dem Untersuchungs=ergebnis geschlossen werden, daß der beschlagnahmte Porter ein Gemisch des Original=Porters mit ungefähr 25 % Braunbier darstellte. Dieser Befund wurde in der gerichtlichen Verhandlung als richtig zugegeben, und der Angeklagte wurde zu 30 M. Geldstrafe (§ 10, 1 und 2 des Nahrungsmittelgesetzes) verurteilt.

#### 2. Barmen.

6 dunkle Biere und 1 helles Bier erwiesen sich als gut.

#### 3. Bochum.

Bier (9).

Eine Sorte enthielt im Liter 30 mg Saccharin und wurde beanstandet.

#### 4. Breslau.

Durch das Kgl. Polizeipräsidium wurden 6 Bierproben eingeliefert, welche ausschließlich auf die Gegenwart künstlicher Süßstoffe zu untersuchen waren. Letztere wurden in keinem Falle angetroffen.

Auf Veranlassung einer Brauerei wurden deren Biere untersucht.

Wie in den Vorjahren, so wurden auch während der Berichtszeit im Auftrage des Kgl. Polizeipräsidiums sämtliche in Breslau vorhandenen Bierdruckapparate einer technischen Revision unterzogen.

Insgesamt waren vorhanden: 1265 Apparate gegen 1149 im Vorjahre.

Von diesen waren 1218 Apparate = 96,3 % solche mit Kohlensäuredruck (im Vorjahre = 93,5 %) und 47 Apparate = 3,7 % (im Vorjahre 74 Apparate = 6,5 %) mit komprimierter Luft betrieben. Unter den letzteren sind einbegriffen 8 sogenannte Wasserdruckapparate, bei denen die Luftpumpe durch einen an die Wasserleitung angeschlossenen Wassermotor getrieben wird.

Als erfreulich ist festzustellen, daß die Luftdruck=apparate von Jahr zu Jahr mehr verschwinden; diese Apparate können von Laien kaum in Ordnung gehalten werden. Dagegen werden die Kohlensäureapparate immer vollkommener, so daß ihre Bedienung und Instandhaltung ohne große Mühe bewirkt werden kann.

Viel zu wünschen ließen in zahlreichen Wirtschaften die Spülvorrichtungen.

#### 5. Hannover.

Eine regelmäßige Untersuchung der Lagerbiere, welche nur von größeren Brauereien in den Handel gebracht werden, findet nicht statt.

Einer gewissen Kontrolle unterliegen nur die ober=gärigen Biere, die sogenannten Weizenmalz= oder Weizen=biere, von welchen seit dem Inkrafttreten des Gesetzes, betr. den Verkehr mit künstlichen Süßstoffen, das Kgl. Polizei=präsidium alljährlich eine Anzahl Proben auf künstliche Süßstoffe untersuchen läßt.

Eingeliefert wurden im Berichtsjahre im ganzen 29 Proben, nämlich 26 Proben Weizenmalzbier, 2 Lager=bier und 1 Exportbier. Dieselben verteilen sich in bezug auf die Einsender wie folgt: Kgl. Polizeipräsidium hier, 22, Gerichte 1, sonstige Behörden 1, Private 5 Proben.

Beanstandet wurden einzelne Proben wegen Saccharin=zusatz, von welchen 2 folgende Zusammensetzung zeigten:

| | | |
|---|---|---|
| Spezifisches Gewicht . . . . . . | 1,0214 | 1,0169 |
| In 100 cc sind enthalten: | | |
| Alkohol . . . . . . . . . | 0,69 g | 1,06 g |
| Extrakt . . . . . . . . . | 5,87 „ | 4,88 „ |
| Mineralbestandteile . . . . . | 0,084 „ | 0,077 „ |
| Phosphorsäure $(P_2O_5)$ . . . . . | 0,023 „ | 0,021 „ |
| Extraktgehalt der Stammwürze . . . | 7,23 „ | 7,00 „ |
| Saccharin im Liter . . . . . . | 0,0033 „ | 0,0037 „ |
| Saccharin im Hektoliter . . . . . | 0,33 „ | 0,37 „ |

Ob wegen dieser Fälle gerichtsseitig ein Verfahren eingeleitet wurde, ist nicht bekannt geworden.

Dagegen fanden im Berichtsjahre 2 Verurteilungen statt wegen Herstellung und Verkaufs saccharinhaltiger Biere, die im Jahre 1901 beanstandet waren.

Der eine Brauer erhielt 200 M. Geldstrafe, der andere, weil einmal wegen desselben Vergehens vor=bestraft, 600 M.

Von einigem Interesse dürfte auch folgender Fall sein, der im Berichtsjahre vor der Strafkammer ver=handelt wurde.

Ein Bierhändler und dessen Ehefrau waren beschuldigt, zu hellem Herforder Bier ein sogenanntes Färbebierextrakt zugesetzt zu haben und dieses gefärbte Bier fortgesetzt je nach Bedarf als dunkles Herforder oder als Kulmbacher Bier zu den entsprechenden Preisen verkauft zu haben.

Die Beschuldigten gaben zu, das gefärbte Herforder Bier als dunkles Herforder verkauft zu haben. Wenn dagegen Kulmbacher verlangt worden sei, so hätten sie das dunkle Färbebierextrakt mit echtem Münchener Bier vermengt und dann habe dieses das dunkle Aussehen des Kulmbacher Bieres angenommen.

Interessant war die Anpreisung des Fabrikanten über die Beschaffenheit seines Färbebierextraktes. In dieser Anpreisung heißt es: „Meine Färbebierextrakte, den Bieren nach entsprechenden Verhältnissen zugesetzt, verleihen denselben die Farbe, das Aroma, den Geschmack, die Vollmundigkeit, überhaupt den Charakter der gewünschten Biere, deren Bezeichnung sie tragen.

Auf 100 Liter setze man zu: Bayerisches $1/3$—$1/4$, Kulmbacher 1, Bock 1—$1^1/_2$, Porter $1/2$ Liter Extrakt, Pilsener nach Belieben.

Der Zusatz zum Bier kann auf warmem oder kaltem Wege erfolgen, sei es auf der Braupfanne, dem Gähr=bottich, dem Lagerfaß, oder auf dem Versandfaß, indem man die Extrakte (wie es meistens geschieht) in die leeren Transportfässer gießt und das Bier darauf füllt. Ich empfehle letztere Verwendungsart."

Das Gericht erkannte gegen die Angeklagten auf je 100 M. Geldstrafe ev. 10 Tage Gefängnis.

Ein eingesandtes Exportbier war beim Käufer trübe angekommen. Der Lieferant behauptete, die Trübung sei dadurch verursacht, daß der Käufer beim Abfüllen unreine Flaschen, die ölhaltig gewesen seien, verwendet habe. Die Untersuchung ergab jedoch, daß das fragliche Bier eiweiß=trübe war, und daß daher nicht in der Beschaffenheit der Flaschen die Ursache der Trübung nicht zu suchen sei.

Die Revision der Bierdruckapparate erfolgt seit einer Reihe von Jahren regelmäßig durch Beamte des Kgl. Polizeipräsidiums.

Diese haben vor Uebernahme der Kontrolle über die Art der Ausführung entsprechende Anleitung durch den Direktor des Untersuchungsamtes erhalten.

Für die Anlage von Bierdruckleitungen und ihre Rei=nigung ist eine Polizeiverordnung nebst Nachtrag erlassen.

#### 6. Erlangen.

228 Bierproben gelangten zur Untersuchung, davon 71 bei der ambulanten Tätigkeit.

Sauer gewordenes, mit kohlensaurem Natrium neutralisiertes und hefetrübes Bier wurde in mehreren Fällen beanstandet. Auch wurde in einem Falle ein Zusatz von Salizylsäure und in vereinzelten Fällen der Zusatz von Saccharin nachgewiesen.

#### 7. Fürth.

21 Bierproben waren von guter Beschaffenheit.

### 8. München.

1760 Biersorten wurden geprüft. Es wurden Neig- oder Tropfbier sowie verdorbene Biere beanstandet. Dem Flaschenbierhandel wurde besondere Aufmerksamkeit gewidmet.

### 9. Nürnberg.

Wie alljährlich, so wurden auch im Berichtsjahre von den zum Ausschank kommenden Bieren Proben zur Untersuchung angekauft. Es wurden untersucht:

Luxusbier, früher Salvator genannt, 11 Proben, Bockbier 17, dunkles Bier 31, helles Bier 21, Weizenbier 2 Proben.

Außerdem waren noch auf Grund von Anzeigen 4 Proben zu untersuchen, sodaß sich die Gesamtzahl der zur Untersuchung kommenden Bierproben auf 86 belief. Beanstandet wurde keine dieser Proben.

Nach den Untersuchungsergebnissen lagen die Gehalte der einzelnen Proben an Alkohol, Extrakt u.s.w. zwischen folgenden Grenzen (in 100 ccm Bier waren enthalten Gramm):

| Gehalt an | Niedrigster | Höchster | Mittlerer |
|---|---|---|---|
| **I. Frühere Salvatorbiere.** | | | |
| Alkohol | 3,81 ( 3,40) | 5,57 ( 5,26) | 4,47 ( 4,54) |
| Extrakt | 8,66 ( 9,36) | 11,10 (11,75) | 10,33 (10,47) |
| Mineralbestandteilen | 0,2720 (0,2820) | 0,4564 (0,3968) | 0,3393 (0,3232) |
| Freier Säure, ausgedrückt in ccm Normalalkali | 2,10 ( 2,34) | 3,14 ( 3,12) | 2,65 ( 2,74) |
| *Berechneter* Extraktgehalt der Stammwürze | 16,89 (16,06) | 21,25 (20,39) | 18,87 (18,65) |
| Vergärungsgrad | 39,73 (38,98) | 52,63 (49,33) | 45,32 (48,27) |
| Extrakt auf 1 Teil Alkohol | 1,68 ( 1,95) | 2,85 ( 2,88) | 2,23 ( 2,37) |
| **II. Bockbiere.** | | | |
| Alkohol | 3,69 ( 4,05) | 6,79 ( 5,57) | 4,56 ( 4,69) |
| Extrakt | 7,52 ( 7,73) | 11,26 ( 9,78) | 9,39 ( 9,46) |
| Mineralbestandteilen | ·0,2640 (0,2448) | 0,3644 (0,3174) | 0,3198 (0,2643) |
| Freier Säure, ausgedrückt in ccm Normalalkali | 2,18 ( 2,16) | 3,50 ( 3,00) | 3,12 ( 2,50) |
| *Berechneter* Extraktgehalt der Stammwürze | 15,42 (15,43) | 21,13 (19,13) | 17,48 (17,97) |
| Vergärungsgrad | 38,14 (45,64) | 58,14 (55,58) | 47,80 (48,83) |
| Extrakt auf 1 Teil Alkohol | 1,23 ( 1,51) | 3,03 ( 2,24) | 2,09 ( 1,96) |
| **III. Dunkle Biere aus Nürnberger Brauereien.** | | | |
| Alkohol | 2,88 ( 2,88) | 3,87 ( 3,75) | 3,49 ( 3,42) |
| Extrakt | 5,74 ( 4,75) | 6,82 ( 7,42) | 6,28 ( 6,17) |
| Mineralbestandteilen | 0,2010 (0,1812) | 0,2542 (0,2456) | 0,2252 (0,2166) |
| Freier Säure, ausgedrückt in ccm Normalalkali | 2,18 ( 1,35) | 2,68 ( 2,60) | 2,39 ( 2,16) |
| *Berechneter* Extraktgehalt der Stammwürze | 11,43 (11,33) | 13,98 (14,07) | 12,91 (12,89) |
| Vergärungsgrad | 47,55 (47,15) | 56,47 (59,08) | 52,44 (51,64) |
| Extrakt auf 1 Teil Alkohol | 1,53 ( 1,35) | 2,20 ( 2,07) | 1,81 (·1,77) |
| **IV. Dunkle Biere aus auswärtigen Brauereien.** | | | |
| Alkohol | 2,77 ( 3,08) | 3,75 ( 4,29) | 3,43 ( 3,58) |
| Extrakt | 4,99 ( 4,75) | 7,42 ( 6,93) | 5,90 ( 5,16) |
| Mineralbestandteilen | 0,1892 (0,1716) | 0,2490 (0,2418) | 0,2127 (0,2171) |
| Freier Säure, ausgedrückt in ccm Normalalkali | 1,98 ( 1,90) | 2,88 ( 2,44) | 2,25 ( 2,10) |
| *Berechneter* Extraktgehalt der Stammwürze | 10,67 (11,46) | 14,00 (13,60) | 12,45 (12,88) |
| Vergärungsgrad | 46,60 (48,69) | 57,89 (57,74) | 53,76 (54,78) |
| Extrakt auf 1 Teil Alkohol | 1,44 ( 1,28) | 2,29 ( 2,02) | 1,73 ( 1,59) |
| **V. Helle Biere aus Nürnberger Brauereien.** | | | |
| Alkohol | 3,40 ( 3,46) | 3,99 ( 4,29) | 3,78 ( 3,84) |
| Extrakt | 4,16 ( 3,89) | 6,62 ( 6,51) | 5,52 ( 5,42) |
| Mineralbestandteilen | 0,1752 (0,1388) | 0,2450 (0,2528) | 0,2218 (0,2036) |
| Freier Säure, ausgedrückt in ccm Normalalkali | 2,16 ( 1,96) | 2,86 ( 2,76) | 2,49 ( 2,28) |
| *Berechneter* Extraktgehalt der Stammwürze | 10,90 (11,24) | 14,05 (13,99) | 12,67 (12,84) |
| Vergärungsgrad | 58,04 (52,67) | 63,80 (67,87) | 57,58 (57,69) |
| Extrakt auf 1 Teil Alkohol | 1,19 ( 0,91) | 1,76 ( 1,75) | 1,46 ( 1,43) |
| **VI. Helle Biere aus auswärtigen Brauereien.** | | | |
| Alkohol | 2,88 ( 3,52) | 4,29 ( 4,47) | 3,65 ( 3,95) |
| Extrakt | 4,55 ( 4,86) | 6,82 ( 5,84) | 5,47 ( 5,36) |
| Mineralbestandteilen | 0,1808 (0,1994) | 0,2412 (0,2448) | 0,2182 (0,2281) |
| Freier Säure, ausgedrückt in ccm Normalalkali | 2,06 ( 2,00) | 2,56 ( 2,78) | 2,31 ( 2,22) |
| *Berechneter* Extraktgehalt der Stammwürze | 11,57 (12,27) | 13,68 (14,24) | 12,46 (12,86) |
| Vergärungsgrad | 48,66 (53,49) | 63,65 (62,01) | 56,96 (56,56) |
| Extrakt auf 1 Teil Alkohol | 1,12 ( 1,16) | 2,10 ( 1,62) | 1,52 ( 1,35) |

#### VII. Weizenbiere.

| Gehalt an | Probe I | Probe II |
|---|---|---|
| 1. Alkohol | 2,32 | 2,43 |
| 2. Extrakt | 4,57 | 3,00 |
| 3. Mineralbestandteilen | 0,1184 | 0,1140 |
| 4. Freier Säure, ausgedrückt in ccm Normalalkali | 2,14 | 2,36 |
| *Berechneter* | | |
| 1. Extraktgehalt der Stammwürze | 9,10 | 7,81 |
| 2. Vergärungsgrad | 50,55 | 62,10 |
| 3. Extrakt auf 1 Teil Alkohol | 1,97 | 1, 3 |

Von den auf Anzeigen hin zur Untersuchung kommenden 4 Bierproben war 1 vollkommen einwandfrei; 2 Proben, welche aus einer Landbrauerei stammten, waren lediglich zu schwach eingebraut und stark gehopft und bei einer Probe, von der man bezweifelte, daß sie Pilsener Bier sei, konnte dieser Zweifel nicht bestätigt werden.

### 10. Speyer.

5 Bierproben wurden eingeliefert, 4 bei der ambulanten Kontrolle entnommen.

Nur wenige Beanstandungen wurden ausgesprochen.

### 11. Würzburg.

181 Bierproben wurden untersucht. Einige hefetrübe Biere und Restbiere wurden angehalten. Die Zahl der Beanstandungen war eine geringe.

### 12. Chemnitz. Laboratorium Dr. Trübsbach.

Amtshauptmannschaft Annaberg. Bierproben (110).

Die Biere, namentlich die heimischen einfachen Biere, waren gut. Die Kontrolle des Bieres zeigte, daß die Wirte in ihrem eigenen Interesse auf die Güte des Bieres achten.

Nur bei Weizenbier wurde mehrmals Saccharin gefunden. Auch wenn derartige Biere unter der Bezeichnung „Methol", „künstliches Weizenbier" in den Handel gebracht werden, ist hierin ein Verstoß gegen das Saccharingesetz zu erblicken, und die Gerichte haben dementsprechend Verurteilungen ausgesprochen.

Amtshauptmannschaft Marienberg. Biere (87).

Die Biere erwiesen sich im allgemeinen als gut.

Nur bei Weizenbier wurde mehrmals der verbotene Zusatz von Saccharin gefunden.

### 13. Dresden. Königliche Zentralstelle.

Amtshauptmannschaft Dresden-A. 25 Bierproben wurden untersucht. Es erwiesen sich einige Flaschenbiere, die unter der Bezeichnung „ff. Weizenbier" verkauft waren, als saccharinhaltig.

Amtshauptmannschaft Dresden-N. Von Flaschenbieren wurden 3 Proben untersucht, gegen die Einwendungen nicht zu machen waren.

Stadt Radeberg. Bier (2).

Es konnte in beiden Proben Saccharin nachgewiesen werden.

### 14. Dresden. Städtisches Untersuchungsamt.

Die Gesamtzahl der untersuchten Bierproben betrug 67, von denen 19 auf die amtliche Nahrungsmittelkontrolle, 19 auf die Ueberwachung städtischer Lieferungen und 23 auf gerichtliche und andere Behörden entfielen, während 6 Proben von privater Seite eingeliefert wurden.

Die amtliche Kontrolle befaßte sich im Berichtsjahre in erster Linie mit der Untersuchung der sogenannten Malzbiere, weil bekannt geworden war, daß zahlreiche Sorten einfacher Biere, nach Zusatz von Zucker und brauner Farbe, unter zur Täuschung geeigneten Bezeichnungen wie Malzbier u.s.w. in den Verkehr gelangen. Ein Vorgehen gegen diese Unsitte erschien um so aussichtsvoller, als die 6. Strafkammer bereits am 30. November 1899 entschieden hatte, daß unter Bezeichnungen, welche das Wort „Malz" enthalten, nur malzreiche, unter Ausschluß von Surrogaten hergestellte Biere verkauft werden dürfen. Gefälschte Malzbiere wurden mehrfach beobachtet.

Im übrigen beschränkte sich die amtliche Kontrolle bei der guten Beschaffenheit der Dresdener Biere auf die Untersuchung der den städtischen Anstalten gelieferten Proben, die in Einzelfällen mangelhafte Beschaffenheit aufwiesen. Als Beleg hierfür seien folgende Analysen angeführt:

| Nr. | Spezifisches Gewicht | Alkohol % | Extrakt % | Mineralstoffe % | Stickstoffsubstanz % | Zucker als Maltose % | Milchsäure % | Stammwürze | Vergärungsgrad | Stickstoffgehalt des Extraktes % |
|---|---|---|---|---|---|---|---|---|---|---|
| 1 | 1,0087 | 0,88 | 2,64 | 0,07 | 0,10 | 0,62 | 0,08 | 4,42 | 40,27 | 0,58 |
| 2 | 1,0084 | 1,03 | 2,72 | 0,07 | 0,16 | 0,56 | 0,05 | 4,80 | 43,55 | 1,10 |
| 3 | 1,0068 | 1,34 | 2,31 | 0,08 | 0,15 | 0,61 | 0,09 | 5,01 | 53,89 | 1,10 |
| 4 | 1,0082 | 1,18 | 2,69 | 0,09 | 0,15 | 0,57 | 0,08 | 5,07 | 46,87 | 0,89 |
| 5 | 1,0092 | 1,12 | 2,88 | 0,08 | 0,17 | 0,48 | 0,10 | 5,13 | 48,88 | 0,95 |
| 6 | 1,0112 | 0,94 | 3,28 | 0,09 | 0,17 | 0,56 | 0,09 | 5,16 | 36,45 | 0,83 |

Vergleicht man diese Zahlen mit der durchschnittlichen Zusammensetzung aller Dresdener einfachen Biere, welche einen Eiweißgehalt von 0,25 % und einen Stammwürzegehalt von etwa 6 % besitzen, so ergibt sich, daß den städtischen Anstalten gehaltarme Gebräue geliefert wurden.

Die Auffindung von Arsenik in den englischen Bieren veranlaßte eine Firma, ihre Vorräte an Porter, Double brown Stout, Imperial Stout und Pale Ale untersuchen zu lassen. Dieselben waren bei der Prüfung im Marsh'schen Apparat völlig frei von Arsen.

Gesundheitsschädliches Bier. Auf private Beschwerde, daß der Genuß einer Flasche Porter Uebelkeit und Erbrechen verursacht habe, ermittelte die Wohlfahrtspolizei, daß die betreffende Probe nur eine sogenannte Schauflasche darstellte, welche zur Dekoration der Ladenfenster gedient hatte und lediglich aus Versehen verkauft worden war. Die den wirklichen Porterflaschen ganz gleich geformte Flasche enthielt eine braune Flüssigkeit von intensivem Geruch nach schwefliger Säure und ekelhaftem, salzig-schwefligem Geschmack, die sich als eine braun gefärbte Lösung von 0,6 % Natriumsulfit in Wasser erwies und zum menschlichen Genuß völlig ungeeignet war. Zur Beurteilung der Angelegenheit konnte der § 10 des Nahrungsmittelgesetzes, welcher sich auf Herstellen, Verkaufen und Feilhalten verfälschter Nahrungs- und Genußmittel bezieht, nicht in Frage kommen, da die Flüssigkeit weder ein Nahrungsmittel darstellte, noch für ein solches gehalten werden konnte. Hingegen traf die Bestimmung in Absatz 1 § 12 beziehungsweise § 14 zu: Bestraft wird, wer Gegenstände, deren Genuß die menschliche Gesundheit zu schädigen geeignet ist, als Nahrungsmittel verkauft u.s.w. Trotz der ziemlich groben Fahrlässigkeit sah die Kgl. Staatsanwaltschaft von der Erhebung einer Anklage ab, da nicht festgestellt werden konnte, wem die Verwechselung zur Last zu legen sei.

Die einer städtischen Anstalt gelieferte Probe Kulmbacher Bier ließ wegen ihrer hellen Färbung, welche von derjenigen des früher bezogenen Bieres wesentlich abwich, auf Wasserzusatz schließen. Die Analyse ergab:

| | | | |
|---|---|---|---|
| Spezifisches Gewicht | . 1,0202 | Milchsäure . . . . . | 0,27 % |
| Alkohol . . . . . | 4,76 % | Maltose . . . . . | 2,19 „ |
| Extrakt . . . . . | 7,85 „ | Stammwürze . . . . | 16,36 „ |
| Mineralstoffe . . . | 0,27 „ | Vergärungsgrad . . | 55,07 „ |
| Stickstoffsubstanz . . | 0,62 „ | Salicylsäure . . . . | fehlt |

Es lag somit ein normal zusammengesetztes, gehaltreiches Kulmbacher Bier vor, dessen heller Ton lediglich darauf zurückzuführen war, daß die Kulmbacher Brauereien

seit dem bekannten Urteil der Strafkammer zu Bayreuth nicht mehr mit Zuckercouleur färben.

Töllners Original-Ingwer-Bier-Extrakt. Dieses zur Herstellung eines „vorzüglichen Ingwerbieres" angepriesene Präparat war ein gelb gefärbtes und schwach parfümiertes Brausepulver, welches auf 2 Päckchen verteilt war. Das eine derselben enthielt 8,25 g eines rötlichen Gemisches von 80 % Rohrzucker und 20 % Natriumbikarbonat, das andere 2,5 g Weinsäure. Auf das Gutachten hin, daß das Mittel als „nachgemacht" zu gelten habe, wurde gegen 35 Verkäufer vom Kgl. Schöffengericht eine Geldstrafe von je 3 ℳ verhängt und die eingelegte Berufung von der 2. Strafkammer verworfen.

Ferner ist noch über eine Bierfälschung zu berichten, welche gegen Ende des Jahres zur Kenntnis der Behörde kam. Nachdem ein Steuerbeamter erfahren hatte, daß eine Brauerei auf dem Lande Saccharin verwenden solle, und die von dort stammenden Bierproben sich in der Tat saccharinhaltig erwiesen, ordnete die Kgl. Staatsanwaltschaft unter Zuziehung des Untersuchungsamtes eine Revision der Brauerei an. Es wurden 10 verschiedene Präparate bezw. Verfälschungsmittel gefunden, welche nach Aussage des Bierbrauers sämtlich zur Fabrikation Verwendung gefunden hatten. Neben gepulvertem Natriumbikarbonat und Weinsäure fanden sich als Sprudelperlen bezeichnete Tabletten von je 0,5 g Gewicht, welche aus doppeltkohlensaurem Natrium und Kochsalz bestanden. Ein Gährungspulver stellte sich als grob gemahlener Koriander, ein Kesselklärpulver als Muskatnußmehl heraus. Moussierpulver war ein Gemisch von Rohrzucker, Natriumbikarbonat und Weinsäure mit 0,7 % Saccharin, und ein Veredelungspräparat bestand aus reinem Saccharin.

Durch Beschlagnahmung der Bücher und Prospekte gelang es, die Lieferanten der Verfälschungsmittel festzustellen und somit ein Einschreiten zu ermöglichen.

### 15. Dresden. Laboratorium Dr. Filsinger.

Amtshauptmannschaft Meißen. Bierproben (5). Eine Probe war verdorben.

### 16. Dresden. Laboratorium Dr. Hefelmann.

Amtshauptmannschaft Bautzen. Einfachbier (184), Doppelbier (10), Lagerbier (9), Böhmisches Bier (55), Bayrisches Bier (16), sonstiges Bier (1).

In den Landgemeinden wurden 237, in Bautzen 35 und in Bischofswerda 3 Bierproben entnommen. Mit Saccharin versetzte Schankbiere wurden im Berichtsbezirke nicht angetroffen. Die Bemängelungen — zu Beanstandungen lag in keinem Falle ausreichender Grund vor — betrafen trübe, schwach vergorene oder schwach eingebraute Biere.

Amtshauptmannschaft Dresden-A. Einfachbier (30), Lagerbier (5), Böhmisches Bier (1), Bayrisches Bier (4), sonstiges Bier (3).

Bei 43 Proben der gebräuchlichsten Schankbiere wurden Verfälschungen nicht bemerkt, insbesondere konnte Saccharin in keinem Falle nachgewiesen werden. Bei einer Probe Weizenbier wurde wegen nicht deklarierten geringen Gehalts an Salizylsäure behördliche Verwarnung empfohlen. Ein allgemeines Urteil über die Beschaffenheit der Schankbiere läßt sich bei der geringen Probenzahl noch nicht abgeben.

Amtshauptmannschaft Großenhain. Einfachbier (103), Lagerbier (29), Böhmisches Bier (31), Bayrisches Bier (11), sonstiges Bier (1).

175 Proben Schank- und Flaschenbier gaben keinen Grund zur Beanstandung, insbesondere wurde Saccharin nicht angetroffen. Sobald ausreichende Erfahrungen über die Beschaffenheit der Biere vorliegen, wird man in der Lage sein, gegen die hier und da vorgefundenen Biere mit abnorm geringem Gehalt an Würze einzuschreiten.

Amtshauptmannschaft Kamenz. Einfachbier (96), Lagerbier (10), Böhmisches Bier (13), Bayrisches Bier (2), sonstiges Bier (1).

Unter 122 Proben Schank- und Flaschenbier waren nur 2 Proben Einfachbier und 1 Probe Weizenbier wegen Zusatzes von Saccharin nach § 2 Absatz 1 des Gesetzes vom 6. Juli 1898 als verfälscht zu beanstanden.

### 17. Dresden. Laboratorium Dr. Schmidt.

Amtshauptmannschaft Dippoldiswalde. 2 Bierproben waren von guter Beschaffenheit.

Amtshauptmannschaft Pirna. Bier wurde 5 mal untersucht. In einzelnen Fällen mußte es als verdorben beanstandet werden. Es handelte sich um sogenannte Bierneigen, welche ein Gastwirt zur gelegentlichen Benutzung zusammengegossen hatte. Im übrigen gab keine Probe zu Bedenken Anlaß.

### 18. Dresden. Laboratorium N. Weber.

Amtshauptmannschaft Rochlitz. Die 23 untersuchten Bierproben gaben keinen Grund zur Beanstandung.

### 19. Freiberg. Laboratorium Dr. Naßmann.

Amtshauptmannschaft Freiberg. 10 Proben Bier und Selterwasser wurden im Jahre 1902 untersucht. Namentlich waren Malzbier, Weizenbier und Mettrank Gegenstand der Untersuchung. Eine Probe wurde wegen Saccharingehaltes angehalten.

### 20. Leipzig. Kgl. Untersuchungsanstalt.

Stadt Leipzig. 3 Zuckerbierproben mußten beanstandet werden.

Amtshauptmannschaften Leipzig und Grimma. Bier (132).

Beanstandungen traten nicht ein. Die eingelieferten Biere verteilen sich auf Lager-, Braun- und Weizenbier.

Auf Grund der Untersuchungen sowie der Beobachtungen, welche bei den Revisionen gemacht worden sind, darf die Beschaffenheit des Bieres als gut bezeichnet werden. Zum weitaus größten Teile liegt die Bierversorgung in Händen größerer Brauereien.

Saccharinhaltige bierähnliche Getränke wurden in mehreren Fällen angetroffen, jedoch war der Saccharingehalt deklariert, auch die Biere als Kunstbiere deutlich bezeichnet.

Die untersuchten Braun- und Weizenbiere waren frei von künstlichen Süßstoffen.

Den Spülvorrichtungen der Schankwirtschaften wurde besondere Aufmerksamkeit gewidmet und auf etwaige Mißstände in geeigneter Weise aufmerksam gemacht.

Von der Staatsanwaltschaft ging der Untersuchungsanstalt ein sogenanntes alkoholfreies Bier zur Untersuchung ein; das Bier entstammte einer Wirtschaft, die eine Konzession zum Verschank alkoholischer Getränke nicht besaß. Es wurde ein Alkoholgehalt von 0,16 % gefunden, somit lag tatsächlich ein alkoholfreies Getränk vor; der geringe Alkoholgehalt war durch Nachgährung entstanden. Die Frage, ob das Bier als geistiges Getränk anzusehen sei, mußte verneint werden.

### 21. Leipzig. Laboratorium Dr. Elsner.

Amtshauptmannschaft Schwarzenberg. Bier und Wein (51). Weizenbier wurde verschiedentlich ohne Erfolg auf fremde Süßstoffe geprüft.

### 22. Leipzig. Laboratorium Dr. Kallir.

Amtshauptmannschaft Chemnitz. 16 Bierproben wurden untersucht. In Weizen- und Süßbier wurde künstlicher Süßstoff nachgewiesen.

### 23. Leipzig. Laboratorium Dr. Prager.

Amtshauptmannschaft Flöha. 1 Bierprobe war einwandfrei.

Amtshauptmannschaft Oschatz. 3 Bierproben, darunter 2 Weizenbiere, waren einwandfrei.

### 24. Leipzig. Laboratorium Dr. Röhrig.

Amtshauptmannschaft Borna. Bierproben (94). Die Ueberwachung des Verkehrs mit Bier erfolgte in der Weise, daß die Aufbewahrung in Kellerräumlichkeiten, der Ausschank, die Spülvorrichtungen in erster Linie einer Besichtigung unterzogen und beobachtete Mißstände gerügt wurden. Süßbiere wurden eingehend geprüft und in einem Falle die nicht deklarierte Verwendung von Saccharin zur Anzeige gebracht. In den letzten Jahren hat sich

ein Erfrischungsgetränk neben Bier unter der Bezeichnung „Champagnerweiße“ oder „Goldblondchen“ eingeführt. Der Genußwert derartiger Fabrikate muß als ein fraglicher hingestellt werden.

Amtshauptmannschaft Döbeln. 128 Bierproben wurden untersucht. Süßbiere wurden eingehend geprüft und in keinem Falle Verwendung von Saccharin nachgewiesen; in einem Falle war Zusatz von Salizylsäure erfolgt.

### 25. Meerane. Laboratorium Dr. Scheit.

Amtshauptmannschaft Glauchau. Bierproben (6). Es wurde das spezifische Gewicht, der Aschen- und Extraktgehalt festgestellt sowie auf Salizylsäure und künstliche Süßstoffe geprüft. 1 Extraktbier enthielt Saccharin und wurde beanstandet.

### 26. Plauen. Laboratorium Dr. Forster.

Amtshauptmannschaft Auerbach. 3 Bierproben wurden im letzten Vierteljahr 1901 und 35 im Jahre 1902 untersucht.

Während der Berichtszeit wurde in den Amtshauptmannschaften Auerbach, Oelsnitz und Plauen dem Handel mit Flaschenbier mehr Beachtung geschenkt als dem Handel mit Faßbier. Eine Anzahl der untersuchten Proben war saccharinhaltig. In den zur Anzeige gelangten Fällen trat eine Bestrafung nach dem Süßstoffgesetze vom 6. Juli 1898 ein.

Mehrfach ist Saccharin durch einen saccharinhaltigen „Malzextrakt“ in das Bier gelangt. Dieser „Weizenmalzextrakt“ ist in der Hauptsache eine Bierfarbe, die sich durch ein starkes Färbevermögen auszeichnet. Der Lieferant hat den Namen dieser Bierfarbe mehrfach verändert (Metextrakt, Metolextrakt, Couleurextrakt, Fassionextrakt u.s.w.). Er gibt seinen Abnehmern 2 Vorschriften an, nach denen sie den Extrakt verwenden sollen:

a) für die Haushaltung: 1 Flasche Extrakt, $\frac{1}{2}$ Liter Wasser, 100 Liter einfaches Bier;
b) für das Gewerbe: 1 Flasche Extrakt, 2—3 Pfund Lompenzucker, 75 Liter Wasser, 20—25 Liter Kulmbacher Bier.

Dieses Getränk soll aber nicht als Bier, sondern als „süßes Weizenmalzextraktgetränk“ verkauft werden. Auf den mitgelieferten Etiketten ist diese Mischung als ein „bierähnliches Getränk“ bezeichnet.

Nach beiden Vorschriften hergestellte Biere wurden angetroffen. In dem einen Falle hatte eine mittelgroße Brauerei nach folgendem Verfahren „Weizenbier“ hergestellt: $\frac{1}{2}$ Liter Extrakt wurde in $3\frac{1}{2}$ Liter Wasser gelöst und in 96 Liter einfacheres Bier gegossen. Von dem auf diese Weise hergestellten Biere verkaufte die Brauerei monatlich etwa 4—6 hl an ihre Kunden, meist Flaschenbierhändler des Vogtlandes, denen sie den Süßstoff unter gleichzeitiger Aufforderung, die mitgelieferten Etiketten auf die zu verkaufenden Flaschen zu kleben, mitlieferte. Die beiden Inhaber der Brauerei wurden nach §§ 3 Ziffer 1 und 2, 4 des Gesetzes vom 6. Juli 1898 in Verbindung mit § 73 und § 47 d. St. G. B. bestraft, und zwar der eine zu 300 ℳ, der andere zu 150 ℳ. Außerdem wurde in beiden Fällen das Urteil veröffentlicht. Ein wegen der Nebenstrafe eingereichtes Gnadengesuch war ohne Erfolg.

In einem anderen Falle hatte ein Flaschenbierhändler ein Bier zusammengemischt aus einer Flasche Couleur, 25 Liter Kulmbacher Bier und 75 Liter Wasser. Das Gericht verurteilte den Händler zu 30 ℳ und den Lieferanten des Extraktes wegen Beihilfe ebenfalls zu 30 ℳ Strafe. Die eingereichte Revision wurde vom Reichsgericht verworfen.

Der Besitzer einer kleinen Brauerei, die jährlich etwa 3300 hl einfaches Bier herstellt, verwendete etwa 50 hl jährlich zur Erzeugung von Weizenbier. Dieses Weizenbier bereitete der Angeklagte aus einem Hektoliter einfachen Bieres, 3 kg Lompenzucker und 4 Tabletten Saccharin vor je $\frac{1}{2}$ gr, ohne seinen Kunden von dem Saccharinzusatze Kenntnis zu geben. Das Gericht trat der Auffassung der Staatsanwaltschaften, daß Weizenbier auch aus Weizenmalz hergestellt werden müsse, nicht bei, da es gerichtskundig sei, daß in hiesiger Gegend allgemein Weizenbier aus Gerstenmalz hergestellt wird. Als Strafe für den Saccharinzusatz wurden 100 *M.* für ausreichend erachtet.

Amtshauptmannschaft Oelsnitz. 5 Bierproben wurden im letzten Vierteljahr 1901 und 34 Bierproben im Jahre 1902 untersucht.

Amtshauptmannschaft Plauen. Bierproben (im letzten Vierteljahr 1901 13, im Jahre 1902 46).

### 27. Zittau. Laboratorium Dr. Jonscher.

Amtshauptmannschaften Löbau und Zittau. Es wurden 73 Bierproben untersucht. Von unerlaubten Konservierungsmitteln wurde Salizylsäure angetroffen, auch wurden mehrere Fälle beobachtet, bei welchen eine Umgehung des Saccharingesetzes in Frage kam. Es handelte sich um Fabrikate, die unter dem Namen „Erfrischungsgetränk" u.sw. auftauchten, jedoch ihrer ganzen Zusammensetzung und Herstellung nach nichts weiter als Bier waren und reichlich Saccharin enthielten.

### 28. Zwickau. Laboratorium Dr. Falck.

Amtshauptmannschaft Zwickau. Bier (3). Die untersuchten Proben waren einwandfrei.

### 29. Heilbronn.

35 Bierproben wurden untersucht und 2 als minderwertig befunden. Außerdem wurden 183 Bierdruckapparate und 148 Flaschenbiergeschäfte revidiert. Angetroffene Unreinlichkeiten wurden gerügt.

### 30. Stuttgart. Medizinal-Kollegium.

Bier (9).

In einigen Fällen wurde Bier wegen hoher Alkalinität der Asche und wegen hohen Gehaltes an flüchtigen Säuren als eines Zusatzes von Neutralisationsmitteln verdächtig erklärt.

### 31. Stuttgart. Städt. Untersuchungsamt.

Bier (49).

Ein Bier wurde wegen Säuerung und Bakterientrübung beanstandet.

### 32. Freiburg.

9 Bierproben gelangten zur Untersuchung. Zwei Sorten wurden beanstandet, eine wegen zu geringen Gehaltes an Stammwürze, eine andere wegen Bodensatzes. Die beiden Proben waren von Interessenten als verdächtig zur Untersuchung eingeliefert worden.

### 33. Heidelberg.

23 Sorten Bier waren von guter Beschaffenheit.

### 34. Karlsruhe.

Bier (22), alkoholfreies Bier (4).

Die in hiesiger Stadt verzapften und einige von auswärts eingelieferte Biere besaßen durchweg eine normale Zusammensetzung und waren frei von Surrogatstoffen. Die Biere genügten in dieser Beziehung den Anforderungen des Artikels 6 der Badischen Verordnung vom 30. Juni 1896, die Biersteuer betreffend, nach welchem bei der Bierbereitung statt Malz Stoffe irgendwelcher Art als Ersatz oder Zusatz nicht verwendet werden dürfen.

Die von einem Sanatorium eingesandten sogenannten alkoholfreien Bier-Weine enthielten nur minimale Spuren von Alkohol.

### 35. Konstanz.

Bier (24).

Es wurden sämtliche zum Ausschank gelangenden fremden Biere untersucht. Zu einer Beanstandung lag kein Anlaß vor.

### 36. Mannheim.

Im Laufe des Jahres wurden 2 Sorten Bier (Lagerbier) untersucht, welche keinen Anlaß zu einer Beanstandung gaben. Insbesondere wurde auf Saccharin geprüft, weil ein Zusatz von Saccharin als Verfälschung im Sinne des Nahrungsmittelgesetzes angesehen werden muß. Saccharin oder Konservierungsmittel wie Salizylsäure wurden nicht gefunden.

### 37. Pforzheim.

2 Biere wurden als verdächtig eingeliefert, sie wurden auf Grund des Untersuchungsbefundes beanstandet.

### 38. Weinheim.

Bier (3).

Eine im Zivilverfahren als verdächtig entnommene Probe mußte beanstandet werden.

### 39. Darmstadt.

Bier und Farbebier (3). Beanstandet wurde keine Probe.

### 40. Gießen.

26 Bierproben erwiesen sich als gut.

### 41. Rostock.

Bierproben wurden 17 untersucht, 13 im Auftrage des Polizeiamtes, 4 auf Veranlassung von Interessenten.

Bei der Untersuchung der polizeilich entnommenen Bierproben handelte es sich hauptsächlich um den Nachweis von Saccharin und Salizylsäure, welche im Vorjahre wiederholt in Weißbieren und sogenannten Schwachbieren gefunden worden waren. Die Vorproben ergaben stets die Abwesenheit der beiden Stoffe.

Zwei Proben waren sogenannte Malzbiere. Diese Malzbiere schäumten außerordentlich, waren trübe und enthielten reichlich Hefezellen und wurden daher beanstandet.

### 42. Mainz.

Bier wurde 29 mal einer Prüfung unterzogen; hiervon wurden 4 Proben einer nach England bestimmten Sendung mit negativem Resultat auf Arsen untersucht, während bei den übrigen 25 Proben nur die Abwesenheit schädlicher Substanzen sowie künstlicher Süßstoffe nachgewiesen wurde.

### 43. Worms.

Bier (17).

Beanstandungen erfolgten nicht.

### 44. Jena.

17 Proben Wein und Bier gingen ein. Beanstandungen erfolgten nur vereinzelt wegen starker Hefetrübung.

### 45. Gotha.

Zwei Proben Weizenbier wurden ohne Erfolg auf künstliche Süßstoffe untersucht. Der Extraktgehalt der Biere betrug 7,7 und 5,17 %.

### 46. Dessau.

8 Biere kamen zur Untersuchung. Vereinzelte Proben Braunbier waren saccharinhaltig.

### 47. Bremen.

Bieruntersuchungen lagen 18 vor; 3 Proben waren von Interessenten, die übrigen vom Medizinalkollegium eingereicht worden. Ueber das Untersuchungsergebnis ist nichts besonderes zu berichten. Eine Probe war zu beanstanden.

### 48. Hamburg.

Die Anzahl der untersuchten Biere ist aus der folgenden Tabelle ersichtlich:

| Gegenstand | Untersuchte Proben | | |
|---|---|---|---|
| | 1900 | 1901 | 1902 |
| Braunbier | 1 | — | 3 |
| Lagerbier | 10 | 8 | 2 |
| Bayerisches und Pilsener Schankbier | 2 | — | 1 |
| Weißbier | — | — | 1 |
| Bockbier | 8 | 5 | 25 |
| Malzbier | 2 | 2 | 11 |
| Englisches Bier | 7 | 8 | 6 |
| Biersurrogate | 5 | — | — |
| Insgesamt | 35 | 18 | 49 |

Die analytischen Befunde, welche bei der Untersuchung hiesiger und auswärtiger Lager- und Bockbiere gewonnen sind, finden sich in den nachfolgenden Zusammenstellungen.

## Lagerbiere.

| Nummer der Brauerei | Untersucht im Jahre | Alkohol % | Extrakt % | Freie Säure als Milchsäure % | Extraktgehalt der Stammwürze % | Vergärungsgrad % | Künstlicher Süßstoff | Salicylsäure |
|---|---|---|---|---|---|---|---|---|
| III. . . . . . | 1900 | 3,53 | 4,02 | 0,150 | 10,90 | 63,12 | nicht nachweisb. | nicht nachweisb. |
| III. . . . . . | 1901 | 3,23 | 4,75 | 0,172 | 11,04 | 56,98 | " | " |
| IV. . . . . . | 1900 | 3,86 | 4,02 | 0,143 | 11,69 | 65,61 | " | " |
| V. . . . . . | 1901 | 3,06 | 5,96 | 0,194 | 11,85 | 49,71 | " | " |
| VIII. . . . . . | 1900 | 3,33 | 5,77 | 0,120 | 12,22 | 52,78 | " | " |
| VIII. . . . . . | 1900 | 3,31 | 5,84 | 0,248 | 12,25 | 52,33 | " | " |
| VIII. . . . . . | 1900 | 3,46 | 5,65 | 0,230 | 12,34 | 54,⋅1 | " | " |
| IX. . . . . . | 1900 | 3,81 | 4,40 | 0,210 | 11,79 | 62,68 | " | " |
| XIV. . . . . . | 1900 | 3,15 | 5,17 | 0,177 | 11,80 | 54,25 | " | " |
| XV. . . . . . | 1901 | 3,67 | 5,05 | 0,160 | 12,16 | 58,47 | " | " |
| XVII. . . . . . | 1901 | 3,27 | 5,02 | 0,156 | 11,88 | 55,89 | " | " |
| XXI. . . . . . | 1900 | 3,60 | 5,02 | 0,178 | 12,00 | 58,17 | " | " |
| XXI. . . . . . | 1901 | 3,56 | 7,05 | 0,157 | 13,98 | 49,57 | " | " |
| XXV. . . . . . | 1900 | 3,67 | 4,97 | 0,163 | 12,08 | 58,86 | " | " |
| XXVI. . . . . . | 1900 | 3,89 | 4,87 | 0,174 | 11,46 | 57,51 | " | " |

## Bockbiere.

| Nummer der Brauerei | untersucht im Jahre | Alkohol % | Extrakt % | Freie Säure als Milchsäure % | Rohmaltose % | Stickstoffsubstanz % | Stickstoffsubstanz im Extraktrest % | Glycerin % | Mineralstoffe % | Phosphorsäure % | Extraktgehalt der Stammwürze % | Vergärungsgrad % | Salicylsäure | Saccharin |
|---|---|---|---|---|---|---|---|---|---|---|---|---|---|---|
| **I. Bockbiere aus Brauereien von Hamburg und Umgebung.** | | | | | | | | | | | | | | |
| I . . . . . | 1900 | 5,13 | 7,54 | 0,134 | 1,77 | 0,575 | 1,22 | 0,231 | 0,343 | 0,184 | 17,20 | 56,16 | n. nachw. | n. nachw. |
| I . . . . | 1902 | 4,69 | 7,69 | 0,260 | — | — | — | — | — | — | 17,07 | 54,9 | " | " |
| II . . . . | 1900 | 4,24 | 7,42 | 0,143 | — | 0,756 | 1,61 | — | 0,287 | 0,058 | 15,90 | 53,33 | " | " |
| II . . . . | 1902 | 4,27 | 7,69 | 0,293 | — | — | — | — | — | — | 16,23 | 52,6 | " | " |
| III . . . . | 1900 | 3,49 | 6,88 | 0,099 | 2,04 | 0,456 | 1,14 | — | 0,214 | 0,078 | 13,10 | 51,30 | " | " |
| III . . . . | 1902 | 3,45 | 8,90 | 0,234 | — | — | — | — | — | — | 15,80 | 43,6 | " | " |
| V . . . . | 1902 | 4,84 | 7,78 | 0,259 | — | — | — | — | — | — | 16,46 | 52,7 | " | " |
| VIII . . . . | 1900 | 3,77 | 7,97 | 0,134 | — | 0,482 | 0,967 | — | 0,244 | 0,059 | 15,51 | 48,61 | " | " |
| VIII . . . . | 1902 | 4,10 | 7,61 | 0,234 | — | — | — | — | — | — | 15,81 | 51,8 | " | " |
| IX . . . . | 1900 | 3,45 | 8,02 | 0,144 | 2,99 | 0,563 | 1,12 | — | 0,273 | 0,104 | 14,61 | 45,11 | " | " |
| X . . . . | 1900 | 4,38 | 7,52 | 0,130 | — | 0,587 | 1,23 | — | 0,204 | 0,042 | 16,28 | 53,80 | " | " |
| XI . . . . | 1902 | 4,28 | 6,43 | 0,226 | — | — | — | — | — | — | 14,99 | 57,1 | " | " |
| XII . . . . | 1902 | 3,45 | 5,99 | 0,216 | — | — | — | — | — | — | 12,89 | 53,5 | " | " |
| XIII . . . . | 1901 | 6,78 | 8,05 | 0,36 | 1,92 | 0,625 | 1,24 | 0,20 | 0,33 | 0,13 | 20,57 | 60,87 | " | " |
| XIII . . . . | 1902 | 5,02 | 8,00 | 0,331 | — | — | — | — | — | — | 18,04 | 55,6 | " | " |
| XIV . . . . | 1902 | 4,80 | 7,66 | 0,257 | — | — | — | — | — | — | 16,26 | 52,9 | " | " |
| XV . . . . | 1900 | 4,50 | 7,87 | 0,141 | 2,06 | 0,719 | 1,56 | — | 0,277 | 0,114 | 15,91 | 53,68 | " | " |
| XV . . . . | 1902 | 5,01 | 7,17 | 0,222 | — | — | — | — | — | — | 17,19 | 58,2 | " | " |
| XVII . . . . | 1902 | 4,18 | 7,05 | 0,222 | — | — | — | — | — | — | 15,41 | 54,2 | " | " |
| XVIII . . . . | 1901 | 5,92 | 8,83 | 0,27 | 3,38 | 0,625 | 1,13 | 0,14 | 0,26 | 0,11 | 19,81 | 45,43 | " | " |
| XIX . . . . | 1902 | 4,02 | 6,56 | 0,248 | — | — | — | — | — | — | 14,60 | 55,0 | " | " |
| XXI . . . . | 1902 | 3,80 | 7,24 | 0,232 | — | — | — | — | — | — | 14,84 | 51,2 | " | " |
| XXIII . . . . | 1902 | 4,09 | 10,10 | 0,344 | — | — | — | — | — | — | 18,28 | 44,7 | " | " |
| XXV . . . . | 1902 | 4,42 | 5,77 | 0,262 | — | — | — | — | — | — | 14,61 | 60,5 | " | " |
| XXVI . . . . | 1902 | 3,80 | 6,06 | 0,184 | — | — | — | — | — | — | 12,66 | 52,1 | " | " |
| XXVI . . . . | 1902 | 3,84 | 5,22 | 0,200 | — | — | — | — | — | — | 11,90 | 56,1 | " | " |
| XXVII . . . . | 1902 | 4,09 | 7,88 | 0,252 | — | — | — | — | — | — | 16,06 | 50,9 | " | " |
| **II. Bockbiere aus Berliner Brauereien.** | | | | | | | | | | | | | | |
| I . . . . | 1902 | 4,36 | 7,17 | 0,215 | — | — | — | — | — | — | 15,89 | 54,8 | " | " |
| II . . . . | 1902 | 4,02 | 7,27 | 0,237 | — | — | — | — | — | — | 15,31 | 52,5 | " | " |
| **III. Bockbiere aus bayerischen Brauereien.** | | | | | | | | | | | | | | |
| VI . . . . | 1902 | 4,66 | 8,49 | 0,245 | — | — | — | — | — | — | 17,81 | 52,3 | " | " |
| VII . . . . | 1902 | 4,98 | 9,74 | 0,274 | — | — | — | — | — | — | 19,70 | 50,6 | " | " |
| VIII . . . . | 1902 | 4,40 | 9,60 | 0,306 | — | — | — | — | — | — | 18,40 | 47,8 | " | " |
| IX . . . . | 1901 | 4,04 | 8,90 | 0,40 | 3,45 | 0,750 | 1,35 | 0,29 | 0,80 | 0,13 | 16,54 | 46,22 | " | " |
| X . . . . | 1902 | 4,58 | 9,09 | 0,273 | — | — | — | — | — | — | 18,25 | 50,2 | " | " |
| XII . . . . | 1900 | 5,10 | 9,58 | 0,164 | 2,99 | 0,769 | 1,28 | — | 0,325 | 0,149 | 19,08 | 49,79 | " | " |
| XII . . . . | 1902 | 5,20 | 9,00 | 0,346 | — | — | — | — | — | — | 19,40 | 53,6 | " | " |
| unbekannt . . . | 1901 | 4,52 | 9,58 | 0,30 | 3,05 | 0,625 | 1,05 | 0,18 | 0,26 | 0,11 | 18,00 | 47,06 | " | " |
| unbekannt . . . | 1901 | 3,72 | 11,09 | 0,32 | — | — | — | — | — | — | 18,08 | 38,66 | " | " |

Beanstandungen kamen in vereinzelten Fällen bei Lagerbier in Flaschen wegen hefe= und bakterientrüber Beschaffenheit vor.

Die hier am Ort im Handel befindlichen Malzbiere sind häufiger untersucht worden. Dabei haben sich folgende Werte ergeben:

| Nähere Bezeichnung | Nummer der Brauerei | Untersucht im Jahre | Alkohol % | Extrakt % | Freie Säure als Milchsäure % | Rohmaltose % | Stickstoffsubstanz % | Stickstoff im Extrakttreft % | Glycerin % | Mineralstoffe % | Phosphorsäure % | Phosphorsäure im Extrakttreft % | Extraktgehalt der Stammwürze % | Vergärungsgrad % | Salicylsäure | Saccharin |
|---|---|---|---|---|---|---|---|---|---|---|---|---|---|---|---|---|
| **I. Hamburger Malz= und Malzextraktbiere.** | | | | | | | | | | | | | | | | |
| Malzextrakt=Gesundheitsbier . | VIII | 1900 | 3,76 | 8,32 | 0,122 | — | — | — | — | — | — | — | 15,47 | 46,18 | nicht nachw. | nicht nachw |
| „ „ . | VIII | 1901 | 3,66 | 8,75 | 0,300 | — | — | — | — | — | — | — | 15,70 | 44,27 | „ | „ |
| „ „ . | X | 1902 | 3,05 | 8,32 | 0,316 | — | 0,569 | 1,09 | — | — | — | — | 14,42 | 42,2 | „ | „ |
| Sanitäts=Malzextraktbier . | XV | 1902 | 2,54 | 11,82 | 0,19 | 5,74 | 0,750 | 1,05 | — | 0,26 | 0,19 | 1,66 | 16,82 | 29,73 | „ | „ |
| Malzextrakt=Gesundheitsbier . | XVII | 1902 | 3,85 | 9,31 | 0,24 | 3,93 | 0,688 | 1,14 | — | 0,24 | 0,106 | 1,14 | 16,81 | 43,2 | „ | „ |
| Malzextraktbier . | XVIII | 1902 | 3,30 | 18,47 | 0,353 | 9,20 | 1,044 | 0,904 | — | 0,379 | 0,171 | 0,926 | 24,42 | 24,88 | „ | „ |
| **II. Auswärtige Malz= und Malzextraktbiere.** | | | | | | | | | | | | | | | | |
| Malzextrakt=Gesundheitsbier . | XII | 1900 | 3,60 | 10,22 | 0,125 | 5,54 | 0,566 | 0,87 | — | 0,266 | 0,105 | 1,04 | 17,01 | 40,51 | „ | „ |
| Weizen=Malzbier ¹) | XIV | 1902 | 1,06 | 3,82 | 0,101 | 2,68 | 0,175 | 0,73 | — | 0,091 | 0,032 | 0,837 | 5,94 | 35,7 | „ | „ |
| „ „ ¹) | XIV | 1902 | 0,57 | 3,12 | 0,036 | 2,77 | 0,0794 | 0,407 | — | 0,065 | 0,0176 | 0,564 | 4,26 | 26,8 | „ | „ |
| „ „ ¹) | XIV | 1902 | 1,18 | 1,85 | 0,146 | 0,675 | 0,0919 | 0,794 | — | 0,076 | 0,0195 | 1,05 | 4,17 | 55,6 | „ | „ |
| „ „ ¹) | XIV | 1902 | 1,25 | 1,67 | 0,054 | 0,13 | 0,0863 | 0,83 | — | 0,058 | 0,0166 | 1,00 | 4,17 | 59,9 | „ | „ |
| „ „ ¹) | XIV | 1902 | 0,99 | 2,89 | 0,050 | 0,64 | 0,0825 | 0,46 | — | 0,058 | 0,0147 | 0,51 | 4,87 | 40,7 | „ | „ |
| Malzextrakt=Kraftbier . | XVI | 1902 | 2,89 | 10,75 | 0,273 | 5,13 | 0,737 | 1,09 | — | 0,248 | 0,095 | 0,88 | 15,30 | 29,7 | „ | „ |
| Malzextraktbier . | XIX | 1902 | 4,62 | 10,49 | 0,187 | 5,25 | 0,575 | 0,88 | — | 0,256 | 0,094 | 0,896 | 19,73 | 46,8 | „ | „ |

Aus diesen Befunden geht hervor, daß unter der Bezeichnung „Malzbier" Produkte vertrieben werden, welche aus einer ursprünglichen Stammwürze von über 14,0—15,0 % hervorgegangen und demnach durchweg stärker als die Lagerbiere (ursprüngliche Stammwürze von 11,0—12,0 %) eingebraut sind.

Eine Ausnahme hiervon machte das unter Verwendung von Biersurrogaten gebraute Weizen=Malzbier der auswärtigen Brauerei Nr. XIV. Seiner Zusammensetzung nach konnte es nur den hiesigen obergärigen Braunbieren geringster Qualität an die Seite gestellt werden.

Abgesehen von der nicht zutreffenden Bezeichnung „Malzbier" trugen die Flaschen anfangs außerdem unter anderen Anpreisungen die Aufschrift: „garantiert nur aus Hopfen und Malz bereitet ... wegen seines hohen Extraktgehaltes in hygienischer Beziehung das Beste, was hergestellt werden kann." Da obige Bezeichnungen als geeignet angesehen werden mußten, das Publikum zu täuschen, so erfolgte Beanstandung.

Die nachstehende Tabelle bringt die Zusammensetzung der untersuchten englischen Biere.

| Charakter des Bieres | Nähere Bezeichnung | Brauerei | Untersucht im Jahre | Alkohol % | Extrakt % | Freie Säure als Milchsäure % | Flüchtige Säure als Essigsäure % | Rohmaltose % | Stickstoffsubstanz % | Stickstoff im Extrakttreft % | Glycerin % | Mineralstoffe % | Phosphorsäure % | Extraktgehalt der Stammwürze % | Vergärungsgrad % | Salicylsäure | Saccharin |
|---|---|---|---|---|---|---|---|---|---|---|---|---|---|---|---|---|---|
| Porter | — | I. | 1900 | 5,35 | 8,77 | 0,253 | — | 2,49 | 0,79 | 1,44 | 0,181 | 0,352 | 0,072 | 18,75 | 53,23 | nicht nachw. | nicht nachw. |
| „ | Single Stout | II. | 1901 | 5,63 | 4,80 | 0,34 | — | — | — | — | — | — | — | 15,03 | 71,39 | „ | „ |
| „ | Porter | II. | 1900 | 6,69 | 4,57 | 0,411 | 0,034 | 1,11 | 0,50 | 1,75 | 0,281 | 0,288 | 0,061 | 17,17 | 78,40 | „ | „ |
| „ | „ | II. | 1902 | 5,53 | 5,94 | 0,801 | — | 1,21 | 0,561 | 1,51 | 0,192 | 0,449 | 0,092 | 16,4 | 63,8 | „ | „ |
| „ | Double Brown Stout | II. | 1902 | 6,28 | 8,44 | 0,341 | — | 2,86 | 0,750 | 1,42 | 0,145 | 0,555 | 0,111 | 20,07 | 57,95 | „ | „ |
| „ | Double Stout | III. | 1902 | 5,63 | 5,50 | 0,29 | — | 1,12 | 0,419 | 1,22 | 0,208 | 0,42 | 0,069 | 16,16 | 65,9 | „ | „ |
| „ | „ | unbekannt | 1900 | 6,70 | 8,38 | 0,28 | — | — | — | — | — | — | — | 20,74 | 59,58 | „ | „ |
| „ | „ | „ | 1900 | 4,26 | 6,70 | 0,225 | — | 2,38 | 0,466 | 1,11 | 0,236 | 0,228 | 0,055 | 14,86 | 54,92 | „ | „ |
| „ | „ | „ | 1900 | 5,33 | 7,47 | 0,268 | — | 1,89 | 0,622 | 1,33 | 0,319 | 0,456 | 0,083 | 17,50 | 57,82 | „ | „ |
| „ | „ | „ | 1901 | 5,49 | 6,43 | 0,38 | — | — | — | — | — | — | — | 16,80 | 61,73 | „ | „ |
| „ | „ | „ | 1901 | 6,57 | 8,54 | 0,41 | — | — | — | — | — | — | — | 20,67 | 58,68 | „ | „ |
| Ale | India Pale Ale | IV. | 1900 | 5,97 | 4,57 | 0,311 | 0,018 | 0,58 | 0,707 | 2,47 | 0,275 | 0,48 | 0,072 | 15,95 | 71,35 | „ | „ |
| „ | „ | unbekannt | 1902 | 5,99 | 5,96 | 0,311 | — | 1,37 | 0,719 | 1,93 | — | 0,89 | 0,075 | 17,25 | 65,5 | „ | „ |

Bekanntlich sind in den letzten Jahren in England vielfach Erkrankungen nach Genuß von Bier beobachtet worden, die auf einen Gehalt des letzteren an Arsen zurückgeführt werden konnten. Aus diesem Anlasse sind die im Handel befindlichen englischen Biere mehrfach auf Arsen geprüft worden. Die Prüfungen verliefen jedoch stets negativ.

Biersurrogate. Gelegentlich der Revision einer Bierhandlung wurden Proben eines von dem Händler selbst hergestellten als „süßer Weizenmalzextrakt=Erfrischungstrank" bezeichneten Produktes entnommen, welches nach dem Ergebnis der Untersuchung aus einer dunkelbraunen blanken, kohlensäurereichen, süßen und hinterher hopfenbittern Flüssigkeit von ausgesprochenem Biergeschmack bestand und folgende Zusammensetzung aufwies:

Alkoholgehalt . . . . . . . 2,25 %
Extrakt . . . . . . . . . 4,77 „
Freie Säure (als Milchsäure) . 0,124 „
Extraktgehalt der Stammwürze . 9,20 „
Vergärungsgrad . . . . . . 48,15 „
Salizylsäure . . . . . . . . nicht nachweisbar
Saccharin . . . . . . . . . deutlich nachweisbar.

Nach der Flaschenetikette sollte das Getränk eine Mischung aus „0,02 Teilen Zucker, 0,005 Teilen Extrakt und künstlichem Süßstoff, 0,75 Teilen Wasser und 0,20 Teilen Kulmbacher Bier" sein.

Außer reklamehafter Anpreisung dieses verdünnten Bieres trug die Etikette noch die Erklärung: „Es ist dies kein Bier, sondern nur ein bierähnliches Getränk. Laut Entscheidung des Kgl. Landgerichts Dresden C. H. I. 1390/99 und A. IV. 26/00 im Handel zulässig."

¹) beanstandet.

Das Produkt besteht nach diesen Angaben im wesentlichen aus einem mit Wasser im Verhältnis von etwa $^3/_4$ zu $^1/_4$ verdünnten Kulmbacher Bier, dessen Verdünnung durch den Zusatz geringer saccharinhaltiger Extraktmengen verdeckt werden soll.

Da bierähnliche Getränke im deutschen Braugebiete nicht bekannt sind und das Produkt infolge seiner Bereitungsweise auch nicht als ein solches aufgefaßt werden kann, so war dasselbe entsprechend den Untersuchungsergebnissen als Bier aufzufassen und bezüglich des Saccharingehaltes den gesetzlichen Bestimmungen entsprechend zu beurteilen.

Auf Veranlassung der Staatsanwaltschaft wurden weiter zwei Flaschen mit „Weizenmalzextrakt", welches zur Herstellung eines Erfrischungstranks dienen sollte, dem Amte zur Feststellung, ob Saccharin in dem Extrakte enthalten sei, überwiesen.

Der Inhalt beider Flaschen bestand aus einer dunkelschwarzbraunen, sirupartigen Flüssigkeit, ohne charakteristischen Geruch mit stark und nachhaltig süßem Geschmack. Saccharin war in beiden Proben nachweisbar. Die Menge belief sich nach der quantitativen Bestimmung auf 1,42 bezw. 1,62 %. Der Saccharingehalt des Weizenmalzextrakts war übrigens auf den Flaschenetiketten deklariert.

Von privater Seite gelangten zwei Flaschen mit Süßbierextrakt, hell und dunkel, welches von einer auswärtigen Brauereifirma vertrieben wird, zur Einlieferung.

Die beiden zur Untersuchung gelangten Proben des Extraktes bestanden aus einer gelbbraunen bezw. schwarzbraunen sirupartigen Flüssigkeit von rein süßem Geschmack, klar und ohne Rückstand in jedem Verhältnis in Wasser löslich von nachstehender Zusammensetzung:

|  | Süßbier=Extrakt | |
| --- | --- | --- |
|  | Hell | Dunkel |
| Spezifisches Gewicht der Verdünnung 1 + 1 bei 15⁰ C | 1,141 | 1,189 |
| Extraktstoffe (aus dem spezifischen Gewicht nach Windischs Tabelle) | 64,70 % | 64,16 % |
| Zucker (Rübenzucker) | 51,64 „ | 50,96 „ |
| Invertzucker | 9,90 „ | 4,47 „ |
| Polarisation einer Lösung von 3 gr auf 100 ccm aufgefüllt im 2 dcm Rohr: | | |
| a) direkt | 0,48⁰ rechts | 0,55⁰ rechts |
| b) nach der Inversion | 0,68⁰ links | 0,63⁰ links |
| Mineralstoffe | 0,082 | 0,068 |
| Salicylsäure | nicht nachw. | nicht nachw. |
| Saccharin | „ „ | „ „ |
| Glycerin | „ „ | „ „ |

Diese Süßbierextrakte, sowie noch andere von der genannten Firma hergestellte und vertriebene Farbebierextrakte sollen nach den beigefügten Anweisungen den Brauereien, Bierverlegern und Wirten dazu dienen, entweder beim Brauprozeß oder, worauf wohl hier in erster Linie abgezielt ist, schankreifem Lagerbier durch Zusatz bestimmter Mengen Farbebierextrakt oder Süßbierextrakt einen vom Konsumenten gewünschten Charakter zu geben und insbesondere zur Bereitung von Bayerischen, Kulmbacher, Bock=, Porter= und Pilsener Exportbieren und von Süßbieren aus Lagerbieren dienen. Diese bedenkliche Art der Bierverbesserung hat anscheinend keinen Eingang gefunden.

### 49. Straßburg.

Bier (6).

Im amtlichen Auftrage wurden 4, für Private 2 Biere untersucht. Eine Bierprobe war zu beanstanden. 5 Bierpressionen wurden durch Polizeiorgane revidiert.

## 12. Wein, weinhaltige und weinähnliche Getränke.

### 1. Altona.

Die Anzahl der während der Berichtszeit untersuchten Weinproben betrug 42. Beanstandet wurde nur eine Probe Südwein, die 14 mg Salizylsäure im Liter enthielt.

### 2. Barmen.

1 Rotweinprobe erwies sich als gut.

### 3. Bochum.

1 Wein blieb unbeanstandet.

### 4. Breslau.

Die Anzahl der während der Berichtszeit eingelieferten Weinproben war gering. Es wurden im ganzen 10 Proben ausländischer Weine untersucht. Wie man aus den nachstehenden Analysen ersieht, lassen sich auf die völlig vergorenen Ungarweine die Grundsätze, welche für heimische Weine gelten, ohne weiteres übertragen.

| In 100 ccm | Ober=Ungar | Ober=Ungar | Ober=Ungar |
| --- | --- | --- | --- |
| Spezifisches Gewicht bei 15⁰ | 0,9885 | 0,9892 | 0,9909 |
| Alkohol | 12,93 g | 12,52 g | 12,40 g |
| Extrakt | 2,131 „ | 2,139 „ | 2,37 „ |
| Mineralbestandteile | 0,214 „ | 0,252 „ | 0,307 „ |
| Phosphorsäure | 0,016 „ | 0,026 „ | 0,026 „ |
| Glycerin | 0,817 „ | 0,794 „ | 0,788 „ |
| Schwefelsäure | — | 0,062 „ | 0,085 „ |
| Kaliumsulfat | — | 0,134 „ | 0,185 „ |
| Alkohol : Glycerin | 100 : 6,3 | 100 : 6,34 | 100 : 6,35 |

Dagegen gestaltet sich die Beurteilung der konzentrierten Ungarweine und der südlichen, sogenannten Likörweine anders:

| In 100 ccm | Süßer Ungar | Ruster Ausbruch | Mediz. Ungar | Mildherber Ungarwein | Portwein | Fein gezuckerter Ungarwein= Verschnitt |
| --- | --- | --- | --- | --- | --- | --- |
| Spezifisches Gewicht bei 15⁰ | 1,0777 | 1,0778 | 1,0764 | 1,0138 | 1,0271 | 1,0984 |
| Alkohol | 11,70 g | 9,85 g | 10,604 g | 10,89 g | 14,79 g | 12,11 g |
| Extrakt | 25,06 „ | 24,43 „ | 24,32 „ | 8,09 „ | 12,84 „ | 30,65 „ |
| Zucker direkt | 20,62 „ | 20,23 „ | 20,60 „ | 5,31 „ | 9,69 „ | 22,68 „ |
| Zucker nach der Inversion | 20,74 „ | 20,04 „ | 20,61 „ | 5,28 „ | 10,31 „ [1] | 28,48 „ [2] |
| Glycerin | 0,641 „ | 0,705 „ | 0,739 „ | 0,874 „ | 0,64 „ | 0,35 „ |
| Mineralbestandteile | 0,489 „ | 0,507 „ | 0,486 „ | 0,254 „ | 0,24 „ | 0,124 „ |
| Phosphorsäure | 0,063 „ | 0,065 „ | 0,071 „ | 0,033 „ | 0,025 „ | 0,027 „ |
| Schwefelsäure | 0,057 „ | 0,057 „ | 0,060 „ | 0,062 „ | — | — |
| entspr. Kaliumsulfat | 0,123 „ | 0,126 „ | 0,131 „ | 0,135 „ | — | — |
| Alkohol : Glycerin | 100 : 5,5 | 100 : 7,15 | 100 : 7,0 | 100 : 8,0 | 100 : 4,3 | 100 : 2,9 |

Von diesen Weinen boten der Portwein und der „fein gezuckerte Ungarwein=Verschnitt" besonderes Interesse. Beide waren von einem Weinhändler in Auktion gegeben worden. Der zuletzt aufgeführte Ungarwein war verfälscht. Ueber die Herstellung konnte ein Zweifel nicht obwalten. Der „Wein" war durch Versetzen eines dünnen Landweines mit Zuckersirup und Spiritus hergestellt worden. Dies gab der Angeklagte in dem Strafverfahren

[1] Rohrzucker 0,59.   [2] Rohrzucker 5,80.

ohne weiteres zu. Fraglich erschien es nur, ob diese Manipulation durch die Bezeichnung „Fein gezuckerter Ungarwein-Verschnitt" hinreichend gekennzeichnet sei. Das Untersuchungsamt verneinte diese Frage. Durch die Bezeichnung „Verschnitt" ist der erhebliche Alkohol-Zusatz nicht gekennzeichnet, und der Zusatz von Zucker ist so beträchtlich, daß ein solches Getränk in Ungarn als Kunstwein erklärt und demgemäß nicht im Verkehr zugelassen werden würde. Das Gericht schloß sich diesen Ausführungen an und verurteilte den Weinhändler zu einer Geldstrafe.

Nektar. Von einer Behörde wurde ein schwach schäumendes Getränk zur gutachtlichen Aeußerung, ob dieses Getränk als „Wein" aufzufassen sei, übergeben. Das Getränk war kohlensäurehaltig, schmeckte süß und hatte zugleich den Geschmack eines Fruchtsaftes, der erhitzt worden war. In 100 ccm wurden gefunden: Extrakt 14,87 g, Alkohol 0,46 g, Mineralstoffe 0,29 g. Dieses Getränk war nicht als Wein aufzufassen. Es war vielmehr augenscheinlich ein mit Kohlensäure schwach imprägnierter, pasteurisierter oder sterilisierter Fruchtsaft. Die kleine Menge Alkohol von 0,5 % war wahrscheinlich durch unbeabsichtigte Gärung in dem Produkt während seiner Bereitung entstanden, konnte dem Getränk aber nicht den Charakter eines Weines verleihen.

Außerdem wurde ein Cyder untersucht.

### 5. Crefeld.

2 Weine und 7 Obstweine waren nicht zu beanstanden.

### 6. Hannover.

Von 36 untersuchten Weinproben bestanden 21 aus Weißwein, 12 aus Rotwein und je 1 aus Portwein, Schaumwein und Brombeerwein.

4 Proben waren von auswärtigen Behörden eingesandt, die übrigen stammten von Privaten; diese Proben wurden unter dem Verdacht der Fälschung eingesandt. Geringe Trübungen, schwache Ausscheidungen von Weinfarbstoffen und Weinstein auf der Flasche oder angeblich verminderter Wohlgeschmack gaben in der Regel Anlaß zu diesem Verdacht.

Von den 21 Weißweinen wurden 3 Proben wegen übermäßiger Gallisierung (Wässerung) beanstandet. Diese Weine hatten folgende Zusammensetzung:

| | I. | II. | III. |
|---|---|---|---|
| Spezifisches Gewicht bei 15° | 0,9933 | 0,9970 | 0,9940 |
| In 100 ccm Wein sind enthalten: | | | |
| Alkohol | 6,79 g | 6,14 g | 6,86 g |
| Extrakt | 1,37 „ | 1,54 „ | 1,47 „ |
| Mineralstoffe | 0,17 „ | 0,16 „ | 0,19 „ |
| Gesamtsäure | 0,67 „ | 0,51 „ | 0,41 „ |
| Zucker | — | 0,048 „ | 0,05 „ |

Probe III mußte auch wegen der starken Trübung, welche durch zahlreiche Kugelbakterien bedingt war, als verdorben bezeichnet werden.

Ein als „Brombeerwein" bezeichnetes Getränk sollte alkoholfrei sein, enthielt aber 1,27 g Alkohol in 100 ccm. Die übrigen Proben boten kein weiteres Interesse.

Auf dem Gebiete der Weinkontrolle hat das Gesetz vom 24. Mai 1901 dem Untersuchungsamte eine neue Tätigkeit eröffnet. Um etwaigen Weinfälschungen wirksamer entgegentreten zu können, ist in §§ 10 und 11 eine Kontrolle der Betriebe und Räume, in denen Wein, weinhaltige und weinähnliche Getränke gewerbsmäßig hergestellt, aufbewahrt, feilgehalten oder verpackt werden, vorgesehen. Die mit dieser Kontrolle beauftragten Beamten und Sachverständigen sind befugt, in jenen Räumen Besichtigungen vorzunehmen, geschäftliche Aufzeichnungen, Frachtbriefe und Bücher einzusehen, auch nach ihrer Auswahl Proben zum Zwecke der Untersuchung gegen Empfangsbescheinigung zu entnehmen.

### 7. Erlangen.

Von 170 untersuchten Weinen wurden 32 auswärts geprüft. 136 Proben waren von Behörden zur Untersuchung eingeliefert. Es wurde eine Anzahl Beanstandungen ausgesprochen.

### 8. Fürth.

20 Weinsorten wurden untersucht. Dieselben waren einwandfrei.

### 9. München.

Weißweine (118), Rotweine (148), Süßweine (67), Obstweine (8), Schaumweine (7).

Durch Ministerialentschließung vom 24. September 1901, Ausführung des Weingesetzes betreffend, wurden die Beamten der öffentlichen Untersuchungsanstalten für Nahrungs- und Genußmittel als Beamte und Sachverständige im Sinne der §§ 10 ff. des Weingesetzes bestimmt. Während eine Anzahl von Distrikts- und Ortspolizeibehörden besondere Wünsche hinsichtlich der Mitwirkung der Untersuchungsanstalt bei Ausführung des Weingesetzes äußerten, welche auch berücksichtigt werden konnten, nahm die Mehrzahl der betreffenden Behörden ohne weiteres an, daß die Anstalt zur Uebernahme der Kontrolle auch im Sinne des § 10 des Weingesetzes schon auf Grund der bestehenden Vereinbarungen hinsichtlich der Lebensmittelkontrolle im allgemeinen verpflichtet sei.

Im ganzen erfolgten im Berichtsjahre 114 sogenannte Kellerkontrollen. Es gelangten bei diesen Kontrollen 524 Weinproben durch die Beamten und Sachverständigen der Untersuchungsanstalt zur Prüfung. Ein Teil der untersuchten Proben wurde beanstandet. Von 41 Proben nachgemachter Süßweine, sogenannter Fassonweine. Gewürzgetränke, wurden einige beanstandet, weil sie nicht entsprechend deklariert waren (§ 10 Ziffer 2 des Nahrungsmittelgesetzes). Bei den Kellerkontrollen waren von 336 Schaumweinproben einzelne nicht den Vorschriften des Weingesetzes entsprechend gekennzeichnet. Bei Weißwein erfolgte vereinzelt Beanstandung und zwar wegen Zusatzes von Saccharin oder Kochsalz und in einem Falle wegen übermäßiger Zuckerung im Sinne des § 2 Ziffer 4 des Weingesetzes. Auch Rotwein wurde nur in vereinzelten Fällen als nicht einwandfrei befunden. Es handelte sich um verdorbene oder übermäßig gegipste beziehungsweise gezuckerte Proben. Von den Süßweinen wurde eine Probe angehalten. Die Obst- und Schaumweine waren als verdächtig eingeliefert und infolgedessen war die Zahl der Beanstandungen verhältnismäßig hoch.

### 10. Nürnberg.

Die Ueberwachung des Verkehrs mit Wein hat durch das neue Weingesetz insofern eine wesentliche Ausdehnung angenommen, als den Beamten der städtischen Untersuchungsanstalt die durch § 10 des genannten Gesetzes vorgeschriebene Nachschau übertragen worden ist. Mit derselben wurde im Berichtsjahre begonnen.

Vorhanden sind in Nürnberg 108 Weingeschäfte. Darunter befinden sich: 14 Agenturen und Niederlagen, 63 kleinere und 31 größere Geschäfte. Von den letzteren verkaufen: 5 nur Obstwein, 2 Obstwein und andere Weine, 1 nur Weißwein, 1 nur Süßwein, 44 nur Rot- und Weißwein, 1 nur Schaumwein, 17 Rot-, Weiß- und Süßwein, 14 Rot-, Weiß- und Schaumwein und 9 Weiß-, Rot-, Süß- und Schaumwein. In sämtlichen Geschäften wird Wein in eigentlichem Sinne nicht zubereitet, sondern fertige Weine lediglich verschnitten, nachgeschwefelt und in kleinere Gebinde abgefüllt. Beobachtungen, welche auf Grund des Weingesetzes zu Erinnerungen hätten Anlaß geben können, wurden nicht gemacht.

Die Zahl der bei dieser Nachschau angekauften sowie der sonst untersuchten Proben geht aus nachstehender Zusammenstellung hervor: Weißwein (125), Rotwein (31), Schaumwein (1), Heidelbeerwein (3), Apfelwein (2), Apfelmost (1).

Einige Weißweinproben zeigten einen zu niedrigen Extraktgehalt. Rotwein mußte in wenigen Fällen beanstandet werden, teils wegen zu hohen Sulfatgehaltes, teils wegen zu niedrigen Aschengehaltes oder wegen Verdorbenseins. Die beanstandeten Weißweinproben zeigten Extraktgehalte von 1,50—1,58 g in 100 ccm. Sie waren demnach analysenfeste Weine im Sinne des alten, nicht aber in dem des neuen Weingesetzes. Die betreffenden Verkäufer erhielten Verwarnungen. Die übrigen zur Untersuchung gekommenen Weinproben gaben zu keiner Erinnerung Anlaß.

### 11. Speyer.

206 Weine wurden zur Untersuchung eingeliefert und 468 bei der Kontrolle entnommen. Die Zahl der Beanstandungen war keine hohe. 17 Südweine erwiesen sich als einwandfrei. 12 derselben wurden zur eigenen Information untersucht.

### 12. Würzburg.

Von 2001 Weinproben wurden von Gerichten und Rechtsanwälten 56, von Privaten 212 eingesandt. 894 Proben wurden im Vollzuge des neuen Weingesetzes vom 24. Mai 1901 teils von den kontrollierenden Beamten der Untersuchungsanstalt entnommen, teils im Auftrage von Verwaltungsbehörden eingesandt; 839 Proben wurden gelegentlich der auswärtigen Kontrollen erledigt. Im ganzen lagen also zur ausführlichen Untersuchung 1162 Proben vor. Da in früheren Jahren im Durchschnitt nur 200 Weine eingehend geprüft werden mußten, ergab sich für das Berichtsjahr eine Zunahme von 962 Weinanalysen. Aus Mangel an Personal konnten diese Untersuchungen nicht alle ausgeführt werden und es mußte daher ein Teil einstweilen unerledigt bleiben. Die Zahl der Beanstandungen war keine große. Einige Weine waren essigstichig, eine Anzahl war übermäßig

gestreckt. Bei einzelnen Rotweinen wurde ein zu hoher Schwefelsäuregehalt und bei einigen anderen Weinen Salizylsäure gefunden.

### 13. Chemnitz. Laboratorium Dr. Trübsbach.

Amtshauptmannschaft Annaberg. Bei dem geringen Konsum der Bevölkerung an Wein wurden nur 16 Proben entnommen. Dieselben erwiesen sich als einwandfrei und dem Weingesetze entsprechend.

Amtshauptmannschaft Marienberg. 4 Weine erwiesen sich als einwandfrei.

### 14. Dresden. Kgl. Zentralstelle.

Amtshauptmannschaft Dresden-A. 2 Weinproben waren von guter Beschaffenheit.

Amtshauptmannschaft Dresden-N. Zur Untersuchung gelangten 4 Beeren- und 2 Apfelweine. Die Beschaffenheit genannter Proben war gut; auch konnten künstliche Süßstoffe sowie Konservierungssalze nicht nachgewiesen werden. Der Besitzer einer Beerenobstkelterei, die bei der Besichtigung in unsauberem Zustande gefunden worden war, wurde verwarnt.

### 15. Dresden. Städt. Untersuchungsamt.

Zur Untersuchung gelangten 25 Proben, nämlich 10 Rotweine und 15 Weißweine. Nachstehende Proben wurden eingehender untersucht:

| 100 ccm Wein enthielten g | Barletta Palatta rot | Dürkheimer rot | Listrac Bordeaux rot | Meißner Landwein rot | Meißner Auslese rot | Meißner Landwein weiß | Meißner Auslese weiß |
|---|---|---|---|---|---|---|---|
| Spezifisches Gewicht bei 15° . . . | 0,9949 | 0,9986 | 0,9959 | 0,9935 | 0,9940 | 0,9928 | 0,9925 |
| Alkohol . . . . . . . . . | 8,70 | 9,05 | 8,28 | 10,20 | 10,12 | 9,63 | 9,56 |
| Extrakt . . . . . . . . . | 2,17 | 1,94 | 2,27 | 2,45 | 2,37 | 1,58 | 1,65 |
| Mineralstoffe . . . . . . . | 0,28 | 0,22 | 0,28 | 0,31 | 0,29 | 0,19 | 0,19 |
| Gesamtsäure (Weinsäure) . . . . | 0,60 | 0,56 | 0,56 | 0,49 | 0,58 | 0,50 | 0,53 |
| Flüchtige Säure (Essigsäure) . . . | 0,15 | 0,12 | 0,12 | 0,10 | 0,12 | 0,10 | 0,08 |
| Nichtflüchtige Säure (Weinsäure) . | 0,41 | 0,41 | 0,41 | 0,87 | 0,44 | 0,38 | 0,43 |
| Schwefelsäure . . . . . . . | 0,04 | 0,03 | 0,03 | — | — | — | — |
| Zucker (Invertzucker) . . . . . | 0,04 | 0,04 | 0,04 | 0,12 | 0,08 | 0,05 | 0,06 |
| Rohrzucker . . . . . . . . | 0 | 0 | 0 | 0 | 0 | 0 | 0 |
| Glycerin . . . . . . . . . | 0,72 | 0,71 | 0,72 | 0,92 | 0,91 | 0,74 | 0,72 |
| Alkohol : Glycerin . . . . . . | 100 : 8,28 | 100 : 7,84 | 100 : 8,70 | 100 : 9,02 | 100 : 9,00 | 100 : 7,68 | 100 : 7,53 |

Bis auf den zu stark gallisierten weißen Meißner Landwein entsprachen die Proben also den gesetzlichen Anforderungen.

Piesporter Mosel. Im Jahre 1901 wurde Salizylsäure in den Beständen eines Weinlagers aufgefunden und es wurden mehr als 1000 Flaschen Wein beschlagnahmt. Gegen einen in Traben wohnhaften Lieferanten wurde infolgedessen von der Staatsanwaltschaft in Koblenz Anklage erhoben. In der Hauptverhandlung vor dem Landgerichte in Koblenz am 22. Oktober 1902, zu welcher 7 Sachverständige und 30 Zeugen geladen waren, wurde der Beschuldigte von der Anklage des Salizylsäurezusatzes mangels Schuldbeweises freigesprochen, hingegen wegen Verwendung von Glycerin zu 500 M. Geldstrafe verurteilt.

Ein von einem Restaurateur eingelieferter Wein enthielt einen weißen, kristallinischen Bodensatz, welcher sich bei der chemischen Untersuchung als Borax herausstellte; der Zusatz war offenbar erfolgt, um dem Wirte Unannehmlichkeiten zu verursachen.

### 16. Dresden. Laboratorium Dr. Filsinger.

Amtshauptmannschaft Meißen. Im Berichtsjahre wurden 7 Weinproben untersucht. Einzelne Proben mußten beanstandet werden.

### 17. Dresden. Laboratorium Dr. Hefelmann.

Amtshauptmannschaft Bautzen. 1 Südwein, 2 Obstweine und 8 Beerenobstweine wurden untersucht. Unter 9 Proben aus den Landgemeinden war eine Probe „Heidelbeerwein Medizinal" mit Saccharin gesüßt und

daher nach § 2 Absatz 1 des Gesetzes vom 6. Juli 1898 zu beanstanden; 1 Probe aus Bautzen war einwandfrei.

Amtshauptmannschaft Dresden-A. Schaumwein (1), Obstwein (1), Beerenobstwein (1).

1 Probe Schaumwein, von dem die Flasche zum Preise von 1 M. verkauft worden war, und 2 Proben im Berichtsbezirke gekelterter Obstweine waren frei von unzulässigen Zusätzen, insbesondere von Saccharin und Salizylsäure.

Amtshauptmannschaft Großenhain. Weißwein (4), Obstwein (3). Beanstandungsgründe waren in einzelnen Fällen Essigstich oder übermäßiger Zusatz von Zuckerwasser.

Amtshauptmannschaft Kamenz. 4 untersuchte Beerenobstweine waren frei von Saccharin, Salizylsäure und sonstigen verbotenen Stoffen, dagegen wurden bei der Kellerkontrolle zweier Obstweinkeltereien saccharinierter „halbsüßer Apfelwein" in Mengen von ca. 3000 bezw. 20 Liter angetroffen und nach § 2 Absatz 1 des Gesetzes vom 6. Juli 1898 beanstandet.

### 18. Dresden. Laboratorium Dr. Schmidt.

Amtshauptmannschaft Pirna. Untersucht wurden 8 Medizinal-Ungarweine und 3 Rot- und Weißweine. Dieselben entsprachen den gesetzlichen Anforderungen.

### 19. Dresden. Laboratorium R. Weber.

Amtshauptmannschaft Rochlitz. Die untersuchten 32 Weine waren von einwandfreier Beschaffenheit.

Amtshauptmannschaft Schwarzenberg. Wein und Branntwein (47). Weine wurden nicht beanstandet, während Branntwein in zwei Fällen den gesetzlichen Anforderungen nicht genügte.

### 20. Freiberg. Laboratorium Dr. Raßmann.

Amtshauptmannschaft Freiberg. 34 Branntweine, Liköre und Weine wurden im 4. Vierteljahr 1901, 192 im Jahre 1902 untersucht. Zu Beanstandungen lag kein Anlaß vor.

### 21. Leipzig. Kgl. Untersuchungsanstalt.

Stadt Leipzig. 2 Weine und Obstweine blieben unbeanstandet.

Amtshauptmannschaften Leipzig und Grimma. In der Berichtszeit wurden 7 Weine und Obstweine untersucht. Die Untersuchungen ergaben im wesentlichen ein gutes Resultat.

### 22. Leipzig. Laboratorium Dr. Elsner.

Amtshauptmannschaft Schwarzenberg. Wein und Bier (51).

Von 43 Sorten Ungarwein wurden mehrere beanstandet, weil der Gehalt der Weine an phosphorsauren Salzen nicht im richtigen Verhältnis zum Gesamtextrakte stand. Eine Probe Pepsinwein wurde auf Lösungsvermögen gegen Eiweiß untersucht.

### 23. Leipzig. Laboratorium Dr. Kallir.

Amtshauptmannschaft Chemnitz. 8 Weinproben waren von guter Beschaffenheit.

### 24. Leipzig. Laboratorium Dr. Prager.

Amtshauptmannschaft Flöha. 1 Probe Ungarwein hatte normale Zusammensetzung.

### 25. Leipzig. Laboratorium Dr. Röhrig.

Amtshauptmannschaft Borna. Wein (8). Von den untersuchten Weinen wurde eine Probe wegen Verdorbenseins beanstandet. Ein als Medizinal-Tokayer bezeichneter Wein konnte nach der Untersuchung als solcher nicht anerkannt werden.

Amtshauptmannschaft Döbeln. 30 Weinproben waren einwandfrei.

### 26. Meerane. Laboratorium Dr. Scheitz.

Amtshauptmannschaft Glauchau. Zur Untersuchung wurden 12 Medizinal- und Südweine entnommen. Nach den Vorschriften des deutschen Arzneibuches wurden das spezifische Gewicht, der Schwefelsäure-, Extrakt- und Alkoholgehalt bestimmt. Beanstandungen erfolgten nicht.

### 27. Plauen. Laboratorium Dr. Forster.

Amtshauptmannschaft Auerbach. 11 Weinproben waren nicht zu beanstanden. Weinproben wurden nur in den Städten und in größeren Gemeinden entnommen. Die Weine waren teilweise von geringer Güte. Sie entsprachen aber immerhin noch den gesetzlichen Bestimmungen und konnten nicht beanstandet werden.

Amtshauptmannschaft Oelsnitz. Weine (im letzten Vierteljahr 1901: 1, im Jahre 1902: 17). Sämtliche untersuchten Proben waren einwandfrei.

Amtshauptmannschaft Plauen. 43 untersuchte Weinproben waren einwandfrei.

### 28. Zittau. Laboratorium Dr. Jonscher.

Amtshauptmannschaften Löbau und Zittau. Im ganzen wurden 49 Weine (Trauben- und Fruchtweine, Moste) untersucht. Eine Probe entsprach nicht den gestellten Anforderungen.

### 29. Zwickau. Laboratorium Dr. Falck.

Amtshauptmannschaft Zwickau. Wein (im letzten Vierteljahr 1901: 1, im Jahre 1902: 10). Sämtliche untersuchten Proben waren einwandfrei.

### 30. Heilbronn.

In Ausübung der Nahrungsmittelkontrolle wurden 145 Weine und weinähnliche Getränke untersucht.

Beanstandet wurde je ein Wein und ein Obstwein wegen Verdorbenseins. Außerdem wurden Handelsanalysen von 153 Weinen (einschl. Stichwein), 72 Weinmosten, 11 Obstmosten, 2 Weinklärmitteln und 1 Schaumwein ausgeführt.

### 31. Stuttgart. Kgl. Zentralstelle.

Wein (155), Johannisbeerwein (1), Obstmost (14), Pomril (2).

Bei 2 Weinproben hatte aller Wahrscheinlichkeit nach ein Zusatz von Wasser stattgefunden. In einer anderen Probe wurde zuviel Schwefelsäure (berechnet auf schwefelsaures Kalium) gefunden, während eine vierte Probe zuviel Kochsalz enthielt.

### 32. Stuttgart. Medizinal-Kollegium.

Wein (66).

Im Jahre 1902 ist zum ersten Male die im Weingesetz vom 24. Mai 1901 vorgesehene amtliche Kellerkontrolle zur Anwendung gelangt. Für die Durchführung der Kellerkontrolle ist Württemberg in 7 Kontrollbezirke geteilt. Jeder Bezirk ist einem den Kreisen der Weinproduzenten entnommenen Sachverständigen unterstellt. Die Sachverständigen unterstehen in dienstlicher Beziehung der Kgl. Zentralstelle für Landwirtschaft und weisen die anläßlich der Kellerkontrolle entnommenen Weinproben je nach dem Kontrollbezirke durch Vermittelung der Kgl. Oberämter einer der 4 staatlichen Laboratorien (Weinbauversuchsanstalt Weinsberg, Technologisches Institut der Landw. Anstalt Hohenheim, Chemisches Laboratorium der Kgl. Zentralstelle für Handel und Gewerbe, Stuttgart, Chemisches Laboratorium des Kgl. Medizinalkollegiums, Stuttgart) zu. An die Kgl. Oberämter erstattet das Laboratorium über das Ergebnis der chemischen Untersuchung Bericht. Von den Weinproben wurden 23 für die Zwecke der amtlichen Weinstatistik analysiert, um den Gehalt der Weine an Extraktstoffen und Mineralbestandteilen festzustellen. Es ergab sich, daß die württembergischen Weine den Anforderungen des Weingesetzes vollauf genügen.

35 Proben wurden auf Grund der Kellerkontrolle untersucht. Ein Teil der Proben mußte beanstandet werden.

### 33. Stuttgart. Städt. Untersuchungsamt.

Wein, Obst und Obstmost (32).

Beanstandungen erfolgten wegen Essigstiches, Verdorbenseins oder Gehaltes an schwefliger Säure.

### 34. Baden-Baden.

Wein (12).
Alle Proben erwiesen sich als einwandfrei.

### 35. Freiburg.

Wein (512).
Grund zu Beanstandungen war in einzelnen Fällen Essigstich, zu geringer Extraktgehalt und Verkauf von Tresterwein.

### 36. Heidelberg.

Wein (6), Südwein (2).
Eine Weinprobe wurde wegen starker Trübung beanstandet.

### 37. Karlsruhe.

Wein (82), alkoholfreier Wein (4), Verschnittwein (6), Süßwein (10), Obstwein (8), Frada (6).

Die beanstandeten Weine stellten mit Zucker und Wasser überstreckte Weine dar. Ihr Gehalt an Extrakt lag unter der festgesetzten Grenzzahl, sie stammten aus der Vorderpfalz und aus Rheinhessen. Eine Probe Verschnittwein, welcher nach den Bestimmungen über die Zollbehandlung der Weine einen Minimalgehalt von 28 g trockenem Extrakt im Liter Wein und von 12 Volumprozent Alkohol aufweisen muß, zeigte zu geringen Extraktgehalt. Tokayer, Malaga und Portwein waren frei von Fälschungsmitteln und enthielten keinerlei gesundheitsschädliche Bestandteile.

Von den als „Obstwein" in den Handel gebrachten Getränken mußten zwei Proben beanstandet werden, weil

Bestandteile des Traubenweines (Weinsäure) in den Obstweinen nachweisbar waren, die im normalen Obstweine nicht vorkommen. Nach Artikel 4 Absatz 3 des Weinsteuergesetzes vom 19. Mai 1882 ist nur der ausschließlich aus Obst gewonnene Wein als Obstwein zu versteuern, wobei jedoch nach § 10 Absatz 2 der Vollzugsverordnung zum Weinsteuergesetz ein einfacher Wasserzusatz zulässig ist. Die eingelieferten alkoholfreien Obstsäfte enthielten reichliche Mengen Kohlensäure und stellten erfrischende Getränke dar, die gesundheitsschädliche Stoffe nicht enthielten; sobald jedoch die freie Kohlensäure aus diesen Getränken entwichen war, verloren sie den angenehmen Geschmack.

### 38. Konstanz.

63 Weine, und zwar 20 im Auftrage von Behörden und 43 im Auftrage Privater, gelangten zur Untersuchung. Die ersteren genügten den gesetzlichen Anforderungen, während einige der von Privaten eingelieferten Proben wegen zu hohen Gehaltes an flüchtigen Säuren angehalten werden mußten. Ebenso kamen einige kranke Rotweine und solche mit zu niedrigem Extraktgehalt vor.

### 39. Mannheim.

Von 12 untersuchten Weinen war nur ein Rotwein zu beanstanden. Außerdem wurden 2 Obstweine untersucht.

### 40. Pforzheim.

24 Weine wurden einer Prüfung unterzogen; sie waren als verdächtig von Interessenten eingeliefert und mußten zum Teil beanstandet werden.

### 41. Weinheim.

Wein (169).

Der Extraktgehalt der Weine war gegen früher wesentlich höher. Weißweine mit weniger als 1,7 % Extrakt kamen sehr selten vor. Einzelne Beanstandungen von Weinen erfolgten wegen Essigstiches, in mehreren anderen Fällen wurden von Konsumenten eingelieferte Weine auf Grund des Analysenbefundes und des Geschmacks als Tresterwein oder als Nicht=Naturwein beanstandet. In einem Zivilstreitverfahren wurde ein Weißwein als Nicht=Naturwein, sondern als Tresterwein bezeichnet. Die Gerichtsverhandlung bestätigte das Untersuchungsergebnis.

### 42. Darmstadt.

Weine (386), wissenschaftliche Untersuchungen von Wein und Most (113).

Bei einer Anzahl der teils von Behörden, teils von Interessenten vorgelegten Weinproben wurde anormale Beschaffenheit nachgewiesen.

### 43. Gießen.

71 Weine wurden untersucht.

Nur vereinzelte Proben wurden, weil essigstichig, salizylsäurehaltig oder zu stark gallisiert, beanstandet.

### 44. Mainz.

Wein (1257), Most (202), Obstwein (1).

Gegen das Vorjahr hat die Zahl der Weinuntersuchungen nicht unerheblich zugenommen. Von den 1257 Proben stammten 602 aus Handelskreisen, 290 wurden von der Polizei und Staatsanwaltschaft übersandt, 121 Proben entfielen auf die Kellerkontrolle, 197 Proben gelangten auf dem Wege der Nahrungsmittelkontrolle zur Untersuchung und 40 Proben wurden für die Weinstatistik analysiert. Von diesen Proben gaben namentlich die von der Staatsanwaltschaft vorgelegten und bei der Kellerkontrolle entnommenen Proben häufig Veranlassung zur Beanstandung. In den meisten Fällen handelte es sich um übermäßige Streckung, aber auch um Zusätze von Glyzerin, Zitronensäure und Salizylsäure, sowie um die Gegenwart unvergärbarer Bestandteile. Unreiner Stärkezucker wurde mehrmals nachgewiesen. Desgleichen mußte eine Anzahl Weinproben wegen zu hohen Gehaltes an Essigsäure als nicht mehr handelsfähig oder als verdorben bezeichnet werden.

### 45. Worms.

Wein (428) und Most (186).

Die Moste waren von guter Beschaffenheit, jedoch mußte eine nicht geringe Anzahl Weine beanstandet werden.

### 46. Rostock.

Auf Wunsch eines Konsumenten wurde eine Probe italienischen Rotweines untersucht. Die Flasche trug die Bezeichnung „Lacrimae Christi" ohne weitere Angaben. Der Einsender wollte wissen, ob der Wein gesundheitsschädlich sei, da ihm beim Kosten ein unangenehmer tintenartiger Geschmack aufgefallen war. Die Untersuchung ergab: Spezifisches Gewicht des Weines 1,0468, Alkoholgehalt 13,44, Extraktgehalt 17,84, Säuregehalt 0,63, Aschengehalt 0,37, Gehalt an direkt reduzierendem Zucker 12,66, Gehalt an invertierbarem Zucker (Rohrzucker) 1,08 %.

In der Asche fand sich 0,01 g Eisenoxyd. Dieser hohe Eisengehalt erklärte zur Genüge den Geschmack. Die Frage nach der Gesundheitsschädlichkeit mußte verneint werden.

Die Polizeibehörde Güstrow hatte zwei Proben Obstweine zur Prüfung auf Saccharin und Konservierungsmittel eingesandt. Eine Probe (Obst=Sherry) hatte spez. Gewicht 1,0066, Alkohol 12,03, Extrakt 6,62, Säure 0,47 %; eine andere Probe (Reinettil) war ein sogenannter alkoholfreier Obstwein mit spez. Gewicht 1,0365, Alkohol 0,00, Extrakt 9,49, Säure 0,29 %. Saccharin und Konservierungsmittel waren in beiden Proben nicht nachweisbar.

### 47. Jena.

17 Proben Wein und Bier gelangten zur Untersuchung. Beanstandungen erfolgten nur vereinzelt wegen starker Hefetrübung.

### 48. Oldenburg.

7 Proben Wein wurden geprüft und gut befunden.

### 49. Gotha.

Zur Untersuchung gelangte eine Probe eines Medizinalweines, die sich als unverfälscht erwies. Im Laufe des Jahres wurde der Leiter der Anstalt vom Herzogl. Staatsministerium zum Sachverständigen für die in § 10 des Weingesetzes vom 24. Mai 1901 bezeichneten Maßnahmen bestellt.

### 50. Dessau.

2 Rotwein=, 5 Weißweinproben und 1 Süßweinprobe wurden untersucht. Eine Weißweinprobe war wegen zu geringen Extraktgehaltes zu beanstanden.

### 51. Lübeck.

7 Weinproben kamen zur Untersuchung. Einzelne Rotweinsorten entsprachen nicht den Anforderungen des Weingesetzes.

### 52. Bremen.

Von 10 Weinsorten kamen 4 als „Sherry" bezeichnet zur Einlieferung. Zwei Proben „Sherry" waren gewöhnliche Branntweine, denen zum Zweck der Täuschung die Bezeichnung „Sherry" gegeben worden war.

### 53. Hamburg.

Uebersicht über die in den Jahren 1900—1902 untersuchten Weinproben.

| Art der Weine | Gesamtzahl der untersuchten Proben |
|---|---|
| Weißwein . . . . . . . . . . | 36 |
| Rotwein . . . . . . . . . . . | 34 |
| Süd= und Süßweine . . . . . . . . | 29 |
| Weinähnliche Getränke: | |
|    a) Maltonwein . . . . . . . . . . | 6 |
|    b) Apfelwein und sonstige Fruchtweine . . | 6 |
|    c) Rosinenwein . . . . . . . . . . | 11 |
| Kräuterwein . . . . . . . . . . | 5 |
| | 127 |

Beanstandungen erfolgten auf Grund des Nahrungs=mittelgesetzes, teils wegen verdorbener Beschaffenheit, teils — besonders bei Weinen, die als ausländische in den Handel kamen — wegen Verdünnung durch Spiritus und Wasser. Einige aus gemeinsamer Quelle stammende Rosinenweine enthielten unreinen Stärkezucker, ihre Beschaffenheit verstieß somit gegen das damals noch geltende Gesetz vom 20. April 1892.

Unter der Bezeichnung „Fine Old Portwine" hatte ein Weinhändler ein Getränk in den Handel gebracht, welches nach den Angaben seines Küfers durch Vermischen von 100 Litern Tarragona Wein, 50 Litern Grüneberger Rotwein, etwa 16 Litern Samoswein und etwa $2\frac{1}{2}$ Litern Sprit hergestellt war. Der Angeklagte hatte geltend gemacht, ein solcher Verschnitt sei üblich und auch nach den Gesetzen, betreffend den Verkehr mit Wein, erlaubt, während der Sachverständige sein Gutachten dahin abgegeben hatte, daß diese Angelegenheit vom Stand=punkt des Nahrungsmittelgesetzes zu beurteilen sei, denn unter der Bezeichnung „Fine Old Portwine" sei lediglich ein reiner Portwein zu verstehen und nicht ein im Inlande hergestelltes beliebiges Gemisch.

Ferner sei ein Fall erwähnt, der in Beziehung zu dem § 3 des Weingesetzes steht. Eine Firma stellte, wie die Anzeige früherer Angestellter ergab, ein Getränk her aus 100 Litern Samoswein, 82 Litern Wasser, 12 Litern Sprit, 6 Litern Zuckersirup und brachte diesen Wein als „Samos=muskat" in den Handel. Der auf Grund des Wein=gesetzes angeklagte Weinhändler wurde entsprechend den Ausführungen des Sachverständigen wegen Vergehens gegen das Nahrungsmittelgesetz verurteilt, und zwar entschied das Gericht dahin, daß ein solches Gemisch nicht unter einer Bezeichnung in den Handel gebracht werden dürfe, welche lediglich einem reinen Süßweine zukomme.

Seitens der zuständigen Behörden wurde die Frage, ob das als „Hubert Ulrichs Kräuterwein" bezeichnete Präparat als ein den Bestimmungen des Reichsgesetzes vom 20. April 1892 unterliegendes Getränk anzusehen sei, zur Entscheidung gebracht. Sowohl nach den diesem Präparat beigegebenen Prospekten, als auch nach den ausgeführten Analysen enthielten die untersuchten Proben 8—10 % Glyzerin. Einige enthielten auch Salizylsäure in geringen Mengen. Da die Zusammensetzung der Proben in analytischer Hinsicht von Interesse ist, so seien die Werte hier angeführt:

Zusammensetzung von Hubert Ulrichs Kräuterwein.

| | Probe 1 | Probe 2 | Probe 3 | Probe 4 |
|---|---|---|---|---|
| Aeußere Beschaffenheit . . . . . . . | rot | klar | rot | klar |
| Geruch . . . . . . . . . . . | kräuterartig | kräuterartig | kräuterartig | kräuterartig |
| Geschmack . . . . . . . . . | kräuterartig, anfangs süß, dann bitter | kräuterartig, anfangs süß, dann bitter | kräuterartig, anfangs süß, dann bitter | kräuterartig, anfangs süß, dann bitter |
| Spezifisches Gewicht bei 15° . . . . . | 1,0278 | 1,0406 | 1,0323 | 1,0324 |
| Alkohol . . . . . . . . . | 11,09 | 8,14 | 9,85 | 10,36 |
| Extrakt (einschl. Zucker), direkt best. . . | 14,8 | 17,4 | 16,1 | 16,3 |
| Mineralbestandteile . . . . . . . | 0,27 | 0,31 | 0,27 | 0,28 |
| Freie Säuren (Gesamtsäure) . . . . . | 0,40 | 0,52 | 0,35 | 0,37 |
| Glyzerin, etwa . . . . . . . . | 8,55 | 10,1 | 10,2 | 9,8 |

Anläßlich der Beanstandung einer Probe Apfel=wein wegen starker Verdünnung und Alkoholzusatzes wurden einige dem hiesigen Handel entnommene Proben Apfelwein untersucht. Es wurden folgende Resultate erhalten:

| | Probe 1 | Probe 2 | Probe 3 | Probe 4 | Beanstandete Probe |
|---|---|---|---|---|---|
| Aeußere Beschaffenheit . . . . . . . . | normal | normal | normal | normal | — |
| Geruch, Geschmack . . . . . . . . | normal | normal | normal | normal | — |
| Spezifisches Gewicht bei 15° . . . . . . | 1,0008 | 0,9997 | 1,0002 | 1,0007 | 0,9895 |
| Alkohol . . . . . . . . . . . | 4,47 | 4,53 | 5,08 | 4,83 | 8,42 |
| Extrakt (einschl. Zucker) . . . . . . | 2,08 | 1,88 | 2,02 | 2,26 | 0,90 |
| Mineralbestandteile . . . . . . . | 0,35 | 0,25 | 0,39 | 0,25 | 0,11 |
| Freie Säuren, Äpfelsäure . . . . . . | 0,74 | 0,43 | 0,50 | 0,68 | 0,24 |
| Glyzerin . . . . . . . . . . | 0,36 | 0,85 | 0,40 | 0,36 | 0,36 |
| Zucker (als Invertzucker) . . . . . . | 0,03 | Spuren | Spuren | unter 0,1 | unter 0,1 |

### 54. Metz.

17 Weinproben gaben zu Beanstandungen keinen Anlaß.

### 55. Straßburg.

Es gelangten 1320 Weinproben zur Untersuchung. In amtlichem Auftrage 240, für Private 1080. Unter den 1080 befanden sich 1 Malaga, 1 Marsala, 1 Muskat, 1 Richebourg, 2 Sherrys, 2 Wermutweine. Von den in amtlichem Auftrage untersuchten Weinen wurden ein=gesandt: 42 durch die Staatsanwaltschaft, 51 durch Polizeibehörden, 130 durch Hauptsteuerämter auf Grund des Weingesetzes und 17 durch Gerichte. Beanstandungen erfolgten in nicht erheblicher Zahl, und zwar entweder weil Tresterwein vorlag, oder weil der Wein mit Wasser verdünnt war. In vereinzelten Fällen hatte Glyzerin=zusatz stattgefunden oder es lag ein Kunstprodukt vor.

## 13. Branntwein und Liköre.

### 1. Altona.

Spirituosen (12).

Von 10 Likörproben mußten 2 aus demselben Geschäft stammende Liköre (Rosen= und Pfefferminzlikör) wegen Saccharingehaltes beanstandet werden. Da der betreffende Geschäftsinhaber behauptete, diese Liköre von seinem Vorgänger übernommen zu haben, wurde das eingeleitete Verfahren eingestellt.

### 2. Barmen.

Branntwein (11). Einige Proben hatten nicht den vorgeschriebenen Alkoholgehalt von 34 %.

### 3. Bochum.

Branntwein (17). Vereinzelte Proben wurden, weil mit Teerfarbstoff versetzt, beanstandet.

### 4. Breslau.

62 Branntweine und 17 Liköre wurden untersucht. Die im Auftrage des Kgl. Polizei=Präsidiums unter=suchten 49 Branntweine und 16 Liköre waren von ein=wandfreier Beschaffenheit.

### 5. Crefeld.

21 Branntweine erwiesen sich als einwandfrei.

### 6. Hannover.

Kornbranntwein (1), Likörproben (20).

Der Kornbranntwein, welcher von einer auswärtigen Behörde eingesandt war, sollte auf Branntweinschärfen untersucht werden. Schärfemittel waren jedoch nicht nachweisbar.

Von den Likörproben, welche sämtlich vom hiesigen Kgl. Polizei-Präsidium eingesandt waren, erwies sich 1 Pfefferminzlikör als saccharinhaltig; er enthielt 0,12 % Saccharin.

### 7. Erlangen.

53 Branntweine und Liköre kamen zur Untersuchung. Die Verwendung von Branntweinschärfen wurde mehrmals beobachtet. Diese Fälle waren auf eine Firma zurückzuführen, welche verurteilt wurde.

### 8. Fürth.

Branntweine und Liköre (20). Beanstandung erfolgte in vereinzelten Fällen wegen Wasserzusatzes zu Kirschwasser.

### 9. München.

Branntweine und Liköre (202).

Die Verwendung von Branntweinschärfen wurde in keinem Falle beobachtet. Jedoch wurde vereinzelt sogenannte Fassonware ohne Deklaration verkauft. Die Zahl der Beanstandungen war gering.

### 10. Nürnberg.

Kognak (3). Die Proben waren von guter Beschaffenheit.

### 11. Speyer.

5 Branntweine und Liköre gelangten zur Prüfung. Eine Probe wurde angehalten.

### 12. Würzburg.

53 Branntweine wurden untersucht. Eine als verdächtig eingelieferte Probe wurde beanstandet.

### 13. Chemnitz. Laboratorium Dr. Trübsbach.

Amtshauptmannschaft Annaberg. Branntweine und Liköre (251).

In einer Reihe von Fällen wurde Kunst-Rum als „feinster alter Jamaika-Rum", „Jamaika-Rum" oder schlechthin als „Rum" feilgehalten. Ebenso wurden Kunstprodukte von Kognak und Arrak unter einer zur Täuschung geeigneten Bezeichnung verkauft. Himbeerlikör war mit rotem Anilinfarbstoff aufgefärbt, um den geringen Gehalt an Himbeersaft zu verdecken. Die Verwendung von denaturiertem Spiritus zu Branntweinen war nicht festzustellen, und Schärfen fehlten ebenfalls.

Amtshauptmannschaft Marienberg. Branntwein und Liköre (165). Eine größere Anzahl der entnommenen Proben von Rum, Arrak, Kognak erwies sich als Kunstprodukte.

### 14. Dresden. Kgl. Zentralstelle.

Amtshauptmannschaft Döbeln. 10 Spirituosen wurden geprüft und gut befunden.

Amtshauptmannschaft Dresden-A. 42 Spirituosen gaben zu Beanstandungen keinen Anlaß.

Amtshauptmannschaft Dresden-N. 189 Spirituosen, welche als Schnäpse hauptsächlich in den Schankstätten entnommen wurden, zeigten durchgängig keine Branntweinschärfen oder sonstige schädliche Beimischungen.

Stadt Radeberg. 28 Spirituosen waren frei von Branntweinschärfen und sonstigen schädlichen Beimischungen.

### 15. Dresden. Städt. Untersuchungsamt.

Die untersuchten 22 Proben Branntwein und Spirituosen gaben zu nennenswerten Beanstandungen keinen Anlaß. Branntweinschärfen wurden im Berichtsjahre nicht angetroffen, ebensowenig konnten Zusätze künstlicher Süßstoffe oder Anwesenheit giftiger Metallsalze nachgewiesen werden. Der in einigen Fällen beobachtete außerordentlich niedrige Alkoholgehalt, welcher bis zu 16,55 Volumprozenten herunterging, galt nicht als ein Grund zum amtlichen Einschreiten. Die Verhältnisse im Verkehr mit Kognak, Rum und anderen Qualitätsbranntweinen haben sich verschlechtert. Die Fabrikation auf kaltem Wege, d. h. aus künstlichen Essenzen, hat zugenommen.

### 16. Dresden. Laboratorium Dr. Filsinger.

Amtshauptmannschaft Meißen. Branntwein und Liköre (42). 2 Proben mußten wegen eines Gehaltes an Schärfemitteln bemängelt werden.

### 17. Dresden. Laboratorium Dr. Heselmann.

Amtshauptmannschaft Bautzen. Kornbranntwein (274), Kognak (3), Rum (9), sonstige Branntweine (48), Kirsch (153), Himbeer (13), Preißel- und Johannesbeer (23).

Insgesamt wurden in den Landgemeinden 472, in Bautzen 44 und in Bischofswerda 7 Proben entnommen. Als Erfolg der Ueberwachung des Branntweinhandels muß angesehen werden, daß sogenannte Branntweinschärfen (Pfefferextrakt, Paprikaessenzen) ebensowenig angetroffen wurden, wie Verunreinigung durch Fuselöl infolge Mitverwendung unreinen Industriesprits. Endlich konnte auch denaturierter Spiritus nicht nachgewiesen werden. Die Bemängelungen bezogen sich nur auf mangelnde Deklaration der künstlichen Färbung bei Fruchtschnäpsen, welche den Namen einer bestimmten Frucht trugen, und bei denen der Kauflustige Gemische aus Branntwein mit reinem Fruchtsaft zu erwarten berechtigt ist. Ebenso waren Bezeichnungen wie „Rum" schlechthin für Verschnitt-Rum oder Fasson-Rum zu tadeln.

Ueber die Alkoholstärke der am meisten genossenen Branntweine sei erwähnt, daß der gewöhnliche weiße Korn in der Regel unter 20 Gewichtsprozent Alkohol aufwies und in einem Falle nur 11,6 Gewichtsprozent zeigte; guter Korn ergab in der Regel 25 bis 30 Gewichtsprozent Alkohol, selten über 30 Gewichtsprozent oder unter 20 Gewichtsprozent. Der Alkoholgehalt der Fruchtschnäpse betrug im Durchschnitt etwa 10 Gewichtsprozent, ging aber in einem Falle bis auf 4,20 Gewichtsprozent herab.

Amtshauptmannschaft Dresden-A. Kornbranntwein (49), sonstiger Branntwein (1), Kirsch (40), Himbeer (5), Preißelbeer (1).

Von den 96 Proben war keine verfälscht. Zu bemängeln waren 2 Kirsch- und 1 Himbeerlikör wegen ungenügender Deklaration der künstlichen Auffärbung mit roten Teerfarbstoffen.

Amtshauptmannschaft Großenhain. Kornbranntwein (96), Kognak (6), Rum (6), sonstige Branntweine (29), Kirsch (67).

Von den 204 Proben waren nur einige Fruchtbranntweine. die den Namen einer bestimmten Frucht trugen, wegen nicht deklarierter künstlicher Färbung zu beanstanden. Branntweinschärfen, Fuselöl oder denaturierter Spiritus wurden niemals nachgewiesen.

Amtshauptmannschaft Kamenz. Kornbranntwein (86), Rum (2), sonstige Branntweine (16), Kirsch (65), Himbeer (1).

Die untersuchten Proben waren einwandfrei.

### 18. Dresden. Laboratorium Dr. Schmidt.

Amtshauptmannschaft Dippoldiswalde. Von Branntweinen und Likören wurden folgende untersucht: Kalmus (1), Kümmel (14), Korn (39), Nordhäuser (7), Pfefferminze (7), Rum (4), Kirsch (79), Himbeer (5), Preißelbeer (3), Birnbaum (1).

Alle Branntweine und Liköre wurden in erster Linie auf Schärfe untersucht. In dieser Beziehung war keine Probe zu beanstanden. Dagegen war Preißelbeer-, Himbeer- und Kirschschnaps einige Male wegen Zusatzes künstlicher Farbstoffe, in anderen Fällen infolge Salizylsäuregehalts zu beanstanden. Bei den Beanstandungen der künstlichen Färbung von Preißelbeer-, Kirsch- und Himbeerschnaps wurde darauf hingewiesen, daß die

Bezeichnung der Schnäpse die Annahme rechtfertige, es handle sich um ein natürlich gefärbtes Produkt, daß also die künstliche Färbung geeignet sei, den Schein besserer Beschaffenheit zu verleihen, falls der Käufer nicht auf diese aufmerksam gemacht würde. Der Salizylsäuregehalt wurde als ungehörig beanstandet. Jedenfalls handelte es sich um die Verwendung salizylsäurehaltiger Fruchtsäfte. Die Verkäufer wurden in allen Fällen nur verwarnt. Auffallend war der niedrige Alkoholgehalt der meisten Schnäpse. Von 154 untersuchten Proben zeigten 18 bis 10, 58 bis 20, 71 bis 30, 3 bis 40 und 4 über 40 Gewichtsprozente Alkohol.

49,35 % aller Proben enthielten also höchstens 20 % Alkohol. Ein Rum mit 61,10 % zeigte den höchsten und ein Kirsch mit 6,59 % den niedrigsten Alkoholgehalt.

Amtshauptmannschaft Pirna. Branntweine und Liköre wurden der Art und Zahl nach folgende untersucht: Kalmus (2), Wachholder (9), Kümmel (39), Korn (68), Nordhäuser (12), Pfeffermünze (2), Kognak (2), Rum (3), Kirsch (97), Himbeer (5), Preißelbeer (23), Mandel (1), Zitrone (1), Münsterländer (1), Reisschnaps (1), Kamille (1), Heidelbeer (1), zusammen 268 Proben. Von 192 untersuchten Proben zeigten 18 bis 10, 110 bis 20, 61 bis 30, 3 bis 40 Gewichtsprozente Alkohol.

66,66 % aller Proben enthielten also höchstens 20 % Alkohol. Ein Preißelbeerschnaps mit 5,26 Gewichtsprozenten zeigte den niedrigsten und ein Rum mit 34,64 Gewichtsprozenten den höchsten Gehalt. Beanstandungen erfolgten zuweilen wegen Salizylsäuregehaltes und Verwendung künstlicher Farbstoffe.

### 19. Dresden. Laboratorium R. Weber.

Amtshauptmannschaft Rochlitz. Branntwein und Liköre (275) gaben zuweilen zu Beanstandungen Anlaß, weil sie unter falscher Bezeichnung feilgehalten wurden. Kognak und Rum wurden mehrmals als künstliche Gemische von Essenz und Spiritus erkannt. Künstliche Süßstoffe und scharfe Pflanzenstoffe wurden nicht gefunden.

Amtshauptmannschaft Schwarzenberg. Vergleiche den Bericht über Wein.

### 20. Freiberg. Laboratorium Dr. Raßmann.

Amtshauptmannschaft Freiberg. Branntwein, Liköre und Weine im letzten Vierteljahr 1901 (34), im Jahre 1902 (192).

Branntwein und Likör gaben zu Beanstandungen keinen Anlaß. Ihre Untersuchung beschränkte sich auf die Bestimmung des Alkohol-Gehalts und Prüfung des Verdampfungs- bezw. Destillationsrückstandes auf scharfe Stoffe und bei Likören auf Saccharin.

### 21. Leipzig. Kgl. Untersuchungsanstalt.

Stadt Leipzig. 1 Branntwein war nicht zu beanstanden.

Amtshauptmannschaften Leipzig und Grimma. Es wurden im Berichtsjahre 513 Branntweine und Liköre untersucht. Die Untersuchungen erstreckten sich hauptsächlich auf die Ermittelung etwaiger vorhandener organischer Gifte, auf den Nachweis von Cyanwasserstoff in den Kirschwässern und deren Prüfung auf Nitrobenzol, auf die Ermittelung von sogenannten Branntweinschärfen sowie auf die Prüfung von Saccharin in den Likören. Beanstandungen fanden nicht statt.

### 22. Leipzig. Laboratorium Dr. Elsner.

Amtshauptmannschaft Schwarzenberg. Branntwein und Liköre (106).

Von 88 Sorten Branntweinen verschiedenster Art, die hauptsächlich auf scharfe Stoffe, Fuselöl und Pyridinbasen geprüft wurden, brauchte nur eine Probe Kognak, die als echt, d. h. als reines Weindestillat verkauft worden war, wegen eines zu hohen Gehaltes an festen Stoffen (Zucker) beanstandet zu werden. Die untersuchten Liköre waren einwandfrei.

### 23. Leipzig. Laboratorium Dr. Kallir.

Amtshauptmannschaft Chemnitz. 14 Branntweine und Liköre wurden im 4. Quartal 1901 und 249 im Jahre 1902 untersucht. Von diesen Proben wurde nur eine Kornbranntweinprobe wegen Zusatzes von scharf schmeckenden Stoffen beanstandet.

### 24. Leipzig. Laboratorium Dr. Prager.

Amtshauptmannschaft Flöha. Branntweine und Liköre (149).

Die große Menge dieser zur Untersuchung gelangten Proben erklärt sich daraus, daß seitens einzelner Gemeinden der Wunsch einer Kontrolle der Branntweine ausgesprochen wurde. Beanstandungen haben nicht stattgefunden.

Amtshauptmannschaft Oschatz. Branntwein und Liköre (231).

Die untersuchten Proben waren einwandfrei.

### 25. Leipzig. Laboratorium Dr. Röhrig.

Amtshauptmannschaft Borna. Branntweine und Liköre (60).

Die Untersuchung der Branntweine auf Branntweinschärfen war ergebnislos. Der Gehalt der Branntweine an Reinsprit war als normal zu betrachten. In Likören wurde ein geringer Gehalt an Alkohol und die Anwesenheit von Teerfarben und Stärkezucker festgestellt. Bei Kognak und Rum mußte die unzureichende Deklaration gerügt werden. Es ist weiterhin beobachtet worden, daß in Gastwirtschaften unter der Bezeichnung „Kornbranntwein" ein Getränk aus Spiritus und Wasser selbst bereitet wurde. Auch die Selbstbereitung von Likören aus Essenzen ist vielfach verbreitet.

Amtshauptmannschaft Döbeln. Branntwein und Likör (76).

Beanstandungen erfolgten nicht.

### 26. Meerane. Laboratorium Dr. Scheitz.

Amtshauptmannschaft Glauchau. Branntwein und Liköre (308).

Es wurde auf scharfschmeckende Pflanzen- und Farbstoffe geprüft. Beanstandungen erfolgten in ganz vereinzelten Fällen.

### 27. Plauen. Laboratorium Dr. Forster.

Amtshauptmannschaft Auerbach. 34 Branntweine und Liköre wurden im 4. Quartal 1901, 93 im Jahre 1902 geprüft und einwandfrei befunden.

Branntweinschärfen waren in keinem Falle nachzuweisen. Ein Alkoholgehalt von 30 % wird bei den Branntweinen selten erreicht, wie nachstehende Zusammenstellung aus 237 Proben zeigt:

| Alkoholgehalt | Zahl der Proben | Prozentsatz |
|---|---|---|
| bis 10 % | 1 | 0,42 % |
| „ 20 „ | 30 | 12,65 „ |
| „ 30 „ | 96 | 40,51 „ |
| „ 40 „ | 76 | 32,07 „ |
| „ 50 „ | 30 | 12,65 „ |
| über 50 „ | 4 | 1,68 „ |
| | 237 | 99,98 % |

Amtshauptmannschaft Oelsnitz. 9 Branntweine und Liköre wurden im 4. Quartale 1901 und 72 Branntweine und Liköre im Jahre 1902 untersucht.

Amtshauptmannschaft Plauen. Branntwein und Liköre (30 bezw. 115). Sämtliche untersuchten Proben waren einwandfrei.

### 28. Zittau. Laboratorium Dr. Jonscher.

Amtshauptmannschaften Löbau und Zittau. Die Gesamtzahl der untersuchten Branntweine und Liköre belief sich auf 321. Für die Branntweine besteht in der sächsischen Oberlausitz ein Handelsbrauch, welcher sich auf eine vorhergegangene Einigung der zuständigen Destillateure stützt, und der die Norm für die Stärke der

Branntweine auf 22 Volumenprozente bemißt. In mehreren Fällen kam der Alkoholgehalt der Branntweine dem der Weine gleich. Zusätze künstlicher Branntwein= schärfen waren nirgends zu beobachten.

Bei den Likören wurden Beanstandungen wegen Zu= satzes von Konservierungsmitteln und wegen künstlicher Färbung, soweit diese nicht deklariert war, ausgesprochen. Auf künstliche Färbung wurden hauptsächlich die Fabrikate geprüft, deren Name eine natürliche Färbung voraus= setzen läßt, wie Kirsch, Himbeer, Preißelbeer und der= gleichen. Eine Nachfärbung täuscht eine bessere Be= schaffenheit vor.

### 29. Zwickau. Laboratorium Dr. Falck.

Amtshauptmannschaft Zwickau. Branntweine und Liköre wurden im letzten Vierteljahr 1901: 2 und im Jahre 1902: 630 untersucht. Bis auf eine Probe, die wegen zu großer Schärfe angehalten wurde, waren sämtliche von einwandfreier Beschaffenheit.

### 30. Stuttgart. Kgl. Zentralstelle.

Branntwein (2), Kognak (1), Zwetschenbranntwein (1). Die Proben waren einwandfrei.

### 31. Stuttgart. Städt. Untersuchungsamt.

Süßwein, Likör, Branntwein (21). Beanstandungen erfolgten nicht.

### 32. Baden=Baden.

Ein untersuchter Topinamburschnaps entsprach den gestellten Anforderungen.

### 33. Freiburg.

14 ohne Wahl entnommene Branntweine und Liköre erwiesen sich als einwandfrei.

### 34. Heidelberg.

7 Proben Kognak und 8 Liköre gelangten zur Prüfung. Sie waren von guter Beschaffenheit.

### 35. Karlsruhe.

Kirschwasser (10), Zwetschenwasser (2), Kognak (11), Liköre (2). Ein Kirschwasser erwies sich als stark mit Brunnenwasser verschnitten. Die Kognakproben stellten sogenannten deutschen Kognak dar, der seinem Charakter entsprechend für billigen Preis verkauft wurde. Einige mit Sprit, Wasser und Essenzen grob gefälschte Kognak= sorten wurden beanstandet.

### 36. Konstanz.

Spirituosen (2). Eine gewässerte Probe Zwetschen= wasser wurde angehalten.

### 37. Mannheim.

Von 5 untersuchten Proben war nur ein Brannt= wein zu beanstanden, welcher als Kognak im Hausier= handel verkauft war. Die Konsumenten dieses Brannt= weins erkrankten und ließen den Branntwein untersuchen. Die Polizeibehörde wurde durch das Laboratorium in Kenntnis gesetzt, so daß noch mehrere Flaschen ähnlicher Produkte dem Verkehr entzogen werden konnten. Die Ware stellte einen mit künstlichem Bergamottäther ver= setzten Likör dar, welcher in 100 ccm 25,8 Gewichts= prozente Alkohol, 22,122 Extrakt (Zucker), 0,013 Asche, 0,340 Birnäther (Bergamottäther) enthielt und mit Anilinfarbstoff gefärbt war. Der Verkäufer erhielt eine Geldstrafe von 30 M.

### 38. Pforzheim.

1 Branntwein erwies sich als einwandfrei.

### 39. Weinheim.

Liköre und Zwetschenwasser (14). Eine als verdächtig eingelieferte Probe wurde beanstandet.

### 40. Darmstadt.

Branntweine und Liköre (36). Sie wurden meistens von der Polizei offen angekauft. Einige mußten ange= halten werden.

### 41. Gießen.

Zwetschenwasser (1). Der hohe Gehalt an Kalk und der äußerst niedrige Gehalt an Blausäure ließen auf Verfälschung schließen. Ob Strafverfolgung eingetreten ist, wurde nicht bekannt. Die Probe war durch einen Privaten eingesandt.

### 42. Mainz.

Branntwein und Kognak wurden 61 Proben unter= sucht. Bei keiner der fraglichen Proben wurde ein höherer Gehalt an Fuselölen, der eine Beanstandung rechtfertigen konnte, gefunden. Ebenso waren andere schädliche Substanzen niemals vorhanden.

### 43. Rostock.

Branntweine (27) und Likör (1). Der Likör wurde wegen Saccharingehaltes beanstandet.

Schärfen oder Saccharin waren in den Branntwein= proben nicht nachzuweisen. Von den 27 Proben hatte die Polizeibehörde zu Güstrow 8, diejenige zu Wismar 6, das Amt Warin 6 und das Amt Wittenburg 7 ein= gesandt. Die untersuchten Proben stellten gewöhnliche Trink= branntweine dar. Der Alkoholgehalt schwankte zwischen 19,67 und 32,69 %; im Durchschnitt betrug er 24,19 %.

### 44. Oldenburg.

Branntweine und Liköre (5). Es wurde wegen falscher Bezeichnung oder Wasserzusatzes Beanstandung ausgesprochen.

### 45. Dessau.

1 Branntwein gab zur Beanstandung keinen Anlaß.

### 46. Lübeck.

8 Branntweine und Liköre blieben unbeanstandet.

### 47. Bremen.

Die Gesamtzahl der untersuchten Spirituosen belief sich auf 32. Auf Branntweine (Schnaps) kamen 21, auf Kognak 1, auf Rum 5, auf Likör 1 und auf Prune 4 Proben. Als verdächtig und auf Anzeige hin wurden amtlicherseits 8 Proben eingeliefert. Durch die Unter= suchung konnte der Nachweis einer Fälschung nicht erbracht werden.

### 48. Hamburg.

Uebersicht über die in den Berichtsjahren ausgeführten Untersuchungen von Branntweinen und Likören.

| Bezeichnung der Proben | 1900 | 1901 | 1902 |
|---|---|---|---|
| Gewöhnliche Spirituosen, Kümmel, Nordhäuser u.s.w. | 13 | 10 | 23 |
| Rum, Kognak, Whisky | — | — | 3 |
| Liköre | — | 5 | 9 |
| Eierkognak | — | 2 | 1 |
| Sprit für Genußzwecke | 1 | — | 3 |
| Summe . . | 14 | 17 | 39 |

Die Verwendung von künstlichen Süßstoffen zum Süßen von Spirituosen hat eine größere Verbreitung nicht gefunden. Es konnten nur in einzelnen Fällen der= artige Zusätze nachgewiesen werden. Eine Anzahl von Privaten eingelieferter Spirituosen gab indes aus ver= schiedenen anderen Gründen Anlaß zu einer Beanstandung. Ein Kümmel besaß einen Alkoholgehalt von nur 5 %; eine Probe Gilka war in erheblicher Weise mit Insekten und Insektenteilen verunreinigt; eine andere, gleichfalls von Privaten eingelieferte, zur Bereitung von Wermut dienende Kümmelprobe erwies sich als aus denaturiertem Sprit hergestellt. Auf chemischem Wege gelang es, die Pyridinbasen zu isolieren. Eine als 95 prozentiger Sprit verkaufte Probe hatte einen Alkoholgehalt von nur 68,88 %. Eine aus dem gleichen Geschäfte entnommene Probe ent= sprach jedoch den zu stellenden Anforderungen.

Die Untersuchung von Rum, Nordhäuser und Whisky ergab folgende Werte:

| | Jamaica-Rum g | Alter Nordhäuser Korn g | Thornes Scotsch Whisky g |
|---|---|---|---|
| Alkohol . . g in 100 ccm | 49,7 | 26,68 | 66,00 |
| Extrakt . . „ „ 100 „ | 0,44 | 0,062 | 0,41 |
| Asche . . . „ „ 100 „ | 0,022 | 0,008 | 0,016 |
| Gesamt-Säuren als Essigsäure „ „ 100 „ | 0,0648 | 0,0108 | 0,058 |
| Flüchtige Säuren . . „ „ 100 „ | 0,0144 | — | — |
| Gesamt-Ester in ccm $^1/_{10}$ Lauge | 36,4 | 3,5 | 27,0 |
| Flüchtige Ester in ccm $^1/_{10}$ „ | 32,0 | 1,8 | 4,6 |
| Furfurol . . . . . . | vorhanden | vorhanden | vorhanden |
| Aldehyde . . . . . . . | „ | Spuren | „ |
| Geruch und Geschmack . . . | stark nach Butteräther | sehr schwach aromatisch | — |

Der Rum besaß einen starken Geruch nach künstlichen Fruchtäthern, insbesondere Butteräther. Bei dieser Probe wurde der Verdacht ausgesprochen, daß es sich um ein Kunstprodukt handle. Der sogenannte alte Nordhäuser Korn erregte infolge seines kaum wahrnehmbaren, aromatischen Geschmacks und Geruchs sowie auch hinsichtlich seines niederen Alkoholgehaltes ebenfalls den Verdacht, daß es sich entweder um ein gestrecktes oder ein Kunstprodukt handle. Ein in dieser Angelegenheit vernommener gewerblicher Sachverständiger bezeichnete das vorliegende Produkt als ein nur minderwertiges Getränk, das aus Wasser, Sprit und Nordhäuser Kornbasis hergestellt sei. Nach seiner Ansicht dürfe dieser Nordhäuser nicht als alter Nordhäuser Korn bezeichnet werden, sondern müsse mindestens das Wort „Verschnitt" tragen.

Die Probe Whisky stellte aller Wahrscheinlichkeit nach ein destilliertes Getränk dar. Aus Mangel an Untersuchungsergebnissen unzweifelhaft reiner Whiskyproben mußte von einer Beurteilung in chemischer Beziehung abgesehen werden.

Die Untersuchung einiger Eierkognaks ergab folgende Werte:

| In 100 ccm sind enthalten Gramm | I | II | III |
|---|---|---|---|
| Alkohol . . . . . . . . | 7,50 | 10,18 | 15,19 |
| Trockensubstanz . . . . . | 10,96 | 10,97 | 14,75 |
| Mineralstoffe . . . . . . | 0,18 | 0,19 | 0,216 |
| Proteïnstoffe . . . . . . | 1,98 | 2,25 | 2,57 |
| Fett . . . . . . . . . | 2,18 | 1,86 | — |
| Gesamt-Zucker . . . . . . | 6,48 | 6,47 | — |
| Künstliche Färbung . . . . | vorhanden | vorhanden | { nicht sicher nachweisb. |

Der geringe Alkoholgehalt bei den Proben I und II ließ es zweifelhaft erscheinen, ob diesen Präparaten die Bezeichnung Eierkognak zukommt; außerdem erschien die künstliche Färbung geeignet, dem Konsumenten einen höheren Gehalt an Eigelb, als tatsächlich vorhanden, vorzutäuschen. Ein gewerblicher Sachverständiger bekundete, daß zur Herstellung von $^3/_4$ Liter Eierkognak im reellen Handel und Verkehr 9—10 Eier ohne das Eiweiß gehören; das Färben des Eierkognaks sei nicht zulässig; ferner müsse der Eierkognak einen Alkoholgehalt von 24—30 % haben.

### 49. Metz.

1 Kognak, 1 Punsch und 1 Zwetschenwasser erwiesen sich als einwandfrei.

### 50. Straßburg.

Branntweine (94).

Im amtlichen Auftrage wurden 57 Kirschwasser, 15 Zwetschenbranntweine und 1 Trester untersucht, für Private 2 Kirsch-, 4 Zwetschen- und 5 Tresterbranntweine sowie 7 Kognak-, 1 Arrak- und 2 Rumproben. Beanstandungen erfolgten in geringer Zahl.

# 14. Essig.

## 1. Altona.

Von 20 zur Untersuchung eingelieferten Essigproben bestanden 3 aus Weinessig und 17 aus gewöhnlichem Speiseessig. Bei Speiseessig schwankte der Gehalt an Essigsäure zwischen 3,48 und 4,88 %, 6 Proben hatten unter 4 % Essigsäure. Der Essigsäuregehalt des Weinessigs lag zwischen 4,91 und 11,76 %, der Extraktgehalt zwischen 0,35 und 0,88 %; der Gehalt an Mineralbestandteilen zwischen 0,08 und 0,1 %. Grund zur Beanstandung gab keine der eingelieferten Proben.

## 2. Barmen.

Essig (22). Einige Proben enthielten Essigälchen.

## 3. Breslau.

Essigproben (3).

## 4. Hannover.

18 Essigproben waren einwandfrei.

## 5. Erlangen.

756 Proben Essig wurden geprüft; bei 339 Proben wurde die Untersuchung auf eine Vorprüfung beschränkt. Es wurde eine Anzahl nicht einwandfreier Essigsorten beanstandet.

## 6. Fürth.

Essig (75). Ein sehr geringer Prozentsatz der Proben wurde wegen Gehaltes an Essigälchen angehalten.

## 7. München.

Essig (1226). Beanstandungen erfolgten zum Teil wegen übermäßigen Auftretens von Essigälchen. Bei einzelnen im Handel befindlichen Essigessenzen entsprach die Bezeichnung der Gefäße nicht den polizeilichen Vorschriften.

## 8. Nürnberg.

54 Essigsorten wurden anläßlich der Vorbeschau angekauft. Ein hoher Prozentsatz dieser als verdächtig vorliegenden Proben mußte wegen zu niedrigen Säuregehaltes oder zu großer Verunreinigung durch Essigälchen beanstandet werden. Immerhin war im Vergleich zum Vorjahre im Verkehr mit Essig eine Besserung zu verzeichnen.

## 9. Speyer.

3 Essige wurden eingeliefert und 639 bei der ambulanten Kontrolle entnommen. Außerdem wurden 16 Essigessenzen untersucht. Essig wurde wegen Verdorbenseins oder Mindergehalts an Essigsäure angehalten. Dem Feilhalten und der Aufbewahrung der Essigessenzen wurde besondere Aufmerksamkeit zugewendet. Es erfolgten in mehreren Fällen wegen unvorschriftsmäßiger Aufbewahrung oder ungenügender Bezeichnung Beanstandungen.

## 10. Würzburg.

663 Essig- und Essigspritproben wurden untersucht. Die Zahl der Beanstandungen, welche zum Teil wegen zu niedrigen Säuregehaltes, zum Teil wegen übermäßigen Auftretens von Essigälchen erfolgten, war eine verhältnismäßig hohe.

### 11. Chemnitz. Laboratorium Dr. Trübsbach.

Amtshauptmannschaft Annaberg. Speiseessig (128). Beanstandungen betrafen Essigproben, welche weniger als 3 % Essigsäure enthielten, desgleichen Weinessig, dessen Säuregehalt unter 5 % betrug.

Amtshauptmannschaft Marienberg. Essig (82). Viele Proben enthielten weniger als 3 % Essigsäure.

### 12. Dresden. Kgl. Zentralstelle.

Amtshauptmannschaft Döbeln. Essig (2). Eine Probe enthielt weniger als 3 % Essigsäure und wurde als minderwertig erklärt.

Amtshauptmannschaft Dresden-A. 47 Essige wurden untersucht. Eine Probe wurde beanstandet, während einige andere wegen zu geringen Säuregehaltes als minderwertig beurteilt wurden.

Amtshauptmannschaft Dresden-N. Essig (205). Die Prüfung des einfachen Essigs (Speiseessig), der fast ausnahmslos vom Kleinhändler selbst durch Verdünnen des aus den Essigfabriken bezogenen Essigsprits mit Wasser hergestellt wird, zeigte, daß von 205 entnommenen Proben verhältnismäßig viele unter 3 % Essigsäure enthielten. Der Ansicht, daß derartige Essige zu beanstanden seien, konnte die Zentralstelle nicht beipflichten, da für die Beurteilung dieser Produkte vor allem der Preis in Betracht gezogen werden muß. Die weniger als 3 % Essigsäure enthaltenden Essige wurden deshalb als minderwertig erklärt. Beanstandet wurden mehrere Proben als verdorben, 1 Probe, weil sie bleihaltig, und 2 Proben, weil sie künstlich aufgefärbt waren.

Stadt Radeberg. Essig (19). Mehrere Proben enthielten weniger als 3 % Essigsäure. Sie wurden als minderwertig erklärt.

### 13. Dresden. Städt. Untersuchungsamt.

9 Essigproben wurden untersucht. Eine Probe wurde wegen Wässerung, eine andere wegen Verunreinigung durch Aelchen beanstandet.

### 14. Dresden. Laboratorium Dr. Filsinger.

Amtshauptmannschaft Meißen. Im Berichtsjahr wurden 61 Essigproben untersucht. Einige Proben mußten wegen zu geringen Essigsäuregehaltes oder trüber Beschaffenheit beanstandet werden.

### 15. Dresden. Laboratorium Dr. Hefelmann.

Amtshauptmannschaft Bautzen. Speiseessig (118), Essigsprit (47), Weinessig (63), Obstessig (3). Minderwertiger Essig wurde im allgemeinen im Berichtsbezirke nur dort angetroffen, wo die Kleinhändler sich den Speiseessig durch Verdünnen mit Wasser aus Essigsprit selbst darstellten; der direkt von den Essigfabriken bezogene Essig war dagegen vollwertig und enthielt stets über 3 % Essigsäure. Von dem Vorkommen von Essigälchen behaupteten viele Kleinhändler keine Kenntnis zu haben.

Amtshauptmannschaft Dresden-A. Speiseessig (65), Essigsprit (5), Weinessig (30).

Die weniger als 3 % Essigsäure enthaltenden Speiseessige wurden beanstandet. Essigsprit war einwandfrei, während vereinzelte Weinessige wegen zu starker Trübung durch Essigälchen als verdorben erklärt wurden.

Amtshauptmannschaft Großenhain. Speiseessig (75), Essigsprit (19), Weinessig (19), Obstessig (1).

Einige Proben Speiseessig waren wegen Verunreinigung durch Essigälchen, andere wegen zu geringen Säuregehaltes zu beanstanden. Außerdem wurde ein Weinessig wegen starker Pilzwucherungen als verdorben erklärt. Die anderen Proben waren von einwandfreier Beschaffenheit.

Amtshauptmannschaft Kamenz. Speiseessig (32), Essigsprit (22), Weinessig (32).

Einzelne Speiseessige zeigten Säuregehalte von 1,4 bis 2,45 % und mußten beanstandet werden. Essigsprit erwies sich als einwandfrei. Eine Weinessigprobe enthielt viel Essigälchen.

### 16. Dresden. Laboratorium Dr. Schmidt.

Amtshauptmannschaft Dippoldiswalde. Es wurden 167 Essigproben untersucht.

Beanstandungen erfolgten wegen zu geringen Gehalts an Essigsäure (unter 3 %) und wegen Vorhandenseins von Essigälchen. In allen Fällen wurde von einer Bestrafung abgesehen und nur Verwarnung ausgesprochen.

Amtshauptmannschaft Pirna. Essigproben (531).

Beanstandungen erfolgten des öfteren infolge eines zu geringen Gehaltes an Essigsäure (unter 3 %) und wegen Vorhandenseins von Essigälchen.

### 17. Dresden. Laboratorium R. Weber.

Amtshauptmannschaft Rochlitz. 168 Essigproben wurden im Berichtsjahre untersucht.

Geprüft wurde auf äußere Beschaffenheit, Essigsäuregehalt, Vorhandensein von freien Mineralsäuren und Metallen. Die Beschaffenheit des Essigs in den ländlichen Verkaufsstellen gab dem kontrollierenden Chemiker häufig zu Beanstandungen Anlaß. In vielen Fällen blieb der Säuregehalt unter 3 %, und die Aufbewahrung war mangelhaft. In einzelnen Verwaltungsbezirken war durch Polizeiverordnung der Verkauf von Essig mit weniger als 3 % Essigsäure verboten.

Amtshauptmannschaft Schwarzenberg. Essig (54).

Mehrere Essigproben mußten wegen geringen Essigsäuregehaltes beanstandet werden. Essigälchen waren in verschiedenen Proben vorhanden.

### 18. Freiberg. Laboratorium Dr. Raßmann.

Amtshauptmannschaft Freiberg. 15 Essigproben wurden im 4. Quartal 1901, 267 im Jahre 1902 untersucht.

Der Essig wurde auf Säuregehalt, auf Mineralsäuren und Mineralgifte geprüft. Es wurden in den verschiedenen Ortschaften und Geschäften Essige mit Säuregehalten von 1,2 bis 12 % verkauft. Trotz des häufig beobachteten geringen Säuregehaltes wurden keine Beanstandungen ausgesprochen, weil dem niedrigen Essigsäuregehalt ein niedriger Preis (etwa 5—6 Pf. pro Liter) gegenüberstand.

### 19. Leipzig. Kgl. Untersuchungsanstalt.

Stadt Leipzig. 4 Essigproben waren einwandfrei.

Amtshauptmannschaften Leipzig und Grimma. Es wurden 671 Essigproben untersucht. Die Untersuchung des Essigs erstreckte sich auf: Prüfung der äußeren Beschaffenheit, des Geruchs und des Geschmacks, Untersuchung auf Mineralsäuren, Metalle und Schärfen sowie auf die Bestimmung des Säuregehaltes.

In zwei Fällen wurde die Anwesenheit von geringen Mengen Zink im Essig nachgewiesen.

### 20. Leipzig. Laboratorium Dr. Elsner.

Amtshauptmannschaft Schwarzenberg. Essigproben (274). Ein großer Teil der Essigproben war, weil zu stark gewässert, zu beanstanden. Da die Mehrzahl der Kleinhändler die Bestimmung, nach welcher Essig mindestens 3 % Essigsäure enthalten soll, nicht kannte, so wurden diese belehrt und verwarnt.

### 21. Leipzig. Laboratorium Dr. Kallir.

Amtshauptmannschaft Chemnitz. 20 Essigproben wurden im 4. Quartal 1901, 232 im Jahre 1902 untersucht. Für die Beurteilung des Speiseessigs wurde die von den „Vereinbarungen" aufgestellte untere Grenze von 3 % für den Gehalt an Essigsäure zur Grundlage gewählt. Proben mit niedrigerem Gehalte wurden als geringwertig bezeichnet. Eine gerichtliche Verfolgung trat nicht ein.

### 22. Leipzig. Laboratorium Dr. Prager.

Amtshauptmannschaft Flöha. Untersucht wurden 150 Essigproben. Die Beanstandungen bezogen sich auf die Anwesenheit von Essigälchen und sonstigen Verunreinigungen, auf zu geringen Gehalt an Essigsäure und bei Weinessig auch auf zu geringen Extraktgehalt. Obwohl auf dem Lande oft Essigsorten bis zu einem Gehalt von 1 %, ja sogar darunter gefunden wurden, konnte eine Bestrafung aus Mangel an besonderen Vorschriften über den Verkauf von Essig meist nicht eintreten. Die meisten Städte haben, da sie sich von dem ungleichen Gehalt der zum Verkauf gelangten Essigsorten an Essigsäure überzeugt hatten, Essig-Regulative eingeführt, nach denen das Feilhalten von Essig mit weniger als 3 % Essigsäure verboten ist.

Amtshauptmannschaft Oschatz. In dem Berichtsjahre wurden 146 Essigproben untersucht. Beanstandungen bezogen sich auf die Anwesenheit von Essigälchen, auf zu geringen Gehalt an Essigsäure und bei Weinessig auch auf zu geringen Extraktgehalt.

### 23. Leipzig. Laboratorium Dr. Röhrig.

Amtshauptmannschaft Borna. Essig (40). Der nach den Vereinbarungen geforderte Mindestgehalt von 3% Essigsäure in Speiseessig ist in mehreren Fällen nicht erreicht worden. Die Reinheit ließ in einigen Fällen (Nematoden, Kupfergehalt durch Verwendung eines Messinghahnes u.s.w.) zu wünschen übrig. Verfälschungen irgend welcher Art kamen nicht vor.

Amtshauptmannschaft Döbeln. Essig (31). Einzelne Proben mußten wegen zu niedrigen Säuregehaltes beanstandet werden.

### 24. Meerane. Laboratorium Dr. Scheitz.

Amtshauptmannschaft Glauchau. 353 Essige wurden untersucht. Essige, die unter 3% Essigsäure oder große Mengen Essigälchen enthielten, wurden in vielen Fällen angetroffen und beanstandet.

### 25. Plauen. Laboratorium Dr. Forster.

Amtshauptmannschaft Auerbach. 4 Essigproben wurden im letzten Vierteljahr 1901, 74 im Jahre 1902 untersucht.

In den Amtshauptmannschaften Auerbach, Oelsnitz und Plauen wurden Proben, welche weniger als 3% Essigsäure enthielten, beanstandet.

Amtshauptmannschaft Oelsnitz. Im Berichtsjahre 1902 wurden 53 Essigproben untersucht.

Amtshauptmannschaft Plauen. Essigproben: im letzten Vierteljahr 1901 (7), im Jahre 1902 (66).

### 26. Zittau. Laboratorium Dr. Jonscher.

Amtshauptmannschaften Löbau und Zittau. Es wurden 117 Essigproben untersucht. Mehrere Proben wurden wegen Verdorbenheit, einzelne wegen Minderwertigkeit und eine wegen falscher Bezeichnung beanstandet. Im Jahre 1902 ist im Verwaltungsbereich der Stadt Zittau eine Polizeiverordnung erlassen worden, nach welcher Speiseessig des Handels 3,5% Essigsäure enthalten muß.

### 27. Zwickau. Laboratorium Dr. Falck.

Amtshauptmannschaft Zwickau. Im letzten Vierteljahr 1901 wurden 102 Essigproben und im Jahre 1902 456 untersucht.

Ein großer Prozentsatz der entnommenen Proben mußte wegen zu geringen Essigsäuregehaltes beanstandet werden. Des öfteren war Essig mit Essigälchen verunreinigt.

### 28. Heilbronn.

57 Essigproben wurden in Ausübung der Nahrungsmittelkontrolle untersucht. Beanstandungen erfolgten wegen zu niedrigen Säuregehaltes oder Vorhandenseins von zahlreichen Aelchen. Außerdem wurden 487 die Essigfabrikation betreffende Untersuchungen ausgeführt und 2 Essigessenzen geprüft.

### 29. Stuttgart. Kgl. Zentralstelle.

Essig (2). Die Proben waren von guter Beschaffenheit.

### 30. Stuttgart. Medizinal-Kollegium.

1 Essig erwies sich als gut.

### 31. Stuttgart. Städt. Untersuchungsamt.

Essig (25). Eine Probe wurde wegen Trübung mit Essigälchen beanstandet.

### 32. Baden-Baden.

Essig (7). Bei einer Probe fand wegen zu hohen Gehaltes an Essigälchen Beanstandung statt.

### 33. Freiburg.

Essig (9). Beanstandungsgründe waren hoher Gehalt an Essigälchen, andere Verunreinigungen oder Kupfergehalt.

### 34. Heidelberg.

7 offen entnommene Essigproben waren von guter Beschaffenheit.

### 35. Karlsruhe.

18 Essigproben zeigten mit Ausnahme von 2 Proben eine normale Zusammensetzung, sie enthielten Weinsäure und Weinextraktstoffe und genügten in dieser Beziehung den Anforderungen, die man an die als „Weinessig" bezeichneten Produkte zu stellen berechtigt ist. In 2 Essigproben, die als Weinessig verkauft wurden, waren Weinbestandteile nicht wahrnehmbar, sie erwiesen sich vielmehr als gewöhnliche Spritessige, die mit Zuckerkouleur gefärbt waren.

### 36. Konstanz.

Essigproben (6). Zur Beanstandung gab eine Probe wegen starken Bodensatzes Anlaß. Die anderen Sorten genügten in bezug auf Essigsäuregehalt den Anforderungen. Auch Weinessigproben waren einwandfrei.

### 37. Mannheim.

Essigproben (15). Der Verkauf von Essig unterliegt einer scharfen Vorkontrolle durch die Offizianten der Polizeibehörde. Eine größere Anzahl der eingelieferten Proben mußte wegen eines Gehaltes an Essigälchen beanstandet werden. Fälschungen mit Mineralsäuren waren nicht nachweisbar.

### 38. Pforzheim.

20 Essigsorten wurden untersucht. Beanstandungen erfolgten in vereinzelten Fällen entweder wegen zu niedrigen Säuregehaltes oder wegen falscher Handelsbezeichnung.

### 39. Weinheim.

Essig (2). Beanstandungen fanden nicht statt.

### 40. Darmstadt.

Essig (2). Die Proben zeigten normale Beschaffenheit.

### 41. Gießen.

Essigproben (141). Einige Beanstandungen erfolgten wegen zu niedrigen Säuregehaltes (unter 3%).

### 42. Mainz.

Untersucht wurden 113 Proben gewöhnlicher Speiseessig und 1 Probe Fruchtessig. Die Untersuchung erstreckte sich hauptsächlich auf den Gehalt an Essigsäure und den etwaigen Nachweis freier Mineralsäuren und metallischer Verunreinigungen. Eine größere Anzahl der untersuchten Proben mußte wegen zu geringen Essigsäuregehaltes als minderwertig bezeichnet werden. Der Fruchtessig war gewöhnlicher Speiseessig.

### 43. Rostock.

Von den untersuchten 3 Essigproben waren 2 von einem Fabrikanten von Fischkonserven zur Feststellung des Gehaltes an Essigsäure eingeliefert worden. Der Gehalt wurde zu 9,13 und 10,78% ermittelt. Eine vom Polizeiamt Rostock eingesandte Probe Weinessig enthielt Essigälchen in großer Menge und wurde deshalb als verdorben erklärt. Bei der Voruntersuchung gegen den Verkäufer ergab sich, daß der Weinessig von einem Lehrling versehentlich ohne vorherige Filtration abgegeben worden war, die sonst immer vorgenommen wurde.

### 44. Oldenburg.

1 Essigprobe war einwandfrei.

### 45. Dessau.

Eine von privater Seite eingelieferte Essigprobe war nicht zu beanstanden.

### 46. Lübeck.

1 Essig erwies sich als einwandfrei.

### 47. Bremen.

12 Essigproben wiesen einen Essigsäuregehalt von 2,84—7,70 % auf, darunter befanden sich nur 3 Proben mit weniger als 4 % Essigsäure.

### 48. Hamburg.

Uebersicht über die untersuchten Essigproben.

| Bezeichnung der Proben | 1900 | 1901 | 1902 |
|---|---|---|---|
| Gewöhnliche Speiseessige . . . . . . | 12 | 21 | 37 |
| Weinessige . . . . . . . . . | 2 | — | 1 |
| Cideressige . . . . . . . . | — | — | 2 |
| Essigessenzen . . . . . . | — | 2 | — |
| Summa . . | 14 | 23 | 40 |

Beanstandungen erfolgten wegen reichlichen Gehaltes an Essigälchen. In einem Falle war an Stelle des geforderten Essigs denaturierter Sprit verabreicht worden. Die als Cideressig bezeichneten Proben wichen hinsichtlich ihrer Zusammensetzung nicht von den gewöhnlichen Speiseessigen ab. Da die Bezeichnung „Cideressig" den Glauben erweckt, es handle sich um einen Obstessig, so wurde durch einen gewerblichen Sachverständigen festgestellt, was unter Cideressig verstanden wird. Das Gutachten ging dahin, daß in Hamburg unter Cideressig der minderwertigste Speiseessig verstanden wird, welchen die Fabrikanten aus Korn- und Kartoffelsprit herstellen. Zwei Proben Essigessenz enthielten 85,8 und 62,4 % Essigsäure. Die nach der vorgeschriebenen Verdünnung bereiteten Essige zeigten im ersteren Falle 3,1, im zweiten Falle 2,5 % Essigsäure.

Drei als Weinessig bezeichnete Proben hatten folgende Zusammensetzung:

| | I. | II. | III. |
|---|---|---|---|
| Essigsäure . . . . . . . . . . | 6,84 | 6,78 | 5,11 |
| Extrakt . . . . . . . . . . | 0,88 | 1,27 | 0,13 |
| Asche . . . . . . . . . . | 0,10 | 0,91 | 0,032 |
| Alkohol . . . . . . . . . . | 0,53 | — | — |

Probe I wurde von privater Seite unter dem Verdachte der Fälschung eingeliefert, weil der Essig nach kurzem Stehen an der Luft eine schwarze Farbe annahm. Als Ursache wurde die bekannte durch gleichzeitige Anwesenheit von Gerbstoff und Eisenoxyd bedingte sogenannte Tintenreaktion festgestellt. Probe II gab keinen Anlaß zu einer Beanstandung. Probe III dagegen mußte wegen ungenügenden Weingehaltes beanstandet werden. Bezüglich der Herstellung dieses Essigs konnte ermittelt werden, daß er aus gewöhnlichem Speiseessig mit einem Zusatze von 4—6 % Wein bestand. Beimengungen von Mineralsäuren oder anderen organischen Säuren, insbesondere auch schädliche Metallverbindungen konnten in keinem der untersuchten Essige festgestellt werden.

Gehalt der untersuchten Essige an Essigsäure.

| Essigsäure in 100 ccm | 1900 | 1901 | 1902 | Bemerkungen |
|---|---|---|---|---|
| 3,0 —3,5 | 6 | 4 | 7 | |
| 3,51—4,0 | 3 | 10 | 10 | |
| 4,01—4,5 | 2 | 3 | 19 | |
| 4,51—5,0 | 1 | 3 | 1 | |
| 5,01—5,5 | 1 | — | — | Die Probe war Weinessig |
| 5,51—6,0 | — | 1 | — | |
| 6,01—7,0 | 1 | — | 1 | Die Proben waren Weinessig |
| Summe . . | 14 | 21 | 38 | |

### 49. Straßburg.

3 Essigproben waren einwandfrei.

## 15. Hefe.

### 1. Barmen.

1 Hefeprobe kam zur Untersuchung und wurde wegen Stärkezusatzes beanstandet.

### 2. Bochum.

1 Preßhefe wurde wegen Kartoffelmehlzusatzes angehalten.

### 3. Breslau.

Preßhefe (3) und Bierhefe (1).

### 4. Crefeld.

Hefe (6). Die im Handel vorkommende Preßhefe erwies sich zum großen Teil als ein Gemisch von Hefe mit Kartoffelmehl.

### 5. Erlangen.

Von 151 untersuchten Hefeproben wurden einige wegen der fehlenden Deklaration des Mehlzusatzes beanstandet. Eine Probe erwies sich trotz der Deklaration „stärkefreie Preßhefe" als mehlhaltig und wurde angehalten.

### 6. München.

15 Hefeproben waren von guter Beschaffenheit.

### 7. Nürnberg.

Hefe (8). Die Nachschau in den Hefehandlungen gab keinen Anlaß zu Beanstandungen. Die Verkaufsräume waren reinlich gehalten, und die zum Verkaufe kommenden Hefesorten trugen entsprechende Bezeichnungen. Von den als stärkemehlfrei bezeichneten Hefesorten wurden 6 zur Untersuchung angekauft. Nach den Untersuchungsergebnissen konnten sämtliche Proben als rein bezeichnet werden. Nach einer erstatteten Anzeige sollte in einer Hefehandlung unter der Bezeichnung „Getreidepreßhefe" Bierhefe zum Verkaufe kommen. Eine entnommene Probe charakterisierte sich durch Farbe, Geruch und Geschmack als Bierhefe; ferner waren in dieser rund 10 % Kartoffelmehl enthalten. Beanstandung erfolgte nicht nur wegen des Stärkemehlgehaltes, sondern auch wegen der Bezeichnung „Getreidepreßhefe", denn Getreidepreßhefe ist wertvoller als Bierhefe. Das gerichtliche Verfahren wurde eingestellt, weil dem Verkäufer eine besondere Absicht zu täuschen nicht nachgewiesen werden konnte.

### 8. Würzburg.

Hefe (28). Vereinzelte Proben enthielten Stärkemehl, ohne daß dieser Zusatz deklariert war.

### 9. Chemnitz. Laboratorium Dr. Trübsbach.

Amtshauptmannschaften Annaberg und Marienberg. Vergleiche unter Mehl, Brot und Teigwaren.

### 10. Dresden. Kgl. Zentralstelle.

Amtshauptmannschaft Döbeln. 1 Preßhefe blieb unbeanstandet.

Amtshauptmannschaft Dresden-A. 27 Preßhefen wurden untersucht. In vereinzelten Fällen wurde ein Kartoffelmehlzusatz nachgewiesen.

Amtshauptmannschaft Dresden-N. Preßhefen (129). Die in den Bäckerläden entnommenen Hefeproben waren einwandfrei.

Stadt Radeberg. Die 14 in Bäckerläden entnommenen Hefeproben waren rein und von frischer Beschaffenheit.

### 11. Dresden. Städt. Untersuchungsamt.

Preßhefe (2), Hefeextrakt (1). Die Untersuchung führte zu keiner Beanstandung.

### 12. Dresden. Laboratorium Dr. Filsinger.

Amtshauptmannschaft Meißen. Hefeproben (2). Grund zu Beanstandungen lag nicht vor.

**13. Dresden. Laboratorium Dr. Hefelmann.**

Amtshauptmannschaft Bautzen. 47 Proben Getreidepreßhefe wurden untersucht. In vereinzelten Fällen wurde Kartoffelstärkezusatz festgestellt.

Amtshauptmannschaft Dresden-A. 19 Proben Getreidepreßhefe waren von guter Beschaffenheit.

Amtshauptmannschaft Großenhain. Reine Getreidepreßhefe (17). Die Proben waren in einzelnen Fällen ganz gering verunreinigt.

Amtshauptmannschaft Kamenz. Reine Getreidepreßhefe (20), gemischte Hefe (2). Die Hefeproben waren von einwandfreier Beschaffenheit.

**14. Dresden. Laboratorium Dr. Schmidt.**

Amtshauptmannschaft Dippoldiswalde. 12 Hefesorten waren einwandfrei.

Amtshauptmannschaft Pirna. Zwei von 70 untersuchten Hefeproben mußten wegen Stärkemehlgehaltes beanstandet werden.

**15. Dresden. Laboratorium R. Weber.**

Amtshauptmannschaft Rochlitz. Hefe (53). Sämtliche Proben, welche auf den Zusatz von Mehl geprüft wurden, waren einwandfrei.

Amtshauptmannschaft Schwarzenberg. 12 untersuchte Hefeproben waren von einwandfreier Beschaffenheit.

**16. Leipzig. Kgl. Untersuchungsanstalt.**

Stadt Leipzig. 3 Hefeproben erwiesen sich als einwandfrei.

Amtshauptmannschaften Leipzig und Grimma. Hefe und Preßhefe (205). Die Zahl der Beanstandungen war verhältnismäßig gering. Bei der Untersuchung von Hefen wurde darauf geachtet, ob die als garantiert rein verkaufte Hefe — fast ausschließlich Preßhefe — frei von Mehlzusatz war. Eine Prüfung auf Bierhefe in Getreidepreßhefen wurde im Berichtsjahre nicht vorgenommen.

Die Bestimmung der Stärke wurde nach der sogenannten Schlemmethode ausgeführt, die sich als exakt erwies.

Die Ausführung der Analyse ist kurz folgende: Zehn Gramm lufttrockene Hefe werden mit Wasser gleichmäßig verrieben in ein großes Zylinder- oder Becherglas gebracht, mit Wasser aufgeschlemmt und mit Jodlösung versetzt. Die Jodstärke setzt sich sehr rasch zu Boden. Durch abwechselndes Abheben und wieder Aufschlemmen mit frischem Wasser gelingt es leicht, die Jodstärke von der Hefe vollständig zu trennen. Die Jodstärke wird alsdann mit Thiosulfatlösung zersetzt, die Stärke mit Wasser dekantiert und auf einem gewogenen Filter mit Alkohol und Aether gewaschen, bei 95° getrocknet und gewogen.

**17. Leipzig. Laboratorium Dr. Kallir.**

Amtshauptmannschaft Chemnitz. 2 Hefeproben wurden im 4. Quartal 1901 und 73 im Jahre 1902 geprüft. Beanstandungen erfolgten nicht.

**18. Leipzig. Laboratorium Dr. Prager.**

Amtshauptmannschaft Flöha. 6 Hefesorten waren einwandfrei.

Amtshauptmannschaft Oschatz. 6 Proben Preßhefe waren rein.

**19. Leipzig. Laboratorium Dr. Röhrig.**

Amtshauptmannschaft Borna. Hefe (57). Die Verfälschungen der Hefe sind ausschließlich in einem mehr oder weniger großen Mehlzusatze zu suchen. Es ist beobachtet worden, daß die Deklaration dieses Mehlzusatzes auf dem Einschlagpapier oft ungenügend war, und daß in der Regel dem Hefe führenden Gewerbetreibenden der erfolgte Mehlzusatz nicht bekannt war. Im gesamten Bezirk rührte solche mehlhaltige Hefe nur von einer Firma her.

Amtshauptmannschaft Döbeln. Hefe (53). Einige Proben erwiesen sich als mehr oder weniger mehlhaltig.

**20. Meerane. Laboratorium Dr. Scheitz.**

Amtshauptmannschaft Glauchau. 3 Hefeproben waren einwandfrei.

**21. Plauen. Laboratorium Dr. Forster.**

Amtshauptmannschaft Auerbach. 15 Hefeproben wurden im 4. Quartal 1901 und 31 im Jahre 1902 untersucht. In zwei Fällen wurde in der Hefe ein Mehlzusatz nachgewiesen, der nicht deklariert war. Ein Zwischenhändler hatte feuchte Hefe bezogen und diese durch Zusatz von Kartoffelmehl trocken gemacht. Er wurde zu 50 _M._ Strafe verurteilt. Die als „garantiert rein" bezeichneten Hefen erwiesen sich als rein.

Amtshauptmannschaft Oelsnitz. 2 Hefeproben wurden im 4. Quartal 1901 und 13 Hefeproben im Jahre 1902 untersucht. Eine Hefeprobe mußte beanstandet werden.

Amtshauptmannschaft Plauen. 15 Hefeproben wurden im 4. Quartal 1901 und 42 im Jahre 1902 untersucht. Es erfolgte eine Beanstandung wegen nicht deklarierten Mehlgehaltes.

**22. Zittau. Laboratorium Dr. Jonscher.**

Amtshauptmannschaften Löbau und Zittau 34 Hefeproben kamen zur Untersuchung. Ein Zusatz von Stärkemehl wurde einmal festgestellt.

**23. Zwickau. Laboratorium Dr. Falck.**

Amtshauptmannschaften Zwickau. 14 Hefeproben im 4. Quartal 1901 und 13 im Jahre 1902. Die Proben erwiesen sich als einwandfrei. Ein Händler wurde wegen Mehlzusatzes zu 100 _M._ Geldstrafe verurteilt.

**24. Heilbronn.**

Hefe (6). Eine Probe Bierhefe wurde wegen Verdorbenseins angehalten.

**25. Stuttgart. Städt. Untersuchungsamt.**

Hefe und Preßhefe (12).

**26. Freiburg.**

Hefeproben (9). Infolge mehrerer Beanstandungen von Preßhefe im Jahre 1901 sind sämtliche Bäcker Freiburgs übereingekommen, nur noch reine Preßhefe, die keinen Zusatz von Kartoffelmehl enthält, zu verkaufen. Beanstandungen von Preßhefe erfolgten daher im Berichtsjahre nicht.

**27. Heidelberg.**

11 Hefeproben gelangten zur Prüfung. Sie waren gute Handelsware.

**28. Karlsruhe.**

Hefe (17). Die eingelieferten Hefeproben bestanden zum größten Teil aus Getreide-Preßhefe. Ein Teil war mit Kartoffelmehl versetzt, der Zusatz war jedoch deklariert, so daß Grund zur Beanstandung nicht vorlag. Die zur Untersuchung übergebenen Originalpackungen von Preßhefe führten sämtlich die Bezeichnung „Hefe mit Kartoffelmehlzusatz" oder „garantiert reine Preßhefe".

**29. Mannheim.**

Hefe (7). Beanstandungen wurden nicht ausgesprochen.

**30. Gießen.**

5 Hefesorten wurden geprüft. Sie waren nicht zu beanstanden.

**31. Oldenburg.**

4 Hefeproben wurden untersucht. Beanstandungsgründe waren Mehlzusatz oder Verdorbenheit.

### 32. Hamburg.

Durch polizeiliche Ermittelungen und die gewonnenen Untersuchungsergebnisse wurde im Vorjahre festgestellt, daß im Kleinhandel fast ausschließlich mit Kartoffelmehl vermischte Preßhefe ohne weitere Deklaration als Hefe oder Gest feilgehalten wird. In einer Reihe von Fällen wurde von der Strafkammer des Landgerichts entschieden, daß Hefe weder ein Nahrungs= noch Genußmittel sei. Zur endgültigen Entscheidung sind zwei reichsgerichtliche Erkenntnisse herbeigeführt worden, wonach zwar Hefe ein Nahrungs= und Genußmittel im Sinne des Gesetzes vom 14. Mai 1879 ist, aber der Zusatz von Kartoffelmehl zur Preßhefe hierorts als Verfälschung im Sinne des Gesetzes nicht angesprochen werden kann, da nach den Aussagen der Sachverständigen in dem fraglichen Verkehrsgebiet — der Stadt Hamburg — allgemein mit nur wenigen Ausnahmen die mit Kartoffelmehl gemischte Hefe verwendet und schlechthin als Hefe verkauft wird. Von einer regelmäßigen Kontrolle des Verkehrs mit Preßhefe ist infolgedessen Abstand genommen worden. Es gelangten nur 4 Proben, von denen 2 Proben 19,6% und 35,56% Kartoffelmehl enthielten, aus besonderer Veranlassung zur Untersuchung.

### 33. Metz.

5 Hefeproben waren einwandfrei.

## 16. Gewürze.

### 1. Altona.

Kardamompulver (2), Pfeffer (5), Zimt (5). Die Untersuchungsbefunde gaben zu Bemerkungen keinen Anlaß.

### 2. Barmen.

Gemahlener Pfeffer (10), Zimt (2), Safran (2), Senf (4), Maggi (5). Die Proben waren einwandfrei.

### 3. Bochum.

26 Gewürze waren von guter Beschaffenheit. Von den außerdem untersuchten 16 Pfefferproben wurde eine wegen Weizenmehlgehaltes beanstandet.

### 4. Breslau.

Pfeffer (22) und Zimt (8), welche im Auftrage des Polizeipräsidiums untersucht wurden, waren einwandfrei. Im Auftrage sonstiger Behörden wurde 1 Pfeffer= und 1 Safranprobe untersucht.

### 5. Crefeld.

34 Gewürze erwiesen sich als gut.

### 6. Hannover.

Gewürze (5). Die Proben waren einwandfrei.

### 7. Erlangen.

5728 Gewürze gelangten zur Untersuchung; von diesen wurden 1037 bei der ambulanten Tätigkeit geprüft. Unter den beanstandeten Proben waren in erster Linie die extrahierten Brotgewürze Fenchel und Kümmel, welche aus Galizien und Holland in großen Mengen eingeführt werden. Die Fenchelproben waren meist noch künstlich aufgefärbt. In einem Fall wurde eine giftige Farbe, chromsaurer Baryt, nachgewiesen.

### 8. Fürth.

Unter 133 untersuchten Gewürzen kamen stark sandhaltige Proben öfters vor. Zimt, der vor einigen Jahren mit erheblichen mineralischen Zusätzen auf den Markt gebracht wurde, war in der Berichtszeit einwandfrei.

### 9. München.

Gewürze (5172). Im allgemeinen waren die im Handel befindlichen Gewürze von einwandfreier Beschaffenheit. Beanstandungen erfolgten teils wegen Verunreinigung, teils wegen Verdorbenheit.

### 10. Nürnberg.

Pfeffer (60), Safran (38), Zimt (34), ganze Nelken (12), gemahlene Nelken (10), Piment (11), Macis (14), Fenchel (37), Kümmel (17), Anis (4), Muskatnüsse (1).

Zimt, Piment, Macis und Muskatnüsse waren einwandfrei. Pfeffer, gemahlene Nelken und Anis wurden in je einem Falle beanstandet. Fenchel, Kümmel und ganze Nelken gaben zum Teil wegen Beimengung entölter Ware zu Beanstandungen Anlaß.

### 11. Speyer.

105 Gewürze wurden eingeliefert, 42 bei der Kontrolle entnommen. Die Zahl der Beanstandungen war nicht hoch.

### 12. Würzburg.

1718 Gewürze lagen zur Untersuchung vor. Beanstandungen erfolgten in verhältnismäßig geringer Zahl wegen zu hohen Asche= oder Sandgehaltes, Unterschiebung von Surrogaten bei Safran und wegen Färbung bei Fenchel.

### 13. Chemnitz. Laboratorium Dr. Trübsbach.

Amtshauptmannschaft Annaberg. Gewürze (251). Die Untersuchungen erstreckten sich im wesentlichen auf gemahlene Gewürze. Pfeffer wurde mit Palmkernmehl, Zimt mit gemahlenen Stielen und Zucker, Piment mit gemahlenen Piment= und Nelkenstielen, „garantiert reine Macisblüte" mit der wertlosen Bombayblüte vermischt befunden. Die wertlose Bombaymacis wurde den Kleinhändlern als garantiert rein zum Preise der wirklich reinen Macis verkauft. Auf den Behältern stand allerdings: Garantiert rein gemahlene Banda= und Bombay=Blüte. Bitteren Mandeln waren öfters billige Aprikosenkerne beigemischt. Am Ende der Berichtszeit hatten die angeführten Gewürzfälschungen nachgelassen.

Amtshauptmannschaft Marienberg. Gewürze (184). Pfeffer war öfters mit Palmkernmehl, Zimt mit gemahlenen Stielen oder Zucker versetzt; Piment enthielt zuweilen gemahlene Stiele.

### 14. Dresden. Kgl. Zentralstelle.

Amtshauptmannschaft Döbeln. 5 Gewürze wurden untersucht. Beanstandungen erfolgten nicht.

Amtshauptmannschaft Dresden=A. 53 Gewürze wurden untersucht und nur vereinzelte Proben beanstandet; einige Proben wurden als minderwertig erklärt.

Amtshauptmannschaft Dresden=N. Die Gesamtzahl der untersuchten Gewürzproben belief sich auf 241. Beanstandet wurden nur wenige Proben. Einer Sorte Paprika waren die wertvollen Bestandteile entzogen; Macisblüte war wilde Bombaymacis zugesetzt. Zimt enthielt Zimtbruch, und Pfeffer bestand entweder nur aus Schalen oder war mit Palmkernmehl verfälscht. In einigen Fällen wurden Pfefferproben, bei denen der Schalengehalt für zu hoch angesehen werden mußte, für minderwertig erklärt. Bemerkenswert erschien es, daß von 160 untersuchten Proben gemahlenen Pfeffers nur einzelne Proben den Anforderungen nicht entsprachen. Die Erklärung hierfür liegt darin, daß die meisten Händler auf dem Lande den Pfeffer nach Bedarf selbst mahlen, mithin auch stets gute Ware aufweisen können.

Stadt Radeberg. Gewürze (38). Beanstandet wurde eine Macisblüte mit nicht unbeträchtlichen Mengen von wilder Bombaymacis und ein Pfeffer mit erheblichem Zusatz von Pfefferschalen.

### 15. Dresden. Städt. Untersuchungsamt.

Pfeffer (184), Zimt (121), Macis (4), Piment (2), Nelkenstiele (1), Siris (2), sonstige Gewürze (12). Hinsichtlich des Pfeffers ist zu berichten, daß schalen= und sandhaltige Proben, welche früher oft beobachtet wurden, mehr und mehr aus dem Verkehr verschwinden. Es ist daher beabsichtigt, auch in Zukunft Pfeffer mit 18 bis 23% Rohfaser, 3 bis 4% Piperin und besonders einer

0,09 übersteigenden Bussesschen Bleizahl zu beanstanden, d. h. als durch Schalenzusatz verfälscht zu bezeichnen. Von den Pfeffern mit zu hohem Aschengehalte bot eine Probe Interesse, weil sie bei einer Gesamtmenge von 10,47% Mineralstoffen 1,30% kohlensauren Kalk enthielt. Offenbar war gemahlene Kreide hinzugesetzt und die Verdeckung des hohen Schalengehaltes bezweckt worden. Zusätze fremder pflanzlicher Beimengungen wurden einigemal beobachtet. Eine in einem kleinen Produktengeschäft als rein verkaufte Pfefferprobe war von dem Großhändler auf der Rechnung als „Pfeffer mit Surrogat" bezeichnet worden. Der Kleinhändler hatte aber den Vermerk auf der Rechnung gar nicht beachtet und geglaubt, reinen Pfeffer zu besitzen. In dem amtlichen Gutachten wurde der Verkauf von durch Palmkernmehl verfälschtem Pfeffer unter der Bezeichnung „Pfeffer mit Surrogat" als unzulässig beanstandet, da unter Surrogaten Ersatzstoffe zu verstehen sind, deren Gebrauchswert dem des echten Nahrungsmittels wenigstens einigermaßen ähnlich ist, und das völlig wertlose Palmkernmehl natürlich in keiner Weise ein Pfeffer-Surrogat darstellt. Das Schöffengericht schloß sich dieser Auffassung an und verurteilte den Grossisten, welcher ebenfalls mit Paniermehl verfälschte Macis als „Macis mit Surrogat" verkauft hatte, zu einer Geldstrafe.

Die Zimtproben waren durchweg marktfähige Ware mit Ausnahme einer Probe, welche durch Zusatz von etwa 20% Maismehl und nachherige Auffärbung mit 1,5% Eisenoxyd verfälscht war. Mehrere weitere Proben, welche wegen ihres hohen Gehaltes an großen Stärkekörnern im Verdacht eines Mehlzusatzes standen, blieben unbeanstandet, da es gelang, die gleiche Droge in ungemahlenem Zustande zum Vergleich heranzuziehen. Diese enthielt ebenso wie das gemahlene Muster den vorher wohl noch nicht beobachteten hohen Stärkegehalt von 25—26% und bot auch unter dem Mikroskope den gleichen Anblick dar.

Eine von auswärtigen Chemikern als ein Gemisch gleicher Teile Banda- und Bombaymacis beanstandete Probe wurde von einer Leipziger Großhandlung in Blechbüchsen mit der Aufschrift „Rein gemahlene Macisblüte von Banda- und Bombaymacis" und dem Ueberdruck „Garantie für Reinheit" in den Verkehr gebracht. Im Hinblick auf den Umstand, daß das Publikum von der Wertlosigkeit der wilden Macis für Genußzwecke keine Kenntnis hat, sondern durch den Aufdruck „Garantie für Reinheit" zu der Ueberzeugung gebracht werden muß, reine d. h. unverfälschte Ware zu erlangen, erschien die Feilhaltung des Produkts unter der nach Ansicht des Untersuchungsamtes „zur Täuschung geeigneten Bezeichnung" unzulässig. Im Gegensatz zu dem Schöffengericht, welches eine Geldstrafe von 30 Mark verhängte, sprach die Berufungskammer den Beschuldigten frei, da sie die Art der Deklaration als eine hinreichende ansah.

Das in seiner äußeren Beschaffenheit dem Sitogen ähnliche Produkt Siris hatte folgende Zusammensetzung: Wasser 23,53%, Mineralstoffe 30,67, Phosphorsäure 6,95, Chlor 10,06, Kochsalz 16,60, Gesamtstickstoff 6,30, Stickstoff mit Magnesia abtrennbar 0,19, Stickstoff im Zinksulfatniederschlage 0,42, Stickstoff in der Phosphorwolframsäurefällung 2,57, Xanthinstickstoff nach Micke 0,50%. Kreatin und Pepton waren nicht zugegen. Auf Grund vorstehender Befunde wurde Siris als ein mit Kochsalz versetzter eingedickter Hefenextrakt angesprochen.

### 16. Dresden. Laboratorium Dr. Filsinger.

Amtshauptmannschaft Meißen. 123 Gewürze wurden untersucht. Beanstandungen erfolgten in geringer Zahl.

### 17. Dresden. Laboratorium Dr. Hefelmann.

Amtshauptmannschaft Bautzen. Gewürznelken (13), Macis (128), Paprika (1), schwarzer Pfeffer (75), weißer Pfeffer (8), Piment (44), Senf (6), Zimt (192), bittere Mandeln (43). Paprika, weißer Pfeffer und Senf erwiesen sich als einwandfrei; von Gewürznelken, schwarzem Pfeffer, Piment und bitteren Mandeln wurde je eine Probe beanstandet. Macis erwies sich häufig mit Bombaymacis verfälscht, und auch Zimt mußte in mehreren Fällen beanstandet werden.

Amtshauptmannschaft Dresden-A. Gewürznelken (1), Ingwer (2), Macis (57), Paprika (1), schwarzer Pfeffer (23), weißer Pfeffer (4), Piment (10), Senf (1), Zimt (73) und bittere Mandeln (28). Nelken, Ingwer, Paprika, Pfeffer, Piment und Senf waren von einwandfreier Beschaffenheit. Bittere Mandeln wurden 2 mal wegen Verdorbenseins beanstandet. Eine Probe enthielt einen Zusatz von über 10% Aprikosen- und Pfirsichkernen, welche etwa den halben Handelswert der bitteren Mandeln besitzen. Das Schöffengericht verurteilte die Händlerin, welche die Fälschung selbst vorgenommen hatte, zu 30 M. Geldstrafe. Aprikosen- und Pfirsichkerne schmecken anfangs süß, dann unangenehm bitter, während bittere Mandeln von Anfang an einen angenehmen bitteren Geschmack haben.

Von 73 Proben Zimt war eine durch Zusatz von über 10% Buchweizenkleie verfälscht. Nach Art und Auswahl der Rinden, nach Alter und sonstiger Beschaffenheit boten sich bei der eingehenden mikroskopischen Prüfung große Verschiedenheiten dar. Neben Holzzimt wurde Kaneel angetroffen; ferner kamen Gemische vorstehender Zimtsorten mit langfaseriger Laurineenrinde sowie deutliche Verunreinigungen durch Zimtblüten und deren Stiele vor. Entsprechende Beobachtungen wurden auch in anderen Revisionsbezirken gemacht.

Im Handel mit Macis bestehen bemerkenswerte Mißstände. Am meisten verbreitet ist die Verfälschung der echten Bandamacis durch den nicht aromatischen Arillus der wilden Bombaymacis, die sich dem fachkundigen Auge schon durch die dunkle rote Farbe zu erkennen gibt.

Amtshauptmannschaft Großenhain. Gewürznelken (5), Ingwer (2), Macis (75), Macissurrogat (4), schwarzer Pfeffer (24), weißer Pfeffer (4), Piment (8), Safran (2), Senf (4), Zimt (70), sonstige Gewürze (7) sowie bittere Mandeln (37). Einwandfrei waren alle Proben von Gewürznelken, Ingwer, weißem Pfeffer, Piment, Senf. Die meisten Beanstandungen ergaben sich bei Macis; andere Gewürze wurden nur in ganz vereinzelten Fällen beanstandet.

Amtshauptmannschaft Kamenz. Gewürznelken (8), Macis (62), Macissurrogate (5), schwarzer Pfeffer (21), weißer Pfeffer (1), Piment (5), Safran und Surrogate (6), Senf (1), Zimt (55), bittere Mandeln (6). Gewürznelken, Piment und Senf waren einwandfrei. Eine größere Zahl von Beanstandungen war allein bei Macis erforderlich.

### 18. Dresden. Laboratorium Dr. Schmidt.

Amtshauptmannschaft Dippoldiswalde. Zur Untersuchung kamen 359 Gewürzproben, und zwar Pfeffer (62), Zimt (47), Ingwer (36), Macis (183), Piment (6), Nelken (3), Majoran (2), Paprika (14), Safran (1), Thymian (1), Senf (3), Mandeln (1). Pfeffer, Zimt, Piment, Nelken, Majoran, Safran, Senf, Mandeln, Thymian waren in keinem Falle zu beanstanden. Von den 36 Ingwerproben mußten einige wegen eines zu hohen Aschegehaltes beanstandet werden. In allen Fällen wurden die betreffenden Verkäufer nur verwarnt. Unter den 183 untersuchten Macisproben befanden sich viele, die mit Bombaymacis und einige, die mit Zwieback verfälscht waren. Auch hier wurden die Kleinhändler nur belehrt oder verwarnt, da sich herausstellte, daß die Bombaymacis allerdings in allen Fällen auf der Verpackung oder der Rechnung deklariert war, daß aber fast keiner die Bedeutung des Wortes „Bombaymacis" kannte. In dem Glauben, daß das Gemisch aus Banda- und Bombaymacis wirklich echte und reine Macis sei, wurden die Kleinhändler vielfach durch die Worte „rein gemahlen" oder „Garantie für Reinheit" bestärkt. Daher ist es nicht genügend, wenn der Fabrikant oder Grossist auf seiner Rechnung nur angibt „Macis, gemahlen aus Bombay= und Bandablüten". Einige der 14 Paprikaproben waren extrahiert. Die betreffenden Kleinhändler schienen in keinem Falle die minderwertige Beschaffenheit zu kennen.

Amtshauptmannschaft Pirna. Zur Untersuchung kamen 719 Gewürzpulver und zwar: Pfeffer (192), Zimt (133), Ingwer (66), Macis (247), Piment (10), Nelken (5), Majoran (4), Paprika (31), Safran (10), Senf (7), Mandeln (14). Pfeffer, Zimt, Piment, Nelken, Majoran, Safran, Senf, Mandeln waren einwandfrei. Von den 66 Ingwerproben mußten einige wegen eines zu hohen Aschengehaltes beanstandet werden. In allen Fällen wurden die betreffenden Verkäufer verwarnt. Macis war häufig mit Bombaymacis, bisweilen mit Stärke versetzt. Verschiedene der untersuchten Paprikaproben waren extrahiert.

### 19. Dresden. Laboratorium R. Weber.

Amtshauptmannschaft Rochlitz. Gewürze (582). Die in der Zeit vom 1. Oktober bis 31. Dezember 1902 untersuchten Gewürze waren fast durchgängig von guter Beschaffenheit. Diese Besserung im Gewürzhandel dürfte auf die ständige Nahrungsmittelkontrolle zurückzuführen sein. Einzelne Pimentproben waren mit Nelkenstielen versetzt; häufig fand sich Bandamacis mit Bombaymacis vermischt. Als Safran wurde zuweilen ein Surrogat verkauft, das aus Saflor oder Ringelblumen bestand. Nach Angabe einzelner Verkäufer werden die Surrogate nicht zu Genußzwecken, sondern zum Färben von Gardinen u.s.w. verwandt. Die Proben wurden jedoch, wenn als Safran verkauft, beanstandet.

Amtshauptmannschaft Schwarzenberg. Gewürze (169). In der Berichtszeit erfolgten nur wenig Beanstandungen. Die Qualität der zur Untersuchung gelangten Gewürze war durchweg gut.

### 20. Freiberg. Laboratorium Dr. Naßmann.

Amtshauptmannschaft Freiberg. 114 Gewürze wurden im 4. Quartal 1901 und 433 im Jahre 1902 untersucht. Es gelangten 1902: Gewürznelken (2), Ingwer (1), Muskatblüte (248), Pfeffer (123), Piment (5), Safran (11), Zimt (37), Mandeln (2) und sonstige Gewürze (4) zur Untersuchung. Pfeffer und Safran mußten zuweilen beanstandet werden. Macis besaß häufig einen Zusatz von Bombaymacis, auch wurde ein Gehalt an Paniermehl festgestellt; Pfeffer war einigemal mit Surrogaten versetzt.

### 21. Leipzig. Kgl. Untersuchungsanstalt.

Stadt Leipzig. Macis (43), Nelken (7), Paprika (9), Pfeffer (51), Piment (13), Safran (13), Zimt (34) und sonstige Gewürze (4). Die Zahl der Beanstandungen war gering.

Amtshauptmannschaften Leipzig und Grimma. 1828 Gewürze und zwar: Macis (232), Nelken (92), Paprika (51), Pfeffer (706), Piment (55), Safran (185), Zimt (311) und sonstige Gewürze (196). Macis mit wilder Bombaymacis verfälscht wurde öfters angetroffen. Bei ganzen Nelken wurde bei der Probeentnahme besonders auf den Stielgehalt geachtet; dieser war durchgängig sehr gering. Der in den Kontrollbezirken angetroffene ganze schwarze Pfeffer gab zu Beanstandungen keinen Anlaß. Der gemahlene schwarze Pfeffer war vielfach gefälscht. Bei Piment wurde ähnlich wie bei Nelken auf den Stielgehalt geachtet. Auch hier wurden nur geringe Mengen Stiele beobachtet, so daß ein höherer Gehalt an Stielen in gemahlenem Piment auf absichtliches Vermahlen von ungereinigtem Rohmaterial bezw. Pimentsiebsel schließen läßt. Einige Pimentproben wurden angehalten. Die sonstigen Gewürze waren einwandfrei.

### 22. Leipzig. Laboratorium Dr. Elsner.

Amtshauptmannschaft Schwarzenberg. 555 Gewürze, und zwar Kardomom (2), Gewürznelken (2),

Ingwer (11), Muskatblüte (125), Paprika (16), Pfeffer (196), Piment (101), Safran (15), Zimt (87). Die größte Zahl Beanstandungen verursachten die gemahlenen Gewürze. Zur Fälschung von Macis wurde in den meisten Fällen die fettreiche, aber geruchlose Bombaymacis verwendet; außerdem fanden Muskatnüsse und Paniermehl Anwendung. Einzelne Gewürzmühlen führen Gewürze unter der Bezeichnung „mit Beimischung" oder „mit Surrogat" ausdrücklich in ihren Preisverzeichnissen auf und bezeichnen sie auch demgemäß auf den Fakturen und Emballagen. Dadurch bleiben sie gedeckt, während der Wiederverkäufer, der die Gewürze als rein weiter verkauft, sich der Strafe schuldig macht. Fast ebensoviel Verfälschungen wie bei Macis wurden bei Piment gefunden. Dann folgt in der Zahl der Beanstandungen Pfeffer. Minder zahlreich waren die Beanstandungen bei Zimt, Paprika und Safran. Einwandfrei waren Gewürznelken, Ingwer und Kardomom.

### 23. Leipzig. Laboratorium Dr. Kallir.

Amtshauptmannschaft Chemnitz. 365 Gewürze wurden im 4. Quartal 1901 untersucht, und zwar: Gewürznelken (1), Ingwer (23), Macis (33), Pfeffer (147), Piment (67), Zimt (92) und sonstige Gewürze (2). Im Jahre 1902 wurden 1682 Gewürze einer Untersuchung unterzogen: Kardamom (3), Gewürznelken (2), Ingwer (91), Macis (193), Paprika (15), Pfeffer (516), Piment (223), Safran (143), Zimt (451) und sonstige Gewürze (45).

Bei Macis wurden Verfälschungen mit Bombaymacis einigemal angetroffen. Häufig erhalten die Kleinhändler Gemische aus Banda= und Bombaymacis, die auf der Originalbüchse als solche deklariert sind. Sie verkaufen diese Ware aus Unkenntnis als reine Macis, füllen sie auch oft in Standgefäße ohne Aufschrift um. Auch hier ist die erforderliche Aufklärung durch mündliche Belehrung erfolgt. Gemahlener Pfeffer war mit Palmkernmehl verfälscht. In zwei Fällen enthielten die Proben sehr erhebliche Mengen von Stärkemehl (Ingwermehl). Vielleicht ist extrahierter Ingwer als Fälschungsmittel verwendet worden. Bei Untersuchung von ganzem weißen Pfeffer wurde beobachtet, daß die Körner des Penang-Pfeffers gewöhnlich einen Ueberzug von kohlensaurem Kalk besitzen. Bei acht Proben, die quantitativ untersucht wurden, schwankte die Menge des oberflächlich anhaftenden kohlensauren Kalkes zwischen 0,71 und 2,69%. Bei gemahlenem Piment sind nur einige Verfälschungen mit Nelkenstielen beobachtet worden. Verfälschter Safran wurde verhältnismäßig oft angetroffen. Vielfach sind, wohl irrtümlich, Safransurrogate als Safran verkauft worden. Auch einige Mandelproben waren zu beanstanden.

### 24. Leipzig. Laboratorium Dr. Prager.

Amtshauptmannschaft Flöha. 951 Gewürze wurden untersucht. Eine Anzahl der Proben mußte wegen zu hohen Aschengehaltes oder fremder Beimengungen beanstandet werden.

Amtshauptmannschaft Oschatz. Im Berichtsjahre wurden 468 Proben Gewürze untersucht. Die nicht häufigen Beanstandungen bezogen sich auf hohen Aschengehalt, fremde Beimengungen wie Kakaoschalen, Palmkernmehl, Holz, Zucker und andere wertlose oder minderwertige Substanzen wie Bombaymacis zu echter Macis.

### 25. Leipzig. Laboratorium Dr. Röhrig.

Amtshauptmannschaft Borna. 414 Gewürze, und zwar: Kardamom (1), Gewürznelken (7), Ingwer (3), Muskatblüte (gestoßen) (135), Paprika (4), Pfeffer (96), Piment (43), Safran (40), Senfmehl (1), Zimt (76) und sonstige Gewürze (Salz, bittere Mandeln) (8). Kardamom, Ingwer, Paprika, Senfmehl, Kümmel, Salz, Mandeln wurden nicht beanstandet. Von allen Gewürzen zeigte Muskatblüte die höchste Zahl der Beanstandungen. Es wurden Gemische von Banda= mit Bombaymacis und außerdem noch in vielen Fällen ein nicht unerheblicher Zusatz von gemahlenem Zwieback festgestellt. Die

Fälschungen von Pfeffer betrafen Zusätze von Pfeffer=
schalen, Palmkernmehl, Mohnkuchen, Mehl. In wenigen
Fällen wurde ein auffallender Kalkgehalt von Penang=
pfeffer festgestellt. Piment wurde zum Teil wegen Gehaltes
an Nelkenstielen beanstandet. Unter der Bezeichnung
Safran wurden Surrogate in den Handel gebracht. Sie
bestanden aus Gemischen von Saflor, Kurkuma, Mehl
und anderen Stoffen. In vielen Fällen ist Beanstandung
erfolgt, weil derartige Präparate als Safran im Verkehr
angetroffen wurden. Eine eigentliche Verfälschung des
Zimts konnte nicht ermittelt werden. Beanstandungen
betrafen minderwertige Qualitäten; in Rücksicht auf
den dafür geforderten Preis mußte Einspruch erhoben
werden.

Amtshauptmannschaft Döbeln. Kardamom (1),
Gewürznelken (13), Ingwer (5), Muskatblüte (gestoßen)
(127), Muskatnuß (1), Paprika (1), Pfeffer (130), Piment
(62), Safran (36), Senfmehl (5), Zimt (89) und sonstige
Gewürze (13). Kardamom, Muskatnuß, Paprika und
Senfmehl waren einwandfrei. Gewürznelken waren
bisweilen mit Nelkenstielen versetzt. Die untersuchten
Muskatblüten bestanden häufig aus einem Gemisch von
Banda= und Bombaymacis und enthielten außerdem in
vielen Fällen einen Zusatz von gemahlenem Zwieback.
Pfeffer war mehreremal mit Pfefferschalen, Palmkern=
mehl u.s.w. vermischt.

### 26. Meerane. Laboratorium Dr. Scheitz.

Amtshauptmannschaft Glauchau. Gewürze (324).
Die Prüfung war eine mikroskopische, wurde aber außer=
dem auf Bestimmung der Asche bezw. des Extraktgehaltes
ausgedehnt. Die Beanstandungen bezogen sich hauptsächlich
auf mit Bombaymacis verfälschte Bandamacis.

### 27. Plauen. Laboratorium Dr. Forster.

Amtshauptmannschaft Auerbach. 42 Gewürze
kamen im letzten Quartal 1901 und 143 Proben im Jahre
1902 zur Untersuchung. Die Zahl der Beanstandungen
war im Jahre 1902 gering. Die erstgenannten 42 Proben
waren von einwandfreier Beschaffenheit.

Amtshauptmannschaft Oelsnitz. Gewürze (43
bezw. 92). Die Zahl der Beanstandungen war verhältnis=
mäßig gering.

Amtshauptmannschaft Plauen. Gewürze (76
bezw. 106). Die Zahl der Beanstandungen war im
Jahre 1902 nur gering, während im letzten Quartal
des Jahres 1901 öfter Beanstandungen infolge wert=
loser Beimengungen, erfolgten.

### 28. Zittau. Laboratorium Dr. Jonscher.

Amtshauptmannschaften Löbau und Zittau.
Gewürze (356). Die Untersuchungen bezogen sich fast
ausschließlich auf gemahlene Ware und verteilten sich auf
Muskatblüte (133), Pfeffer (130), Zimt (36), Piment (21),
Ingwer (12), Paprika (10), Safran (9), Nelken (2) und
bittere Mandeln (3). Muskatblüte war mit Maisgries,
Paniermehl, Zwieback verfälscht. Mehrfach war zur
Aufbesserung des Aromas Muskatnuß beigemengt worden.
Namentlich aber sind Mahlungen der unechten (wilden)
Blüte ein beliebtes Fälschungsmittel. Die Pfeffer=
fälschungen mit Palmkernmehl sind im Abnehmen begriffen;
immerhin wurde in vereinzelten Fällen derartige Ware
angetroffen. Einige Pfeffersorten waren mit Pfeffer=
schalen verfälscht. Zimt war einmal mit gemahlener
Galgantwurzel vermischt. Bei Ingwer machte sich in
einem Falle durch die eigenartige Deformation der Stärke=
zellen eine Extraktion erkennbar.

### 29. Zwickau. Laboratorium Dr. Falck.

Amtshauptmannschaft Zwickau. Gewürze im
letzten Vierteljahr 1901: 98, im Jahre 1902: 1520 Proben.
Es ist zu bemerken, daß seit Einführung der Kontrolle
eine wesentliche Besserung eingetreten ist; während
früher häufig gröbere Fälschungen vorkamen, sind solche

in letzter Zeit seltener beobachtet worden. Pfeffer
wurde . jedoch noch oft mit gepulverten Pfefferschalen
versetzt, die mit Stielen u.s.w. verunreinigt waren.
Auch der Zusatz von Bombaymacis zu echter Macis
kam vielfach vor. Ueber Unsauberkeit in Gewürzläden
war einigemal zu klagen.

### 30. Heilbronn.

115 gemahlene Gewürze wurden untersucht. Sie
mußten zum Teil als nicht reine Ware beanstandet werden.
Außerdem wurden Handelsanalysen von 41 Gewürzen
und 2 Gewürzsurrogaten ausgeführt.

### 31. Stuttgart. Städt. Untersuchungsamt.

Gewürze, Suppenwürze und dergl. (73). Eine Probe
Nelken enthielt Nelkenstiele.

### 32. Baden=Baden.

Macis (5), Nelkenpulver (12), Paprika (8), Pfeffer
(12), Safran (6) und Zimtpulver (12). Alle Proben
Macis und Zimt erwiesen sich als gute Handelswaren.
Eine Probe Pfeffer wurde wegen zu hohen Aschengehaltes
beanstandet. Paprika, Safran und Nelkenpulver mußten
in einzelnen Fällen wegen zu hohen Aschengehaltes bezw.
Verdorbenseins oder Verfälschung beanstandet werden.

### 33. Freiburg.

Gewürze und Würzen (18), Speisesenf (1). Der
Aschengehalt entsprach in vereinzelten Fällen nicht den
Anforderungen.

### 34. Heidelberg.

Anis (21), Majoran (7), Nelken (11), weißer Pfeffer
(24), schwarzer Pfeffer (22), Safran (1), Zimt (22), Senf (6).
Nelken, weißer Pfeffer und Zimt erwiesen sich als ein=
wandfrei In einem Falle mußte schwarzer Pfeffer und
Safran und in mehreren Fällen Anis wegen zu hohen
Aschengehaltes beanstandet werden.

### 35. Karlsruhe.

Pfeffer (12), Zimt (8), Nelken (4), Majoran (6),
Piment (4), Muskatblüte (4), Safran (6), Speisesenf (12).
Die scharfe Kontrolle des Gewürzhandels hat eine erheb=
liche Besserung auf diesem Gebiete herbeigeführt. Ver=
fälschte Gewürze wurden seit längerer Zeit nicht beobachtet,
und auch die mineralischen Verunreinigungen der unter=
suchten Gewürze lagen größtenteils unter der zulässigen
Maximalgrenze. Zwei Speisesenfproben wurden bean=
standet, weil sie mit Teerfarbstoffen gefärbt waren.

### 36. Konstanz.

3 Gewürze kamen zur Untersuchung; Verfälschungen
wurden nicht beobachtet.

### 37. Mannheim.

145 Gewürze, 29 Suppenwürzen und 6 Proben Senf
kamen zur Untersuchung. Beanstandungen von Gewürzen
erfolgten wegen zu hohen Sandgehaltes. Grobe Ver=
fälschungen mit Surrogaten kamen nicht vor. Die
Gewürzmühlen sind immer mehr darauf bedacht, möglichst
sandfreie Ware zur Mahlung zu bringen. Ein „Idol=
gewürz" und der größte Teil der Senfproben wurden
beanstandet. Eine Suppenwürzen=Fabrik ließ ihr Er=
zeugnis zur eigenen Kontrolle zweimal monatlich unter=
suchen. Eine von der Staatsanwaltschaft eingelieferte,
dem Detailverkauf entnommene Probe war stark gewässert.

### 38. Pforzheim.

Majoran (11), Pfeffer (1), Piment (1) und Senf (1).
Pfeffer, Piment und Senf erwiesen sich als einwandfrei,
während ein Teil der Majoranproben wegen zu hohen
Aschengehaltes angehalten wurde.

### 39. Weinheim.

Zimt (22), schwarzer Pfeffer (35), weißer Pfeffer (18),
Paprika (11), Nelken (13), Piment (4), Kardamom (3),
Majoran (26), Muskatblüte (4), Anis (4), Safran (14),
Ingwer (4), Kümmel (3), Suppenwürzen (3).

Zimt und Pfeffer mußten zum geringen Teil beanstandet werden. Majoran wurde verhältnismäßig häufig beanstandet. Alle anderen Gewürzproben waren von guter Beschaffenheit.

### 40. Darmstadt.

Gewürze (167). Die untersuchten Proben waren bis auf drei von einwandfreier Beschaffenheit. 149 Proben waren im Auftrage der Polizei bezw. Staatsanwaltschaft entnommen.

### 41. Gießen.

Gewürze (77). Ein Zimtpulver enthielt 15% Zucker und war entölt. Das beanstandete Zimtpulver besaß einen sehr schwachen aromatischen Geruch und eine auffallend helle Farbe; unter dem Mikroskope waren Zuckerkristalle nicht nachzuweisen, so daß angenommen werden muß, daß das Pulver mit einer Zuckerlösung getränkt worden war. Eine eingehendere Untersuchung war wegen der sehr geringen Menge des von einem Privaten eingesandten Pulvers nicht möglich. Es handelte sich jedoch zweifellos um eine entölte Ware, der man, um den durch das Entölen veranlaßten herben Geschmack zu verdecken, Zuckerlösung zugesetzt hatte. Ob eine Strafverfolgung eingetreten ist, wurde nicht bekannt.

### 42. Mainz.

Das Untersuchungsresultat war bei 320 Proben durchaus befriedigend. Nur eine geringe Zahl der Proben mußte beanstandet werden. Es handelte sich in diesen Fällen ausschließlich um Anwesenheit von Beschwerungsmitteln, welche nur bei zwei Proben absichtlich beigemischt zu sein schienen. Diese beiden Proben, welche von privater Seite als verdächtig vorgelegt wurden, enthielten größere Mengen Baryumsulfat.

### 43. Rostock.

18 gemahlene Gewürze wurden untersucht. Die Untersuchung hatte zum größten Teil die Polizeibehörde in Güstrow beantragt; nur 1 Probe hatte das Polizeiamt zu Rostock entnehmen und untersuchen lassen. 10 Proben waren Zimt, 8 Proben Pfeffer. Von diesen letzteren mußte eine mit 17,78% Asche und 11,92% in Salzsäure unlöslicher Asche als durch mineralische Beimengungen verunreinigt bezw. verfälscht erklärt werden.

### 44. Oldenburg.

19 Gewürze waren einwandfrei.

### 45. Dessau.

Pfeffer (5), Zimt (4), Ingwer (2), Senfmehl (1), Muskat (1) und Nelkenpfeffer (1). Sämtliche Proben zeigten normalen Aschengehalt und befriedigenden mikroskopischen Befund.

### 46. Lübeck.

2 Gewürze gelangten zur Untersuchung. Eine Probe gemahlener Kardamom war einwandfrei. Eine Pfefferprobe enthielt 11,05% Mineralbestandteile.

### 47. Bremen.

99 Gewürze, und zwar: Kardamom (5), Macisblüte (11), Muskatnuß (1), weißer Pfeffer (6), schwarzer Pfeffer (35), Piment (5), Safran (1), Senf (6), Zimt (28) und Vanille (1). Im Auftrage des Medizinalamtes gingen als verdächtig ein die Muskatnüsse, 2 Sorten weißer Pfeffer und ein schwarzes Pfefferpulver sowie Vanille, während alle übrigen Proben bei der regelmäßigen Kontrolle angekauft worden sind. Beanstandungen erfolgten wegen Zusatzes von Bombaymacis zu echter Macis, Mitvermahlen der Fruchtschalen bei Kardamom, Verunreinigungen des Pfefferpulvers durch Vermahlen der Schalen, Stiele u.s.w. Schwarze Pfefferkörner, welche nach Ueberziehen mit einer Kalkschicht als weißer Pfeffer „gekalkt" in den Handel gebracht waren, wurden gleichfalls beanstandet. Ein gerichtliches Verfahren wurde nur in einem Falle eingeleitet.

### 48. Hamburg.

Uebersicht über die 1900—1902 ausgeführten Untersuchungen.

| I.<br>Art der untersuchten Proben | II.<br>Gesamtzahl der untersuchten Proben | III.<br>Bemerkungen |
|---|---|---|
| Anis . . . . . | 2 | ganze Früchte |
| Kapern . . . | 1 | — |
| Kardamom . . | 28 | — |
| Gewürznelken . | 4 | — |
| Ingwer . . . | 10 | nur in Pulverform |
| Kümmel . . . | 9 | ganze Früchte |
| Mohnsamen . | 2 | — |
| Muskatblüte . | 36 | darunter 2 Proben ganze Muskatblüte |
| Muskatnüsse . | 10 | ganze Samen |
| Paprika . . . | 22 | — |
| Pfeffer, schwarz | 33 | — |
| Pfeffer, weiß . | 22 | — |
| Piment . . . | 32 | darunter 1 Probe ganzer Piment |
| Safran . . . | 30 | darunter 11 Proben ganzer Safran |
| Senf . . . . | 10 | — |
| Vanille . . . | 5 | — |
| Zimt . . . . | 36 | — |
| Suppenwürzen | 4 | — |
| Summe . . | 296 | |

Wenngleich die festgestellten Fälschungen der Gewürze, worauf bei den einzelnen Arten näher eingegangen werden soll, gegenüber den früheren Berichtsjahren keine Zunahme erfahren haben, so muß doch betont werden, daß die Qualität der Gewürze nicht selten zu wünschen übrig ließ.

Unter der Bezeichnung Kardamom wurden allgemein die mit den Fruchtschalen vermahlenen Samen in den Handel gebracht, während die Samen allein als Kardamomsaat, jedoch nur selten, feilgehalten wurden. Bei 10 Proben Kardamom schwankte der Gehalt an Mineralstoffen und an in verdünnter Salzsäure unlöslichen Mineralstoffen zwischen 6,36 und 10,66% bezw. zwischen Spuren und 2,95%. Beanstandungen erfolgten wegen erheblichen Gehaltes an Ingwerstärke oder gemahlener Backware (Kakes oder Zwieback). Dem letzteren Falle lag folgender Vorgang zu Grunde. Von einem Kleinhändler wurde eine Dose mit gemahlenem Kardamom eingeliefert, weil er annahm, daß die Ware gesundheitsschädliche Bestandteile enthalte. Die Dose trug in Druck die Aufschrift „Gemahlener Malabar Kardamom, garantiert 50% Kardamomsaat enthaltend. Die wertlosen Geruch und Geschmack entbehrenden Hülsen sind geeignet ersetzt". Die Untersuchung ergab, daß die Probe aus etwa gleichen Teilen Kardamomsamen und gemahlener Backware bestand. Da einerseits in der Aufschrift keine genügende Deklaration des gemachten Zusatzes erblickt werden konnte, andererseits die Kardamomfrüchte nach Koenig 25 bis 40% Schalen enthalten und die angestellten diesbezüglichen Untersuchungen bei Ceylonkardamom ca. 29% und bei Malabar Kardamom nur 26% Schalen ergeben hatten, also hier in Wirklichkeit mehr Backware zugesetzt worden war, als der Schalengehalt der Früchte hätte betragen können, so mußte Beanstandung ausgesprochen werden. Ob Bestrafung erfolgte, ist nicht bekannt geworden. Was die Bestimmung der zugesetzten Backware betrifft, so sei erwähnt, daß diese durch Trennung der beiden Stoffe mit Chloroform im Scheidetrichter gut ausführbar war, da die gemahlenen Kardamomsamen am Boden, die Backware an der Oberfläche sich scharf abschieden.

Gewürznelken. Die untersuchten gemahlenen Proben waren nicht zu beanstanden. Der Gehalt an Mineralstoffen und an in verdünnter Salzsäure unlöslichen Mineralbestandteilen schwankte zwischen 6,18 und 7,28% bezw. zwischen Spuren und 0,61%. In zwei Fällen wurde der Gehalt an ätherischem Oel bestimmt und zu 15,25 und 16,15% ermittelt. Zum Vergleiche destillierte Nelkenstiele ergaben 5,36% an ätherischem Oel.

Ingwer. Von den untersuchten Proben Ingwerpulver waren 7 Proben aus anscheinend nur zum Teil geschälter und 3 Proben aus geschälter Ware hergestellt.

Der Gehalt an Mineralstoffen, in verdünnter Salzsäure unlöslichen Mineralbestandteilen und an ätherischem Oel schwankte bei der ersten Sorte zwischen 5,44 und 11,05 % bezw. zwischen 1,11 und 3,22 % bezw. zwischen 0,48 und 1,48 %, bei der zweiten Sorte zwischen 4,33 und 7,13 % bezw. zwischen 0,23 und 1,22 % bezw. zwischen 0,52 und 1,0 %. Der Gehalt an ätherischem Oel muß bei allen Proben als sehr niedrig bezeichnet werden; da die sonstigen Befunde normal waren, wurde von einer weiteren Verfolgung Abstand genommen.

Kümmel. Anlaß zur Beanstandung gab Schimmelwucherung, infolge feuchter Lagerung der Ware.

Muskatblüte. Wie früher wurde des öfteren Macisblüte angetroffen, welche mit erheblichen Mengen wilder Macis vermischt war. Bei einer Reihe Proben von Macisblüte wurden eingehendere Untersuchungen ausgeführt, welche zu nachstehenden Ergebnissen geführt haben:

| | 1. | 2. | 3. | 4. | 5. | 6. | 7. | 8. | 9. |
| --- | --- | --- | --- | --- | --- | --- | --- | --- | --- |
| | % | % | % | % | % | % | % | % | % |
| Wasser . . . . . . | 7,35 | 7,39 | 7,09 | 3,26 | 3,31 | 3,45 | 9,17 | 4,1 | 7,19 |
| Mineralstoffe . . . . | 2,18 | 3,13 | 2,21 | 2,55 | 2,52 | 2,62 | 1,86 | 2,71 | 3,82 |
| In verdünnter Salzsäure unlösliche Mineralstoffe | 0,01 | 0,08 | 0,02 | — | 0,53 | 0,26 | 0,07 | 0,22 | 1,15 |
| Aetherisches Oel . . . | 5,1 | 5,46 | 3,62 | 0,34 | 1,26 | 0,69 | 4,3 | 0,94 | 5,13 |
| Aetherextrakt . . . . | 28,17 | 37,01 | 30,43 | 54,05 | 52,08 | 50,03 | 29,22 | 51,5 | 34,51 |
| Reaktionen auf Bombaymacis . . . . . . | negativ | negativ | negativ | positiv | positiv | positiv | negativ | positiv | negativ |

Außer durch die Farbreaktionen geht aus den gefundenen Mengen für ätherisches Oel und Aetherextrakt die durchweg erhebliche Verfälschung mit Bombaymacis deutlich hervor.

Muskatnüsse. Zur Untersuchung gelangten nur ganze Nüsse. Die Veranlassung zum Ankauf von Nüssen gab eine Zeitungsnotiz, wonach von Belgien aus künstliche Nüsse, aus extrahierten Nußabfällen und erdigen Beimengungen hergestellt, in den Handel gebracht sein sollten. Die Proben erwiesen sich sämtlich als natürliche einwandfreie Samen.

Paprika. Beanstandungen erfolgten wegen mäßigen Zusatzes von gemahlenem Brot oder wegen reichlichen Zusatzes von Maismehl und gleichzeitiger künstlicher Färbung vermittels eines Teerfarbstoffes. Der ermittelte Gehalt an Mineralstoffen und an in verdünnter Salzsäure unlöslichen Mineralbestandteilen schwankte bei 17 Proben zwischen 5,48 und 8,29 % bezw. Spuren und 1,14 %.

Schwarzer Pfeffer. Bei 33 untersuchten Proben schwankte der Gehalt an Mineralstoffen und an in verdünnter Salzsäure unlöslichen Mineralbestandteilen zwischen 2,99 und 8,47 % bezw. zwischen Spuren und 3,2 %. Zur Beanstandung führte eine Probe, welche schon äußerlich durch ihre Farbe auffiel und nach dem mikroskopischen Befunde mit recht erheblichen Mengen Pfefferschalen vermischt war, was auch die chemische Untersuchung bestätigte. Die hierbei gewonnenen Resultate waren folgende: Mineralstoffe 8,78 %, Sand Spuren, Rohfaser (nach Holdefleiß) 23,35 %, in Zucker überführbare Stoffe (als Dextrose bestimmt) 23,97 %.

Weißer Pfeffer. Beanstandung erfolgte wegen nicht erheblichen Zusatzes von Weizenmehl, welches sich schon äußerlich insofern bemerkbar machte, als der Pfeffer eine abnorm gelbweiße Farbe aufwies. Der Gehalt der untersuchten Proben an Mineralstoffen und in verdünnter Salzsäure unlöslichen Mineralbestandteilen lag zwischen 0,97 und 5,33 % bezw. Spuren und 0,68 %. Eine Probe mit abnorm niedrigem Aschengehalt, welche mikroskopisch ein normales Bild aufwies, wurde, soweit das Material dazu reichte, eingehender untersucht, und hierbei wurden die nachstehenden normalen Werte erhalten: Mineralstoffe 0,97 %, in verdünnter Salzsäure unlösliche Mineralstoffe 0,12 %, flüchtiges Oel 0,93 %, Fett 7,7 %, Stickstoffsubstanz 9,38 %, Rohfaser, aschefrei 5,32 %.

Safran. Bei den ausgeführten Safranuntersuchungen konnten eine Reihe durch mineralische Beschwerung oder fremde pflanzliche Zusätze bewirkte grobe Fälschungen nachgewiesen werden. Nachstehend seien die Ergebnisse der Untersuchungen angeführt:

### I.
### Gemahlener Safran.

| | |
| --- | --- |
| Wassergehalt bei 105° C | 12,93 % |
| Mineralstoffe | 21,08 „ |
| In verdünnter Salzsäure unlösliche Mineralbestandteile | 0,26 „ |
| Salpetersäure ($N_2O_5$) | 4,73 „ |
| Borsäure ($B_2O_3$) | 3,60 „ |
| Kaliumoxyd ($K_2O$) | 10,18 „ |
| Natriumoxyd ($Na_2O$) | 1,98 „ |
| Schwefelsäure ($SO_3$) | 0,38 „ |
| Phosphorsäure ($P_2O_5$) | 0,44 „ |
| Chlor | 0,12 „ |
| Kalk ($CaO$) | 0,25 „ |
| Magnesia | 0,20 „ |

Mikroskopischer Befund: Vereinzelt Leguminosen, Stärkekörner sichtbar, sonst normal.
Künstliche Farbstoffe: Nicht nachweisbar.

### II.
### Gemahlener Safran.

Aeußere Beschaffenheit: } Normal.
Geruch:
Geschmack: Ausgesprochen salzig.

| | |
| --- | --- |
| Wassergehalt bei 105° C | 10,47 % |
| Mineralstoffe | 38,77 „ |
| Davon in Wasser löslich | 36,43 „ |
| In verdünnter Salzsäure unlösliche Mineralstoffe | 0,72 „ |
| Kochsalz | 24,51 „ |
| Schwefelsaures Natrium | 9,63 „ |
| Natriumkarbonat (wasserfrei) | 2,15 „ |
| Kalk | |
| Magnesia } | Spuren |
| Phosphorsäure | |

Mikroskopischer Befund: Vereinzelt Cerealienstärkekörner, sonst normal.
Künstliche Färbung: Nicht nachweisbar.

### III.
### Gemahlener Safran.

| | |
| --- | --- |
| Wassergehalt bei 105° C | 11,62 % |
| Mineralstoffe | 8,25 „ |
| In verdünnter Salzsäure unlösliche Mineralstoffe | 3,51 „ |
| In Wasser unlösliche Mineralstoffe | — |

Mikroskopischer Befund: Neben den Gewebselementen des Safrans in größerer Menge die Gewebselemente der Ringelblume, außerdem Saflor, Cerealienstärke, Sandelholz und anorganische Fragmente in geringen Mengen nachzuweisen.

### IV.
### Gemahlener Safran.

| | |
| --- | --- |
| Wassergehalt bei 105° C | 11,99 % |
| Mineralstoffe | 16,81 „ |
| In verdünnter Salzsäure unlösliche Mineralstoffe | 11,26 „ |
| In Wasser unlösliche Mineralstoffe (schwefelsaurer Baryt) | 2,52 „ |

Makroskopischer Befund: Schon bei aufmerksamer Betrachtung waren neben den Griffelnarben des Safrans dünne, fadenartige Gebilde zu beobachten, welche sich beim Einweichen als junge Keimpflanzen, höchstwahrscheinlich Leguminosenkeimlinge, darstellten. Diese waren, wie sich herausstellte, mit Schwerspat beschwert und künstlich gefärbt.

Durch Handverlesen einer Durchschnittsprobe von Nr. IV konnte das Fälschungsmittel zu 26,72 % bestimmt werden.

Das ausgelesene Verfälschungsmittel enthielt: Mineral=
stoffe 39,33, wasserlösliche Mineralstoffe 2,28, in ver=
dünnter Salzsäure unlösliche Mineralstoffe (bestehend
aus schwefelsaurem Baryt) 33,11 %. Der ausgelesene
reine Safran enthielt entsprechend 5,37, 2,85, 0,56 %.

Aus den Untersuchungsergebnissen geht hervor, daß
die Probe I mit 11,79 % Kalisalpeter und 8,32 % Kalium=
Tetraborat, die Probe II mit 24,51 % Kochsalz und
9,63 % schwefelsaurem Natrium beschwert war. Die
Probe III enthielt mäßige Mengen fremder pflanzlicher
Beimengungen. Die Probe IV bestand zu reichlich $^1/_4$
aus mit Schwerspat beschwerten und künstlich gefärbten
Pflanzenkeimlingen. Eine V. Probe ganzer Safran
bestand neben geringen Mengen Griffelnarben des Krokus
im wesentlichen aus künstlich gefärbten Ringelblumen.

In weiteren 10 Fällen konnte neben der mikro=
skopischen Untersuchung auch eine Bestimmung der Mineral=
stoffe und der in verdünnter Salzsäure unlöslichen
Mineralbestandteile ausgeführt werden. Die ermittelten
Werte schwankten zwischen 4,71 und 7,75 % bezw. Spuren
und 1,76 %.

Vanille. Da nach Zeitungsberichten geringere
Vanillesorten mit Benzoesäure behandelt werden sollten,
um sie so der besseren durch Vanillinüberzug charakteri=
sierten Bourbonvanille ähnlich zu machen, wurden die
Kristallüberzüge der eingegangenen Proben besonders
auf die Gegenwart von Benzoesäure geprüft, die jedoch
in keinem Falle nachzuweisen war.

Zimt. Beanstandungen erfolgten in den Fällen, in
welchen sich der übermäßige Sandgehalt schon beim
Genusse der Proben durch Knirschen zwischen den Zähnen
derartig bemerkbar machte, daß der Zimt infolgedessen
ungenießbar war. Der Gehalt der Proben an Mineral=
stoffen, Sand u.s.w. schwankte zwischen 4,39 und
12,98 %. In 9 Fällen wurde der Gehalt der Proben
an ätherischem Oel ermittelt und hierbei zu 0,84 bis
1,56 % festgestellt. Bei den übrigen zur Untersuchung
gelangten Gewürzarten haben sich Beanstandungen
oder bemerkenswerte Befunde nicht ergeben.

### 49. Metz.

Gewürze (2). Ein gemahlener weißer Pfeffer enthielt
30 % Mehl. Gemahlener Piment war mit Eisenocker
versetzt.

### 50. Straßburg.

Es gelangten im amtlichen Auftrage 12 Proben
Pfeffer und 14 Proben Zimt zur Untersuchung. Ver=
fälschungen wurden nicht festgestellt; zwei Zimtproben
waren jedoch alt und ohne Aroma.

## 17. Kaffee, Kaffee=Ersatzstoffe, Tee, Kakao und Schokolade.

### 1. Altona.

Kaffee (1), Kakao und Schokolade (21).

Kaffee erwies sich als einwandfrei. Von 21 Proben
Kakao und Schokolade mußte eine als garantiert rein be=
zeichnete Schokolade wegen eines Gehaltes von 10 %
Weizenmehl beanstandet werden.

### 2. Barmen.

Kaffee (10), Zichorie (1), Kakao (3), Schokolade (3),
Tee (5).

Keine Probe gab zu Beanstandungen Anlaß.

### 3. Bochum.

3 Kaffees und 14 Schokoladen wurden untersucht.
1 Schokolade enthielt Stärke und wurde beanstandet.

### 4. Breslau.

Im Auftrage des Kgl. Polizei=Präsidiums wurden
geprüft: Frank=Kaffee (1), Kakaopulver (9), Kaffee (5),
Zichorie (1), Schokolade (3) und russischer Tee (2). Alle
Proben waren einwandfrei. Ferner wurden untersucht:
Kakao (4), Kaffee (1), Kakaopulver (4), Haferkakao (2),
Kaffeeaufguß (1) und Schokolade (6).

### 5. Crefeld.

Kaffee (13), Schokolade (15). Die Proben waren
einwandfrei.

### 6. Hannover.

Ein Kaffee war von guter Beschaffenheit.

4 Kakaoproben kamen zur Untersuchung. Von einem
auswärtigen Sachverständigen war eine Probe Kakao
auf Grund einer mikroskopischen Prüfung wegen Bei=
mengung von Kakaoschalen beanstandet worden. Da
dieser Kakao angeblich von Hannover aus geliefert war,
so wurden auf Antrag der Kgl. Staatsanwaltschaft bei
dem Lieferanten 4 verschiedene Proben entnommen, deren
Untersuchung Nachstehendes ergeben hat:

| | | | | |
|---|---|---|---|---|
| Feuchtigkeit (Wasser) . . . . | 7,95 % | 8,5 % | 8,32 % | 6,64 % |
| Asche . . . . . . . . . | 7,56 „ | 8,6 „ | 7,92 „ | 8,12 „ |
| Fett . . . . . . . . . . . | 22,05 „ | 22,5 „ | 22,34 „ | 23,60 „ |
| Rohfaser . . . . . . . . . | 5,6 „ | 5,89 „ | 4,85 „ | 5,82 „ |
| Rohfaser auf Kakaomasse von 50 % Fett berechnet . . . . | 3,6 „ | 3,8 „ | 3,47 „ | 3,8 „ |
| Mikroskopische Prüfung . . . | Nur vereinzelte Schalenfragmente | | | |

Hiernach war eine Verfälschung mit Kakaoschalen
nicht erwiesen.

### 7. Erlangen.

Untersucht wurden: Kaffee und Kaffeesurrogate (1050),
Kakao und Schokolade (504), davon 1000 bezw. 63 bei
der ambulanten Tätigkeit. Ein geringer Teil der unter=
suchten Kakao= und Schokoladensorten, jedoch eine größere
Anzahl von Kaffees und Kaffeesurrogaten mußten bean=
standet werden. 63 Teeproben waren einwandfrei.

### 8. Fürth.

34 Proben rohe Kaffeebohnen und 51 Teeproben
wurden untersucht und einwandfrei befunden.

### 9. München.

Kaffee und Kaffeesurrogate (2031), Schokolade und
Kakao (306), Tee (65).

In ganz vereinzelten Fällen wurde Schokolade wegen
nicht deklarierten Mehlzusatzes beanstandet. Eine Anzahl
der zu untersuchenden Kaffeesurrogate, desgleichen eine
Teeprobe, waren verdorben.

### 10. Nürnberg.

Schokolade (23), Tee (3), Malzkaffee (6).

Von 23 Schokoladenproben konnte nur 1 wegen be=
trächtlichen Mehlgehaltes ohne entsprechende Kennzeichnung
beanstandet werden. Der betreffende Verkäufer wurde
verwarnt. Es hat demnach die im Jahre 1901 erlassene
Warnung vor dem Verkauf von mehlhaltiger Schokolade
ohne entsprechende Kennzeichnung eine nachhaltende
Wirkung ausgeübt. Die Verwendung von Eisendrähten
als Stütze für Figurenschokolade war im Berichtsjahre
nicht zu beobachten. 3 zur Untersuchung gekommene
Teeproben geringerer Qualität enthielten keine fremden
Beimengungen.

Von dem in Spezereiläden zum Verkaufe aufliegenden
Malzkaffee wurden 6 Proben zur Untersuchung angekauft.
Es wurde die Beobachtung gemacht, daß die Proben aus
gerösteter und glasierter Gerste bestanden, also als Gersten=
und nicht als Malzkaffee zu bezeichnen waren. Die Proben
wurden beanstandet, und zwar aus folgenden Gründen:
Unter Malzkaffee versteht man geröstetes Malz und dieses
ist wiederum eine Gerste, in welcher der Keimling soweit
gewachsen ist, daß er fast aus dem Korne hervorragt.
Durch dieses Wachstum werden die in dem Gerstenkorne
vorhandenen Eiweißstoffe sowie die Stärke in lösliche
Formen übergeführt. Geröstetes Malz erscheint demnach
für Genußzwecke wertvoller als geröstete Gerste; ferner
tritt bei der Malzbereitung durch den Keimungsprozeß

ein wesentlicher Gewichtsverlust ein, so daß auch abgesehen von den Kosten der Herstellung Malzkaffee teurer ist als Gerstenkaffee. Wird deshalb Gerstenkaffee unter der Bezeichnung Malzkaffee verkauft, so ist dieses als eine Fälschung im Sinne des Nahrungsmittelgesetzes anzusehen. Da derartige Beanstandungen noch nicht erfolgt waren, so wurden zunächst sowohl die Verkäufer als auch die Lieferanten verwarnt.

### 11. Würzburg.

Kaffee und Surrogate (2773), Kakao und Schokolade (99), Tee (52).

Eine Anzahl Kaffeeproben war mit Schellack glasiert, ohne daß dieser Ueberzug deklariert gewesen wäre. Von den Kaffeesurrogaten waren einige verschimmelt und verdorben. Die Gesamtzahl der Beanstandungen von Kaffee war gering. Die Kakao- und Schokoladenproben waren von guter Beschaffenheit. Von den Teeproben waren einige gemischte Tees zu beanstanden, da ihr Feilhalten außerhalb der Apotheken verboten war.

### 12. Chemnitz. Laboratorium Dr. Trübsbach.

Amtshauptmannschaft Annaberg. Kaffee (61). In einigen Fällen war gemahlener Kaffee stark mit minderwertigen Surrogaten versetzt. Da der Preis sehr hoch und dem Werte nicht angemessen war, so erblickte das Gericht in diesem Geschäftsgebahren einen Betrug und verurteilte die Hersteller zu Gefängnis. Im übrigen war der gebrannte, ungemahlene Kaffee oft recht alt, obgleich er als frisch gebrannt verkauft wurde. Die untersuchten 9 Teeproben gaben durchweg keinen Grund zur Beanstandung.

Kakao und Schokolade (149). Verfälschungen des Kakaos konnten nicht ermittelt werden. Sowohl die mikroskopische Untersuchung wie die Prüfung des extrahierten Fettes ergab nichts außergewöhnliches. Dagegen war Schokolade zum Teil mit Stärkemehl versetzt, obgleich sie als „garantiert rein aus Kakao und Zucker" verkauft wurde. In einem Falle gerichtlicher Entscheidung bezweifelte der Lieferant der Schokolade als Angeklagter, daß die untersuchte Probe von ihm stamme, da der Kleinhändler auch von anderer Seite Schokolade bezogen habe. Das Gericht erkannte daraufhin wegen unzulänglicher Beweise auf Freisprechung. Eine Mischung von Kakao, Zucker und Mehl wurde als Schokoladenmehl in den Handel gebracht, häufig fehlte jeder Zusatz von Kakao, und die braune Färbung wurde nur durch einen Zusatz von Sandelholz oder Anilinfarbstoff erzielt.

Amtshauptmannschaft Marienberg. 43 Kaffeeproben wurden untersucht. Der gebrannte, ungemahlene Kaffee war des öfteren alt, obgleich er als frisch gebrannt verkauft wurde. Eine Probe wurde beanstandet. Kakao und Schokolade (73). Verfälschungen des Kakaos konnten nicht ermittelt werden. Dagegen war die Schokolade zum Teil mit Stärkemehl versetzt, obwohl sie als „garantiert rein aus Kakao und Zucker" verkauft wurde.

### 13. Dresden. Kgl. Zentralstelle.

Amtshauptmannschaft Döbeln. 3 Kakaos und Kakaopräparate waren von guter Beschaffenheit.

Amtshauptmannschaft Dresden-A. 53 Kakaos und Kakaopräparate kamen zur Untersuchung. Einzelne Proben mußten wegen Mehlzusatzes beanstandet werden. Eine Anzahl Suppenmehle, die als Schokoladenmehl verkauft wurden, mußten wegen ungenügender Deklaration des Mehl- und Zuckerzusatzes als nicht den Anforderungen entsprechend bezeichnet werden.

Amtshauptmannschaft Dresden-N. Kakao und Kakaopräparate (219). Die von dem Verband deutscher Schokoladenfabrikanten für die Untersuchung von Kakao und Schokolade aufgestellten Normen wurden für die Beurteilung der 219 eingekauften Proben zugrunde gelegt. Von diesen mußte eine Anzahl Proben beanstandet werden, hauptsächlich, weil die Präparate einen Mehlzusatz hatten, der nicht besonders deklariert worden war.

Die Verkäufer der sogenannten Schokoladenmehle wurden nur verwarnt und angehalten, diese fernerhin unter richtiger Bezeichnung der Zusätze zu verkaufen. Eine Teeprobe war einwandfrei.

Stadt Radeberg. 23 Kakao- und Schokoladenproben wurden untersucht. Eine verhältnismäßig hohe Anzahl der genannten Präparate mußte beanstandet werden.

### 14. Dresden. Städt. Untersuchungsamt.

Kaffee (12), Kaffeezusatz (6), Kakao (39), Schokolade (17) und Tee (2) kamen zur Untersuchung. Die Kaffee- und Teeproben waren einwandfrei. Kaffeezusatz mußte zum Teil beanstandet werden. Von den untersuchten 39 Kakaoproben waren 21 als Kakaopulver, die übrigen 18 als Haferkakao bezeichnet. Die Kakaopulver erwiesen sich sämtlich als rein, da weder pflanzliche Beimengungen noch fremde Fette vorhanden waren und außerdem die nach Filsinger ermittelten Sedimentwerte von 1,94 bis 3,68 %, sowie die Rohfasergehalte von 4,72 bis 5,72 % noch innerhalb der normalen Grenzen lagen und gegen einen Zusatz von Schalen sprachen. Im Gegensatz dazu waren 17 Proben Haferkakao, welche in verschiedenen Filialen einer Fabrik entnommen wurden, als verfälscht zu beurteilen. Aus den analytischen Befunden: Rohzucker 26,50, Mineralstoffe 3,28, Rohfaser 3,83, Fett 13,47 % und Jodzahl 47,22 berechnete sich, daß Gemische von ungefähr 41 % Kakao, 32 % Hafermehl und 27 % Rohzucker vorlagen. Ein Teil der Proben befand sich in Papierdüten ohne jede Aufschrift und war daher ohne weiteres zu beanstanden, aber auch die Bezeichnung der übrigen, nämlich der in großen Lettern angebrachte Aufdruck „Hafer-Kakao, wohlschmeckend, äußerst nahrhaft" mit der ganz klein gehaltenen, eingeklammerten Angabe (fertig zum Gebrauch gesüßt) konnte als eine zur Aufklärung des Publikums geeignete Deklaration nicht angesehen werden. Das Kgl. Schöffengericht, wie auch die Berufungskammer, verurteilte die beiden Firmeninhaber zu 100 bezw. 150 ℳ. Geldstrafe, auf Grund von § 367 Absatz 7 des Strafgesetzbuches, mit der Begründung, daß zwar die Deklaration als hinreichend zu erachten sei, daß aber die Herstellung objektiv verfälschter Nahrungsmittel unter allen Umständen bestraft werden müsse. Die Firma verkaufte das Gemisch weiter, aber jetzt unter der deutlichen Bezeichnung „Haferkakao mit Zusatz von Zucker" und ist damit den Anforderungen der Nahrungsmittelkontrolle nachgekommen.

Nährsalz-Haferkakao, welcher im Auftrage des Stadtsteueramts daraufhin zu untersuchen war, ob er zu den abgabepflichtigen Erzeugnissen aus Hafer zu rechnen sei, besaß folgende Zusammensetzung: Wasser 5,00, Fett 19,53, Asche 3,66 %, Jodzahl 39,8. Demnach enthielt er nur etwa 22 % Hafermehl und war der Eingangsabgabe nicht unterworfen.

Nachdem auswärtige Chemiker zahlreiche Schokoladenproben, welche von einer Dresdener Firma stammten, wegen geringen Mehlgehaltes beanstandet hatten, nahm die Kgl. Staatsanwaltschaft unter Zuziehung des Untersuchungsamtes eine eingehende Besichtigung der betreffenden Fabrik vor. Die mit Hilfe des Mikroskops vorgenommene Prüfung sämtlicher Ausgangsmaterialien ergab, daß der zur Herstellung der betreffenden Schokolade benutzte Zucker eine geringe Menge, etwa 0,6 % Weizenmehl enthielt, und daß auf den Zucker auch den Mehlgehalt der Schokolade zurückzuführen war. Obwohl der geringe Prozentgehalt an Mehl eine absichtliche Beimengung unwahrscheinlich machte, konnte doch anderseits im Hinblick auf die außerordentlich großen Vorräte an mehlhaltigem Zucker eine zufällige Verunreinigung nicht wohl angenommen werden. Das Rätsel fand seine Lösung durch das Geständnis eines Arbeiters, einmal einen Rest von Bonbons in die Zuckermühle geschüttet zu haben. Diese Konfektreste enthielten 39 % Mehl. Da der Arbeiter zugab, gegen die ausdrückliche Anweisung des Besitzers gehandelt zu haben, sah die Kgl. Staatsanwaltschaft in diesem Falle von der Erhebung einer Anklage ab. Bei dem gleichen Fabrikanten wurde eine Schokolade aufgefunden, welche in gänzlich unzulässiger

Verpackung in den Verkehr gelangte. Das etwa 10 % Mehl enthaltende Produkt trug auf der Oberseite der Umhüllung in großen Goldbuchstaben die Inschrift: „Vanille-Schokolade", und erst bei näherer Untersuchung ließ sich auf der Rückseite die in Perlschrift angebrachte Angabe „mit Mehlzusatz" entdecken. Das Kgl. Schöffengericht verurteilte den Fabrikanten zu 100 M. Geldstrafe. Das Berufungsgericht erkannte demgegenüber zwar auf Freisprechung, weil die Schokolade nach Angabe des Beschuldigten nicht zum Verkauf im Kleinhandel, sondern zum Verschenken als sogenannte Präsentschokolade bestimmt gewesen sei und die unmittelbaren Abnehmer ihre Zusammensetzung gekannt hätten, trat aber im übrigen der Auffassung durchaus bei, daß die Etikettierung als eine zur Täuschung des Publikums geeignete angesehen werden müsse. Unter den übrigen auf privaten Antrag hin untersuchten Schokoladen befanden sich einige verfälschte Produkte. Eine enthielt 8,28 % Rohfaser und 10,53 % Schalen (nach Filsinger) auf fett- und zuckerfreie Substanz berechnet, eine andere 20 % eines Getreidemehles, welches nach der mikroskopischen Untersuchung der vorhandenen Spelzen als Gerste anzusehen war. Eine auffallende Zusammensetzung besaß nachstehende Probe: mikroskopischer Befund ziemlich viel Schalen; Schalen nach Filsinger 9,97, Zucker 54,30, Fett 17,70, fettfreie Kakaomasse 28,00 %, Jodzahl 35,50.

Ein Nährpräparat „Hygiama" war im Auftrage des Stadtsteueramts zu untersuchen. Es erwies sich als ein Gemisch von Kakao, Milch, Zucker und Mehl und unterlag im Hinblick auf den geringen Mehlgehalt der Eingangsabgabe nicht.

### 15. Dresden. Laboratorium Dr. Filsinger.

Amtshauptmannschaft Meißen. Von Kaffeeersatzstoffen wurden 5 Proben untersucht, keine war zu beanstanden. Bei 70 Kakaos und Schokoladen erfolgte einigemal Beanstandung wegen nicht deklarierten Mehlgehaltes und wegen Verkaufes sogenannter Suppen- oder Gewürzmehle als Schokoladenmehl.

### 16. Dresden. Laboratorium Dr. Hefelmann.

Amtshauptmannschaft Bautzen. Ungebrannter Kaffee (10), gebrannter Kaffee (57), Kaffeeersatzstoffe (3), schwarzer Tee (7), löslicher Kakao (27), Haferkakao (1), Schokolade (46), Kuvertürenschokolade (2), Schokoladenmehl (12), Suppenpulver (3).

47 Proben gebrannter Kaffee aus den Landgemeinden und 10 aus Bautzen, sowie 8 bezw. 2 Proben grüner Kaffee waren einwandfrei. 3 Kaffeeersatzstoffe waren von guter Beschaffenheit. Auch Tee, löslicher Kakao und Haferkakao waren einwandfrei.

Unter 26 Schokoladenproben aus den Landgemeinden war 1 als reine Schokolade verabfolgte wegen Zusatzes fremder Fette (Sesamöl) zu beanstanden. Von 16 Proben aus Bautzen war 1 ohne Deklaration mit Mehl versetzt, 4 Proben aus Bischofswerda waren rein. Kuvertürenschokolade war einwandfrei.

Unter Suppen-, Vanille-, Gewürzpulver oder -mehl versteht man im Handel Gemische aus wenig, dazu meist schalenreichem Kakao mit viel Zucker und Mehl, die durch künstliche Färbung schokoladenähnliches Aussehen besitzen; unter Schokoladenpulver oder -mehl ist dagegen gemahlene Schokolade zu verstehen, also ein schwach gewürztes Gemisch von Kakao (35—50 %) mit Zucker (65—50 %). In einem Falle wurde in den Landgemeinden und in 2 Fällen in Bautzen minderwertiges Suppenmehl ausdrücklich als Schokoladenmehl feilgeboten und deshalb beanstandet. In ersterem Falle erfolgte Verwarnung, während in den beiden anderen Fällen gerichtliche Verurteilung zu Geldstrafen eintrat. Nicht deklarierte künstliche Färbung der Suppenpulver wurde stets gerügt, da sie bei den schokoladenartig schmeckenden Pulvern den Anschein eines erheblich höheren Schokoladen- oder Kakaogehaltes vortäuscht.

Amtshauptmannschaft Dresden-A. Kaffee (19), Kaffeeersatzstoffe (1), schwarzer Tee (3), löslicher Kakao (8), Haferkakao (4), Schokolade (19), Mehlschokolade (2), Schokoladenmehl (3), Suppenpulver (2). Kaffee, Kaffeeersatzstoffe und löslicher Kakao waren einwandfrei. Ein Händler, der künstlich gefärbten Haferkakao ohne entsprechende Deklaration verkauft hatte, wurde verwarnt. Unter 19 Schokoladenproben zeigten 2 einen nicht deklarierten Mehlzusatz und wurden als verfälscht beanstandet. In einem Falle wurde der Lieferant der Kartoffelmehl enthaltenden Haushaltschokolade vom Schöffengericht zu Dresden zu einer Geldstrafe verurteilt, im anderen Falle erfolgte Einstellung des Verfahrens. 2 Mehlschokoladen waren frei von fremden Fetten und Schalenzusatz. 2 schokoladenähnlich gefärbte Suppenpulver ohne entsprechende Deklaration wurden moniert; einzelne als Schokoladenmehl abgegebene Proben erwiesen sich als minderwertiges Suppenpulver und wurden beanstandet.

Amtshauptmannschaft Großenhain. Ungebrannter Kaffee (11), gebrannter Kaffee (32), Kaffeeersatzstoffe (1), schwarzer Tee (5), löslicher Kakao (20), Haferkakao (2), Schokolade (24), Kuvertürenschokolade (2), Schokoladenmehl (10), Suppenpulver (11).

Kaffee, Kaffeeersatzstoffe, Tee, Kakao, Haferkakao und Kuvertürenschokolade waren von einwandfreier Beschaffenheit. 1 Schokolade wurde wegen Mehlzusatzes beanstandet. Die unter der Bezeichnung Schokoladenmehl feilgehaltenen Produkte erwiesen sich zum Teil als schokoladenartig gefärbte Suppenmehle.

Amtshauptmannschaft Kamenz. Ungebrannter Kaffee (6), gebrannter Kaffee (29), schwarzer Tee (6), löslicher Kakao (15), Haferkakao (1), Schokolade (14), Kuvertürenschokolade (1), Schokoladenmehl (6), Suppenpulver (1).

Kaffee, Tee, Kakao, Haferkakao und Kuvertürenschokolade waren einwandfrei. Wegen nicht deklarierten Mehlzusatzes war von 10 Proben eine Haushaltschokolade aus den Landgemeinden als verfälscht zu beanstanden; 3 Proben aus Kamenz und 1 aus Pulsnitz waren frei von Mehlzusatz. Unter der Bezeichnung „Kraftschokolade" wurde in Kamenz eine präparierte Schokolade feilgeboten, die folgende prozentische Zusammensetzung zeigte: 4,20 Wasser, 2,96 Mineralstoffe, 8,98 Eiweißstoffe, 9,51 Fett, 53,62 Rohrzucker und 20,73 Stärke und sonstige stickstofffreie Stoffe. Die stickstofffreien Stoffe bestanden vorwiegend aus Kartoffelstärke. Aus dem Vergleiche mit der durchschnittlichen Zusammensetzung reiner Schokolade ergab sich, daß die Kraftschokolade zwar etwa 3 % mehr Eiweiß als reine Schokolade enthielt, daß aber der höhere Eiweißgehalt durch den starken Mindergehalt von 11,5 % Fett mehr als ausgeglichen wurde. Auf den Namen Kraftschokolade konnte das Präparat daher keinen Anspruch machen, und es war zum mindesten eine Kenntlichmachung des Mehl- bezw. Kartoffelstärkemehlzusatzes zu fordern.

### 17. Dresden. Laboratorium Dr. Schmidt.

Amtshauptmannschaft Dippoldiswalde. Es wurden untersucht: Kaffee (2), Kakao (4), Schokolade (12), Schokoladenmehl (68), Suppenmehl (1). Keine der untersuchten Kaffee-, Schokoladen- und Kakaoproben war zu beanstanden. Dagegen war infolge Gehalts an fremder Stärke oder an fremder Stärke und künstlichen Farbstoffen eine größere Anzahl Schokoladenmehle zu beanstanden. In allen Fällen stellte sich heraus, daß die betreffenden Proben dem Kleinhändler nicht als Schokoladen- sondern als Suppen- oder Gewürzmehl verkauft worden waren. Die Verkäufer wurden verwarnt.

Amtshauptmannschaft Pirna. 58 Kaffeeproben gaben zu Bedenken keinen Anlaß. Eine Probe Tee war einwandfrei. 24 Kakaos, 60 Schokoladen, 200 Schokoladenmehle und 7 Suppenmehle wurden einer Prüfung unterzogen. Nur eine der untersuchten Proben war wegen Gehaltes an fremder Stärke zu beanstanden. Dagegen war infolge Gehaltes an fremder Stärke und künstlichen Farbstoffen eine größere Anzahl Schokoladenmehle nicht einwandfrei.

**18. Dresden. Laboratorium R. Weber.**

Amtshauptmannschaft Rochlitz. Kaffee und Kaffeesurrogate (35). Bei Kaffee handelte es sich vorwiegend um mikroskopische Untersuchungen. Bei Kaffeesurrogaten wurde außerdem der Wassergehalt festgestellt; ferner wurde das zum Verpacken verwandte Stanniol auf Blei geprüft. Sämtliche untersuchten Proben waren einwandfrei.

Kakao, Schokolade, Tee (244). Die Untersuchungen wurden in erster Linie mikroskopisch ausgeführt, ferner wurde der Zuckergehalt der Schokoladen bestimmt und auf Farbstoffe und fremde Fette geprüft. Häufig wurden Suppenmehle als Schokoladen verkauft, obgleich sie zum größten Teil aus Mehl und Zucker bestanden. Auch billige Schokolade, Nußschokolade und Mandelschokolade kamen mit Mehl versetzt in den Handel, ohne daß der Zusatz in geeigneter Weise deklariert war.

Amtshauptmannschaft Schwarzenberg. Kakao, Schokolade, Tee (138). Mehrmals mußten entnommene Proben beanstandet werden, weil Schokoladen- und Kakaopulver einen Mehlgehalt enthielten, der nicht deklariert war.

**19. Freiberg. Laboratorium Dr. Naßmann.**

Amtshauptmannschaft Freiberg. 6 Kaffees, Kaffeesurrogate und Tees, sowie 135 Kakaos und Schokoladen wurden untersucht. Die Ersatzstoffe waren sämtlich einwandfrei. Kakao und Schokolade wurden auf etwaigen Mehlzusatz und fremde Fette untersucht. Wegen nicht deklarierten Mehlzusatzes erfolgten drei Beanstandungen.

**20. Leipzig. Kgl. Untersuchungsanstalt.**

Stadt Leipzig. 68 Kakaos und Schokoladen sowie eine Teeprobe wurden untersucht; 2 Beanstandungen wurden ausgesprochen.

Amtshauptmannschaften Leipzig und Grimma. Kaffee und Surrogate (41), Tee (22), Kakao und Schokolade (469).

Die eingelieferten Kaffeeproben bestanden teils aus Rohkaffee, teils aus gebranntem Kaffee; unter den Kaffeesurrogaten befanden sich Malz-, Gersten-, Feigenkaffee und ein sogenannter Erdmandelkaffee. Beanstandungen traten nicht ein. Die Untersuchung von Rohkaffee erstreckte sich auf künstliche Färbung bezw. Verwendung giftiger Farben, die der gebrannten Kaffees auf Gehalt an Paraffinöl. Als Erdmandelkaffee war ein Kaffeesurrogat bezeichnet. Es bestand in der Hauptsache aus gemahlenen Wurzeln von Zichorie und Löwenzahn. Die eingelieferten Teeproben gaben keine Veranlassung zu Beanstandungen. Ein Schokoladenpulver und ein Kakao, beide von der Staatsanwaltschaft übersandt, und von anderer Seite wegen Mehlgehaltes beanstandet, waren technisch rein. Von 469 Kakaopräparaten waren vereinzelte zu beanstanden, und zwar wurde bei Schokolade Mehlgehalt, bei Kakao Kartoffelstärkezusatz festgestellt.

**21. Leipzig. Laboratorium Dr. Elsner.**

Amtshauptmannschaft Schwarzenberg. Die untersuchten 6 Kaffeeproben waren von guter Beschaffenheit, auch 58 Kaffeesurrogate und 15 Teeproben waren einwandfrei. Von den entnommenen 173 Kakao- und 145 Schokoladenproben mußte ein Teil beanstandet werden. Erstere wegen zu hohen Aschengehaltes, letztere wegen Zusatzes von Mehl, Abfällen und Farbstoffen.

**22. Leipzig. Laboratorium Dr. Kallir.**

Amtshauptmannschaft Chemnitz. Im 4. Quartal 1901 wurden 1 Kaffee und 108 Kakaos und Schokoladen untersucht, im Berichtsjahre 1902: Kaffee (234), Kaffeeersatzstoffe (2), Kakao und Schokolade (694). Kaffee und Kaffeeersatzstoffe blieben unbeanstandet. In einigen Fällen ist ein beträchtlicher Mehlgehalt bei sogenannten Haushaltschokoladen, die als garantiert rein bezeichnet waren, festgestellt worden. Schokoladenmehle wurden mehrfach wegen künstlicher Färbung beanstandet. In einigen Fällen stellte sich heraus, daß diese Waren den Verkäufern als Suppenpulver geliefert worden waren. Diese Präparate bestehen meist aus etwa 50 bis 60 % Zucker, ungefähr 30 % Mehl und etwas Kakao, und sind mit Gewürzen versetzt und gewöhnlich mit Sandelholz, zuweilen auch mit Teerfarbstoffen gefärbt. Zufolge dieser Färbung werden diese Pulver im Kleinhandel kurzweg als Schokoladenpulver bezeichnet.

**23. Leipzig. Laboratorium Dr. Prager.**

Amtshauptmannschaft Flöha. Eine Probe gebrannter Kaffee war einwandfrei. Ferner kamen 238 Kakao- und Schokoladenproben zur Prüfung. Eine Anzahl Schokoladenpulver mußte beanstandet werden.

Amtshauptmannschaft Oschatz. 192 Proben Kakao und Schokoladen kamen zur Untersuchung. Die nicht hohe Zahl der Beanstandungen betraf Mehl- und Farbzusatz.

**24. Leipzig. Laboratorium Dr. Röhrig.**

Amtshauptmannschaft Borna. Kaffee (58), Kaffeeersatzstoffe (1), Kakao und Schokolade (102).

Eine Verfälschung ist bei Kaffee nicht beobachtet worden, weil auf dem Lande und in den kleineren Stadtgemeinden der Kaffee vom Konsumenten selbst geröstet wird. Das Kaffeesurrogat entsprach den Anforderungen der Vereinbarungen. Stanniolumhüllungen sind nicht angetroffen worden. Schokolade wurde in einigen Fällen mehr oder weniger mit Mehl versetzt befunden und beanstandet; insbesondere betraf dies die zu Kuvertüre verwendete Schokoladenmasse, die außerdem in einigen Fällen noch andere Zusätze, wie fremde Fette, Süßholzpulver enthielt. Eine Beanstandung von Kakao konnte nicht ausgesprochen werden. Die fälschlich als Schokoladenmehl bezeichneten Suppenmehle waren in den meisten Fällen Gemische von Zucker verschiedener Art, Mehl, Sandelholz u.s.w. Die eigentlichen Schokoladenmehle, die nur wenig im Verkehr anzutreffen waren, wurden in seltenen Fällen als ganz reine Schokolade befunden. Der Verkaufspreis dieser Waren überstieg den reellen Wert. Auch der Genußwert der Suppenmehle war vielfach ein fraglicher. Nur in den Fällen, in denen garantiert reines Schokoladenmehl mit Mehl versetzt war, wurde Anzeige erstattet.

Amtshauptmannschaft Döbeln. Kaffee (70), Kaffeeersatzstoffe (10), Tee (4), Schokolade und Kakao (131).

Kaffee war von guter Beschaffenheit. Ein Kaffeeersatzstoff wurde wegen zu hohen Wassergehalts beanstandet. Tee wurde einwandfrei befunden. Schokolade wurde in einigen Fällen wegen Mehlgehaltes angehalten. Die fälschlich als Schokoladenmehl bezeichneten Suppenmehle waren in den meisten Fällen Gemische von Zucker verschiedener Art, Mehl, Sandelholz u.s.w.

**25. Meerane. Laboratorium Dr. Scheitz.**

Amtshauptmannschaft Glauchau. Kaffeeersatzstoffe (5), Kakao und Schokolade (349).

Kaffeeersatzstoffe waren vielfach als Kaffeeessenz bezeichnet und bestanden oft nur aus Zuckerkouleur. Bei Kakao und Schokolade wurde der Fett-, Aschen- und Wassergehalt festgestellt und auf fremde Farbstoffe geprüft. Einige Kakaoproben zeigten einen zu hohen Wasser- oder Aschengehalt. Schokoladenmehle waren gefärbt.

**26. Plauen. Laboratorium Dr. Forster.**

Amtshauptmannschaft Auerbach. Kaffee und Kaffeesurrogate im letzten Vierteljahr 1901: 30, im Jahre 1902: 86 Proben, Kakao und Schokolade (26 bezw. 157). Die begutachteten Rohkaffees boten zu einer Beanstandung keinen Anlaß. Mit Zucker glasierter Kaffee kam außerordentlich selten vor, häufig dagegen solcher Kaffee, der mit einer Harzglasur versehen war. Nach den Vereinbarungen soll derartiger Kaffee mit einer Deklaration versehen werden. Es wurden daher die Händler darauf aufmerksam gemacht, daß sie derartigen Kaffee als glasierten Kaffee zu verkaufen hätten. Ein gerösteter Kaffee war verschimmelt und sollte angeblich nicht mehr zum Verkaufe dienen. Der vorhandene Vorrat wurde vernichtet.

Die untersuchten Surrogate (Zichorie) waren von einwandfreier Beschaffenheit, nur in wenigen Fällen war der Wassergehalt zu hoch. Mehrere Male mußte die Bezeichnung der Surrogate beanstandet werden. Die Bezeichnung „Gesundheitskaffee" für eine Zichorie ist geeignet, Täuschung hervorzurufen und deshalb unzulässig.

Diejenigen Schokoladenmehle, die aus wenig Kakao, Stärke und einem braunen Farbstoff bestanden, waren offenbar dazu bestimmt, das Publikum zu täuschen. Als Farbstoff wurde Sandelholz und in verschiedenen Fällen Teerfarbstoff nachgewiesen. In der Berichtszeit konnte festgestellt werden, daß verschiedene Großhändler die Kleinhändler belehrt hatten, die irreführende Bezeichnung „Schokoladenmehl" im Verkehr mit dem Publikum nicht mehr zu gebrauchen und die Aufschriften an den Verkaufsgefäßen in „Suppenmehl" umzuändern. Die bei der Probeentnahme angetroffenen Schokoladen hatten zum Teil durch längeres Lagern gelitten. In vereinzelten Fällen war festzustellen, daß der Inhalt der Blechbüchsen, in welchen die Schokolade feilgehalten wurde, nicht von der Firma geliefert worden war, von welcher die Blechbüchse stammte, und zwar war mehlhaltige Ware in solche Gefäße gelegt worden, welche die Aufschrift „garantiert rein" trugen.

Amtshauptmannschaft Oelsnitz. 12 bezw. 71 Kaffees und Kaffeeersatzstoffe wurden geprüft und 1 Probe beanstandet. Bei 28 bezw. 122 Kakao- und Schokoladenproben war die Zahl der Beanstandungen verhältnismäßig gering.

Amtshauptmannschaft Plauen. 20 bezw. 87 Kaffees und Kaffeesurrogate sowie 32 bezw. 105 Kakaos und Schokoladen kamen zur Untersuchung.

### 27. Zittau. Laboratorium Dr. Jonscher.

Amtshauptmannschaften Löbau und Zittau. 13 Kaffees und 11 Kaffeeersatzstoffe wurden untersucht. Von diesen Proben wurde nur eine beanstandet. Von 5 untersuchten Teeproben bot zu Klagen keine Anlaß. 73 Kakaos und Schokoladen, und zwar 11 Kakaos, 48 Schokoladen, 11 Schokoladen- und Suppenmehle sowie 3 Haferkakaoproben wurden untersucht. Bei einigen Schokoladen und Schokoladenmehlen wurde Mehlzusatz, bei einer Probe Haferkakao Zuckerzusatz beanstandet.

### 28. Zwickau. Laboratorium Dr. Falck.

Amtshauptmannschaft Zwickau. 3 Proben Kaffee und Kaffeesurrogate waren einwandfrei. Kakaos und Schokoladen wurden im letzten Vierteljahr 1901: 176, im Jahre 1902: 609 Proben untersucht. Eine große Zahl als „Garantiert rein" bezeichneter Proben erwies sich als schwach mehlhaltig (bis 2%). Diese Proben wurden als fehlerhaft zubereitet beanstandet.

### 29. Heilbronn.

2 Zichorienproben wurden untersucht.

### 30. Stuttgart. Kgl. Zentralstelle.

Kaffee (6), Malzkaffee (3), Tee (1), Kakaomasse (2) und Kakaopulver (1) wurden einwandfrei befunden.

### 31. Stuttgart. Medizinal-Kollegium.

Kaffee (1) und Tee (1). Der geröstete Kaffee war wegen hohen Wassergehaltes (9,5%) und infolge besonderer Röstmanipulationen (mit Aether abwaschbare Stoffe der ganzen Bohnen 1,8%) zu beanstanden. Die Teeprobe war einwandfrei.

### 32. Stuttgart. Städt. Untersuchungsamt.

Kakao und Schokolade (28), Kaffee und Surrogate (10). Ein Kakao wurde, weil er etwa 30% Reisstärke enthielt, beanstandet.

### 33. Freiburg.

10 Kaffees und Kaffeeersatzstoffe waren von einwandfreier Beschaffenheit; auch 7 Teeproben erwiesen sich als gut. Außerdem kamen 22 Kakaos und Schokoladen zur

Prüfung. In einem Falle waren Kakaoschalen, Weizenstärke und Fremdfett verwendet.

### 34. Heidelberg.

Kaffee (17), Kakao (4), Schokolade (23), Tee (9). Alle diese Proben waren einwandfrei.

### 35. Karlsruhe.

Schokolade (10), Kaffee (12), Zichorie (7), Feigenkaffee (8), schwarzer Tee (4), grüner Tee (4).

Schokolade war frei von fremden Zusätzen, namentlich von Stärkemehl. Einige Eß-Schokoladenproben zeichneten sich durch einen hohen Gehalt an Milchfett aus. Glasierversuche von geröstetem Kaffee mit Schellack führten zu günstigen Resultaten. In der Harzglasur ist ein gutes Konservierungsmittel für das Aroma und die Haltbarkeit des Kaffees gefunden worden. Einige Patentprozesse machten eine Reihe von Glasierversuchen notwendig. Es war die Frage zu entscheiden, bei welchen Temperaturen die Umhüllung der Kaffeebohnen mit Harzüberzügen stattfinden muß, um allen Anforderungen zu entsprechen. Kaffeesurrogate (Zichorien- und Feigenkaffee) gaben bezüglich ihrer Löslichkeit und ihres Gehaltes an Mineralsubstanzen keinen Grund zur Beanstandung. Die untersuchten Teeproben stellten einwandfreie Waren dar.

### 36. Konstanz.

Schokolade (2), Kaffee (3), Kaffeeersatzstoffe (5). Alle Proben genügten den Anforderungen. Die Schokolade wurde auf etwaige Beimengungen von Stärke und auf die Reinheit des Fettes, gebrannter Kaffee auf Reinheit der Glasuren untersucht.

### 37. Mannheim.

Schokolade und Kakao (12), Kaffee und Ersatzstoffe (13), Tee (8).

Sämtliche als rein verkauften Schokoladenproben waren frei von Mehl und fremden Fetten. Einige Proben enthielten Mehl, trugen aber auch die Aufschrift „Mit Mehlzusatz". Schalenteile waren in einigen Proben nachzuweisen, jedoch in so geringer Menge, daß nicht auf Verfälschung geschlossen werden konnte. Kaffeeersatzstoffe mußten beanstandet werden, weil sie zu viel Sand enthielten. Verfälschungen konnten nicht aufgefunden werden. Tee erwies sich als einwandfrei.

### 38. Weinheim.

Kaffee (13), Kakao (39), Schokolade (24). Die meisten Proben erwiesen sich als einwandfrei; nur in vereinzelten Fällen wurde Beanstandung ausgesprochen.

### 39. Darmstadt.

10 Kaffees und Kaffeeersatzstoffe waren einwandfrei. 1 Kaffeeaufguß und 6 Tee- und Vanilleproben wurden beanstandet. Von 46 Kakao-, Schokolade- und Kakaobutterproben gab nur eine zur Beanstandung Anlaß.

### 40. Gießen.

Die 6 untersuchten Kakaoproben waren von guter Beschaffenheit.

### 41. Mainz.

Kaffee (106), Kaffeeersatzstoffe (4), Schokolade (14), Kakao (24), Tee (5). Alle Proben mit Ausnahme einer Schokolade waren von einwandfreier Beschaffenheit.

### 42. Rostock.

1 Kaffee, 1 Tee, sowie 17 Kakaos und Schokoladen wurden einer Prüfung unterzogen.

Von einem Konsumenten war eine Probe gebrannter Kaffee eingesandt worden, da der Verdacht vorlag, daß der Kaffee verfälscht sei. Die Untersuchung der Probe ergab keine Anhaltspunkte für den Verdacht. Fremdartige Bestandteile waren nicht nachzuweisen. Der Extraktgehalt betrug 19,90, der Aschengehalt 4,57%. Das gleiche Resultat hatte die Untersuchung einer Probe Tee, die ebenfalls von einem Konsumenten eingesandt worden war. Der Aschengehalt betrug 6,05%. Es wurden 16 Proben

Schokolade und 1 Probe Kakao untersucht. Letztere war gut; unter den Schokoladenproben waren verschiedene, die mit Stärkemehl verfälscht waren. Der Stärkemehlzusatz schwankte zwischen 5,7 und 12,6 %. Verfälschung von Schokolade mit fremden Fetten konnte nicht festgestellt werden.

### 43. Oldenburg.

Kaffee (2), Kaffeeersatzmittel (1), Kakao (16), Schokolade (2), Tee (3). Kaffee und Tee waren gute Handelswaren. Das Kaffeeersatzmittel mußte wegen einer zur Täuschung Anlaß gebenden Bezeichnung beanstandet werden. Einige Kakaoproben enthielten eine unzulässige Menge von Kakaoschalen, und eine Schokolade war mit fremden Fetten verfälscht.

### 44. Dessau.

Von 3 eingelieferten gebrannten Kaffeeproben war eine stark geölt. Die 5 untersuchten Proben Kakao und Schokolade genügten den Anforderungen.

### 45. Bremen.

Es wurden 4 Proben rohe Kaffeebohnen, 3 Kaffeesurrogate, 8 Tee-, 7 Kakao-, 6 Schokoladenproben untersucht. Sämtliche Proben waren von den Behörden eingesandt. Die als verdächtig zur Untersuchung gekommenen 4 Kaffee- und 2 Teemuster, die von einem Schiffsproviant herrührten, gaben keinen Anlaß zur Beanstandung. Die Schokoladenproben gewöhnlicher Sorte zeichneten sich immer durch verhältnismäßig viel Zucker, neben wenig Kakaomasse aus, jedoch entsprachen die Proben mit einer Ausnahme den in den Vereinbarungen aufgestellten Normen (Fett und Zucker nicht über 85 %).

### 46. Hamburg.

Uebersicht über die 1900—1902 ausgeführten Untersuchungen von Kaffee und Kaffeesurrogaten.

| Art der Proben | Anzahl | Bemerkungen |
|---|---|---|
| Rohkaffee . . . . | 1 | — |
| Gerösteter Kaffee . . . | 13 | Darunter 7 Proben kandiert und 1 Probe mit Schellack glasiert. |
| Gerösteter u. gemahlener Kaffee . . . . . . | 31 | — |
| Gepreßte Kaffeetafeln . | 12 | Die Proben waren als Gemische von Kaffee mit 20 bezw. 40 % Surrogat deklariert. |
| Kaffeesurrogate . . . | 19 | Darunter 4 Proben Rohstoffe zur Herstellung der betr. Surrogate. |
| Kaffeeaufgüsse . . . . | 4 | — |
| Kaffeeglasuröl . . . . | 1 | — |
| Summe . . | 81 | |

Verfälschungen sind nur in geringem Umfange beobachtet worden und betrafen geröstete Kaffees, welche mit Eisenoxydfarbe künstlich aufgefärbt und mit Mineralöl gefettet waren; eine der Proben bestand außerdem noch zu 26 % aus Triage.

Ein Kaffeeaufguß war infolge eines nicht unerheblichen Kochsalzgehaltes verdorben; auf welche Weise das Salz in den Kaffee gelangt war, ist nicht ermittelt worden. Das Kaffeeglasuröl bestand aus einem farb-, geruch- und geschmacklosen Mineralöl. In einer Reihe von Fällen wurden Kaffeesurrogate einer eingehenden Untersuchung unterzogen, welche zu nachstehenden Ergebnissen geführt hat:

| | 1. %  | 2. %  | 3. %  | 4. %  | 5. %  |
|---|---|---|---|---|---|
| Wassergehalt . . . . . . . . . . | 6,24 | 6,89 | 5,47 | 4,70 | 9,32 |
| Mineralstoffe . . . . . . . . . | 3,78 | 3,48 | 3,28 | 4,05 | 4,00 |
| In verd. Salzsäure unlösliche Mineralstoffe . | 0,81 | 0,60 | 0,25 | 0,87 | 0,97 |
| Fettgehalt . . . . . . . . . . | 1,65 | 1,71 | 1,88 | 2,60 | 2,08 |
| Wasserlösliche Extraktstoffe (indirekt) . . . . | 67,28 | 62,46 | 60,11 | 67,11 | 46,89 |
| Stickstoffgehalt . . . . . . . . | 1,27 | 1,49 | 1,52 | 1,32 | 2,62 |
| Gesamtstickstoffsubstanz (N $\times$ 6,25) . . . . . | 7,94 | 9,31 | 9,50 | 8,25 | 16,56 |
| Mikroskopischer Befund . . . . . . . . | Neben mäßigen Mengen Cerealienstärke im wesentlichen Zichorie. Elemente der Kaffeebohne nicht nachzuweisen. | | | | Neben geringen Mengen Zichorie im wesentlichen Cerealienstärke. Elemente der Kaffeebohne nicht nachzuweisen. |

Tee. Es wurden 49 Proben untersucht, und zwar 42 Proben schwarzer Tee, 6 Proben grüner Tee und ein Teeaufguß.

Beanstandet wurde ein im Produktionslande grob verfälschter schwarzer Tee, welcher unter der Bezeichnung „Thaysan-Congo", auch „New-Make Congo", über Canton als Ausfuhrhafen importiert war und einer der billigsten Congotees darstellte. Schon bei oberflächlicher Betrachtung hatte der Tee insofern ein auffallendes Aussehen, als er nicht die durch die Fabrikation im Produktionslande in der Regel bedingte gleichmäßig geschlossene und gedrehte Form der Blätter aufwies, sondern neben reichlichen Mengen kugeliger Gebilde und kleiner Stengelstücke aus meist ungleichmäßig geschrumpften, wenig zusammengedrehten Blättern bestand. Geruch und Geschmack des Teeaufgusses waren ausgesprochen krautig und fade, mit nur schwachem Teearoma. Beim längeren Weichen des Tees in heißem Wasser lösten sich sowohl von den vorerwähnten kugeligen Gebilden als auch z. T. von den Teeblättern reichliche Mengen Teegrus, Sand und erdige Bestandteile los, welche nach annähernder Bestimmung 12,3 % ausmachten. Nunmehr zeigte es sich, daß die kugeligen Gebilde ausschließlich aus stark zusammengepreßten fremden Blättern bestanden, wobei 3 verschiedene Blattformen festgestellt werden konnten. Zwei dieser Blattformen waren länglich-lanzettlich, ganzrandig, lederartig, von gelbgrünlicher Farbe und hiernach den Blättern mancher einheimischen Weidenarten ähnlich. Die dritte Blattform, welche nur vereinzelt und in Fragmenten festgestellt werden konnte, war verhältnismäßig groß, verkehrt-eiförmig, ganzrandig. Der Teeaufguß gab eine starke Stärkereaktion. Durch Auslesen der kugeligen Gebilde aus einer Durchschnittsprobe konnte der Gehalt an fremden präparierten Blättern zu 17,5 % ermittelt werden. Hiernach dürfte die festgestellte Fälschung in der Weise von den Chinesen ausgeführt sein, daß die verwendeten fremden Blätter stark zusammengerollt, mit Stärkekleister befeuchtet und dann in Teegrus gerollt worden sind.

Die analytischen Befunde des Tees waren folgende: Wassergehalt 7,38, Mineralstoffe 7,82, in verdünnter Salzsäure unlösliche Mineralstoffe (im wesentlichen Sand) 2,41, Extraktstoffe (indirekt) 26,25, Teïngehalt (nach Spenzer) 1,66, Gerbstoff (nach Neubauer-Löwenthal) 6,38 %.

Bei einer größeren Anzahl Teeproben wurden eingehendere Untersuchungen mit nachstehenden Ergebnissen ausgeführt:

| In den lufttrocknen Proben schwarzer Tees waren enthalten | Probe I. %  | Probe II. %  | Probe III. %  | Probe IV. %  |
|---|---|---|---|---|
| Wasser . . . . . . . . . | 8,17 | 8,29 | 6,36 | 7,80 |
| Mineralstoffe . . . . . . . | 5,31 | 5,21 | 5,69 | 5,22 |
| In verd. Salzsäure unlösliche Mineralstoffe . . . . . . | 0,29 | 0,51 | 0,47 | 0,52 |
| Extrakt (indirekt) . . . . . | 34,18 | 32,96 | 36,59 | 32,54 |
| Teïngehalt (Spenzer) . . . . | 2,50 | 1,84 | 2,42 | 1,75 |
| Mikroskopischer Befund . . . | normal | normal | normal | normal |

Bei weiteren 14 Proben schwankte der Wassergehalt zwischen 6,36 und 9,25%, der Gehalt an Mineralstoffen zwischen 5,0 und 6,88%, der Gehalt an in Wasser löslichen Mineralbestandteilen zwischen 2,18 und 3,32% und der Gehalt an Extraktstoffen zwischen 24 und 33,26%.

Uebersicht über die in den Jahren 1900—1902 ausgeführten Untersuchungen von Kakao und Schokolade.

| I. | II. | III. |
|---|---|---|
| Bezeichnung der Art der untersuchten Gegenstände | Gesamtzahl | Bemerkung |
| Entölter Kakao . . | 28 | — |
| Getretdekakao . . . | 6 | In als Getränk zubereiteter Form auf der Straße feilgehalten. |
| Schokolade . . . . | 26 | — |
| Schokoladenkonfekt . | 15 | — |
| Diätettsche Präparate aus Kakao bezw. Schokolade . . . | 3 | — |
| Summe . . | 73 | |

Beanstandungen betrafen Zusatz von Kakaoschalen oder Verwendung stark schalenhaltiger Kakaoabfälle, Zusatz von Kokosfett, nicht deklarierten Mehlzusatz und verdorbene Beschaffenheit der Ware infolge oberflächlicher Schimmelwucherungen. Der früher festgestellte abnorme Schalengehalt billiger Schokolade und Schokoladenwaren infolge Verwendung stark schalenhaltiger Kakaoabfälle wurde in den letzten Berichtsjahren nicht mehr beobachtet.

Ein als Haematogen-Nährkakao, später als Haemacolade in den Handel gebrachtes Präparat bestand aus etwa 47 Teilen Kakao, 40 Teilen Rohrzucker und 13 Teilen Kartoffelmehl. Im ersteren Präparat waren Blutbestandteile (Haematogen sicc.) nur in Spuren, im letzteren nur in geringen Mengen nachzuweisen.

Gelegentlich der Untersuchung von Schokoladenwaren auf fremde Fette gab in einer Reihe von Fällen das extrahierte Fett mit Zinnchlorürsalzsäure eine deutlich kirschrote Färbung, während mit Furfurolsalzsäure keine Reaktion eintrat. Die Ursache hierfür war durch Kakaorot bedingt, da bei der Extraktion des Fettes in das Fett minimale Spuren Kakaomasse gelangt waren und die Farbenreaktion ausgelöst hatten. Die Zinnchlorürsalzsäureprobe ist hiernach bei der Prüfung von Schokoladenwaren nur mit Vorsicht zu gebrauchen.

## 18. Tabak.

### 1. Chemnitz. Laboratorium Dr. Trübsbach.

Amtshauptmannschaft Annaberg. Zur Untersuchung wurden 7 in Stanniol verpackte Rauch- und Schnupftabake herangezogen. Sie waren frei von Blei.

Amtshauptmannschaft Marienberg. 1 Tabak war einwandfrei.

### 2. Dresden. Laboratorium Dr. Hefelmann.

Amtshauptmannschaft Bautzen. Schnupftabak (4), Kautabak (4). Die Proben gaben keinen Anlaß zur Beanstandung.

Amtshauptmannschaft Großenhain. Schnupftabak (2), Kautababak (3). Die Proben waren einwandfrei.

Amtshauptmannschaft Kamenz. 1 Schnupftabak war von einwandfreier Beschaffenheit. Auch die Verpackung entsprach den gestellten Anforderungen.

### 3. Dresden. Laboratorium Dr. Schmidt.

Amtshauptmannschaft Dippoldiswalde. Eine Probe Schnupftabak war einwandfrei.

Amtshauptmannschaft Pirna. Es wurden 3 Proben Schnupftabak untersucht, von welchen keine zu beanstanden war.

### 4. Leipzig. Kgl. Untersuchungsanstalt.

Amtshauptmannschaften Leipzig und Grimma. Eine Tabakprobe erwies sich als einwandfrei.

### 5. Leipzig. Laboratorium Dr. Kallir.

Amtshauptmannschaft Chemnitz. 1 Tabakprobe wurde gut befunden.

### 6. Leipzig. Laboratorium Dr. Röhrig.

Amtshauptmannschaft Borna. Tabak (7). Die Proben erwiesen sich als einwandfrei.

Amtshauptmannschaft Döbeln. Tabak (6). Die untersuchten Schnupftabake entsprachen auch hinsichtlich ihrer Verpackung den Anforderungen.

### 7. Zittau. Laboratorium Dr. Jonscher.

Amtshauptmannschaften Löbau und Zittau. Es wurden 5 Kautabakproben untersucht. Die Untersuchung bezog sich auf etwaigen Bleigehalt, die Proben waren jedoch einwandfrei.

### 8. Stuttgart. Städt. Untersuchungsamt.

Zigarrentabak (5). Beanstandungen erfolgten nicht.

### 9. Konstanz.

1 Schnupftabak war einwandfrei.

### 10. Gießen.

4 Tabakproben wurden auf Antrag eines Tabakfabrikanten auf Nikotingehalt geprüft.

### 11. Oldenburg.

1 Tabakprobe war von guter Beschaffenheit.

### 12. Bremen.

Im Auftrage eines Interessenten wurde der Nikotingehalt von Zigarren festgestellt.

### 13. Hamburg.

Uebersicht über die 1900—1902 ausgeführten Untersuchungen.

| Art der Proben | Anzahl der Proben |
|---|---|
| Kautabak . . . . . . . | 12 |
| Schnupftabak . . . . . . | 16 |
| Zigaretten und . . . . . | } 19 |
| Zigarren . . . . . . . | |
| Rauchtabak . . . . . . | 5 |
| Summe . | 52 |

Nach einer Reichsgerichtsentscheidung sind Zigarren als Genußmittel im Sinne des Nahrungsmittelgesetzes anzusehen, es stehen also prinzipielle Bedenken der Kontrolle von Tabaken nicht entgegen.

Die bei den Tabakfabrikaten in Betracht kommenden Fälschungen sind nach Kießling: 1. Belegung geringwertiger Tabaksorten mit dem Namen besserer, 2. das sogenannte Verbessern des Tabaks durch Zusatz fremder Stoffe oder durch teilweises Auslaugen desselben, 3. Verwendung von Blättern anderer Gewächse an Stelle von Tabakblättern, 4. Versetzen der Tabakfabrikate mit indifferenten Stoffen zur Vermehrung des Gewichtes.

Der Nachweis der unter 1 angeführten falschen Benennung ist durch die chemische Untersuchung kaum zu erbringen, ebenso bietet die unter 2 erwähnte Art das sogenannte Saucieren des Tabaks dem chemischen Nachweis erhebliche Schwierigkeiten und wird bei der allgemeinen Verbreitung dieser Manipulation kaum noch als Fälschung aufzufassen sein. Praktisch in Betracht kämen also lediglich die unter 3 und 4 angeführten Fälschungen.

Es ist jedoch zu berücksichtigen, daß ein Zusatz von fremden Blättern, wie Kirschen=, Rosen=, Rüben=, Ampfer=, Kartoffel=, Zichorien=, Weichselblätter u.s.w., bei geringen Sorten von Tabakfabrikaten als handelsüblich anzusehen ist; Weichsel=, Rosen= und Kirschblätter sind in dem Gesetze, betreffend die Versteuerung des Tabaks, als erlaubte Zusätze aufgeführt; ferner dürfte noch eine Anzahl Blätter überseeischer Pflanzen Verwendung finden. Der zu erwartende Erfolg der Kontrolle erschien daher im Vergleich zu den sich entgegenstellenden Schwierigkeiten gering.

Es wurde daher vorerst lediglich die Kontrolle auf metallische Beizen und mineralische Beschwerungsmittel in Angriff genommen. Zuverlässigem Vernehmen nach soll dem Kautabak gelegentlich Salizylsäure und Glyzerin zugesetzt werden. Die Untersuchung einer Anzahl Proben verlief jedoch negativ. Es wurden im ganzen 28 Proben untersucht, und zwar 12 Kautabake und 16 Schnupftabake; beanstandet wurden einige Proben wegen hohen Sandgehaltes, er betrug 39,4, 23,3, 22,15 und 7,5 %.

Nachstehend sind die analytischen Befunde über den Aschen= und Sandgehalt der untersuchten Proben zusammengestellt.

Aschen= und Sandgehalt von Kautabaken, Zigaretten, Schnupf= und Rauchtabaken.

| Sorte | Asche % | Sand % |
|---|---|---|
| Kautabak, Kopenhagener | 17,8 | 0,9 |
| " " | 18,4 | 1,7 |
| " schwarzen Krausen | 20,4 | 1,7 |
| " Nordhäuser | 15,7 | 1,9 |
| " " | 15,5 | 1,9 |
| " " | 19,0 | 2,2 |
| " schwarzen Krausen | 22,8 | 2,5 |
| " " " | 19,8 | 2,8 |
| " " " | 19,4 | 3,2 |
| " " " | 20,0 | 3,9 |
| " " " | 19,0 | 4,2 |
| " " " | 17,6 | 4,3 |
| Zigaretten | 20,45 | 2,49 |
| " | 21,65 | 4,86 |
| " | 18,67 | 2,70 |
| " | 21,03 | 1,79 |
| " | 19,72 | 2,36 |
| " | 20,65 | 3,44 |
| " | 17,31 | 1,97 |
| " | 13,90 | 4,70 |
| " | 18,34 | 7,99 |
| " | 17,69 | 1,74 |
| Schnupftabak | 27,8 | 1,9 |
| " | 31,9 | 2,0 |
| " | 32,9 | 2,3 |
| " | 34,0 | 2,6 |
| " | 25,4 | 2,7 |
| " | 32,4 | 2,7 |
| " | 29,6 | 2,7 |
| " | 31,3 | 2,7 |
| " | 33,3 | 3,1 |
| " | 25,5 | 3,1 |
| " | 28,5 | 3,2 |
| " | 30,1 | 4,3 |
| " | 32,7 | 7,5 |
| " | 43,6 | 23,3 |
| " | 53,1 | 39,4 |
| Rauchtabak | 42,35 | 22,15 |
| " | 17,69 | 3,49 |
| " | 16,64 | 3,12 |

| Sorte | Asche % | Sand % |
|---|---|---|
| Rauchtabak | 21,72 | 3,36 |
| " | 22,47 | 3,21 |
| " | 24,40 | 3,18 |

Ein wegen des beanstandeten hohen Sandgehaltes der Schnupftabake vernommener Tabakfabrikant erklärte, daß eine Fahrlässigkeit oder Bequemlichkeit seitens des betreffenden Fabrikanten vorliege, da sich der Sand durch feine Siebe von dem Tabake ausscheiden lasse. Wenn der Tabak feucht verarbeitet wird, so sei dieses allerdings nicht gut möglich, da sich der Sand fest an den Tabak anhängt, und es sei der gefundene Sandgehalt in solchem Falle nicht zu hoch, weil zu Schnupftabaken auch Stengel verwendet würden und diese in der Regel sehr sandhaltig seien. Bei einer Probe mit 7,5 % Sand erklärte der obige Sachverständige, daß dies nicht als übermäßig bezeichnet werden könnte. Der angeschuldigte Tabakfabrikant gab zu, den fraglichen Tabak aus Tabakabfällen der Rauchtabake hergestellt zu haben. Diese Tabaksorten seien sehr sandhaltig, auch sei der untersuchte Schnupftabak gerade die geringwertigste Sorte. Eine absichtliche Beschwerung sei seinerseits durchaus nicht geschehen. Der Fabrikant erhielt eine polizeiliche Strafverfügung.

Zwei Proben türkischer Zigaretten waren unter dem Verdacht, daß sie unter Zusatz geringer Mengen Opiumtinktur hergestellt seien, eingeliefert. Durch die chemische Untersuchung waren Opium oder dessen Alkaloide nicht nachzuweisen.

Bei dem Gebrauch sogenannter Feuerwerkszigaretten trug eine Person Verletzungen im Gesicht davon. Diese Zigaretten, welche sich äußerlich von gewöhnlichen Zigaretten nicht unterschieden, waren zwar als Feuerwerkszigaretten verkauft worden, die Verpackung trug jedoch keinen diesbezüglichen Hinweis. Die chemische Untersuchung ergab, daß die Zigarette etwa 0,6 g pikrinsaures Kalium als Explosivmittel enthielt. Rauchversuche mit diesen Zigaretten ergaben, daß die Entzündung des Explosivstoffes in Form einer Detonation und in Form einer sprühenden etwa 80 cm langen Flamme, unter Umherschleudern glühender Zigarettenreste erfolgte. Die Zigaretten erschienen daher bei dem bestimmungsgemäßen Gebrauche geeignet, die menschliche Gesundheit sowohl der Rauchenden wie auch anderer zu schädigen. Die in den Jahren 1901 und 1902 untersuchten Feuerwerkszigarren bezw. =Zigaretten enthielten durchweg eine wesentlich harmlosere Mischung, aus Schwarzpulver und Eisenfeilen bestehend. Die Explosionserscheinung war im Vergleich zu den Pikrate enthaltenden Fabrikaten zwar bedeutend schwächer, wenn man aber bedenkt, daß derartige Artikel zumeist ohne Aufklärung der betreffenden Person verabfolgt und geraucht werden, daher jede Vorsicht außer acht gelassen wird, so ist diese Spielerei auch in dieser Form nicht unbedenklich.

## 19. Wasser.
### (Trink= und häusliches Gebrauchswasser, Mineralwasser.)

#### 1. Altona.

12 Wasserproben wurden zur Untersuchung eingeliefert. Die bakteriologischen Untersuchungen der Filtrate eines jeden der 15 Sandfilter der städt. Wasserversorgung fand täglich statt. Ebenso wurde das Leitungswasser im Untersuchungsamte, das Wasser der Reinwasserbehälter und das unfiltrierte, aber bereits durch 24stündige Ablagerung geklärte, rohe Elbwasser täglich bakteriologisch untersucht. Aus der nachstehenden Tabelle ergibt sich, daß der durchschnittliche Keimgehalt des abgelagerten rohen Elbwassers im Berichtsjahre 11 371 Keime für ein Kubikzentimeter Wasser betrug, der des Leitungswassers dagegen nur 12,1 Keime für ein Kubikzentimeter Wasser.

| Monat | 1. des Leitungswassers | 2. des abgelagerten Wassers | Monats-Durchschnitt des Keimgehaltes (1 ccm Wasser) im Jahre 1902 — 3. der Filter Nr. | | | | | | | | | | | | | | |
| | | | 1. | 2. | 3. | 4. | 5. | 6. | 7. | 8. | 9. | 10. | 13. | 14. | 15. | 16. | 17. |
|---|---|---|---|---|---|---|---|---|---|---|---|---|---|---|---|---|---|
| Januar . . . | 7,9 | 1645 | 4,5 | 5,8 | 6,8 | 7,3 | 6,6 | 3,2 | 2,0 | 3,8 | 3,2 | 2,4 | 2,6 | 3,0 | 6,4 | 36,1 | |
| Februar . . . | 6,6 | 1800 | 7,0 | 5,6 | 7,4 | 12,7 | 7,3 | 3,4 | 3,3 | 5,9 | 5,9 | 4,0 | 2,7 | 3,4 | 5,5 | 14,5 | |
| März . . . . | 6,0 | 1676 | 5,2 | 4,5 | 6,9 | 5,1 | 8,3 | 3,5 | 2,3 | 6,5 | 2,9 | 4,2 | 3,9 | 2,8 | 6,5 | 19,3 | |
| April . . . . | 6,2 | 3154 | 4,9 | 4,9 | 7,5 | 6,5 | 6,8 | 2,1 | 1,9 | 4,2 | 3,0 | 3,3 | 3,3 | 4,4 | 7,6 | 23,4 | |
| Mai . . . . | 14,8 | 7787 | 32,3 | 31,5 | 4,1 | 24,9 | 5,8 | 2,2 | 5,5 | 11,7 | 2,7 | 15,1 | 3,9 | 9,1 | 6,4 | 26,9 | |
| Juni . . . . | 40,3 | 7629 | 35,2 | 59,6 | 23,1 | 46,5 | 14,9 | 39,0 | 17,8 | 26,2 | 10,9 | 24,6 | 31,0 | 23,4 | 32,1 | 236,3 | |
| Juli . . . . | 11,4 | 5381 | 43,8 | 35,7 | 6,5 | 49,9 | 4,4 | 38,1 | 3,6 | 1,7 | 2,2 | 4,3 | 10,3 | 6,3 | 8,7 | außer Betrieb | |
| August . . . | 6,8 | 10800 | 25,7 | 28,0 | 4,5 | 32,3 | 21,8 | 6,5 | 2,9 | 14,4 | 1,9 | 2,7 | 9,0 | 12,5 | 10,9 | außer Betrieb | |
| September . . | 10,2 | 23164 | 8,5 | 26,8 | 4,6 | 31,3 | 26,3 | 5,0 | 4,0 | 3,1 | 5,5 | 8,7 | 6,3 | 12,8 | 3,5 | außer Betrieb | |
| Oktober . . . | 17,4 | 51363 | 2,1 | 7,1 | 10,9 | 25,5 | 4,7 | 1,8 | 2,0 | 3,9 | 2,2 | 10,9 | 2,0 | 3,8 | 10,0 | 115,4 | |
| November . . | 9,8 | 19392 | 3,9 | 8,1 | 3,0 | 8,6 | 3,4 | 1,3 | 3,6 | 3,0 | 29,0 | 4,2 | 4,3 | 6,3 | 9,4 | 24,8 | 88,7 |
| Dezember . . | 7,5 | 2666 | 4,3 | 4,4 | 4,8 | 5,2 | 5,9 | 1,7 | 3,0 | 3,4 | 11,2 | 4,6 | 2,3 | 4,1 | 5,1 | 11,2 | 20,2 |
| Summe . . | 144,9 | 136457 | 177,4 | 222,0 | 90,1 | 255,8 | 115,7 | 107,8 | 51,9 | 87,8 | 80,6 | 84,0 | 81,6 | 91,9 | 112,1 | 507,9 | 108,9 |
| Jahresdurchschnitte . | 12,1 | 11371 | 14,8 | 18,5 | 7,5 | 21,3 | 9,6 | 9,0 | 4,3 | 7,3 | 6,7 | 7,0 | 6,8 | 7,7 | 9,3 | 56,4 | 54,4 |

Jahresdurchschnitt sämtlicher Filter = 16,0 Keime.

Ferner wurde täglich der Chlorgehalt des Leitungswassers ermittelt. Die folgende Tabelle gibt den Gehalt an Milligrammen Chlor im Liter Wasser an:

### Chlorgehalt im Leitungswasser:

(Milligramm Chlor im Liter Wasser)

| | Jan. | Febr. | März | April | Mai | Juni | Juli | August | Sept. | Oktober | Nov. | Dez. |
|---|---|---|---|---|---|---|---|---|---|---|---|---|
| Maximum . . . . . . . . | 103,0 | 113,6 | 127,8 | 106,5 | 149,1 | 149,1 | 177,5 | 205,9 | 198,8 | 205,9 | 198,8 | 276,9 |
| Mittel . . . . . . . . . | 81,7 | 95,9 | 113,6 | 101,2 | 127,8 | 131,4 | 152,7 | 195,3 | 184,6 | 188,2 | 184,6 | 241,4 |
| Minimum . . . . . . . . | 68,9 | 74,6 | 99,4 | 99,4 | 120,7 | 113,6 | 120,7 | 177,5 | 177,5 | 170,4 | 170,4 | 184,6 |

Eine eingehendere chemische Untersuchung des Leitungswassers wurde dreimal ausgeführt, wobei die nachstehenden Daten gefunden wurden:

| Milligramme in einem Liter Wasser | Datum der Probeentnahme | | |
| | 8. März | 18. März | 14. Dezember |
|---|---|---|---|
| Gesamt-Rückstand | 422 | 416 | 800 |
| Glühverlust . . . | 112 | 98 | 140 |
| Chlor . . . . . | 117 | 106,5 | 265,5 |
| Schwefelsäure . . | 59,1 | 57,7 | 68,7 |
| Salpetersäure . . | Spuren | Spuren | vorhanden |
| Salpetrige Säure . | nicht vorhanden | nicht vorhanden | nicht vorhanden |
| Ammoniak . . . | nicht vorhanden | nicht vorhanden | Spuren |
| Calciumoxyd . . | — | 59,5 | 110,0 |
| Magnesiumoxyd . | — | 13,9 | 40,5 |
| Verbrauch an KMnO⁴ (mg pro Liter) | 17,3 | 13,8 | 30,2 |
| Härte (deutsche Grade) . . . . | — | 7,90 | 16,7 |

Wie aus der Tabelle ersichtlich, zeigte das Leitungswasser am 14. Dezember einen außergewöhnlich hohen Gehalt an organischen (Kaliumpermanganat reduzierenden) Substanzen. Während der Gehalt an organischen Substanzen nach den Erfahrungen der früheren Jahre einem Permanganat-Verbrauch von 13 bis 19 Milligramm pro Liter entsprach, war er im Dezember 1902 auf über 30 Milligramm pro Liter gestiegen. Da gleichzeitig über dumpfigen, mulstrigen Geruch des Wassers geklagt wurde, wurde der Permanganat-Verbrauch des Leitungswassers sowie auch des rohen Elbwassers, der Ablagerungsbassins und der Reinwasserbassins der Wasserwerke häufiger bestimmt. Bei den an verschiedenen Tagen ausgeführten Untersuchungen (im ganzen 17 Bestimmungen) ergab sich, daß der Verbrauch an Permanganat betrug:

a) für Elbwasser . . . . . . . 42,3 bis 43,3 mg
b) „ Leitungswasser . . . . . . 26,3 „ 32,4 „
c) „ Wasser der Ablagerungsbassins 35,4 „ 43,4 „
d) „ „ der Reinwasserbassins . 26,6 „ 27,8 „

Diese Untersuchungen wurden auch im Jahre 1903 fortgesetzt, und es sei schon jetzt darauf hingewiesen, daß erst im März 1903 der Kaliumpermanganat-Verbrauch wieder auf die früher beobachtete Grenze zurückging. Da die gleichen Beobachtungen auch bezüglich des Hamburger Leitungswassers gemacht worden sind, muß im Winter 1902/3 eine erhebliche Verunreinigung des Elbwassers oberhalb Hamburg-Altonas stattgefunden haben.

### 2. Barmen.

Brunnenwasser (6), Leitungswasser (1). Alle Proben erwiesen sich als einwandfrei.

### 3. Bochum.

42 Trinkwasserproben wurden untersucht. Ein Teil der Proben wurde als unrein beanstandet. Selterwasser (8).

### 4. Breslau.

110 Wasserproben und 2 Mineralwasser wurden untersucht.

Auch während der Berichtszeit war die Stadt Breslau bezüglich ihrer Wasserversorgung auf das filtrierte Oderwasser angewiesen. Die analytische Kontrolle beschränkte sich auf die Untersuchung des Leitungswassers zu Anfang eines jeden Vierteljahres. Diese Analysen haben zu folgendem Ergebnis geführt:

| In 1 l Wasser waren enthalten g | 1. April 1902 | 1. Juli 1902 | 1. Oktober 1902 |
|---|---|---|---|
| Gelöste Stoffe, davon | 0,1840 | 0,1336 | 0,2464 |
| Glühverlust | 0,0214 | 0,0112 | 0,0528 |
| Glührückstand | 0,1126 | 0,1224 | 0,1936 |
| Chlor | 0,0181 | 0,0148 | 0,0418 |
| Kieselsäure SiO$_2$ | 0,0075 | 0,0106 | 0,0053 |
| Schwefelsäure SO$_3$ | 0,0178 | 0,0198 | 0,0227 |
| Calciumoxyd CaO | 0,0325 | 0,0473 | 0,0558 |
| Magnesiumoxyd MgO | 0,0065 | 0,0082 | 0,0122 |
| Eisenoxyd und Tonerde | 0,0010 | 0,0057 | 0,0062 |
| Gesamt-Härte | 4,8° | 6,0° | 6,2° |
| Verbrauch an Kaliumpermanganat | 0,0150 | 0,0186 | 0,0292 |

### 5. Crefeld.

Wasser (45), Mineralwasser (18).

Die Wasserproben gaben zu Beanstandungen keinen Anlaß. Von den entnommenen Selterwasserproben wurden einige beanstandet, weil sie nicht mit einem Wasser hergestellt waren, das der Regierungs-Polizei-verordnung vom 14. Juni 1885 entsprach. Es handelte sich um Mineralwasser, welches von auswärts in die Stadt eingeführt worden war. Die am Orte befindlichen Mineralwasserfabriken dürften wohl durchweg Leitungs-wasser verwenden, so daß gegen die Beschaffenheit des Wassers nichts einzuwenden ist.

### 6. Hannover.

Leitungswasser. Die Versorgung der Stadt Hannover mit Trinkwasser erfolgt durch zwei Wasser-gewinnungsanlagen, einer älteren Anlage in unmittel-barer Nähe der Stadt und einer etwa 8 km oberhalb Hannovers in der Gemarkung Grasdorf gelegenen.

Beide Anlagen entnehmen das Wasser den wasser-führenden Kiesschichten des Leinetales. Das Wasser der neuen Anlage wird durch eine Rohrleitung den beiden Hauptbrunnen der alten Anlage zugeführt, von wo das vereinigte Wasser zum Hochbehälter gefördert und von hier aus der Stadt zugeführt wird.

Vom Amte wird das Leitungswasser allmonatlich zweimal auf seine chemische und bakteriologische Zusammen-setzung untersucht. Die Ergebnisse dieser Untersuchungen sind aus nachstehender Tabelle ersichtlich:

Uebersicht über die chemische und bakteriologische Zusammensetzung des städtischen Leitungswassers im Jahre 1902.

| Tag der Entnahme 1902 | Abdampfrückstand mg i. l. | Glührückstand mg i. l. | Glühverlust mg i. l. | Gesamtkalk mg i. l. | Chlor mg i. l. | Schwefelsäure mg i. l. | Salpetersäure mg i. l. | Salpetrige Säure mg i. l. | Ammoniak mg i. l. | Organische Substanz mg i. l. | Verbrauch an KMnO$_4$ mg i. l. | Verbrauch an O mg i. l. | Kalk durch Kochen gefällt mg i. l. | Kalk durch Kochen nicht gefällt mg i. l. | Magnesia durch Kochen gefällt mg i. l. | Magnesia durch Kochen nicht gefällt mg i. l. | Gesamthärte d. G. | Temporäre Härte d. G. | Bleibende Härte d. G. | Bakterienkolonien im cc. |
|---|---|---|---|---|---|---|---|---|---|---|---|---|---|---|---|---|---|---|---|---|
| 2. Januar | 526,0 | 450,0 | 76,0 | 168,75 | 63,95 | 104,27 | Spur | 0 | 0 | 33,18 | 6,636 | 1,659 | 112,5 | 56,25 | 4,5 | 21,14 | 20,46 | 11,88 | 8,58 | 9 |
| 15. " | 478,0 | 412,0 | 66,0 | 153,75 | 49,4 | 97,41 | " | 0 | 0 | 26,86 | 5,372 | 1,343 | 97,5 | 56,25 | 4,05 | 19,8 | 18,7 | 10,31 | 8,397 | 7 |
| 3. Februar | 468,0 | 418,0 | 50,0 | 150,0 | 56,8 | 97,39 | " | 0 | 0 | 23,7 | 4,74 | 1,18 | 96,0 | 54,0 | 4,32 | 22,32 | 18,68 | 10,2 | 8,48 | 4 |
| 15. " | 550,0 | 476,0 | 74,0 | 190,0 | 60,35 | 99,47 | " | 0 | 0 | 31,6 | 6,32 | 1,58 | 114,0 | 76,0 | 4,32 | 24,48 | 22,96 | 11,96 | 11,0 | 6 |
| 1. März | 546,0 | 474,0 | 72,0 | 178,0 | 63,9 | 111,37 | " | 0 | 0 | 37,92 | 7,5 | 1,9 | 110,0 | 68,0 | 2,16 | 21,6 | 21,0 | 11,28 | 9,74. | 7 |
| 15. " | 550,0 | 482,0 | 68,0 | 180,0 | 71,0 | 115,24 | " | 0 | 0 | 34,76 | 6,95 | 1,74 | 112,0 | 68,0 | Spur | 25,2 | 21,5 | 11,2 | 10,3 | 8 |
| 1. April | 470,0 | 400,0 | 70,0 | 166,0 | 49,7 | 100,15 | ger. Sp. | 0 | 0 | 28,49 | 5,68 | 1.42 | 108,0 | 58,0 | " | 20,16 | 19,4 | 10,8 | 8,6 | 16 |
| 15. " | 500,0 | 460,0 | 40,0 | 168,0 | 56,8 | 106,33 | Spur | 0 | 0 | 20,5 | 4,1 | 1,02 | 112,0 | 56,0 | " | 24,48 | 20,16 | 11,2 | 8,96 | 8 |
| 1. Mai | 560,0 | 472,0 | 88,0 | 186,0 | 63,9 | 116,62 | " | 0 | 0 | 23,7 | 4,74 | 1,18 | 110,0 | 76,0 | " | 25,92 | 22,1 | 11,0 | 11,1 | 8 |
| 15. " | 554,0 | 466,0 | 88,0 | 190,0 | 63,9 | 122,1 | " | 0 | 0 | 44,24 | 8,84 | 2,21 | 116,0 | 74,0 | " | 25,2 | 22,5 | 11,6 | 10,9 | 6 |
| 2. Juni | 542,5 | 462,5 | 80,0 | 174,0 | 66,5 | 109,7 | " | 0 | 0 | 29,0 | 5,9 | 1,5 | 110,0 | 64,0 | " | 22,7 | 20,5 | 11,0 | 9,5 | 3 |
| 16. " | 532,5 | 492,5 | 40,0 | 186,0 | 67,45 | 102,9 | " | 0 | 0 | 26,85 | 5,37 | 1,36 | 126,0 | 60,0 | 2,16 | 24,12 | 22,3 | 12,9 | 9,4 | 24 |
| 4. Juli | 480,0 | 407,5 | 72,5 | 162,0 | 55,0 | 80,6 | 0 | 0 | 0 | 28,0 | 5,6 | 1,4 | 112,0 | 50,0 | 3,6 | 20,8 | 19,5 | 11,7 | 7,8 | 0 |
| 16. " | 505,0 | 452,5 | 52,5 | 176,0 | 63,9 | 89,1 | Spur | 0 | 0 | 26,5 | 5,3 | 1,3 | 115,0 | 61,0 | 4,6 | 21,6 | 21,1 | 12,1 | 9,0 | 2 |
| 1. August | 505,0 | 440,0 | 65,0 | 168,0 | 63,9 | 82,3 | 0 | 0 | 0 | 31,5 | 6,3 | 1,6 | 109,0 | 59,0 | Spur | 20,5 | 19,7 | 10,9 | 8,8 | 0 |
| 16. " | 568,0 | 498,0 | 70,0 | 188,9 | 63,0 | 106,0 | Spur | 0 | 0 | 33,0 | 6,6 | 1,7 | 115,0 | 73,9 | 6,3 | 22,4 | 22,8 | 12,3 | 10,5 | 4 |
| 1. September | 570,0 | 497,5 | 72,5 | 191,0 | 81,6 | 105,7 | 0 | 0 | 0 | 22,0 | 4,4 | 1,1 | 126,0 | 65,0 | 1,8 | 21,9 | 22,3 | 12,8 | 9,5 | 8 |
| 15. " | 555,0 | 480,0 | 75,0 | 210,0 | 70,0 | 100,0 | 0 | 0 | 0 | 22,0 | 4,4 | 1,1 | 153,0 | 57,0 | 2,2 | 19,8 | 24,0 | 15,6 | 8,4 | 2 |
| 1. Oktober | 526,0 | 480,0 | 46,0 | 207,6 | 66,0 | 97,0 | 0 | 0 | 0 | 26,0 | 5,2 | 1,3 | 139,4 | 68,2 | 1,2 | 18,1 | 23,5 | 14,1 | 9,4 | 2 |
| 15. " | 525,0 | 445,0 | 80,0 | 171,0 | 67,45 | 92,61 | 0 | 0 | 0 | 26,85 | 5,37 | 1,34 | 104,0 | 67,0 | 3,2 | 22,32 | 20,6 | 10,8 | 9,8 | 7 |
| 3. November | 520,0 | 460,0 | 60,0 | 173,0 | 71,0 | 89,18 | ger. Sp. | 0 | 0 | 25,0 | 5,0 | 1,25 | 108,9 | 65,0 | 3,6 | 21,24 | 20,7 | 11,3 | 9,4 | 6 |
| 14. " | 530,0 | 460,0 | 70,0 | 173,0 | 71,0 | 102,9 | " | 0 | 0 | 33,0 | 6,6 | 1,65 | 111,0 | 62,0 | 2,1 | 22,68 | 20,8 | 11,4 | 9,4 | 2 |
| 2. Dezember | 507,5 | 457,5 | 50,0 | 169,0 | 67,4 | 89,1 | 0 | 0 | 0 | 22,0 | 4,4 | 1,1 | 115,0 | 54,0 | Spur | 23,0 | 20,1 | 11,5 | 8,6 | 0 |
| 16. " | 515,0 | 477,5 | 37,5 | 166,0 | 67,4 | 92,61 | Spur | 0 | 0 | 25,0 | 5,0 | 1,02 | 99,0 | 67,0 | 3,6 | 19,8 | 19,8 | 10,4 | 9,4 | 36 |

Außer diesen Bestandteilen enthält das Leitungswasser geringe Mengen von Eisen- und Manganverbindungen, welche sich teils im Hochbehälter, teils im Rohrnetz aus-scheiden und zeitweise eine Spülung des Rohrnetzes not-wendig machen. Der Gehalt an diesen Bestandteilen beträgt im Mittel aus 58 Analysen: 0,31 mg Eisen-oxydul (Fe O) und 0,22 mg Manganoxydul (Mn O) pro Liter.

Aus dem analytischen Befunde ergibt sich, daß das hannoversche Leitungswasser zwar ein hartes, aber sonst gutes und reines Trinkwasser ist. Auch hat es in-folge eines gewissen Gehaltes an freier Kohlensäure und an Sauerstoff einen erfrischenden Geschmack. Der Gehalt an diesen Gasen beträgt nach verschiedenen Untersuchungen im Mittel: bei Sauerstoff 3,05 ccm, bei Kohlensäure 29,16 ccm bei 0° C und 760 mm Druck.

Außer dem Leitungswasser wurde noch eine Reihe städt. Brunnen untersucht, deren Wasser jedoch von schlechter Beschaffenheit war, so daß von 12 aus ver-schiedenen alten Brunnen entnommenen Proben ein großer Teil als ungeeignetes Trinkwasser bezeichnet werden mußte.

Enteisenungsversuche mit dem städt. Leitungs-wasser. Wie schon oben hervorgehoben, enthält das städt. Leitungswasser, wie die meisten Wasser der nord-deutschen Tiefebene, geringe Mengen an Eisen- und Manganverbindungen. Diese sind ursprünglich in dem Wasser als doppeltkohlensaure Oxydulverbindungen in Lösung. In Berührung mit der Luft verwandeln sich diese Oxydulverbindungen in unlösliche Oxyd-verbindungen und kommen dann größtenteils zur Aus-scheidung. Obschon diese Ausscheidungen im Leitungswaſſer ſo gering ſind, daß ſich in einer größeren Flaſche am Boden nach mehrtägigem Stehen nur ein minimaler bräunlicher Anflug zeigt, ſo verurſacht doch die Größe des Waſſerverbrauchs eine derartige Anhäufung, daß regelmäßige Spülungen des Rohrnetzes notwendig werden. Auch werden die Abnehmer des Waſſers zuweilen dadurch unangenehm überraſcht, daß vorübergehend das Waſſer mit braunen und ſchwarzen Flocken getrübt iſt.

Dieſe Ausſcheidungen verſchlechtern das Waſſer an ſich zwar nicht, denn nach dem Abfiltrieren iſt das Waſſer von gleich guter Beſchaffenheit, als ob dieſe Ausſcheidungen nicht vorhanden geweſen wären. Sie machen das Waſſer jedoch vorübergehend unappetitlich.

Es war daher ſchon lange das Beſtreben der Stadtverwaltung, dieſem Uebelſtande durch Erbauung einer Enteiſenungsanlage abzuhelfen. Vorher ſchien es jedoch zweckmäßig, durch Verſuche feſtzuſtellen, welche von den in der Praxis eingeführten Enteiſenungsmethoden ſich für das Leitungswaſſer am beſten eignen würde, da bei dem geringen Gehalte an Eiſen und Mangan der Erfolg einer in der Praxis bewährten Methode nicht ohne weiteres in gleicher Weiſe vorauszuſehen war.

Zu dieſem Zwecke wurden an die Hauptdruckrohrleitung kleine Verſuchsanlagen angeſchloſſen und auf ihre Wirkung geprüft. Jede Verſuchsanlage war in der Regel mehrere Monate im Betriebe. Aufgabe des Amtes war es hierbei, wöchentlich einmal vor der Anlage und hinter derſelben das Waſſer auf ſeinen Eiſen- und Mangangehalt zu prüfen. Aus der Differenz ergab ſich dann die Wirkung der Anlage. Auch wurde gleichzeitig eine Probe aus einem Waſſerhahn des Unterſuchungsamtes entnommen und der Eiſen- und Mangangehalt feſtgeſtellt.

Auf dieſe Weiſe wurden Verſuche nach folgenden Verfahren ausgeführt:

1. Lüftung des Waſſers durch Rieſelung über Backſteine, über Koks und Eiſenſpäne mit anſchließender Sandfiltration.
2. Lüftung durch Streudüſen und anſchließende Sandfiltration.
3. Drucklüftung und Filtration durch mit Zinnoxyd imprägnierte Filter nach dem Patente Dr. Linde-Heß.
4. Drucklüftung und Filtration durch einfache Holzſpanfilter.

Die drei erſten Verſuchsreihen fanden im Jahre 1901, die letzte im Berichtsjahre ſtatt. Die Endergebniſſe ſeien hier wiedergegeben: Danach betrug die Abnahme an Eiſen- und Manganverbindungen bei Verfahren 1: 35, 2: 50, 3: 50, 4: 60 %, der urſprünglich im Rohwaſſer vorhandenen Mengen.

Bei dem Verfahren 4 verminderte ſich der Gehalt an Eiſen- und Manganverbindungen ſogar ſo weit, daß er noch unter den bislang an der Entnahmeſtelle im Unterſuchungsamte ermittelten Werten lag.

Da das Verfahren 4 auch in ſeiner techniſchen Ausführung weſentlich billiger war, wie die anderen Verfahren, ſo haben ſich die ſtädt. Kollegien für die Ausführung einer Enteiſenungsanlage nach dem Syſtem 4 entſchieden.

Ueber die Methode, nach welcher im vorliegenden Falle die Eiſen- und Manganbeſtimmungen ausgeführt ſind, ſei folgendes bemerkt:

Je zwei Liter des mit Salzſäure angeſäuerten Waſſers wurden eingedampft, der Rückſtand getrocknet und geglüht und dann mit erwärmter Salzſäure aufgenommen und filtriert. Dieſe Löſung wurde gegebenenfalls nochmals zur Trockne verdampft und der Rückſtand abermals zur völligen Entfernung der organiſchen Subſtanzen geglüht. In einem Teile der nunmehr erhaltenen und auf ein beſtimmtes Volumen gebrachten Löſung des Rückſtandes wurde das Eiſen kolorimetriſch beſtimmt, während der Reſt, $^3/_4$ des urſprünglichen Volumens, zur Beſtimmung des Mangans diente, die durch Titration mit Kaliumpermanganat nach Volhard ausgeführt wurde.

Sonſtige Trinkwäſſer. Von Behörden und Privaten wurden 99 Waſſerproben, teils Brunnenwaſſer, teils

Waſſer aus Neubohrungen zur Unterſuchung eingeſandt. Hiervon mußte ein großer Teil als unbrauchbar für Trinkwaſſer bezeichnet werden.

Eine von auswärts eingeſandte Probe Leitungswaſſer enthielt 0,36 mg Blei pro Liter, welches das Waſſer aus den Bleiröhren der Leitung aufgenommen hatte. Das Waſſer war ſomit geeignet, die Geſundheit zu ſchädigen.

### 7. Erlangen.

493 Waſſerproben wurden unterſucht. Ein großer Teil mußte beanſtandet werden.

### 8. Fürth.

23 Waſſerunterſuchungen wurden ausgeführt. Einzelne Proben waren zu Genußzwecken ungeeignet.

### 9. München.

576 Waſſerproben wurden hinſichtlich ihrer Verwendbarkeit als Trinkwaſſer eingehend chemiſch unterſucht. Eine Anzahl Beanſtandungen mußte ausgeſprochen werden.

Es ſei erwähnt, daß die Beamten gelegentlich der Beſuche auswärtiger Gemeinden den Mineralwaſſerfabriken und Mineralwaſſerhandlungen beſondere Aufmerkſamkeit widmeten. Insbeſondere wurde auf Reinlichkeit im Betriebe wie auch auf Reinheit der zur Fabrikation verwendeten Stoffe, vor allem des Waſſers, geachtet.

### 10. Nürnberg.

Nürnberger (44) und auswärtiges Pumpbrunnenwaſſer (11), ſtädtiſches Leitungswaſſer (15), ſonſtige Waſſerleitungen (3), Waſſerproben aus den Brunnen der Erlenſtegener Leitung (28), Quellwaſſer von Thalheim und der Kirchthalmühle (30), ſonſtiges Quellwaſſer (6), Quellwaſſer von Haſelhof (6), Wäſſer aus Bohrlöchern und Verſuchsbrunnen (22), Waſſerproben aus der Pegnitz, einem Verſuchsbrunnen und der Erlenſtegener Leitung (138).

Das Waſſer aus den 3 ſtädtiſchen Leitungen am Urſprung, Grämersweiher, Obermühle und oberhalb Erlenſtegen wurde im Berichtsjahre wiederholt chemiſch und bakteriologiſch unterſucht; dabei ergab ſich in beider Hinſicht eine einwandfreie Beſchaffenheit. Dem Auftreten von Crenothrix polyspora im Waſſer der Grämersweiher und Erlenſtegener Leitung wurde durch die Schließung der Brunnen wirkſam entgegengetreten.

Die in Angriff genommene Erweiterung des Erlenſtegener Waſſerwerkes hatte die Unterſuchung von 28 Waſſerproben aus Bohrlöchern und Verſuchsbrunnen zur Folge. Das Waſſer eines Bohrloches mußte wegen zu hohen Eiſengehaltes beanſtandet werden. Die übrigen Waſſerproben zeigten im allgemeinen die gleiche Zuſammenſetzung wie das Waſſer der Erlenſtegener Leitung und es iſt deshalb zu erwarten, daß durch die beabſichtigte Vergrößerung dieſes Werkes die Beſchaffenheit des Waſſers in keiner Weiſe verändert wird.

Die vor 2 Jahren begonnenen vergleichenden Unterſuchungen des Waſſers aus einem in unmittelbarer Nähe der Pegnitz befindlichen Brunnen des Erlenſtegener Waſſerwerkes mit dem Miſchwaſſer desſelben und mit dem Waſſer der Pegnitz, um feſtzuſtellen, ob das Pegnitzwaſſer auf die Brunnen des Erlenſtegener Werkes einen Einfluß auszuüben vermag, wurden im Berichtsjahre fortgeſetzt. Dieſe Verſuche hatten die Unterſuchung von 138 Waſſerproben zur Folge. Aus den Geſamtergebniſſen geht hervor, daß ſowohl das Waſſer des fraglichen Brunnens, als auch dasjenige des Erlenſtegener Werkes Schwankungen unterworfen iſt. Die Schwankungen ſind aber auf die Grundwaſſerverhältniſſe im Pegnitztale zurückzuführen und ſtehen nicht im Zuſammenhange mit den Schwankungen, welche das Pegnitzwaſſer beſonders vor, während und nach einem Hochwaſſer aufweiſt. Daraus ergibt ſich die weitere Folgerung, daß die Brunnen des Erlenſtegener Werkes keinen Zufluß aus der Pegnitz erhalten.

Die bereits im Vorjahre in Angriff genommene Unterſuchung des Waſſers aus größeren Quellen im Jura wurde im Berichtsjahre fortgeſetzt und das Waſſer der Quellen bei Thalheim im Föhrenbachthale ſüdöſtlich von

Hersbruck und bei Haselhof oberhalb Neuhaus a. P. einer regelmäßigen chemischen und bakteriologischen Untersuchung unterworfen. In chemischer Hinsicht konnte keine bemerkenswerte Veränderung des Wassers der beiden Quellgebiete festgestellt werden, ebenso war auch das Wasser der Quelle bei Haselhof in bakteriologischer Hinsicht stets einwandfrei. Dagegen erwies sich der Bakteriengehalt des Wassers der Quelle bei Thalheim als sehr veränderlich, da er von der Dauer und der Menge der Niederschläge abhängig ist. Bei der anfangs Dezember 1902 eingetretenen Schneeschmelze war das Wasser dieser Quellen sehr stark getrübt und der Bakteriengehalt stieg im ccm auf 42 000. Diese Ergebnisse beweisen, daß bei der Benutzung von Juraquellen für Wasserversorgungen die größte Vorsicht und eine längere Beobachtungsdauer geboten ist.

Die vorhandenen 47 Mineralwassergeschäfte und 28 öffentlichen Trinkhallen wurden im Berichtsjahre einer Besichtigung unterzogen. Dabei hat sich folgendes ergeben: Ungenügende Reinlichkeit im Herstellungsraume wurde in 2 Geschäften beobachtet, die Inhaber der Geschäfte erhielten eine Verwarnung; bei einer zweiten Nachschau waren die gerügten Uebelstände beseitigt. Die Apparate selbst waren dagegen durchgehends reinlich gehalten; in mehreren Geschäften fanden jedoch entgegen der Bestimmung der oberpolizeilichen Vorschrift vom 22. März 1893 zum Einleiten der Kohlensäure in den Mischzylinder und zum Abfüllen des kohlensauren Wassers Kautschukschläuche Verwendung. Die betreffenden Geschäftsinhaber wurden verwarnt und zu einer entsprechenden Aenderung veranlaßt. 4 Apparate waren jedoch derartig konstruiert, daß zum Einleiten der Kohlensäure in den Mischzylinder ein Kautschukschlauch verwendet werden mußte, und da nach § 15 Abf. e der genannten oberpolizeilichen Vorschrift die Verwendung von blei=, zink= oder antimonfreien vulkanisierten Kautschukschläuchen unter gewissen Verhältnissen gestattet ist, so wurden diese Geschäftsinhaber beauftragt, sich derartige Schläuche anzuschaffen. Bei der Nachfrage in Gummiwarengeschäften hat sich herausgestellt, daß derartige Schläuche besonders hergestellt werden müssen. Die Vorrichtungen zum Reinigen der Flaschen sowie die Reinlichkeit der letzteren gab zu Erinnerung keine Veranlassung.

78 Mineralwasser wurden untersucht. In einigen Fällen mußten diese wegen Zinn= und in einem Falle wegen Eisengehaltes beanstandet werden.

### 11. Speyer.

Wasserproben (217). Eine Anzahl Proben mußte, weil zu Genußzwecken ungeeignet, beanstandet werden.

### 12. Würzburg.

Wasser (351). Ein Teil der Proben wurde für Trink= und Nutzzwecke ungeeignet bezeichnet.

### 13. Dresden. Städt. Untersuchungsamt.

Im Berichtsjahre wurden untersucht: 47 Wasserproben im Auftrage des Rates, 8 Wasserproben im Auftrage von Gerichten und anderen Behörden, 35 Wasserproben im Auftrage von Privaten; außerdem gelangten zur Untersuchung 2 Mineralwasser und 1 Probe Eis.

Die Untersuchung der zu Anfang jeden Vierteljahres den Sammelbrunnen IV und V des Wasserwerkes an der Saloppe sowie der dem Hauptsammelbrunnen des Tolkewitzer Wasserwerkes entnommenen Proben ergab folgende Werte:

| In 1 Liter Wasser sind enthalten mg | Wasser von der Saloppe | | | | | | | | Wasser aus Tolkewitz | | | |
|---|---|---|---|---|---|---|---|---|---|---|---|---|
| | Brunnen IV | | | | Brunnen V | | | | | | | |
| | 21. I. | 16. IV. | 24. VII. | 9. XI. | 21. I. | 16. IV. | 24. VII. | 9. XI. | 21. I. | 16. IV. | 24. VII. | 9. XI. |
| Trockenrückstand . . . . . . . | 146,40 | 139,60 | 134,00 | 165,60 | 146,80 | 141,40 | 146,00 | 162,00 | 203,80 | 197,40 | 194,00 | 198,00 |
| Kalk (CaO) . . . . . . . . | 32,40 | 34,80 | 38,40 | 42,60 | 33,60 | 31,40 | 32,00 | 42,00 | 50,00 | 48,40 | 38,00 | 48,00 |
| Schwefelsäure (SO₃) . . . . . | 28,90 | 25,58 | 25,40 | 24,80 | 29,40 | 27,78 | 22,80 | 32,30 | 49,10 | 39,47 | 33,60 | 19,40 |
| Ammoniak . . . . . . . . | Spuren | 0,00 | 0,00 | 0,00 | 0,00 | 0,00 | 0,00 | 0,00 | 0,00 | 0,00 | 0,00 | 0,00 |
| Chlor . . . . . . . . . | 8,28 | 10,59 | 13,35 | 15,95 | 8,64 | 10,30 | 14,60 | 15,24 | 15,84 | 15,85 | 16,02 | 17,72 |
| Sauerstoffverbrauch . . . . . | 2,00 | 1,29 | 1,69 | 1,47 | 1,85 | 1,21 | 1,69 | 1,38 | 0,94 | 0,61 | 1,45 | 1,55 |

Die eingehende Analyse des Neustädter und Tolkewitzer Leitungswassers lieferte nachstehende Ergebnisse:

| In 1 Liter Wasser sind enthalten mg | Wasser von der Saloppe | | Wasser aus Tolkewitz | |
|---|---|---|---|---|
| | 18. März 02 | 11. Sept. 02 | 18. März 02 | 11. Sept. 02 |
| Trockenrückstand . . . . . . | 152,60 | 159,80 | 206,00 | 215,20 |
| Chlor (Cl) . . . . . . . . | 12,46 | 15,07 | 17,80 | 18,43 |
| Salpetersäure (N₂O₅) . . . . | 9,15 | 6,81 | 17,15 | 12,70 |
| Salpetrige Säure (N₂O₃) . . . | 0,00 | 0,00 | 0,00 | 0,00 |
| Gebundene Kohlensäure (CO₂) . | 11,50 | 26,00 | 22,00 | 40,00 |
| Schwefelsäure (SO₃) . . . . . | 32,24 | 27,40 | 40,81 | 35,70 |
| Kieselsäure (SiO₂) . . . . . | 11,80 | 12,00 | 13,00 | 15,60 |
| Kalk (CaO) . . . . . . . . | 38,20 | 37,60 | 54,60 | 53,00 |
| Magnesia (MgO) . . . . . . | 9,79 | 10,15 | 12,54 | 12,91 |
| Ammoniak (NH₃) . . . . . . | 0,00 | 0,00 | 0,00 | 0,00 |
| Sauerstoffverbrauch . . . . . | 0,98 | 1,54 | 0,77 | 1,30 |
| Gesamthärte . . . . . . . | 5,15 | 5,14 | 7,20 | 7,09 |

Danach ist das Dresdener Leitungswasser auch im Jahre 1902 von vorzüglicher Reinheit gewesen.

Daß die Wasserversorgung der Dresden benachbarten Ortschaften noch immer zu wünschen übrig läßt, geht daraus hervor, daß eine Reihe von Brunnenwasserproben wegen Verunreinigung beanstandet werden mußte. Immerhin ist es als eine Besserung zu betrachten, daß die Landbewohner anfangen, dieser wichtigen Frage ihre Aufmerksamkeit zuzuwenden und ihre Brunnenwässer chemisch untersuchen lassen.

In manchen Fällen gelang es, auf Grund der analytischen Befunde Uebelstände zu beseitigen.

### 14. Freiberg. Laboratorium Dr. Raßmann.

Amtshauptmannschaft Freiberg. 14 Wasserproben wurden untersucht. Beanstandungen erfolgten nicht. Selterwasser wurde auf Gegenwart von Schwermetallen, namentlich Kupfer und Arsen, mehrfach untersucht, jedoch fand sich als Verunreinigung nur Eisen.

### 15. Leipzig. Kgl. Untersuchungsanstalt.

Amtshauptmannschaften Leipzig und Grimma. Wasser, Luxuswasser, Mineralwasser (8).

Die Untersuchungsanstalt hat mit Rücksicht auf die verschiedenen, von einander abweichenden gerichtlichen Entscheidungen -betr. Brauselimonaden im Berichtsjahre von einer Probeentnahme abgesehen.

Die Untersuchung von künstlichem Mineralwasser beschäftigte die Untersuchungsanstalt in einem Falle. Es handelte sich um ein Vergehen wegen unlauteren Wettbewerbs, und es sollte die Verschiedenheit zweier künstlicher Mineralwässer nachgewiesen werden. Dieser Nachweis konnte mit Sicherheit erbracht werden, und der Beschuldigte wurde von dem betreffenden Schöffengericht zu 100 ℳ Geldstrafe verurteilt. Gegen das Urteil ist Berufung eingelegt worden.

### 16. Zittau. Laboratorium Dr. Jonscher.

Amtshauptmannschaften Löbau und Zittau. Wasseruntersuchungen (61).

Die untersuchten Trinkwasser entstammten einer größeren Anzahl von Leitungswassern, welche auf Blei=

aufnahme aus den Hauptrohranschlüssen zu untersuchen waren. Bleiaufnahme wurde in allen Fällen und zwar bis zur Höhe von 12 Milligramm für 1 Liter bei 12 stündigem Stehen des Wassers im Bleirohre festgestellt. Die Lösungsfähigkeit des Wassers für Blei hängt von dessen chemischer Zusammensetzung ab. Rückstandarme und kohlensäurereiche Wässer besitzen die größte Fähigkeit für Bleiaufnahme.

Bei den zu untersuchenden Trinkwassern wurde in allen Fällen außer einer chemischen auch eine mikroskopische Prüfung vorgenommen. Auf besonderen Wunsch wurde zur Vervollständigung der Analysen eine bakteriologische Untersuchung ausgeführt. Wenn ein ungünstiger Befund zu berichten war, wurden Vorschläge zur Beseitigung der wahrgenommenen Fehler dem Gutachten angefügt.

### 17. Zwickau. Laboratorium Dr. Falck.

Amtshauptmannschaft Zwickau. Trinkwasser im letzten Vierteljahr 1901 (19), im Jahre 1902 (85). Einzelne Proben waren zu beanstanden.

### 18. Heilbronn.

51 Wasserproben kamen zur Untersuchung. Hiervon entfielen auf die fortlaufende Kontrolle des städt. Leitungswassers 20, auf Mineralwässer 3, auf Wasser der öffentlichen Brunnen 25 und auf Kirchbrunnenquellen 3. Einige öffentliche Brunnen entsprachen nicht den hygienischen Anforderungen.

### 19. Stuttgart. Kgl. Zentralstelle.

Wasser (71). Es wurden nachstehende Untersuchungen ausgeführt: 22 Ermittelungen der quantitativen Zusammensetzung, 15 Bestimmungen des Gehaltes an festen Bestandteilen (Gesamtkalk, Gesamtmagnesia, kohlensaurer Kalk, kohlensaure Magnesia und gebundene Schwefelsäure), 8 Prüfungen auf Verunreinigungen durch Fäkalstoffe, 9 Prüfungen von Fabrikabwässern auf Verunreinigungen, 15 quantitative Bestimmungen von einem oder zwei Bestandteilen, 2 qualitative Prüfungen auf einzelne Bestandteile.

### 20. Stuttgart. Medizinal-Kollegium.

165 Wasserproben wurden geprüft. Ein Teil mußte wegen des Verdachtes einer ungenügenden Bodenfiltration oder wegen zu großer Härte als für den in Aussicht genommenen Zweck ungeeignet erklärt werden.

### 21. Stuttgart. Städt. Untersuchungsamt.

Trinkwasser (8), Pumpbrunnenwasser (2), Limonade, Soda- und Mineralwasser (77).

Das Pumpbrunnenwasser mußte angehalten und einige künstliche Mineralwässer mußten beanstandet werden.

### 22. Baden-Baden.

20 Proben Trinkwasser kamen zur Untersuchung. 3 Proben wurden wegen Gehaltes an organischer Substanz und wegen zu hohen Salpetersäure- und Chlorgehaltes beanstandet.

### 23. Freiburg.

Trinkwasser (52). Wegen Ammoniakgehaltes erfolgten einige Beanstandungen.

### 24. Heidelberg.

4 Proben Neckar- und 7 Proben Kanalwasser, sowie 93 Trinkwässer kamen zur Untersuchung. Ein geringer Teil der Trinkwasserproben wurde als zu Genußzwecken ungeeignet beanstandet. Ferner wurden 16 in Heidelberg hergestellte künstliche Mineralwässer (Sodawasser) untersucht. Zwei Händler, welche ein Fabrikat absetzten, das den Anforderungen nicht entsprach, wurden vom Großherzogl. Bezirksamte in Strafe genommen. Auch im Handel mit Mineralwässern ist eine Besserung gegen die früheren Jahre eingetreten.

### 25. Karlsruhe.

Trinkwasser (574). Ein großer Teil der auf ihre Brauchbarkeit als Trinkwasser zu untersuchenden Wasserproben war von den Großherzogl. Kulturinspektionen eingesandt. Die meisten dieser Wässer waren einwandfrei und konnten als gute Trinkwässer bezeichnet werden. In einigen war jedoch ein nicht unerheblicher Gehalt an Eisensalzen nachweisbar, der bei der Benutzung des Wassers zu technischen und sonstigen Zwecken störend sein kann. Es wurde deshalb von der Benutzung dieser Wässer zur Wasserversorgung abgeraten. Ein Teil der von Großherzogl. Bezirksämtern eingesandten Wässer war nach dem chemischen Befunde verunreinigt. Bei der bakteriologischen Untersuchung waren pathogene Bakterien in keinem Falle nachweisbar.

Die Kontrolle des Leitungswassers der Stadt Karlsruhe machte eine Reihe von Untersuchungen von Trinkwasser erforderlich.

### 26. Konstanz.

Trinkwasser (51). Es wurde regelmäßig sowohl das Leitungswasser, als auch das Seewasser an der künftigen Entnahmestelle bei Staad jeden Monat untersucht. Die Resultate waren in chemischer und bakteriologischer Beziehung durchweg befriedigend. 1 Probe Kunsteis wurde beanstandet.

### 27. Mannheim.

Wasser, Trinkwasser und Mineralwasser (46). Nur 2 Proben wurden angehalten.

### 28. Pforzheim.

Trinkwasser (13), Sodawasser (7) und Eisproben (2) waren einwandfrei. Das Trinkwasser entstammte der städt. Wasserleitung.

109 Wasserproben aus den Quellen im Größeltal wurden untersucht. Nachdem in früherer Zeit durch Salzversuche und Aussetzen von unschädlichen Bakterienkolonien der Zusammenhang des Engelsbaches mit der unteren (Reichstetter) Quelle der städt. Wasserleitung im Größeltale nachgewiesen worden war, wurden im Jahre 1901 wieder Versuche am Engelsbach vorgenommen, um festzustellen, ob auch eine Einwirkung des Baches auf die oberen Quellen stattfindet. Durch andauernd trockene Witterung und durch das Austrocknen des Baches blieben die Versuche resultatlos. Die Versuche wurden deshalb im Jahre 1902 wieder aufgenommen und ergaben unzweifelhaft, daß kein Wasser aus dem Engelsbach in die obere Brunnenstube eingetreten war, wie dies auch nach der Bergformation und Schichtung nicht anders zu erwarten war. Dieses Resultat wurde in einem weiteren Versuche durch Färbung mit Uranin bestätigt.

### 29. Weinheim.

Wasserproben (56). Im Berichtsjahre wurden sämtliche Brunnen des städt. Wasserwerkes einer Besichtigung und Probeentnahme unterworfen. Das Wasser eines Brunnens mußte als nicht unbedenklich bezeichnet werden. Auch einige andere Proben wurden beanstandet.

### 30. Darmstadt.

Wasser, Abwasser, Eis und Mineralwasser (185). 166 Proben waren von Behörden eingeliefert. Ein großer Teil dieser Proben gab zu weiteren Maßnahmen Anlaß.

### 31. Gießen.

87 Wasser, 7 künstliche und 2 natürliche Mineralwässer. Beanstandungen erfolgten, weil die betreffenden Proben zur Verwendung als Genuß- und Hausgebrauchswasser oder für technische Zwecke ungeeignet waren.

### 32. Mainz.

Die Zahl der Wasseruntersuchungen hat sich in dem Berichtsjahre erheblich gesteigert. Es wurden 385 Wasserproben eingesandt: 44 von privater Seite, 24 aus den Gemeinden, 5 von der Staatsanwaltschaft und 312 von Gemeinde= und staatlichen Verwaltungsbehörden (städt. Wasserwerk, Eisenbahndirektion u.s.w.). Die bakteriologische Untersuchung wurde in ausgedehntem Maße herangezogen. Abgesehen von einigen Fällen waren die Resultate der Untersuchung befriedigend. Dasselbe Ergebnis hatte die Mineralwasserkontrolle, bei welcher 98 Proben zur Untersuchung gelangten.

### 33. Worms.

Wasser (47). Zwei Proben waren nicht einwandfrei.

### 34. Rostock.

Wasser (271). Es wurden 264 Proben Trinkwasser (Brunnen= und Leitungswasser) und 7 Mineralwässer untersucht. Die Brunnenwasser wurden oft beanstandet, einige waren hochgradig verunreinigt. Die Proben Leitungswasser waren hingegen meistens einwandfrei. Mineralwässer gaben zu Beanstandungen keinen Anlaß.

### 35. Oldenburg.

Mineralwasser (1), Trinkwasserproben (18). 16 Proben waren von Privaten zur Untersuchung eingereicht. Die Proben waren zum größten Teile für Genußzwecke ungeeignet.

### 36. Gotha.

9 Wasserproben konnten als brauchbares Trinkwasser bezeichnet werden. Eine Probe war wegen nicht unbeträchtlichen Gehaltes an salpetriger Säure zu Genußzwecken ungeeignet.

Das Wasser der städt. Hochdruckwasserleitung zeigte dieselbe gute Beschaffenheit wie früher. Der Abdampfrückstand dieses Wassers belief sich auf 3,4 bis 3,8 Teile in 100 000 Teilen Wasser. Organische Substanzen waren nur in geringen Spuren zugegen. Salpetersäure und salpetrige Säure waren nicht vorhanden.

Das Wasser der Hochdruckleitung wurde im Laufe des Jahres öfters auf Blei geprüft; in keinem Falle wurde Blei nachgewiesen.

### 37. Dessau.

Für eine größere Anzahl deutscher Städte (insbesondere für diejenigen, welche die Heyerschen Betriebsmethoden zur Beseitigung der bleilösenden und eisenkorrodierenden Wirkung von Leitungswasser eingeführt haben) wurde die ständige chemische und bakteriologische Ueberwachung der Wasserwerksbetriebe ausgeführt. Es wurden 1606 Proben einer chemischen und 33 Proben einer bakteriologischen Prüfung unterzogen.

### 38. Lübeck.

Wasser (38), Fachinger Wasser (1). Das Leitungswasser der Stadt wurde in jedem Monat einmal einer chemischen Prüfung unterzogen. Das Wasser war stets von tadelloser Beschaffenheit.

### 39. Bremen.

Die Tätigkeit des Laboratoriums in bezug auf Wasseruntersuchungen bestand in der Hauptsache in der regelmäßigen Kontrolle des Leitungswassers (filtriertes Weserwasser), wodurch 51 Untersuchungen bedingt wurden. Außerdem waren 32 Brunnenwässer zu untersuchen. Als verdächtig wurden amtlicherseits 3 und von Konsumenten sowie Interessenten 20 Wasserproben eingesandt, von welchen einige zu beanstanden waren. Die übrigen Wasserproben stammten von neuen Brunnenanlagen, deren Besitzer sich von der Güte des Wassers durch die Untersuchung überzeugen wollten; 2 Wasser waren zum Gebrauche nicht geeignet.

Eine von Interessenten eingesandte längere Zeit in einem Bleirohre aufbewahrte Wasserprobe enthielt Blei. Von 22 Proben Selterwasser gaben 2 Proben wegen eines Gehaltes an Spuren Blei Grund zur Beanstandung.

Bei erneuter Probeentnahme war Blei in dem betreffenden Wasser nicht mehr zu ermitteln.

### 40. Hamburg.

Uebersicht über die 1900—1902 ausgeführten Wasseruntersuchungen.

| Gegenstand | Untersuchte Proben | | |
|---|---|---|---|
| | 1900 | 1901 | 1902 |
| Eis . . . . . . . . | — | 1 | — |
| Künstliche Mineralwässer . | 6 | 13 | 9 |
| Brunnenwässer . . . . | — | 34 | 23 |
| Leitungswasser . . . . . | — | — | 70 |
| Flußwasser . . . . . . | — | — | 3 |
| | 6 | 48 | 105 |

Bei den künstlichen Mineralwässern handelte es sich meistens um Selterwasser in Siphons. Eine Beanstandung des Wassers selbst war in keinem Falle notwendig. Ueber das Ergebnis der Untersuchung der Siphongefäße ist an anderer Stelle berichtet.

Seit dem Jahre 1901 sind die Analysen der von dem Medizinalamte entnommenen Brunnenwässer der Abteilung für Nahrungsmitteluntersuchung überwiesen worden.

### 41. Metz.

11 Brunnenwässer aus dem Stadtkreise und 24 Wässer aus dem Landgerichtsbezirke Metz gelangten zur Untersuchung. Beanstandungen erfolgten wegen Gehaltes an Ammoniak und salpetriger Säure. Das Gorzer Wasserleitungswasser wurde wöchentlich einer qualitativen und monatlich einer quantitativen Untersuchung unterworfen.

### 42. Straßburg.

Wasser (166). Trinkwasser wurde für Gemeinden 123 mal, für die Forstverwaltung 9 mal und für Private 27 mal untersucht. Ein Teil der Proben wurde als verdächtig bezeichnet.

Mineralwasser wurde zweimal untersucht. Außerdem wurde für die Stadt Straßburg dreimal Wasser aus einem Dohlen geprüft.

## 20. Gebrauchsgegenstände.

### 1. Altona.

Spielwaren (3), Gebrauchsgegenstände, (Eß=, Trink= und Kochgeschirre) (10), Butterfarbe (1). Die Untersuchungen gaben zu Bemerkungen keinen Anlaß.

### 2. Barmen.

Bolzen für Schankhähne (2), Deckelglas (1), emailliertes Kochgeschirr (1), Kellerbierhahn (1), Tapeten (6). Beanstandungen erfolgten nicht.

### 3. Breslau.

Bierseidel (5), Fleckseife (1), Gummisauger (3), Holzwolle (gefärbte) (1), Lampenschirme (3), Lichte (5), Löffel (3), Mineralöl (1), Papier (gefärbtes) (3), Salpeter (1), denaturierter Spiritus (16), Tuschkasten (4), Wachsstöcke (8), Kleidungsstücke (13), Petroleum (10). Einige Bierseidel und ein Mineralöl wurden beanstandet.

### 4. Crefeld.

Emailwaren (21), Petroleum (14). Die Proben waren von einwandfreier Beschaffenheit.

### 5. Hannover.

Eingesandt wurden 74 Proben Gebrauchsgegenstände, und zwar: 67 Proben vom Kgl. Polizei=Präsidium, 1 Probe vom Gericht, 6 Proben von Privaten.

Die Proben verteilen sich folgendermaßen:

| Gegenstand | Anzahl der unterfuchten Proben | Gründe der Beanftandung |
|---|---|---|
| Eß=, Trink= und Kochgeschirre . | 12 | Ein Deckel eines Bierseidels enthielt 15,5% Blei. |
| Flüssigkeitsmaße . . . . . . | 1 | |
| Konservenbüchsen . . . . . . | 4 | Das Lot einer Konserven= büchse enthielt 69,54% Blei. |
| Sonst. blei= u. zinkhaltige Gegen= stände im Sinne des Gesetzes | 9 | |
| Bleihaltige Kinderspielwaren . | 6 | |
| Spielwaren verschied. Art . . | 20 | |
| Tuschkasten . . . . . . . . | 4 | |
| Gefärbtes Papier. . . . . . | 1 | |
| Weihnachtskerzen . . . . . . | 2 | |
| Christbaumschmuck . . . . | 4 | |
| Wurstfarbe . . . . . . . . | 2 | Eins enthielt Borsäure, ein zweites essigsaure Tonerde, ein drittes auch noch Benzoesäure. |
| Fleischkonservierungsmittel . . | 4 | |
| Faßhähne . . . . . . . . | 4 | |
| Hutfutter . . . . . . . . | 1 | |

Ein als Wurstfarbe eingesandter rotbrauner Farbstoff erwies sich als Azofarbstoff, der nach seiner Nuance und seinen Reaktionen als eine Art Ponceau = Rot anzusprechen war.

### 6. Erlangen.

Farben (335), Kinderspielwaren (128), Kleiderstoffe (87), Kochgeschirre (114), Metallgeräte (229), Tapeten und Buntpapiere (35). Von diesen Proben wurden die Kleiderstoffe und Kinderspielwaren, letztere bis auf eine Probe, als einwandfrei befunden. Bei Kochgeschirr und Tapeten wurde ein geringerer, bei den Metallgeräten ein größerer Prozentsatz der Proben beanstandet. 24 Kochgeschirre, 185 Metallgeräte und 3 Tapeten und Buntpapiere wurden bei der ambulanten Tätigkeit geprüft. In einem Falle wurde die Entfernung eines Schweinfurter Grün enthaltenden Wandanstriches angeordnet, während in einem anderen Falle ein Vergiftungsfall durch Schweinfurter Grün vorkam. Ein Kind hatte von dem Reste eines Vorrats an Schweinfurter Grün in Abwesenheit der Eltern gegessen. Das Kind verstarb innerhalb 24 Stunden. Das von seiten der Staatsanwaltschaft eingesandte Erbrochene sowie der Rest der Farbe wurde untersucht. Das Erbrochene enthielt große Mengen Schweinfurter Grün.

In 3 Fällen wurde die Verfälschung von Rüböl, sogenanntem Kirchenöl oder Lampenöl, durch Zusatz von reichlichen Mengen Mineralöl (31,36 und 10 %) festgestellt. Derartige Verfälschungen eines in offenen Lampen gebrannten Oeles können durch die damit verbundene Explosionsgefahr gefährliche Folgen haben.

### 7. Fürth.

Petroleum (32), Spielwaren, Tapeten u.s.w. (102), Farben (124), Kochgeschirre (36), Metallgeräte (24).

Den Gebrauchsgegenständen wurde besondere Beachtung gewidmet. Tapeten, gefärbte Wolle, Glanzpapier, künstliche Blätter und Blumen, Haarfärbemittel und Christbaumkerzen gaben zu keiner Beanstandung Anlaß, während unter den Farben der Farbkästen und Spielwaren sich mehrfach bleihaltige Farben vorfanden. Auch die Zinndeckel der Trinkgefäße entsprachen hinsichtlich ihres Bleigehaltes nicht immer den gesetzlichen Anforderungen.

### 8. München.

Petroleum (12), Kosmetika (16), Buntpapier und Tapeten (26), Spielwaren (499), Farben (396), Kochgeschirre (1603), Metallgeräte (1023). Von den kosmetischen Mitteln wurde eine Sommersprossensalbe und ein Haarfärbemittel beanstandet. Arsenhaltige Tapeten wurden nicht vorgefunden, jedoch mußte arsenhaltiges Fliegenpapier wegen unzureichender Verpackung und Bezeichnung angehalten werden. Von den Spielwaren war eine Anzahl, besonders die billigen Waren der Hausindustrie, mit bleihaltigen Farben bemalt und wurde beanstandet.

Von den Farben wurde nur ein geringer Prozentsatz beanstandet. Ein Teil der untersuchten Töpfergeschirre wurde wegen Abgabe größerer Mengen Blei angehalten. Bei den Metallgeräten betrafen die Beanstandungen teils die Verzinnung, teils die Lötung, da die Metalllegierungen vorschriftswidrige Beschaffenheit zeigten. Bei Biergläsern wurde der zu hohe Bleigehalt der Scharniere und Beschläge gerügt.

### 9. Nürnberg.

Töpfergeschirre (27), emaillierte Kochgeschirre (34), Deckel und Scharniere von Bierglasbeschlägen (28), Bleizinnlegierungen (10), sonstige Metallgerätschaften (2), Tapeten und Glanzpapier (33), künstliche Blumen (2), Farben aus Malkästen (191), sonstige Farben (7), Petroleum (12). Von den untersuchten gewöhnlichen Töpfergeschirren wurden 24 auf der Oster= bezw. Herbstmesse angekauft. 3 Töpfergeschirre wurden von Privaten ermittelt. Beanstandungen wegen nicht einwandfreier Glasur im Sinne des § 1 des Reichsgesetzes vom 25. Juni 1887 erfolgten vereinzelt.

Die Untersuchung von 34 emaillierten Kochgeschirren, welche in den Läden und in Verkaufsstellen auf den Messen entnommen wurden, lieferte den Beweis, daß als emaillierte Kochgeschirre auch Fabrikate zum Verkaufe kommen, bei deren Herstellung mehr auf Billigkeit, als solide Beschaffenheit gesehen wird. Die Glasur wurde in einigen Fällen nicht nur beim $\frac{1}{2}$ stündigen Auskochen mit 4% iger Essigsäure stark angegriffen, sondern gab auch nicht unbeträchtliche Mengen Zinn an Essigsäure ab. Mit Rücksicht auf die Beschlüsse, welche die „freie Vereinigung bayerischer Vertreter der angewandten Chemie" auf ihrer am 20. und 21. Mai 1887 zu München stattgefundenen 6. Jahresversammlung gefaßt hatte, wurden diese Geschirre als ungeeignet für den häuslichen Gebrauch bezeichnet und dieser Befund zur Kenntnis der betreffenden außerbayerischen Fabrikanten gebracht. Dem gegenüber machten die betreffenden Fabrikanten geltend, daß ihre Geschirre den gesetzlichen Anforderungen entsprächen. Diese Behauptung der Fabrikanten war insofern richtig, als die Geschirre gemäß der Bestimmung von § 1 Abs. 3 des Reichsgesetzes vom 25. Juni 1887 kein Blei an Essigsäure beim $\frac{1}{2}$ stündigen Auskochen abgaben. Derartige Geschirre müßten jedoch auch der Bestimmung von § 12 Abs. 2 des Reichsgesetzes vom 14. Mai 1879 entsprechen.

| Zur Untersuchung kamen | im Auftrage von: | |
|---|---|---|
| | Stadtmagistrat | Privaten |
| Deckel und Scharniere von Bierglas= beschlägen . . . . . . . . . | 28 | — |
| Sonstige Bleizinnlegierungen . . . | 5 | 5 |
| Sonstige Metallgerätschaften . . . | — | 2 |

Beanstandet wurden einige Beschläge wegen zu hohen Bleigehaltes. Die Bleizinnlegierungen sowie die Metallgerätschaften waren einwandfrei. Die übrigen Untersuchungen von Metallgerätschaften betrafen: 5 Proben Lötzinn, 5 Proben Zinnfolie und 1 Probe Quecksilber; ferner 1 goldene Uhrkette, welche durch die Strichprobe auf ihren Goldgehalt zu prüfen war. Der gewährleistete Goldgehalt von 18 Karat konnte als richtig bestätigt werden. Die Bleizinnlegierungen sowie die Metallgerätschaften waren einwandfrei.

Von den in Tapetenhandlungen feilgehaltenen Tapeten mit auffallend grünen Mustern wurden 12 Proben zur Untersuchung angekauft.

In Schreibmaterialienhandlungen wurden 21 Proben grünes Glanzpapier und auf dem Christmarkte 2 künstliche Blumen entnommen. Sämtliche Objekte waren arsenfrei.

Bei Beginn des Weihnachtsverkaufes wurden die in den Spielwarenläden und auf dem Christmarkte feilgehaltenen Spielwaren, wie alljährlich, einer Nachschau unterzogen. Von den zum Verkaufe aufliegenden Kindermalkästen wurden 13 Stück mit zusammen 191 Farbsteinchen zur Untersuchung angekauft. Beanstandet wurden einzelne dieser Kästen, weil in ihnen je ein bleichromathaltiges Steinchen vorhanden war.

Die von einer norddeutschen Untersuchungsanstalt wegen zu hohen Bleigehaltes beanstandeten Metallspielwaren (1 Kronleuchter und 1 Wärmflasche) wurden zur weiteren Verfolgung dem Stadtmagistrate Nürnberg überwiesen, weil diese Spielwaren aus Nürnberg bezogen worden waren. Die städt. Untersuchungsanstalt, welche diesen Fall zunächst zu begutachten hatte, war nicht der Ansicht, daß die betreffenden Spielwaren geeignet seien, die menschliche Gesundheit zu schädigen.

12 in den Spezereiläden angekaufte Petroleumproben zeigten die korrigierten Entflammungspunkte 22,2—42,0 und die Gefrierpunkte — 9 bis — 20⁰ C. Die Proben waren frei von Braunkohlenteerölen und enthielten an siedenden Bestandteilen:

| bis 150⁰ | 2—21 Volumprozent, im Mittel 18 Volumprozent |
|---|---|
| von 150—200⁰ | 18—35 " " " 25 " |
| von 200—250⁰ | 11—35 " " " 18 " |
| von 250—300⁰ | 14—26 " " " 21 " |
| über 300⁰ | 7—24 " " " 18 " |

### 10. Speyer.

Gebrauchsgegenstände (4), Kochgeschirre (9). Bei der ambulanten Tätigkeit wurden entnommen und geprüft: Gebrauchsgegenstände, Geschirre, Spielwaren u.s.w. (10). Außerdem wurden 1342 Bierdruckapparate und 31 Bierabfüllschläuche kontrolliert. Die Gebrauchsgegenstände erwiesen sich als einwandfrei. Hingegen wurden einzelne Kochgeschirre wegen Bleiabgabe beanstandet. Beanstandungen der Bierdruckapparate wurden zum Teil durch den Mangel an Reinlichkeit, zum Teil durch den Umstand veranlaßt, daß sie den oberpolizeilichen Vorschriften vom 27. Juli 1900 nicht vollständig entsprachen.

### 11. Würzburg.

Farben (81), Eß=, Trink= und Kochgeschirre (41), Spielwaren (16), Kerzen (16), Stempelfarbe (1). Die genannten Gebrauchsgegenstände erwiesen sich als einwandfrei. Nur einige Christbaumkerzen waren mit Zinnober gefärbt.

### 12. Chemnitz. Laboratorium Dr. Trübsbach.

Amtshauptmannschaft Annaberg. Gebrauchsgegenstände (342). Petroleum entsprach allenthalben der Kaiserl. Verordnung über das gewerbsmäßige Verkaufen und Feilhalten von Petroleum vom 24. Februar 1882. Eß=, Trink= und Kochgeschirre sowie Flüssigkeitsmaße entsprachen häufig nicht den Anforderungen des Gesetzes, betr. den Verkehr mit blei= und zinkhaltigen Gegenständen vom 25. Juni 1887. Bierglasdeckel und die dazu gehörigen Krücken, sowie Maßgefäße enthielten bis zu 40 % Blei. Die Glasuren einiger irdener Kochgeschirre gaben beim ½ stündigen Kochen mit 4 %iger Essigsäure an diese Blei ab. Die Verzinnung und Verlötung von Konservenbüchsen war dem Gesetze entsprechend. Gummiwaren (Kindersaughütchen, Verschlußringe der Bierflaschen) zeigten sich frei von Blei und Zink. Die zur Umhüllung von Schnupf= und Kautabak sowie Käse verwendeten Metallfolien enthielten niemals mehr als 1 % Blei, sie waren häufig ganz bleifrei. Kosmetische Mittel (Haarfärbemittel, Puder, Schminke, Seife, Mundwässer) entsprachen den Anforderungen des Gesetzes, betr. die Verwendung gesundheitsschädlicher Farben, vom 5. Juli 1887. Nur bei einer Schminke mußte wegen eines Gehaltes an Quecksilbersulfid Beanstandung eintreten. Spielwaren, Tapeten und Farben blieben gleichfalls unbeanstandet, da sie die im genannten Gesetze verbotenen Farben nicht enthielten.

Amtshauptmannschaft Marienberg. Gebrauchsgegenstände (214). Eß=, Trink= und Kochgeschirre entsprachen oft nicht den gesetzlichen Anforderungen. Die untersuchten Petroleumproben waren einwandfrei.

### 13. Dresden. Kgl. Zentralstelle.

Amtshauptmannschaft Döbeln. 3 Petroleumproben waren einwandfrei.

Amtshauptmannschaft Dresden=A. Petroleum, von welchem 65 Proben untersucht wurden, erwies sich in allen Fällen als den gesetzlichen Anforderungen entsprechend.

Amtshauptmannschaft Dresden=N. Gebrauchsgegenstände, Kochtöpfe, Saughütchen, Stanniol, Seife, Wolle (42). Beanstandet wurden bleihaltige Glasuren und Schmierseifen, die zur Vortäuschung des sogenannten Naturkernes und zur Bindung größerer Wassermengen mit Kartoffelstärke versetzt waren. Von 299 Petroleumproben waren nur zwei nicht einwandfrei.

Stadt Radeberg. Gebrauchsgegenstände (16). Die Zahl der Beanstandungen war gering. Beanstandet wurde ein Puppengeschirr mit hohem Bleigehalte. 19 untersuchte Petroleumproben entsprachen den gesetzlichen Anforderungen.

### 14. Dresden. Städt. Untersuchungsamt.

Farbkasten (1), Kosmetikum (1), Zahnbürste (1), Stoff (1). Spielwaren aus Metall, Kautschuk und Wachsguß, ferner Eß=, Trink= und Kochgeschirr aus Metall, Ton oder Email gelangten nicht zur Untersuchung, hingegen waren von Kautschukgegenständen 2 Proben zu begutachten.

Die Untersuchung der einer Dresdener Fabrik entstammenden Mundstücke für Kindersaugflaschen, welche von einem auswärtigen Chemiker wegen ihres Gehaltes an Zinnober beanstandet worden waren, ergab, daß diese ihre rote Farbe einem Gehalte an Quecksilbersulfid, entsprechend 0,28 bezw. 2,08 %, Quecksilber, verdankten. Jedoch konnte die Beanstandung nicht als berechtigt angesehen werden, da für derartige Erzeugnisse lediglich die Verwendung von blei= und zinkhaltigem Kautschuk verboten ist, während der Gebrauch des Zinnobers für verwandte Gruppen von Gebrauchsgegenständen, wie Gummibälle und andere Spielwaren ausdrücklich erlaubt wird. Zwei zum Färben von Nahrungsmitteln bestimmte Teerfarbstoffe, sowie ein Kindertuschkasten entsprachen den Vorschriften des Gesetzes vom 5. Juli 1887. Eine der untersuchten 3 Tapeten, sowie 1 Stoffprobe enthielten Spuren Arsen, jedoch blieb die gefundene Menge hinter der zulässigen Höchstgrenze weit zurück.

Petroleum gelangte 20 mal zur Untersuchung. Zu beanstanden war nur eine Probe, welche schon bei 18,5⁰ C entzündliche Dämpfe lieferte und infolge schlechter Reinigung neben 17,5 Volumprozenten unter 140⁰ C siedenden und 41 Volumprozenten über 270⁰ siedender Bestandteile nur 41,5 % eigentliches Leuchtöl enthielt. Eine in Zisternenwagen befindliche Lieferung Petroleumbenzin war wegen ihres angeblich zu hohen spezifischen Gewichts beanstandet worden. Die auf Anraten des Amtes dem Behälter an der Oberfläche und am Grunde entnommenen Proben besaßen verschiedenes spezifisches Gewicht, nämlich 0,708 und 0,717, ein Beweis, daß während des Transportes eine Entmischung des in vorschriftsmäßiger Beschaffenheit abgesandten Benzins eingetreten war, und daß die Beanstandung demnach zu Unrecht erfolgt war. Die eingelieferten 7 Proben Brennspiritus besaßen den vorgeschriebenen Alkoholgehalt von 80 %.

### 15. Dresden. Laboratorium Dr. Filsinger.

Amtshauptmannschaft Meißen. Gebrauchsgegenstände (139). Petroleum (63), Kosmetika (10); die Zahl der Beanstandungen war nur gering.

### 16. Dresden. Laboratorium Dr. Hefelmann.

Amtshauptmannschaft Bautzen. Spielwaren: aus Metall (5), aus Kautschuk (4), aus Holz (4). Eß=, Trink= und Kochgeschirre: Metallgegenstände (67), Topfgeschirre (44), Emailgeschirre (22), Kautschukgegenstände (14). Farben: für Nahrungsmittel (1), für Gefäße, Umhüllungen (2), für Spielwaren (7), für Tuschkästen (4), für Tapeten, Möbelstoffe (2). Petroleum (357).

Spielwaren waren frei von schädlichen Farben. Zur Untersuchung gelangte eine Trillerpfeife, die einen Bleigehalt von 79 % aufwies. Unter den zinnernen

Flüssigkeitsmaßen aus den Landgemeinden waren verschiedene wegen eines 10 % übersteigenden Bleigehalts zu beanstanden. Die Höchstmenge des Bleigehaltes betrug 27 %.

Topfgeschirre wurden nicht beanstandet. Nur bei einer unter 22 Emailproben wurde eine Bleiabgabe von 1 mg an 4 % ige Essigsäure bei halbstündigem Kochen festgestellt.

Rote Saughütchen für Milchflaschen waren meist mit Zinnober gefärbt. Zinnober als Färbemittel für Kautschukwaren ist in das Gesetz vom 5. Juni 1887 wohl nur deshalb nicht aufgenommen worden, weil vor Erlaß des Gesetzes eine Färbung mit Zinnober überhaupt nicht üblich war und zu diesem Zwecke allgemein Schwefelantimon oder Eisenoxyd verwendet wurden. Obwohl das Gesetz nach § 8 Zinnober nur für die nicht zum menschlichen Genusse bestimmten Oblaten duldet und sonst ausdrücklich die Fälle namhaft macht, wo Zinnober in mehr oder weniger nahe Berührung mit Lebensmitteln und Gebrauchsgegenständen gebracht werden darf, war es nicht möglich, Saughütchen, die mit blei- und arsenfreiem Zinnober gefärbt waren, zu beanstanden. Unreiner Zinnober wurde in keinem Falle angetroffen. Farben einschließlich der damit gefärbten Gebrauchsgegenstände waren einwandfrei. 267 Petroleumproben aus den Landgemeinden entsprachen den Anforderungen. Von 79 Proben aus Bautzen war 1 zu beanstanden. 11 Petroleumproben aus Bischofswerda hatten normalen Entflammungspunkt. Als erfreulich ist die Wahrnehmung zu bezeichnen, daß die Entflammungspunkte der untersten Grenze nicht mehr so nahe liegen, wie vor einem Jahrzehnt.

Amtshauptmannschaft Dresden-A. Spielwaren (6), Metallgeschirre (23), Tongeschirre (19), Emailgeschirre (13), Kautschukgegenstände (7), Farbe für Spielwaren (1), Farbe für Tuschkästen (3), Kerzen (1), Petroleum (139). Die untersuchten Spielwaren, Tongeschirre, Kautschukgegenstände, Farben und Kerzen erwiesen sich als einwandfrei. Eine Anzahl zinnerner Flüssigkeitsmaße enthielt über 10 % Blei und wurde beanstandet. Ein Emailgeschirr gab Spuren von Blei ab. In 139 Fällen wurde Petroleum untersucht; zwei Proben wurden beanstandet.

Amtshauptmannschaft Großenhain. Kautschukspielwaren (5), Holzspielwaren (3); Eß-, Trink- und Kochgeschirre: Metallgegenstände (37), Tongeschirre (13), Emailgeschirre (16), Kautschukgegenstände (3), Tuschkästen (3), Petroleum (192), Sicherheitsöl (1). Alle diese Gebrauchsgegenstände waren bis auf eine Anzahl zinnerner Flüssigkeitsmaße von einwandfreier Beschaffenheit.

Amtshauptmannschaft Kamenz. Spielwaren: aus Metall (1), aus Holz (1). Eß-, Trink- und Kochgeschirre: Metallgegenstände (26), Tongeschirre (10), Emailgeschirre (2), Kautschukgegenstände (13), Tapeten und Möbelstoffe (1), Petroleum (118). Nur eine Anzahl zinnerner Flüssigkeitsmaße wurde wegen zu hohen Bleigehaltes (bis 45,5 %) beanstandet. Eine Petroleumprobe wurde für feuergefährlich erklärt. Die übrigen untersuchten Proben waren einwandfrei.

### 17. Dresden. Laboratorium Dr. Schmidt.

Amtshauptmannschaft Dippoldiswalde. Metallgegenstände (4), Ton- und Emailgeschirre (6), Petroleum (120). Ein Tontopf hatte bleihaltige Glasur. Andere Beanstandungen waren nicht erforderlich.

Amtshauptmannschaft Pirna. Metallgegenstände (3), Ton- und Emailgeschirre (20), Kautschukgegenstände (2), kosmetische Mittel (2), Petroleum (71). Petroleum mußte zweimal beanstandet werden, weil es einen zu niedrigen Entflammungspunkt zeigte. Andere Beanstandungen wurden nicht ausgesprochen.

### 18. Dresden. Laboratorium R. Weber.

Amtshauptmannschaft Rochlitz. Gebrauchsgegenstände (250).

Als Untersuchungsobjekte kamen in Betracht: Tongeschirre, Zinngeräte, Spielwaren, Haarfärbemittel, Petroleum und Wolle. Die Prüfung erstreckte sich bei Tongeschirren Zinngeräten und Haarfärbemitteln auf Bleigehalt, Spielwaren wurden auf giftige Farben, Petroleum auf seine Entflammbarkeit, Wolle mikroskopisch auf ihre Reinheit geprüft Die Zahl der Beanstandungen war nur gering.

Amtshauptmannschaft Schwarzenberg. Gebrauchsgegenstände (25). Sämtliche untersuchten Proben waren von guter Beschaffenheit.

### 19. Freiberg. Laboratorium Dr. Raßmann.

Amtshauptmannschaft Freiberg: Gebrauchsgegenstände im letzten Vierteljahr 1901 (91), im Jahre 1902 (529). Es gelangten Spielwaren, Eß-, Trink- und Kochgeschirre, Farben und Petroleum zur Untersuchung. Da in den Gemeinden Seiffen, Heidelberg, Einsiedel, Halbach und benachbarten Gemeinden des oberen Erzgebirges lebhafte Spielwarenindustrie betrieben wird, so wurde dem Handel mit Spielwaren besondere Aufmerksamkeit zugewandt. Es wurden daher nicht nur Spielwaren, sondern auch Farben aller Art, welche zu Spielwaren Verwendung finden, sowohl bei Spielwarenmalern als auch bei Materialwarenhändlern angekauft und untersucht. Es ergab sich, daß, von 2 Proben abgesehen, nur solche Farben Verwendung fanden, welche gesetzlich statthaft sind. Von dem Vorkommen der erwähnten 2 Farben (Mennige und Grünspan) wurde zu näherer Ermittelung ihrer Verwendung dem Gemeindevorstand Mitteilung gemacht. Außerdem wurden Metallspielwaren und Tuschkastenfarben einer chemischen Prüfung unterzogen. Die Verwendung bleiglasierter Töpfe hat infolge der Beanstandungen abgenommen. Petroleum gelangte nach Reichsvorschrift zur Untersuchung. Einigemale wurde Petroleum vorgefunden, welches schon bei 16° C entflammte.

### 20. Leipzig. Kgl. Untersuchungsanstalt.

Stadt Leipzig. Spielwaren (13), Eß- und Kochgeschirre aus Metall (12), Kautschukwaren (6), Farben für Gebrauchsgegenstände (4), Fliegenpapier (13), blei- und zinkhaltige Gegenstände (12), Petroleum (320). Kautschukwaren und Farben waren einwandfrei, hingegen mußte ein Teil der Spielwaren und Geschirre beanstandet werden. Auch Fliegenpapier sowie blei- und zinkhaltige Gegenstände waren zum Teil nicht einwandfrei. Eine Probe Petroleum wurde beanstandet.

Amtshauptmannschaften Leipzig und Grimma. In der Berichtszeit wurden 105 Gebrauchsgegenstände, und zwar 23 Spielwaren, 26 Eß-, Trink- und Kochgeschirre aus Metall, 13 Ton- und Emailgeschirre, 18 Kautschukwaren, 13 Farben für Nahrungsmittel, 5 Farben für Gebrauchsgegenstände, 1 Kosmetikum, 4 Seifen und 2 Kerzen untersucht. Stanniol erwies sich in allen Fällen als technisch rein. Alle zur Untersuchung eingelieferten Ton- und Emailwaren entsprachen bezüglich des Bleigehaltes den gesetzlichen Anforderungen. Die Analyse der Kautschukgegenstände hat zu Beanstandungen keinen Anlaß gegeben. In keinem Falle konnte ein verbotener Gehalt an Blei und Zink festgestellt werden. Die Färbung der Gummisauger war durch Eisenoxyd bewirkt.

Um auch die im Konditoreigewerbe verwendeten Farben nach Maßgabe des Gesetzes, betr. die Verwendung gesundheitsschädlicher Farben bei der Herstellung von Nahrungsmitteln und Gebrauchsgegenständen, einer Kontrolle zu unterziehen, wurden im Laufe der Berichtszeit 13 Konditorfarben und 5 Farben für technische Zwecke entnommen und untersucht. Die Konditorfarben bestanden sämtlich aus giftfreien Anilinfarben und waren somit einwandfrei. Eine Pomade, welche untersucht wurde, gab zur Beanstandung keinen Anlaß. Die Untersuchung von 4 Kernseifen, welche die Feststellung des Wassergehaltes, von überschüssigem Aetzalkali und Beimischung von Füllmitteln, besonders Wasserglas, zum Gegenstand hatte, verlief negativ. Zwei Proben von rot bezw. grün gefärbten Weihnachtskerzen wurden nach Maßgabe des Farbengesetzes auf Gegenwart von Arsenverbindungen geprüft. Die Proben waren einwandfrei.

**21. Leipzig. Laboratorium Dr. Elsner.**

Amtshauptmannschaft Schwarzenberg. Gebrauchsgegenstände (552). Unter anderem gelangten zur Untersuchung: Petroleum (297), Brennspiritus (88), Gummisauger (34), Farben (26), Tapeten und Papier (8), Zinn und Zinnlot (16), Weißblech (1), emailliertes Geschirr (7), irdenes Geschirr (14), Waschpulver (35), Chemikalien verschiedener Art (8), Arznei- und Geheimmittel (10).

Die untersuchten Tapeten und Wollgarne erwiesen sich durchweg als arsenfrei. Hingegen wurden in einer zu technischen Zwecken (Papierfabrikation) bestimmten Farbe größere Mengen von Schweinfurter Grün festgestellt. Zur Prüfung der Beschaffenheit emaillierter Geschirre wurde in den betreffenden Fabriken um Vorlegung der Vorschriften zu den Emails gebeten. Dieser Bitte wurde überall bereitwilligst entsprochen. In keiner dieser Vorschriften war ein Zusatz von Bleiverbindungen vorgesehen; dementsprechend fiel die Prüfung der entnommenen Geschirrproben aus. Irdenes Geschirr wurde zweimal mit bleihaltiger Glasur angetroffen. In Nachachtung des Gesetzes vom 28. Juni 1887, betr. den Verkehr mit blei- und zinkhaltigen Gegenständen, wurden aus denjenigen Fabriken, die sich mit der Herstellung von gelöteten Blechwaren, Konservenbüchsen, Trink- und Kochgeschirren und ähnlichen Gegenständen befaßten, Proben von Lötzinn entnommen. Hiervon mußte ein verhältnismäßig hoher Prozentsatz wegen eines die zulässige Menge weit übersteigenden Bleigehaltes beanstandet werden. Die entnommenen Seifen- oder Waschpulver erwiesen sich als Mischungen von 25—50% Seifenpulver mit entsprechend viel trockener Soda. Sie wurden trotz eines verhältnismäßig hohen Feuchtigkeitsgehaltes bei dem niedrigen Preise, zu dem diese Waren verkauft wurden, nirgends beanstandet. Einmal wurde arsenhaltiges Fliegenpapier und zehnmal Medikamente und Geheimmittel, deren Verkauf nur in Apotheken gestattet ist, in Kaufläden abgegeben.

**22. Leipzig. Laboratorium Dr. Kallir.**

Amtshauptmannschaft Chemnitz. Im 4. Quartal 1901 wurden 13 Gebrauchsgegenstände und zwar Spielwaren (4), Eß-, Trink- und Kochgeschirre (2), Farben (4), Gummiwaren (2), Kosmetikum (1) geprüft. Im Jahre 1902 wurden 60 Gebrauchsgegenstände untersucht und zwar Spielwaren (4), Eß-, Trink- und Kochgeschirre (15), Petroleum (30), Gummiwaren (8), Kosmetika (3).

Ein stark bleihaltiges Haarwasser wurde beanstandet. Die Untersuchung einiger zum Branntweinausschank benutzter zinnerner Maßgefäße ergab mehrfach einen zu hohen Bleigehalt.

**23. Leipzig. Laboratorium Dr. Prager.**

Amtshauptmannschaft Flöha. 11 Gebrauchsgegenstände waren von einwandfreier Beschaffenheit.

Amtshauptmannschaft Oschatz. Im Berichtsjahre wurden 26 Proben Töpfe, Emailwaren, Trillerpfeifen und Schreihähne entnommen. Die Beanstandungen betrafen unerlaubten Bleigehalt. Die auf ihren Entflammungspunkt untersuchten Petroleumproben entsprachen alle den gesetzlichen Bestimmungen.

**24. Leipzig. Laboratorium Dr. Röhrig.**

Amtshauptmannschaft Borna. Spielwaren (24), hiervon 13 aus Metall und 11 aus Kautschuk, Eß-, Trink- und Kochgeschirre (47), Farben (3), Seifen (2), Petroleum (203).

Spielwaren wurden nur in Städten angetroffen. Es kamen zur Untersuchung Zinnpfeifen, Bleisoldaten, 1 Puppenkopf, Löffel und Weihnachtsartikel. Zu beanstanden waren nur einige Zinnpfeifen wegen zu hohen Bleigehaltes.

Die Fabrikation von Töpferwaren mit Bleiglasur ist im Verwaltungsbereich der Amtshauptmannschaft Borna in Frohburg und Kohren anzutreffen. Die von dort stammenden Fabrikate wurden vielfach gemäß § 1 Absatz 3 des Gesetzes vom 25. Juni 1887 geprüft und als den Anforderungen nicht entsprechend befunden. Die angestellten Ermittelungen haben ergeben, daß eine Fahr-

lässigkeit seitens der Gewerbetreibenden nicht vorlag. Die Mißstände waren vielmehr auf unzureichende Arbeitsmethoden zurückzuführen. Die Kgl. Amtshauptmannschaft ist bestrebt, diesem Mißstande abzuhelfen. Auf die Verwendung von Metallfaßhähnen und Metallgefäßen für Essig wurde besonders geachtet. Außer einigen Faßhähnen und Maßen aus Messing wurden soviele Flüssigkeitsmaße mit weit über 10% Bleigehalt angetroffen, daß sich die Kgl. Amtshauptmannschaft veranlaßt sah, in einer Verfügung auf die Gefahren hinzuweisen, die mit der Verwendung von metallenen Gefäßen zum Abmessen von Essig verbunden sind. Farben gaben keinen Anlaß zur Beanstandung.

Es wurden außerdem untersucht: Gummisauger, Gummischlauch, Wolle, Fliegenpapier, Emailtöpfe, Bierglasdeckel, ohne daß Beanstandungen erforderlich waren. Ein Schreihahn bestand ausschließlich aus Blei. Schmierseifen wurden wiederholt wegen Kartoffelmehlgehaltes beanstandet. Zigaretten, welche aus stark kupferhaltigem Blattgold hergestellte Mundstücke hatten, wurden gleichfalls beanstandet.

In einigen Fällen mußte Petroleum wegen zu niedrigem Entflammungspunkte angehalten werden. In allen Fällen wurde nachträglich festgestellt, daß die Ursache des niedrigen Entflammungspunktes in der Verunreinigung der Gefäße mit Spiritus zu suchen war.

Amtshauptmannschaft Döbeln. Spielwaren (45), und zwar 37 aus Metall und 8 aus Kautschuk; Eß-, Trink- und Kochgeschirre (71), Farben (2), Schmierseifen (10), Petroleum (52). Spielwaren wurden nur in Städten angetroffen. Es kamen zur Untersuchung Zinnpfeifen, Bleisoldaten, 1 Puppenkopf, Löffel und Weihnachtsartikel. Beanstandet wurden einige Zinnpfeifen wegen zu hohen Bleigehaltes. In zwei Fällen mußte die Glasur von Tontöpfen wegen Bleigehalts beanstandet werden. Außer einigen Faßhähnen und Maßen aus Messing wurden eine Anzahl Flüssigkeitsmaße mit über 10% Bleigehalt angetroffen, und dem Verkehre entzogen. Farben gaben keinen Anlaß zur Beanstandung.

Es wurden außerdem untersucht und einwandfrei befunden: Gummisauger, Gummischlauch, Wolle, Fliegenpapier, Emailtöpfe, Bierglasdeckel. Ein Haarfärbemittel war kupferhaltig. Die untersuchten Petroleumproben waren einwandfrei.

**25. Meerane. Laboratorium Dr. Scheitz.**

Amtshauptmannschaft Glauchau. Konservenbüchsen (3), Zinnhähne für Essigfässer (4), Trillerpfeifen (9), Topf- und Emailgeschirre (9), Stanniol (5), Gummisauger (11), Farbkasten (1), Lichte (1), Fliegengaze (1), Petroleum (474).

Bei Konservenbüchsen wurde das Lot auf etwaigen Bleigehalt untersucht. Ebenso wurden an Essigfässern Zinnhähne, deren Verwendung unter Umständen gefährlich werden kann, Trillerpfeifen sowie Stanniolumhüllungen von Schnupftabak qualitativ und quantitativ auf ihren Bleigehalt untersucht. -Ton- und Emailgeschirre wurden zum Teil bei Töpfern, zum Teil auf Märkten zur Untersuchung auf bleihaltige Glasuren entnommen. Gummisauger wurden auf etwaigen Gehalt an Zinnober untersucht. Der Farbkasten wurde auf giftige Farben, sogenannte grüne Fliegengaze auf Arsengehalt geprüft. Petroleum wurde auf Entflammungstemperatur geprüft.

**26. Plauen. Laboratorium Dr. Forster.**

Amtshauptmannschaft Auerbach. Im letzten Quartal 1901 bezw. im Jahre 1902 wurden untersucht: Eß-, Trink- und Kochgeschirre (8 bezw. 157), Spielwaren (44 bezw. 8), sonstige Gebrauchsgegenstände (35 bezw. 50), Petroleum (18 bezw. 180).

In den Amtshauptmannschaften Auerbach, Oelsnitz und Plauen wurden in der Berichtszeit folgende Beobachtungen gemacht. Die auf den Jahrmärkten feilgehaltenen glasierten Tontöpfe entsprachen zum Teil nicht den gesetzlichen Anforderungen; sie gaben bei halbstündigem Kochen mit 4%iger Essigsäure Blei ab. In einzelnen Fällen war die Menge des in Lösung gegangenen Bleis nicht unbeträchtlich, so betrug sie z. B. in einem

Falle 5,5 mg Blei in 100 ccm der verwendeten Essig-säure. In den ländlichen Gemeinden wurde eine Anzahl von Faßhähnen angetroffen, die mehr als 60% Blei enthielten. Es waren dies Hähne, die vor dem Erlaß des Gesetzes, betr. den Verkehr mit blei- und zinkhaltigen Gegenständen vom 25. Juni 1887, hergestellt waren. Die Besitzer der betr. Hähne erklärten sich bereit, diese gegen andere, welche weniger als 10% Blei enthalten, oder gegen Holzhähne umzuwechseln. Ebenso wurden Messing-hähne, die mehrfach an Essigfässern gefunden wurden und meist stark mit Grünspan überzogen waren, aus-gewechselt. Kupferne Kochgeschirre mit mangelhafter Verzinnung wurden in den Küchen der Gastwirtschaften angetroffen. Die Besitzer versprachen, für eine neue Ver-zinnung zu sorgen und einstweilen die Gefäße nicht in Gebrauch zu nehmen. Mehrere Kochgeschirre, die an der Innenseite mit einer in 100 Gewichtsteilen mehr als 10 Gewichtsteile Blei enthaltenden Metallegierung gelötet waren, wurden außer Verkehr gesetzt. Eine abwartende Stellung wurde zunächst bei den mit Zink ausgeschlagenen Backtrögen eingenommen, deren Zinkbelag mit einem Lote gelötet war, das mehr als 10% Blei enthielt; nur in einem Falle, in dem große Flächen bei einem aus-gebesserten Backtroge mit Lot überzogen waren, wurde Beanstandung ausgesprochen. In keinem Falle wurde in den Broten Blei nachgewiesen; eine Gesundheits-schädigung durch Blei kam also nicht in Frage. Es wurden 446 Backtröge besichtigt, davon waren 128 mit Zink ausgeschlagen. In 53 Fällen wurden die Brote, deren Teig in mit Zink ausgeschlagenen Trögen hergestellt war, auf Zink untersucht. Es war in 45 Broten Zink nachweisbar. Die vorhandene Menge des Zinks schwankte zwischen Spuren und 0,065% Zinkoxyd. In 12 Teig-proben war 10 mal Zink nachweisbar in Mengen bis zu 0,085% Zinkoxyd.

Die Metallfolien, die zur Packung von Tabak und Käse dienten, entsprachen den gesetzlichen Bestimmungen.

Die Apparate, die dem Flaschenbierhändler zum Abziehen der Flaschenbiere dienen, wurden in bezug auf ihre Sauberkeit regelmäßig besichtigt und die Gummi-schläuche, die verwendet wurden, wiederholt daraufhin unter-sucht, ob sie dem § 2 Absatz 3 des Bleigesetzes entsprachen. Die Apparate befanden sich nicht immer in sauberem Zustande, die Gummischläuche aber entsprachen den gesetzlichen Bestimmungen. In einzelnen Fällen jedoch waren die Schläuche so verschmutzt und verschimmelt, daß sie außer Verkehr gesetzt wurden. Die Gummisaughütchen entsprachen ebenfalls dem § 2 des Gesetzes vom 25. Juni 1887. Die vorgefundenen Meßgefäße für Flüssigkeiten wurden vereinzelt daraufhin kontrolliert, ob sie geeicht waren. In einem Falle fehlte die Eichung.

Konservenbüchsen waren zwar auf der Innenseite nicht gelötet, es war aber mehrfach soviel Außenlot ein-gedrungen, daß sie als nicht unbedenklich erschienen. Es wurde davon abgesehen, die betreffenden Fälle zur Anzeige zu bringen, jedoch wurde den Händlern empfohlen, bei Bestellung neuer Konserven ihre Liefe-ranten auf die Lieferung ganz einwandfreier Büchsen besonders aufmerksam zu machen.

Die untersuchten Spielwaren entsprachen den gesetz-lichen Bestimmungen. Zur Untersuchung kamen Tusch-farben, gefärbte Metallwaren, Gummibälle u.s.w. Auf Jahrmärkten wurden Schreihähne angetroffen, die aus Hartblei hergestellt waren und einen hohen Bleigehalt aufwiesen. Nach den vorliegenden Gerichtsentscheidungen wurde von einer Anzeige Abstand genommen.

Ein Haarfärbemittel war stark bleihaltig und wurde deshalb beanstandet; eine rote Kerze war mit Zinnober gefärbt und wurde ebenfalls beanstandet. Die sonst untersuchten Gegenstände, wie rote Strumpf- und Arm-bänder, gefärbte Garne, Maskengegenstände, Hutfedern, rote Kinderschuhe, Blusenstoffe, Schleier, Lampenschirme, Räucherkerzen, Siegellack, Farbstifte, Haarfärbemittel, Waschblau, Waschextrakt, Seifenpulver, bunte Papiere, Bartwichse, Haarpomade, Wachsstöcke, Enthaarungsmittel, Kuchenfarbe gaben zu Beanstandungen keinen Anlaß.

Zu wiederholten Malen mußte das Wasser, das zum Spülen der Biergläser diente, als schmutzig bezeichnet und in einem Falle die gründliche Säuberung eines Eisschrankes empfohlen werden.

In vereinzelten Fällen lag der Entflammungspunkt des Petroleums bei einem Barometerstand von 760 mm unter 21° C. Diese Petroleumsorten unterlagen daher den Beschränkungen des § 1 der Verordnung vom 24. Fe-bruar 1882. Bei der Entnahme der Proben wurde zweimal festgestellt, daß Petroleum in einem Glasballon auf dem Oberboden unterhalb des Daches lagerte. Die Händler stellten, auf die Feuergefährlichkeit aufmerksam gemacht, den vorhandenen Mißstand ab.

Amtshauptmannschaft Oelsnitz. Im 4. Quartal 1901 wurden Eß-, Trink- und Kochgeschirre (9), Spiel-waren (2), sonstige Gegenstände (23) untersucht, im Jahre 1902 Eß-, Trink-, Kochgeschirre (124), Spielwaren (2), sonstige Gegenstände (22), Petroleum (44).

Amtshauptmannschaft Plauen. Es wurden im 4. Quartal 1901 bezw. im Jahre 1902 Eß-, Trink- und Kochgeschirre (32 bezw. 160), Spielwaren (1 bezw. 8), sonstige Gebrauchsgegenstände (21 bezw. 33), Petroleum (72 bezw. 109) untersucht.

### 27. Zittau. Laboratorium Dr. Jonscher.

Amtshauptmannschaften Löbau und Zittau. Es wurden 391 Gebrauchsgegenstände untersucht. Die Prüfung der Gebrauchsgegenstände bezog sich vornehmlich auf die gesetzlich festgelegten Eigenschaften. Wurden jedoch noch Mängel wahrgenommen, wie z. B. große Stärkekleisterzusätze bei Seifen und Zinnoberfärbung bei Kerzen, so wurden diese Mängel gleichfalls gerügt. Infolge des Ministerialerlasses vom 8. April 1898 hat sich die Beschaffenheit der Spielwaren aus Metall insofern gebessert, als minderwertige und gesundheits-gefährliche Gegenstände seltener geworden sind. Die Beanstandungen betrafen zum größten Teile alte Fabrikate (Schreihähne und Pfeifchen). Die Spielwaren aus Kautschuk gaben zu Klagen keinen Anlaß. Die fabrik-mäßig hergestellten Eß-, Trink- und Kochgeschirre aus Metall entsprachen den gesetzlichen Anforderungen. Bei im Kleingewerbe verfertigten Geschirren wurde Innen-lötung, welche zu hohen Bleigehalt besaß, angetroffen. Emailwaren, Konservenbüchsen, Metallfolien zur Packung von Käse u.s.w. waren einwandfrei.

Die im Kontrollbezirk feilgehaltenen Eß-, Trink- und Kochgeschirre aus Ton gaben zu Anfang des Jahres, soweit sie einem bestimmten Produktionsort entstammten, mehrfach zu Klagen Anlaß. Die Beanstandungen führten eine gründliche Revision des geübten Erzeugungsverfahrens herbei, wodurch eine Beseitigung des Mißstandes erfolgte. Kautschukgegenstände, (Saughütchen, Bier- und Wein-schläuche u.s.w.) entsprachen den gesetzlichen Anforde-rungen. Auch Kautschukringe zum Abdichten der Konserven-büchsen waren einwandfrei.

Das Gesetz vom 5. Juli 1887, betr. gesundheits-schädliche Farben, gab zu mannigfachen Untersuchungen Anlaß. Die Untersuchungen erstreckten sich auf Genuß-mittelfarben, auf Farben für Holz-, Metall- und Gummi-spielwaren, auf Tuschfarben, auf kosmetische Mittel, Kerzenfarben sowie Tapeten. Dabei mußten Bean-standungen von Haarfarben wegen Blei- oder Kupfer-gehaltes gemäß § 3, von Kerzenfarben wegen Arsengehaltes nach § 7 Abs. 1 erfolgen.

Die Prüfung des Petroleums erstreckte sich gemäß Verordnung vom 24. Februar 1882 nur auf Feuer-gefährlichkeit. Eine Petroleumprobe hatte eine Ent-flammungstemperatur von 19,5° C bei 760 mm Baro-meterstand.

### 28. Zwickau. Laboratorium Dr. Falck.

Amtshauptmannschaft Zwickau. Spielwaren im letzten Vierteljahr 1901 (4), im Jahre 1902 (30), Eß-, Trink- und Kochgeschirre (38 bezw. 50), Petroleum (33 bezw. 369).

Viele der untersuchten Blei-Zinnwaren besaßen einen zu hohen Bleigehalt. Eine Trillerpfeife, Pariser Ursprungs, enthielt 81,57% Blei und außerdem 0,35% Arsen. Die zur Untersuchung gelangten Petroleumproben waren von einwandfreier Beschaffenheit.

### 29. Heilbronn.

Petroleum (5), blei= und zinkhaltige Gegenstände (33), Löffel (1), allgemeine Gebrauchsgegenstände, und zwar Kleider und Möbelstoffe, Spielwaren, Schreibmaterialien, Kosmetika, Tapeten (19). Von den blei= und zinkhaltigen Gegenständen wurden mehrere beanstandet.

### 30. Stuttgart. Kgl. Zentralstelle.

2 emaillierte Geschirre, 13 irdene Geschirre, 1 Konservenbüchse und 6 Gummischläuche wurden untersucht. Mehrere Gummischläuche enthielten Zink bezw. Blei und wurden beanstandet.

### 31. Stuttgart. Städt. Untersuchungsamt.

Bierdruckleitungen (28), Schläuche (41), Farben und Zeichenkreiden (65), Spielwaren u. dergl. (16), Bierkrugdeckel (3), Töpfer= und Emailgeschirre (28), kosmetische Artikel (19), Petroleum (52), Fliegenpapier (1), Buntpapiere und Gewebe (56), Stanniolumhüllungen von Schnupftabak (4), Trümmer einer Petroleumlampe (1), Wurstfälschungsmittel (1), Konservierungssalze (4).

### 32. Baden=Baden.

15 Petroleumproben kamen zur Untersuchung, eine mußte wegen zu niedrigem Entflammungspunkte beanstandet werden.

### 33. Freiburg.

Toilettegegenstände (7), Zinn= und Bleilegierungen (7), Spielwaren (4), Petroleum (1), irdene Geschirre (3), Gummiwaren (4), Farben (6), Emailgeschirre (2). Alle diese Gebrauchsgegenstände erwiesen sich als einwandfrei.

### 34. Heidelberg.

Buntstifte (31), Christbaumkerzen (6), irdenes Geschirr (9), Kinderfarbkästen (6), Petroleum (48), Spielwaren (19), Eierfarben (30). In einem Falle wurde ein irdenes Geschirr, da die Glasur bleihaltig war, beanstandet.

### 35. Karlsruhe.

Haarfärbemittel (4), Trinkbecher (10), Stanniol (12), irdene Koch= und Eßgeschirre (19), Spielwaren (12), Terpentinöl (4), Petroleum (20). Bleihaltige Haarfärbemittel scheinen aus dem Handel verschwunden zu sein. Die eingesandten Proben enthielten unschädliche organische Stoffe als wirksames Färbemittel. Die Untersuchung von Trinkbechern, die aus Zinnbleilegierungen hergestellt waren, hat zu keiner Beanstandung Anlaß gegeben. Der Bleigehalt der Legierungen lag innerhalb der in § 1 Ziffer 1 des Reichsgesetzes vom 25. Juni 1887, betr. den Verkehr mit blei= und zinkhaltigen Gegenständen festgesetzten Maximalgrenze von 10 %; ebenso genügten die zum Einhüllen von Nahrungsmitteln verwendeten Stanniolproben den gesetzlichen Bestimmungen.

Die Belehrung der Töpfer über die unerlaubte Verwendung von Bleiglasuren bei der Herstellung von Koch= und Eßgeschirren hat zu so günstigen Resultaten geführt, daß nur noch selten Geschirre auf den Markt kommen, die den gesetzlichen Bestimmungen bezüglich der Abgabe von Blei beim Auskochen der Geschirre mit 4 %iger Essigsäure nicht genügen. Von den eingelieferten Geschirren wurden 2, die minimale Spuren von Blei abgaben, bemängelt. Von einer direkten Beanstandung wurde abgesehen. Auf der hiesigen Messe angekaufte Spielwaren wurden auf einen etwaigen Gehalt an gesundheitsschädlichen Farbstoffen untersucht. Die Farben bestanden fast durchweg aus giftfreien Teerfarbstoffen. Einige Anstriche von Spielwaren mit Blei= und Chromfarben erwiesen sich als unlösliche Lackfarben, die außerdem noch mit Firnis überzogen waren, auf welche die Bestimmungen des § 2 des Reichsgesetzes vom 5. Juli 1887, betr. die Verwendung gesundheitsschädlicher Farben bei der Herstellung von Gebrauchsgegenständen keine Anwendung finden.

Die zur Untersuchung gelangten Petroleumproben amerikanischen Ursprungs enthielten keine leicht siedenden Anteile, durch welche bei der Benutzung des Petroleums zu Beleuchtungszwecken Gefahren entstehen können. Der mit Hilfe des Abelschen Petroleumprüfers bestimmte Entflammungspunkt lag bei allen Petroleumproben erheblich über 21° Celsius.

### 36. Konstanz.

Bierdruckleitung (1), Haarfärbemittel (3), irdene Kochgeschirre (54), Oele (2), Petroleum (1), Metalllegierungen (2), Tuschfarben (3).

Es war ein Gutachten über die Zulässigkeit längerer Verbindungsröhren aus Paragummischlauch abzugeben. Die Verwendung wurde als zulässig erachtet. 3 Haarfärbemittel enthielten organische Farbstoffe, die nicht zu beanstanden waren.

Bei irdenen Kochgeschirren konnten nur in wenigen Fällen wägbare Mengen von Blei in der Essigabkochung festgestellt werden. Es wurde ein Brennöl auf eine etwaige Beimischung von Mineralöl und ein sogenanntes Sulfuröl, das einen sehr hohen Säuregrad hatte, auf seine Verwendbarkeit zur Seifenfabrikation untersucht. 1 Petroleumprobe erwies sich als den gesetzlichen Anforderungen entsprechend.

### 37. Mannheim.

Metalllegierungen (14), Glasuren irdener Geschirre (6), Farben für kosmetische Mittel (2), für künstliche Blumen (1), sonstige Gebrauchsgegenstände (4). Trotz der wiederholten Warnungen und gesetzlichen Vorschriften enthielten Metalllegierungen an Bierkrügen oft bedeutend über 10 % Blei. Von den eingelieferten Legierungen mußten einige beanstandet werden.

Von 6 eingelieferten irdenen Kochtöpfen mußten mehrere beanstandet werden, weil die Glasuren der Kochtöpfe nicht dem Gesetz vom 25. Juni 1887 § 1 Absatz 3, betr. den Verkehr mit blei= und zinkhaltigen Gegenständen, entsprachen. Die anderen untersuchten Gegenstände waren einwandfrei.

### 38. Weinheim.

Mund=, Haarwässer und Pomaden (5), Seifenwaschpulver (3), Kindersauger (3), Stanniolumhüllungen (2). Alle Proben waren von guter Beschaffenheit.

### 39. Darmstadt.

Haarfärbemittel (3), Versilberungsmittel (1), Farben (8), Oelzeug (1), Tinte (1), Seife und Seifenpulver (2), Küchengeschirr, Spielwaren, Gummiwaren, blei= und zinkhaltige Gegenstände (28), Holz, Tapeten, Leder (6). Bei Petroleum sowie Seife und Seifenpulver erfolgte keine, bei Küchengeschirr u.s.w. nur eine Beanstandung.

### 40. Gießen.

Tapeten, Buntpapiere und Bilderbücher (72). Die Prüfung auf giftige, insbesondere auf arsenhaltige Farben ergab bei keiner der Proben ein positives Resultat. Küchengeschirre (19). Eß=, Trink= und Kochgeschirre, deren Glasuren an Essig bei ½ stündigem Kochen Blei abgaben, wurden nicht beobachtet.

Kautschukgegenstände (56). Blei= bezw. blei= und zinkhaltige Proben, welche vor mehreren Jahren öfter vorkamen und Veranlassung zu Verurteilungen gaben, wurden nicht beobachtet. Giftige Farben wurden bei 6 Spielwaren (bemalte Holzgegenstände) nicht nachgewiesen. Sämtliche untersuchten 150 Petroleumproben entsprachen der Verordnung vom 24. Februar 1882. 4 Zinngegenstände (zinnerne Gabeln und Löffel) entsprachen den Bestimmungen des Blei= und Zinkgesetzes. 1 Kolophonium war von seiten eines Metzgers bei der Entfernung der Borsten bei geschlachteten Schweinen verwandt worden. Da eine derartige Verwendung unschädlich und mehr oder weniger gebräuchlich ist, so fand eine Beanstandung nicht statt.

Von 2 Wurstfärbemitteln bestand das eine aus Wasser 31,3, Unlöslichem in Wasser 0,08, Vorsäure 0,50, Kochsalz 67,6, Farbstoff (Cochenillefarbstoff), organischen Stoffen u.s.w. 0,52 %, das andere aus sogenannter „Kesselfarbe“, einem unschädlichen Teerfarbstoffe. Wegen Verwendung des ersten Wurstfärbemittels, welches dem Wurstfüllsel eine dauerhaft rote Färbung verleihen sollte, fand Verurteilung statt, während die Verwendung der zum Färben der Wurstdärme bestimmten „Kesselfarbe“ nicht beanstandet wurde.

### 41. Mainz.

Petroleumproben (89), Möbel und Kleiderstoffe (3), Tapete (1), Gebrauchsgegenstände (153).

Den Tongeschirren wurde besondere Aufmerksamkeit gewidmet. Es zeigte sich, daß die Verwendung von Tongeschirr mit bleihaltigen Glasuren, welche dem Gesetze vom 25. Juni 1887 nicht entsprechen, anscheinend im Rückgang begriffen ist. Während in den früheren Jahren stets eine größere Anzahl derartige Objekte beanstandet werden mußte, wurden in der Berichtszeit nur noch wenige beobachtet. Es ist zu erwarten, daß infolge der fortgesetzten Kontrolle diese Geschirre allmählich ganz aus dem Handel verschwinden werden. Eine Anzahl untersuchter Kinderspielwaren, Zinngegenstände, bunter Kerzen u.s.w. war einwandfrei.

### 42. Rostock.

Es wurden insgesamt 42 Gebrauchsgegenstände untersucht: Kinderspielzeug (6), Geschirre und Meßgefäße (14), Flaschen (6), Kleiderstoffe, Papierfabrikate, Farben und gefärbte Spielwaren (16). Bei den Kinderspielwaren aus Metall wurde einigemal ein hoher Bleigehalt ermittelt; von den glasierten Tongeschirren gaben mehrere beim Auskochen mit 4 %iger Essigsäure zum Teil erhebliche Bleimengen ab; ebenso enthielt der Lack einer Brotschale eine giftige Bleiverbindung, weshalb diese Gegenstände beanstandet wurden.

### 43. Oldenburg.

Gebrauchsgegenstände (6). Beanstandet wurde 1 Probe wegen zu stark bleihaltigem Lote. Eine andere Probe entsprach nicht den garantierten Bedingungen.

### 44. Gotha.

Gebrauchsgegenstände (8). 1 Glanzpapier, 1 bemalter Gummiball und 3 Tongefäße waren einwandfrei. Bei 3 Petroleumproben wurde der Entflammungspunkt bestimmt und die Werte $23{,}5^0$, $23{,}75^0$ und $24{,}25^0$ bei 746 mm festgestellt.

Während früher zum Färben der Wursthüllen nur gelbbraune Farbstoffe benutzt wurden, wurde in der Berichtszeit für diese Zwecke ein Räucherholz empfohlen. Eine zur Untersuchung eingesandte Probe dieses Holzes bestand aus Abfallspänen, die mit einem braunen, wasserlöslichen Farbstoff getränkt waren. Das Holz soll unter das zum Räuchern dienende Brennmaterial gemischt werden und bei dem Räucherprozeß angeblich die Wursthüllen färben. Ueber das Räucherholz wurde in der Zeitschrift für Untersuchung der Nahrungsmittel (Jahrg. 1902) eine kurze Mitteilung veröffentlicht.

### 45. Dessau.

Unter 11 emaillierten Tongeschirren waren vereinzelte infolge ungenügenden Einbrennens der Glasur zu beanstanden. 2 Metallöffel waren einwandfrei. Eine Teerfarbstoffprobe, welche zum Färben von Wurst bestimmt war, wurde untersucht. 24 Petroleumproben entsprachen den gesetzlichen Anforderungen.

### 46. Bremen.

Bei den von Behörden beantragten Untersuchungen von Gebrauchsgegenständen waren im Verhältnis zu der großen Anzahl von Proben (307) nur wenige Beanstandungen erforderlich. Untersucht wurden: Metallspielwaren (Bleisoldaten) (4), Kautschukspielwaren (Gummibälle) (6), Holzspielwaren (37), Eßbestecke (3), Deckel und Beschläge von Bierkrügen (3), Metallfolien als Umhüllung von Käse und Kautabak (6), Töpfergeschirre (46), Emailgeschirre (2), Kautschukgegenstände (Mundstücke für Saugflaschen) (4), Bilderbücher (2), Tuschfarben (Farbsteine) (126), Kinderwagenverdeckleder (24), Kerzen (14), Lampenschirme (6), Petroleum (6), Seifensorten (6), Kontrolleinsatzstücke von Bierleitungsapparaten (10). Beanstandet wurden Deckel und Beschläge von Bierkrügen nach § 1 Absatz 1 des Gesetzes vom 25. Juni 1887, da die Deckel und Beschläge von Bierkrügen einen höheren Gehalt an Blei als den gesetzlich gestatteten von $10\,\%$ aufwiesen. Beanstandet wurden ferner Töpfergeschirre nach § 3 desselben Gesetzes, weil die Glasur beim Kochen mit $4\,\%$iger Essigsäure Blei an die Essigsäure abgab. Ob strafrechtliches Verfahren eingeleitet wurde, konnte nicht festgestellt werden. Die Kontrolleinsatzstücke (Zinnrohrstücke) müssen in den Bierleitungsapparaten an bestimmter Stelle eingeschaltet werden und durch Plombe gegen unbefugtes Abnehmen gesichert sein, damit in gewissen Zeitabschnitten durch polizeiliche Kontrolle die Leitung auf ihre Reinheit geprüft werden kann. Beanstandungen, welche wegen großer Verunreinigung der Innenwände durch angesetzten Schlamm (Hefezellen, Schmutz) erfolgten, zogen stets eine polizeiliche Geldstrafe nach sich. Die außerdem bei Revisionen angekauften Gebrauchsgegenstände entsprachen den gesetzlichen Anforderungen. Für Kinderwagendeckleder ist eine bremische Verordnung vom 24. August 1877 maßgebend, nach welcher diese nicht über $2\,\%$ Blei enthalten dürfen; sämtliche Proben genügten diesen Ansprüchen.

### 46. Hamburg.

Uebersicht über die in den Jahren 1900—1902 untersuchten blei= und zinkhaltigen Gegenstände.

| Gegenstand | Anzahl der Proben | | |
|---|---|---|---|
| | 1900 | 1901 | 1902 |
| Eß=, Trink= und Kochgeschirre . . . . | 6 | 31 | 7 |
| Siphons . . . . . . . . . . . | 6 | 14 | 2 |
| Gummisauger . . . . . . . . . . | 1 | 6 | — |
| Spielwaren aus Kautschuk . . . . . | — | 4 | — |
| Gummiteile für Bierdruckapparate . . | — | 3 | — |
| Geschirre und Gefäße zur Herstellung von Getränken . . . . . . . . | — | 5 | — |
| Konservenbüchsen . . . . . . . . | 14 | 40 | 6 |
| Metallflöten für Kinder . . . . . . . | 5 | — | 1 |
| | 32 | 103 | 16 |

Die aus Kautschuk hergestellten Gegenstände, die Geschirre und Gefäße zur Herstellung von Getränken sowie die Konservenbüchsen entsprachen durchweg den gesetzlichen Bestimmungen. Ein Salonbierkrug enthielt im Innern Lötungen mit $20$—$37\,\%$ Blei. Bierseidel mit Metallbeschlägen und Siphons mußten mehrfach beanstandet werden. In einzelnen Fällen fanden sich bei Bierseideln im eigentlichen Deckel unter $10\,\%$ Blei, in den Verbindungsteilen des Deckels mit dem Henkel dagegen bis zu $71\,\%$ Blei. Nachdem bereits im Jahre 1900 mehrfach Metallflöten für Kinder mit einem Bleigehalte von $75$—$81\,\%$ angetroffen worden waren, wurde in der Berichtszeit auf dem Weihnachtsmarkte wieder ein unvorschriftsmäßer Schreihahn mit $79{,}5\,\%$ Blei verkauft.

Uebersicht über die im Sinne des Reichsgesetzes vom 5. Juli 1887 untersuchten Farben.

| Gegenstand | Anzahl der untersuchten Proben | | |
|---|---|---|---|
| | 1900 | 1901 | 1902 |
| Farben zur Herstellung von Nahrungs= und Genußmitteln . . . . . . . | — | 11 | 2 |
| Umhüllungen für Nahrungs= und Genuß= mittel . . . . . . . . . . | 11 | — | — |
| Milcheimerfarben . . . . . . . . | 11 | 4 | — |
| Kosmetische Mittel . . . . . . . . | 26 | 18 | 7 |
| Spielwaren . . . . . . . . . | 28 | 19 | 20 |
| Tuschfarben für Kinder . . . . . . | 20 | 10 | 9 |
| Tapeten . . . . . . . . . . | 3 | 10 | 7 |
| Möbelstoffe und Bekleidungsgegenstände | 4 | 1 | 2 |
| Künstliche Blätter, Blumen und Früchte | — | — | 5 |
| Kreidestifte . . . . . . . . . | — | — | 3 |
| Lampenschirme . . . . . . . . | — | 3 | 2 |
| Wandanstrich . . . . . . . . . | — | — | 1 |
| | 103 | 76 | 58 |

Trotz energischer Kontrolle sind Milcheimer mit bleihaltigem Farbenanstrich noch im Verkehr, fast alle untersuchten, dem Innern von Milcheimern entnommenen Farben enthielten Blei.

Einige beanstandete Haarfärbemittel enthielten als wirksame Substanz essigsaures oder salpetersaures Blei, und zwar in Mengen von 1,5—3,8%, daneben fand sich meist feinverteilter Schwefel, ferner Wismut- und Silbersalze. Eine andere Haarfarbe war aus Pyrogallussäure und Kupferchlorid zusammengesetzt. In zwei Fällen traten nach dem Gebrauch des angeblich nur pflanzliche Farbstoffe enthaltenden Haarfärbemittels „Juvenil" heftige Hauterkrankungen und Reizerscheinungen an den Augen auf. In einem Falle erkrankte eine Dame nach dreimaliger Anwendung des Mittels derartig, daß eine achtwöchentliche ärztliche Behandlung notwendig war. Gleich beim ersten Gebrauch stellten sich ein starker Ausschlag an der Kopfhaut und Stirn sowie ein heftiges Jucken im Gesicht ein, wobei auch die Augen in Mitleidenschaft gezogen wurden. Das Haarfärbemittel war in 2 Flaschen abgegeben. Der Inhalt der einen Flasche war Wasserstoffsuperoxyd. Das andere Gefäß enthielt eine braune, durch suspendierte Stoffe etwas getrübte, schwach alkalisch reagierende Flüssigkeit, in welcher Paraphenylendiamin nachgewiesen wurde. Bekanntlich sind beim Gebrauch von Paraphenylendiamin enthaltenden Haarfärbemitteln, die unter den Namen „Juvenia", „Nußextrakt", „Teinture Africaine", „Wasser von Praffah", „Phönix" und Chnies chinesische Haarfarbe „Jo" vorübergehend im Handel angetroffen wurden, schon häufiger ähnliche Schädigungen der menschlichen Gesundheit beobachtet und infolgedessen mehrfach Warnungen vor dem Gebrauche dieser Mittel erlassen worden. Im vorliegenden Falle ist Anklage wegen Körperverletzung erhoben, und sämtliche Vorräte des Juvenils sind beschlagnahmt worden. Die Untersuchung einer Reihe von Pudern, Schminken, Haar- und Mundwässern gab keinen Anlaß zu einer Beanstandung.

Auf Anregung des Medizinalamtes wurde eine Anzahl Spielwaren, welche unter Verwendung von natürlichen Tierfellen hergestellt waren, auf die Anwesenheit arsenhaltiger Beizen untersucht. Ueberall war der Erfolg negativ. Von sonstigen Spielwaren mußten einige aus Holz hergestellte Proben, deren Anstrich Mennige enthielt, beanstandet werden. Mennige und auch Bleiweiß waren mehrfach zum Bemalen von Blechspielwaren verwendet worden.

Bei der Herstellung, dem Feilhalten und dem Verkaufe von Tuschfarben jeder Art wurden neben den Vorschriften des Reichsgesetzes vom 5. Juli 1887 oftmals gleichzeitig auch die Bestimmungen des Gesetzes und der Verordnung, betreffend den Handel mit Giften vom 29. November 1895, außer acht gelassen. Die Untersuchung der eingekauften Tuschkästen für Kinder ergab, daß zur Herstellung dieser Spielwaren in einzelnen Fällen gesundheitsschädliche Farben im Sinne der obigen Reichsgesetzes verwendet worden waren. Dabei hatte sich der Verkauf derartig abgewickelt, daß ein Einschreiten auch auf Grund des § 6 obigen Gesetzes erfolgen konnte. Als färbende Bestandteile enthielten die beanstandeten Farbsteine chromsaures Blei oder Mennige. Die Vorschriften über den Handel mit Giften waren in den vorliegenden Fällen nicht befolgt. Gelegentlich der auf Grund des Giftgesetzes vorgenommenen Revisionen konnte festgestellt werden, daß gebrauchsfertige, giftige Farben, darunter selbst Arsenfarben in Schreib- und Spielwarenhandlungen den Vorschriften des Giftgesetzes zuwider feilgehalten wurden, und daß vielfach die Händler von der Giftigkeit dieser Farben nicht nur nicht unterrichtet, sondern sogar häufig bereit waren, sie als frei von gesundheitsschädlichen Stoffen oder sogar als giftfrei zu verkaufen. Meistens handelte es sich hierbei um gebrauchsfertige Farben, deren Preis und Form (Tuben) eine etwaige Verwendung als Spielwaren nicht sehr wahrscheinlich machten. In einer Spielwarenhandlung, in welcher vorschriftsmäßig mit „Vorsicht" signierte gebrauchsfertige, giftige Farben feilgehalten wurden, gab der Verkäufer, über den Zweck dieser Signatur befragt, an, es sei beim Oeffnen der betreffenden Tube eine gewisse Vorsicht zu gebrauchen, da sonst die Farbe herauslaufe. Durch Belehrungen gelegentlich der Revisionen konnten beim Vertrieb von Tuschkästen Verstöße gegen das Reichsgesetz vom 5. Juli 1887 eingeschränkt werden.

Von sonstigen Gegenständen, welche unter das Gesetz, betreffend die Verwendung gesundheitsschädlicher Farben u.s.w. fallen, sind untersucht worden, ohne daß dabei eine gesetzwidrige Beschaffenheit nachgewiesen werden konnte: Farben zur Herstellung von Nahrungsmitteln, Umhüllungen, Tapeten, Möbelstoffe, Bekleidungsgegenstände, Masken, künstliche Blätter, Blumen und Früchte, Kreidestifte, Lampenschirme und Anstriche für Wohnungen.

### 47. Straßburg.

Gebrauchsgegenstände (16). Im amtlichen Auftrage wurden 2 Haarfärbemittel untersucht. Keines der beiden Haarfärbemittel enthielt verbotene Substanzen, namentlich nicht Blei. Ein Baumwollenstoff (roter Satin) enthielt Arsen, allerdings in fast ganz unlöslichem Zustande. Die Menge Arsen überschritt die gesetzliche Grenze nicht. Die Verzinnung von 6 Konservendosen zeigte keinen unzulässig hohen Bleigehalt. 2 Lötmetalle waren zu stark bleihaltig. Ebenso enthielt die Verzinnung von 2 Blechgeschirren zu viel Blei. 1 Tapete erwies sich als stark arsenhaltig. 1 Strickwolle und 1 daraus gestrickter Strumpf wurden auf giftige Farbstoffe untersucht.

## 21. Konservierungsmittel.

### 1. Altona.

Von 5 untersuchten Konservierungsmitteln bestand das eine lediglich aus Salizylsäure und ein anderes aus einer Lösung von Wasserstoffsuperoxyd, welche außer etwa 5% Glyzerin geringe Mengen freie Mineralsäure enthielt. Ein Konservierungsmittel bestand aus einem Gemisch von 3 Teilen Kochsalz und 2 Teilen Salpeter. Eine Probe sollte auf die Anwesenheit der nach § 21 des Fleischbeschaugesetzes verbotenen Stoffe untersucht werden; es fanden sich in dem Konservierungsmittel erhebliche Mengen schwefligsaures Natrium.

### 2. Breslau.

An Stelle der verbotenen Konservierungsmittel sind neue getreten, von denen einige folgende Zusammensetzung hatten:

Konservesalz, von der Breslauer Fleischerinnung zur Prüfung eingereicht, bestand aus: Kalisalpeter 50, Kochsalz 45, Milchzucker 5 Teile.

Ein anderes Konservesalz hatte die Zusammensetzung: Natriumphosphat 45,0, Natriumchlorid 10,0, Milchzucker 10,0, Benzoësäure und deren Salze 35,0%.

Es sind nicht immer indifferente Stoffe, welche die Bestandteile dieser Konservierungsmittel bilden. Beispielsweise kann die Benzoësäure wohl nicht unbedingt als harmlos angesehen werden. Und wenn Kalisalpeter auch als Zusatz zum Pökeln seit langer Zeit üblich ist, so ist der Kalisalpeter doch zugleich ein Blutgift, welches bei unvorsichtigem Gebrauche ganz erheblichen Schaden anrichten kann.

In diesen Fällen wurde die Zusammensetzung der Mischungen festgestellt, die Auftraggeber vor ihrer Verwendung gewarnt und darauf hingewiesen, daß in letzter Instanz die zuständigen Mediziner über die Verwendbarkeit oder Nichtverwendbarkeit zu urteilen haben würden.

### 3. Hannover.

Es wurden verschiedene neue Konservierungsmittel untersucht, welche folgende Zusammensetzung zeigten. Eine farblose wässerige Flüssigkeit enthielt im Liter gelöst: 100 g essigsaure Tonerde, 15 g Kalisalpeter, 15 g Zucker. Ein Konservierungsmittel bestand aus 2 Flüssigkeiten und einem Salzgemisch. Flüssigkeit I enthielt im Liter: 100 g essigsaure Tonerde, 25 g Kalisalpeter, 15 g Zucker.

Flüssigkeit II war eine mit Spiritus verdünnte Benzoë-tinktur. Das Salzgemisch bestand aus 2 Teilen Kochsalz und 1 Teil Rohrzucker.

Vor dem Gebrauch sollten die drei Teile in bestimmtem Verhältnis gemischt werden. Die Verwendung als Konservierungsmittel wurde wegen des Gehaltes an essigsaurer Tonerde und Benzoëtinktur als unstatthaft bezeichnet.

Ein Pökelsalz bestand aus: Kochsalz 22,7, Salpeter 75,7, Zucker 1,3, Wasser 0,1%. (Vgl. auch Gebrauchs-gegenstände.)

### 4. München.

25 Konservesalze kamen zur Untersuchung. Ein Teil wurde wegen Borsäuregehaltes angehalten.

### 5. Speyer.

5 Konservesalze wurden eingeliefert und 8 bei der ambulanten Kontrolle entnommen. Einige Proben wurden wegen Borsäuregehaltes beanstandet.

### 6. Würzburg.

20 Konservesalze wurden untersucht. Beanstandet wurden diese zum großen Teil wegen Gehaltes an Bor-säure.

### 7. Dresden. Städt. Untersuchungsamt.

Präservesalz (2), Salpeter (1) und Pökelsalz (1).

### 8. Leipzig. Kgl. Untersuchungsanstalt.

68 Konservierungsmittel. Eine Probe bestand aus neutralem Natriumsulfit, eine andere aus Borsäure. 4 Proben waren Gemische aus Kochsalz und Salpeter. Außerdem gingen der Anstalt durch die Staatsanwaltschaft 2 Proben zu; die eine Probe bestand aus einem Gemisch von Salpeter, Kochsalz und geringen Mengen Borax, die andere aus neutralem Natriumsulfit. Es wäre wünschenswert, daß die Händler mit Konservierungs-mitteln gesetzlich angehalten würden, ihre Erzeugnisse mit einer erschöpfenden Deklaration der chemischen Bestand-teile zu versehen.

### 9. Zwickau. Laboratorium Dr. Falck.

Konservierungsmittel im letzten Vierteljahr 1901 (1), im Jahre 1902 (5). Die Proben bestanden zum großen Teil aus Mischungen von Kochsalz, Salpeter und Sub-stanzen, die nicht verboten sind. Einige enthielten jedoch Tonerdehydrat sowie Borsäure. Ihre Entfernung aus dem Verkehr wurde beantragt.

### 10. Heilbronn.

1 Konservesalz wurde geprüft.

### 11. Stuttgart. Städt. Untersuchungsamt.

Konservierungssalze (4).

### 12. Heidelberg.

2 Konservesalze blieben unbeanstandet.

### 13. Gießen.

Konservesalze (2). Das eine war als „fertiges Zer-velatwurstgewürz" bezeichnet und bestand aus: 0,57 Pfeffer, 83,73 Kochsalz, 4,38 Kalisalpeter, 7,0 Borsäure, 0,94 Na-triumsulfat, 2,8 Wasser, Farbstoff und organischen Ver-unreinigungen, das andere enthielt: 62,5 Borsäure, 28,7 Kochsalz und Wasser. Der Metzger, bei dem die fraglichen Konservesalze aufgefunden worden waren, wurde verurteilt.

### 14. Bremen.

Konservierungsmittel (4). Von den . untersuchten Fleischkonservierungsmitteln (Pökelkonservesalz) enthielt das eine Borsäure, während die übrigen verbotene Stoffe nicht enthielten. Eine Flüssigkeit bestand aus essigsaurer Tonerde, Kaliumnitrat und Glyzerin, ein Pökelsalz aus Kalisalpeter, Kochsalz und Alkalisalz der Benzoë-säure. Während der essigsauren Tonerde in der vor-handenen geringen Menge jeglicher Wirkungswert abge-sprochen wurde, ist es fraglich, ob ein Benzoësäurezusatz in Zukunft nicht den im Gesetz verbotenen Stoffen gleichzustellen wäre.

### 15. Hamburg.

Uebersicht über die im Jahre 1900—1902 untersuchten Proben der Konservierungsmittel für Fleischwaren.

| Art der Proben | Anzahl |
| --- | --- |
| Kochsalz . . . . . . . . . . . . . . . | 28 |
| Salpeter . . . . . . . . . | 2 |
| Sonstige Konservierungsmittel . . . . . . . | 27 |
| Im ganzen . . . | 52 |

23 Proben Kochsalz waren nach dem Ergebnis der Untersuchung technisch rein. Sämtliche Proben wurden zugleich auf Borsäure eingehend geprüft, da bei der bergmännischen Gewinnung des Salzes immerhin die Möglichkeit einer technischen Verunreinigung besteht; es war jedoch nach der vorgeschriebenen Untersuchungs-methode in keinem Falle Borsäure nachzuweisen.

Zwei Proben Salpeter erwiesen sich als technisch rein und frei von anderen Konservierungsmitteln. Die Verwendung von chemischen Konservierungsmitteln bei der Herstellung von Fleischwaren hat bis zum Jahre 1902 immer mehr zugenommen. Während Salizyl-säure kaum in Frage kam, wurden dagegen schweflige Säure und deren Salze schon seit einiger Zeit fast allgemein bei Hackfleisch verwendet. Auch hat der Zusatz von Borsäure und borsäurehaltigen Konservierungs-mitteln in den Jahren 1900 und 1901 auffallend überhand genommen. Schwefligsaure Salze und Borsäure kamen nicht immer als reine Chemikalien zur Anwendung, sondern vielfach als Gemische, die unter hochklingenden Namen und ohne Angabe ihrer Bestandteile angepriesen wurden. Ein Teil der untersuchten Konservierungsmittel war noch nach dem Inkrafttreten des Fleischbeschau-gesetzes als Zusatz zum Hackfleisch verwendet und in öffentlichen Blättern angepriesen worden.

Schweflige Säure enthaltende Konser-vierungsmittel. Die untersuchten Präservesalze waren gegenüber den Untersuchungen der früheren Jahre nicht reines oder annähernd technisch reines schwefligsaures Natrium, vielmehr betrug der Gehalt an schwefligsaurem Natrium nur $^1/_3$—$^1/_2$ des chemisch reinen Präparates. Unter dem Namen „Peptin" wurde ein schwefligsaure Säure enthaltendes Konservesalz mit folgender Zusammensetzung in den Handel gebracht: 7,14 $Na_2SO_3$, 9,43 $Na_2SO_4$, 17,01 Rohrzucker, 1,56 $KNO_3$, 48,98 NaCl, 15,88 % Wasser. Nach der beigefügten Gebrauchs-anweisung soll von diesem vollständig unschädlichen Mittel auf 5 kg Hackfleisch 25—30 g zugesetzt werden.

Borsäurehaltige Konservesalze. Während die Fleischer vielfach eine direkte Verwendung von Borsäure besonders in wärmerer Jahreszeit zu leichter zersetz-baren Wurstsorten, wie gekochte Mettwurst und Leber-wurst, eingestanden, bestritten sie bei Gerichtsverhandlungen bisweilen, einen derartigen Zusatz ausgeführt zu haben. Es stellte sich dann zuweilen heraus, daß entweder vom Auslande importierte Fleischteile, gespritzte Lebern, Zungen u.s.w., die von Haus aus mit Borsäure konser-viert waren, Verwendung gefunden hatten, oder daß ein Konservesalz zugesetzt worden war, dessen Zusammen-setzung als Fabrikgeheimnis verschwiegen wurde und daher dem Fleischer unbekannt war. Fast durchweg erwiesen sich die Konservesalze, soweit sie nicht schweflige Säure enthielten, als borsäurehaltig.

Zusammensetzung borsäurehaltiger Konservesalze.

| Bezeichnung des Präparates | $H_3BO_3$ | $Na_2B_4O_7 + 10 H_2O$ | $Na NO_3$ | $KNO_3$ | $Na Cl$ | $K Cl$ | Rohr-zucker |
|---|---|---|---|---|---|---|---|
| Australia-Salt { . . . . . . . . . . | 8,25 | — | — | 22,12 | 52,62 | — | 14,82 |
| . . . . . . . . . . | — | 8,25 | — | 57,67 | 34,82 | — | — |
| Einfaches Konservesalz . . . . . | — | 6,08 | — | 62,37 | 80,14 | — | — |
| Hydrin Pökelsalz . . . . . . . | — | 17,15 | — | 46,86 | 32,93 | — | — |
| Dreifaches Konservesalz . . . . . . | 55,94 | 44,50 | — | — | — | — | — |
| Nicht rötendes Konservesalz . . . . | — | 46,85 | — | — | 1,06 | 51,76 | — |
| Dauer-Konservesalz . . . . . . . | 32,06 | — | 31,96 | — | — | 35,26 | — |

Die Möglichkeit, daß Borsäure ohne Wissen der Fleischer in Fleischwaren gelangen kann, ist daher nicht ohne weiteres von der Hand zu weisen.

Sonstige Konservierungsmittel. Als konservierendes Packmaterial für Fleisch- und Wurstwaren wurde unter dem Namen „Pasmehl" ein bräunlich-graues feines Pulver in den Handel gebracht. Dieses fast geruch- und geschmacklose Mehl bestand aus Infusorienerde, in der sich keine Borsäure, Salizylsäure und kein Formalin nachweisen ließen. Vier Proben bestanden aus einem Gemisch von Salpeter und phosphorsaurem Natrium, eine enthielt außerdem etwas Zucker. Zwei Proben Präservesalz, als „Carniform B" bezeichnet, erwiesen sich gleichfalls als ein Gemisch von Salpeter und phosphorsaurem Natrium, welchem in einem Falle kleine Mengen Borsäure zugefügt waren. Eine Probe „Hamburger Präservesalz" war Kochsalz, Salpeter und Zucker, während das Präservesalz „Protektor" ein Gemisch von Kochsalz, Benzoësäure und Spuren Salpeter darstellte.

„Hansa-Konservesalz" hatte folgende Zusammensetzung: Benzoësäure 1,94, Benzoësaures Natrium 12,23, Salpeter 2,10, Rohrzucker 8,50, Kochsalz 72,40, Kalziumsulfat ($CaSO_4 + 2 H_2O$) 1,41, kohlensaurer Kalk 0,02 %.

### 16. Metz.

Von zwei Konservemittelfabriken wurden Konservesalze auf Veranlassung der Metzer Fleischerinnung eingeschickt, um die Salze auf ihre Verwendbarkeit zu prüfen. Grund zur Beanstandung lag nicht vor.

## 22. Untersuchungen aus dem Gebiete der Gesundheitspflege und physiologisch-chemische Untersuchungen.

### 1. Altona.

Arzneimittel (1), bakteriologische Untersuchungen für das städtische Wasserwerk (360). (Vgl. Wasser.) Ein Haarfärbemittel „Neril" bestand 1. aus einer alkoholhaltigen Lösung von Pyrogallol und 2. aus einer parfümierten ammoniakalischen Lösung von Silbernitrat.

### 2. Bochum.

Es wurden untersucht: Abwässer auf schädliche Beimengungen (3), physiologische Objekte auf Gifte (7), Sputa auf Tuberkelbazillen (3) und Urinproben auf ungewöhnliche Bestandteile (163).

### 3. Breslau.

Die Untersuchungen erstreckten sich auf: Arzneimittel (9), Pfefferminzöl (1), Abortivmittel (4), Geheimmittel (2), Perubalsam (1), Urin (2), Blutflecken (1), Blutproben (3).

Antimorphin-Fromme. Von der Verwaltung eines städt. Krankenhauses wurde um Erstattung eines Gutachtens ersucht, ob das Präparat Morphin enthalte. Die ausgeführte Untersuchung ergab das bemerkenswerte Resultat, daß das Mittel als wesentlichen und wirksamen Bestandteil etwa 1 % Morphin enthielt.

Nicolicin. Die Untersuchung hat ergeben, daß auch dieses Mittel als wesentlichen und wirksamen Bestandteil etwa 3 % Morphin enthält.

Die regelmäßigen Untersuchungen der Kanalwässer und der Rieselwässer erstreckten sich auf das Kanalwasser der Kanalpumpstation, ferner auf die gerieselten Wässer der Rieselgüter Oswitz, Ransern und Weidenhof. Es gingen während der Berichtszeit 36 Proben ein.

### 4. Hannover.

Die im Berichtsjahre untersuchten Gegenstände sind folgende:

| Bezeichnung und Art der untersuchten Gegenstände | Gesamtzahl der untersuchten Gegenstände | Bemerkungen |
|---|---|---|
| Arzneipulver . . . . . . | 1 | Auf anormale Zusammensetzung. |
| Hämatogen . . . . . . | 1 | Auf Zusammensetzung und Begutachtung im Sinne der Verordnung vom 23. 10. 00. |
| Odol . . . . . . . | 1 | Auf gesundheitsschädliche Stoffe. |
| Rizinusöl . . . . . . | 1 | Ob den steueramtlichen Vorschriften entsprechend. |
| Salbe . . . . . . . | 1 | Auf anormale Zusammensetzung. |
| Sputum . . . . . . | 1 | Auf Tuberkelbazillen. |
| Chinawein . . . . . | 1 | Entspach nicht den Anforderungen des deutschen Arzneibuches. |
| Harn . . . . . . . | 186 | Auf Eiweiß und Zucker und andere pathologische Harnbestandteile. |
| Hoffmannstropfen . . . | 1 | Auf gesundheitsschädliche Stoffe. |
| Abwässer verschiedener Art | 89 | Auf chemische Zusammensetzung. |
| Leinewasser . . . . . | 26 | Auf quantitative Zusammensetzung und Nachweis eines etwaigen Einflusses von Kaliabwässern. |
| Holz auf Hausschwamm . | 5 | In sämtlichen Proben wurde der Hausschwamm (Merulius lacrymans) nachgewiesen. |
| Borsten . . . . . . | 2 | Waren frei von Milzbrandbazillen. |
| Rotwein . . . . . . | 1 | Auf schädliche Beimischungen. |
| Sauerstoffwasser . . . | 3 | Enthielten 126,6 ccm, 107,6 ccm, 111,6 ccm Sauerstoff im Liter. |
| Brauereiwässer . . . . | 2 | Auf Zusammensetzung und Beurteilung. |

### 5. Erlangen.

106 Geheimmittel wurden untersucht. Ein großer Teil wurde beanstandet.

### 6. Fürth.

2 Untersuchungen aus dem Gebiet der Gesundheitspflege.

### 7. Nürnberg.

Abwasserproben (20), Schlammproben einer Leitung aus dem Brunnen der Erlenstegener Leitung (28), Harnproben (5). Wiederholt vorgekommene Pegnitzverunreinigungen konnten auf die Abwässer einer Gerberei, die neben Kalziumhydroxyd in fester und gelöster Form auch große Mengen organischer Substanzen und geringe Mengen Arsen enthielten, und auf die Abwässer der Kondensationsanlage einer Dampfmaschine zurückgeführt werden. Die Abwässer der Gerberei dürfen jetzt nur noch in kleinen Mengen zum Abfluß kommen; die Kondensationsanlage mußte mit einem Oelfang versehen werden. Das Wasser der Waschwasserleitung, welches einem Teiche entstammt, wurde auf erhobene Beschwerde wiederholt chemisch und bakteriologisch untersucht. Das Wasser war hochgradig verunreinigt und übelriechend, so daß es für jegliche Zwecke als unbrauchbar bezeichnet werden mußte. Es wird daher eine der noch vorhandenen älteren Wasserleitungen eingehen.

### 8. Speyer.

Kanal- und Abwässer (5), Harn (3), Arzneien (2).

### 9. Würzburg.

Zur Untersuchung gelangten: Harn (2), Arznei (1), Painexpeller (1), Wunderbalsam (1).

### 10. Dresden. Städt. Untersuchungsamt.

Die Ueberwachung der nach dem System von Lehmann & Neumeyer eingerichteten Versuchskläranlagen wurde zum Abschlusse gebracht, nachdem weitere 54 Analysen die Unzulänglichkeit des Verfahrens dargetan hatten. Sowohl die Klärung, als auch die Reinigung der Klosetwässer erwies sich als eine völlig ungenügende. Dort, wo ausnahmsweise bessere Erfolge erzielt wurden, war die Besserung nicht auf eine „Zersetzung" der Fäkalien, sondern auf die Zuleitung größerer Mengen Wasser und die hierdurch bedingte stärkere Verdünnung zurückzuführen. Auf Grund der ungünstigen Erfahrungen beschloß der Rat, von einer Einführung des Verfahrens Abstand zu nehmen und dafür die Vorarbeiten zur Einführung der Schwemmkanalisation nach Möglichkeit zu fördern.

Einige weitere Proben städt. Schleusenwässer, welche den Zementbeton der Straßenkanäle auf weite Strecken angegriffen hatten, wurden im Auftrage des Tiefbauamtes auf schädliche Bestandteile untersucht. Es ergab sich, daß sie erhebliche Mengen freier Schwefelsäure (bis zu 0,42 g im Liter) enthielten und somit als die Ursache der Zerstörungserscheinungen anzusehen waren. Hingegen konnten die Bedenken, welche gegen die Einleitung der Abwässer eines hiesigen gewerblichen Unternehmens in die städt. Schleusen erhoben waren, nach den Ergebnissen der chemischen Untersuchung nicht aufrecht erhalten werden. Das fragliche Abwasser besaß im konzentrierten Zustande im Liter folgende Zusammensetzung: gelöste Stoffe 9,112 g, organische Stoffe 7,656 g, anorganische Stoffe 1,456 g, suspendierte Stoffe 0,268 g, Stickstoffsubstanzen 1,332 g, Milchsäure, frei 1,456 g.

Schon innerhalb des Fabrikgrundstücks wurde das Abwasser durch Zuleitung von reinem Kondenswasser auf etwa das doppelte verdünnt, so daß die den Schleusen zuströmende Flüssigkeit nur noch 4 g gelöste Stoffe und 0,675 g Milchsäure im Liter enthielt. Um den Einfluß dieser Abwässer, deren Menge pro Sekunde nur etwa 2 bis 3 Liter betrug, auf die Zusammensetzung des Schleuseninhaltes zu ermitteln, wurden dem Hauptflutkanal kurz vor und kurz nach dem Eintritt der Fabrikwässer Proben entnommen. Die Analyse ergab für 1 Liter folgende Werte:

| | Oberhalb | Unterhalb |
|---|---|---|
| Gelöste Stoffe . . . . . . . . . | 0,725 g | 0,870 g |
| organisch . . . . . . . . . | 0,244 „ | 0,410 „ |
| anorganisch . . . . . . . . | 0,481 „ | 0,460 „ |
| Suspendierte Stoffe . . . . . | 0,225 „ | 0,220 „ |
| Stickstoffsubstanz . . . . . | 0,435 „ | 0,451 „ |
| Freie Säure (Milchsäure) . . . . | 0,050 „ | 0,117 „ |

Hiernach erschienen die Veränderungen in der Zusammensetzung kaum größer als die täglichen Schwankungen des Kanalwassers selbst und somit irgend welche schädlichen Einflüsse ausgeschlossen.

In verschiedenen Fällen, in denen heftige Schleusenexplosionen, sowie auch Erkrankungen der Kanalarbeiter auf den Einlaß von Benzin oder anderen leicht brennbaren Flüssigkeiten zurückgeführt wurden, ergab die chemische Untersuchung die Abwesenheit der vermuteten Stoffe und machte es daher wahrscheinlich, daß Grubengas, Kohlenoxyd und andere Gase die Erscheinungen verursacht hatten.

Die Untersuchung mehrerer von Privaten eingelieferter Diabetikerharne ergab die Anwesenheit beträchtlicher, bis zu 6,35 % betragender Zuckermengen. Der Urin eines Patienten, dessen schwere Nervenentzündung auf chronische Arsenvergiftung zurückgeführt wurde, ergab im Marshschen Apparate einen deutlichen Arsenspiegel, welcher einem Vergleichsspiegel von $^{1}/_{10}$ mg in 1 Liter Harn entsprach. Verschiedene im Auftrage des Stadtkrankenhauses ausgeführte Harnstoffbestimmungen von Urinproben, welche zur Ueberwachung der Nierentätigkeit beiden Nieren der Kranken getrennt entnommen waren, ergaben folgende Harnstoffmengen:

| | Patient A | Patient B | Patient C |
|---|---|---|---|
| Linke Niere . . . . . . | — | 1,89 % | 0,44 % |
| Rechte Niere . . . . . . | — | 0,35 „ | 0,44 „ |
| Gesamtharn . . . . . . | 0,768 % | — | 0,67 „ |

### 11. Freiberg. Laboratorium Dr. Raßmann.

Amtshauptmannschaft Freiberg. Harnuntersuchungen (34), andere Untersuchungen (14).

### 12. Leipzig. Laboratorium Dr. Prager.

Amtshauptmannschaft Flöha. Es wurden insgesamt 18 Untersuchungen ausgeführt, welche zum Teil chemische und bakteriologische Untersuchungen von Wasser, Luft, Urin, Konservierungsmitteln, Zahnwasser, Tapeten u.s.w. betrafen.

### 13. Leipzig. Laboratorium Dr. Röhrig.

Amtshauptmannschaft Borna. 40 Untersuchungen aus dem Gebiete der Gesundheitspflege und physiologische Untersuchungen wurden ausgeführt.

Amtshauptmannschaft Döbeln Geheimmittel (2).

### 14. Meerane. Laboratorium Dr. Scheiß.

Amtshauptmannschaft Glauchau. Es kamen 158 Untersuchungen aus dem Gebiete der Gesundheitspflege, der Physiologie und Technik zur Ausführung.

### 15. Plauen. Laboratorium Dr. Forster.

Amtshauptmannschaft Auerbach.

| Es wurden untersucht: | Im 4. Vierteljahre 1901 | Im Jahre 1902 |
|---|---|---|
| Ein Gebäude auf Hausschwamm . . . | — | 1 |
| Trinkwasser | 9 | 54 |
| Mineralwässer | — | 4 |
| Urin | — | 18 |
| | 9 | 77 |

Da nach der Verordnung des Kgl. Ministeriums vom 3. Mai 1901 die Untersuchung der Wässer nicht zu den Obliegenheiten der mit der amtlichen Nahrungsmittelkontrolle beauftragten Nahrungsmittelchemiker gehört, sind Wasserproben aus eigener Initiative nicht entnommen worden. Es wurden aber auf besonderen Auftrag Wasserproben entnommen und untersucht, und zwar 63 Wässer, die als Genußwässer dienen sollen und 5 Mineralwässer. Mehrere Wässer waren zu beanstanden. Typhusverdächtige Wässer sind wiederholt auf Typhuskeime, aber stets mit negativem Erfolge untersucht worden. Urin wurde meist nur auf Eiweiß und Zucker untersucht, in einzelnen Fällen auch mikroskopisch und auf die Anwesenheit von Scatol und Indol.

### 16. Zittau. Laboratorium Dr. Jonscher.

Amtshauptmannschaften Löbau und Zittau. 28 Aufträge aus dem Gebiete der Gesundheitspflege und der physiologischen Chemie verteilten sich auf Punktionsflüssigkeit, Harn, Magensaft und Lungenauswurf. Die Behandlung von Tuberkulose mit Guajacol und die anderer Krankheiten durch anderweitige Mittel gab zu verschiedenen Untersuchungen Anlaß.

### 17. Zwickau. Laboratorium Dr. Falck.

Amtshauptmannschaft Zwickau. Hygienische und physiologische Untersuchungen wurden 77 ausgeführt.

### 18. Heilbronn.

Es wurden untersucht: Auswurf (1), Eiter (1), Frauenmilch (1), Harn (91), Harnsediment (7), Heilmittel (1), Kochhafen (1), Mageninhalt (5), Sputa (18), Trinkwasser auf Krankheitsstoffe (58) und Abwässer (3).

### 19. Stuttgart. Kgl. Zentralstelle.

Jodkalium (1), Antimalum (1). In 2 Medikamenten wurden die Extraktstoffe und Asche bestimmt. Von 9 kosmetischen Mitteln wurden 5 qualitativ untersucht, 3 wurden auf Metallgifte geprüft und in einem wurde der Alkoholgehalt bestimmt. In 94 Harnproben erfolgte Bestimmung des Gehaltes an Zucker oder Eiweiß bezw. Zucker und Eiweiß. 2 Feilen und 1 Messer wurden auf Blutspuren untersucht.

### 20. Stuttgart. Medizinal-Kollegium.

598 Untersuchungen auf dem Gebiete der Gesundheitspflege und der Krankenfürsorge, und zwar Urin (463), Magensaft (7), Darmkonkremente (4), Geheimmittel (6), pharmazeutisch-chemische Präparate (116), Wandgips (2). Bei den untersuchten Urinproben war der höchste beobachtete Zuckergehalt 7,91%, der höchste Eiweißgehalt 1,85%. Harnsteine, deren größter 16 mm lang, 6 mm dick und 0,4 g schwer war, bestanden ausschließlich aus freier Harnsäure. Darmkonkremente sollten Gallensteine sein, enthielten aber weder Cholesterin noch Gallenfarbstoff, sondern bestanden aus Neutralfett und freien Fettsäuren, und aus Kalzium- und Magnesiumphosphat, vermischt mit etwas Neutralfett und pflanzlichen Resten (Durchm. 12 und 15 mm, Gewicht 1 g). Eine Arzneizubereitung sollte eine homöopathische Lösung von Kreosot in Weingeist 1 : 100 sein, bestand aber aus reinem Weingeist.

### 21. Stuttgart. Städt. Untersuchungsamt.

Die Versuchskläranlage auf der Prag machte folgende Arbeiten erforderlich: Besichtigungen und Kontrollen (32), Neckarwasser (38), Abwasser (355), Klärschlamm (5), Schlammvergasung (3), Klärschlammanalysen (3), Nesenbachwasser (24), Belag von Filterkoks (1). Kanalisation: Abwasser aus Hauskläranlagen (210), Sickerwasser (1), Sandfilterkontrolle (1093), Abwässer (bakt.) (68), Milch (bakt.) (2), Neckar- und Rems-Wasserproben (23), Wasser aus dem Seewassergebiet (18), Natureis (22), Nutzwasser (48).

### 22. Freiburg.

Harn, Sputum u.s.w. 135 und Medikamente 10 wurden untersucht; 4 Untersuchungen auf Gifte verliefen negativ.

### 23. Karlsruhe.

Fluß- und Abwässer (10). Das Absterben von Fischen in der Schiltach machte eine Reihe von Abwasseruntersuchungen erforderlich. In einigen Fällen waren starke Verunreinigungen nachweisbar, die das Leben der Fische zu gefährden vermögen.

Außerdem wurden Arzneimittel (17), Geheimmittel (10) und Nährpräparate (18) einer Prüfung unterzogen. Bei einer Reihe von Untersuchungen ist es gelungen, die Verkäufer von Zubereitungen, die nach dem Reichsgesetz vom 22. Mai 1901, den Verkehr mit Arzneimitteln betr., nur in den Apotheken feilgehalten und verkauft werden dürfen, der Großherzogl. Staatsanwaltschaft zur weiteren Verfolgung zu übergeben. In verschiedenen Fällen wurde vor dem Ankauf solcher Geheimmittel, die wirksame Arzneistoffe nicht enthielten und für nicht entsprechende Preise feilgeboten wurden, durch den Ortsgesundheitsrat gewarnt.

Eine Reihe von den im Handel befindlichen Nährpräparaten wurde einer eingehenden Untersuchung auf ihren Gehalt an Eiweißstoffen, Fett, Phosphaten u.s.w. unterworfen. Dabei ergab sich, daß die meisten einen hohen Gehalt an Eiweißstoffen aufwiesen und auch im übrigen einwandfreie Produkte darstellten. Seit längerer Zeit ist man bestrebt, neue billige Eiweißquellen zu erschließen. Wie bei allen Nahrungsmitteln, kommt die Verdaulichkeit, die Ausnutzung und Verwertung des Verdauten im Organismus und schließlich der Kostenpunkt in Frage. Vergleicht man den Eiweißgehalt und den Geldwert der besonders nahrhaften Nahrungsmittel, wie Fisch, Fleisch, Käse, Hülsenfrüchte und Brot, z. B. mit dem Tropon, einem in der Neuzeit sehr empfohlenen Nährpräparate, so ergibt sich, daß in den angeführten Nahrungsmitteln das Eiweiß ebenso billig und zum Teil noch billiger erhalten wird. Hierbei sind noch nicht in Betracht gezogen die großen Mengen von Kohlehydraten (Zucker, die sehr wichtigen Extraktivstoffe des Fleisches u.s.w.), die ebenfalls wichtige Nahrungsmittel sind.

### 24. Konstanz.

123 Untersuchungen erstreckten sich auf Harn, Sputum, Urethralsekrete und Mageninhalt.

### 25. Pforzheim.

Harn (1), Wasser aus Kläranlagen (4). Beanstandungen erfolgten nicht.

### 26. Weinheim.

Untersucht wurden: Harn (170), Sputum (33), Sekrete und Exsudate (39), Mageninhalt und Magensaft (17), Geheimmittel (24).

### 27. Darmstadt.

Urin und Urinsedimente (49) und Sputum (10) wurden einer Prüfung unterzogen.

### 28. Gießen.

Geheimmittel und Arzneien (3) und Harn (1) wurden untersucht.

### 29. Mainz.

Eine Anzahl Neubauten wurde besichtigt, ob der Feuchtigkeitsgehalt der Wände eine Bewohnung der Räume gestatte. Physiologisch-chemische Untersuchungen wurden 63 ausgeführt, und zwar 60 Harne und 3 Sputa.

### 30. Worms.

Zur Untersuchung gelangten: Urin, Sputum u.s.w. (41).

### 31. Rostock.

Frauenmilch (1), Harn (1) und Auswurf (1) wurden einer Prüfung unterzogen.

### 32. Oldenburg.

Die Untersuchungen erstreckten sich auf: Harn (9), Fäces (1), Sputum (1), Hutleder (1).

### 33. Gotha.

Eine Wasserprobe, die auf Anordnung des Herzogl. Landratsamts Ohrdruf aus einem Graben auf einer Wiese, etwa 50 m unterhalb einer Metallwarenfabrik entnommen war, enthielt freie Schwefelsäure und Kupfer und zwar in 100 000 Teilen Wasser: 2,55 Teile Kupfer, und 13,7 Teile Schwefelsäure. 100 Abwässerproben der Stadt Gotha wurden an 5 verschiedenen Stellen entnommen und zwar vom November bis Februar monatlich einmal, von März bis Oktober monatlich zweimal. Bestimmt wurden: Abdampfrückstand, Glühverlust und Verbrauch an übermangansaurem Kali zum Zerstören der organischen Substanz. Die qualitative Prüfung erstreckte sich auf Reaktion, Salpetersäure und salpetrige Säure. Die Untersuchungsresultate wurden am Schlusse des Jahres in einem besonderen Bericht zusammengestellt und über die Ergebnisse der quantitativen Bestimmungen außerdem noch in graphischer Darstellung berichtet.

### 34. Dessau.

37 Harnuntersuchungen wurden ausgeführt.

### 35. Lübeck.

Zur Untersuchung gelangten: Harn (21), Sputum (1), Arzneimittel: ätherische Oele (4), Eugenol (1), Jpekakuanha-

Extrakt (1), Glyzerin (4), Salmiakgeist (3), Lupulin (1), Magnesiumkarbonat (4), Milchzucker (1), Opium (5).

### 36. Bremen.

Außer Harnproben kamen nur einige Spezialitäten in Betracht, und zwar 32 Putz=Cream=Muster, 1 Nougat und 3 Mentholstifte. Beim Putz=Cream war zu entscheiden, ob Putz=Cream, in größeren Mengen gelagert, zu den feuer= gefährlichen Flüssigkeiten gerechnet werden muß. Diese Frage mußte bejaht werden, denn die vorhandenen ca. 30 % leichtflüchtigen, im übrigen bis 150° C siedenden Bestandteile des Gemenges mit dem Entflammungs= punkte 23° C sprachen für eine große Feuergefährlichkeit dieser Masse beim Lagern in großen Quantitäten. Die Lagerung solcher Ware konnte daher nur unter den Bedingungen des § 4 Ziffer a des Gesetzes vom 3. Mai 1872 gestattet werden. Außer den niedrigsiedenden Pro= dukten waren noch neben etwa 25 % anorganischen Substanzen (Polierschiefer) höher siedende paraffinartige Körper vorhanden.

### 37. Metz.

Abwasser (1), Geheimmittel (5).

### 38. Straßburg.

Es wurden untersucht: Harn (9), Arzneien (3), Absatz in Eisblöcken (1), Abortgrubeninhalt (5). Das Abwasser war stark verunreinigt. Die Geheimmittel bestanden zur Hauptsache aus Rhabarberschnaps und Rotwein, der mit Zimt abgekocht war.

## 23. Forensische Untersuchungen.

### 1. Altona.

In gerichtlichem Aufrage waren zu untersuchen: 2 Geheimmittel in einer Betrugssache; Hobelspäne auf beigefügte brennbare Substanzen (gefunden wurde Petroleum); ein Kuchen auf etwa vorhandene Gifte (Aus= fall der Untersuchung negativ). In einem Kuchenteig wurden 12,5 % freie Schwefelsäure gefunden, durch deren Beimischung der Teig an einigen Stellen schwarz gefärbt war, sowie geringe Mengen Arsen, die zweifellos aus der verwendeten rohen Schwefelsäure herstammten. Ferner war ein Messer auf Blutspuren zu untersuchen (Ausfall positiv); ein Metall, das in einer Falschmünzerwerkstatt beschlagnahmt war, bestand aus 98,60 % Zinn, 1,25 % Blei, Rest Kupfer und Eisen. Ein Schraubenschlüssel, der bei einem Einbruch in ein Geschäftshaus vom Ein= brecher liegen gelassen war, wies infolge der an ihm eingetrockneten, dem bloßen Auge völlig unkenntlich gewordenen Mehl= und Brotreste darauf hin, daß der Täter vielleicht in einer in der Nähe des Tatorts liegenden Bäckerei zu suchen sei, was sich tatsächlich auch als richtig herausstellte. Außerdem kamen zur Unter= suchung eine Salbe in einem Prozeß wegen Körper= verletzung sowie mehrere technische Untersuchungen in Zivilgerichtsprozessen (Maschinenöle, Zementmörtel und Dachpappenteer).

### 2. Breslau.

In einem Verfahren wegen Schankkontraventionen sollte ein Gutachten abgegeben werden, welche Zusammen= setzung zwei Getränke hätten, und ob diese als Branntwein im Sinne des § 33 der Gewerbeordnung zu beurteilen seien. Die Proben bestanden aus Mischungen von Aether mit 70—80 prozentigem Alkohol und wurden demgemäß als Branntwein erklärt.

Wintersche Gichtkette. Diese Gichtkette bestand aus einem kleinen Trockenelement, welches nach der Gebrauchs= anweisung auf bloßem Leibe und zwar, ohne daß das Element geschlossen ist, getragen wird. Die Absicht des Heilkünstlers scheint die zu sein, daß die feuchte mensch= liche Haut die Schließung des Elementes bilden soll. Die Gichtkette bestand aus einem Trockenelement, welches beim kurzen Schließen eine Stromstärke von 0,3 Ampere bei einer Klemmenspannung von 1,5 Volt erzeugte.

In einer chemischen Wäscherei war ein Benzinbrand ausgebrochen. In dem eingeleiteten Vorverfahren gab der Arbeiter, welchem Fahrlässigkeit zur Last gelegt wurde, an, er habe sich einer Fahrlässigkeit nicht schuldig gemacht. Das Benzin habe sich entzündet, als er die Kleidungsstücke darin bewegte, und zwar ohne daß eine Flamme oder dergleichen in erreichbarer Nähe gewesen sei.

Mastpulver. In einem Zivilprozeß war aufgegeben worden, die Zusammensetzung eines nicht näher benannten Mastpulvers festzustellen. Es wurden gefunden in Pro= zenten: Glührückstand 12,14, Fett 5,96, Stickstoff 8,39, Phosphorsäure 3,53, Kalziumoxyd 3,12, Natriumchlorid 2,03.

Für die Ermittelung der Zusammensetzung leistete die Chloroform=Absetzprobe gute Dienste. Beim Anschütteln mit Chloroform trennte sich nämlich die Mischung in zwei Schichten, die quantitativ geschieden werden konnten. Die Zusammensetzung wurde wie folgt ermittelt: Vieh= salz 2, Knochenmehl 5, Erdnußmehl 31, Fleischmehl 62 %.

Leichenteile (29). Während der Berichtszeit wurde in dem Panseninhalt eines verendeten Rindes Chile= Salpeter in größerer Menge aufgefunden und damit der Beweis erbracht, daß das Tier durch dieses Salz getötet worden war. Ein Erwachsener hatte Selbstmord durch Arsenik verübt. Der Befund war folgender: In 1470 g Magen und Darm nebst Inhalt 0,08 g arsenige Säure, in den großen Drüsen des Unterleibes deutliche Mengen. Aus dem Urin wurde ein deutlicher Arsenspiegel erhalten.

In einer Leiche befanden sich bemerkenswerte Mengen Alkohol, und zwar: In 1800 g Magen und Darm 6,92, in 1360 g Lunge und Herz 4,76, in 1100 g Leber, Milz, Nieren 3,10, in 1250 g Gehirn 4,38, in 75 ccm Urin 0,30 g, zusammen 19,46 g. Nach dem Ergebnis der chemischen Untersuchung mußte Vergiftung durch Alkohol angenommen werden.

Das noch nicht einjährige Kind einer Sachsengängerin war auf der Rückreise nach Polen verstorben. In den Organteilen wurden bestimmbare Mengen von Alkohol nachgewiesen, und zwar: In 98 g Magen mit Inhalt 0,37, in 170 g Lunge 0,46, in 176 g Leber 0,22, in 400 g Gehirn 0,26 g Alkohol. Ob in diesem Falle eine beabsichtigte Tötung durch Alkohol anzunehmen war, erscheint fraglich mit Rücksicht darauf, daß das Kind von Polen abstammte, die bekanntlich Kindern schon von den ersten Lebenswochen an regelmäßig Alkohol zu reichen pflegen, um sie in Ruhe zu erhalten.

Bei zwei Arsenvergiftungen wurden gefunden: I. In den Organteilen der ersten Leiche aus 755 g Magen und Darm 0,165, aus 1330 g Herz, Herzblut, Lunge 0,008, aus 1270 g Leber, Nieren, Milz 0,06 g arsenige Säure ($As_2O_3$). Im Gehirn wurden deutliche Spuren, in den Kopfhaaren Spuren von Arsen nachgewiesen. II. In den Organteilen der zweiten Leiche: in 140 g Magen nebst Inhalt deutliche Arsenspiegel, in 1460 g Herz, Herzblut und Lungen desgl., in 1600 g Milz, Leber, Nieren 0,044, in 900 g Dünn= und Dickdarm 0,016 g arsenige Säure.

Selbstmord durch Arsenik. Ein Handlungsgehilfe hatte Selbstmord verübt. Schon nach dem Sektions= befunde war es wahrscheinlich, daß der Tod durch Arsenik herbeigeführt worden war. Die chemische Unter= suchung bestätigte diesen Befund.

Uebersendet wurden die Inhalte der Magen von drei Hunden. Es wurde festgestellt, daß sämtliche drei Hunde durch eine Mischung von Brucin und Strychnin zugrunde gegangen waren, welche, nach der intensiv roten Färbung der Mageninhalte zu schließen, zur Kennzeichnung mit einem roten Teerfarbstoff vermischt gewesen war. Es wurden folgende Mengen des Alkaloidgemisches aus den einzelnen Mageninhalten abgeschieden: 0,105 g, 0,354 g, 0,154 g. Als Täter wurde ein hausierender Handels= mann ermittelt.

Ein „Fischbetäubungsmittel" bestand aus zerstoßenen Kokkelskörnern, die mit Weizenmehl und Wasser zu einer Paste angerührt worden waren.

Reste einer Arznei. In einer Todesermittelungssache war es von Wichtigkeit festzustellen, ob eine von der Verstorbenen gebrauchte Arznei dem Rezept entsprach, welches auf „Tinktura Opii simplex 10 g" lautete. Dem expedierenden Gerichtsdiener war das Arzneifläschchen entfallen. Die Reste (Scherben und Papier) wurden zerkleinert und einem Extraktionsverfahren unterworfen. Es gelang, noch 0,0055 g einer Base abzuscheiden, welche nach ihren Reaktionen als Morphin erkannt wurde.

### 3. Hannover.

Die forensischen Untersuchungen betrafen folgende Gegenstände:

| I.<br>Bezeichnung und Art der untersuchten Gegenstände | II.<br>Gesamtzahl der untersuchten Gegenstände | III.<br>Bemerkungen |
|---|---|---|
| Menschenblut | 1 | Die vermutete Vergiftung durch Kohlenoxydgas wurde durch die Untersuchung nicht bestätigt. |
| Leichenteile | 1 | Eine Kindesleiche sollte auf Gift geprüft werden. Die Untersuchung fiel negativ aus. |
| Schriftprobe | 1 | Feststellung einer Rasur. |
| Hühner | 1 | Die Untersuchung ergab, daß sie mit Strychnin vergiftet waren. |
| Abortivmittel | 3 | Probe 1 bestand aus 4 Teilen: a) enthielt Faulbaumrinde, b) eine Teemischung aus Sennesblättern, Schafgarbenblüten, Coriander, Anis, Saffrasholz, Marubiumkraut und Calandulablüten, c) pulverförmige Kartoffelstärke, d) ein Fläschchen mit Extractum Cascarae Sagradae-Tabletten.<br>Probe 2 bestand aus 3 Flüssigkeiten. Flasche 1 enthielt Senfspiritus, Flasche 2 war im wesentlichen eine Mischung aus Aloetinktur · und Enzianinktur, Flasche 3 war eine wässerige alkoholfreie Flüssigkeit mit 8,5% Weinsäure.<br>Probe 3 bestand aus Aloepillen. |
| Taschenmesser | 1 | Das Taschenmesser sollte auf Blutspuren geprüft werden. An der Klinge befand sich jedoch eine kaum sichtbare gefärbte Stelle. Es ist nicht gelungen, den Nachweis zu liefern, daß dieser Fleck von Blut herrühre. |
| Roggenbrot | 1 | Eine angeblich vergiftete Brotprobe erwies sich als giftfrei. |
| Summe | 9 | |

### 4. Fürth.

8 gerichtliche und toxikologische Untersuchungen wurden ausgeführt.

### 5. Dresden. Städt. Untersuchungsamt.

Kaffeeaufgüsse (2), Lachs (1), Hundekadaver (1), Kälberteile (2) und Speisereste (5) waren auf giftige Bestandteile zu untersuchen, ohne daß die Analyse in den meisten Fällen den Verdacht bestätigte. Der von einem Markthelfer wegen bitteren Geschmacks als gifthaltig beargwöhnte Kaffee war frei von den bekannten Giften, hingegen wurde eine große Menge Koffein-Nadeln isoliert; der ungewohnte Geschmack war daher auf die Verwendung einer besonders großen Menge Kaffee zurückzuführen.

Hundekadaver. Im Auftrage der Kgl. Staatsanwaltschaft war eine Untersuchung auf Chlorkalk vorzunehmen, da die Sektion den Verdacht erregt hatte, daß das Tier durch Chlorkalk getötet worden sei. Es bestand nur wenig Aussicht, 9 Tage nach dem Verenden des Hundes diese Substanz noch nachzuweisen, und insbesondere das Vorhandensein freien Chlors schien völlig ausgeschlossen. Daher wurde versucht, die Frage durch den Nachweis löslicher Kalksalze zu entscheiden. Weder durch kaltes noch durch warmes Wasser wurden Kalksalze ausgezogen. In einem salzsauren Auszuge erzeugte Ammoniak zwar einen Niederschlag von Calciumphosphat, aber das Filtrat war auch hier völlig kalkfrei. Es mußte

demnach eine Vergiftung mit Chlorkalk als unwahrscheinlich bezeichnet werden.

Ein Gutsbesitzer, in dessen Stalle mehrfach Kälber ohne ersichtliche Ursache eingegangen waren, beantragte Untersuchung auf Gifte. Es ergab sich, daß von den übersandten Objekten sowohl der Dünndarm nebst Inhalt, als auch 4 Mägen geringe Spuren Blei enthielten, deren Gesamtmenge für alle überlieferten Organteile zusammen 27 mg betrug. Diese Feststellung ist nach Aussage der Tierärztlichen Hochschule zur Erklärung des Absterbens hinreichend, durch weitere Nachforschung wurde ermittelt, daß zum Anstrich des Stalles eine mennigehaltige Farbe mit 21,6% Blei benutzt worden war, und daß die Tiere davon gefressen hatten. Nach der Beseitigung dieses Anstriches hörte das Kälbersterben auf.

### 6. Leipzig. Kgl. Untersuchungsanstalt.

Amtshauptmannschaften Leipzig und Grimma Es wurden 204 gerichtliche Untersuchungen ausgeführt.

### 7. Leipzig. Laboratorium Dr. Prager.

Amtshauptmannschaft Flöha. 27 gerichtliche Untersuchungen wurden ausgeführt.

### 8. Leipzig. Laboratorium Dr. Röhrig.

Amtshauptmannschaft Borna. 5 gerichtliche Untersuchungen.

### 9. Plauen. Laboratorium Dr. Forster.

Amtshauptmannschaft Auerbach. Im letzten Vierteljahr 1901 kamen 12, im Jahre 1902 38 gerichtliche Untersuchungen vor. Die Untersuchungen waren zum Teil von Zivilgerichten bezw. Handelskammern, zum Teil von den Staatsanwaltschaften beantragt.

### 10. Zittau. Laboratorium Dr. Jonscher.

Amtshauptmannschaften Löbau und Zittau. 25 gerichtliche Untersuchungen waren erforderlich.

### 11. Zwickau. Laboratorium Dr. Falck.

Amtshauptmannschaft Zwickau. 21 gerichtliche und 92 polizeiliche Untersuchungen wurden ausgeführt.

### 12. Heilbronn.

Von toxikologischen und gerichtlichen (chemischen und mikroskopischen) Untersuchungen wurden ausgeführt: Azetylengasanlage (1), Belag auf einem Pflanzenblatt (1), Bohnenbrühe auf Giftstoffe (1), Entenfüße auf künstliche Färbung (1), Fisch auf Giftstoffe (1), Fleischkuchen auf gesundheitsschädliche Stoffe (1), Flüssigkeit auf Arsen (2), Gewürz (2), Käse (24), Konserven auf schweflige Säure (1), Konserven auf Kupfer (9), Mageninhalt auf Phosphor (2), Mageninhalt auf Metallgifte (1), Messer auf Blut (2), Milchproben (einschl. Vorprüfungen) auf Verfälschungen (218), Milch auf Giftstoffe (1), Mostproben (2), Möbelpolitur (1), Rauchfleisch (2), Schriftstücke auf Fälschung (13), Spiritus (2) und Spirituskocher (1) (zur Feststellung der Ursache einer Explosion), Tinte (Urkundenfälschung) (3), Wasser auf Giftstoffe (1), Wein (1), Wurst auf Verfälschungen (2).

### 13. Stuttgart. Kgl. Zentralstelle.

Gerichtliche Untersuchungen wurden ausgeführt: Untersuchungen von Nahrungs- und Genußmitteln (10), Untersuchungen auf dem Gebiete der Gesundheitspflege und der Physiologie (3), technische Untersuchungen (3).

### 14. Stuttgart. Medizinal-Kollegium.

Leichenteile (8), Präparate (4). In den Kadaverteilen eines Pferdes ließen sich kleine Mengen Strychnin erkennen. Bei der Untersuchung von Leichenteilen eines 6 Tage alten Kindes, das infolge von Arzneiverwechselung (Opiumtinktur statt Rosenhonig) gestorben war, ließen sich aus dem Magen und Mageninhalt 0,008 g Morphium isolieren. Diese Menge bezw. die entsprechende Menge (0,7 bis 0,8 g) einfache Opiumtinktur muß als hinreichend angesehen werden, um ein Kind im Alter von

6 Tagen zu töten. Im Blut von zwei infolge Einatmens von Kohlenoxydgas gestorbenen erwachsenen Personen ließ sich zwei Tage nach dem Tod Kohlenoxyd chemisch wie spektroskopisch nachweisen.

### 15. Stuttgart. Städt. Untersuchungsamt.

Die Untersuchungen erstreckten sich auf: 1 Dolch und 3 Messer auf Blutspuren, Heilmittel (1), Dachrinnen und Säurefläschchen (2), Spätzle (1), Tierkadaver auf Gifte (1), verschiedene Kohlenrückstände (Brandstiftung) (1), Feuerwerkskörper (2).

### 16. Karlsruhe.

In 4 Fällen handelte es sich um Phosphorvergiftungen. 2 Untersuchungen wurden mit positivem und 2 mit negativem Resultate ausgeführt.

### 17. Konstanz.

Es wurden 13 Untersuchungen von Exkrementen, Schriften, vergiftetem Fleisch, Mageninhalt verendeter Tiere und von angeblich vergiftetem Bier und Most vorgenommen.

### 18. Pforzheim.

Prüfungen auf Gifte (3), Brandreste (1). Von dem Großherzogl. Amtsgericht wurde ein Pulver, das bei einem Selbstmörder gefunden war, eingeliefert, das Pulver war Cyankalium. Eine Suppe, die von einem Privaten zur Prüfung auf Gift eingeliefert war, enthielt nichts schädliches. In toten Fischen wurde Ammoniak nachgewiesen, trotzdem die Tiere noch ganz frisch waren. Es stellte sich heraus, daß in das Wasser Gaswasser eingelassen war. Die Brandreste waren auf Petroleum, Spiritus und dergl. zu prüfen, die Untersuchung verlief resultatlos.

### 19. Darmstadt.

Leichenteile (3), Mageninhalt (1).

### 20. Gießen.

Die Untersuchung der Leichen von 2 Kindern auf Gifte hat kein positives Resultat ergeben. Außerdem wurden 3 anderweitige gerichtliche Untersuchungen ausgeführt.

### 21. Mainz.

An gerichtlichen Untersuchungen sind zu erwähnen, Criminalia (Leichenteile u.s.w.) (15), Geheimmittel (2), Petroleum (1) und Weinschmiermittel (2). Die Geheimmittel waren als „Gasin" und „Rodin" bezeichnet. Das Gasin sollte zur Erhöhung der Leuchtkraft des Petroleums, das Rodin als Insektenvertilgungsmittel dienen. Beide bestanden lediglich aus gefärbtem Naphthalin und wurden weit über den wahren Wert bezahlt. Das fragliche Petroleum war angeblich explodiert, doch entsprach es den gesetzlichen Anforderungen, der Unfall mußte einer mangelhaften Konstruktion des benutzten Kochapparates zugeschrieben werden. Die beiden Weinschmiermittel, welche anläßlich einer Kellervisitation zur Untersuchung gelangten, bestanden aus Glyzerin und einem stark sauren Fruchtextrakt.

### 22. Rostock.

Gerichtliche Untersuchungen (2).

### 23. Jena.

Im Mageninhalte eines Hundes konnte mit Sicherheit Strychnin festgestellt werden.

### 24. Oldenburg.

Für die Gerichte wurden 6 Aufträge erledigt. Die Untersuchungs = Objekte bestanden aus Leichenteilen, vergiftetem Fleisch, Blutflecken, Haaren, Wasser, Zahnpulver, Kaffeeaufguß, Glasscherben, Benzin und angebrannten Kleidungsstücken.

### 25. Dessau.

Gerichtliche Untersuchungen (25).

### 26. Lübeck.

Menschliche Eingeweide (2). Ein von der Staatsanwaltschaft zur Untersuchung eingelieferter Liebestrank bestand aus gefaultem Urin mit Sperma. Ein von der gleichen Behörde übergebenes Geheimmittel gegen Fallsucht war ein Gemisch von 95% Bromkalium und 5% Eisenoxyd. Auf Antrag wurden ein Fachinger Wasser und der Inhalt eines Hundemagens auf Gifte untersucht. In beiden Fällen war der Verdacht unbegründet.

### 27. Bremen.

Die 50 gerichtlichen Untersuchungen waren mannigfacher Art. Das bereits im Jahre 1896 den Bäckern angepriesene und zum Bestreichen der Brote benutzte sogenannte Brotöl war wieder im Handel aufgetaucht und bei einem Bäcker, der dieses Oel auch zum Backen von Schmalzkuchen neben anderem Fett verwendete, beschlagnahmt worden. Das Oel bestand aus 75% Mineralöl und 25% Pflanzenöl. In den gleichzeitig eingelieferten Schmalzkuchen ließ sich das Mineralöl ebenfalls nachweisen und betrug in dem aus dem Kuchen extrahierten Fett noch etwa 33%. Obgleich schon beim erstmaligen Auftreten dieses Brotöles von der Staatsanwaltschaft vor dem Verkaufe und dem Gebrauch gewarnt worden war, kam es aus unbekannt gebliebenen Gründen doch nicht zur Einleitung eines Strafverfahrens.

Ein Untersuchungsverfahren wegen Sachbeschädigung gab Veranlassung zur Einsendung von einem Schuh und einer Hose. Die wahrgenommenen glänzenden Splitterchen, zum Teil in eingetrocknetem Blut eingebettet, erwiesen sich als Glassplitterchen. Dieser Befund bestätigte auch, daß die Risse an dem Schuh durch Glasscherben verursacht waren.

In einem Vergiftungsfalle wurde die Untersuchung von Leichenteilen (Dünn =, Dickdarm, Magen mit Inhalt und Speiseröhre, Leber und Niere) und von Erbrochenem angeordnet. Sowohl im Magen wie auch im Erbrochenem wurden reichliche Mengen Oxalsäure, insgesamt 3,9259 g, aufgefunden. Ein großer Vorrat (20) Medikamente, welcher in dem Zimmer der Selbstmörderin angetroffen wurde, bestand nur aus harmlosen Salben, Pflastern, Tee und anderen unschädlichen Mitteln. Die aus anderen Ursachen eingesandten 4 Flüssigkeiten waren reines Wasser, Karbolsäurelösung mit 1,44% Karbolsäure, unschädlicher Teeauszug und Dr. Hufnagels Samariterlikör. In dem Samariterlikör wurden giftige Substanzen vermutet, waren aber nicht nachzuweisen. Das Leuchten von Fleisch und Butter war nicht, wie von dem Einsender angenommen wurde, auf Phosphor zurückzuführen, sondern rührte von Mikroorganismen her.

Der Verdacht einer Vergiftung hatte die Uebergabe von 12 beschlagnahmten Gegenständen (Kot, Urin und Nahrungsmittel) zur Folge. Nachdem bereits ein Teil der Gegenstände ohne Erfolg untersucht worden war, wurde die weitere Prüfung auf Gifte auf Anordnung des Amtes eingestellt, weil ein weiteres Interesse an der Aufklärung dieses Falles nicht mehr vorlag. Bei Kaffeeabsud und Blutwurst, welche allgemein auf Gifte zu untersuchen waren, führte die Untersuchung zu einem negativen Ergebnis und es wurde sonach die Vermutung, daß hier vergiftete Objekte in Frage kämen, nicht bestätigt.

### 28. Metz.

An einem eisernen Hammer wurden Blutflecke festgestellt. In einem Mageninhalte und in Blut fand sich Bromal. Bei 3 eingesandten Kleidungsstücken wurde an einem Blut nachgewiesen, die anderen enthielten Rostflecken.

### 29. Straßburg.

Es wurden 36 gerichtliche Untersuchungen in 19 einzelnen Strafsachen ausgeführt. Die Untersuchungen betrafen menschliche und tierische Eingeweide, Speisen, Getränke, Kleider, Messer, Schriftstücke, Tinten, Arzneien. Durch vergleichende mikroskopische Untersuchung an einem Messer, mit welchem Hopfen abgeschnitten sein sollte, wurden Gewebselemente des Hopfens festgestellt. In einem Falle wurde bewiesen, daß Kleider durch Aufspritzen von Schwefelsäure beschädigt worden waren. Eine Anzahl von Brotkügelchen, durch die Federvieh vergiftet worden war, enthielt Phosphor von Streichholzköpfchen. In einer Zivilklagesache gelangten 2 Konservierungsflüssigkeiten zur Untersuchung und Begutachtung. Es waren Lösungen des sogenannten Antimonins in Wasser. Diese als Geheimmittel angepriesenen Lösungen waren einem Gewerbetreibenden von einer Wiener Firma um einen Preis verkauft worden, welcher das Sechsfache der Herstellungskosten betrug.

## 24. Technische Untersuchungen.

### 1. Altona.

Die für die städtischen Gaswerke ausgeführten Untersuchungen betrafen die folgenden 819 Gegenstände: Abwasser der Ammoniakdestillation (496), Ammoniakwasser (187), Fußbodenlack (2), Gasreinigungsmasse (11), Glyzerin (1), Schmieröle (6), Schwefelsäure (38), schwefelsaures Ammoniak (18), Steinkohlen (58), Wasser (2).

Die Kontrolle der bei dem Betriebe der Ammoniakdestillation abfließenden Kalklauge ergab, daß durchweg ein gutes und gleichmäßiges Abtreiben des Ammoniaks stattgefunden hatte; der Gehalt des Abwassers an Ammoniak betrug im Mittel 4,3 Gramm für 100 Liter Abwasser.

Das bei der Leuchtgasfabrikation gewonnene Ammoniakwasser wurde 187mal untersucht; es zeigte im Minimum 2,45, im Maximum 3,3, im Mittel 3,0° Baumé.

Der Ammoniakgehalt der untersuchten 18 Proben von schwefelsaurem Ammonium lag zwischen 24,53 und 25,19% und betrug im Mittel 24,85%.

Die zur Darstellung von schwefelsaurem Ammoniak verwendete Schwefelsäure zeigte eine Konzentration von 59,3 bis 61,1° Baumé.

Die zur Vergasung benutzte Steinkohle wurde 43mal analysiert; die Ergebnisse dieser Kontrolle sind, nach Monaten geordnet, in der folgenden Tabelle zusammengestellt:

| | | Januar | Februar | März | April | Mai | Juni | September | Oktober | November | Dezember |
|---|---|---|---|---|---|---|---|---|---|---|---|
| Flüchtige Bestandteile | Maximum . . . | 32,35 | 31,45 | 33,50 | 32,05 | 31,05 | 33,55 | 30,45 | 34,95 | 33,85 | 30,35 |
| | Mittel . . . . . | 31,70 | 30,03 | 31,35 | 31,09 | 30,16 | 31,10 | 30,05 | 31,65 | 31,52 | 29,81 |
| | Minimum . . . | 29,57 | 28,60 | 29,75 | 29,40 | 29,60 | 28,35 | 29,55 | 29,30 | 29,55 | 29,30 |
| Asche | Maximum . . . | 10,90 | 6,30 | 7,00 | 9,60 | 5,70 | 9,80 | 8,80 | 7,20 | 6,85 | 9,10 |
| | Mittel . . . . . | 5,71 | 5,67 | 5,74 | 5,85 | 5,28 | 6,17 | 5,54 | 5,45 | 5,40 | 4,80 |
| | Minimum . . . | 3,20 | 4,00 | 3,40 | 4,25 | 4,85 | 2,50 | 2,45 | 3,40 | 4,20 | 2,20 |
| Feuchtigkeit | Maximum . . . | 1,95 | 1,85 | 2,55 | 1,80 | 1,85 | 3,10 | 2,95 | 2,75 | 2,50 | 2,20 |
| | Mittel . . . . . | 1,79 | 1,51 | 1,95 | 1,66 | 1,57 | 2,55 | 2,09 | 2,29 | 2,05 | 1,86 |
| | Minimum . . . | 1,70 | 1,10 | 1,35 | 1,40 | 1,00 | 2,15 | 1,50 | 1,90 | 1,85 | 1,55 |

12 Gasreinigungsmassen gelangten zur Untersuchung, wovon eine gebrauchte Masse 8,0% Berliner Blau enthielt, 5 frische Massen wurden eingehend untersucht; die Proben waren Raseneisenerze holländischer Herkunft, sämtlich von „mulmiger" Beschaffenheit und ergaben bei der Analyse die in der nachstehenden Tabelle verzeichneten Werte:

| | | | | | |
|---|---|---|---|---|---|
| Wasser . . . . . . . . | 46,38 % | 33,96 % | 29,82 % | 40,60 % | 31,22 % |
| Eisenoxyd . . . . . . | 28,31 „ | 32,32 „ | 40,16 „ | 33,77 „ | 39,56 „ |
| Hydratwasser + Organ. Substanz . . . . | 20,02 „ | 25,36 „ | 21,30 „ | 20,94 „ | 21,70 „ |
| Sand . . . . . . . . | 1,94 „ | 3,62 „ | 6,12 „ | 2,72 „ | 4,56 „ |
| Salze (Rest) . . . . . | 3,35 „ | 4,74 „ | 2,60 „ | 1,97 „ | 2,96 „ |
| Spezifisches Gewicht . . | 0,64 | 0,71 | 0,87 | 0,77 | 0,84 |

Die allgemeinen technischen Untersuchungen betrafen: Eigelb (1), Futterkalk (1), Hirsefuttermehl (2), Mauersteine (1), Petroleum (3), Rehgeweih (1), Steinkohlen (10), Pflanzenteile (2).

Diese Untersuchungen wurden teils im Auftrage von Behörden, teils im Auftrage von Privatpersonen ausgeführt. Zu erwähnen ist von den einzelnen Untersuchungen das folgende: Eine Probe gesalzenes Eigelb hatte folgende Zusammensetzung: Wasser 52,20, Fett (Aetherextrakt) 22,57, Gesamtasche 11,98, darin Kochsalz 9,57, Eiweißsubstanz 11,13%.

Das gewonnene Fett (Eieröl) zeigte folgende Konstanten: Refraktion bei 40° C 62,8, Jodzahl nach Hübl 64,1.

Die für das städtische Museum ausgeführte Untersuchung des Geweihs eines jungen Rehs ergab folgende Zusammensetzung: Wassergehalt 12,70, phosphorsaurer Kalk 42,70, kohlensaurer Kalk 6,28, schwefelsaurer Kalk 1,42, phosphorsaure Magnesia 1,68, Leimsubstanz 23,73, sonstige organische Substanz (Horn) 11,30%.

Eine Probe Futterkalk, nach dessen Verfütterung eine größere Anzahl Schweine einer großen Schweinemästerei krepiert war, enthielt erhebliche Mengen Fluor; der Fluorgehalt, nach der Aetzmethode festgestellt, betrug rund 6%.

### 2. Barmen.

Nußkohlen (1), Stückkohlen (1).

### 3. Bochum.

Schmierseife (41), Tran (14), Futtermehl (9), Gerstenkleie (1). Schmierseife war zum Teil mit Kartoffelmehl, Tran zum Teil mit Mineralöl verfälscht. Außerdem wurden untersucht: 2 Anstrichfarben auf Reinheit, 3 Baumaterialien auf Zusammensetzung, 37 gewerbliche Erzeugnisse auf Gehalt, 3 Kesselspeisewasser auf Zusammensetzung, 17 Kühlwasser, 1 Legierung, 17 Maschinenschmiermittel, 4 Metalle, 4 Mineralien, 6 Rohstoffe.

### 4. Breslau.

Im Auftrage von Gerichten und anderen Behörden wurden Bleiweiß (1), Ferrol (2), arsenige Säure (1), Schwefel (1), Gewebe (1), Maschinenöl (2), Mastpulver (1), Putztücher (3), Rohrteile (3) und Roßhaare (3) untersucht. Im Auftrage des Magistrates: Anstrichfarbe (1), Alkohol (1), Antinaphtalin (1), Asphalt (3), Betonkörper (23), Fettmasse (1), Gasreinigungsmasse (7), Gaswasser (28), Hausschwamm (1), Kautschuk (8), Kohle (36), Koks (1), Kupferdraht (1), Kupferlegierung (3) Kupferrohr (2), Lackfarbe (2), Leuchtgas (photometrisch) (216), Leuchtgas (kalorimetrisch) (193), Oelfarbe (1), Panzerschuppen (1), Pissoiröl (2), Schmierfett (7), Schmieröl (98), Schwefelsäure (1), Solin (1), Steinsalz (1), Tinte (2).

Von Privaten wurden eingeliefert: Calciumcarbid (1), Gaswasser (1), Hausschwamm (1), Kohle (14), Briketts (2), Koks (1), Marmor (4), Mikrosol (1), Mineral (1), Mineralöl (6), Phosphorsulfid (1), Roheisen (3), Siderosthenlubrose (1), Waschpulver (1), Watte (2), Tuchprobe (1), Strümpfe (1).

Zwei unter dem Namen Ferrol eingelieferte Antikesselstein-Mittel wurden mit folgendem Ergebnis untersucht: Das erste Mittel stellte eine Emulsion von saurer Reaktion dar. 1 Teil Petroleum war mit 2 Teilen einer wässerigen Flüssigkeit in Emulsionsform gebracht. Die wässerige Flüssigkeit war eine Abkochung von Quillajarinde mit etwa 5 % Kartoffelstärke. Nicht ohne Interesse war die Feststellung, daß in der wässerigen Flüssigkeit Hefezellen und Oidium lactis sich massenhaft entwickelt hatten, trotz der Anwesenheit von Petroleum.

Das andere Mittel war eine alkalische Flüssigkeit, welche aus 2 Schichten bestand. 1 Teil Petroleum war mit 4 Teilen einer rund 5 % Seife enthaltenden wässerigen Flüssigkeit gemischt. Der wesentliche Bestandteil beider Präparate bestand demnach aus Petroleum, dem altbekannten Kesselsteinmittel. In einem Zivilprozeß wurden drei Sorten Putztücher vorgelegt mit der Aufgabe, deren Bestandteile und Brauchbarkeit festzustellen. Aus einer Provinzial-Irrenanstalt in Schlesien wurde eine Anzahl von eisernen Wasserleitungsrohren übersandt, welche starke Knollenbildung zeigten. Die Lumina der Röhren waren durch diese Bildungen nahezu verschlossen. Die Direktion machte für die Entstehung der Knollen ein oberhalb der Anstalt gelegenes Emaillierwerk verantwortlich, welches angeblich seine freie Salzsäure und andere Mineralsäuren enthaltenden Abwässer in den Anstaltsteich entleere. Hierfür bot die wiederholte Analyse des Teichwassers keinerlei Anhalt. Das Wasser war neutral bezw. sehr schwach alkalisch, frei von Nitraten, Nitriten und fast frei von Sulfaten. Die Menge des gebundenen Chlors betrug im Liter 0,038 g. Auch die Untersuchung der Knollen selbst bestätigte die Ansicht der Direktion nicht. In dem Hauptzuleiter der Rieselfelder finden sich regelmäßig so große Massen von Fettstoffen vor, daß an deren gewerbliche Verwendung gedacht werden kann. Die Fettmassen enthielten 50 % durch Aether extrahierbares Fett, welches die Köttstoffersche Verseifungszahl 175 hatte. Es wurde empfohlen, von einer Verwendung dieses Fettes zur Seifenfabrikation abzusehen, dagegen wurde anheimgestellt, die Verwendung zur Fabrikation von Wagenschmiere ins Auge zu fassen.

Mit dem Namen Antinaphthalin wird eine an Gasanstalten gelieferte Flüssigkeit bezeichnet, welche den Zweck hat, die Naphthalinansammlungen in den Gasleitungsröhren in Lösung zu bringen. Die Flüssigkeit hatte das spez. Gewicht 0,8612 bei 15° und bestand aus 40 Volumen denaturiertem Spiritus und 60 Volumen Benzol. Die Identität des Benzols wurde erwiesen durch Ueberführen in Anilin, ferner durch Kristallisierenlassen in der Kälte. Für die Saugrohrleitungen der neuen Breslauer Grundwasserversorgung werden Dichtungen verwendet, welche aus Kautschukringen bestehen. Das gute Funktionieren der Grundwasserversorgungsanlage hängt von der Güte und Haltbarkeit des zur Verwendung gelangenden Kautschuks ab. Seitens der Verwaltung wurden 8 Proben übergeben, deren Untersuchung nach den von Henriques gemachten Mitteilungen ausgeführt wurde. Die erhaltenen Resultate waren in Prozenten:

| | I | II | III | IV | V | VI | VII | VIII |
|---|---|---|---|---|---|---|---|---|
| Roh-Kautschuk . . | 74,58 | 88,10 | 92,39 | 85,69 | 87,61 | 87,67 | 89,64 | 89,64 |
| Fettsäuren . . . | 16,40 | 4,28 | 0,20 | 4,89 | 3,05 | 1,73 | 1,28 | 1,34 |
| Asche . . . . . | 0,77 | 1,00 | 1,15 | 1,22 | 1,18 | 2,62 | 1,35 | 1,12 |
| Schwefel . . . . | 8,25 | 6,62 | 6,20 | 8,20 | 8,17 | 7,98 | 7,73 | 7,90 |

In den Kautschukproben sind enthalten Teile:

| | I | II | III | IV | V | VI | VII | VIII |
|---|---|---|---|---|---|---|---|---|
| In Aether löslich . | 11,00 | 17,99 | 10,60 | 4,82 | 4,83 | 10,88 | 6,53 | 9,47 |
| In Aether unlöslich (Reinkautschuk) | 62,50 | 73,13 | 80,34 | 79,34 | 81,14 | 75,85 | 81,77 | 79,28 |

Auf Grund des Gehaltes an reinem Kautschuk wurden die Proben VII, V, III, IV, VIII als die besten und als etwa gleichwertig bezeichnet. Nach Mitteilung der städt. Verwaltung entsprach diese Beurteilung unge-

fähr dem Preise der einzelnen Sorten. Pissoiröl war ein von Phenolen sorgfältig befreites Teeröl, ein Nebenprodukt der Destillation des Steinkohlenteers, vom spezifischen Gewichte 0,983 bei 15° C. Die zur Füllung der Akkumulatoren verwendete Schwefelsäure muß bekanntlich sehr rein sein, wenn die Akkumulatoren nicht beschädigt werden sollen. In einem Falle wurde von den städt. Elektrizitätswerken eine verdünnte Schwefelsäure übergeben, welche im Liter 17,4 g Chlorwasserstoff enthielt. Es lag augenscheinlich ein Versehen seitens der liefernden Fabrik vor.

Streusalz für Straßenbahnen. Ein solches von der Direktion der städt. Straßenbahn zur Untersuchung gestelltes Präparat zeigte folgende Zusammensetzung: Natriumchlorid 71,55, Natriumsulfat 21,34, Wasser 6,74, unlösliches 0,37 %. Das Salz war augenscheinlich ein Abfallprodukt. Es war etwas feuchter als denaturiertes Steinsalz und dürfte zum Streuen weniger geeignet sein, als dieses.

Ein von einer Installationsfirma geliefertes Solin, eine bestimmte Sorte Petroleum, sollte vertragsmäßig bei 85° C sieden. Die Untersuchung ergab, daß dieses Solin bei 45° C zu sieden begann, und daß bis 85° rund 92 Volumprozent überdestillierten, während der Rest von 8 Volumprozent von 85—110° siedete. Trotzdem wurde das Solin als den Lieferungsbedingungen entsprechend bezeichnet, weil die Destillate des Petroleums überhaupt keinen scharfen Siedepunkt zeigen, und weil der Siedepunkt der leichten Destillate im Verlaufe der Aufbewahrung erfahrungsgemäß wieder ansteigt.

Ein von Calciumkarbid, von welchem angenommen wurde, daß sein Gehalt an Calciumphosphid den üblichen Prozentsatz überstieg, sollte auf die Ausbeute an Acetylen und diejenige an Phosphorwasserstoff untersucht werden. Das Ergebnis war, daß sich aus 1 kg des Calciumkarbids 274 l Acetylen bei 15° C und 760 mm, ferner 0,111 g Phosphorwasserstoff entwickeln ließen.

Unter dem Namen Mikrosol kam ein Präparat im Handel vor, welches als Desinfektionsmittel empfohlen wurde, und welches sich besonders in Brennereien bewährt haben sollte. In Kellern von Brennereien soll ein Anstrich des mit der zehnfachen Menge Wasser gelösten Präparates die Holzteile in wirksamer Weise gegen Schimmelwachstum schützen. Das Mikrosol stellte eine grünliche, feuchte Paste dar, welche stark nach schwefliger Säure roch und in Wasser nahezu klar löslich war. Das Mittel bestand zu etwa 75 % aus kristallwasserhaltigem Kupfervitriol, außerdem waren vorhanden rund 10 % phenolschwefelsaures Kupfer neben 2,3 % freier Schwefelsäure. Der Rest bestand aus Wasser und Verunreinigungen.

Unter dem Namen Siderosthen-Lubrose war ein Anstrichmittel zu verstehen, welches als Schutzmittel des Eisens gegen Rost, aber auch als innerer Anstrich gemauerter und abgeputzter Wasserbassins empfohlen wurde. Infolge seiner Elastizität sollte das Mittel ein Abspringen des Putzes und Undichtwerden des Bassins verhindern. Die Untersuchung ergab, daß das Präparat eine Auflösung von etwa 70 Teilen Steinkohlenteer in etwa 30 Teilen Leichtöl war. Der Aschengehalt betrug rund 4 %, die Asche bestand im wesentlichen aus Ton. Es ist anzunehmen, daß ein solches Präparat die Eigenschaften eines Teeranstrichs haben wird, welcher für die genannten Zwecke allerdings erprobt ist.

Die Zusammensetzung von „Triumph-Salmiak-Terpentin-Waschpulver" war folgende: Glührückstand 40,6, Fettsäuren 28,6, Wasser 30,8 %. Terpentinöl und Ammoniak ließen sich nicht nachweisen. Hiernach war dieses Waschpulver zusammengesetzt aus rund 35 % Seifenpulver und 65 % verwitterter Soda. Möglicherweise sind auch ursprünglich Terpentinöl und Salmiakgeist zugesetzt worden, diese werden alsdann allmählich der Verflüchtigung anheimgefallen sein.

Die Untersuchung eines Appretur-Präparates gab folgende Ergebnisse: Trockenrückstand 35,30, Wasser 64,70, Stickstoff 0,1, Asche 0,71 %, außerdem wurde Oxalsäure, Phosphorsäure in Spuren und Salpetersäure nachgewiesen. Hiernach bestand das Präparat aus Stärke und deren

Umwandlungsprodukten bis zum Dextrin. Fraglich blieb nur, ob die vorhandene Salpetersäure als solche zugesetzt war, oder aus dem benutzten Wasser stammte, und ob die Oxalsäure als solche zugesetzt worden, oder erst durch die Einwirkung der Salpetersäure entstanden war. Im geschlossenen Rohr angestellte Versuche ergaben, daß diese Umwandlung bei 2—3 Atmosphären Druck sowohl durch Salpetersäure als durch Oxalsäure bewirkt werden kann.

Vigogne-Strumpf. Unter Vigogne ist Halbwolle zu verstehen, d. h. ein aus einem Baumwollfaden bestehendes Garn, welches mit Wolle umsponnen ist. Der Strumpf wurde zunächst in lauwarmem Wasser gründlich gewässert, dann getrocknet. Ein Stück des Gewebes von etwa 150 qcm Flächeninhalt wurde bei 100° bis zum gleichbleibenden Gewicht getrocknet, dann auf dem Wasserbade mit (wiederholt erneuerter) 7,5%iger Natronlauge erwärmt, bis die Wolle vollständig in Lösung gegangen war. Es wurde alsdann gewässert, mit etwa 5%iger Salzsäure ausgezogen, wiederum gewässert und bei 100° getrocknet. Das hinterbliebene Baumwollgewebe wurde direkt gewogen. Gefunden wurden von zwei verschiedenen Analytikern 61,4 bezw. 61,5% Baumwolle. Das Verfahren eignet sich sehr gut, um zu Demonstrationszwecken die Zusammensetzung der Vigogne zu zeigen. Zu diesem Zweck wurde von einem solchen Strumpfe die Spitze mit Natronlauge behandelt und dadurch der in der Wolle steckende baumwollene Strumpf freigelegt. — Zündhölzer. Eine Masse, welche aus Kaliumchlorat, Bleithiosulfat, Kupferrhodanat, Schwefelantimon und amorphem Phosphor bestehen sollte, war von einer Zündholzfabrik übergeben worden zur Feststellung, ob sie tatsächlich frei von weißem Phosphor sei. Die Untersuchung ergab, daß bei dem üblichen Verfahren des Nachweises nach Mitscherlich sich die Anwesenheit gewöhnlichen Phosphors mit Leichtigkeit nachweisen ließ. Angenommen, die bezüglichen Angaben der Fabrik wären zutreffend, so würde dieser Gehalt darauf zurückzuführen sein, daß der rote Phosphor des Handels weißen Phosphor enthält.

### 5. Crefeld.

An technischen Materialien für die verschiedenen Zweige der technischen Verwaltung wurden untersucht und begutachtet: Desinfektionsmittel, Anstrichproben, Appreturmittel, Beizen, Chemikalien, Erze, Fabrikationsrückstände, Farben, Fette, Futtermittel, Gespinstfasern, Gewebe, Mineralien, Oele, Rohprodukte, Sammt- und Seidenwaren, Seifen, Schmiermittel u.s.w. Ferner wurden im Laboratorium technische Versuche für die Industrie angestellt.

### 6. Hannover.

Die Zahl und Art der technischen Untersuchungen ergibt sich aus nachstehender Tabelle:

| Bezeichnung und Art der untersuchten Gegenstände | Gesamtzahl der untersuchten Gegenstände | Bemerkungen |
|---|---|---|
| Asphalt | 3 | 1 auf Zusammensetzung, 2 auf Schwefelsäuregehalt. |
| Benzinseife | 2 | Auf Zusammensetzung. |
| Beton | 5 | Auf Zusammensetzung. |
| Biertreber, getrockn. | 2 | Bestimmung des Futterwertes. |
| Briketts | 3 | Bestimmung des Heizwertes. |
| Chilisalpeter | 3 | Bestimmung des Stickstoffgehaltes. |
| Chlorkalk | 14 | Im Auftrage des Gerichts auf wirksames Chlor zu prüfen. |
| Düngesalz | 1 | Als Chilisalpeter gekauft, bestand aus mit Petroleum denaturiertem Kochsalz. |
| Erdnußkuchen | 1 | Verdorben. |
| Farben | 5 | Bestimmung des spezifischen Gewichts. |
| Futterkalk | 2 | Probe I enthielt: 20,45% citratlösl. Phosphorsäure bei 29,35% Gesamt-Phosphorsäure. Probe II enthielt: 38,65% citratlösl. Phosphorsäure bei 39,58% Gesamt-Phosphorsäure. |

| Bezeichnung und Art der untersuchten Gegenstände | Gesamtzahl der untersuchten Gegenstände | Bemerkungen |
|---|---|---|
| Gummi arabicum | 1 | Auf Zusammensetzung. |
| Kaisermentholöl | 1 | Prüfung auf Zusammensetzung und Begutachtung im Sinne der Kaiserl. Verordnung vom 23. 10. 00. |
| Kesselstein | 1 | Auf Zusammensetzung und Beurteilung der Entstehung. |
| Kleie | 3 | Eine Probe war rein, die zweite mit Getreideputz vermischt, die dritte mit Erdnußmehl verfälscht. |
| Konkremente | 1 | Abgänge eines Gallensteinkranken, in denen jedoch weder Gallenfarbstoffe, noch Gallenkonkremente nachgewiesen werden konnten. |
| Magnozon | 2 | Bestimmung des Gehaltes an aktivem Sauerstoff. |
| Mauerwerk-Auswitterungen | 1 | Angebl. Auswitterungen an der Wetterseite eines Neubaues erwiesen sich als Algenbildungen, deren Keime durch die Luft hineingetragen waren. |
| Mergel | 2 | Auf Zusammensetzung zu prüfen. |
| Metalle { Aluminium | 1 | Desgl. |
| Bronze | 1 | |
| Eisenerz | 1 | |
| Ferrosilicium | 1 | |
| Rotguß | 1 | |
| Mörtel | 21 | Die Proben waren arm an Kalk oder hatten zu hohen Wassergehalt. |
| Natronlauge | 6 | Prüfung ob den steueramtlichen Vorschriften entsprechend. |
| Ölfarbe | 1 | Auf Zusammensetzung. |
| Petroleum | 3 | Bestimmung des Entflammungspunktes und der hauptsächlichsten Fraktionen. |
| Putzpulver | 1 | Prüfung auf Zusammensetzung. |
| Pyroxilinlösungen | 2 | Bestimmung des spezifischen Gewichts. |
| Schrot | 3 | Zwei Proben waren rein, die dritte enthielt Brandsporen. |
| Seifenpulver | 3 | Auf Zusammensetzung. |
| Silbermünze | 1 | Bestimmung des Goldgehaltes. |
| Steinkohle | 4 | Bestimmung des Heizwertes. |
| Steinkohlenasche | 2 | Auf Zusammensetzung. |
| Steinsalzsole | 1 | Auf Zusammensetzung. |
| Thomasmehl | 1 | Bestimmung des Gehaltes an Phosphorsäure. |
| Trockenelement | 1 | Auf Zusammensetzung. |
| Ultramarin | 1 | War technisch rein. |
| Wäschereirückstand | 1 | Bestand aus Kalk, Magnesia und Seife. |
| Brauereiwässer | 2 | Auf Zusammensetzung und Beurteilung für den genannten Zweck. |
| Enteisenungsversuche | 100 | Siehe III. bei Leitungswasser. |
| Wasser aus einem Fischbassin | 1 | Untersuchung auf giftige Bestandteile. |
| Kesselspeisewasser | 8 | Auf Zusammensetzung und Beurteilung für den genannten Zweck. |
| Wäschereiwasser | 2 | Auf Zusammensetzung und Beurteilung für den genannten Zweck. |
| Ziegelstein | 2 | 1 Probe zeigte weiße Auswitterungen, die sich als Gips erwiesen. In der 2. sollte anläßlich eines gerichtlichen Streitverfahrens festgestellt werden, ob der Stein mit einer Flüssigkeit imprägniert sei, die Hausschwamm zerstören könne. Es wurde eine teerähnliche Flüssigkeit extrahiert. Zur selben Sache gehörte auch die Sandprobe. |
| Sand | 1 | |

### 7. Erlangen.

148 technische Untersuchungen wurden im Berichtsjahre ausgeführt. Von diesen wurden 30 durch eine Vorprüfung erledigt. Unter den technischen Analysen sind besonders Untersuchungen von Seifen erwähnenswert. Das Angebot von billigen Seifen drückt die reelle Seifenindustrie in empfindlicher Weise. Zur Abwehr der unreellen Konkurrenz hat der Verband der Seifenfabrikanten für Bayern, Sachsen und Baden Grenzen

für den Mindestgehalt an Fettsäuren, bei harten Seifen 46 bis 60 %, bei weichen Seifen 40 % Fettsäuren, bei behördlichen Ausschreibungen von Seifen festgesetzt. Es wurden im vergangenen Jahre Seifen untersucht, welche keinerlei Deklaration als weiche oder gefüllte Seifen trugen. Diese Seifen hatten einen Gehalt von 9, 8 bis 10, 3, 10, 5 bis 11,6 und 12,4 % Fettsäuren. Der Wassergehalt betrug bei einzelnen 61 bis 71 %, während 15 bis 23 % Füllmasse (Wasserglas) zugesetzt war. Solche Seifen dienen zur Täuschung des Publikums.

### 8. Fürth.

7 technische Untersuchungen.

### 9. München.

5 Imprägniermittel und 50 Laktodensimeter gelangten zur Prüfung. Beanstandungen erfolgten nicht.

### 10. Nürnberg.

Für magistratliche Anstalten waren zu untersuchen: 5 Schmieröle auf Viskosität, Flammpunkt, Gehalt an Säuren und Beimengung von Harzölen; 5 Proben Portlandzement auf Sulfatgehalt; 2 Kesselspeisewasser und 1 Kesselstein. Ferner gingen ein: 2 Gasreinigungsmassen, 4 Kautschukschläuche, 1 Benzin-Zement. 2 Seifenproben enthielten eine Beimengung von 9,2 und 10,9 % Talg. — Von 3 Fußbodenölen bestand das eine lediglich aus Mineralölen; die beiden übrigen enthielten 8 bezw. 13 % Pflanzenöle beigemengt. Ein sogenanntes Abbeizmittel zur Entfernung von alten Oelanstrichen bestand aus einer durch Calciumchromat gelb gefärbten Natriumaluminatlösung. Das nach dem Abbeizen als Gegenmittel zu verwendende sogenannte Isoliermittel bestand aus einer 10 %igen Schwefelsäure, der geringe Mengen Terpentinöl zugesetzt waren.

### 11. Speyer.

17 technische Untersuchungen waren zu erledigen. Beanstandungen wurden nicht ausgesprochen.

### 12. Dresden. Städt. Untersuchungsamt.

Von 88 untersuchten Seifenproben war eine Anzahl zu beanstanden, weil Talgkernseifen anstatt des vorgeschriebenen Talges häufig übermäßige Mengen Palmkernöl enthielten, oder weil verbotene Füllmaterialien, (bis zu 10 % Stärke und bis zu 12 % Wasserglas) aufgefunden wurden, oder endlich weil über 6 % freies Alkali vorhanden war. Eine Seife enthielt nur 28,7 % Fettsäuren. Die fortwährenden Beschwerden der Fabrikanten über die angeblich zu scharfen Anforderungen der Lieferungsbedingungen veranlaßten eine Reihe städt. Anstalten, in Einvernehmen mit dem Untersuchungsamte diese Vorschriften insofern zu mildern, als unter Aufrechterhaltung des Verbotes aller Füllmittel (Stärke, Wasserglas, Tonerde, Talg, Mineralöl) der Zusatz von 40 % Palmkernöl zur Talgkernseife gestattet wurde. Als Mindestgehalt an Fettsäuren wurden festgesetzt für Talgkernseife 70, Harzkernseife 70, Kokosseife 65, Eschweger Seife 60, Schmierseife 40 %.

Auch die eingelieferten 32 Sodaproben wiesen zum Teil eine schlechte Beschaffenheit auf, da an Stelle des garantierten Gehaltes von 98 % Natriumkarbonat mehrfach nur 50,40, ja einmal nur 38 % vorhanden waren. Die Minderwertigkeit beruhte stets auf dem Zusatze von Kochsalz (bis 55 %), und zwar war dieser Zusatz, wie festgestellt werden konnte, absichtlich hinzugefügt worden. Unter dem Vorgeben, das Publikum habe eine Abneigung gegen zu scharfe Soda, üben die Zwischenhändler auf die Fabrikanten einen Druck aus, billigere geringwertige Soda zu liefern. Letztere sehen sich gezwungen, speziell für den Verkehr in Dresden eine minderwertige Ware anzufertigen, welche „Dresdener Soda" genannt wird. Auf die wahre Beschaffenheit der vielen im Handel befindlichen Waschmittel wurde das Publikum auch im Berichtsjahre mehrfach hingewiesen. Die Untersuchung von 4 derartigen Erzeugnissen ergab folgende Zusammensetzung:

| | Minloßsches Waschpulver | Luhns Waschextrakt | Großers UniversalBrillantWaschstein | Henckels Bleichsoda |
|---|---|---|---|---|
| Wasser . . . | 38,00 % | 34,50 % | 54,00 % | 36,16 % |
| Soda . . . . | 53,50 „ | 25,33 „ | 38,00 „ | 40,22 „ |
| Wasserglas . . | 4,55 „ | — | 1,50 „ | 23,14 „ |
| Seife . . . . | 2,65 „ | 39,40 „ | — | — |
| Borax . . . . | — | — | 6,50 „ | — |
| Rest (Sand usw.) | 1,30 „ | 0,77 „ | — | 0,48 „ |

Den städt. Anstalten wurde von der Anwendung aller Waschpräparate abgeraten.

Tierkörpermehl. Aus den 14 Analysen berechnete sich folgende durchschnittliche Zusammensetzung: Wasser 6,24, Fett 15,82, Asche 18,81, Phosphorsäure 7,26, Stickstoff 9,22, Rohprotein 57,63, Reineiweiß 30,72, Verdauliches Reineiweiß 24,21 %.

Anstrichfarben. Von den untersuchten 15 Proben Bleiweiß war nur eine wegen ihres Gehaltes an 5,45 % kohlensauren Kalziums als den Vorschriften des Hochbauamtes nicht entsprechend zu beanstanden, während eine weitere mit 3 % Kalziumkarbonat noch als technisch rein bezeichnet wurde. Eine Wachsfarbe bestand aus einem Gemisch von Blei- und Zinkweiß. Unter 5 Mustern angeblicher Eisenmennige befand sich eine Probe Bleimennige. 7 streichfertige Oel- und Leimfarben gaben zu Beanstandungen keinen Anlaß, hingegen wurde von der Verwendung eines mit Leinölfirnis und Terpentin angeriebenen sogenannten Pariserblaus, welches nur Spuren Berlinerblau enthielt und größtenteils aus einem organischen Teerfarbstoff bestand, abgeraten. Die 4 eingelieferten Leinölfirnisse, deren Jodzahl 138,7—140,2—147,9 und 152,4 betrug und welche bei der Glastafelprobe normales Verhalten zeigten, entsprachen nicht den Lieferungsbedingungen.

Prachtleim. Das als Ersatz des tierischen Leims für Dekorationsmalerei empfohlene Produkt stellte eine gelblich weiße, stark klebrige und fadenziehende Masse dar, welche sich mit Jodlösung blau färbte und folgende Zusammensetzung besaß: Wasser 78,81 %, Trockensubstanz 21,19, Aetherextrakt (Fett und Harz) 0,60, Mineralstoffe 2,17, (darin Kaliumkarbonat 1,58), Karbolsäure 0,05 %.

Mineralmischung. Die Analyse dieser sehr kompliziert zusammengesetzten Substanz ergab folgende Befunde: Borsäure 27,78, Kohlensäure 1,89, Phosphorsäure 1,24, Schwefelsäure 2,58, Kieselsäure 47,02, Tonerde 10,13, Kalk 2,10, Natron 3,10, Ammoniak 0,59, Wasser (chemisch gebunden) 3,57 %.

Hieraus ließ sich folgende ungefähre Zusammensetzung berechnen: Quarzsand 35,00, Borsäure 27,70, Kaolin 25,70, Natriumsulfat 4,50, Natriumkarbonat 1,80, Kalziumphosphat (Knochenasche) 2,70, Ammoniumkarbonat 1,60, Kalziumkarbonat 0,80, Kalziumoxyd 0,20 %.

Asphalt. Die Bestimmung des Bitumens geschah nach folgender in der Praxis gebräuchlichen Methode: Eine sorgfältig gezogene Durchschnittsprobe von 20 g wurde auf das feinste pulverisiert und ein kleiner Teil, am besten genau 2 g, im Wassertrockenschranke 2 Stunden lang getrocknet. Das Pulver wurde alsdann in einem Kölbchen mit 2—3 g Chloroform übergossen, auf ein warmes Sandband gestellt und die Flüssigkeit nach der sofort eintretenden Lösung des Bitumens in ein gewogenes Porzellanschälchen abfiltriert. Das kleine Filter spült man mit 1—2 ccm Chloroform nach und wäscht dann den im Kölbchen verbliebenen Rückstand so lange mit kleinen Mengen Chloroform aus, bis es ungefärbt bleibt. Die Hauptmenge des Lösungsmittels läßt man bei Zimmertemperatur verdunsten, entfernt den Rest durch gelindes Erwärmen auf dem Wasserbade und wiegt den Rückstand. Vergleichende Bestimmungen haben gezeigt, daß diese einfach zu handhabende Methode nahezu dieselben Werte wie die von Fischer[1]) vorgeschlagene liefert, wie aus folgenden Analysen hervorgeht:

---

[1]) Jahresbericht des Chemischen Untersuchungsamtes Breslau 1896/97. S. 54.

| | 1 | 2 | 3 | 4 | 5 | 6 |
|---|---|---|---|---|---|---|
| Mineralstoffe | 88,99 % | 87,70 % | 90,69 % | 89,15 % | 90,65 % | 91,69 % |
| Bitumen nach dem Verfahren von Fischer | 10,78 „ | 10,50 „ | 8,10 „ | 10,30 „ | 7,98 „ | — |
| Bitumen nach dem technischen Verfahren . . | 10,74 | 10,72 | 8,35 | 10,49 | 7,92 | 8,24 „ |

Obwohl der Einfluß des Bitumengehaltes auf die technische Verwendbarkeit von Asphaltproben außer Zweifel steht, darf doch bei der Beurteilung nicht außer acht gelassen werden, daß für die Güte der Ware neben der Menge auch die Beschaffenheit des Bitumens maßgebend ist, und daß das letztere eine zähe, tiefschwarze Masse bilden muß, nicht aber braun und schmierig aussehen darf. Die Untersuchung zweier vom Hochbauamte eingelieferter Braunkohlen ergab folgende Werte:

| | Wasser | Kohlenstoff | Wasserstoff | Schwefel | Asche | Sauerstoff |
|---|---|---|---|---|---|---|
| Probe I . . . | 19,65 % | 50,70 % | 3,68 % | 0,69 % | 6,40 % | 18,88 % |
| Probe II . . | 23,26 „ | 48,61 „ | 3,40 „ | 0,62 „ | 5,95 „ | 18,16 „ |

Der aus diesen analytischen Daten auf Grund der Dulongschen Formel berechnete theoretische Wärmeeffekt von 4576 bezw. 4332 Kalorien kann natürlich nur ein wenig zuverlässiges Urteil über die Brauchbarkeit des Brennmaterials geben, da die Elementaranalyse bei Braunkohlen einerseits zu niedrige Werte ergibt, und die Resultate andererseits nicht einmal relativ vergleichbar sind. Es wird daher beabsichtigt, die Bestimmung des Heizwertes in Zukunft nur auf kalorimetrischem Wege auszuführen. — Putzpulver. Das einer städt. Anstalt zum Putzen von Metallgeschirr angebotene Präparat bestand aus gemahlenem Schwerspat. Preis des Mittels pro 1 kg 6,40 *M.*! Wert 20 Pf. — Lagermetall. Magnolia enthielt nicht, wie der Auftraggeber vermutet hatte, Zinn, Zink und Blei, sondern 79,52 % Blei, 14,21 % Antimon und 5,58 % Zinn. — Kontaktmaterial für elektrische Klingelleitung bestand nicht, wie vertragsmäßig ausbedungen war, aus reinem Platin, sondern aus einer Legierung von 70 Teilen Silber und 30 Teilen Platin. — Blitzlichtpulver zu photographischen Aufnahmen war ein Gemisch von 71 % Magnesiumpulver und 29 % chlorsaurem Kalium. — Ruß. Seitdem im Interesse einer systematischen Bekämpfung der Rußplage eine besondere Inspektion für die Feuerungsanlagen geschaffen worden ist, wird versucht, diesen Bestrebungen durch fortlaufende chemische Untersuchungen der verschiedenen Heizsystemen entstammenden Rußproben eine wissenschaftliche Grundlage zu geben. Drei derartige Proben besaßen folgende Beschaffenheit:

| | 1. | 2. | 3. |
|---|---|---|---|
| | | Ruß aus | |
| | gewöhnlichen Öfen | Schornsteinen für Küchen- und Ofen-Feuerung | rauchschwacher Feuerung |
| Spezifisches Gewicht . . | 0,6448 | 0,4247 | 0,8630 |
| Wasser . . . . . . . | 5,64 % | 7,37 % | 0,98 % |
| Asche . . . . . . . | 68,69 „ | 60,45 „ | 83,32 „ |
| Kohlenstoff . . . . . | 13,11 „ | 24,26 „ | 13,68 „ |
| Wasserstoff . . . . . | 1,13 „ | 2,00 „ | 0,68 „ |

Wollschmelzmittel. Eine Emulsion von 15,45 % Teilen Walkfett, 1,13 % Ammoniumkarbonat und 0,20 % Chromchlorid mit 82,8 % Wasser. — Die Untersuchung von 2 Appreturmitteln ergab folgende Werte:

| | Kartoffelmehl | Dextrin | kalz. Soda | Talkpulver |
|---|---|---|---|---|
| Probe I . . . | 51 % | 22 % | 27 % | — |
| Probe II . | 30 „ | 23 „ | 29 „ | 18 % |

Von den zur Untersuchung eingelieferten Kesselspeisewässern gewährte nur eines ein gewisses Interesse, da es an den Siederöhren des in einer städt. Anstalt befindlichen Niederdruckkessels umfangreiche Zerstörungen hervorgerufen haben sollte. Die Oberseite der Röhren war mit einem dicken braunen Schlamm bedeckt und es fanden sich darunter zahlreiche Korrosionen, rundliche Vertiefungen, ja völlig durchgefressene Löcher vor. Die Analyse des Wassers, welches der Dresdener Wasserleitung entstammte, ergab, daß in ihm nicht die Ursache zu erblicken sei, und daß außerdem von sonstigen schädlichen Mitteln weder Zucker noch freie Säuren zugegen waren. Hingegen wurde durch Extraktion des braunen Schlammes mit Aether ein nicht unbeträchtlicher fettartiger Rückstand in Menge von 1,15 % erhalten, welcher sich durch die Akroleïnreaktion und die Verseifungszahl von 217,28 als Fett zu erkennen gab. Damit war die Erklärung für die Erscheinung gefunden, denn es ist bekannt, daß Fett infolge der Abspaltung freier Fettsäuren die Kesselbleche zu beschädigen vermag. Der Fall mahnt aufs neue, darauf zu achten, daß nicht durch unvorsichtiges Hantieren Schmieröl in die Kessel gelangt. Außerdem gelangten zur Untersuchung: Aluminiumpulver (1), Chemikalien (10), Zigarettenpapier (2), Dachrinne (1), Düngemittel (1), Futtermittel (2), Kitt (1), Methol (1), Schlamm (1), Streumehl (2), Talg (2), Wäsche (1), Watte (1).

### 13. Leipzig. Laboratorium Dr. Prager.

Amtshauptmannschaft Flöha. Im Laboratorium wurden 84 technische Untersuchungen ausgeführt.

### 14. Leipzig. Laboratorium Dr. Röhrig.

Amtshauptmannschaft Borna. Es wurden im Berichtsjahre 247 technische Untersuchungen ausgeführt.

### 15. Plauen. Laboratorium Dr. Forster.

Amtshauptmannschaft Auerbach.

| Zahl und Art der technischen Untersuchungen | Im 4. Vierteljahre 1901 | Im Jahre 1902 |
|---|---|---|
| Düngemittel . . . . . . . . . | 66 | 373 |
| Futtermittel . . . . . . . . . | — | 11 |
| Braumalz . . . . . . . . . | 3 | 2 |
| Technische Salze . . . . . . | 7 | 14 |
| Erze, Metalle . . . . . . . | 4 | 7 |
| Farben . . . . . . . . . | — | 4 |
| Petroleumdestillate . . . . . | 1 | 10 |
| Industriebetriebsgase . . . . . | 2 | 6 |
| Textilindustrielle Produkte . . . . | 24 | 93 |
| Wässer für technische Zwecke, Abwässer . | — | 45 |
| Gasreinigungsmassen . . . . . . | 2 | 6 |
| | 109 | 571 |

Es wurde außerdem eine auf textilindustriellem Gebiete liegende Patentsache bearbeitet.

### 16. Zittau. Laboratorium Dr. Jonscher.

Amtshauptmannschaften Löbau und Zittau. Es wurden 95 technische Untersuchungen aus den Fabrikationszweigen der Oberlausitz (Weberei, Färberei, Appretur u.s.w.) ausgeführt.

### 17. Zwickau. Laboratorium Dr. Falck.

Amtshauptmannschaft Zwickau. 262 technische und 14 landwirtschaftliche Untersuchungen.

### 18. Heilbronn.

An technischen Untersuchungen wurden unter anderen ausgeführt: technische Untersuchungen für verschiedene Behörden (16), Abfallsalz (1), Abwasser (15), Azetylengas (6), Alaun (1), Ammoniakwasser (2), Appreturmittel (6), Benzin (1), Bleischlacken (1), Bodenbelag (1), Kalziumkarbid (12), Chlorkalk (2), Koks (4), Degras (1), Desinfektionsmittel (1), Farben und Firnisse (15), Feuerwerkskörper (2), Flaschenlack (4), Futtermittel (18), Gärverfuche (3), Glyzerin (1), Harzleim (1), Kalk (1), Keffelanflug (2), Kitt (7), Klebmittel (9), Kleiderftoffe (2), Kochfalz (1), Lack (3), Löffel (1), Leder (1), Maifchen (15), Melaffen (16), Metalllegierungen (4), Mineralien (2), Mörtel (7), Oel (13), Oleïn (1), Papier (8), pharmazeutifche Präparate (1), technifche Präparate (8), Pottafche (1), Sauerftoffpatronen (4), Schwefel (2), Schwefelfäure (1), Siederohrabfchnitte (2), Siegellack (6), Silberlegierungen (143), Steinkitt (3), Stoffproben (6), Tran (3), titrierte Löfungen (43), Treber (1), fäurefefter Wandanftrich (2), Wafchmittel (3), Zuckerrüben (10).

### 19. Stuttgart. Kgl. Zentralftelle.

Von technifchen Unterfuchungen find zu erwähnen: Anwuchs von einer Bronzeftatuette (1), Benzin (1), Benzol (1), Berberitzenfaft (1), Blei (1), Bleichflüffigkeit (1), Bleierze (5), Bleikabel (2), Bleiweiß (10), Bodenfatz aus einem Kabelfchacht (1), Brennmaterialien (37), Kakaobutter (1), Cachou (1), Zement (6), Cerefin (1), Chlorbaryum (1), Chlorkalkproben (8), Kokosölfettfäuren (2), Konfervierungsfalze (5), Desinfektionsmittel (2), Dünger (13), Eigelb (2), Eifen (1), Eifenfchwärze (1), Erde (1), Effigfäure (1), Farbftoffe (9), Fette (1), Fettfäure (1), Flüffigkeiten (4), Fußbodenöle (2), Garne (8), Gewebe (4), Gipsproben (7), Gipsfteine (3), Häckerling (1), Harzleime (4), Harzöle (7), Hektrographenmaffen (16), wollenes Hemd (1), Holzftoff (1), Jacken (2), Kaffeeglafur (1), Kalkfteine (11), Kaftanienholzextrakt (3), künftliche Kautfchukproben (2), Keffelftein (3), Klebftoffe (6), eiferne Kochgefäße (2), Kohlenrückftand (1), Kohlenfäure (1), Kratzenftücke (2), Kupfervitriollöfung (1), Lamorin (1), Laugen (4), Leder (1), Legierungen (24), Leim (1), Leimöle (4), Leinölfirnis (1), Leinwandproben (2), Litographiefteine (3), Lithoponeweiß (4), Magnefia (1), Malerleim (1), Material zum Verpacken von Metall (1), Meffer (1), Meffingröhre (1), Metallkugel (1), Mineralöle (5), Mittel zum Härten von Stahl (1), Mörtel (1), Natronlaugen (11), Natronwafferglas (1), Nickellöfung (1), Ocker (1), Oelwaffermifchungen (3), Olivenöle (3), Palmkernölfettfäure (1), Papierproben (30), Pappen (2), Pergamentpapierdärme (3), Pfanne aus Eifen (1), Pferdefutter (1), künftliche Pfirfichhaut (1), Pikrinfäureproben (Granatfüllungen) (39), Pökelfalz (1), Politur (1), Pottafche (1), Präparate (4), Pyrin (1), Pyrit (1), Reisfuttermehl (1), Rizinusöl (1), Säure (1), Salpeterfäure (1), Salzlaken (7), Schmelzöle (2), Schmieröle (23), Schriftftück (1), Schwefeläther (3), Sediment (1), Seidenzeug (1), Seifen (9), Seifenfett (1), Seifenpulver (6), Seifenfand (1), Serviette (1), feidene Spitze (1), Statuetten (4), Stiefelwichfen (2), Stoffbänder (9), Sulfuröl (1), Terpentinöle (10), Tinten (4), Torgament (1), Trachite (3), Trikotftoff (1), Tripel (1), Tücher (13), Ultramarin (1), Wachs (1), Wafchextrakt (2), Weingeift (1). Im Jahre 1902 wurden 251 900 kg Pikrinfäure in Teillieferungen von 1700, 7500 und 10 000 kg von württembergifchen und anderen deutfchen Fabriken, welche gemeinfchaftlich arbeiteten, abgenommen und von jeder Lieferung eine an Ort und Stelle gezogene Durchfchnittsprobe im Laboratorium unterfucht. Der Sprengftoff war für die Japanifche Artillerie zur Füllung von Granaten beftimmt. Zur Abnahme diefer Lieferungen waren 29 Reifen nötig.

### 20. Stuttgart. Medizinal-Kollegium.

Es wurden geprüft: Kohlen (23), Farbe (1), imprägniertes Holz (1), Abwaffer (5), Eigelb (2). Imprägniertes Holz für Straßenpflafter enthielt im Durchfchnitt 0,15 % Zink, entfprechend 0,31 % Chlorzink. Chinefifches konzentriertes Eigelb für Gerbereizwecke enthielt 39—49 % Waffer, 11—20 Mineralftoffe, darunter 8—17 % Kochfalz und 26 % Fett.

### 21. Stuttgart. Städt. Unterfuchungsamt.

Zur Unterfuchung gelangten: Bodenöle (15), Gafoline (15), Zementverputz (5), Salmiak (1), Theatervorhangrefte auf Imprägnierung (3), Glühftrümpfe (6), Luftgas (1), Blitzableiter auf Stifts- und ftädt. Gebäuden und auf Kirchen (100), Rüböl (2), Dampfzylinderöl (2), Abfchieferungen auf Gips (2), Seidenpapier (1), Kleiderftoff

(1), fchwarzer Belag vom Umformer im Elektrizitätswerk (1). Außerdem wurden für das Beleuchtungswefen und die Gasfabrik 958 Unterfuchungen ausgeführt. Ferner wurden geprüft Kohlen, Briketts, Koks (7), Auerbrenner (2), Zylinder für Sauerftoffe (1), Zylinder für Wafferftoff (1).

### 22. Freiburg.

Denaturierungsmittel (1), Drogen (5), Gefpinfte (4), Imprägnierungsmittel (73), Malerfarben und Firniffe (14), Mineralien (3), Papier (10), Schmieröle (2), Waffer zu technifchen Zwecken (2), technifche Unterfuchungen verfchiedener Art (15). Alle Proben entfprachen den Anforderungen, jedoch wurde mehrmals ein als rein verkauftes Bleiweiß als mit Schwerfpat vermifcht erkannt.

### 23. Heidelberg.

Braunftein (2), Desinfektionsmittel (1), Gummi-Glanzftärke (1), Keffelfpeifewaffer (1), Leinöl (1), Oelfarbe (1), Seife (6), Weißzeug (1). Die technifchen Unterfuchungen gaben, abgefehen von der Glanzftärke, keinen Grund zu Beanftandungen.

### 24. Konftanz.

Unterfucht wurden: Denaturierungsmittel (9), denaturierter Spiritus (2), Futtermittel (1), Abwäffer (10).

### 25. Mannheim.

Stärke (6), Seifen (4).

### 26. Pforzheim.

Metalle und Legierungen (12), Etuisftoffe (19), Verfilberung (1), Eifenoxydationsmaffe (1), Bijouteriefüllung (1), Schmelzpulver (1), Waffer zu technifchen Zwecken (3), Salzfäure (1), Bleiweiß (1), Koke und Kohle (3), Denaturierungsmittel (1), Kalk (1), Siegellack (1), Färbemittel (1), Moskitokerzen (1), Chemikalien (1), Wafchpulver (1). Unterfuchungen für das ftädt. Gaswerk: Lichtmeffungen des Leuchtgafes (291), Analyfen von Leuchtgas (328), Analyfen von Waffergas (118), Heizwertbeftimmungen des Leuchtgafes (350), Heizwertbeftimmungen des Waffergafes (13), Ammoniakbeftimmungen: im Stadtgas (22), im Rohgas (558), im Gaswaffer (287), im konzentrierten Gaswaffer (202), im Abwaffer der Gaswafferverarbeitung (340), in den Gaswafferfendungen (15). Cyanbeftimmungen im Rohgas (7), Schwefelbeftimmungen im Rohgas (10). Analyfen: von Rauchgafen der Generatoröfen (439), von Generatorgafen in der Waffergasfabrik (94), von Rauchgafen in den Dampffeffelöfen (51). Unterfuchungen: von neuen Reinigungsmaffen (5), von gebrauchten Reinigungsmaffen (52), von Koke (26), von Benzol (3), von Kalk (4), von Waffer (15), von Mörtel (3). Verfchiedene Verfuche (5). Im ganzen wurden für das Gaswerk: 3238 Unterfuchungen ausgeführt.

### 27. Weinheim.

Brenn- und Heizmaterialien (119), Denaturierungsmittel und wiedergewonnener Branntwein (34), Chemikalien und Verfchiedenes (105).

### 28. Darmftadt.

Mineralien (8), Mörtel (3), Futtermittel (1), Zement (3), Aräometer (22). Eine Mörtelprobe wurde beanftandet.

### 29. Gießen.

2 Abwäffer wurden auf Stoffe, die für die Fifcherei fchädlich find, unterfucht. Außerdem gelangten zur Prüfung: Erze (4), Farben (Bleiweiß, Fußbodenfarben) (65), Futtermittel (10), Kalk und Kalkfteine (2), flüffige Kohlenfäure (1), Leinöl (1), Mineral (1), Mörtel (1), Seife (1), Seifenpulver (4), Seifenunterlagen (4), Terpentinöl (1).

### 30. Mainz.

Ammoniakwaffer (1), Anlegeöl (1), Benzin (1), Denaturierungsmittel (1), Futtermittel (2), Holz (5), Holzgeift (29), Klauenöl (1), Kohle (2), Korkfteinplatten (2), Kraftfutter (1), Lack (1), Mineralfchmieröl (1), Mörtel (19), Pyridin (1), Sand (1), Sumachbrühe (2), Schellacklöfung (1), Schlammanfatz im Brunnen (1), Schmierfeife

(1), Schweißpulver (1), Schwefel (2), Teerwasser (1), Terpentinöl (3), Wachs (5), Walkbrühe (1), Wagenschmiere (1), Zement (1), Zinklauge (1). Drei Proben Holzgeist entsprachen nicht den steueramtlichen Vorschriften. Zwei Wachsproben waren annähernd zur Hälfte mit Paraffin und Stearinsäure vermischt.

### 31. Worms.

197 chemisch-technische Produkte gelangten zur Prüfung. Die Beschaffenheit aller Proben erwies sich als einwandfrei.

### 32. Rostock.

Technische Untersuchungen (13).

### 33. Oldenburg.

Die für die Industrie und den Handel untersuchten 64 Gegenstände bestanden aus Kalziumkarbid, Kalziumkarbidschlamm, Braunstein, Sulfat, Gaskohlen, Gasreinigungsmasse, Zinkweiß, Bronze, Glaubersalz, Soda, Chlorkalk, Pottasche, Chlorkalium, Kartoffelmehl, Kleie, Fischlebermehl, Mergel, Olein, Leinöl, Leinölfirnis, Maschinenöl, Knochenfett, Seife, Harz, Brauerpech, Benzin, Spiritus, Terpentinöl, Kesselspeisewasser, technischen Geheimmitteln.

### 34. Gotha.

Die Leuchtkraft der für die Straßenbeleuchtung bestimmten ungebrauchten Glühlichtkörper wurde im Photometerzimmer der Gasanstalt geprüft. Im Mittel wurden 81 Hefnerkerzen gefunden. Die zur Messung dienende Prüfungsflamme des Photometers hatte bei einem stündlichen Gaskonsum von 220 Liter 21,9 Hefnerkerzen Leuchtkraft.

### 35. Dessau.

Steueramtliche Untersuchungen wurden von nachstehenden Proben ausgeführt: Zucker (215), Melasse (39), Kalisalze (4), Soda (4), Chlorsoole (4). Ferner wurden geprüft: Futtermittel u.s.w. (11), Düngemittel (6), Schlempekohle u.s.w. (89), ätzende und kohlensaure Alkalien (17), Kalkstein, gebr. Kalk u.s.w. (19), Strontianpräparate (48), Lithopone (7), Erde usw. (10), Erze, Metalle und Metalllegierungen (17), Holzwaren u.s.w. (15), technische Oele (23), Seife u.s.w. (5), Zuckerrüben (1), Verschiedenes (34).

### 36. Lübeck.

Untersucht wurden: 3 Baumaterialien, 2 Darmpökel, 65 Düngemittel, 509 Erze, 2 Farben, 4 Kohlen, 7 Lacke, 48 Stahlproben, 9 Teer- und Pechproben.

### 37. Bremen.

Rohe Salpetersäure (2), Ammoniakwasser (5), Nikotin (1), Salzwasser (2), Pökellake (2), Arsenik (1), Schlamm (1), Rotgußrohr (1), Mineralien (5), Kesselspeisewasser (8), Ipekakuanhawurzel (2). Diese Objekte sind mit einer Ausnahme von Interessenten dem Laboratorium übergeben worden, um einerseits den garantierten Gehalt der Gegenstände, wie z. B. bei roher Salpetersäure, Ammoniakwasser, Nikotin, Arsenik, Ipekakuanhawurzel nachprüfen und andererseits feststellen zu lassen, ob die technische Verarbeitung der Objekte, wie Schlamm, Mineralien, in irgend einer bestimmten Richtung einen Erfolg versprechen dürfte. Die überaus nachteiligen Wirkungen, die in einer Pökellake importierte Schweinezungen beim Verarbeiten zu Würsten auf die Wurstmasse und die Wursthaut ausübten, dadurch, daß durch Gasentwickelung die Wurstmasse aufquoll und die Häute platzten, verursachten die Untersuchung der Pökellake. Der Pökellake waren reichliche Mengen Zucker zugesetzt worden. Außerdem fanden sich noch beachtenswerte Mengen gebundener Kohlensäure vor, welche durch die Gärung des Zuckers erzeugt worden waren. In der sauren Wurstmasse rührte die Gasentwickelung sowie die nachteiligen Wirkungen von der mit Kohlensäureentwickelung verbundenen Gärung des Zuckers her. Von der Verwendung der Schweinezungen mußte bei der Wurstfabrikation abgesehen werden. In dem amtlich eingelieferten Schlamm aus den Klärbassins der Kanalwasser sollte der Gehalt an Rohfett

bestimmt werden, um festzustellen, ob die Verarbeitung dieser Produkte auf Fett sich lohnen würde. Der Wassergehalt des Schlamms betrug 62,8 %, der Rohfettgehalt in der bei 100° C getrockneten Masse 4,14 %. Der Rohfettgehalt bestand wiederum aus 2,63 % verseifbaren und 1,51 % unverseifbaren fettartigen Massen. Die von Interessenten zugesandten Mineralien enthielten, wenn man von einem titanhaltigen Magnetensteinpulver aus Afrika absieht, keine hüttentechnisch zu verwertenden Metalle. — Bei den als Kesselspeisewasser in Aussicht genommenen Wässern mußte von dem direkten Gebrauche einiger Proben abgeraten werden. Nach geeigneter Behandlung mit Soda, Vorwärmung u.s.w. stand einer Verwendung der betreffenden Wässer zur Speisung von Kesseln nichts im Wege.

### 38. Metz.

Glühlichtkörper (2), Glockengut (1), Zinn (auf Bleigehalt) (1), Leinwanddecke (auf Baumwolle) (1), Leinöl (2), Firnis (2), Mörtel (1), Ton (3). Leinöl und Firnisse waren mit Petroleumrückständen gefälscht. Sie trockneten nicht und waren zum Gebrauche untauglich. 1 Mörtel war auf Kalkgehalt zu untersuchen, da er keine Festigkeit hatte. Die 3 Tonproben waren auf ihre Tauglichkeit für Ziegelbereitung zu untersuchen.

### 39. Straßburg.

112 technische Untersuchungen wurden ausgeführt. Sie betrafen Chemikalien, Lacke, Firnisse, Erze, Metalllegierungen, Fette, Oele, Farbstoffe, Seifen, Appreturmittel. Mit einbegriffen sind 7 für den städt. Oktroi zu Tarifierungszwecken und 3 für das Stadtbauamt ausgeführte Untersuchungen, ferner 30 Untersuchungen im Auftrage von Zoll- und Steuerbehörden (Mineralöle, Fette, Oele, Aether, Pyridinbasen u.s.w) sowohl zu Tarifierungszwecken, als auch, um vorschriftsmäßige Beschaffenheit festzustellen. Außerdem wurden im Auftrage von Privaten 2 Kesselspeisewasser zur Feststellung ihrer Brauchbarkeit untersucht.

## 25. Verschiedenes.

### 1. Bochum.

Es kamen zur Untersuchung: Genußmittel auf gute Beschaffenheit (14), Nahrungsmittel auf Reinheit (83), Verschiedenes (122).

### 2. Breslau.

Rattengift (1), Häckerle (1), Puddingpulver (1), Brandstiftungsobjekte (3), verschiedene Ueberführungsobjekte (10), Urkunden (5), Eis (1).

### 3. Crefeld.

Verschiedenes (12).

### 4. Fürth.

Verschiedene Gegenstände (18).

### 5. München.

Ingwer-Bierextrakt in Pulverform bestand aus parfümiertem Brausepulver.

Backöl erwies sich als Sesamöl.

Diamalt, ein für den Backprozeß empfohlenes und tatsächlich viel Verwendung findendes Erzeugnis, ist ein diastasehaltiger Malzauszug und war nicht zu beanstanden.

Force, ein viel angepriesenes amerikanisches Nährpräparat, ist zerquetschtes und geröstetes Getreidekorn von angenehmem Geschmack.

### 6. Nürnberg.

Von 55 verschiedenartigen Untersuchungen seien folgende erwähnt: Von den aus 7 Friseurläden entnommenen Haarfärbemitteln bestanden die als Eau phänomenale, Melanocomne, Kascha und Neril bezeichneten aus zwei Flüssigkeiten, wovon die eine ammoniakalische Silberlösung, die andere Pyrogallussäure war. Das Präparat „Endlich" enthielt als wirksamen Bestandteil Wismutnitrat. Das Präparat „Hero" verdankt seine Wirkung einer organischen Amidoverbindung, welche jedoch nicht näher charakterisiert werden konnte.

Das Hühneraugenmittel „Collod" ist salizylsäurehaltiges Collodium und das Enthaarungspulver „Depilatorium" besteht aus Calciumsulfarsenit und Calciumsulfarsenat.

Ein als Zusatzmittel zur Margarine empfohlenes weißes Präparat war ein Gemenge von Eiweiß, Zucker, Kochsalz und Magnesiumoxyd. Die Verwendung des Zusatzmittels zu Margarine wurde auf Grund des § 21 des Gesetzes, betr. die Schlachtvieh- und Fleischbeschau, vom 3. Juni 1900 und die hierzu erlassene Bekanntmachung des Bundesrates vom 18. Februar 1902 als unzulässig bezeichnet. Ein angeblich beim Transport durch Kalkdünger beschädigter Weizen war vollkommen normal.

### 7. Speyer.

Wurstfärbemittel (3), sonstige Untersuchungen (7).

### 8. Würzburg.

Es kamen 90 verschiedene Gegenstände zur Untersuchung. Besonders seien hier erwähnt: Albumina (2), Baldriantinktur (1), Cylinderöl (1), Chlorkaliumlösung (1), Fleischbelag (1), Gewürzsalze (2), Haarwasser (1), Kockelskörner (1), Natronlauge (1), Rattengift (1), Sirona (1), Stempelfarbe (1), Schwefelsäure (1), Wunderbalsam (1), Wurmsamen (30) und Wachholdersaft (2). Albumina ist ein Wurstbindemittel, dessen Trockensubstanz aus etwa 75 % Gummi arabikum und 25 % Mineralbestandteilen, der Hauptsache nach Borax, besteht. 1 Fleischbelag bestand aus Kochsalz. 1 sogenanntes Gewürzsalz bestand aus einer Mischung von Gewürzen mit 87 % Kochsalz.

1 Haarwasser bestand aus einer alkalischen Wismutlösung mit suspendiertem Schwefel. Sirona ist reine Maisstärke.

### 9. Dresden. Städt. Untersuchungsamt.

Schwabenvertilgungsmittel. Ein durch Verkleistern von ungefähr 20 Teilen Weizenmehl mit Wasser hergestellter Brei enthielt in 100 Teilen 0,2 g giftigen weißen Phosphor.

Ungeziefermittel. Ein bei einem Kammerjäger beschlagnahmtes Präparat, das für giftig gehalten wurde, erwies sich als Insektenpulver.

Calmin. Das von einer hiesigen Firma gegen Asthma angepriesene Mittel bestand aus Pyridin. Die öffentliche Ankündigung wurde auf Grund der Ministerialverordnung vom 29. Mai 1895 als unzulässig bezeichnet.

Antifloral. Die Untersuchung dieses Heilmittels gegen Erkrankung der Schleimhäute, weißen Fluß und dergleichen ergab, daß die farblose Flüssigkeit vom spezifischen Gewicht 1,0189 ein Gemisch von verdünnter Karbolsäure mit 4½ % Wasserstoffsuperoxyd darstellte, also nicht außerhalb der Apotheken feilgehalten werden durfte.

Mittel gegen Zuckerkrankheit. Dasselbe bestand aus 2 Präparaten: a) Contramel. Die trübe, schmutzig braune Flüssigkeit, die zu innerlichem Gebrauch bestimmt war, bestand aus einem Gemisch verschiedener Dekokte, unter anderem von Leinsamschleim, Eichenrinde, Enzianwurzel, Kalmus, Waldmeister, Lorbeerblättern mit 1 % Kochsalz und enthielt nach Angabe des Fabrikanten außerdem noch Bohnentee, Heidelbeerkraut, Faulbaumrinde, Chinarinde, und Syzygium Jambolan. b) Antidiabetisches Mundwasser. Mit Benzoe aromatisierte, wässerige Auflösung von 0,8 % Wasserstoffsuperoxyd. Im Gegensatz zu der Ansicht des Fabrikanten, daß das Mundwasser als „Kosmetikum" dem freien Verkehr überlassen sei, wurden beide Präparate als Heilmittel und Geheimmittel bezeichnet. Ueberdies erschien der Preis von 30 ℳ für 2 l Contramel und 1 l Mundwasser, deren reeller Wert sich zu etwa 2 ℳ berechnet, sehr hoch.

Panazin. Die von einer Magnetopathin zum „Abstreichen" benutzte Salbe, welche angeblich heilsame Kräuter enthalten sollte, bestand aus schwach parfümiertem Schweinefett.

Dr. Schönermarks Desodorin, ein Mittel gegen Fußschweiß, ist technisch reine Borsäure.

Erweichungsmittel. Die zur Erzeugung eines fettigen, elastischen Häutchens auf organischen Gebilden bestimmte Flüssigkeit erwies sich als ein Gemisch von ungefähr 30 Teilen Kollodium, 13 Teilen Rizinusöl und 57 Teilen Alkohol.

Anämin enthielt 14 % Alkohol, 10 % Rohrzucker, 0,20 % Eisen als Saccharat und Pepsin.

Wiener Backpulver. Das Präparat war nach Ansicht der importierenden Firma zu Unrecht mit der Eingangsabgabe belegt worden, da es nur aus Backsalz bestehen sollte. Die chemische Untersuchung ergab, daß ein Gemisch von Weinsäure, Natriumbikarbonat mit ungefähr 52 % Maismehl vorlag, und daß sonach das Verfahren des Steueramtes berechtigt war.

Chinesisches Kleidungsstück. Ein auf dem Seewege und nachher mit der Bahn verschicktes kostbares Seidengewand war durch Einwirkung von Wasser fleckig geworden. Die Feststellung, daß das Gewebe an den fleckigen Stellen erhebliche Mengen von Kochsalz und Magnesiumsalzen enthielt, machte eine Havarie durch eingedrungenes Meerwasser wahrscheinlich.

Gelatine. Die Untersuchung des wegen angeblichen Karbolgeruchs beanstandeten Musters ergab, daß es weder Karbolsäure noch Kreosot enthielt; aber, wahrscheinlich zum Zwecke des Bleichens, stark geschwefelt war und infolgedessen beim Erwärmen den Geruch nach schwefliger Säure zeigte.

Enameline, eine amerikanische Ofenpolitur, besaß folgende Zusammensetzung: Wasser 30,45, Graphit-Kohlenstoff 35,48, Fettsäuren 2,75, Mineralstoffe 31,32, darin Kieselsäure 10,45, Eisenoxyd und Tonerde 14,29 %.

Es handelte sich also um ein Gemisch von rund 67 Teilen billigen Graphits mit 3 Teilen Oel und 30 Teilen Wasser. Eine Mischung, wie sie von jeher in den Haushaltungen zum Ofenschwärzen benutzt wird.

Desinfektionsmittel. Das zur Desinfektion von Kloset- und Klärgruben bestimmte Präparat stellte ein gelbbraunes, stark sauer reagierendes Gemisch von 11,08 % Eisenchlorür, 9,36 % Eisenchlorid, 15,37 % freier Salzsäure und 64,19 % Wasser dar. Zur Ermittelung der bakterientötenden Wirkung wurden verschieden konzentrierte Mischungen mit einem stark verunreinigten Klosetwasser hergestellt und davon Plattenkulturen mit Agar-Agar als Nährboden angelegt. Durch Zählung der nach 5 tägiger Aufbewahrung im Thermostaten bei 23—25° C entwickelten Kolonien ergab sich, daß Zusatz von 1 Teil des Präparates zu 90—100 Teilen Abwasser alle Bakterien abtötete, daß hingegen bei 160 facher Verdünnung so gut wie gar keine Wachstumbehinderung eintrat. Die Wirksamkeit entsprach also annähernd derjenigen einer gleich starken Lösung von Eisenvitriol.

Zwei weitere zur Desinfektion der Droschkenhalteplätze benutzte Flüssigkeiten, von denen die eine 0,13 % Phenol, die andere außer 0,07 % Phenol noch 0,20 % schweflige Säure enthielt, bestanden aus Abfallprodukten der Gasfabrikation. Die bakterientötende Wirkung wurde überaus hoch befunden, da auf Zusatz von 0,5—1 Teil des Mittels A und bereits von 0,0025 Teilen des Mittels B zu 100 Teilen Abwasser jedes Bakterienwachstum aufhörte. Der fäkalartige Geruch des benutzten Klosetwassers wurde durch Probe A noch in 80 facher, durch Probe B in 40 facher Verdünnung verdeckt, so daß man zur Besprengung der Droschkenplätze benutzten 1 prozentigen Lösungen eine hinreichende desodorisierende Wirkung erwartet werden konnte.

### 10. Dresden. Laboratorium Dr. Heselmann.

Amtshauptmannschaft Bautzen. 6 Proben Weinsteinsäure waren einwandfrei. 16 Untersuchungen verschiedener Art.

Amtshauptmannschaft Dresden-A. Weinsteinsäure (3) und Zitronensäure (2) waren einwandfrei.

Amtshauptmannschaft Großenhain. Frucht=
säuren (2).

Amtshauptmannschaft Kamenz. Weinstein=
säure (3).

### 11. Dresden. Laboratorium Dr. Schmidt.

Amtshauptmannschaft Dippoldiswalde. Eine
Probe Kremortartari gab zur Beanstandung keinen Anlaß.

Amtshauptmannschaft Pirna. Eine Probe
Weinsteinsäure wurde mit negativem Resultate auf Blei
geprüft.

### 12. Freiberg. Laboratorium Dr. Naßmann.

Amtshauptmannschaft Freiberg. Saccharin,
welches sich sehr verbreitet in den Materialwarenhand=
lungen in Tablettenform vorfand und mehrfach untersucht
wurde, gab zur Beanstandung keinen Anlaß.

### 13. Meerane. Laboratorium Dr. Scheitz.

Amtshauptmannschaft Glauchau. Wachsproben
(8) wurden auf einen etwaigen Ceresingehalt untersucht.

### 14. Heilbronn.

30 Konditorei= und Spezereiwaren, Suppenkonserven,
Honig, Fruchtsäfte u.s.w. Ein Himbeersaft war verdünnt.
Einige Eiernudeln waren gefärbt. In Suppenkonserven
wurden Spuren schwefliger Säure nachgewiesen.

### 15. Stuttgart. Städt. Untersuchungsamt.

1 angeblicher Smaragd oder Beryll. Ferner wurden
Versuche zum gleichzeitigen Nachweis von Nikotin und
Opiumalkaloiden im Tabak angestellt.

### 16. Konstanz.

Verschiedenes (3). Von 6 Giften, Arzneimitteln und
Chemikalien wurden einzelne angehalten.

### 17. Weinheim.

Verschiedene Untersuchungen (18).

### 18. Darmstadt.

Suppe (1), Fruchtessenz (1), Denaturierungsmittel (24),
Rückstände (1), Geheimmittel (5), Zink und dessen Le=
gierungen (1).

### 19. Mainz.

Mineralwasserapparate (19), Laktodensimeter (7),
Arzneimittel (1), Gifthafer (5), Salze für Mineralwasser=
fabriken (30), Säuremeßflüssigkeiten für Most (4), patho=
logische Objekte (3). Unter den nachgeprüften Mineral=
wasserapparaten wurden 4 angetroffen, deren Verzinnung
schadhaft geworden war. In diesen Fällen wurde eine
Neuverzinnung angeordnet.

### 20. Oldenburg.

2 Kochsalzproben waren einwandfrei.

### 21. Lübeck.

Sanatogen (2).

### 22. Bremen.

Backpulver (5), Puddingpulver (2), Gelatine (1),
Kochsalz (3).

### 23. Hamburg.

An verschiedenen Untersuchungen sind zu erwähnen:
Phosphorbrei (1), Brausepulver (1), künstliche Süßstoffe
(1), Schiffsproviant verschiedener Art (22), Mageninhalt (5).
Die Untersuchung einiger Eiweißpräparate hat fol=
gendes ergeben:

| | Plasmon % | Galaktogen % | Sofon % |
|---|---|---|---|
| Wasser | 12,96 | 10,82 | 9,99 |
| Stickstoff | 11,79 | 11,28 | 13,84 |
| Stickstoffsubstanz ($N \times 6{,}25$) | 75,10 | 70,53 | 86,47 |
| Zucker (Milchzucker) | 3,04 | — | — |
| Fett | 4,58 | — | Spuren |
| Mineralstoffe | 7,64 | 6,78 | 0,41 |
| Kalk (Ca O) | 2,52 | 0,30 | — |
| Magnesia | — | 2,58 | — |
| Phosphorsäure | 2,93 | 1,58 | 0,14 |

Von privater Seite wurde eine Probe Tropon mit
dem Bemerken eingeliefert, daß daraus bereiteter
Kakao einen unangenehmen Geruch und Geschmack zeige
und völlig ungenießbar sei. Das Getränk war in der
Weise hergestellt, daß Kakao, Zucker und Tropon zusammen
mit Wasser aufgekocht waren. Das Tropon war von
normaler Beschaffenheit. Kochversuche mit den betreffenden
Materialien ergaben, daß der unangenehme Geruch und
Geschmack auftrat, wenn das Tropon mitgekocht wurde;
wurde es jedoch dem fertigen Kakao zugesetzt, so war
das Getränk von normaler Beschaffenheit.

Von privater Seite wurde eine Erbsensuppe einge=
liefert, weil die damit in Berührung gebrachten silbernen
Löffel schwarzbraun anliefen. Die Ursache war auch
hier, wie in früheren Fällen, ein in der Küche hinzu=
gefügter reichlicher Zusatz von doppeltkohlensaurem Natron
zu der Erbsensuppe.

Ein unter dem Namen „Sicco“ in den Handel
gebrachtes trockenes Blutpräparat bestand aus einem
mittelfeinen, dunkel schwarzbraunen Pulver, ohne beson=
deren charakteristischen Geruch und Geschmack, welches
im Wasser nur in sehr geringen Mengen, in verdünnter
Salzsäure und Alkalien etwas mehr löslich war. Die
Untersuchung des Sicco ergab folgende Zusammensetzung:
Wassergehalt 6,58, Eiweißstoffe 84,38, Mineralstoffe 3,68,
Eisen ($Fe_2 O_3$) 0,20 %.

Das unter dem Namen Zuckerbutter in den Handel
gebrachte, honigähnliche gelbe Produkt bestand im wesent=
lichen aus einer konzentrierten Zuckerlösung, in der Butter=
fett oder sonstige Fette nicht enthalten waren.

Wiederholt vertrieben hiesige Straßenhändler in
unsignierten kleinen Medizinflaschen hauptsächlich als
Spielerei für Kinder eine Flüssigkeit zum „Versilbern“
metallener Gegenstände. Dieses Mittel bestand aus einer
Lösung von salpetersaurem Quecksilber. Nach den ge=
machten Beobachtungen wurde diese Flüssigkeit speziell
empfohlen zum „Versilbern“ der Messingteller, welche
man als Rußfänger über Lampen zu hängen pflegt. Bei
dieser Art der Anwendung wird natürlich der Quecksilber=
überzug schnell durch die Hitze der Leuchtquelle verflüchtigt
und die giftigen Dämpfe der Zimmerluft beigemengt.
Abgesehen von dem Unheil, welches durch die gesetz=
widrige Abgabe der Quecksilberlösung in unbezeichneten
Arzneiflaschen, speziell an Kinder, entstehen kann, mußte
auch die Art der Verwendung als geeignet angesehen
werden, die menschliche Gesundheit zu schädigen. Die
Vorräte der betreffenden Händler wurden stets beschlag=
nahmt.

Gelegentlich der auf Grund des Giftgesetzes ausge=
führten Revisionen wurden in 17 Fällen aus Drogen=
und Papierhandlungen entnommene Proben, deren
Prüfung sich mit den an Ort und Stelle der Revision
zur Verfügung stehenden Hilfsmitteln nicht bewerkstelligen
ließ, untersucht. Es handelte sich dabei vornehmlich um
gebrauchsfertige, giftige Farben, aus deren Bezeichnung
die Art des enthaltenen Giftes nicht ersichtlich war, ferner
um Ungeziefermittel und um die Zusammensetzung von
vorgefundenen Mixturen.

# C. Anhang I.

Tabellen über Art und Zahl der in nachstehenden Untersuchungsanstalten im Berichtsjahre 1902 ausgeführten Untersuchungen.[1]

| Bezeichnung der Art der untersuchten Gegenstände | Gesamtzahl der untersuchten Proben |
|---|---|
| **1. Altona.** | |
| **Chemisches Untersuchungsamt der Stadt Altona.** | |
| Beerentrank | 1 |
| Bier | 2 |
| Brauselimonade und Selters | 15 |
| Brot und Backwaren | 3 |
| Butter | 300 |
| Butterfarbe | 1 |
| Cardamompulver | 2 |
| Caviar | 1 |
| Erdbeeren | 1 |
| Essig | 20 |
| Fleisch und Fleischwaren | 45 |
| Fruchtsäfte | 9 |
| Gebrauchsgegenstände (Eß-, Trink- und Kochgeschirr) | 10 |
| Honig | 1 |
| Hummer | 1 |
| Käse | 2 |
| Kaffee | 1 |
| Kakao und Schokolade | 21 |
| Konfekt | 3 |
| Margarine | 45 |
| Marmelade | 1 |
| Marzipan | 1 |
| Mehl | 12 |
| Milch | 530 |
| Milchpräparate | 2 |
| Milchzucker | 1 |
| Pfeffer | 5 |
| Spielsachen | 3 |
| Spirituosen | 12 |
| Schweineschmalz | 5 |
| Wasser | 12 |
| Wein | 42 |
| Zimt | 5 |
| Zucker | 2 |
| Summe | 1 117 |
| **2. Barmen.** | |
| **Städtisches Untersuchungsamt Barmen.** | |
| Apfelkraut | 7 |
| Apfelschnitzel | 10 |
| Blutwurst | 2 |
| Bolzen für doppell. Schankhahn | 1 |
| Bolzen für einläuf. Schankhahn | 1 |
| Bonbons | 7 |
| Branntwein | 11 |
| Bratheringe | 2 |
| Bratwurst | 2 |
| Brauselimonade | 2 |
| Brot | 2 |
| Brunnenwasser | 6 |
| Summe | 53 |

| Bezeichnung der Art der untersuchten Gegenstände | Gesamtzahl der untersuchten Proben |
|---|---|
| Uebertrag | 53 |
| Buchweizenmehl | 1 |
| Butter | 42 |
| Kakao | 3 |
| Zervelatwurst | 7 |
| Schokolade | 3 |
| Cichorie | 1 |
| Columbia-Mehl | 1 |
| Konserven (Aprikosen) | 6 |
| (Erbsen) | 1 |
| (Pflaumen) | 1 |
| Deckelglas | 1 |
| Dunkles Bier | 6 |
| Edamer Käse | 8 |
| Emailliertes Kochgeschirr | 1 |
| Essig | 22 |
| Fleischwurst | 6 |
| Gemahlener Pfeffer | 10 |
| Hackfleisch | 19 |
| Hefe | 1 |
| Helles Bier | 1 |
| Himbeermarmelade | 1 |
| Himbeersaft | 2 |
| Holländerkäse | 18 |
| Honig | 2 |
| Honigkuchen | 2 |
| Kaffee | 10 |
| Kellerbierhahn | 1 |
| Kippeier | 1 |
| Leberwurst | 6 |
| Leitungswasser | 1 |
| Limburger Käse | 1 |
| Maggi | 5 |
| Margarine | 20 |
| Marzipan | 4 |
| Milch | 1382 |
| Nudeln | 4 |
| Nußkohlen | 1 |
| Olivenöl | 2 |
| Pfirsiche | 4 |
| Pflaumen | 1 |
| Plockwurst | 6 |
| Rotwein | 1 |
| Rotzunge | 2 |
| Schwartenmagen | 1 |
| Schweineschmalz | 13 |
| Schweizerkäse | 4 |
| Senf | 4 |
| Safran | 2 |
| Stückkohlen | 1 |
| Süßrahmbutter | 2 |
| Tapeten | 6 |
| Tee | 5 |
| Weizenmehl | 10 |
| Zimt | 2 |
| Zucker | 7 |
| Summe | 1 728 |

| Bezeichnung der Art der untersuchten Gegenstände | Gesamtzahl der untersuchten Proben |
|---|---|
| **3. Bochum.** | |
| **Städtisches Untersuchungsamt für Nahrungsmittel, Genußmittel und Gebrauchsgegenstände zu Bochum.** | |
| A. Proben der Stadt-Polizeiverwaltung Bochum. | |
| Apfelkraut | 4 |
| Apfelgelee | 1 |
| Aprikosen, getrocknete | 1 |
| Branntwein | 6 |
| Butter | 34 |
| Schokolade | 13 |
| Fleisch, gehacktes | 15 |
| Gelee | 1 |
| Gerstenmehl | 24 |
| Gewürze | 10 |
| Himbeersirup | 17 |
| Honig | 4 |
| Käse | 4 |
| Künstlicher Fruchtsirup | 5 |
| Kunsthonig | 2 |
| Margarine | 15 |
| Marmelade | 8 |
| Marzipan | 7 |
| Milch | 241 |
| Pflaumenmus | 5 |
| Schmierseife | 3 |
| Schmalz | 3 |
| Selterwasser | 8 |
| Tran | 4 |
| Verschiedenes | 7 |
| Weizenmehl | 2 |
| Wurst | 84 |
| Zitronensirup | 2 |
| Kunstspeisefett | 1 |
| Preißelbeeren | 3 |
| Summe | 534 |
| B. Proben von 9 Polizeiverwaltungen des Landkreises Bochum. | |
| Apfelkraut | 3 |
| Apfelgelee | 3 |
| Bier | 8 |
| Branntwein | 11 |
| Butter | 56 |
| Fleisch, gehacktes | 14 |
| Fruchtsirup | 4 |
| Futtermehl | 4 |
| Gelee | 14 |
| Gerstenmehl | 69 |
| Gerstenkleie | 1 |
| Summe | 187 |

[1] Die Anordnung der einzelnen Gegenstände in den Tabellen ist dieselbe wie in den Berichten der betr. Untersuchungsanstalten.

| Bezeichnung der Art der untersuchten Gegenstände | Gesamtzahl der untersuchten Proben |
|---|---|
| Uebertrag | 107 |
| Gewürze | 16 |
| Himbeersirup | 12 |
| Honig | 2 |
| Kunstspeisefett | 3 |
| Kunsthonig | 3 |
| Lemon Squasch | 1 |
| Margarine | 39 |
| Marzipan | 1 |
| Milch | 80 |
| Pfeffer | 16 |
| Pflaumenmus | 1 |
| Preißelbeeren | 1 |
| Preßhefe | 1 |
| Schmalz | 20 |
| Schmierseife | 38 |
| Tran | 10 |
| Trinkwasser | 16 |
| Verschiedenes | 115 |
| Weizenmehl | 14 |
| Wurst | 145 |
| **Summe** | **721** |

### C. Proben der Polizeiverwaltung des Stadtkreises Witten.

| Bezeichnung der Art der untersuchten Gegenstände | Gesamtzahl der untersuchten Proben |
|---|---|
| Apfelkraut | 1 |
| Bier | 1 |
| Butter | 30 |
| Schokolade | 1 |
| Futtermehl | 2 |
| Gelee | 1 |
| Gerstenmehl | 4 |
| Honig | 2 |
| Käse | 11 |
| Kaffee | 3 |
| Kunsthonig | 4 |
| Kunstspeisefett | 1 |
| Margarine | 9 |
| Marzipan | 6 |
| Milch | 9 |
| Preißelbeeren | 1 |
| Schmalz | 1 |
| Trinkwasser | 2 |
| Wein | 1 |
| Wurst | 20 |
| **Summe** | **110** |

### D. Proben von sonstigen Behörden, gewerblichen Verwaltungen und Privatpersonen.

| Bezeichnung der Art der untersuchten Gegenstände | Gesamtzahl der untersuchten Proben |
|---|---|
| Abwässer auf schädliche Beimengungen | 3 |
| Anstrichfarben auf Reinheit | 2 |
| Baumaterialien auf Zusammensetzung | 3 |
| Futterstoffe, ob rein | 3 |
| Genußmittel auf Güte | 14 |
| Gerstenmehl, ob rein | 9 |
| Gewerbliche Erzeugnisse auf Gehalt | 37 |
| Kesselspeisewasser auf Zusammensetzung | 3 |
| Kühlwasser, ob brauchbar | 17 |
| Legierungen auf Zusammensetzung | 1 |
| Maschinenschmiere, ob gut | 17 |
| Metalle auf Zusammensetzung | 4 |
| Mineralien auf Zusammensetzung | 4 |
| **Summe** | **117** |

| Bezeichnung der Art der untersuchten Gegenstände | Gesamtzahl der untersuchten Proben |
|---|---|
| Uebertrag | 117 |
| Nahrungsmittel, ob rein | 83 |
| Nebenprodukte, ob verwendbar | 1 |
| Physiologische Objekte, ob Gift darin | 7 |
| Rohstoffe auf Güte | 6 |
| Sputum auf Tuberkelbazillen | 3 |
| Trinkwasser auf Reinheit | 24 |
| Urin auf ungewöhnliche Bestandteile | 163 |
| **Summe** | **404** |

## 4. Breslau.
### Chemisches Untersuchungsamt der Stadt Breslau.
#### I. Nahrungsmittel.

| Bezeichnung der Art der untersuchten Gegenstände | Gesamtzahl der untersuchten Proben |
|---|---|
| Apfelscheiben | 1 |
| Backware, versch. | 7 |
| Bier | 6 |
| Bierhefe | 1 |
| Branntwein | 49 |
| Brot | 4 |
| Butter | 60 |
| Buttermilch | 3 |
| Eier | 1 |
| Eiernudeln | 1 |
| Erbsen | 1 |
| Fische | 2 |
| Fleisch | 56 |
| Frank-Kaffee | 1 |
| Graupe | 12 |
| Gries | 7 |
| Häckerle | 1 |
| Hafermehl | 2 |
| Heringe | 1 |
| Himbeersirup | 4 |
| Hirse | 4 |
| Honig | 9 |
| Kakaopulver | 1 |
| Käse | 10 |
| Kaffee | 5 |
| Kindermehl | 1 |
| Kunstspeisefett | 1 |
| Liköre | 16 |
| Mandeln | 1 |
| Margarine | 20 |
| Milch (unabgerahmt) | 218 |
| Milch (abgerahmt) | 76 |
| Pfeffer | 22 |
| Pfefferkuchen | 1 |
| Pflaumen, gebacken | 2 |
| Pflaumenmus | 5 |
| Pilze | 1 |
| Preßhefe | 1 |
| Pudding-Pulver | 1 |
| Rahm | 1 |
| Rauchfische | 3 |
| Reis | 7 |
| Roggenmehl | 1 |
| Sago | 1 |
| Schokolade | 3 |
| Schweineschmalz | 6 |
| Tee, russ. | 2 |
| Wein | 2 |
| Weizenmehl | 8 |
| Wurst | 105 |
| Zichorie | 1 |
| Zimt | 8 |
| Zucker | 4 |
| Zuckerzeug | 16 |
| **Summe** | **783** |

#### II. Gebrauchsgegenstände.

| Bezeichnung der Art der untersuchten Gegenstände | Gesamtzahl der untersuchten Proben |
|---|---|
| Bierseidel | 5 |
| Fleckseife | 1 |
| Gummisauger | 3 |
| Holzwolle (gefärbt) | 1 |
| Lampenschirme | 3 |
| Lichte | 5 |
| Löffel | 3 |
| Mineralöl | 1 |
| Papier (gefärbtes) | 2 |
| Salpeter | 1 |
| Spiritus (denat.) | 16 |
| Tuschkasten | 4 |
| Wachsstöcke | 8 |
| **Summe** | **53** |

#### III. Verschiedenes.

| Bezeichnung der Art der untersuchten Gegenstände | Gesamtzahl der untersuchten Proben |
|---|---|
| Arzneimittel | 1 |
| Brandstiftungsobjekte | 2 |
| Geheimmittel | 2 |
| **Summe** | **5** |

#### IV. Im Auftrage von Gerichten u. anderen Behörden wurden folgende Gegenstände untersucht.

| Bezeichnung der Art der untersuchten Gegenstände | Gesamtzahl der untersuchten Proben |
|---|---|
| Abortivmittel | 4 |
| Arsenige Säure | 1 |
| Arzneien | 8 |
| Bleiweiß | 1 |
| Blutproben | 3 |
| Brandstiftungsobjekte | 1 |
| Branntwein | 11 |
| Butter | 52 |
| Cider | 1 |
| Dörrgemüse | 19 |
| Essig | 5 |
| Ferrol | 2 |
| Fischbetäubungsmittel | 1 |
| Fleisch | 1 |
| Gewebe, zerstörte | 1 |
| Gichtkette | 1 |
| Honig | 4 |
| Kakao | 2 |
| Käse | 2 |
| Kleidungsstücke | 13 |
| Leichenteile | 29 |
| Likör | 1 |
| Margarine | 4 |
| Maschinenöl | 2 |
| Mastpulver | 1 |
| Mehl | 2 |
| Nektar | 2 |
| Perubalsam | 1 |
| Pfeffer | 1 |
| Pfefferminzöl | 1 |
| Pflanzenbutter | 2 |
| Putztücher | 3 |
| Rohrteile | 3 |
| Roßhaare | 3 |
| Schreibhähne | 1 |
| Schwefel | 1 |
| Tierkadaver | 4 |
| Ueberführungsobjekte, versch. | 10 |
| Urkunden | 5 |
| Wasser | 64 |
| Weizenmehl | 2 |
| Wurst | 2 |
| Wurstfarbe | 2 |
| Zinkmetall | 1 |
| Zinnober | 1 |
| Zucker | 1 |
| **Summe** | **281** |

| Bezeichnung der Art der untersuchten Gegenstände | Gesamtzahl der untersuchten Proben |
|---|---|
| **V. Die Untersuchungen, welche im Auftrage des Magistrats zu Breslau und der diesem unterstellten Verwaltungen ausgeführt wurden, betrafen folgende Gegenstände:** | |
| Alkohol | 1 |
| Anstrichfarbe | 1 |
| Antinaphthalin | 1 |
| Asphalt | 3 |
| Arznei | 1 |
| Betonkörper | 23 |
| Brot | 34 |
| Brunnenwasser | 3 |
| Butter | 58 |
| Fettmasse | 1 |
| Gasreinigungsmasse | 7 |
| Gaswasser | 28 |
| Hausschwamm | 1 |
| Kautschuk | 8 |
| Kohle | 36 |
| Koks | 1 |
| Kupferdraht | 1 |
| Kupferlegierung | 3 |
| Kupferrohr | 2 |
| Lackfarbe | 2 |
| Leitungswasser | 3 |
| Leuchtgas, photometrisch | 216 |
| Leuchtgas, kalorimetrisch | 193 |
| Milch, abgerahmt | 1 |
| Milch, unabgerahmt | 97 |
| Oelfarbe | 1 |
| Panzerschuppenfarbe | 1 |
| Petroleum | 10 |
| Pissoiröl | 2 |
| Rieselwasser | 36 |
| Schmierfett | 7 |
| Schmieröl | 98 |
| Schwefelsäure | 1 |
| Semmel | 26 |
| Siderosthen-Lubrose | 1 |
| Solin | 1 |
| Steinsalz | 1 |
| Tinte | 2 |
| Trinkwasser | 5 |
| Urin | 1 |
| Wein | 2 |
| Wurst | 1 |
| **Summe** | **921** |
| **VI. Die für Private ausgeführten Untersuchungen betrafen folgende Gegenstände:** | |
| Blutflecken | 1 |
| Branntwein | 1 |
| Buntpapier | 1 |
| Butter | 14 |
| Eis | 1 |
| Gaswasser | 1 |
| Gewebe | 1 |
| Haferkakao | 2 |
| Harn | 1 |
| Hausschwamm | 1 |
| Heringe | 1 |
| Himbeersirup | 1 |
| Honig | 1 |
| Käse | 7 |
| Kaffee | 1 |
| **Summe** | **35** |

| Bezeichnung der Art der untersuchten Gegenstände | Gesamtzahl der untersuchten Proben |
|---|---|
| *Uebertrag* | 35 |
| Kaffeeaufguß | 1 |
| Kakaopulver | 4 |
| Kalziumkarbid | 1 |
| Karpfen | 1 |
| Kirschbranntwein | 1 |
| Kohle | 14 |
| Kohlenbriketts | 2 |
| Koks | 1 |
| Konservesalz | 1 |
| Kuchen | 1 |
| Kuvertürenmasse | 1 |
| Margarine | 12 |
| Marmor | 4 |
| Mehl | 3 |
| Mikrosol | 1 |
| Milch | 17 |
| Mineral | 1 |
| Mineralöl | 6 |
| Mineralwasser | 2 |
| Nicolicin | 1 |
| Panseninhalt | 2 |
| Petroleum | 1 |
| Pflaumenmus | 1 |
| Phosphorsulfid | 1 |
| Preßhefe | 2 |
| Rattengift | 1 |
| Rehfleisch | 1 |
| Roheisen | 3 |
| Safran | 1 |
| Schokolade | 6 |
| Schweineschmalz | 1 |
| Stärkepräparat | 1 |
| Strümpfe, halbwollene | 1 |
| Tapete | 1 |
| Tuchprobe | 1 |
| Wallnüsse | 1 |
| Waschpulver | 1 |
| Wasser | 41 |
| Watte | 2 |
| Wein | 6 |
| Wurst | 2 |
| Wurst-Bindemittel | 1 |
| Zinnkapseln | 1 |
| Zucker | 2 |
| Zündhölzer | 1 |
| **Summe** | **192** |

#### 5. Crefeld.
**Amtliche Anstalt zur Untersuchung von Nahrungs- und Genußmitteln und Gebrauchsgegenständen zu Crefeld.**

| Bezeichnung | Proben |
|---|---|
| Milch | 263 |
| Butter | 49 |
| Käse | 7 |
| Margarine | 31 |
| Wasser | 35 |
| Wein | 2 |
| Obstwein | 7 |
| Branntwein | 21 |
| Mineralwasser | 18 |
| Brauselimonade | 6 |
| Fruchtsaft | 1 |
| Fleisch | 58 |
| Wurst | 142 |
| Schmalz | 2 |
| Mehl | 20 |
| Brot | 2 |
| Hefe | 6 |
| Gewürze | 34 |
| **Summe** | **704** |

| Bezeichnung der Art der untersuchten Gegenstände | Gesamtzahl der untersuchten Proben |
|---|---|
| *Uebertrag* | 704 |
| Kaffee | 13 |
| Schokolade | 15 |
| Konditorwaren | 19 |
| Apfelkraut | 3 |
| Dörrobst | 31 |
| Emaillewaren | 21 |
| Schnupftabak | 2 |
| Petroleum | 14 |
| Verschiedenes | 12 |
| **Summe** | **834** |

#### 6. Hannover.
**Chemisches Untersuchungsamt der Stadt Hannover.**

| Bezeichnung | Proben |
|---|---|
| Fleisch und Fleischwaren | 124 |
| Wurstwaren | 241 |
| Eier | 1 |
| Milch und Molkereierzeugnisse | 332 |
| Käse | 281 |
| Speisefette und Oele | 494 |
| Mehl und Brot | 43 |
| Gewürze | 5 |
| Essig | 18 |
| Zuckerwaren | 10 |
| Fruchtsäfte und Gelees | 33 |
| Gemüse und Fruchtdauerwaren | 4 |
| Honig | 6 |
| Branntwein und Liköre | 21 |
| Wasser | 145 |
| Wein | 36 |
| Bier | 29 |
| Kaffee | 1 |
| Kakao | 4 |
| Gebrauchsgegenstände | 74 |
| **Summe** | **1902** |

#### 7. Erlangen.
**Kgl. Untersuchungsanstalt für Nahrungs- und Genußmittel Erlangen.**

| Bezeichnung | Proben |
|---|---|
| Bier | 228 |
| Branntwein und Liköre | 53 |
| Brot | 1620 |
| Schokolade und Kakao | 504 |
| Essig | 756 |
| Konditorwaren | 318 |
| Sonstige Mehlfabrikate | 638 |
| Farben | 335 |
| Butter | 67 |
| Butterschmalz | 229 |
| Margarine | 112 |
| Schweinefett | 122 |
| Speisefett | 7 |
| Speiseöle | 33 |
| Fruchtsäfte und Limonaden | 82 |
| Kinderspielwaren | 128 |
| Kleiderstoffe | 87 |
| Kochgeschirre | 114 |
| Metallgeräte | 229 |
| Tapeten und Buntpapiere | 35 |
| Geheimmittel | 106 |
| Gewürze | 5728 |
| Hefe | 151 |
| Honig | 35 |
| Käse | 125 |
| Kaffee und Kaffeesurrogate | 1050 |
| Fischkonserven | 41 |
| Sonstige Konserven | 49 |
| Mehl | 286 |
| **Summe** | **13268** |

| Bezeichnung der Art der untersuchten Gegenstände | Gesamtzahl der untersuchten Proben |
|---|---|
| Uebertrag | 13286 |
| Milch | 3076 |
| Technische Analysen | 148 |
| Tee | 63 |
| Wasser | 493 |
| Weine | 170 |
| Wurst- und Fleischwaren | 3054 |
| **Summe** | **20272** |

### 8. Fürth.
**Städtische Untersuchungsanstalt für Nahrungs- und Genußmittel zu Fürth.**

| | |
|---|---|
| Bier | 21 |
| Branntwein und Liköre | 20 |
| Brot | 20 |
| Konserven | 14 |
| Essig | 75 |
| Fabrikate aus Mehl und Zucker | 30 |
| Fette | 240 |
| Fruchtsäfte | 8 |
| Spielwaren und Tapeten | 102 |
| Farben | 124 |
| Kochgeschirre | 36 |
| Metallgeräte | 24 |
| Gewürze | 133 |
| Honig | 3 |
| Käse | 4 |
| Kaffee | 34 |
| Mehl, Gries | 90 |
| Milch | 28 |
| Petroleum | 32 |
| Tee | 51 |
| Wasser | 23 |
| Wein | 20 |
| Wurstwaren | 31 |
| Zucker | 1 |
| Sonstige Objekte | 18 |
| Technische Analysen | 7 |
| **Summe** | **1189** |

### 9. München.
**Kgl. Untersuchungsanstalt für Nahrungs- und Genußmittel München.**

| | |
|---|---|
| Bier | 1760 |
| Branntwein und Liköre | 202 |
| Brot | 1452 |
| Kakao und Schokolade | 306 |
| Konserven | 108 |
| Essig | 1226 |
| Fabrikate aus Mehl und Zucker | 1099 |
| Butter | 295 |
| Schmalz | 364 |
| Margarine | 82 |
| Schweinefett | 197 |
| Speisefette | 329 |
| Speiseöle | 229 |
| Fruchtsäfte | 1450 |
| Kosmetika | 16 |
| Buntpapier und Tapeten | 26 |
| Spielwaren | 499 |
| Farben | 396 |
| Kochgeschirre | 1603 |
| Metallgeräte | 1023 |
| Gewürze | 5172 |
| Hefe | 15 |
| Honig | 54 |
| Mehle | 1301 |
| Käse | 380 |
| Kaffee | 2031 |
| **Summe** | **21615** |

| Bezeichnung der Art der untersuchten Gegenstände | Gesamtzahl der untersuchten Proben |
|---|---|
| Uebertrag | 21615 |
| Cerealien | 3448 |
| Milch und Rahm | 219 |
| Petroleum | 112 |
| Tee | 65 |
| Wasser | 576 |
| Weißweine | 118 |
| Rotweine | 148 |
| Süßweine | 67 |
| Obstweine | 8 |
| Schaumweine | 7 |
| Wurstwaren | 1917 |
| Zucker | 277 |
| Konservesalz | 25 |
| Fleischextrakte | 6 |
| Verschiedenes | 381 |
| **Summe** | **28989** |

### 10. Nürnberg.
**Städt. Untersuchungsanstalt für Nahrungs- und Genußmittel zu Nürnberg.**

| | |
|---|---|
| Bier | 86 |
| Kognak | 3 |
| Butter | 28 |
| Butterschmalz | 169 |
| Schweineschmalz | 133 |
| Margarine | 34 |
| Speisefette | 3 |
| Konditoreiwaren | 6 |
| Schokolade | 23 |
| Zucker und Sirupe | 4 |
| Eier | 3 |
| Essig | 54 |
| Himbeersaft | 5 |
| Zitronensaft und Sirup | 14 |
| Wachholdersaft | 3 |
| Süßholzsaft | 2 |
| Aprikosen | 1 |
| Feigen | 1 |
| Apfelschnitzel | 7 |
| Salzgurken | 1 |
| Preißelbeerkompot | 1 |
| Gemischte Marmeladen | 1 |
| Erbsen, geschält | 3 |
| Hirse | 1 |
| Spargel | 2 |
| Erbsenkonserven | 2 |
| Farbsteinchen aus Kindermalkästen | 191 |
| Sonstige Farben | 7 |
| Tapeten und Glanzpapiere | 33 |
| Künstliche Blumen | 2 |
| Pfeffer | 60 |
| Safran | 38 |
| Zimt | 34 |
| Nelken (ganz) | 12 |
| Nelken (gemahlen) | 10 |
| Piment | 11 |
| Macis | 14 |
| Fenchel | 37 |
| Kümmel | 17 |
| Anis | 4 |
| Muskatnuß | 1 |
| Hefe | 8 |
| Honig | 5 |
| Malzkaffee | 6 |
| Tee | 3 |
| Käse | 49 |
| Gew. Kochgeschirre | 27 |
| **Summe** | **1159** |

| Bezeichnung der Art der untersuchten Gegenstände | Gesamtzahl der untersuchten Proben |
|---|---|
| Uebertrag | 1159 |
| Emaillierte Geschirre | 34 |
| Deckel und Scharniere von Bierglasbeschlägen | 28 |
| Bleizinnlegierungen | 10 |
| Sonstige Metallgerätschaften | 2 |
| Weizenmehl | 30 |
| Roggenmehl | 4 |
| Weizen | 2 |
| Hafermehl (Knorrs) | 1 |
| Mehlsurrogate | 3 |
| Erbsmehl | 2 |
| Erbsenbrot | 1 |
| Eiernudeln | 5 |
| Gerste | 1 |
| Futtermehl | 1 |
| Vollmilch (darunter 395 Proben, welche anläßlich von 79 Stallproben entnommen worden sind) | 8576 |
| Rahm | 17 |
| Magermilch | 105 |
| Kindermilch | 61 |
| Petroleum | 12 |
| Hiesiges Pumpbrunnenwasser | 44 |
| Auswärtiges | 11 |
| Städtisches Leitungswasser | 15 |
| Sonstige Wasserleitungen | 3 |
| Wasserproben aus den Brunnen der Erlenstegener Leitung | 28 |
| Schlammproben aus diesen Brunnen | 28 |
| Quellwasser von Thalheim und der Kirchthalmühle | 30 |
| Sonstige Quellwasser | 6 |
| Quellwasser von Haselhof | 6 |
| Bohrlöcher und Versuchsbrunnen | 22 |
| Wasserproben aus der Pegnitz, einem Versuchsbrunnen und der Erlenstegener Leitung | 138 |
| Kesselspeisewasser | 2 |
| Direkte Pegnitzverunreinigungen | 7 |
| Sonstige Abwässer | 13 |
| Künstliche Mineralwässer | 78 |
| Brauselimonaden | 5 |
| Weißwein | 125 |
| Rotwein | 31 |
| Schaumwein | 1 |
| Heidelbeerwein | 3 |
| Apfelwein | 2 |
| Apfelmost | 1 |
| Hackfleisch | 8 |
| Sonstige Fleischwaren | 8 |
| Wurstwaren | 18 |
| Haarfärbemittel | 7 |
| Sonstige kosmetische Präparate | 4 |
| Sonstige Präparate | 9 |
| Harn | 5 |
| Seife | 2 |
| Gasreinigungsmassen | 2 |
| Abbeizmittel | 1 |
| Kesselstein | 1 |
| Isoliermittel | 2 |
| Absätze aus einem Abflußrohr | 2 |
| Portlandzement | 5 |
| Schmieröle | 6 |
| Kautschukschläuche | 4 |
| Benzinzement | 1 |
| **Summe** | **10737** |

## 11. Speyer.

**Landwirtschaftliche Kreisversuchsstation und öffentliche Untersuchungsanstalt für Nahrungs- und Genußmittel in Speyer.**

| Bezeichnung der Art der untersuchten Gegenstände | Gesamtzahl der untersuchten Proben |
|---|---:|
| Bier | 5 |
| Branntwein und Liköre | 5 |
| Brot | 2 |
| Butter | 59 |
| Essig | 3 |
| Fabrikate aus Mehl und Zucker | 5 |
| Fruchtsäfte und Marmeladen | 2 |
| Gebrauchsgegenstände | 4 |
| Gewürze | 105 |
| Käse | 6 |
| Kochgeschirre | 9 |
| Mehl | 7 |
| Milch | 120 |
| Rahm | 2 |
| Speiseöle und Fette | 23 |
| Wasser | 217 |
| Wein | 206 |
| Südweine | 17 |
| Wurstwaren | 131 |

### Nachtrag.

| | |
|---|---:|
| Moste | 6 |
| Neue Kartoffeln | 31 |
| Dörrobst | 3 |
| Kanal- und Abwässer | 5 |
| Konservesalze | 5 |
| Harn | 3 |
| Wurstfärbemittel | 3 |
| Eier | 3 |
| Arzneien | 2 |
| Sonstige Untersuchungen | 7 |
| Technische Untersuchungen | 17 |

Proben, welche gelegentlich der ambulanten Lebensmittelkontrolle und aus Anlaß der Weinkontrolle entnommen und untersucht worden sind.

| | |
|---|---:|
| Essig | 639 |
| Essigessenzen | 16 |
| Wurstwaren | 435 |
| Gewürze | 42 |
| Milch | 56 |
| Bier | 4 |
| Butter | 100 |
| Dörrobst | 18 |
| Gerste, Gries, Reis, Mandeln, grüne Kerne, Nudeln, Suppeneinlagen und dergl. | 19 |
| Mehl | 1 |
| Gebrauchsgegenstände, Geschirre, Spielwaren u. s. w. | 10 |
| Konservesalze | 8 |
| Weine | 468 |
| Verschiedene Nahrungsmittel, Genußmittel und Verbrauchsgegenstände | 34 |

Bei der ambulanten Lebensmittelvisitation wurden außerdem kontrolliert:

| | |
|---|---:|
| Bierdruckapparate | 1342 |
| Bierabfüllschläuche | 31 |
| **Summe** | **4236** |

## 12. Würzburg.

**Kgl. Untersuchungsanstalt für Nahrungs- und Genußmittel zu Würzburg.**

| Bezeichnung der Art der untersuchten Gegenstände | Gesamtzahl der untersuchten Proben |
|---|---:|
| Bier | 181 |
| Branntwein | 53 |
| Brot | 850 |
| Kakao und Schokolade | 99 |
| Konditorwaren | 908 |
| Konserven | 1024 |
| Essig | 663 |
| Butter | 50 |
| Schmalz | 16 |
| Margarine | 14 |
| Schweinefette | 68 |
| Sonstige Speisefette | 17 |
| Speiseöle | 35 |
| Fruchtsäfte und Limonaden | 44 |
| Farben | 81 |
| Eß-, Trink- und Kochgeschirre | 41 |
| Spielwaren | 16 |
| Gewürze | 1718 |
| Hefe | 28 |
| Honig | 8 |
| Käse | 241 |
| Kaffee und -Surrogate | 2773 |
| Mehl | 1033 |
| Mehlfabrikate | 1523 |
| Milch | 101 |
| Tee | 52 |
| Wasser | 351 |
| Wein | 2001 |
| Wurst | 1204 |
| Zucker, Sirup | 131 |
| Verschiedenes | 90 |
| **Summe** | **15414** |

## 13. Chemnitz.

**Oeffentliches chemisches Laboratorium von Dr. phil. Trübsbach in Chemnitz. Amtliche Nahrungsmittelkontrolle in der Kgl. Amtshauptmannschaft Annaberg und in den Städten Annaberg, Buchholz, Ehrenfriedersdorf, Geyer und Thum.**

(Vom 1. Oktober 1901 bis 31. Dezember 1902.)

| Bezeichnung der Art der untersuchten Gegenstände | Gesamtzahl der untersuchten Proben |
|---|---:|
| Fleischwaren | 237 |
| Wurstwaren | 269 |
| Fleischextrakt | 8 |
| Fischwaren | 7 |
| Milch und Molkereierzeugnisse | 285 |
| Käse | 75 |
| Speisefette und -Oele | 650 |
| Mehl, Brot, Hefe, Back- und Teigwaren | 720 |
| Gewürze | 251 |
| Essig | 128 |
| Zucker | 80 |
| Zuckerwaren | 15 |
| Fruchtsäfte, Gelees, Limonaden | 79 |
| Gemüse und Fruchtdauerwaren | 179 |
| Honig | 8 |
| Branntwein und Liköre | 251 |
| Wein | 16 |
| Bier | 110 |
| Kaffee | 61 |
| Tee | 9 |
| Kakao und Schokolade | 149 |
| Tabak | 7 |
| Gebrauchsgegenstände | 342 |
| **Summe** | **3936** |

## Amtliche Nahrungsmittelkontrolle in der Kgl. Amtshauptmannschaft Marienberg sowie in den Städten Marienberg und Olbernhau.

(Vom 1. Oktober 1901 bis 31. Dezember 1902.)

| Bezeichnung der Art der untersuchten Gegenstände | Gesamtzahl der untersuchten Proben |
|---|---:|
| Fleischwaren | 81 |
| Wurstwaren | 153 |
| Fleischextrakt | 6 |
| Fischwaren | 1 |
| Milch und Molkereierzeugnisse | 117 |
| Käse | 48 |
| Speisefette und Oele | 305 |
| Mehl, Brot, Hefe, Back- und Teigwaren | 488 |
| Gewürze | 184 |
| Essig | 82 |
| Zucker | 53 |
| Zuckerwaren | 3 |
| Fruchtsäfte und Gelees, Limonaden | 40 |
| Gemüse und Fruchtdauerwaren | 94 |
| Honig | 4 |
| Branntweine und Liköre | 165 |
| Wein | 4 |
| Bier | 87 |
| Kaffee | 43 |
| Tee | 3 |
| Kakao und Schokolade | 73 |
| Tabak | 1 |
| Gebrauchsgegenstände | 214 |
| **Summe** | **2249** |

## 14. Dresden.

**Kgl. Zentralstelle für öffentliche Gesundheitspflege, Abteilung für Nahrungsmitteluntersuchung in Dresden.**

**Amtliche Nahrungsmittelkontrolle in der Kgl. Amtshauptmannschaft Döbeln und zwar in den Gemeinden Bornitz, Etzdorf, Gersdorf und Schwalbach.**

| Bezeichnung der Art der untersuchten Gegenstände | Gesamtzahl der untersuchten Proben |
|---|---:|
| Fleisch und Wurstwaren | 1 |
| Milch | 1 |
| Käse | 2 |
| Margarine[1] | 3 |
| Butter | 5 |
| Schmalz | 4 |
| Oele | 2 |
| Müllereiprodukte | 5 |
| Makkaroni[2] | 4 |
| Gewürze | 5 |
| Essig | 2 |
| Spirituosen | 10 |
| Kakao und Kakaopräparate | 3 |
| Preßhefe | 1 |
| Petroleum | 3 |
| **Summe** | **51** |

[1] Beanstandungen betrafen Verstöße gegen die Bestimmungen über Verpackung, Aufbewahrung und Einzelverkauf.

[2] Beanstandungen traten wegen Nicht-Deklaration des Farbstoffzusatzes ein.

| Bezeichnung der Art der untersuchten Gegenstände | Gesamtzahl der untersuchten Proben |
|---|---|
| **Amtliche Nahrungsmittelkontrolle in der Kgl. Amtshauptmannschaft Dresden-Altstadt (32 Gemeinden).** | |
| Fleisch und Wurstwaren | 87 |
| Milch | 37 |
| Käse | 38 |
| Butter | 87 |
| Margarine | 71 |
| Schmalz | 51 |
| Kunstspeisefette | 6 |
| Sonstige Speisefette | 1 |
| Oele | 38 |
| Müllereiprodukte | 47 |
| Makkaroni, Nudeln | 55 |
| Gewürze | 53 |
| Essig | 47 |
| Zucker und Zuckerwaren | 1 |
| Fruchtsäfte, Gelees, Limonaden | 17 |
| Gemüse und Fruchtdauerwaren | 14 |
| Spirituosen | 42 |
| Bier | 25 |
| Wein | 2 |
| Kakao und Kakaopräparate | 53 |
| Preßhefe | 27 |
| Petroleum | 65. |
| **Summe** | **864** |

| Bezeichnung der Art der untersuchten Gegenstände | Gesamtzahl der untersuchten Proben |
|---|---|
| **Amtliche Nahrungsmittelkontrolle in der Kgl. Amtshauptmannschaft Dresden-Neustadt.** | |
| Fleisch und Wurstwaren | 238 |
| Milch | 201 |
| Käse | 152 |
| Butter | 347 |
| Margarine | 183 |
| Schmalz | 123 |
| Kunstspeisefette | 1 |
| Sonstige Speisefette | 3 |
| Oele | 96 |
| Müllereiprodukte | 178 |
| Makkaroni, Nudeln | 282 |
| Gewürze | 241 |
| Essig | 205 |
| Zucker und Zuckerwaren | 28 |
| Fruchtsäfte, Limonaden, Gelees | 61 |
| Gemüse und Fruchtdauerwaren | 104 |
| Honig | 1 |
| Spirituosen | 159 |
| Bier | 3 |
| Wein | 6 |
| Tee | 2 |
| Kakao und Kakaopräparate | 219 |
| Preßhefe | 129 |
| Gebrauchsgegenstände | 42 |
| Petroleum | 299 |
| **Summe** | **3302** |

| Bezeichnung der Art der untersuchten Gegenstände | Gesamtzahl der untersuchten Proben |
|---|---|
| **Amtliche Nahrungsmittelkontrolle in der Stadt Radeberg.** | |
| (Im 4. Quartal 1901 und im Jahre 1902) | |
| Fleisch und Wurstwaren | 56 |
| Milch | 37 |
| Käse | 19 |
| Butter | 33 |
| Margarine | 67 |
| Schmalz | 25 |
| Kunstspeisefette | 2 |
| Oele | 12 |
| Müllereiprodukte | 20 |
| Makkaroni, Nudeln | 12 |
| Gewürze | 38 |
| Essig | 19 |
| Zucker und Zuckerwaren | 2 |
| Fruchtsäfte, Limonaden, Gelees | 10 |
| Gemüse und Fruchtdauerwaren | 31 |
| Honig | 1 |
| Spirituosen | 28 |
| Bier | 2 |
| Kakao und Kakaopräparate | 23 |
| Preßhefe | 14 |
| Gebrauchsgegenstände | 16 |
| Petroleum | 19 |
| **Summe** | **486** |

## 15. Dresden.

### Chemisches Untersuchungsamt der Stadt Dresden.

| Bezeichnung der untersuchten Gegenstände | Gesamtzahl der untersuchten Proben im Auftrage: | | |
|---|---|---|---|
| | des Rates | anderer Behörden | von Privaten |
| **I. Nahrungs- und Genußmittel.** | | | |
| Backpulver | 1 | — | — |
| Bier | 37 | 11 | 6 |
| Bierextrakt | 1 | — | — |
| Bierpräparate | — | 11 | — |
| Branntwein | 4 | 12 | 2 |
| Brot | 34 | — | 7 |
| Butter | 448 | 16 | 32 |
| Dörrobst | 21 | — | 21 |
| Eier | — | — | 3 |
| Eis | — | — | 1 |
| Essig | 5 | — | 4 |
| Essenz | — | 1 | — |
| Fische | 3 | — | 2 |
| Fleisch | 43 | — | — |
| Fruchtsäfte | 69 | 2 | 13 |
| Gänseklein | 1 | — | — |
| Gemüsekonserven | — | — | 1 |
| Gewürze | — | — | 12 |
| Gurken | 3 | — | — |
| Hefenextrakt | 1 | — | — |
| Hörnchen | 1 | — | — |
| Honig | 36 | — | 3 |
| Käse | 4 | — | — |
| Kaffee | 9 | — | 3 |
| Kaffeezusatz | 6 | — | — |
| Kakao | 30 | 5 | 4 |
| Kornedbeef | — | — | 1 |
| **Summe** | **757** | **58** | **115** |

| Bezeichnung der untersuchten Gegenstände | Gesamtzahl der untersuchten Proben im Auftrage: | | |
|---|---|---|---|
| | des Rates | anderer Behörden | von Privaten |
| Uebertrag | 757 | 58 | 115 |
| Kunstspeisefett | 1 | 1 | — |
| Limonaden | 2 | — | — |
| Likör | — | 1 | — |
| Macis | 4 | — | — |
| Margarine | 43 | 7 | — |
| Marmelade | 41 | — | — |
| Mehl, Gries | 153 | — | 5 |
| Milch | 3608 | 1 | 21 |
| Nährpräparate | 1 | — | — |
| Nelkenstiele | — | 1 | — |
| Nudeln | 57 | — | — |
| Olivenöl | 6 | 1 | 2 |
| Pfeffer | 184 | — | — |
| Pfeffergurken | — | 9 | 2 |
| Pilze | 1 | — | — |
| Piment | 1 | 1 | — |
| Pökelzunge | 1 | — | 4 |
| Preißelbeeren | — | 3 | 2 |
| Preßhefe | - | 1 | 1 |
| Rumessenz | 2 | — | — |
| Sahne | 22 | — | 1 |
| Salz | 4 | — | — |
| Schöpsragout | 1 | — | — |
| Schokolade | 2 | 13 | 2 |
| Schweinefett | — | 5 | — |
| Schweineleber | 3 | — | — |
| Schweineschmalz | 47 | — | 1 |
| Selterwasser | — | — | 1 |
| Semmel | 47 | — | — |
| Sodawasser | 1 | — | — |
| **Summe** | **4989** | **102** | **157** |

| Bezeichnung der Art der untersuchten Gegenstände | Gesamtzahl der untersuchten Proben im Auftrage: | | |
|---|---|---|---|
| | des Rates | anderer Behörden | von Privaten |
| Uebertrag | 4989 | 102 | 157 |
| Speise | 1 | — | — |
| Suppenkonserven | 14 | — | — |
| Tee | 2 | — | — |
| Wallnüsse | 10 | — | — |
| Wasser | 47 | 8 | 35 |
| Wein | 17 | 4 | 4 |
| Wiegebraten | 1 | — | — |
| Wurst | 50 | — | 6 |
| Zimt | 121 | — | — |
| Zucker | 27 | — | — |
| Zunge | 2 | — | — |
| **II. Gebrauchs- und technische Gegenstände.** | | | |
| Abwasser | 57 | — | 4 |
| Aluminiumpulver | — | 1 | — |
| Asphalt | 6 | — | — |
| Brennspiritus | 7 | — | — |
| Chemikalien | — | — | 10 |
| Chinesische Jacke | — | 1 | — |
| Zigarettenpapier | — | — | 2 |
| Dachrinne | 1 | — | — |
| Desinfektionsmittel | 2 | — | 2 |
| Diätetische Präparate | — | — | 3 |
| Düngemittel | 1 | — | — |
| Farben | 32 | — | 3 |
| Farbkasten | 1 | — | — |
| Futtermittel | 2 | — | — |
| Gelatine | — | — | 1 |
| Gummisauger | 2 | | |
| Summe | 5392 | 116 | 227 |

| Bezeichnung der Art der untersuchten Gegenstände | Gesamtzahl der untersuchten Proben im Auftrage: | | |
|---|---|---|---|
| | des Rates | anderer Behörden | von Privaten |
| Uebertrag | 5392 | 116 | 227 |
| Kesselspeisewasser | 1 | — | 1 |
| Kitt | — | — | — |
| Kohlen | 2 | — | — |
| Kosmetikum | 1 | — | — |
| Leim | — | 1 | 2 |
| Metalle | — | — | — |
| Methol | — | 1 | 1 |
| Ofenpolitur | — | — | — |
| Präservesalz | 2 | — | — |
| Petroleum | 20 | — | — |
| Pökelsalz | 1 | — | — |
| Putzpulver | 1 | — | — |
| Ruß | 3 | — | — |
| Salpeter | 1 | — | — |
| Schlamm | 1 | — | — |
| Schwabenmittel | 1 | — | — |
| Seife | 85 | 2 | 1 |
| Soda | 32 | — | — |
| Streumehl | 1 | — | — |
| Stoff | — | — | 1 |
| Talg | — | — | 2 |
| Tapeten | — | — | 3 |
| Tierkörpermehl | 14 | — | — |
| Wäsche | 1 | — | — |
| Watte | 1 | — | — |
| Zahnbürste | — | — | 1 |
| Geheimmittel und Spezialitäten | 5 | — | — |
| Physiologische Objekte | 7 | — | 4 |
| Sonstige Objekte | — | 4 | 3 |
| Summe | 5572 | 124 | 246 |

### 16. Dresden.

**Oeffentliches chemisches Laboratorium von Dr. phil. Filsinger in Dresden. Amtliche Nahrungsmittelkontrolle in der Kgl. Amtshauptmannschaft Meißen.**

| Bezeichnung der Art der untersuchten Gegenstände | Gesamtzahl der untersuchten Proben |
|---|---|
| Fleisch und Fleischwaren | 108 |
| Wurstwaren | 154 |
| Milch und Molkereinebenabfälle | 134 |
| Summe | 396 |

| Bezeichnung der Art der untersuchten Gegenstände | Gesamtzahl der untersuchten Proben |
|---|---|
| Uebertrag | 396 |
| Käse | 20 |
| Speisefette und -Oele | 134 |
| Mehl und Brot | 143 |
| Gewürze | 123 |
| Essig | 61 |
| Zucker | 1 |
| Zuckerwaren | 61 |
| Fruchtsäfte und Gelees | 11 |
| Gemüse und Fruchtdauerwaren | 107 |
| Honig | 1 |
| Summe | 1058 |

| Bezeichnung der Art der untersuchten Gegenstände | Gesamtzahl der untersuchten Proben |
|---|---|
| Uebertrag | 1058 |
| Branntwein und Liköre | 42 |
| Bier | 5 |
| Kaffee-Ersatzstoffe | 5 |
| Kakao und Schokolade | 70 |
| Hefe | 2 |
| Wein | 7 |
| Petroleum | 63 |
| Kosmetika | 10 |
| Teigwaren | 29 |
| Gebrauchsgegenstände | 139 |
| Summe | 1430 |

### 17. Dresden.

**Oeffentliches chemisches Laboratorium des Dr. phil. Hesemann in Dresden.**

**Amtliche Nahrungsmittelkontrolle der Kgl. Amtshauptmannschaft Bautzen sowie in den Städten Bautzen und Bischofswerda.**

| Bezeichnung der Art der untersuchten Gegenstände | Gesamtzahl der untersuchten Proben | Grund etwaiger Beanstandungen: |
|---|---|---|
| Rindshackfleisch | 99 | Zusatz von Präservesalz. |
| Sonstiges Fleisch | 1 | |
| Leberwurst | } 162 | Mehlzusatz. |
| Weißwurst | | |
| Blutwurst | 64 | " |
| Summe | 326 | |

| Bezeichnung der Art der untersuchten Gegenstände | Gesamtzahl der untersuchten Proben | Grund etwaiger Beanstandungen: |
|---|---|---|
| Uebertrag | 326 | |
| Mettwurst | 40 | Borsäurezusatz. |
| Brühwürstchen | 61 | Mehlzusatz. |
| Knoblauchwurst | 67 | |
| Sonstige Wurst | 13 | Mehlzusatz. |
| Summe | 507 | |

| Bezeichnung der Art der untersuchten Gegenstände | Gesamtzahl der untersuchten Proben | Grund etwaiger Beanstandungen: |
|---|---|---|
| Uebertrag | 507 | |
| Vollmilch | 94 | gewässert oder entrahmt; Schmutz. |
| Rahm, Magermilch | 33 | Schmutz. |
| Kuhmilchkäse | 40 | |
| Butter und Butterschmalz | 177 | gewässert u. verdorben. |
| Margarine | 67 | Sesamöl fehlt. |
| Margarineverkauf | 147 | Zuwiderhandlg. gegen das Gesetz v. 15. 6. 97. |
| Schweinefett | 21 | |
| Sonstige tierische Speisefette | 7 | |
| Olivenöl | 95 | nachgemacht bezw. mit Sesamöl verfälscht. |
| Sonstige pflanzliche Speisefette | 39 | |
| Roggenmehl | 194 | |
| Weizenmehl | 232 | |
| Buchweizenmehl | 4 | |
| Gries, Graupen | 94 | Milben, Käfer u. f. w. |
| Hirse | 1 | |
| Sonstige Mehlprodukte | 2 | |
| Roggenbrot | 92 | |
| Weißbrot | 50 | |
| Pfefferkuchen | 3 | |
| Wassernudeln | 28 | |
| Eiernudeln | 45 | Eisubstanz fehlt, künstlich gefärbt. |
| Stärkemehl | 2 | |
| Backpulver | 3 | künstlich gefärbt. |
| Gewürznelken | 13 | Nelkenstielzusatz. |
| Macis | 128 | Zusatz von wilder Macis, Panniermehl, Maismehl, Semmeln; verdorben. |
| Paprika | 1 | |
| Schwarzer Pfeffer | 75 | Schalenzusatz. |
| Weißer Pfeffer | 8 | |
| Piment | 44 | Pimentabfall. |
| Senf | 6 | |
| Zimt | 192 | Zusatz von Mandelbruch, Pfefferschalen, entölter Galgantwurzel. |
| Bittere Mandeln | 43 | Zusatz von fremden Kernen. |
| Speiseessig | 118 | übermäßig mit Wasser verdünnt, verdorben durch Aelchen, Pilze, Bakterien. |
| Essigsprit | 47 | bakterientrübe. |
| Weinessig | 63 | verdorben und minderwertig. |
| Obstessig | 3 | verdorben d. Aelchen. |
| Verbrauchszucker | 5 | |
| Sirup | 1 | |
| Konfekte, Marzipan | 12 | |
| Bonbons | 3 | |
| Himbeersaft und -Sirup | 17 | gewässert, gefärbt. |
| Johannisbeersaft | 3 | |
| Zitronensaft | 15 | gewässert, nachgemacht, mit Salizylsäure versetzt. |
| Gelées | 1 | |
| Marmeladen | 3 | Kapillärsirup, Salizylsäure, Teerfarbstoffe zugesetzt. |
| Limonaden / Brauselimonaden | 15 | Kunstprodukte, überfärbt. |
| Preßgemüse | 14 | |
| Ringäpfel | 10 | |
| Birnen | 2 | |
| Aprikosen | 10 | geschwefelt. |
| Pfirsiche | 4 | |
| Pflaumen | 5 | |
| **Summe** | **2838** | |

| Bezeichnung der Art der untersuchten Gegenstände | Gesamtzahl der untersuchten Proben | Grund etwaiger Beanstandungen: |
|---|---|---|
| Uebertrag | 2838 | |
| Prünellen | 3 | |
| Datteln | 1 | |
| Preißelbeeren | 11 | gefärbt und mit Salizylsäure versetzt. |
| Gurken | 25 | übermäßig gekupfert. |
| Bienenhonig | 7 | |
| Kunsthonig | 1 | |
| Kornbranntwein | 274 | sehr dünn. |
| Kognak | 3 | |
| Rum | 9 | Kunstrum, nicht deklariert. |
| Sonstige Branntweine | 48 | |
| Kirsch | 153 | künstlich gefärbt. |
| Himbeer | 13 | „ „ |
| Preißelbeer / Johannisbeer | 23 | „ „ |
| Einfachbier | 184 | |
| Doppel- (Einfach-) Bier | 10 | |
| Lagerbier | 9 | |
| Böhmischbier | 55 | |
| Bayrischbier | 16 | |
| Sonstige Biere | 1 | |
| Ungebrannter Kaffee | 10 | |
| Gebrannter Kaffee | 57 | |
| Kaffeeersatzstoffe: aus Cichorien, Rüben, Löwenzahn | 2 | |
| aus Roggen, Gerste, Malz, Leguminosen, Eicheln | 1 | |
| Schwarzer Tee | 7 | |
| Löslicher Kakao | 27 | |
| Haferkakao, Sagokakao, Eichelkakao | 1 | |
| Schokolade | 46 | Mehlzusatz, Zusatz fremder Stoffe. |
| Kuvertürenschokolade, Schokoladenwaren | 2 | |
| Schokoladenmehl | 12 | |
| Suppenpulver | 3 | nachgemacht. |
| Schnupftabak | 4 | |
| Kautabak | 4 | |
| Spielwaren: aus Metall | 5 | gesetzwidriger Bleigehalt. |
| aus Kautschuk | 4 | |
| aus Holz | 7 | |
| Metallgegenstände | 67 | gesetzwidriger Bleigehalt. |
| Tongeschirre | 44 | |
| Emailgeschirre | 22 | gibt Blei an Essig ab. |
| Kautschukgegenstände | 14 | |
| Farben für Nahrungsmittel | 1 | |
| „ für Gefäße, Umhüllungen usw. | 2 | |
| „ für Spielwaren | 7 | |
| „ für Tuschkästen | 4 | |
| „ für Tapeten, Möbelstoffe | 2 | |
| Gewöhnliches Petroleum / Sicherheits- (Salon-) Oele | 357 | feuergefährlich. |
| Reine Getreidepreßhefe | 47 | mit Kartoffelmehl verfälscht. |
| Süd- und Süßwein | 1 | |
| Obstwein | 2 | |
| Beerenobstwein | 8 | mit Saccharin gesüßt. |
| Weinsteinsäure | 6 | |
| Verschiedenes | 16 | |
| **Summe** | **4476** | |

| Bezeichnung der Art der untersuchten Gegenstände | Gesamtzahl der untersuchten Proben | Grund etwaiger Beanstandungen: |
|---|---|---|

**Amtliche Nahrungsmittelkontrolle in der Kgl. Amtshauptmannschaft Dresden-Altstadt (41 Gemeinden).**

| Bezeichnung der Art der untersuchten Gegenstände | Gesamtzahl der untersuchten Proben | Grund etwaiger Beanstandungen: |
|---|---|---|
| Rindshackfleisch . . . | 109 | Präservesalzzusatz. |
| Sonstiges Fleisch . . | 2 | |
| Leberwurst . . . | 84 | Mehlzusatz, Vorsäurezusatz. |
| Blutwurst . . . . | 6 | |
| Mettwurst . . . . | 8 | |
| Brühwürstchen . . . | 23 | Mehlzusatz. |
| Knoblauchwurst . . | 60 | „ |
| Sonstige Wurst . . | 19 | |
| Vollmilch . . . . | 79 | gewässert oder entrahmt, Schmutz. |
| Kuhmilchkäse . . . | 3 | verdorben. |
| Butter und Butterschmalz . . . | 96 | gewässert. |
| Margarine . . . | 29 | |
| Margarineverkauf . | 152 | Zuwiderhandlg. gegen das Gesetz v. 15. 6. 97. |
| Schweinefett . . . | 7 | |
| Olivenöl . . . . | 12 | |
| Sonstige pflanzliche Speisefette . . | 27 | |
| Roggenmehl . . . | 57 | |
| Weizenmehl . . . | 95 | |
| Gries, Graupen . . | 85 | Käfer, Milben u.s.w. |
| Hirse . . . . . | 1 | künstlich gefärbt. |
| Roggenbrot . . . | 28 | |
| Weißbrot . . . . | 21 | |
| Sonstiges Weißgebäck . | 21 | |
| Pfefferkuchen . . . | 10 | |
| Wassernudeln . . . | 1 | |
| Eiernudeln . . . | 54 | kein Eigehalt, künstlich gefärbt. |
| Gewürznelken . . . | 1 | |
| Ingwer . . . . | | mit wilder Macis verfälscht; falsch deklariert, durch Pilze verdorben. |
| Macis . . . . | 2 | |
| | 57 | |
| Paprika . . . . | 1 | |
| Schwarzer Pfeffer . | 23 | |
| Weißer Pfeffer . . | 4 | |
| Piment . . . . | 10 | |
| Senf . . . . . | 1 | |
| Zimt . . . . . | 73 | verfälscht mit Buchweizenkleie. |
| Bittere Mandeln . . | 28 | mit fremden Kernen verfälscht, durch Insektenfraß verdorben. |
| Speiseessig . . . | 65 | durch Zink verunreinigt; übermäßig mit Wasser gestreckt, verdorben durch Aelchen, Pilze, Bakterien. |
| Essigsprit . . . | 5 | |
| Weinessig . . . | 30 | verdorben durch Aelchen und Pilze; übermäßig mit Wasser gestreckt. |
| Konfekte, Marzipan . | 2 | |
| Bonbons . . . . | 1 | |
| Himbeersaft und -Sirup | 10 | mit Wasser verfälscht; mit Salizylsäure versetzt. |
| Johannisbeersaft . . | 1 | nachgemacht, mit Zitronensäurelösung gefälscht, mit Salizylsäure versetzt. |
| Zitronensaft . . . | 18 | |
| Zitronensirup . . . | 2 | |
| Brauselimonaden . . | 4 | nicht deklariertes Kunstprodukt. |
| Preßgemüse . . . | 3 | |
| Ringäpfel . . . . | 28 | |
| Birnen . . . . | 1 | |
| Aprikosen . . . | 15 | geschwefelt. |
| Pfirsiche . . . . | 1 | |
| Pflaumen . . . . | 2 | |
| **Summe** | **1477** | |

| Bezeichnung der Art der untersuchten Gegenstände | Gesamtzahl der untersuchten Proben | Grund etwaiger Beanstandungen: |
|---|---|---|
| Uebertrag | 1477 | |
| Prünellen . . . . | 10 | geschwefelt. |
| Preißelbeeren . . . | 17 | künstlich gefärbt. |
| Bienenhonig . . . | 2 | |
| Kornbranntwein . . | 49 | |
| Sonstige Branntweine . | 1 | |
| Kirsch . . . . | 40 | } künstlich gefärbt. |
| Himbeer . . . . | 5 | |
| Preißelbeer . . . | 1 | |
| Einfachbier . . . | 30 | |
| Lagerbier . . . . | 5 | |
| Böhmischbier . . . | 1 | |
| Bayrischbier . . . | 4 | |
| Sonstige Biere . . | 3 | mit Salizylsäure versetzt. |
| Ungebrannter Kaffee . | 1 | |
| Gebrannter Kaffee . | 18 | |
| Kaffeeersatzstoffe aus Zichorien, Rüben, Löwenzahn . . . . | 1 | |
| Schwarzer Tee . . | 3 | |
| Löslicher Kakao . . | 8 | |
| Haferkakao, Sagokakao, Eichelkakao . . | 4 | |
| Schokolade . . . | 19 | Mehlzusatz. |
| Mehlschokolade . . | 2 | |
| Schokoladenmehl . . | 3 | nachgemacht. |
| Suppenpulver . . . | 2 | künstlich gefärbt. |
| Spielwaren . . . | 6 | |
| Metallgegenstände . . | 23 | gesetzwidriger Bleigehalt. |
| Topfgeschirre . . . | 19 | |
| Emailgeschirre . . . | 13 | gibt Blei ab. |
| Kautschukgegenstände . | 7 | |
| Farben für Spielwaren | 1 | |
| Farben für Tuschkästen | 3 | |
| Wasser- und Leimfarben | 1 | |
| Gewöhnl. Petroleum . | 139 | feuergefährlich. |
| Fischwaren . . . | 1 | verdorben durch Bakterien. |
| Getreidepreßhefe . . | 19 | |
| Schaumwein . . . | 1 | |
| Obstwein . . . . | 1 | |
| Beerenobstwein . . | 1 | |
| Weinsteinsäure . . | 3 | |
| Zitronensäure . . . | 2 | |
| **Summe** | **1946** | |

**Amtliche Nahrungsmittelkontrolle in der Kgl. Amtshauptmannschaft Großenhain und in den Städten Großenhain und Riesa.**

| Bezeichnung der Art der untersuchten Gegenstände | Gesamtzahl der untersuchten Proben | Grund etwaiger Beanstandungen: |
|---|---|---|
| Rindshackfleisch . . . | 105 | Zusatz von Präservesalz. |
| Sonstiges Fleisch . . | 3 | |
| Leberwurst . . . | | } Zusatz von Mehl und von Vorsäure. |
| Weißwurst . . . | 94 | |
| Blutwurst . . . . | 43 | Mehlzusatz. |
| Mettwurst . . . . | 33 | |
| Brühwürstchen . . . | 36 | Mehlzusatz. |
| Knoblauchwurst . . | 41 | „ |
| Sonstige Wurst . . | 12 | „ |
| Vollmilch . . . . | 27 | } verunreinigt. |
| Rahm, Magermilch . | 3 | |
| Kuhmilchkäse . . . | 14 | |
| Butter u. Butterschmalz | 113 | Unterschiebung v. Margarine, gewässert. |
| Margarine . . . | 13 | |
| Margarineverkauf . . | 102 | Zuwiderhandlg. gegen das Ges. vom 15. 6. 97. |
| **Summe** | **639** | |

| Bezeichnung der Art der untersuchten Gegenstände | Gesamtzahl der untersuchten Proben | Grund etwaiger Beanstandungen: |
|---|---|---|
| Uebertrag | 639 | |
| Schweinefett | 27 | |
| Olivenöl | 43 | nachgeahmt, verfälscht mit Sesamöl. |
| Sonstige pflanzliche Speisefette | 37 | |
| Roggenmehl | 110 | |
| Weizenmehl | 147 | |
| Buchweizenmehl | 1 | |
| Gries, Graupen | 68 | verunreinigt durch Milben, Käfer u.s.w. |
| Roggenbrot | 41 | |
| Weißbrot / Sonstiges Weißgebäck | 25 | |
| Pfefferkuchen | 1 | |
| Wassernudeln | 2 | |
| Eiernudeln | 38 | nachgeahmt, gefärbt ohne Deklaration. |
| Stärkemehle | 2 | |
| Backpulver | 2 | |
| Gewürznelken | 5 | |
| Ingwer | 2 | |
| Macis | 75 | gröblich verfälscht. |
| Macissurrogat | 4 | gröblich verfälschte Macis. |
| Schwarzer Pfeffer | 24 | mit Pfefferabfall verfälscht. |
| Weißer Pfeffer | 4 | |
| Piment | 8 | |
| Safran | 2 | verfälscht mit Kartoffelmehl und Saflor. |
| Senf | 4 | |
| Zimt | 70 | verfälscht mit Mandelbruch. |
| Bittere Mandeln | 37 | verfälscht mit fremden Kernen. |
| Speiseessig | 75 | minderwertig und verdorben. |
| Essigsprit | 19 | |
| Weinessig | 19 | |
| Obstessig | 1 | |
| Konfekte, Marzipan | 11 | |
| Himbeersaft und -Sirup | 14 | gewässert, mit Salizylsäure versetzt u.s.w. |
| Kirschsaft | 1 | mit Salizylsäure versetzt. |
| Zitronensaft | 14 | nachgeahmt, verfälscht, mit Salizylsäure versetzt. |
| Zitronensirup | 4 | gewässert bezw. Zitronensäurezusatz. |
| Fruchtmus | 4 | |
| Marmeladen | 3 | Kapillärsirupzusatz. |
| Brauselimonaden | 9 | nachgeahmt. |
| Preßgemüse | 13 | geschwefelt. |
| Ringäpfel | 11 | " |
| Birnen | 2 | " |
| Aprikosen | 15 | " |
| Pfirsiche | 1 | |
| Prünellen | 6 | geschwefelt. |
| Preißelbeeren | 8 | mit Salizylsäure versetzt, gefärbt ohne Deklaration. |
| Gurken | 16 | gekupfert. |
| Bienenhonig | 3 | |
| Kornbranntwein | 96 | |
| Kognak | 6 | |
| Rum | 6 | |
| Sonstige Branntweine | 29 | |
| Summe | 1804 | |

| Bezeichnung der Art der untersuchten Gegenstände | Gesamtzahl der untersuchten Proben | Grund etwaiger Beanstandungen: |
|---|---|---|
| Uebertrag | 1804 | |
| Kirsch | 67 | gefärbt ohne Deklaration. |
| Einfachbier | 103 | |
| Lagerbier | 29 | |
| Böhmischbier | 31 | |
| Bayrischbier | 11 | |
| Sonstige Biere | 1 | |
| Ungebrannter Kaffee | 11 | |
| Gebrannter Kaffee | 32 | |
| Kaffeeersatzstoffe aus Roggen, Gerste, Malz, Leguminosen | 1 | |
| Schwarzer Tee | 5 | |
| Löslicher Kakao | 20 | |
| Haferkakao, Sagokakao, Eichelkakao | 2 | wenig gezuckert, ohne Deklaration. |
| Schokolade | 24 | Mehlzusatz ohne Deklaration. |
| Kuvertürenschokolade | 2 | |
| Schokoladenmehl | 10 | nachgeahmt. |
| Suppenpulver | 11 | gefärbt, ohne Deklaration. |
| Schnupftabak | 2 | |
| Kautabak | 3 | |
| Spielwaren aus Kautschuk | 5 | |
| Spielwaren aus Holz | 3 | |
| Metallgegenstände | 37 | gesetzwidriger Bleigehalt. |
| Tongeschirre | 13 | |
| Emailgeschirre | 16 | |
| Kautschukgegenstände | 3 | |
| Farben für Tuschkästen | 3 | |
| Gewöhnl. Petroleum | 192 | |
| Sicherheits(Salon)-Oele | 1 | |
| Fischwaren | 1 | |
| Reine Getreidepreßhefe | 17 | |
| Weißwein | 4 | essigstichig, gespritet, übermäßig mit Zuckerlösung gestreckt. |
| Obstwein | 3 | essigstichig. |
| Weinsteinsäure | 2 | |
| Summe | 2469 | |

## Amtliche Nahrungsmittelkontrolle in der Kgl. Amtshauptmannschaft Kamenz, sowie in den Städten Kamenz und Pulsnitz.

| Bezeichnung der Art der untersuchten Gegenstände | Gesamtzahl der untersuchten Proben | Grund etwaiger Beanstandungen: |
|---|---|---|
| Rindshackfleisch | 85 | Zusatz von Präservesalz. |
| Leberwurst / Weißwurst | 48 | |
| Blutwurst | 26 | Mehlzusatz. |
| Mettwurst | 4 | |
| Brühwürstchen | 19 | Mehlzusatz. |
| Knoblauchwurst | 57 | " |
| Sonstige Wurst | 5 | |
| Vollmilch | 18 | teilweise entrahmt. |
| Rahm, Magermilch | 2 | |
| Kuhmilchkäse | 8 | |
| Butter u. Butterschmalz | 59 | gewässert. |
| Margarine | 15 | |
| Margarineverkauf | 58 | Zuwiderhandlg. gegen das Ges. vom 15.6.97. |
| Schweinefett | 10 | |
| Olivenöl | 28 | nachgeahmt. |
| Sonstige pflanzliche Speisefette | 22 | |
| Summe | 464 | |

| Bezeichnung der Art der untersuchten Gegenstände | Gesamtzahl der untersuchten Proben | Grund etwaiger Beanstandungen: |
|---|---|---|
| Uebertrag | 464 | |
| Roggenmehl | 67 | |
| Weizenmehl | 139 | |
| Gries, Graupen | 52 | |
| Hirse | 1 | Milben, Käfer u.s.w. |
| Roggenbrot | 14 | |
| Weißbrot | } 36 | |
| Sonstiges Weißgebäck | | |
| Wassernudeln | 8 | |
| Eiernudeln und Eier-graupen | 31 | keine Eisubstanz; gefärbt ohne Deklar. |
| Backpulver | 1 | |
| Stärkemehl | 1 | |
| Gewürznelken | 8 | |
| Macis | 62 | Zusatz von Mehl und wilder Macis. |
| Macissurrogat | 5 | |
| Schwarzer Pfeffer | 21 | Zusatz von Schalen, verdorben. |
| Weißer Pfeffer | 1 | |
| Piment | 5 | |
| Safran und Surrogat | 6 | |
| Senf | 1 | |
| Zimt | 55 | Zusatz von Mandel-bruch. |
| Bittere Mandeln | 6 | Zusatz von fremden Kernen. |
| Speiseessig | 32 | minderwertig und ver-dorben. |
| Essigsprit | 22 | |
| Weinessig | 32 | minderwertig und ver-dorben. |
| Konfekte, Marzipan | 7 | |
| Himbeersaft und -Sirup | 7 | dargestellt aus ge-wässertem Saft. |
| Zitronensaft | 14 | nachgemacht oder verfälscht mit wässeriger Zitronen-säurelösung. |
| Marmeladen | 2 | |
| Limonaden | 1 | |
| Brauselimonaden | 1 | Kunstprodukt. |
| Preßgemüse | 7 | |
| Ringäpfel | 5 | |
| Birnen | 2 | |
| Aprikosen | 2 | |
| Summe | 1118 | |

| Bezeichnung der Art der untersuchten Gegenstände | Gesamtzahl der untersuchten Proben | Grund etwaiger Beanstandungen: |
|---|---|---|
| Uebertrag | 1118 | |
| Prünellen | 1 | |
| Preißelbeeren | 2 | |
| Gurken | 4 | |
| Kornbranntwein | 86 | |
| Rum | 2 | |
| Sonstige Branntweine | 16 | |
| Kirsch | 65 | gefärbt, ohne Deklaration, mit Salizylsäure versetzt. |
| Himbeer | 1 | |
| Einfachbier | 96 | mit Saccharin gesüßt. |
| Lagerbier | 10 | |
| Böhmischbier | 13 | |
| Bayrischbier | 2 | |
| Sonstige Biere | 1 | mit Saccharin gesüßt. |
| Ungebrannter Kaffee | 6 | |
| Gebrannter Kaffee | 29 | |
| Schwarzer Tee | 6 | |
| Löslicher Kakao | 15 | |
| Haferkakao, Sagokakao, Eichelkakao | 1 | |
| Schokolade | 14 | Zusatz von Mehl ohne Deklaration. |
| Kuvertürenschokolade | 1 | |
| Schokoladenmehl | 6 | nachgemacht, künstlich gefärbt |
| Suppenpulver | 1 | künstlich gefärbt, ohne Deklaration. |
| Schnupftabak | 1 | |
| Spielwaren aus Metall | 1 | |
| Spielwaren aus Holz | 1 | |
| Metallgegenstände | 26 | gesetzwidriger Bleige-halt. |
| Tongeschirre | 10 | |
| Emailgeschirre | 2 | |
| Kautschukgegenstände | 13 | |
| Farben für Tapeten, Möbelstoffe | 1 | |
| Gewöhnl. Petroleum | 118 | feuergefährlich. |
| Reine Getreidepreßhefe | 20 | |
| Mischhefe | 2 | |
| Obstwein | 3 | mit Saccharin gesüßt. |
| Beerenobstwein | 4 | |
| Weinsteinsäure | 3 | |
| Summe | 1701 | |

### 18. Dresden.

**Oeffentliches chemisches Laboratorium von Dr. phil. Friedrich Schmidt in Dresden.**

**Amtliche Nahrungsmittelkontrolle in der Kgl. Amtshauptmannschaft Dippoldiswalde und den zugehörigen Städten.**

(Vom 1. Oktober 1901 bis 31. Dezember 1902.)

| Bezeichnung der Art der untersuchten Gegenstände | Gesamtzahl der untersuchten Proben | Grund etwaiger Beanstandungen: |
|---|---|---|
| Fleisch und Fleischwaren | 50 | schweflige Säure. |
| Wurstwaren | 67 | Stärke. |
| Milch und Molkereinebenabfälle | 18 | wässern. |
| Käse | 23 | |
| Speisefette und Oele | 243 | Butter: zuviel Wasser. Margarine als Butter verkauft. Schweinefett mit Baumwollsamenöl, Olivenöl mit Sesamöl versetzt. |
| Mehl, Brot, präparierte Mehle | 343 | Nudeln und Eiergraupen: künstliche Färbung. |
| Gewürze | 359 | Ingwer: zuviel Asche. Macis: Bombaymacis und Stärke. Paprika: extrahiert. |
| Summe | 1103 | |

| Bezeichnung der Art der untersuchten Gegenstände | Gesamtzahl der untersuchten Proben | Grund etwaiger Beanstandungen: |
|---|---|---|
| Uebertrag | 1103 | |
| Essig | 167 | minderwertig, Essigälchen. |
| Zucker | 14 | |
| Zuckerwaren | 6 | |
| Fruchtsäfte, Gelees, einschließlich des Obstkrautes, der Marmeladen, Pasten und Limonaden | 61 | künstliche Färbung, Salizylsäure, Stärkezucker. |
| Gemüse und Fruchtdauerwaren | 19 | Dörrobst: Würmer. |
| Honig | 1 | |
| Branntweine und Liköre | 160 | künstliche Färbung, Salizylsäure. |
| Bier | 2 | |
| Kaffee | 2 | |
| Kakao und Schokolade | 85 | fremde Stärke, künstliche Färbung. |
| Tabak | 1 | |
| Gebrauchsgegenstände | 130 | Tontopf: Blei. |
| Hefe | 12 | |
| Cremortartari | 1 | |
| Summe | 1764 | |

**Amtliche Nahrungsmittelkontrolle in der Kgl. Amtshauptmannschaft Pirna und in den zugehörigen Städten.**
(Vom 1. Oktober 1901 bis 31. Dezember 1902.)

| Bezeichnung der Art der untersuchten Gegenstände | Gesamtzahl der untersuchten Proben | Grund etwaiger Beanstandungen: |
|---|---|---|
| Fleisch und Fleischwaren | 234 | Borsäure und schweflige Säure. |
| Wurstwaren | 133 | verdorben. |
| Milch, Molkereinebenabfälle | 462 | abrahmen, wässern, kombinierte Fälschung. |
| Käse | 85 | Stärkemehl, Kartoffeln. |
| Speisefette und Oele | 1030 | Butter: zuviel Wasser, verdorben, Margarine als Butter verkauft, Margarine ohne Sesamöl, Schweinefett mit Baumwollsamenöl, Wurstfett: verdorben, Olivenöl mit Sesamöl, Baumwollsamenöl oder mit beiden Oelen versetzt. |
| Mehl und Brot, präparierte Mehle | 857 | Nudeln und Eiergraupen: künstliche Färbung. |
| Gewürze | 719 | Ingwerpulver: zuviel Asche, Macis: Bombaymacis und Stärke, Paprikapulver: extrahiert. |
| Essig | 531 | minderwertig, Essigälchen. |
| Zucker | 49 | |
| Zuckerwaren | 43 | |
| Fruchtsäfte, Gelees, einschließlich des Obstkrautes, der Marmeladen, Pasten und Limonaden | 171 | künstliche Färbung, Salizylsäure, Stärkezucker. |
| Gemüse und Fruchtdauerwaren | 82 | Pfeffergurke: Kupfer. |
| Honig | 15 | |
| Branntweine und Liköre | 268 | künstliche Färbung, Salizylsäure. |
| Bier | 5 | verdorben. |
| Kaffee | 58 | |
| Tee | 1 | |
| Kakao und Schokolade | 291 | fremde Stärke, künstliche Färbung. |
| Tabak | 3 | |
| Gebrauchsgegenstände | 98 | Petroleum: zu niedriger Entflammungspunkt. |
| Hefe | 70 | Stärkemehl. |
| Wein | 11 | |
| Weinsteinsäure | 1 | |
| Summe | 5217 | |

| Bezeichnung der Art der untersuchten Gegenstände | Gesamtzahl der untersuchten Proben | Bezeichnung der Art der untersuchten Gegenstände | Gesamtzahl der untersuchten Proben | Bezeichnung der Art der untersuchten Gegenstände | Gesamtzahl der untersuchten Proben |
|---|---|---|---|---|---|
| **19. Dresden.** | | Uebertrag | 415 | Uebertrag | 1954 |
| Oeffentliches chemisches Laboratorium von R. Weber in Dresden, vormals B. Kohlmann in Leipzig. | | Butter und Käse | 207 | Wein | 32 |
| | | Margarine, Speisefette, Oele | 190 | Branntwein | 275 |
| **Amtliche Nahrungsmittelkontrolle i. d. Kgl. Amtshauptmannschaft Rochlitz.** | | Mehl, Backwaren, Teigwaren, Cerealien | 280 | Bier | 23 |
| | | Gewürze | 582 | Hefe | 53 |
| Fleisch und Fleischwaren, einschließlich Wurstwaren | 368 | Essig | 168 | Kakao, Schokolade, Tee | 244 |
| Milch | 47 | Zucker und Zuckerwaren | 28 | Kaffee und Kaffeeersatzmittel | 35 |
| | | Fruchtsäfte, Marmeladen, Honig | 84 | Gebrauchsgegenstände | 250 |
| | | | | Gemüse und Fruchtdauerwaren | 121 |
| Summe | 415 | Summe | 1954 | Summe | 2987 |

| Bezeichnung der Art der untersuchten Gegenstände | Gesamtzahl der untersuchten Proben |
|---|---|
| **Amtliche Nahrungsmittelkontrolle in der Kgl. Amtshauptmannschaft Schwarzenberg.** | |
| (Im 4. Quartal 1902). | |
| Fleisch und Fleischwaren, einschließlich Wurstwaren | 107 |
| Milch | 12 |
| Summe | 119 |

| Bezeichnung der Art der untersuchten Gegenstände | Gesamtzahl der untersuchten Proben |
|---|---|
| Uebertrag | 119 |
| Butter und Käse | 61 |
| Margarine, Speisefett, Oele | 79 |
| Mehl, Backwaren, Teigwaren, Cerealien | 106 |
| Gewürze | 169 |
| Essig | 54 |
| Zucker und Zuckerwaren | 21 |
| Summe | 609 |

| Bezeichnung der Art der untersuchten Gegenstände | Gesamtzahl der untersuchten Proben |
|---|---|
| Uebertrag | 609 |
| Fruchtsäfte, Marmeladen, Honig | 21 |
| Gemüse und Fruchtdauerwaren | 15 |
| Wein und Branntwein | 47 |
| Hefe | 12 |
| Kakao, Schokolade, Tee | 138 |
| Gebrauchsgegenstände | 25 |
| Summe | 867 |

## 20. Freiberg.

**Oeffentliches chemisches Laboratorium von Dr. phil. Raßmann in Freiberg.**

**Amtliche Nahrungsmittelkontrolle in der Kgl. Amtshauptmannschaft sowie der Stadt Freiberg.**

a) Im letzten Vierteljahr 1901.

| Bezeichnung der Art der untersuchten Gegenstände | Gesamtzahl der untersuchten Proben | Bemerkungen | | |
|---|---|---|---|---|
| | | Stadt | Land | Delegation |
| Milch und Molkereiabfälle | 332 | 195 | 109 | 28 |
| Speisefette und Oele | 17 | — | 17 | — |
| Mehl und Brot | 61 | — | 59 | 2 |
| Gewürze | 114 | 4 | 90 | 20 |
| Essig | 15 | — | 1 | 14 |
| Branntwein, Liköre und Wein | 34 | 12 | 22 | — |
| Künstliche Süßstoffe | 1 | — | — | 1 |
| Kaffee, Surrogate und Tee | 1 | — | — | 1 |
| Gebrauchsgegenstände | 91 | 8 | 46 | 37 |
| Summe | 666 | 219 | 344 | 103 |

b) Im Jahre 1902.

| Bezeichnung der Art der untersuchten Gegenstände | Gesamtzahl der untersuchten Proben | Bemerkungen | | |
|---|---|---|---|---|
| | | Stadt | Land | Delegation |
| Fleisch und Fleischwaren | 49 | 7 | 37 | 5 |
| Wurstwaren | 24 | 12 | 10 | 2 |
| Milch und Molkereiabfälle | 840 | 651 | 84 | 105 |
| Käse | 210 | 26 | 125 | 59 |
| Speisefette und Oele | 49 | 5 | 33 | 11 |
| Mehl und Brot | 469 | 24 | 338 | 107 |
| Gewürze | 433 | 19 | 265 | 149 |
| Essig | 267 | 18 | 165 | 84 |
| Zucker und Zuckerwaren | 2 | — | — | 2 |
| Fruchtsäfte, Gelees, Marmelade | 70 | 15 | 31 | 24 |
| Gemüse und Fruchtdauerwaren | 58 | 35 | 15 | 6 |
| Honig | 5 | — | 4 | 1 |
| Branntwein, Liköre, Wein | 192 | 25 | 127 | 40 |
| Bier und Selterwasser | 10 | 8 | 2 | — |
| Kaffeesurrogate und Tee | 5 | — | 5 | — |
| Kakao und Schokolade | 135 | 6 | 83 | 46 |
| Gebrauchsgegenstände | 529 | 43 | 300 | 186 |
| Summe | 3347 | 894 | 1624 | 827 |

## 21. Leipzig.

**Kgl. Untersuchungsanstalt beim hygienischen Universitäts-Institut Leipzig.**

**Nahrungsmittelkontrolle in der Stadt Leipzig.**

| Bezeichnung der Art der untersuchten Gegenstände | Gesamtzahl der untersuchten Proben |
|---|---|
| Hack= und Schabefleisch | 2585 |
| Wurstwaren | 245 |
| Milch | 6218 |
| Käse | 11 |
| Heringe | 5 |
| Butter | 2791 |
| Margarine | 9 |
| Schweineschmalz | 1 |
| Sonstige Fette | 2 |
| Oele | 2 |
| Mehl, Gries, Graupen | 16 |
| Summe | 11885 |

| Bezeichnung der Art der untersuchten Gegenstände | Gesamtzahl der untersuchten Proben |
|---|---|
| Uebertrag | 11885 |
| Brot | 13 |
| Teigwaren | 21 |
| Hefe und Preßhefe | 3 |
| Macis | 43 |
| Nelken | 7 |
| Paprika | 9 |
| Pfeffer | 51 |
| Piment | 13 |
| Safran | 13 |
| Zimt | 34 |
| Sonstige Gewürze | 4 |
| Essig | 4 |
| Zucker | 1 |
| Zuckerwaren | 1 |
| Fruchtsäfte | 10 |
| Obst und Dörrobst | 16 |
| Pilze | 1 |
| Summe | 12129 |

| Bezeichnung der Art der untersuchten Gegenstände | Gesamtzahl der untersuchten Proben |
|---|---|
| Uebertrag | 12129 |
| Honig | 7 |
| Branntwein und Likör | 1 |
| Wein und Obstwein | 2 |
| Zuckerbier | 3 |
| Tee | 1 |
| Kakao und Schokolade | 68 |
| Spielwaren | 13 |
| Eß= und Kochgeschirre aus Metall | 12 |
| Kautschukwaren | 6 |
| Farben für Gebrauchsgegenstände | 4 |
| Fliegenpapiere | 13 |
| Blei= und zinkhaltige Gegenstände | 12 |
| Petroleum | 320 |
| Summe | 12591 |

| Bezeichnung der Art der untersuchten Gegenstände | Gesamtzahl der untersuchten Proben | | | Grund etwaiger Beanstandungen: |
|---|---|---|---|---|
| | Kontrolle | Gerichte | sonstige Behörden | |

**Amtliche Nahrungsmittelkontrolle in den Kgl. Amtshauptmannschaften Leipzig und Grimma sowie in 13 Gemeinden der Kgl. Amtshauptmannschaft Döbeln.**

(Vom 1. Oktober 1901 bis 31. Dezember 1902.)

| Bezeichnung der Art der untersuchten Gegenstände | Kontrolle | Gerichte | sonstige Behörden | Grund etwaiger Beanstandungen: |
|---|---|---|---|---|
| Konservierungsmittel | 6 | 2 | — | Borsäure, Natriumsulfit. |
| Fleisch | 315 | — | — | Natriumsulfit, Borsäure, künstliche Farbstoffe. |
| Wurst | 664 | — | 1 | künstliche Farbstoffe. |
| Kaviar und Fischkonserven | 5 | — | — | |
| Milch und Molkereierzeugnisse | 121 | 6 | 1 | abgerahmt, Wasser. |
| Käse | 85 | — | — | |
| Butter | 277 | — | — | Wasser, Margarine, war ranzig. |
| Margarine | 463 | 1 | — | zu wenig Sesamöl, in Butterform ausgeschlagen. |
| Schweineschmalz | 191 | — | — | |
| Sonstige Fette | 4 | — | — | |
| Oele | 199 | — | — | bei Olivenöl: Sesamöl, Erdnußöl, Mohnöl; bei Erdnußöl: Sesamöl. |
| Mehl | 1453 | — | — | verdorben. |
| Brot | 15 | — | — | |
| Biskuits | 6 | — | — | |
| Teigwaren | 100 | — | — | gefärbt. |
| Hefe und Preßhefe | 204 | 1 | — | Kartoffelstärke. |
| Macis | 200 | 32 | — | Muskatnuß, wilde Bombaymacis, gemahlenes Brot, Mohnsamen, Maismehl, verdorben. |
| Nelken | 81 | 11 | — | Stiele, Stiele und Kakaoschalen. |
| Paprika | 46 | 5 | — | Farbstoff, gemahlenes Brot, Stärke; verdorben. |
| Pfeffer | 653 | 53 | — | Mineralstoffe, Kalk — äußerlich —, Schalen, Schalen u. Paprika, Mohnsamen, Palmmehl. Weizenmehl, verdorben. |
| Piment | 47 | 8 | — | Kakaoschalen, Stiele, Pfeffer (ganzer verunreinigt), verdorben. |
| Safran | 152 | 33 | — | Farbstoff, Saflor und Farbstoff, fettes Oel, verdorben. |
| Zimt | 284 | 27 | — | Kakaoschalen, Kakaoschalen und Palmmehl, Mohnsamen, Brot und Mehl, Zucker, Piment, Nelkenstiele, verdorben |
| Sonstige Gewürze | 187 | 9 | — | |
| Essig | 671 | — | — | zu wenig Essigsäure, Schmutz und Essigälchen, beides. |
| Zucker | 185 | — | — | |
| Zuckerwaren | 98 | — | — | |
| Fruchtsäfte | 137 | — | — | Farbstoff, Salizylsäure, Himbeerlimonadenessenzen als Himbeersaft. |
| Gelées und Marmeladen | 51 | 1 | — | Farbstoff. |
| Gemüse und Gemüsekonserven | 3 | — | — | |
| Trockengemüse | 363 | — | — | verdorben. |
| Obst und Dörrobst | 141 | 3 | — | schweflige Säure, verdorben. |
| Pilze | 1 | — | — | |
| Honig | 20 | — | — | Stärkezucker. |
| Branntwein und Liköre | 513 | — | — | |
| Wasser, Luxuswasser, Mineralwässer | 3 | 4 | 1 | |
| Weine und Obstweine | 6 | 1 | — | Extrakt unter 1,6. |
| Bier | 131 | 1 | — | |
| Kaffee und Surrogate | 41 | — | — | |
| Tee | 22 | — | — | |
| Kakao und Schokolade | 463 | 6 | — | Kakao: Kartoffelstärke; Schokolade: Weizenmehl |
| Tabak | 1 | — | — | |
| Spielwaren | 23 | — | — | Metallpfeifen: über 10 % Blei. |
| Eß-, Trink- und Kochgeschirre aus Metall | 26 | — | — | Bierkrugdeckel: über 10 % Blei. |
| Ton- und Emailwaren | 13 | — | — | |
| Kautschukgegenstände | 18 | — | — | |
| Farben für Nahrungsmittel | 13 | — | — | |
| Farben für Gebrauchsgegenstände und technische Zwecke | 5 | — | — | giftfreie Farbe enthielt Bleichromat. |
| Kosmetika | 1 | — | — | |
| Seifen | 4 | — | — | |
| Kerzen | 2 | — | — | |
| Summe | 8713 | 204 | 3 | |

| Bezeichnung der Art der untersuchten Gegenstände | Gesamtzahl der untersuchten Proben | Bezeichnung der Art der untersuchten Gegenstände | Gesamtzahl der untersuchten Proben | Bezeichnung der Art der untersuchten Gegenstände | Gesamtzahl der untersuchten Proben |
|---|---|---|---|---|---|
| **22. Leipzig.** <br> **Oeffentliches chemisches Laboratorium von Dr. phil. Elsner in Leipzig.** <br> **Amtliche Nahrungsmittelkontrolle in der Kgl. Amtshauptmannschaft Schwarzenberg.** <br> (Vom 1. Oktober 1901 bis 1. Oktober 1902.) | | | | | |
| | | | Uebertrag | 35 | | Uebertrag | 2485 |
| Fleisch und Fleischwaren | 35 | Wurstwaren | 100 | Gemüse und Fruchtdauerwaren | 101 |
| | | Milch | 31 | Honig | 9 |
| | | Käse | 5 | Branntweine und Liköre | 106 |
| | | Speisefette und Oele | 967 | Bier und Wein | 51 |
| | | Mehl, Brot, Teigwaren | 426 | Kaffee | 6 |
| | | Gewürze | 555 | Kaffeeersatzstoffe | 58 |
| | | Essig | 274 | Tee | 15 |
| | | Zucker und Zuckerwaren | 53 | Kakao und Schokolade | 318 |
| | | Fruchtsäfte | 39 | Gebrauchsgegenstände | 552 |
| **Summe** | **35** | **Summe** | **2485** | **Summe** | **3701** |

| Bezeichnung der Art der untersuchten Gegenstände | Gesamtzahl der untersuchten Proben 4. Quart. 1901 | Jahr 1902 | Grund etwaiger Beanstandungen: |
|---|---|---|---|
| **23. Leipzig.** <br> **Oeffentliches chemisches Laboratorium von Dr. phil. Kallir in Leipzig.** <br> **Amtliche Nahrungsmittelkontrolle in der Kgl. Amtshauptmannschaft Chemnitz sowie in den Städten Limbach und Stollberg.** | | | |
| Fleisch und Fleischwaren | 130 | 108 | Zusatz von Präservesalz zu Hackfleisch. |
| Wurstwaren | 94 | 156 | Zusatz von Borsäure zu Leberwurst. |
| Milch und Molkereinebenabfälle | 22 | 24 | Wässerung und Abrahmung. |
| Käse | 15 | 7 | |
| Butter und Butterschmalz | 106 | 266 | Verfälschung mit fremdem Fett und zu hoher Wassergehalt. |
| Margarine | 153 | 511 | Zusatz von Borsäure. |
| Schweinefett | 41 | 47 | Verfälschung mit fremdem Fett. |
| Sonstige tierische Fette | 5 | 1 | |
| Pflanzliche Fette und Oele | — | 71 | |
| Mehl, Brot und Teigwaren | 166 | 493 | Färbung von Eierteigwaren ohne Deklaration. |
| Kardamomen | — | 3 | |
| Gewürznelken | 1 | 2 | |
| Ingwer | 23 | 91 | |
| Macis | 33 | 103 | Verfälschung mit Bombaymacis und Muskatnuß. |
| Paprika | — | 15 | |
| Pfeffer | 147 | 516 | Verfälschung mit fremden Substanzen, meist Palmkernmehl. |
| Piment | 67 | 223 | Verfälschung mit Nelken- oder Pimentstielen. |
| Safran | — | 143 | Verfälschung mit Saflor, Kurkuma, Mehl, Fett und Zucker. |
| Zimt | 92 | 451 | Verfälschung mit Mehl. |
| Sonstige Gewürze | 2 | 45 | |
| Essig | 20 | 232 | Geringwertigkeit infolge zu starker Verdünnung. |
| Zucker | 27 | 294 | |
| Zuckerwaren | 10 | 30 | |
| Fruchtsäfte, Gelees, Marmeladen | 9 | 157 | Färbung eingekochter Früchte, Zusatz von künstlichem Süßstoff. |
| Gemüse und Fruchtdauerwaren | 17 | 79 | Schweflige Säure in amerikanischem Dörrobst. |
| Honig | 3 | 7 | |
| Branntwein und Liköre | 14 | 249 | Zusatz scharfschmeckender Stoffe. |
| Bier | — | 16 | Zusatz von künstlichem Süßstoff zu Weizen- oder Süßbier. |
| Kaffee | 1 | 234 | |
| Kaffeeersatzstoffe | — | 2 | |
| Kakao und Schokolade | 108 | 694 | Zusatz von Mehl zu Schokolade und Kakao. |
| Tabak | — | 1 | |
| Hefe | 2 | 73 | |
| Wein | — | 8 | |
| Spielwaren | 4 | 4 | |
| Eß-, Trink- und Kochgeschirre | 2 | 15 | zu hoher Bleigehalt in Maßgefäßen. |
| Farben | 4 | — | |
| Petroleum | — | 30 | |
| Gummiwaren | 2 | 8 | |
| Kosmetika | 1 | 3 | Haarfärbemittel mit Bleigehalt. |
| **Summe** | **1321** | **5412** | |

| Bezeichnung der Art der untersuchten Gegenstände | Gesamtzahl der untersuchten Proben | Bezeichnung der Art der untersuchten Gegenstände | Gesamtzahl der untersuchten Proben | Bezeichnung der Art der untersuchten Gegenstände | Gesamtzahl der untersuchten Proben |
|---|---|---|---|---|---|
| **24. Leipzig.** Oeffentliches chemisches Laboratorium von Dr. phil. Prager in Leipzig. Amtliche Nahrungsmittelkontrolle in der Kgl. Amtshauptmannschaft Flöha sowie in den zugehörigen Städten mit revidierter Städteordnung. a) Im Jahre 1902. | | Uebertrag | 404 | Uebertrag | 2402 |
| Fleisch und Fleischwaren | 195 | Milch u. Molkereinebenabfälle | 32 | Branntweine und Liköre | 149 |
| Wurstwaren | 209 | Käse | 2 | Bier | 1 |
| | | Speisefette und Oele | 39 | Kakao und Schokolade | 238 |
| | | Mehl, Brot, Teigwaren | 679 | Kaffee und Ersatzstoffe | 1 |
| | | Gewürze | 951 | Wein | 1 |
| | | Essig | 150 | Hefe | 6 |
| | | Zucker | 91 | Gebrauchsgegenstände | 11 |
| | | Zuckerwaren | 2 | | 2809 |
| | | Gemüse und Fruchtdauerwaren | 23 | b) Vom 1. 10. bis 31. 12. 01 | 335 |
| | | Fruchtsäfte und Gelees | 29 | | |
| Summe | 404 | Summe | 2402 | Summe | 3144 |

| Bezeichnung der Art der untersuchten Gegenstände | Gesamtzahl der untersuchten Proben | Grund etwaiger Beanstandungen: |
|---|---|---|
| **Amtliche Nahrungsmittelkontrolle in der Kgl. Amtshauptmannschaft Oschatz.** a) Im Jahre 1902. | | |
| Fleisch und Fleischwaren | 37 | verbotene Konservierungsmittel. |
| Wurstwaren | 57 | Mehlzusatz und Konservierungsmittel. |
| Milch und Molkereinebenerzeugnisse | 1 | |
| Käse | 6 | |
| Speisefette und Oele | 42 | verbotene Konservierungsmittel, hoher Kochsalzgehalt. |
| Mehl, Brot, Teigwaren | 406 | Farbzusatz und Verdorbenheit. |
| Gewürze | 468 | hoher Aschengehalt, Kakaoschalen, Palmkernmehl u.s.w. |
| Essig | 146 | Verdorbensein, geringer Essigsäure- und Extraktgehalt. |
| Zucker | 75 | |
| Zuckerwaren | 9 | |
| Fruchtsäfte und Gelees | 7 | Färbung mit Teerfarbstoffen. |
| Gemüse und Fruchtdauerwaren | 10 | |
| Honig | 1 | |
| Branntwein und Liköre | 231 | |
| Bier | 3 | |
| Kakao und Schokolade | 192 | Färbung und Mehlzusatz. |
| Hefe | 6 | |
| Gebrauchsgegenstände | 26 | Bleigehalt in Spielwaren. |
| Petroleum | 8 | |
| | 1731 | |
| b) Vom 1. 10. bis 31. 12. 01. | 201 | |
| Summe | 1932 | |
| **25. Leipzig.** Oeffentliches chemisches Laboratorium von Dr. phil. Röhrig in Leipzig. Amtliche Nahrungsmittelkontrolle in der Kgl. Amtshauptmannschaft Borna. | | |
| Fleisch und Fleischwaren | 58 | Konservesalz in Hackfleisch, Semmel in Wurst. |
| Wurstwaren | 100 | Borsäure und Semmel in Leberwurst. |
| Milch und Molkereinebenabfälle | 86 | Wässerung und Entrahmung. |
| Käse | 21 | |
| Butter | 166 | |
| Margarine | 195 | Konservierungsmittel. |
| Fett | 44 | |
| Speiseöle | 40 | Zusatz nicht deklarierter Oele. |
| Mehl | 52 | hoher Kleiegehalt, Unsauberkeit. |
| Brot und Sauerteig | 65 | Zinkgehalt, aus zinkhaltigen Backtrögen herrührend. |
| Teigwaren, Nudeln, Graupen u.s.w. | 28 | künstliche Färbung, geringer Eigehalt. |
| Andere Mehlprodukte, wie Gries, Reis, Suppenmehl u.s.w. | 128 | Unsauberkeit, Mehlzusatz. |
| Gewürze | 414 | |
| Kardamomen | 1 | |
| Gewürznelken | 7 | Gehalt an Nelkenstielen. |
| Ingwer | 3 | |
| Muskatblüten (gestoßen) | 135 | Gehalt an Bombaymacis und Zwieback. |
| Summe | 1543 | |

| Bezeichnung der Art der untersuchten Gegenstände | Gesamtzahl der untersuchten Proben | Grund etwaiger Beanstandungen: |
|---|---|---|
| Uebertrag | 1543 | |
| Paprika | 4 | |
| Pfeffer | 96 | Zusatz fremder Stoffe, wie Palmkernmehl, Pfefferschalen, Mohnkuchen. |
| Piment | 43 | Gehalt an Nelkenstielen. |
| Safran | 40 | Zusatz von Saflor, Kurkuma, Stärke, Zucker und anderen Stoffen. |
| Senfmehl | 1 | |
| Zimt | 76 | Geringwertigkeit. |
| Sonstige Gewürze | 8 | |
| Essig | 40 | Minderwertigkeit infolge geringen Essigsäuregehaltes. |
| Zuckerwaren | 25 | Unsauberkeit. |
| Fruchtsäfte, Gelees u.s.w. | 27 | Gehalt an Saccharin, künstliche Färbung. |
| Gemüse und Fruchtdauerwaren | 52 | Schwefelung. |
| Honig | 5 | Zusatz von Rohrzucker. |
| Branntwein und Liköre | 60 | falsche Bezeichnung. |
| Bier | 94 | Gehalt an Saccharin, nicht deklariert. |
| Kaffee und Kaffeeersatzstoffe | 59 | |
| Kakao und Schokolade | 102 | Mehlzusatz, fremde Fette u.s.w. |
| Tabak | 7 | |
| Spielwaren | 24 | zu hoher Bleigehalt. |
| Eß-, Trink-, Kochgeschirre | 47 | bleihaltige Glasur und hoher Bleigehalt von Flüssigkeitsmaßen. |
| Farben | 3 | |
| Seife | 2 | Gehalt an Kartoffelmehl. |
| Petroleum | 203 | zu niedriger Entflammungspunkt. |
| Wein | 8 | Verdorbensein und falsche Deklaration. |
| Hefe | 57 | Mehlgehalt, nicht oder ungenügend deklariert. |
| Summe | 2626 | |

**Amtliche Nahrungsmittelkontrolle in der Kgl. Amtshauptmannschaft Döbeln, einschließlich der Städte Döbeln, Roßwein, Leisnig, Hainichen und Waldheim.**

| Bezeichnung der Art der untersuchten Gegenstände | Gesamtzahl der untersuchten Proben | Grund etwaiger Beanstandungen: |
|---|---|---|
| Fleisch und Fleischwaren | 123 | Konservesalz in Hackfleisch. |
| Wurstwaren | 112 | Semmel in Leberwurst. |
| Fleischextrakt und Pepton | 2 | |
| Milch und Molkereinebenerzeugnisse | 144 | Wässerung und Entrahmung. |
| Käse | 48 | |
| Butter | 177 | |
| Margarine | 168 | Konservierungsmittel, verdorbene Ware. |
| Fett | 84 | |
| Speiseöle | 41 | Gehalt an fremden Oelen. |
| Mehl | 52 | hoher Kleiegehalt, Unsauberkeit. |
| Brot und Sauerteig | 85 | Zinkgehalt aus zinkhaltigen Backtrögen. |
| Teigwaren, Nudeln, Graupen u.s.w. | 35 | künstliche Färbung, geringer Eigehalt. |
| Andere Mehlprodukte, wie Gries, Reis, Suppenmehl u.s.w. | 143 | Unsauberkeit, Verdorbensein und Mehlzusatz. |
| Gewürze | 483 | |
| Kardamomen | 1 | |
| Gewürznelken | 13 | Gehalt an Nelkenstielen. |
| Ingwer | 5 | |
| Muskatblüte (gestoßen) | 127 | Gehalt an Bombaymacis und Zwieback. |
| Muskatnuß | 1 | |
| Paprika | 1 | |
| Pfeffer | 130 | Zusatz fremder Stoffe wie Pfefferschalen, Mohnkuchen, Kleie und Mehl. |
| Piment | 62 | Gehalt an Nelkenstielen. |
| Safran | 36 | Gehalt an Saflor, Kurkuma, Stärke. |
| Senfmehl | 5 | |
| Zimt | 89 | Geringwertigkeit. |
| Sonstige Gewürze | 13 | |
| Essig | 31 | Geringwertigkeit infolge geringen Essig- und Weingehaltes. |
| Zucker und Zuckerwaren | 33 | |
| Fruchtsäfte, Gelees u.s.w. | 50 | Gehalt an Saccharin und künstliche Färbung. |
| Gemüse und Fruchtdauerwaren | 91 | Schwefelung. |
| Honig | 15 | Zusatz von Rohrzucker. |
| Branntwein und Liköre | 76 | |
| Bier | 128 | Gehalt an Salizylsäure. |
| Kaffee und Kaffeeersatzstoffe | 80 | |
| Summe | 2684 | |

| Bezeichnung der Art der untersuchten Gegenstände | Gesamtzahl der untersuchten Proben | Grund etwaiger Beanstandungen: |
|---|---|---|
| Uebertrag | 2684 | |
| Tee | 4 | |
| Kakao und Schokolade | 131 | Mehl-, Schalenzusatz, fremde Fette. |
| Tabak | 6 | |
| Spielwaren | 45 | zu hoher Bleigehalt. |
| Eß-, Trink- und Kochgeschirre | 71 | bleihaltige Glasur und hoher Bleigehalt in Flüssigkeitsmassen. |
| Farben | 2 | |
| Seife | 10 | Gehalt an Kartoffelmehl. |
| Petroleum | 52 | |
| Wein | 30 | falsche Bezeichnung. |
| Geheimmittel | 2 | |
| Hefe | 53 | Mehlgehalt. |
| Fische | 4 | Zinkgehalt. |
| Summe | 3094 | |

## 26. Meerane.

Oeffentliches chemisches Laboratorium des Dr. phil. Scheitz in Meerane.

Amtliche Nahrungsmittelkontrolle in der Kgl. Amtshauptmannschaft Glauchau sowie in den Städten Callenberg, Hohenstein, Ernstthal, Lichtenstein, Glauchau, Meerane und Waldenburg.

(Vom 1. Oktober 1901 bis 31. Dezember 1902.)

| Bezeichnung der Art der untersuchten Gegenstände | Gesamtzahl der untersuchten Proben |
|---|---|
| Fleisch und Fleischwaren | 100 |
| Wurstwaren | 175 |
| Milch und Molkereiprodukte | 169 |
| Käse und Quark | 188 |
| Speisefette, Oele und Butter | 319 |
| Margarine | 728 |
| Schweinefett | 94 |
| Summe | 1773 |

| Bezeichnung der Art der untersuchten Gegenstände | Gesamtzahl der untersuchten Proben |
|---|---|
| Uebertrag | 1773 |
| Pflanzliche Speisefette und Oele | 107 |
| Mehl und Teigwaren | 34 |
| Backwerk | 7 |
| Brot | 34 |
| Stärke | 1 |
| Gries | 55 |
| Sago | 3 |
| Panniermehl | 2 |
| Gewürze | 324 |
| Essig | 353 |
| Zucker und Zuckerwaren | 291 |
| Fruchtsäfte, Marmeladen, Limonaden, Fruchteis, Gelees, Obstkraut | 156 |
| Gemüse und Fruchtdauerwaren | 168 |
| Honig | 6 |
| Branntwein | 308 |
| Wein | 12 |
| Bier | 6 |
| Summe | 3640 |

| Bezeichnung der Art der untersuchten Gegenstände | Gesamtzahl der untersuchten Proben |
|---|---|
| Uebertrag | 3640 |
| Kaffeeersatzstoffe | 5 |
| Kakao und Schokolade | 349 |
| Konservenbüchsen | 3 |
| Zinnhähne an Essigfässern | 4 |
| Trillerpfeifen | 9 |
| Ton- und Emaillegeschirre | 9 |
| Stanniol | 5 |
| Gummisauger | 11 |
| Farben zur Herstellung von Spielwaren | 1 |
| Lichte | 2 |
| Fliegengaze | 1 |
| Petroleum | 474 |
| Fische | 1 |
| Eier- und Teigwaren | 293 |
| Hefe | 3 |
| Wein | 12 |
| Wachs | 8 |
| Summe | 4830 |

## 27. Plauen.

Oeffentliches chemisches Laboratorium des Kgl. Hofrates Dr. phil. Forster in Plauen i. Vgtl.

Amtliche Nahrungsmittelkontrolle in der Kgl. Amtshauptmannschaft Auerbach sowie in den Städten Auerbach, Falkenstein, Lengenfeld und Treuen.

| Bezeichnung der Art der untersuchten Gegenstände | Gesamtzahl der untersuchten Proben 1. 10. 1901 bis 31. 12. 1901 | 1. 1. 1902 bis 31. 12. 1902 |
|---|---|---|
| Fleisch und Fleischwaren | 39 | 95 |
| Wurstwaren | 173 | 628 |
| Kaviar | — | 2 |
| Milch und Molkereiabfälle | 13 | 131 |
| Käse | 14 | 99 |
| Speisefette und Oele | 55 | 131 |
| Mehl und Brot | 85 | 487 |
| Gewürze | 42 | 143 |
| Essig | 4 | 74 |
| Summe | 425 | 1790 |

| Bezeichnung der Art der untersuchten Gegenstände | Gesamtzahl der untersuchten Proben 1. 10. 1901 bis 31. 12. 1901 | 1. 1. 1902 bis 31. 12. 1902 |
|---|---|---|
| Uebertrag | 425 | 1790 |
| Zuckerwaren | 7 | 28 |
| Fruchtsäfte, Gelees, Limonaden | 6 | 44 |
| Gemüse und Fruchtdauerwaren | 53 | 256 |
| Honig | 4 | 3 |
| Branntwein und Liköre | 34 | 93 |
| Bier | 3 | 35 |
| Kaffee und Kaffeesurrogate | 30 | 86 |
| Kakao und Schokolade | 26 | 157 |
| Eß-, Trink- und Kochgeschirre | 8 | 157 |
| Spielwaren | 44 | 8 |
| Sonstige Gebrauchsgegenstände | 35 | 50 |
| Petroleum | 18 | 180 |
| Hefe | 15 | 31 |
| Wein | — | 11 |
| Fischwaren | — | 283 |
| Summe | 708 | 3212 |

| Bezeichnung der Art der untersuchten Gegenstände | Gesamtzahl der untersuchten Proben | |
|---|---|---|
| | 1. 10. 1901 bis 31. 12. 1901 | 1. 1. 1902 bis 31. 12. 1902 |

**Amtliche Nahrungsmittelkontrolle in der Kgl. Amtshauptmannschaft Oelsnitz sowie in den Städten Adorf, Markneukirchen, Oelsnitz und Schöneck.**

| Bezeichnung | 1901 | 1902 |
|---|---|---|
| Fleisch und Fleischwaren . . . . | 33 | 48 |
| Wurstwaren . . . . | 167 | 325 |
| Eier und Eierkonserven . . . . | — | 1 |
| Milch und Molkereiabfälle . . . | 191 | 229 |
| Käse . . . . | 10 | 76 |
| Speisefette und Oele . . . . | 56 | 96 |
| Mehl und Brot . . . . | 46 | 307 |
| Gewürze . . . . | 43 | 92 |
| Essig . . . . | — | 53 |
| Zuckerwaren . . . . | 6 | 20 |
| Fruchtsäfte, Gelees, Limonaden . . | 18 | 39 |
| Gemüse und Fruchtdauerwaren . | 34 | 110 |
| Honig . . . . | 2 | 3 |
| Branntwein und Liköre . . . . | 9 | 72 |
| Bier . . . . | 5 | 34 |
| Kaffee und Kaffeesurrogate . . . | 12 | 71 |
| Kakao und Schokolade . . . . | 28 | 122 |
| Eß-, Trink- und Kochgeschirre . . | 9 | 124 |
| Spielwaren . . . . | 2 | 2 |
| Sonstige Gebrauchsgegenstände . . | 23 | 22 |
| Petroleum . . . . | — | 44 |
| Hefe . . . . | 2 | 13 |
| Wein . . . . | 1 | 17 |
| Fischwaren . . . . | — | 176 |
| **Summe** | **697** | **2096** |

**Amtliche Nahrungsmittelkontrolle in der Kgl. Amtshauptmannschaft Plauen und in den Städten Netzschkau, Plauen und Reichenbach.**

| Bezeichnung | 1901 | 1902 |
|---|---|---|
| Fleisch und Fleischwaren . . . . | 50 | 149 |
| Wurstwaren . . . . | 186 | 689 |
| Eier und Eierkonserven . . . . | — | 1 |
| Milch und Molkereiabfälle . . . | 512 | 2140 |
| Käse . . . . | 12 | 84 |
| Speisefette und Oele . . . . | 145 | 317 |
| Mehl und Brot . . . . | 77 | 409 |
| Gewürze . . . . | 76 | 106 |
| Essig . . . . | 7 | 66 |
| Zucker . . . . | — | 4 |
| Zuckerwaren . . . . | 4 | 17 |
| Fruchtsäfte, Gelees, Limonaden . . | 24 | 81 |
| Gemüse und Fruchtdauerwaren . | 43 | 216 |
| Honig . . . . | 2 | 7 |
| Branntwein und Liköre . . . . | 30 | 115 |
| Bier . . . . | 13 | 46 |
| Kaffee und Kaffeesurrogate . . . | 20 | 87 |
| Kakao und Schokolade . . . . | 32 | 105 |
| Eß-, Trink- und Kochgeschirre . . | 32 | 160 |
| Spielwaren . . . . | 1 | 8 |
| Sonstige Gebrauchsgegenstände . . | 21 | 33 |
| Petroleum . . . . | 72 | 109 |
| Hefe . . . . | 15 | 42 |
| Wein . . . . | — | 43 |
| Fischwaren . . . . | — | 352 |
| **Summe** | **1374** | **5386** |

| Bezeichnung der Art der untersuchten Gegenstände | Gesamtzahl der untersuchten Proben | Grund etwaiger Beanstandungen: |
|---|---|---|

**28. Zittau. Oeffentliches chemisches Laboratorium von Dr. phil. Jonscher in Zittau.**
**Amtliche Nahrungsmittelkontrolle in den Kgl. Amtshauptmannschaften Löbau und Zittau sowie in den Städten Löbau, Zittau und Bernstadt.**

| Bezeichnung | Zahl | Grund etwaiger Beanstandungen: |
|---|---|---|
| Fleisch und Fleischwaren . . . . . | 102 | Konservierungsmittel, Wasserzusatz. |
| Wurstwaren . . . . | 322 | Mehlgehalt, Semmelzusatz u.s.w. |
| Fleischextrakt und Fleischpepton . . | 12 | |
| Eier und Kaviar . . . . | 1 | |
| Milch und Molkereinebenabfälle . . | 247 | Entrahmung, Wässerung. |
| Käse . . . . | 31 | |
| Speisefette und Oele . . . . . | 287 | Butterfälschung durch Margarine, Borsäurezusatz, Verdorbenheit. |
| Mehl, Brot und Teigwaren . . . . | 435 | Verdorbenheit, Unsauberkeit. |
| Gewürze . . . . | 356 | Macis war durch Bombaymacis, Pfeffer durch Pfefferschalen und Palmkernmehl verfälscht. |
| Essig . . . . | 117 | geringer Essigsäuregehalt, Verdorbenheit. |
| Zucker . . . . | 26 | Unreinheit. |
| Zuckerwaren . . . . | 22 | |
| Fruchtsäfte, Gelées, Marmeladen, Pasten, einschließlich Limonaden . . | 97 | künstliche Färbung, Konservierungsmittel, Zusatz v. künstl. Süßstoffen. |
| Gemüse und Fruchtdauerwaren . . | 144 | Verdorbenheit, Kupfergehalt der Essiggurken. |
| Honig . . . . | 14 | Stärkesirupgehalt. |
| Branntwein und Liköre . . . . | 321 | künstliche Färbung, Süßstoffe. |
| Wasser . . . . | 61 | |
| Bier . . . . | 73 | Zusatz von Salizylsäure und künstlichen Süßstoffen. |
| Kaffee . . . . | 13 | starke Fettung. |
| Kaffeeersatzstoffe . . . | 11 | |
| Tee . . . . | 5 | |
| Kakao und Schokolade . . . . | 73 | Zusatz von Weizenmehl. |
| Tabak . . . . | 5 | |
| Gebrauchsgegenstände . . . . | 391 | zu hoher Bleigehalt, Färbung mit arsenhaltigen Farben. |
| Fische und Konserven . . . . | 37 | Verdorbenheit. |
| Hefe . . . . | 34 | Stärkemehlgehalt. |
| Frisches Obst . . . . | 23 | Verdorbenheit. |
| Trauben- und Fruchtweine, Moste . . | 49 | Minderwertigkeit. |
| **Summe** | **3309** | |

| Bezeichnung der Art der untersuchten Gegenstände | Gesamtzahl der untersuchten Proben 4. Quartal 1901 | im Jahre 1902 | Grund etwaiger Beanstandungen: |
|---|---|---|---|

### 29. Zwickau.
**Oeffentliches chemisches Laboratorium des Dr. phil. Falck in Zwickau.**
**Amtliche Nahrungsmittelkontrolle in der Kgl. Amtshauptmannschaft Zwickau.**

| Bezeichnung der Art der untersuchten Gegenstände | 4. Quartal 1901 | im Jahre 1902 | Grund etwaiger Beanstandungen: |
|---|---|---|---|
| Konservierungsmittel | 1 | 5 | Gehalt an schwefligsaurem Natrium. |
| Fleisch und Fleischwaren | 161 | 36 | Gehalt an schwefliger Säure. |
| Wurstwaren | 30 | 191 | Mehlgehalt ohne Angabe. |
| Milch (Voll=, Magermilch und Sahne) | 115 | 618 | Entrahmung und Wässerung oder beides. |
| Käse, Butter, Margarine, Fette | 237 | 1266 | Ranzigkeit bei Butter. |
| Speiseöl | — | 339 | |
| Mehl und Brot | 1 | 70 | |
| Gewürze | 98 | 1520 | Zusatz von Bombaymacis, Unsauberkeit (Gewürze mit Soda, Mehl u.s.w.). |
| Essig | 102 | 456 | Essigälchen und unter 3½ % Essigsäure. |
| Zucker | 93 | 471 | Gehalt an Stärke, Hirse, Strohteilchen u.s.w. |
| Zuckerwaren | — | 32 | |
| Fruchtsäfte und Gelées | 34 | 74 | Färbung mit Teerfarbstoffen u. Zusatz von Kapillärsirup. |
| Gemüse und Fruchtdauerwaren | 14 | 233 | Gehalt an schwefliger Säure. |
| Honig | 1 | 2 | |
| Branntwein und Liköre | 2 | 680 | Färbung, namentlich bei „Himbeer". |
| Wein | 1 | 10 | |
| Bier | 1 | 2 | |
| Kaffee, Kaffeesurrogate | — | 3 | |
| Kakao und Schokolade | 176 | 609 | Mehlgehalt ohne Angabe. |
| Hefe | 14 | 13 | |
| Eiernudeln | 44 | 374 | Farbzusatz ohne Angabe. |
| Gries, Graupen, Reis, Hirse | 21 | 1232 | Verunreinigungen. |
| Spielwaren | 4 | 30 | } zu hoher Blei= und Arsengehalt. |
| Eß=, Trink= und Kochgeschirre | 38 | 50 | |
| Petroleum | 33 | 369 | |
| Fischwaren | — | 8 | verdorben. |
| **Summe** | **1221** | **8643** | |

| Bezeichnung der Art der untersuchten Gegenstände | Gesamtzahl der untersuchten Proben |
|---|---|
| **30. Heilbronn.** | |
| **Chemisches Laboratorium und Städtisches Untersuchungsamt Heilbronn.** | |
| Milch | 1235 |
| Butter und Rindsschmalz | 32 |
| Käse | 25 |
| Margarine und Kunstspeisefette | 38 |
| Schweineschmalz | 37 |
| Fleisch und Wurstwaren | 48 |
| Konditorei= und Spezereiwaren, Suppenkonserven, Honig, Fruchtsäfte u.s.w. | 30 |
| Gemahlene Gewürze | 115 |
| Bier | 35 |
| Bierdruckapparate | 183 |
| Flaschenbiergeschäfte | 148 |
| Wein und weinähnliche Getränke | 145 |
| Essig | 57 |
| Hefe | 6 |
| Obst und Gemüse, frisch und als Dauerwaren | 17 |
| Mehl und Brot | 14 |
| Wasser | 51 |
| **Summe** | **2216** |

| Bezeichnung der Art der untersuchten Gegenstände | Gesamtzahl der untersuchten Proben |
|---|---|
| Uebertrag | 2216 |
| Petroleum | 5 |
| Blei und zinkhaltige Gegenstände | 33 |
| Allgemeine Gebrauchsgegenstände | 19 |
| **Summe** | **2273** |
| **31. Stuttgart.** | |
| **Chemisches Laboratorium der Kgl. Zentralstelle für Gewerbe und Handel in Stuttgart.** | |
| Fleisch | 6 |
| Wurst | 2 |
| Milch | 1 |
| Alpenrahm | 1 |
| Butter | 1 |
| Butterfett | 1 |
| Schweinefett | 1 |
| Gänsefett | 1 |
| **Summe** | **14** |

| Bezeichnung der Art der untersuchten Gegenstände | Gesamtzahl der untersuchten Proben |
|---|---|
| Uebertrag | 14 |
| Mehl | 1 |
| Zwieback | 1 |
| Kindermehl | 1 |
| Hafermehl | 2 |
| Essig | 2 |
| Pomril | 2 |
| Limonade | 4 |
| Suppenkonserven | 1 |
| Branntwein | 2 |
| Kognak | 1 |
| Zwetschgenbranntwein | 1 |
| Kaffee | 6 |
| Malzkaffee | 3 |
| Tee | 1 |
| Kakaomasse | 2 |
| Kakaopulver | 1 |
| Obstmost | 14 |
| Wein | 155 |
| Johannisbeerwein | 1 |
| Geschirr, emailliert | 2 |
| Geschirr, irdenes | 13 |
| Konservenbüchse | 1 |
| Gummischlauch | 6 |
| **Summe** | **237** |

## 32. Stuttgart.

### Hygienisches Laboratorium des Kgl. Medizinalkollegiums, Chemische Abteilung, in Stuttgart.

| Bezeichnung der Art der untersuchten Gegenstände. | Gesamtzahl der untersuchten Proben | Untersucht im Auftrage von | | |
|---|---|---|---|---|
| | | Staatsbehörden | Kommunalbehörden | Privaten |
| a) Nahrungsmittel, Genußmittel, Gebrauchsgegenstände. | | | | |
| Fleischextrakt . . . . | 3 | — | — | 3 |
| Milch . . . . . . | 17 | 3 | 14 | — |
| Käse . . . . . . | 2 | 2 | — | — |
| Butter (Butterschmalz) | 4 | 1 | 3 | — |
| Schweinefett . . . . | 1 | — | 1 | — |
| Pflanzliche Fette und Oele . . . . . | 1 | 1 | — | — |
| Mehl (Backmehl) . . | 2 | 2 | — | — |
| Mehl (Suppenmehl) . | 5 | 5 | — | — |
| Hülsenfrüchte . . . | 1 | 1 | — | 1 |
| Brot . . . . . . | 3 | 2 | — | 1 |
| Teigwaren . . . . | 7 | 7 | — | — |
| Essig . . . . . . | 1 | 1 | — | — |
| Zucker . . . . . | 1 | 1 | — | — |
| Fruchtsäfte . . . . | 3 | 3 | — | — |
| Gemüse und Fruchtdauerwaren . . . | 4 | 4 | — | — |
| Wasser . . . . . | 165 | 25 | 123 | 17 |
| Wein . . . . . . | 66 | 60 | — | 6 |
| Bier . . . . . . | 9 | 3 | — | 6 |
| Kaffee . . . . . | 1 | 1 | — | — |
| Tee . . . . . . | 1 | 1 | — | — |
| Summe | 297 | 123 | 141 | 34 |

| Bezeichnung der Art der untersuchten Gegenstände | Gesamtzahl der untersuchten Proben | Untersucht im Auftrage von | | |
|---|---|---|---|---|
| | | Staatsbehörden | Kommunalbehörden | Privaten |
| Uebertrag | 297 | 123 | 141 | 34 |
| b) Untersuchungen aus dem Gebiete der Gesundheitspflege und physiologische Untersuchungen. | | | | |
| Urin . . . . . . | 463 | — | — | 463 |
| Magensaft . . . . | 7 | — | — | 7 |
| Darmkonkremente . . | 4 | — | — | 4 |
| Geheimmittel . . . . | 6 | 6 | — | — |
| Pharmazeutisch = chemische Präparate . . | 116 | 113 | — | 3 |
| Sonstiges (Wandgips) | 2 | 2 | — | — |
| | 598 | 121 | — | 477 |
| c) Technische Untersuchungen. | | | | |
| Kohlen . . . . . | 23 | 23 | — | — |
| Farben . . . . . | 1 | — | — | 1 |
| Imprägniertes Holz . | 1 | — | — | 1 |
| Abwasser . . . . | 5 | 2 | — | 3 |
| Eigelb . . . . . | 2 | — | — | 2 |
| | 32 | 25 | — | 7 |
| d) Gerichtliche (toxikologische) Untersuchungen. | | | | |
| Leichenteile . . . . | 8 | 6 | — | 2 |
| Präparate . . . . | 4 | 3 | — | 1 |
| | 12 | 9 | — | 3 |
| Summe | 939 | 278 | 141 | 521 |

## 33. Stuttgart.

### Städtisches chemisches Laboratorium und Untersuchungsamt Stuttgart.

| Bezeichnung der Art der untersuchten Gegenstände | Gesamtzahl der untersuchten Proben |
|---|---|
| Milch . . . . . . . . . | 528 |
| Rahm . . . . . . . . . | 2 |
| Buttermilch . . . . . . . | 2 |
| Butter . . . . . . . . | 16 |
| Käse . . . . . . . . | 4 |
| Wein, Most und Obstmost . . | 32 |
| Süßweine, Liköre, Branntweine | 21 |
| Bier . . . . . . . . | 49 |
| Essig . . . . . . . . | 25 |
| Limonaden, Soda= und Mineralwasser . . . . . . | 77 |
| Summe | 756 |

| Bezeichnung der Art der untersuchten Gegenstände | Gesamtzahl der untersuchten Proben |
|---|---|
| Uebertrag | 756 |
| Gedörrtes Obst, Früchte, Gemüse und Konserven . . . | 47 |
| Fleisch und Wurstwaren . . | 96 |
| Schmalz, Margarine, sonstige Speisefette und Speiseöle . | 66 |
| Mehl, Brot, Teigwaren . . | 37 |
| Gewürze, Suppengewürz. u. dgl. | 73 |
| Zucker und Konditorwaren . | 25 |
| Bittere Mandeln . . . . | 6 |
| Kakao, Schokolade . . . | 28 |
| Kaffee und Surrogate . . . | 10 |
| Honig . . . . . . . | 14 |
| Hefe und Preßhefe . . . | 12 |
| Zigarettentabak . . . . | 5 |
| Bierpressionen . . . . | 28 |
| Summe | 1203 |

| Bezeichnung der Art der untersuchten Gegenstände | Gesamtzahl der untersuchten Proben |
|---|---|
| Uebertrag | 1203 |
| Schläuche . . . . . . | 41 |
| Farben und Zeichenkreiden . | 65 |
| Spielwaren und dergl. . . . | 16 |
| Bierkrugdeckel . . . . | 3 |
| Ton= und Emailgeschirre . . | 28 |
| Kosmetische Artikel . . . | 19 |
| Petroleum . . . . . . | 52 |
| Fliegenpapier . . . . . | 1 |
| Buntpapier und Gewebe . . | 56 |
| Stanniolumhüllungen von Schnupftabak . . . . . | 4 |
| Trümmer einer Petroleumlampe . . . . . . . | 1 |
| Wurstfälschungsmittel . . . | 1 |
| Konservierungssalze . . . | 4 |
| Summe | 1494 |

| Bezeichnung der Art der untersuchten Gegenstände. | Gesamtzahl der untersuchten Proben | Grund etwaiger Beanstandungen: |
|---|---|---|
| **34. Baden=Baden.** **Amtliche Untersuchungsanstalt Baden-Baden.** | | |
| Butter . . . . . . . . . | 6 | Verunreinigung durch Leinwand, Fasern und Schimmelpilze. |
| Dörrobst . . . . . . . . | 34 | Gehalt an schwefliger Säure. |
| Eiernudeln . . . . . . . | 6 | künstliche Färbung mit Teerfarbstoffen. |
| Essig . . . . . . . . . | 7 | sehr hoher Gehalt an Essigälchen. |
| Summe | 53 | |

| Bezeichnung der Art der untersuchten Gegenstände | Gesamtzahl der untersuchten Proben | Grund etwaiger Beanstandungen: |
|---|---|---|
| Uebertrag | 53 | |
| Macis . . . . . . . . . . . . | 5 | |
| Mehl. . . . . . . . . . . . | 12 | |
| Milch . . . . . . . . . . . | 55 | Entrahmung, Wasserzusatz, verdorbene Milch. |
| Nelkenpulver . . . . . . . . | 12 | zu hoher Sandgehalt, Entziehung von Oel, Verfälschung mit Sandelholz und Nelkenstielen, Zusatz von Stärke. |
| Paprika . . . . . . . . . | 8 | Verfälschung durch Zusatz von Kochsalz, verdorben infolge hohen Gehaltes an Schimmelpilzen und Milben. |
| Petroleum . . . . . . . . . | 15 | zu niedriger Entflammungspunkt. |
| Pfeffer . . . . . . . . . . | 12 | zu hoher Aschen= und Sandgehalt. |
| Safran . . . . . . . . . . | 6 | hoher Gehalt an Safrangriffeln und gänzliches Fehlen von Safran. |
| Topinamburschnaps . . . . . | 1 | |
| Trinkwasser . . . . . . . . | 20 | zu hoher Gehalt an Salpetersäure, Chlor und organ. Substanzen. |
| Wein . . . . . . . . . . . | 12 | |
| Wurst . . . . . . . . . . . | 9 | zu hoher Wassergehalt. |
| Zimt . . . . . . . . . . . | 12 | |
| Summe | 232 | |

### 35. Freiburg. Oeffentliche Untersuchungsanstalt der Stadt Freiburg im Breisgau.

| Bezeichnung der Art der untersuchten Gegenstände | Gesamtzahl der untersuchten Proben | Grund etwaiger Beanstandungen: |
|---|---|---|
| Bier . . . . . . . . . . | 9 | zum Teil beanstandet wegen zu geringen Gehaltes an Stamm= würze und wegen Bodensatz. |
| Branntwein und Likör . . . . . | 14 | |
| Brot . . . . . . . . . . | 9 | mehrfach kam fadenziehendes Brot zur Untersuchung. |
| Butter . . . . . . . . . | 9 | Margarine wurde als Butter verkauft, der Wassergehalt der Butter war zu hoch. |
| Dörrobst . . . . . . . . | 25 | Beanstandung erfolgte wegen Konservierung mit schwefliger Säure; zum Teil war das Obst mit Würmern durchsetzt. |
| Emailgeschirr . . . . . | 2 | |
| Essig . . . . . . . . . | 9 | Essig enthielt zum Teil Essigälchen und andere Verunreinigungen, zum Teil enthielt er Kupfer. |
| Farben . . . . . . . . . | 6 | |
| Fruchtsäfte . . . . . . . | 2 | |
| Gemüse . . . . . . . . . | 5 | |
| Gewürze und Würzen | 18 | der Aschengehalt entsprach vereinzelt nicht den Anforderungen. |
| Gummiwaren . . . . . . . | 4 | |
| Hefe . . . . . . . . . . | 9 | |
| Honig . . . . . . . . . | 13 | es wurde aus Invertzucker oder aus Stärkesirup bereiteter Honig als Bienenhonig verkauft. |
| Irdene Geschirre . . . . . | 3 | |
| Kaffee und Kaffeesurrogate . . | 10 | |
| Kakao und Schokolade . . . . | 22 | zur Herstellung waren in einem Falle Kakaoschalen, Weizenstärke und Fremdfett verwendet. |
| Käse . . . . . . . . . . | 16 | |
| Konditoreiwaren . . . . . | 8 | |
| Konserven u.s.w. . . . . . | 7 | |
| Margarine . . . . . . . | 8 | |
| Mehl. . . . . . . . . . | 18 | eine Mehlprobe enthielt den Bac. mesent. vulg. Fl. |
| Milch . . . . . . . . . . | 85 | Beanstandungen erfolgten wegen stattgefundenen Wasserzusatzes. |
| Petroleum . . . . . . . . | 1 | |
| Schweine= und Speisefett . . . | 17 | Schweinefett war mit Rindsfett verfälscht. |
| Senf . . . . . . . . . . | 1 | |
| Speiseöl . . . . . . . . | 11 | Speiseölprobe bestand aus Vaselinöl. |
| Spielwaren . . . . . . . | 4 | |
| Tee . . . . . . . . . . | 7 | |
| Toilettengegenstände . . . | 7 | |
| Trinkwasser . . . . . . . | 52 | beanstandet wegen Ammoniakgehaltes. |
| Wein. . . . . . . . . . | 512 | Tresterwein wurde als Naturwein verkauft; weitere Beanstandungen erfolgten wegen "Essigstiches", wegen zu geringen Gehaltes an Extrakt u. Asche. |
| Wurst= und Fleischwaren . . . | 20 | eine Salamiwurst war verdorben. |
| Zinn=Bleilegierungen . . . . | 7 | |
| Zucker und Zuckerwaren . . . | 18 | |
| Zwieback . . . . . . . . | 11 | |
| Harn, Sputum u.s.w. . . . . | 135 | |
| Medikamente . . . . . . | 10 | |
| Untersuchung auf Gifte . . . | 4 | |
| Denaturierungsmittel . . . . | 1 | |
| Drogen . . . . . . . . . | 5 | |
| Gespinste . . . . . . . . | 4 | |
| Imprägnierungsmittel . . . . | 73 | |
| Malerfarben und Firnisse . . | 14 | |
| Mineralien . . . . . . . | 3 | als chem. rein verkauftes Bleiweiß enthielt öfter Schwerspat u.s.w. |
| Papier . . . . . . . . . | 2 | |
| Schmieröle . . . . . . . | 2 | |
| Wasser zu technischen Zwecken . | 2 | |
| Techn. Untersuchungen verschiedener Art | 15 | |
| Summe | 1249 | |

### 36. Heidelberg.
#### Städtisches chemisches Laboratorium Heidelberg.

| Bezeichnung der Art der untersuchten Gegenstände | Gesamtzahl der untersuchten Proben | Grund etwaiger Beanstandungen: |
|---|---|---|
| Anis | 21 | Die Grenzzahl 2,5 für Sand wurde überschritten. |
| Bier | 23 | |
| Braunstein | 2 | |
| Brot | 13 | verdorben und nicht ausgebacken. |
| Buntstifte | 31 | |
| Butter | 125 | zu hoher Wassergehalt. |
| Kakao | 4 | |
| Schokolade | 23 | |
| Christbaumkerzen | 6 | |
| Kognak | 7 | |
| Kaviar | 5 | |
| Dauerwurst | 13 | |
| Desinfektionsmittel | 1 | |
| Dunstobst | 8 | |
| Eier | 28 | |
| Eierfarben | 30 | |
| Essig | 7 | |
| Fleischkonserven | 1 | verdorben. |
| Grüne Gemüse | 2 | |
| Gummi-Glanzstärke | 1 | |
| Hackfleisch | 24 | schwefligsaure Salze u. Farbstoffe. |
| Hefe | 11 | |
| Honig | 10 | |
| Hummer | 3 | |
| Irdenes Geschirr | 9 | bleihaltige Glasur. |
| Kaffee | 17 | |
| Kanalwasser | 7 | |
| Kartoffeln | 15 | |
| Käse | 33 | |
| Kesselspeisewasser | 1 | |
| Kinderfarbkasten | 6 | |
| Konservesalz | 2 | |
| Leinöl | 1 | |
| **Summe** | **490** | |

| Bezeichnung der Art der untersuchten Gegenstände | Gesamtzahl der untersuchten Proben | Grund etwaiger Beanstandungen: |
|---|---|---|
| Uebertrag | 490 | |
| Likör | 8 | Unreinheit. |
| Limonade | 15 | |
| Majoran | 7 | zu hoher Aschengehalt. |
| Margarine | 1 | war verdorben. |
| Mehl | 12 | |
| Milch | 531 | Wässerung oder Entrahmung. |
| Neckarwasser | 4 | |
| Nelken, gemahlen | 11 | |
| Nudeln | 4 | |
| Oblaten | 1 | |
| Obst | 4 | unreifes Obst. |
| Oelfarbe | 1 | |
| Oelsardinen | 7 | |
| Pfeffer, weiß | 24 | |
| Pfeffer, schwarz | 22 | Der Maximalaschengehalt v. 7% wurde überschritten. |
| Petroleum | 48 | |
| Pilze | 3 | |
| Rahm | 6 | |
| Rahmgemenge | 1 | |
| Safran | 1 | Der Maximalaschengehalt v. 8% wurde überschritten. |
| Schweineschmalz | 22 | |
| Seife | 6 | |
| Senf | 6 | |
| Sodawasser | 16 | Unreinheit. |
| Speiseöl | 6 | |
| Spielwaren | 19 | |
| Südwein | 2 | |
| Tee | 9 | |
| Trinkwasser | 93 | Ammoniakgehalt, Suspensionen u.s.w. |
| Weißzeug | 1 | |
| Wein | 6 | starke Trübung. |
| Wurst | 60 | |
| Zimt | 22 | |
| Zuckerwaren | 95 | |
| **Summe** | **1564** | |

### 37. Karlsruhe.
#### Großherzogliche Lebensmittel-Prüfungsstation der Technischen Hochschule Karlsruhe.

##### A. Nahrungs- und Genußmittel.

| Bezeichnung der Art der untersuchten Gegenstände | Gesamtzahl der untersuchten Proben | Bemerkungen |
|---|---|---|
| Milch | 260 | 11625 Milchproben wurden bei der Kontrolle des Milchverkehrs von Chargierten der Schutzmannschaft mittels des Laktodensimeters von Quevenne-Müller einer Voruntersuchung unterzogen. |
| Rahm | 12 | Feststellung des Fettgehaltes. |
| Butter | 109 | Feststellung des Fett- und Wassergehaltes. |
| Butterschmalz | 3 | Feststellung der Asche und Konservierungsmittel. |
| Käse | 30 | Feststellung etwa vorhandener fremder Fette. |
| Margarine | 27 | Prüfung auf den Gehalt an Butterfett und Sesamöl sowie Konservierungsmittel. |
| Oleomargarin | 8 | |
| Schweinefett | 58 | Untersuchung auf fremde Zusätze, insbesondere auf Baumwollsamenöl. |
| Rinderfett | 4 | Desgl. |
| Kokosnußbutter | 6 | Bestimmung des Säuregrades. |
| Salatöl (Mohn- und Olivenöl) | 15 | Feststellung von fremden Zusätzen, insbesondere von Sesamöl. |
| **Summe** | **532** | |

| Bezeichnung der Art der untersuchten Gegenstände | Gesamtzahl der untersuchten Proben | Bemerkungen |
|---|---|---|
| Uebertrag | 532 | |
| Weizenmehl | 10 | Ob reines Weizenmehl. |
| Brotmehl | 8 | Ob backfähig und unverdorben. |
| Brot | 18 | Bestimmung des Wassergehaltes. |
| Konditoreiwaren | 22 | Prüfung auf Saccharin und künstliche Farbstoffe. |
| Makkaroni | 8 | Prüfung auf künstliche Färbung und die Art des verwendeten Getreides. |
| Suppennudeln | 10 | |
| Hefe (Preßhefe) | 17 | Feststellung des Stärkemehlgehaltes und der Gärkraft. |
| Zucker, gestoßener | 6 | Prüfung auf Stärkemehl und fremde Beimischungen. |
| Schokolade | 10 | Prüfung auf Verunreinigungen. |
| Marmeladen verschiedener Früchte | 18 | Prüfung auf fremde Farbstoffe und Konservierungsmittel. |
| Fruchtsäfte | 12 | Desgl. |
| Honig | 34 | Prüfung auf Zusätze von anderen Zuckerarten, namentlich von Stärke- und Fruchtzucker. |
| Aprikosen | 24 | Untersuchung auf einen Gehalt an schwefliger Säure und Zinksalzen. |
| Aepfel | 6 | |
| Birnen | 12 | |
| Pflaumen | 12 | |
| Zwetschen | 6 | |
| Bohnen | 8 | Untersuchung auf einen Gehalt an Blei, aus dem Bleilot der Konservenbüchsen herrührend. |
| Erbsen | 6 | |
| Gurken | 6 | Untersuchung auf Kupfergehalt. |
| Spargel | 2 | Untersuchung auf Konservierungsmittel. |
| Speisesenf | 12 | Prüfung auf Mehlzusatz, künstliche Farbstoffe und Konservierungsmittel. |
| Essig | 18 | Prüfung auf Essigsäuregehalt und auf die Abstammung. |
| Kochsalz | 3 | Prüfung auf Verunreinigungen. |
| Pfeffer | 12 | Feststellung des Aschegehaltes und fremder Beimengungen. |
| Zimt | 8 | Desgl. |
| Nelken | 4 | Desgl. |
| Majoran | 6 | Desgl. |
| Piment | 4 | Desgl. |
| Safran | 6 | Desgl. |
| Muskatblüte | 4 | Desgl. |
| Tee, schwarzer | 4 | Prüfung auf Fälschungsmittel. |
| Tee, grüner | 4 | Desgl. |
| Kaffee | 12 | Glasierversuche mit Harz und Beschaffenheit des glasierten Kaffees. |
| Kaffeesurrogate (Zichorien und Feigenkaffee) | 15 | Untersuchung auf Aschengehalt und fremde Zusätze. |
| Schweinenieren | 6 | Untersuchung auf Konservierungsmittel. |
| Hackfleisch | 20 | Desgl. |
| Büchsenfleisch | 8 | Desgl. |
| Wurstwaren | 238 | Untersuchung auf Stärkemehl (Getreidemehl, Kartoffelmehl und Brot). |
| Bier | 22 | Bestimmung des Vergärungsgrades, Prüfung auf Malzsurrogate (Zucker, Saccharin). |
| Bier, alkoholfreies | 4 | |
| Wein | 82 | Untersuchung auf Zusammensetzung in bezug auf Extrakt, Säure, Extraktrest und Zusatz von Fälschungsmitteln. |
| Wein, alkoholfreier | 4 | |
| Süßwein (Malaga, Berbera, Tokayer) | 10 | Desgl. |
| Verschnittweine | 6 | Feststellung des Alkohol-, Extrakt- und Zuckergehaltes. |
| Obstwein | 8 | Prüfung auf fremde Zusätze. |
| Frada | 6 | Desgl. |
| Kirschwasser | 10 | Untersuchung auf Kartoffelsprit und Wasserzusatz. |
| Zwetschgenwasser | 2 | Desgl. |
| Kognak | 11 | Desgl. |
| Liköre | 2 | Desgl. |
| Trinkwasser | 574 | Chemische und mikroskopische Untersuchung auf die Brauchbarkeit als Trinkwasser. In besonderen Fällen wurden auch bakteriologische Untersuchungen ausgeführt. |
| Flußwasser und Abwässer | 10 | Untersuchung auf Verunreinigungen durch Abwässer gewerblicher Anlagen. |
| Strengelpulver | 3 | Bei Heilmitteln Prüfung auf ihre Zusammensetzung und Entscheidung, ob die Mittel Zubereitungen des Verzeichnisses A darstellen oder Bestandteile, die im Verzeichnis B der Kaiserlichen Verordnung vom 22. Oktober 1901, den Verkehr mit Arzneimitteln betreffend, enthalten, die als Heilmittel nur in den Apotheken feilgehalten oder verkauft werden dürfen. |
| Mastpulver | 2 | |
| Bleibepulver | 2 | |
| Krampfmittel | 2 | |
| Stomapedin | 1 | |
| Magenkräuterlikör | 2 | |
| Summe | 1934 | |

| Bezeichnung der Art der untersuchten Gegenstände | Gesamtzahl der untersuchten Proben | Bemerkungen |
|---|---|---|
| Uebertrag | 1934 | |
| Flucol (austral. Eucalyptusöl) . . . . | 3 | |
| Frangulatee . . . . . . . . . | 1 | |
| Seemanns Spezialbrot „Optimus" . . | 1 | |
| Heinemanns Thüringer Kräutertee . . | 1 | |
| Lössins Heilpräparate für Beinleiden . | 1 | |
| Obermeiers Herbaseife . . . . . . | 1 | |
| Laarmanns Entfettungstee . . . . | 1 | |
| Dr. Nissels Schwindsuchtmittel . . . | 5 | Schwindsuchtsmittel, Tee, Pillen, Elixier und Hustentropfen. |
| Dr. Meienreis Crescon . . . . . . | 1 | |
| Ovas, Fleischextrakt . . . . . . | 2 | Untersuchung auf die wichtigsten Nährstoffbestandteile, wie Stick-stoffsubstanzen, Eiweißstoffe, Fett, Phosphate u.s.w. und mikro-skopische Prüfung auf Verunreinigungen. |
| Bowril, Fleischextrakt. . . . . . | 1 | Desgl. |
| Toril (Buffo). . . . . . . . . | 1 | |
| Puro . . . . . . . . . . . | 1 | |
| Nährstoff Heyden . . . . . . . | 1 | |
| Sanatogen. . . . . . . . . . | 1 | |
| Tropon . . . . . . . . . . | 1 | |
| Nutrose . . . . . . . . . . | 1 | |
| Plasmon . . . . . . . . . . | 1 | |
| Soson . . . . . . . . . . . | 1 | |
| Haferkakao, Hausen . . . . . . | 4 | |
| Somatose . . . . . . . . . . | 1 | |
| Roborat . . . . . . . . . . | 1 | |
| Eulaktol . . . . . . . . . . | 1 | |
| Forensische Untersuchungen . . . . | 4 | |
| Summe | 1971 | |

B. Gebrauchsgegenstände.

| Bezeichnung der Art der untersuchten Gegenstände | Gesamtzahl der untersuchten Proben | Bemerkungen |
|---|---|---|
| Trinkbecher aus Zinnbleilegierungen . | 10 | Analyse der Legierungen auf ihren Blei- und Zinkgehalt, gemäß den Bestimmungen der §§ 1 und 3 des Reichsgesetzes vom 25. Juni 1887, den Verkehr mit Blei und zinkhaltigen Gegen-ständen betreffend. |
| Stanniol zum Einhüllen von Käse . . | 12 | |
| Irdene Koch- und Eßgeschirre . . . . | 19 | Prüfung des Verhaltens der Glasuren beim Auskochen der Geschirre mit 4%iger Essigsäure. |
| Spielwaren . . . . . . . . . | 12 | Untersuchung auf gesundheitsschädliche Farben nach den Vor-schriften des Reichs-Gesetzes vom 5. Juli 1887. |
| Haarfärbemittel . . . . . . . | 4 | |
| Terpentinöl . . . . . . . . . | 4 | Prüfung auf die Brauchbarkeit als Denaturierungsmittel für Branntwein. |
| Petroleum . . . , . . . . | 20 | Bestimmung des Entflammungspunktes. |
| Summe | 81 | |

Zur chemischen und mikroskopischen Untersuchung der vorstehend aufgeführten Untersuchungsobjekte waren 11 109 Einzelbestimmungen erforderlich.

| Bezeichnung der Art der untersuchten Gegenstände | Gesamtzahl der untersuchten Proben | Bezeichnung der Art der untersuchten Gegenstände | Gesamtzahl der untersuchten Proben | Bezeichnung der Art der untersuchten Gegenstände | Gesamtzahl der untersuchten Proben |
|---|---|---|---|---|---|
| **38. Konstanz.** **Lebensmittel-Untersuchungsanstalt der Stadt Konstanz.** | | Uebertrag | 161 | Uebertrag | 837 |
| Bier . . . . . . . . . . | 24 | Käse . . . . . . . . . | 5 | Zucker . . . . . . . . | 1 |
| Brot . . . . . . . . . | 13 | Kaffee . . . . . . . . | 3 | Abwasser . . . . . . . | 10 |
| Butter und Butterfett . . . | 76 | Kaffeesurrogate . . . . . | 5 | Bierdruckapparate . . . . | 1 |
| Schokolade . . . . . . . | 2 | Konfekt . . . . . . . | 1 | Denaturierungsmittel . . . | 9 |
| Eis . . . . . . . . . . | 1 | Kunstspeisefett . . . . | 1 | Futtermittel . . . . . | 1 |
| Essig . . . . . . . . . | 6 | Mehl . . . . . . . . | 11 | Haarfärbemittel . . . . | 3 |
| Fruchtsäfte . . . . . . | 4 | Milch . . . . . . . . | 401 | Kochgeschirre, irdene . . . | 61 |
| Dörrobst . . . . . . . | 19 | Schnupftabak . . . . . | 1 | Oele . . . . . . . . | 2 |
| Fleisch . . . . . . . . | 3 | Schweinefett . . . . . | 6 | Petroleum . . . . . . | 1 |
| Gewürze . . . . . . . | 3 | Spirituosen . . . . . | 2 | Sprit, denaturierter . . . | 2 |
| Honig . . . . . . . . | 10 | Suppenwürze . . . . . | 29 | Tuschfarben . . . . . | 3 |
| | | Trinkwasser . . . . . | 51 | Forense Untersuchungen . . | 12 |
| | | Wein . . . . . . . . | 63 | Medizinisch-pathologische | |
| | | Wurstwaren . . . . . | 97 | Untersuchungen . . . . | 123 |
| Summe | 161 | Summe | 837 | Summe | 1066 |

### 39. Mannheim.

**Oeffentliche Untersuchungsanstalt für die Stadt Mannheim.**

| Bezeichnung der Art der untersuchten Gegenstände | Gesamtzahl der untersuchten Proben |
|---|---|
| Bier . . . | 2 |
| Branntwein und Liköre . . . | 5 |
| Brot . . . | 3 |
| Butter und Butterersatzmittel | 42 |
| Schokolade und Kakao | 12 |
| Essig | 15 |
| Fruchtsäfte, Gelees, einschließlich der Marmeladen, Pasten und Limonaden . . . . | 9 |
| Gewürze . . . . | 145 |
| Gemüse und Fruchtdauerwaren | 10 |
| **Summe** | **243** |

| Bezeichnung der Art der untersuchten Gegenstände | Gesamtzahl der untersuchten Proben |
|---|---|
| Uebertrag | 243 |
| Hefe . . . . | 7 |
| Honig . . . . | 9 |
| Käse . . . . | 4 |
| Kaffee und Kaffeesurrogate | 13 |
| Mehl und Mehlfabrikate . . | 5 |
| Milch, Lieferproben | 987 |
| Milch, Stallproben | 243 |
| Obstwaren | 2 |
| Rahm . . . | 10 |
| Schweinefett . . . | 544 |
| Senf | 6 |
| Speiseöl | 5 |
| Tee | 8 |
| Wasser, Trinkwasser, Mineralwasser . . . . | 46 |
| **Summe** | **2132** |

| Bezeichnung der Art der untersuchten Gegenstände | Gesamtzahl der untersuchten Proben |
|---|---|
| Uebertrag | 2132 |
| Wein | 12 |
| Wurst- und Fleischwaren . . | 16 |
| Zucker und Zuckerwaren | 2 |
| Sonstige Nahrungs- und Genußmittel | 10 |
| Eiernudeln | 1 |
| Idolgewürz | 1 |
| Stärke . | 6 |
| Seifen . | 4 |
| Metallegierungen | 14 |
| Glasuren irdener Geschirre | 6 |
| Farben für kosmetische Mittel | 2 |
| Farben für künstliche Blumen | 1 |
| Sonstige Gegenstände . . . | 4 |
| **Summe** | **2211** |

### 40. Pforzheim.

**Städtische Lebensmittelprüfungsanstalt zu Pforzheim.**

| Bezeichnung der Art der untersuchten Gegenstände | Gesamtzahl der untersuchten Proben | Grund etwaiger Beanstandungen: |
|---|---|---|
| **A. Nahrungs- und Genußmittel:** | | |
| Bier . . . . . | 2 | Hefeabscheidung. |
| Branntwein . . . . | 1 | |
| Butter . . . . | 28 | übler Geschmack, Ranzidität und zu hoher Wassergehalt. |
| Dörrobst . . . | 12 | Kalifornische Aprikosen enthielten viel schweflige Säure. |
| Essig . . . . | 20 | einige als Weinessig verkaufte Essige waren nicht dieser Bezeichnung entsprechend. Ein gewöhnlicher Essig war zu dünn. |
| Eis . . . . | 2 | |
| Fruchtsäfte . . . . | 2 | 1 Himbeersaft zu dünn, 1 Zitronensaft. |
| Gefrorenes . . . . | 1 | |
| Majoran . . . . | 11 | zu hoher Asche- und Sandgehalt. |
| Pfeffer . . . . | 1 | |
| Piment . . . . | 1 | |
| Hägenmärk . . . . | 2 | |
| Margarine . . . . | 5 | |
| Mehl . . . . | 5 | |
| Milch . . . . | 213 | davon 45 Proben Kindermilch, 24 Proben aus dem städtischen Krankenhause, 1 Stallprobe. Beanstandungen wegen Wässerung und Abrahmens. |
| Rahm . . . . | 1 | |
| Rollmops . . . . | 1 | |
| Schweinefett . . . . | 25 | Metzgerschmalz war mit Talg versetzt. |
| Senf . . . . | 1 | |
| Trinkwasser . . . . | 13 | davon wurden 8 bakteriologisch untersucht. |
| Wasserproben aus d. Quellen im Größeltal | 109 | |
| Wein . . . . | 24 | ein Most war zu stark geschwefelt, und kam daher nicht zur Vergärung; Weine zur Essigfabrikation waren stark mannithaltig. |
| Wurstwaren . . . . | 60 | wegen mangelhafter Beschaffenheit oder wegen zu hohen Wassergehaltes. |
| Sodawasser . . . . | 7 | wurden bakteriologisch untersucht. |
| **B. Physiologische Untersuchungen.** | | |
| Prüfungen auf Gift . . . . | 3 | Suppe; tote Fische; Pulver. |
| Harn . . . . | 1 | |
| Brandreste . . . . | 1 | wurden auf Petroleum u.s.w. untersucht. |
| **C. Hygienische Untersuchungen.** | | |
| Wasser aus Kläranlagen . . . . | 4 | |
| **Summe** | **556** | |

| Bezeichnung der Art der untersuchten Gegenstände | Gesamtzahl der untersuchten Proben | Grund etwaiger Beanstandungen: |
|---|---|---|
| Uebertrag | 556 | |
| **D. Technische Gegenstände.** | | |
| Metalle und Legierungen | 12 | |
| Etuisstoffe | 19 | |
| Versilberung | 1 | |
| Eisenoxydationsmasse | 1 | |
| Bijouteriefüllung | 1 | |
| Schmelzpulver | 1 | enthielt Borax statt Borsäure, wie deklariert war. |
| Wasser zu technischen Zwecken | 3 | |
| Salzsäure | 1 | war durch Teeröl verunreinigt. |
| Bleiweiß | 1 | enthielt Schwerspath. |
| Koke und Kohle | 3 | |
| Denaturierungsmittel | 1 | Kampfer von der Steuerbehörde. |
| Kalk | 1 | aus einer alten Grube; war nicht mehr verwendbar. |
| Siegellack | 1 | |
| Härtemittel | 1 | |
| Moskitokerzen | 1 | enthielten kein chlorsaures Kali, wie die türkischen Zollbehörden behaupteten. |
| Chemikalien | 1 | |
| Waschpulver | 1 | war wertlos; nur Soda mit wenig Seife. |
| Summe | 606 | |

| Bezeichnung der Art der untersuchten Gegenstände | Gesamtzahl der untersuchten Proben |
|---|---|
| **E. Untersuchungen für das städt. Gaswerk:** | |
| Lichtmessungen des Leuchtgases | 291 |
| Analysen von Leuchtgas | 328 |
| Analysen von Wassergas | 118 |
| Heizwertbestimmungen des Leuchtgases | 350 |
| des Wassergases | 13 |
| Ammoniakbestimmungen im Stadtgas | 22 |
| " " Rohgas | 558 |
| " " Gaswasser | 287 |
| " " konzentrierten Gaswasser | 202 |
| " " im Abwasser der Gaswasserverarbeitung | 340 |
| " (Gaswassersendungen) | 15 |
| Summe | 2524 |

| Bezeichnung der Art der untersuchten Gegenstände | Gesamtzahl der untersuchten Proben |
|---|---|
| Uebertrag | 2524 |
| Cyanbestimmungen im Rohgas | 7 |
| Schwefelbestimmungen im Rohgas | 10 |
| Analysen von Rauchgasen der Generatoröfen | 439 |
| Analysen von Generatorgasen in der Wassergasfabrik | 94 |
| Analysen von Rauchgasen der Dampfkesselöfen | 51 |
| Untersuchungen von neuen Reinigungsmassen | 5 |
| " " gebrauchten Reinigungsmassen | 52 |
| " " Koken | 26 |
| " " Benzol | 3 |
| " " Kalk | 4 |
| " " Wasser | 15 |
| " " Mörtel | 3 |
| Verschiedene Versuche | 5 |
| Untersuchungen für das Gaswerk zusammen | 3238 |

| Bezeichnung der Art der untersuchten Gegenstände | Gesamtzahl der untersuchten Proben |
|---|---|
| **41. Weinheim.** | |
| **Amtliche Untersuchungsanstalt und Gemeindelaboratorium der Stadt Weinheim.** | |
| **Lebensmittel.** | |
| Zimt | 22 |
| Pfeffer, schwarz | 35 |
| Pfeffer, weiß | 18 |
| Paprika | 11 |
| Nelken | 13 |
| Piment | 4 |
| Kardamomen | 3 |
| Majoran | 26 |
| Summe | 132 |

| Bezeichnung der Art der untersuchten Gegenstände | Gesamtzahl der untersuchten Proben |
|---|---|
| Uebertrag | 132 |
| Muskatblüte | 4 |
| Anis | 4 |
| Safran | 14 |
| Ingwer | 4 |
| Kümmel | 3 |
| Maggis Suppenwürze | 3 |
| Fleisch und Wurstwaren, Hackbraten u.s.w. | 48 |
| Butter | 27 |
| Margarine | 5 |
| Salatöl | 7 |
| Käse | 9 |
| Milch | 146 |
| Summe | 406 |

| Bezeichnung der Art der untersuchten Gegenstände | Gesamtzahl der untersuchten Proben |
|---|---|
| Uebertrag | 406 |
| Brot | 6 |
| Zwieback | 8 |
| Teigwaren, sog. „Hörnle" | 1 |
| Mehl | 34 |
| Kaffee | 13 |
| Kakao | 39 |
| Schokolade | 24 |
| Wein | 169 |
| Alkoholfreie Getränke (Pomril) u.s.w. | 13 |
| Liköre, Zwetschenwasser | 14 |
| Essig | 2 |
| Bier | 3 |
| Summe | 732 |

| Bezeichnung der Art der untersuchten Gegenstände | Gesamtzahl der untersuchten Proben |
| --- | --- |
| Uebertrag | 732 |
| Honig und Fruchtsäfte | 8 |
| Apfelschnitzel | 3 |
| Wasser | 56 |
| Verschiedenes | 18 |
| **Gebrauchsgegenstände.** | |
| Mund= und Haarwasser, Haarpomaden | 5 |
| Seifen, Waschpulver | 3 |
| Kindersauger | 3 |
| Schnupftabak und Stanniolumhüllungen | 2 |
| **Medizinische und physiologisch-chemische Untersuchungen.** | |
| Harnuntersuchungen | 170 |
| Sputum | 33 |
| Sekrete und Exsudate | 39 |
| Mageninhalt | 17 |
| Geheimmittel und Verschiedenes | 24 |
| **Chemisch-technische Untersuchungen.** | |
| Brenn= und Heizmaterialien | 119 |
| Denaturierungsmittel und wiedergewonnener Branntwein | 34 |
| Chemikalien und Verschiedenes | 105 |
| **Summe** | **1371** |

| Bezeichnung der Art der untersuchten Gegenstände | Gesamtzahl der untersuchten Proben |
| --- | --- |
| **42. Darmstadt.** | |
| **Chemisches Untersuchungsamt der Stadt Darmstadt.** | |
| Fleisch und Fleischwaren | 1 |
| Wurstwaren | 246 |
| Milch, Molkereiabfälle, Rahm, Magermilch, Buttermilch, Molken, Molkereikonserven, Milchpräparate | 340 |
| Käse | 1 |
| Speisefette, Oele, Butter und Margarine | 71 |
| Mehl, Brot und Teigwaren | 93 |
| Gewürze | 167 |
| Essig | 2 |
| Zucker | 2 |
| Zuckerwaren | 6 |
| Fruchtsäfte und Gelées | 83 |
| Gemüse, Fruchtdauerwaren, Obst, Kartoffel u. Schwämme | 7 |
| Honig | 16 |
| Branntwein und Liköre | 36 |
| Wasser, Abwasser, Eis und Mineralwasser | 185 |
| Weine | 386 |
| Glyzerin (für Wein) | 2 |
| Bier und Farbebier | 3 |
| Kaffee und Kaffeesurrogate | 10 |
| Kaffeeaufguß | 1 |
| **Summe** | **1658** |

| Bezeichnung der Art der untersuchten Gegenstände | Gesamtzahl der untersuchten Proben |
| --- | --- |
| Uebertrag | 1658 |
| Därme (zur Wurstbereitung) | 2 |
| Tee und Vanille | 6 |
| Kakao, Schokolade, Kakaobutter | 46 |
| Fruchtessenzen | 1 |
| Petroleum | 2 |
| Seife und Seifenpulver | 2 |
| Küchengeschirr, Spielwaren, Gummiwaren, blei= und zinkhaltige Gegenstände | 28 |
| Suppe | 1 |
| Rückstände | 1 |
| Futtermittel | 1 |
| Denaturierungsmittel | 24 |
| Geheimmittel | 5 |
| Haarfärbemittel | 3 |
| Versilberungsmittel | 1 |
| Farben | 8 |
| Mineralien | 8 |
| Mörtel | 3 |
| Zement | 3 |
| Holz, Tapete und Leder | 6 |
| Zink und dessen Legierungen | 1 |
| Oelzeuge | 1 |
| Tinte | 1 |
| Aräometer | 22 |
| Leichenteile | 3 |
| Mageninhalt | 1 |
| Urin und Urinsedimente | 49 |
| Sputa | 10 |
| **Summe** | **1897** |

| Bezeichnung der Art der untersuchten Gegenstände | Gesamtzahl der untersuchten Proben | Bemerkungen |
| --- | --- | --- |
| **43. Gießen.** | | |
| **Chemisches Untersuchungsamt für die Provinz Oberhessen zu Gießen.** | | |
| Hack= und Rauchfleisch | 6 | Beanstandungen erfolgten wegen Gehaltes an Sulfiten. |
| Wurstwaren | 77 | Beanstandungen erfolgten wegen Gehaltes an Borsäure oder Stärkemehl und wegen Verdorbenseins. |
| Fische | 1 | Enthielten Zink. |
| Milch (Handelsmilch) | 41 | Beanstandungen wegen Entrahmung, Wasserzusatzes oder kombinierter Fälschung. |
| Milch (Stallproben) | 6 | |
| Milch (für einzelne Produzenten untersucht) | 59 | |
| Milch (für Molkereien) | 10915 | |
| Magermilch (für Molkereien) | 5 | |
| Buttermilch | 1 | |
| Rahm (für Molkereien) | 27 | |
| Käse | 17 | |
| Butter | 45 | Beanstandungen wegen Verdorbenseins. |
| Margarine | 8 | |
| Schweinefett | 14 | |
| Palmin | 2 | |
| Oele | 5 | |
| Getreidemehle | 18 | |
| Kindermehle | 1 | |
| Fadennudeln | 1 | |
| Gewürze | 77 | Beanstandung wegen Entölung. |
| Essig | 141 | Beanstandungen wegen zu niedrigen Essigsäuregehaltes. |
| **Summe** | **11467** | |

| Bezeichnung der Art der untersuchten Gegenstände | Gesamtzahl der untersuchten Proben | Bemerkungen |
| --- | --- | --- |
| Uebertrag | 11467 | |
| Zucker | 5 | |
| Bittere Mandeln | 4 | |
| Marmeladen | 5 | |
| Branntwein (Zwetschenwasser) | 1 | Mit Wasser oder kalkhaltigem Spiritus verschnitten. |
| Wasser | 87 | Beanstandungen weil ungeeignet zu Genuß- u. Hausgebrauchszwecken oder für technische Zwecke. |
| Mineralwasser, künstl. | 7 | |
| Mineralwasser, natürl. | 2 | |
| Bier | 26 | |
| Wein | 71 | Beanstandungen wegen Salizylsäuregehaltes, Essigstichigkeit, zu starken Gallisierens. |
| Kakao | 6 | |
| Hefe | 5 | |
| Tabak | 4 | |
| Konservesalze | 2 | Beanstandungen wegen Borsäuregehaltes. |
| Wurstfärbemittel | 2 | Wurden beanstandet. |
| Tapeten, Buntpapiere und Bilderbücher | 72 | |
| Küchengeschirre, (glasierte, tönerne Eß=, Trink- und Kochgeschirre) | 19 | |
| Kautschukmundstücke für Saugflaschen, Gummibälle, Gummipuppen | 56 | |
| Bemalte Holzspielwaren | 6 | |
| Petroleum | 150 | |
| Zinnlöffel und Zinngabeln | 4 | |
| Kolophonium | 1 | |
| **Summe** | **12002** | |

## 44. Mainz.

**Chemisches Untersuchungsamt für die Provinz Rheinhessen zu Mainz.**

| Bezeichnung der Art der untersuchten Gegenstände | Gesamtzahl der untersuchten Proben |
| --- | --- |
| Ammoniakwasser | 1 |
| Anlegeöl | 1 |
| Arzneimittel | 1 |
| Back- und Teigwaren | 12 |
| Benzin | 1 |
| Bier | 29 |
| Branntwein | 59 |
| Butter | 236 |
| Kakao | 24 |
| Zement | 1 |
| Schokolade | 14 |
| Konditoreiwaren | 1 |
| Kognak | 2 |
| Konservesalz | 1 |
| Kriminalia | 15 |
| Denaturierungsmittel | 1 |
| Essenzen | 2 |
| Essig | 113 |
| Fette | 7 |
| Fleisch | 60 |
| Fleischextrakt | 1 |
| Fruchtessig | 1 |
| Fruchtsäfte | 44 |
| Futtermittel | 2 |
| Gebrauchsgegenstände | 153 |
| Geheimmittel | 2 |
| Gesalzene Leber | 1 |
| Gewürze | 320 |
| Gifthafer | 5 |
| Gutachten | 21 |
| Harn | 60 |
| Holz | 5 |
| Holzgeist | 29 |
| Honig | 5 |
| Käse | 3 |
| Kaffee | 106 |
| **Summe** | **1339** |
| Uebertrag | 1339 |
| Kaffeesurrogate | 4 |
| Klauenöl | 1 |
| Kleber | 1 |
| Kohle | 2 |
| Kochsteinplatten | 2 |
| Kraftfutter | 1 |
| Lack | 1 |
| Laktodensimeter | 7 |
| Limonaden | 5 |
| Maisstärke | 3 |
| Malz | 5 |
| Malzkaffee | 1 |
| Margarine | 31 |
| Mehl | 156 |
| Milch | 721 |
| Mineralschmieröl | 1 |
| Mineralwasser | 98 |
| Mineralwasserapparate | 19 |
| Möbel- und Kleiderstoffe | 3 |
| Mörtel | 19 |
| Most | 202 |
| Obst | 3 |
| Obst und Gemüsedauerwaren | 86 |
| Obstwein | 1 |
| Oele | 5 |
| Pathologische Objekte | 3 |
| Petroleum | 89 |
| Pyridin | 1 |
| Salze für Mineralwasserfabriken | 30 |
| Sand | 1 |
| Säuremeßflüssigkeit | 4 |
| Schellacklösung | 1 |
| Schlammansatz in einem Brunnen | 1 |
| Schmalz | 220 |
| Schmierseife | 1 |
| Schweißpulver | 1 |
| Schwefel | 2 |
| Sirup | 1 |
| **Summe** | **3072** |
| Uebertrag | 3072 |
| Sumachbrühe | 2 |
| Suppenwürze | 16 |
| Tapete | 1 |
| Tee | 5 |
| Teerwasser | 1 |
| Terpentinöl | 3 |
| Wachs | 5 |
| Walkbrühe | 1 |
| Wagenschmiere | 1 |
| Wasser | 385 |
| Wein | 1257 |
| Weinklärmittel | 1 |
| Weinlaub | 6 |
| Weinschmiermittel | 2 |
| Wurst | 373 |
| Zinklauge | 1 |
| Zinn | 1 |
| Zucker | 3 |
| Zuckerkouleur | 2 |
| **Summe** | **5138** |

## 45. Worms.

**Chemisches Untersuchungsamt der Stadt Worms.**

| Bezeichnung der Art der untersuchten Gegenstände | Gesamtzahl der untersuchten Proben |
| --- | --- |
| Fleisch und Wurstwaren | 289 |
| Milch | 311 |
| Käse | 1 |
| Speisefette und Oele | 51 |
| Mehl und Brot | 16 |
| Fruchtsäfte u.s.w. | 18 |
| Wasser | 47 |
| Bier | 17 |
| Wein | 428 |
| Moste | 186 |
| Urin, Sputum u.s.w. | 41 |
| Braumalz und chemisch-technische Produkte | 197 |
| **Summe** | **1602** |

## 46. Rostock.

**Abteilung für die technische Untersuchung von Lebensmitteln am hygienischen Institut der Universität Rostock.**

| Bezeichnung der Art der untersuchten Gegenstände | Gesamtzahl der untersuchten Proben | Davon für Privatpersonen |
| --- | --- | --- |
| Fleisch und Fleischwaren | 14 | — |
| Wurstwaren | 28 | 2 |
| Fleischextrakt | 2 | — |
| Milch | 119 | 26 |
| Speisefette und Oele | 60 | 4 |
| Mehl und Brot | 17 | 1 |
| Gewürze | 18 | — |
| Essig | 3 | 2 |
| Zucker | 3 | — |
| **Summe** | **264** | **35** |
| Uebertrag | 264 | 35 |
| Zuckerwaren | 10 | 1 |
| Fruchtsäfte, Gelees, Limonaden | 17 | 1 |
| Gemüse und Fruchtdauerwaren | 4 | — |
| Honig | 17 | — |
| Branntwein und Liköre | 28 | — |
| Wasser | 271 | 61 |
| Wein | 3 | 1 |
| Bier | 17 | 4 |
| Kaffee | 1 | 1 |
| Tee | 1 | 1 |
| Kakao und Schokolade | 17 | — |
| Gebrauchsgegenstände | 42 | 4 |
| **Summe** | **692** | **109** |

**47. Oldenburg.** **Nahrungsmittel-Untersuchungsamt Oldenburg.**

| Bezeichnung der Art der untersuchten Gegenstände | Gesamtzahl der untersuchten Proben | von Behörden | | | von Privatpersonen |
|---|---|---|---|---|---|
| | | a) in Ausübung der Nahrungsmittelkontrolle | b) auf Anzeige von Privatpersonen | c) in gesundheitlichem Interesse | |
| Fleisch | 25 | 17 | 6 | — | 2 |
| Wurstwaren | 121 | 102 | 10 | — | 9 |
| Milch | 162 | 135 | — | — | 27 |
| Käse | 3 | 3 | — | — | — |
| Butter | 30 | 20 | 5 | — | 5 |
| Margarine | 35 | 32 | — | — | 3 |
| Schweineschmalz | 34 | 34 | — | — | — |
| Talg | 2 | 2 | — | — | — |
| Speiseöle | 3 | 2 | — | — | 1 |
| Mehl | 2 | 1 | — | — | 1 |
| Brot | 4 | 1 | — | — | 3 |
| Gewürze | 19 | 19 | — | — | — |
| Essig | 1 | — | — | — | 1 |
| Zucker | 1 | 1 | — | — | — |
| Zuckerwaren | 24 | 23 | — | — | 1 |
| Eingekochte Früchte | 3 | — | — | — | 3 |
| Limonaden | 13 | 13 | — | — | — |
| Gemüsekonserven | 2 | — | — | — | 2 |
| Honig | 8 | 4 | — | — | 4 |
| Kunsthonig | 1 | 1 | — | — | — |
| Branntwein und Liköre | 5 | 5 | — | — | — |
| Trinkwasser | 18 | — | — | 2 | 16 |
| Mineralwasser | 1 | — | — | — | 1 |
| Wein | 7 | 6 | — | — | 1 |
| Kaffee | 2 | 2 | — | — | — |
| Kaffeeersatzmittel | 1 | 1 | — | — | — |
| Tee | 3 | 3 | — | — | — |
| Kakao | 16 | 16 | — | — | — |
| Schokolade | 2 | 2 | — | — | — |
| Tabak | 1 | 1 | — | — | — |
| Hefe | 4 | 4 | — | — | — |
| Kochsalz | 2 | — | — | — | 2 |
| Verbrauchsgegenstände | 6 | 5 | — | — | 1 |
| Summe | 561 | 455 | 21 | 2 | 83 |

**48. Gotha.**
Städt. Untersuchungsamt zu Gotha.

| Bezeichnung der Art der untersuchten Gegenstände | Gesamtzahl der untersuchten Proben |
|---|---|
| Fleisch und Fleischwaren | 3 |
| Wurstwaren | 8 |
| Milch und Molkereiprodukte | 135 |
| Butter | 60 |
| Margarine | 6 |
| Schweinefette | 30 |
| Sonstige Fette und Oele | 30 |
| Mehl | 1 |
| Brot | 2 |
| Fruchtsäfte | 1 |
| Gemüse und Fruchtdauerwaren | 24 |
| Honig | 2 |
| Bier | 2 |
| Wein | 1 |
| Trinkwasser | 10 |
| Summe | 315 |

**49. Bernburg.**
Herzogl. Landwirtschaftl. Versuchsstation Bernburg.

| Bezeichnung der Art der untersuchten Gegenstände | Gesamtzahl der untersuchten Proben |
|---|---|
| Butter | 7 |
| Margarine | 44 |
| Schweinefett | 36 |
| Honig | 23 |
| Summe | 110 |

**50. Dessau.**
Chemisches Laboratorium in Dessau.

| Bezeichnung der Art der untersuchten Gegenstände | Gesamtzahl der untersuchten Proben |
|---|---|
| Fleisch und Fleischwaren | 3 |
| Wurstwaren | 14 |
| Milch | 530 |
| Käse | 7 |
| Butter | 136 |
| Margarine | 91 |
| Schweineschmalz | 61 |
| Speisefette und Oele | 12 |
| Mehl | 4 |
| Gewürze | 14 |
| Essig | 1 |
| Fruchtsäfte | 15 |
| Fruchtdauerwaren | 6 |
| Honig | 4 |
| Branntweine und Liköre | 1 |
| Wasser | 1639 |
| Wein | 8 |
| Bier | 8 |
| Kaffee | 3 |
| Kakao und Schokolade | 5 |
| Eß-, Trink- und Kochgeschirre | 13 |
| Farben | 1 |
| Petroleum | 24 |
| Summe | 2600 |

**51. Lübeck.**

Oeffentliches chemisches Laboratorium von Dr. phil. Wetzke in Lübeck.

a) Nahrungs- und Genußmittel.

| Bezeichnung der Art der untersuchten Gegenstände | Gesamtzahl der untersuchten Proben |
|---|---|
| Fleisch und Fleischwaren | 86 |
| Wurst | 1 |
| Milch | 2101 |
| Sanatogen | 2 |
| Butter | 4 |
| Kunstspeisefett | 2 |
| Schweineschmalz | 19 |
| Olivenöl | 1 |
| Mehl | 3 |
| Gewürze | 2 |
| Essig | 1 |
| Zucker | 6 |
| Traubenzucker | 4 |
| Fruchtsäfte | 11 |
| Fruchtdauerwaren | 2 |
| Branntwein und Liköre | 8 |
| Wein | 7 |
| Summe | 2260 |

| Bezeichnung der Art der untersuchten Gegenstände | Gesamtzahl der untersuchten Proben |
|---|---|
| **b) Untersuchungen aus dem Gebiete der Gesundheitspflege.** | |
| Harn | 21 |
| Sputum | 1 |
| Wasser | 38 |
| Fachinger Wasser | 1 |
| Inhalt eines Hundemagens | 1 |
| Menschliche Eingeweide | 2 |
| Liebestrank | 1 |
| Geheimmittel | 1 |
| Aetherische Oele | 4 |
| Eugenol | 1 |
| Extractum Ipecacuanhae | 1 |
| Glyzerin | 4 |
| Liquor ammonii caustici | 3 |
| Lupulin | 1 |
| Magnesia carbonica | 4 |
| Milchzucker | 1 |
| Opium | 5 |
| **Summe** | **90** |
| **c) Technische Untersuchungen.** | |
| Baumaterialien | 3 |
| Darmpökel | 2 |
| Düngemittel | 65 |
| Erze | 509 |
| Farben | 2 |
| Kohle | 4 |
| Lacke | 7 |
| Stahl | 48 |
| Teer und Pech | 9 |
| **Summe** | **649** |

### 52. Bremen.
**Chemisches Staatslaboratorium Bremen.**

| Bezeichnung der Art der untersuchten Gegenstände | Gesamtzahl der untersuchten Proben |
|---|---|
| **I. Nahrungs= und Genußmittel.** | |
| Fleisch und Fleischwaren | 19 |
| Wurstwaren | 20 |
| Fischwaren | 1 |
| Milch | 59 |
| Käse | 7 |
| Butter | 76 |
| **Summe** | **182** |

| Bezeichnung der Art der untersuchten Gegenstände | Gesamtzahl der untersuchten Proben |
|---|---|
| Uebertrag | 182 |
| Margarine | 23 |
| Kunstspeisefette | 3 |
| Schweinefett | 23 |
| Speiseöle | 7 |
| Mehl | 36 |
| Brot | 3 |
| Backpulver | 5 |
| Puddingpulver | 2 |
| Stärke | 1 |
| Nudeln | 6 |
| Gries | 1 |
| Reis | 2 |
| Graupen | 2 |
| Grütze | 1 |
| Gelatine | 1 |
| Kardamomen | 5 |
| Macisblüte | 11 |
| Muskatnüsse | 1 |
| Pfeffer, weißer | 6 |
| Pfeffer, schwarzer | 35 |
| Piment | 5 |
| Safran | 1 |
| Senf | 6 |
| Zimt | 28 |
| Vanille | 1 |
| Essig | 12 |
| Zucker | 13 |
| Zucker= und Konditoreiwaren | 34 |
| Fruchtsäfte | 18 |
| Melange-Konfitüre | 1 |
| Brauselimonaden | 22 |
| Frisches Gemüse | 4 |
| Gemüsekonserven | 17 |
| Fruchtkonserven, Dörrobst | 42 |
| Honig | 24 |
| Spirituosen | 31 |
| Trinkwasser | 83 |
| Wein | 10 |
| Selterwasser | 22 |
| Bier | 18 |
| Kaffee | 4 |
| Kaffeesurrogate | 3 |
| Tee | 8 |
| Kakao | 7 |
| Schokolade | 6 |
| Kochsalz | 3 |
| Tabak | 11 |
| **Summe** | **790** |

| Bezeichnung der Art der untersuchten Gegenstände | Gesamtzahl der untersuchten Proben |
|---|---|
| **II. Gebrauchsgegenstände.** | |
| Metallspielwaren | 4 |
| Kautschukspielwaren | 6 |
| Holzspielwaren | 37 |
| Eß=, Trink= und Kochgeschirre | 60 |
| Kautschukgegenstände | 4 |
| Farben | 178 |
| Petroleum | 2 |
| Seife | 6 |
| Kontrolleinsatzstücke | 10 |
| **Summe** | **307** |
| **III. Verschiedenes.** | |
| Rohe Salpetersäure | 2 |
| Ammoniakwasser | 5 |
| Nikotin | 1 |
| Salzwasser | 2 |
| Pökellake | 2 |
| Arsenik | 1 |
| Schlamm | 1 |
| Ipecacuanha=Wurzel | 2 |
| Rotgußrohr | 1 |
| Mineralien | 5 |
| Kesselspeisewasser | 8 |
| **Summe** | **30** |
| **IV. Physiologisch=chemische Untersuchungen und Spezialitäten.** | |
| Harn | 2 |
| Putzcream | 32 |
| Fleischkonservierungsmittel | 4 |
| Nougat | 1 |
| Mentholstifte | 3 |
| **Summe** | **42** |
| **V. Gerichtliche Untersuchungen.** | |
| Leichenteile | 3 |
| Erbrochenes | 1 |
| Flüssigkeiten | 4 |
| Nahrungsmittel | 6 |
| Oel | 1 |
| Verschiedene beschlagnahmte Gegenstände | 12 |
| Medikamente | 20 |
| Hose | 1 |
| Schuh | 1 |
| Kaffeeabsud | 1 |
| **Summe** | **50** |

### 53. Hamburg.
**Hygienisches Institut Hamburg, Abteilung für Nahrungsmitteluntersuchung.**

| Bezeichnung der Art der untersuchten Gegenstände | Gesamtzahl der untersuchten Proben | | |
|---|---|---|---|
| | 1900 | 1901 | 1902 |
| Fleisch und Fleischwaren | 79 | 115 | 131 |
| Wurstwaren | 148 | 116 | 77 |
| Fleischextrakt, Fleischpepton, Hefeextrakt, Suppenwürze u.s.w. | 6 | 2 | 4 |
| Fleischkonservierungsmittel | 9 | 4 | 39 |
| **Summe** | **242** | **237** | **251** |

| Bezeichnung der Art der untersuchten Gegenstände | Gesamtzahl der untersuchten Proben | | |
|---|---|---|---|
| | 1900 | 1901 | 1902 |
| Uebertrag | 242 | 237 | 251 |
| Milch (Vollmilch, Halbmilch, Magermilch) | 2513 | 2298 | 3483 |
| Molkereiabfälle (Rahm, Buttermilch, Molken) | 96 | 37 | 34 |
| Milchkonserven u.s.w. | 39 | 5 | 5 |
| Käse | 19 | 26 | 24 |
| Butter | 1251 | 991 | 663 |
| Margarine | 175 | 116 | 119 |
| Schweinefett | 80 | 58 | 78 |
| **Summe** | **4415** | **3768** | **4657** |

| Bezeichnung der Art der untersuchten Gegenstände | Gesamtzahl der untersuchten Proben | | |
|---|---|---|---|
| | 1900 | 1901 | 1902 |
| Uebertrag | 4415 | 3768 | 4657 |
| Sonstige tierische Fette | 23 | 28 | 17 |
| Pflanzliche Speisefette und Oele | 7 | 32 | 11 |
| Mehl, Müllereiprodukte, Teigwaren | 87 | 190 | 37 |
| Brot, Bäckereiprodukte | 58 | 71 | 19 |
| Preßhefe | 1 | 3 | — |
| Gewürze | 57 | 195 | 40 |
| Essig | 14 | 23 | 40 |
| Zucker, Zuckerwaren | 51 | 38 | 51 |
| Zitronensaft | 14 | 8 | 35 |
| Sonstige Fruchtsäfte | 20 | 2 | 6 |
| Gelees, Obstkraut, Marmeladen u.s.w. | — | 10 | 11 |
| Limonaden und ähnliche Getränke | 6 | 23 | 18 |
| Gemüse und Fruchtdauerwaren | 50 | 76 | 77 |
| Summe | 4803 | 4467 | 5019 |

| Bezeichnung der Art der untersuchten Gegenstände | Gesamtzahl der untersuchten Proben | | |
|---|---|---|---|
| | 1900 | 1901 | 1902 |
| Uebertrag | 4803 | 4467 | 5019 |
| Honig | 17 | 10 | 26 |
| Branntweine und Liköre | 14 | 17 | 39 |
| Wasser, Eis | — | 34 | 96 |
| Mineralwasser | 6 | 13 | 9 |
| Bier | 35 | 18 | 49 |
| Wein | 48 | 58 | 21 |
| Kaffee, Kaffeesurrogate | 24 | 16 | 41 |
| Tee | 17 | 27 | 5 |
| Kakao und Schokolade | 29 | 34 | 10 |
| Tabak | 31 | 19 | 2 |
| Blei- und zinkhaltige Gegenstände | 32 | 103 | 16 |
| Untersuchungen auf gesundheitsschädliche Farben u.s.w. | 103 | 76 | 58 |
| Verschiedenes | 11 | 7 | 33 |
| Summe | 5170 | 4899 | 5424 |

## 54. Metz.

**Chemisches Laboratorium der Kaiserl. Polizeidirektion in Metz.**

### Stadtkreis Metz.

| Bezeichnung der Art der untersuchten Gegenstände | Gesamtzahl der untersuchten Proben |
|---|---|
| Abwasser | 1 |
| Butter | 2 |
| Brunnenwasser | 11 |
| Konservesalz | 2 |
| Hackfleisch | 4 |
| Hefe | 5 |
| Bohnen- und Erbsenkonserven | 2 |
| Milch | 17 |
| Marzipan | 4 |
| Honig | 11 |
| Leberkäse | 1 |
| Gewürz | 2 |
| Tomatenmus | 4 |
| Wein | 5 |
| Glühlichtkörper | 2 |
| Glockengut | 1 |
| Summe | 74 |

| Bezeichnung der Art der untersuchten Gegenstände | Gesamtzahl der untersuchten Proben |
|---|---|
| Uebertrag | 74 |
| Zinn auf Bleigehalt | 1 |
| Leinwanddecke auf Baumwolle | 1 |
| Leinöl | 2 |
| Firnis | 2 |
| Hammer auf Blutflecken | 1 |
| Mageninhalt | 1 |
| Blut auf Bromal | 1 |
| Geheimmittel | 5 |
| Mörtel | 1 |
| Summe | 89 |

### Landgerichtsbezirk Metz.

| Bezeichnung der Art der untersuchten Gegenstände | Gesamtzahl der untersuchten Proben |
|---|---|
| Kognak | 1 |
| Milch | 38 |
| Wasser | 24 |
| Wein | 12 |
| Wurst | 1 |
| Punsch | 1 |
| Zwetschgenwasser | 1 |
| Bekleidungsgegenstände (auf Blut) | 3 |
| Ton | 3 |
| Summe | 84 |

## 55. Straßburg.

**Chemisches Laboratorium der Kaiserl. Polizeidirektion in Straßburg.**

| Bezeichnung der Art der untersuchten Gegenstände | Gesamtzahl der untersuchten Proben |
|---|---|
| Fleisch, Wurst, Fische | 164 |
| Milch | 148 |
| Butter | 107 |
| Schweinefett | 77 |
| Mehl, Teigwaren, Brot | 20 |
| Gewürze | 26 |
| Essig | 3 |
| Zuckerwaren | 9 |
| Fruchtsäfte, Fruchtsirupe, Marmeladen, Limonaden | 66 |
| Gemüsekonserven und dergl. | 11 |
| Honig | 12 |
| Branntwein | 94 |
| Wein | 1320 |
| Bierdruckapparate | 5 |
| Bier | 6 |
| Käse, Rahm | 5 |
| Gebrauchsgegenstände | 16 |
| Wasser | 166 |
| Untersuchungen betr. Physiologie und Gesundheitspflege | 18 |
| Technische Untersuchungen | 112 |
| Gerichtliche Untersuchungen | 36 |
| Summe | 2421 |

# D. Anhang II.

Auszug aus den Jahresberichten der öffentlichen Anstalten zur technischen Untersuchung von Nahrungs- und Genußmitteln im Deutschen Reich für das Jahr 1901[1]).

---

## A. Allgemeiner Teil.

### a) Preußen.

**1. Breslau. Chemisches Untersuchungsamt der Stadt Breslau.**

**Art und Umfang des Geschäftsbetriebes in der Zeit vom 1. April 1901 bis zum 31. März 1902.**

In dem abgelaufenen Geschäftsjahre, vom 1. April 1901 bis zum 31. März 1902 wurden insgesamt 2875 Untersuchungen ausgeführt (2435 im Vorjahre):

| | |
|---|---:|
| a) im Auftrage des Kgl. Polizeipräsidiums . . | 1342 |
| b) im Auftrage der Gerichte und anderer Behörden . . . . . . . . . . . . . | 494 |
| c) im Auftrage des Magistrats . . . . . . | 807 |
| d) im Auftrage von Privaten . . . . . . | 232 |
| zusammen | 2875 |

### b) Württemberg.

**2. Stuttgart. Chemisches Laboratorium der Königlichen Zentralstelle für Gewerbe und Handel in Stuttgart.**

**Art und Umfang des Geschäftsbetriebes für das Jahr 1901.**

Anzahl der untersuchten Proben:

| | |
|---|---:|
| a) Von Nahrungsmitteln, Genußmitteln und Gebrauchsgegenständen . . . . . . . | 252 |
| b) aus dem Gebiete der Gesundheitspflege und physiologische Untersuchungen . . . . . | 299 |
| c) technische Untersuchungen . . . . . . | 589 |
| zusammen | 1140 |

Darunter befinden sich gerichtliche Untersuchungen 8, wissenschaftliche Untersuchungen 47. Bis zum 31. Dezember 1901 wurden seit Bestehen des Laboratoriums 30325 Untersuchungen ausgeführt.

Anzahl der umfangreicheren Gutachten und Berichte, ausschließlich der kurzen Mitteilung von Untersuchungsergebnissen 17.

Anzahl der Besichtigungen und Vertretungen vor Gericht u.s.w. 15, und zwar Besichtigungen 2, Vertretungen vor Gericht 4, Uebernahme einer Lieferung 1, Entnahme von Proben 7, Entsendung zu einer Sitzung 1.

**3. Stuttgart. Hygienisches Laboratorium des Königlichen Medizinalkollegiums in Stuttgart, Chemische Abteilung.**

**Art und Umfang des Geschäftsbetriebes für das Jahr 1901.**

Untersucht wurden 685 Proben; davon für Staatsbehörden 156, für Kommunalbehörden 200, für Private 329. Von den Untersuchungen betrafen:

| | |
|---|---:|
| a) Nahrungsmittel, Genußmittel und Gebrauchsgegenstände . . . . . . . . . | 287 |
| b) Untersuchungen aus dem Gebiete der Gesundheitspflege und physiologische Untersuchungen . . . . . . . . . | 378 |
| c) technische Untersuchungen . . . . . . | 10 |
| d) gerichtliche Untersuchungen . . . . . . | 10 |
| zusammen | 685 |

Umfangreichere schriftliche Gutachten wurden 4 erstattet. Viermal fanden Vertretungen vor Gericht statt.

**4. Heilbronn. Chemisches Laboratorium und Städtisches Untersuchungsamt der Stadt Heilbronn.**

**Art und Umfang des Geschäftsbetriebes im Jahre 1901.**

Untersucht wurden im ganzen 4027 Proben. Davon wurden ausgeführt im Auftrage von Kgl. Behörden, Gerichten und Privaten 1636 Untersuchungen, im Auftrage der Stadt Heilbronn 2391 Untersuchungen. Von den Untersuchungen betrafen:

| | |
|---|---:|
| a) Nahrungs-, Genußmittel und Gebrauchsgegenstände . . . . . . . . . | 2364 |
| b) hygienische und physiologische Untersuchungen | 142 |
| c) technische Untersuchungen und Handelsanalysen . . . . . . . . . . . . . | 1342 |
| d) toxikologische und gerichtliche Untersuchungen | 179 |
| zusammen | 4027 |

Schriftliche Berichte und Gutachten wurden 137 erstattet, außerdem waren 44 gerichtliche Termine wahrzunehmen.

### c) Hessen.

**5. Darmstadt. Chemisches Untersuchungsamt der Stadt Darmstadt.**

**Art und Umfang des Geschäftsbetriebes im Jahre 1901.**

Anzahl der untersuchten Proben:

| | |
|---|---:|
| a) von Nahrungsmitteln, Genußmitteln und Gebrauchsgegenständen . . . . . | 1789 |
| b) aus dem Gebiete der Gesundheitspflege und physiologische Untersuchungen . . . . | 103 |
| c) technische Untersuchungen . . . . . . . | 99 |
| d) gerichtliche Untersuchungen . . . . . . | 4 |
| zusammen | 1995 |

Die Anzahl der umfangreicheren Gutachten und Berichte betrug 14, diejenige der Besichtigungen und der Vertretungen vor Gericht 75.

---

[1]) Auf Grund der Neuordnung wurden dem Gesundheitsamte 11 Jahresberichte für 1901 übersandt, aus denen der nachfolgende Auszug gefertigt wurde.

**6. Mainz. Chemisches Untersuchungsamt für die Provinz Rheinhessen zu Mainz.**

**Art und Umfang des Geschäftsbetriebes im Jahre 1901.**

Anzahl der untersuchten Proben:
a) von Nahrungsmitteln, Genußmitteln sowie Gebrauchsgegenständen . . . . . . . 4537
b) auf dem Gebiete der Gesundheitspflege sowie physiologische Untersuchungen . . . 79
c) technische Untersuchungen einschließlich der 46 steueramtlichen Aufträge (Branntwein- und Zuckersteuergesetz) insgesamt . . . . 111
d) gerichtliche Untersuchungen . . . . . . 206

zusammen 4933

Von wissenschaftlichen Untersuchungen sind die Arbeiten für die Weinstatistik sowie eine Abhandlung des Vorstandes: „Ueber die quantitative Bestimmung vom Glycogen und Stärke in Wurst und Fleischwaren" zu erwähnen, welche in der Zeitschrift für Nahrungs- und Genußmittel veröffentlicht wurde.

Umfangreichere Gutachten wurden im ganzen 11 erstattet.

Bei 54 auf Grund des Nahrungsmittelgesetzes anhängig gemachten Gerichtsverhandlungen trat der Vorstand in 40, und der erste Assistent in 14 Fällen als Sachverständiger auf.

Besichtigt wurden im Laufe des Jahres mehrere Wasserversorgungsanlagen sowie auf Anordnung des Großherzogl. Kreisamtes Mainz in Gemeinschaft mit dem Vorstande des Kreisgesundheitsamtes eine größere Anzahl von Mineralwasserfabriken.

**7. Worms. Chemisches Untersuchungsamt der Stadt Worms.**

**Art und Umfang des Geschäftsbetriebes im Jahre 1901.**

Amtlich wurden untersucht 388 Proben von Nahrungs- und Genußmitteln sowie 73 Wasserproben des städt. Gas- und Wasserwerkes, zusammen 461 Proben. In 2 Fällen wurde die Anstalt durch die Großherzogl. Staatsanwaltschaft mit der Untersuchung von Leichenteilen beauftragt.

In privatem Auftrage gelangten 1008 Proben von Most, Wein, Bier und chemisch technischen Produkten zur Untersuchung. Ferner wurden 48 physiologische Prüfungen von Urin, Sputum u.s.w. vorgenommen.

In 30 Fällen war der Vorstand als Sachverständiger bei den Gerichten tätig. Im Auftrage der Großherzogl. Zentralstelle für die Gewerbe in Darmstadt wurden von dem Vorstande an verschiedenen Orten 6 Vorträge über Ernährungs- und hygienische Fragen, Weinbereitung und Weingesetz gehalten.

**8. Gießen. Chemisches Untersuchungsamt für die Provinz Oberhessen zu Gießen.**

**Art und Umfang des Geschäftsbetriebes im Jahre 1901.**

Die Gesamtzahl der im Jahre 1901 untersuchten Proben betrug 9420. Davon entfallen:
a) auf Nahrungsmittel, Genußmittel und Gebrauchsgegenstände . . . . . . . 9275
b) auf Gegenstände aus dem Gebiete der Gesundheitspflege und auf physiologische Untersuchungen . . . 2
c) auf technische Untersuchungen . . . . 117
d) auf gerichtliche Untersuchungen . . . . 26

zusammen 9420

Umfangreichere Gutachten und Berichte wurden 7 abgegeben. Besichtigungen und Vertretungen vor Gericht fanden in 13 Fällen statt.

**d) Lübeck.**

**9. Lübeck. Oeffentliches chemisches Laboratorium von Dr. phil. Wetzke zu Lübeck.**

**Umfang des Geschäftsbetriebes im Jahre 1901.**

Anzahl der untersuchten Proben:
a) von Nahrungsmitteln, Genußmitteln und Gebrauchsgegenständen . . . 1941
b) aus dem Gebiete der Gesundheitspflege und physiologische Untersuchungen . . . . 114
c) technische Untersuchungen . . . . . . 645
d) wissenschaftliche Untersuchungen . . . . 2

zusammen 2702

Die Anzahl der umfangreicheren Gutachten betrug 4, die Anzahl der Besichtigungen und Vernehmungen 6.

**e) Elsaß-Lothringen.**

**10. Straßburg. Chemisches Laboratorium der Kaiserlichen Polizeidirektion in Straßburg.**

**Art und Umfang des Geschäftsbetriebes im Jahre 1901.**

Die Zahl der ausgeführten Untersuchungen betrug 2748, wovon auf Nahrungsmittel, Genußmittel und Gebrauchsgegenstände 2303, auf Untersuchungen aus dem Gebiete der Gesundheitspflege 136, auf technische Untersuchungen 132, auf gerichtliche Untersuchungen 75 entfielen.

Eine Probeentnahme unter der Hand hat nicht stattgefunden. Bei der periodischen Kontrolle auf Grund der Ministerialverordnung sind in Elsaß-Lothringen durch die Polizei 585 Proben erhoben und zur Untersuchung eingesandt worden. Die übrigen Proben sind durch Gerichte oder Staatsanwaltschaften, durch Private auf Grund besonderen Verdachts und schließlich von Vertretern des Handels und der Industrie zum Zwecke ihrer eigenen Belehrung oder zur Ueberwachung des Betriebes eingeliefert worden.

**11. Metz. Chemisches Laboratorium der Kaiserlichen Polizeidirektion in Metz.**

**Art und Umfang des Geschäftsbetriebes im Jahre 1901.**

Die Anzahl der untersuchten Proben von Nahrungs-, Genußmitteln und Gebrauchsgegenständen betrug für den Stadtkreis Metz 61, für den Landgerichtsbezirk Metz 59.

Es fanden für den Stadtkreis Metz 8 gerichtliche Untersuchungen statt. 18 Besichtigungen und Vertretungen vor Gericht waren erforderlich. In 4 Fällen wurde der Vorstand des Laboratoriums als Sachverständiger in zivilrechtlichen Verfahren durch das Gericht herangezogen.

# B. Besonderer Teil.
## 1. Fleisch (Fleisch- und Wurstwaren).

### 1. Breslau.

Durch das Kgl. Polizei-Präsidium wurden während des Berichtsjahres 240 Proben Fleisch und Fleischwaren eingeliefert. Unter diesen befanden sich 87 Proben Rindfleisch, 3 Proben Schweinefleisch, 22 Proben Pferdefleisch, 1 Probe Speck, 2 Proben Gallerte und 125 Proben verschiedene Wurstwaren. Unter den eingelieferten gehackten Fleischproben befanden sich solche, welche schweflige Säure enthielten, und zwar schwankte der Gehalt an schwefliger Säure zwischen 0,005 und 0,36%. In Breslau war während des Berichtsjahres noch ein Gehalt von 0,06% schwefliger Säure zulässig. Von den Wurstwaren wurden einige beanstandet, weil sie verdorben oder gefärbt waren.

### 2. Stuttgart. Kgl. Zentralstelle.

Es wurden 6 Proben Fleisch und Wurst untersucht. In 2 Fleischproben wurde der Gehalt an Eisen festgestellt, in einer Wurst wurden die Nährwerteinheiten bestimmt und in 3 Proben Wurst wurde der Wassergehalt ermittelt. Keine Probe war zu beanstanden.

### 3. Heilbronn.

Von 53 untersuchten Fleisch- und Wurstwaren waren mehrere Würste an der Grenze der Brauchbarkeit; die Därme der Knackwürste waren fast durchgängig mehr oder weniger stark gefärbt.

### 4. Darmstadt.

Zur Untersuchung gelangten 3 Proben Fleisch und Fleischwaren, 241 Wurstwaren und 2 Proben Fleischextrakt und Fleischpepton. Eine Anzahl der Proben war zu beanstanden.

### 5. Mainz.

Fleisch und Fleischwaren (509), und zwar 424 Wurst- und 85 Hackfleischproben.

Bei den Wurstwaren wurde auf Bindemittel und Wassergehalt geachtet. Während in denjenigen Bezirken, welche erst in neuerer Zeit der Kontrolle unterstellt wurden, verhältnismäßig viel Beanstandungen wegen Mehlzusatzes ausgesprochen werden mußten, konnte in der Stadt Mainz sowie in den Gemeinden, in welchen die Kontrolle schon längere Zeit besteht, eine erfreuliche Abnahme, ja zum Teil ein völliges Verschwinden dieses Zusatzes festgestellt werden.

Der Beurteilung des Wassergehaltes der Wurstwaren wurden die Normen der Vereinbarungen zu Grunde gelegt, wobei inbezug auf die einzelnen Sorten die durch ihre Herstellung bedingten Unterschiede berücksichtigt werden mußten. Es möge aber bemerkt werden, daß der in den Vereinbarungen angenommene Grenzwert von 70% für Fleischwurst zu hoch gegriffen erscheint. Durch die Untersuchung zahlreicher, besonders wasserreicher Fleischsorten, welche seitens einzelner Schlächtereien zur Verfügung gestellt worden waren, ist die Berechtigung einer Einschränkung des Wassergehaltes der Wurstwaren als begründet zu erachten. Die Hackfleischproben wurden auf Konservierungsmittel, besonders auf schweflige Säure oder deren Salze, untersucht. Beanstandungen in dieser Richtung kamen ausschließlich in der Stadt Mainz vor, während in den Gemeinden bei Hackfleischproben derartige Zusätze nicht nachgewiesen werden konnten. In den zur gerichtlichen Verfolgung gelangten Fällen wurde von den Sachverständigen der gleiche Standpunkt vertreten, der in der technischen Begründung zum Beschluß des Bundesrates, betreffend das Verbot gesundheitsschädlicher und täuschender Zusätze zu Fleisch und dessen Zubereitungen, vom 18. Februar 1902, zum Ausdruck kommt.

3 Fleischextrakte waren nicht zu beanstanden.

### 7. Worms.

Im amtlichen Auftrage gelangten 85 Proben Fleisch und Wurstwaren zur Untersuchung. Eine geringe Anzahl Wurstwaren gab wegen zu hohen Wassergehaltes Anlaß zur Beanstandung.

### 8. Gießen.

Hackfleisch (4), Wurstwaren (73). In früheren Jahren wurden wiederholt Zusätze von borsäurehaltigem Konservesalz zu Hackfleisch beobachtet. In den Fällen, welche zu gerichtlichen Verfahren führten, erfolgte Freisprechung, weil das Gericht annahm, daß ein vorsätzliches Vergehen gegen das Nahrungsmittelgesetz nicht vorliege, da den betreffenden Metzgern die Bestandteile des Konservesalzes nicht bekannt gewesen seien, daß andererseits aber auch eine Fahrlässigkeit nicht vorliege, da die angeklagten Metzger das Konservesalz von angesehenen, gut beleumundeten Firmen im guten Glauben an dessen den gesetzlichen Anforderungen entsprechende Beschaffenheit bezogen hätten. Im Wiederholungsfalle wurde den Angeklagten Bestrafung in Aussicht gestellt.

Wegen Stärkemehlzusatzes zu Wurst fanden vor einigen Gerichten der Provinz Verurteilungen statt, vor anderen Freisprechung. Letztere deshalb, weil das Gericht annahm, der Stärkemehlzusatz sei dem Käufer in genügender Weise durch Anschreiben einer diesbezüglichen Bemerkung an einer im Laden befindlichen Preistabelle der Wurstwaren oder sonstwie bekannt gegeben worden.

Hohe Zusätze von Stärkemehl wurden nicht beobachtet, es handelte sich in der Regel um Zusätze von 1½ bis 2½%.

### 9. Lübeck.

Zur Untersuchung gelangte 1 Probe Fleisch, die nicht zu beanstanden war.

### 10. Straßburg.

Es wurden im ganzen 8 Proben Fleisch bezw. Fleischwaren untersucht, davon 7 in amtlichem Auftrage, und zwar 1 Gänseleber und 6 Proben Hackfleisch. Eine Hackfleischprobe war verdorben. Da der Verkäufer nicht ermittelt werden konnte, wurde kein Strafverfahren eingeleitet. Eine Dose Büchsenfleisch war in privatem Auftrage qualitativ auf Borsäuregehalt zu prüfen, 1 weitere quantitativ.

Wurstwaren wurden 185 untersucht, davon 183 im amtlichen Auftrage, 2 für Private. Bei ersteren wurden wegen Mehlgehaltes und wegen künstlicher Färbung, bei letzteren wegen künstlicher Färbung Beanstandungen ausgesprochen. Von den amtlich eingesandten Proben wurden einige als verdorben beanstandet.

Was die künstliche Färbung der Wurst anbelangt, so ist insofern eine Klärung erfolgt, als die Strafkammer des Kais. Landgerichts zu Straßburg entschieden hat, daß eine derartige Manipulation als Fälschung im Sinne des Nahrungsmittelgesetzes aufzufassen sei. Das Oberlandesgericht in Colmar hat dieses Urteil bestätigt.

### 11. Metz.

Es wurden 8 Hackfleischproben, 2 Wurstproben und 1 Schwartenmagen untersucht. Letzterer wurde wegen Verdorbenseins beanstandet.

## 2. Eier.

### 1. Stuttgart. Kgl. Zentralstelle.

Es wurde in 10 Eiern der Eisengehalt bestimmt.

### 2. Mainz.

Anläßlich einer Zivilstreitsache mußten 3 Eierproben als völlig verdorben bezeichnet werden.

## 3. u. 4. Milch und Molkereinebenerzeugnisse, Käse.

### 1. Breslau.

Während des Berichtsjahres wurden 380 Proben Milch (gegenüber 412 Proben im Vorjahre) untersucht; darunter im Auftrage des Polizeipräsidiums 214 Proben nicht abgerahmte und 43 Proben abgerahmte Milch. Im Auftrage von Gerichten und anderen Behörden gingen 5 Proben, vom Magistrate 91 Proben und von Privaten 27 Proben zur Untersuchung ein.

Die folgende Zusammenstellung gibt eine Uebersicht über den bei 206 Proben beobachteten Fettgehalt.

| Fettgehalt der Proben | Anzahl der Proben | Anzahl der Proben in % | Im Vorjahre 1900/01 in % |
|---|---|---|---|
| 2,30—2,50 % | 14 | 6,8 | 1,3 |
| 2,55—2,60 „ | 7 | 3,4 | 4,5 |
| 2,65—2,70 „ | 6 | 2,9 | 6,8 |
| 2,75—2,80 „ | 10 | 4,9 | 5,8 |
| 2,85—2,90 „ | 16 | 7,8 | 8,6 |
| 2,95 „ | 7 | 3,3 | 0,9 |
| 3,0—4,0 „ | 120 | 58,3 | 57,7 |
| 4,5—5,0 „ | 14 | 6,8 | 9,5 |
| 5,5—6,0 „ | 6 | 2,9 | 1,8 |
| über 6,0 „ | 6 | 2,9 | 3,6 |
| | 206 | | |

Wird als Mindestgrenze für den Fettgehalt der Milch der Wert von 2,7% angenommen, so sind 13% der obigen Proben unter diesem Grenzwert geblieben, ohne daß es möglich war, sie zu beanstanden, weil während des Berichtsjahres 1901/1902 eine Polizeiverordnung, betr. den Verkehr mit Milch, noch nicht in Geltung war. Diese ist am 28. Dezember 1901 erlassen worden, und am 1. April 1902 in Kraft getreten.

Von dem Kgl. Polizeipräsidium wurden 45 Proben verschiedener Käse eingeliefert, von denen keine zu beanstanden war.

## 2. Stuttgart. Kgl. Zentralstelle.

In einer Milch wurde der Gehalt an Eisen bestimmt, außerdem wurde eine Käseprobe untersucht.

## 3. Stuttgart. Medizinal-Kollegium.

62 Milchproben wurden von den Ortspolizeibehörden eingesandt. Hierbei wurde durch die chemische Untersuchung der bei der polizeilichen Vorprobe entstandene Verdacht einer Fälschung bestätigt. Die Fälschungen bestanden im Zusatz von Wasser in Mengen von 10 bis 50% zu reiner Milch, eine Anzahl Proben waren Stallproben.

## 4. Heilbronn.

Die Kontrolle der Beschaffenheit der Marktmilch wird seit Frühjahr 1901 ausschließlich im Laboratorium ausgeübt. Die Ausscheidung der verdächtigen Proben erfolgt auf Grund der Vorprüfung, welche sich auf die Bestimmung des spezifischen Gewichtes und auf Feststellung des Fettgehaltes mittelst einer sogenannten Schnellmethode, unter Umständen auch noch auf weitere Prüfungen erstreckt. Beanstandungen werden nur auf Grund der Ergebnisse der vollständigen chemischen Untersuchung ausgesprochen. Zur Prüfung gelangten 1384 Milchproben, davon wurden 218 Proben vollständig chemisch untersucht und eine Anzahl von diesen wegen Wässerung und Entrahmung, Zusatz von Konservierungsmitteln, Gesundheitsschädlichkeit im Sinne des § 1 der Verfügung des Ministeriums des Innern vom 24. April 1886 beanstandet. Außerdem wurden 42 Käseproben untersucht, jedoch keine beanstandet.

## 5. Darmstadt.

Es wurden 565 Proben Milch und Molkereinebenerzeugnisse untersucht, darunter befanden sich 7 Käseproben.

## 6. Mainz.

Untersucht wurden 625 Proben Milch, von denen 114 von privater Seite als verdächtig eingeliefert waren. Trotzdem schon seit einer Reihe von Jahren diesem Nahrungsmittel erhöhte Aufmerksamkeit geschenkt wird, war es doch bisher nicht möglich, eine merkliche Besserung herbeizuführen. Erschwert wird die Kontrolle besonders durch den Umstand, daß bei nachgewiesener Fälschung die Feststellung der Täterschaft häufig dadurch unmöglich wird, daß nicht nur der Produzent oder Verkäufer, sondern noch mehrere Zwischenhändler in Frage kommen. Eine durchgreifende Besserung ist erst nach Einführung der in Vorbereitung begriffenen Milchverkaufsordnung für das Großherzogtum Hessen zu erwarten.

17 Sorten Käse wurden untersucht. In keinem Falle lag ein Grund zur Beanstandung vor.

## 7. Worms.

Untersucht wurden 171 Milch- und 5 Käseproben, welche durch die Polizei und Staatsanwaltschaften sowie von privater Seite eingeliefert waren.

## 8. Gießen.

Die Anzahl der untersuchten Milchproben betrug 8558. Davon bestanden 66 Proben aus Handelsmilch, 2 waren Stallproben, 8481 Proben Milch und 9 Rahmproben waren für Molkereizwecke bestimmt. Außerdem wurden 2 Käseproben untersucht. Gerichtliche Verurteilungen wegen Wässerung oder Entrahmung von Handelsmilch fanden in den meisten Fällen nicht statt, weil die Person des Fälschers nicht festzustellen war.

## 9. Lübeck.

Untersucht wurden 1851 Proben Vollmilch und 4 Proben Magermilch. Der Verkehr mit Milch untersteht der Beaufsichtigung der Polizeibehörde. Ein Beamter entnimmt nach freier Wahl von den Händlern Milchproben, prüft sie auf ihre äußeren Eigenschaften und ermittelt das spezifische Gewicht mit der Senkwage. Vollmilch soll bei 15° C ein spezifisches Gewicht nicht unter 1,029 und nicht über 1,033 haben; Magermilch ein solches von 1,0325—1,037. Findet der Beamte eine Milch vor, die diesen Bedingungen nicht entspricht, so überweist das Polizeiamt eine Probe dem chemischen Laboratorium zur weiteren Untersuchung und verfügt nach erstattetem Gutachten das Weitere. Es ist bekannt, daß durch die Senkwage nur grobe Verfälschungen der Milch entdeckt werden können. Indessen ruht der Milchhandel in der Stadt auf solider Grundlage, und Klagen aus dem Publikum über verfälschte Milch oder Anträge auf Prüfung verdächtiger Proben sind selten. Von den Milchproben, die im Berichtsjahre zur Untersuchung gelangten, ist der überwiegende Teil lediglich auf den Fettgehalt untersucht worden. Diese Untersuchungen wurden im Interesse der Betriebskontrolle zweier benachbarter mecklenburgischer Molkereien ausgeführt und waren deshalb sehr wertvoll, weil das Laboratorium durch diese über die Schwankungen in der Zusammensetzung der Milch, wie sie durch Fütterungsverhältnisse und Jahreszeiten bedingt werden, dauernd auf dem Laufenden erhalten wurde. Die landwirtschaftlichen Verhältnisse im lübeckschen Staatsgebiete und in den benachbarten mecklenburgischen Gebieten sind ganz gleich, und darum treffen die für die Milch dieser Molkereien ermittelten Zahlen auch für die Lübecker Verhältnisse zu. Allgemein ist hier wie dort der Gebrauch, die Kühe den Sommer hindurch auf die Weide gehen zu lassen. Bezüglich der Rasse ist der Breitenburger Schlag, also ein Niederungsschlag, vorherrschend, wenn auch Kreuzungen mit schwereren Schlägen nicht selten sein mögen. In den letzten Jahren ist viel friesisches Vieh eingeführt worden. Der mittlere Fettgehalt der Milch betrug 3,28%, der Höchstgehalt 4,67%, der Mindestgehalt 1,92%. Die lübecksche Polizeiverordnung schreibt für Marktmilch einen Mindestfettgehalt von 2,5% vor. Von den auf Fettgehalt untersuchten Milchproben blieben nur sehr wenige hinter dieser Anforderung zurück, so daß die von der Behörde gewählte Grenze keineswegs zu hoch gegriffen ist. Mit dem Antrage auf Untersuchung wegen Verfälschungen wurden 13 Proben eingeliefert; bei einigen Proben bestätigte sich der Verdacht. Soweit hier bekannt geworden, gelangten davon einige Fälle zu gerichtlicher Verfolgung und Bestrafung. Die Magermilch (Zentrifugen-Magermilch) schwankte im Fettgehalt von 0,19—0,28%.

## 10. Straßbur[g]

Es gelangten 129 Proben Milc[h zur Untersuc]hung, von denen 119 durch Polizei oder Staa[tsanw]a[lt]schaften, 10 durch Private eingesandt waren. Die Pr[oben best]anden zumeist aus solchen, welche durch die Polizei mittels des Laktodensimeters vorgeprüft und verdächtig befunden waren.

## 11. Metz.

Aus dem Stadtkreis Metz gelangten 12 Milchproben, aus dem Landgerichtsbezirk Metz 8 Proben zur Untersuchung. Einige Milchsorten wurden wegen Wässerung beanstandet.

## 5. Speisefette und Oele.

### 1. Breslau.

Die Untersuchung von Butter beschäftigte das Amt in 225 Fällen, und zwar wurden eingeliefert: 149 Proben durch das Kgl. Polizei-Präsidium, 8 Proben durch Gerichte und andere Behörden, 63 Proben durch den Magistrat der Stadt Breslau, 5 Proben durch Private.

Verfälschungen der Butter durch Margarine wurden im Berichtsjahre nicht beobachtet. Beanstandungen fanden statt, weil ein erheblicher Prozentsatz der Proben bezüg-

*

lich der Verpackung gegen die polizeiliche Verordnung verstieß. Bei jeder eingelieferten Butter wurde die sogenannte Wollnysche Zahl bestimmt, hieraus ergab sich dann, ob noch andere Untersuchungen nötig waren. Während in den früheren Jahren gelegentlich Zahlen beobachtet wurden, die um eine oder zwei Einheiten niedriger waren, als die untere Grenzzahl, blieben im Berichtsjahre die Wollny=Zahlen durchweg über 24 und erreichten sogar den hohen Wert 32. Es scheint demnach, als ob man bei der Butter bezüglich des Gehaltes an flüchtigen Fettsäuren nach Jahrgängen unterscheiden muß.

Außerdem gelangten zur Einlieferung 133 Proben Margarine, und zwar 121 Proben von dem Kgl. Polizei-Präsidium und 12 Proben von anderen Behörden. Alle eingelieferten Proben enthielten das gesetzlich vorgeschriebene Erkennungsmittel, sie entsprachen ferner sämtlich bezüglich des zulässigen Maximalgehaltes an Milchfett den gesetzlichen Bestimmungen. In den meisten Fällen war ein Farbstoff nachzuweisen, welcher durch Salzsäure gerötet wurde. Es ist zu befürchten, daß bald jede Margarineprobe einen solchen Farbstoff enthalten wird, was die Untersuchung der Margarine sehr erschweren würde. Jede eingelieferte Margarineprobe wurde auf einen Gehalt an Vorsäure geprüft. Die gefundenen Vorsäuremengen schwankten zwischen 0,21 und 1,34%. Die Verpackung, in welcher die Margarine im Einzelverkaufe abgegeben wurde, entsprach bei verschiedenen Proben nicht den gesetzlichen Bestimmungen. Die Verstöße waren meist auf ungenügende Kenntnis der gesetzlichen Bestimmungen zurückzuführen. Von 16 eingelieferten Schweineschmalzproben waren sämtliche als normal zu betrachten, mit Ausnahme einer Probe, welche mit nicht unbeträchtlichen Mengen Baumwollsamenöl versetzt war. Wenn Verfälschungen von Schweineschmalz durch Baumwollstearin jetzt nur noch selten beobachtet werden, so ist diese günstige Wendung wahrscheinlich darauf zurückzuführen, daß der Absatz des Baumwollsamenstearins zum Zwecke der Margarinefabrikation lohnender geworden ist.

### 2. Stuttgart. Medizinal=Kollegium.

Es wurden 5 Schmalzproben untersucht sowie ein Backfett auf Pflanzenfett geprüft. Beanstandungen erfolgten nicht.

### 3. Heilbronn.

115 Proben Butter, Rindsschmalz, Schweineschmalz, Margarine und Kunstspeisefett wurden untersucht. Beanstandungen wegen Verdorbenseins und wegen Zusatzes von Fasern, Baumwollsamenöl und Preßtalg waren erforderlich.

### 4. Darmstadt.

74 Proben von Speisefetten und Oelen, Butter, Margarine und Schweinefett wurden mit befriedigendem Ergebnis untersucht.

### 5. Mainz.

Es gelangten 257 Proben Butter, 37 Proben Margarine, 208 Proben Schweineschmalz sowie 4 Oele zur Untersuchung. Bei Butter wurde, abgesehen von der Prüfung auf Reinheit, besonders dem Wassergehalte Beachtung geschenkt und, obgleich eine gesetzliche Regelung dieser Frage noch nicht herbeigeführt war, mehrfach eine Beanstandung wegen Minderwertigkeit ausgesprochen. Ebenso mußten mehrere Proben wegen Vorsäuregehaltes beanstandet werden. Die Margarineproben entsprachen mit Ausnahme einer geringen Anzahl den zu stellenden Anforderungen. Die Untersuchung des Schweineschmalzes, sowohl deutschen wie amerikanischen Ursprunges, hatte ein durchaus befriedigendes Ergebnis. 4 Oele waren einwandfrei.

### 6. Worms.

Im amtlichen Auftrage gelangten 26 Butterproben sowie 14 Margarine= und Schmalzproben zur Untersuchung, ohne daß bei letzteren eine Beanstandung nötig war.

### 7. Gießen.

Von 61 untersuchten Butterproben mußten mehrere wegen zu geringen Fettgehaltes und wegen Ranzigkeit beanstandet werden.

Es wurden Nichtfettgehalte der Butter von 20 bis 30% beobachtet.

Ferner wurden 20 Schweinefette und 14 Margarineproben untersucht, von letzteren wurden einige wegen Zusatzes von Vorsäure beanstandet.

Von Oelen wurden 2 Proben untersucht.

### 8. Lübeck.

Zur Untersuchung gelangten 4 Butterproben, 2 Speisefette und 2 Olivenöle. Der Verkehr mit Butter, Margarine, Käse und Kunstspeisefett untersteht der Kontrolle des Polizeiamtes, die nach den reichsgesetzlichen Bestimmungen ausgeführt wird. Der unterwiesene Beamte entnimmt Proben aus den Verkaufsstellen zur Prüfung auf physikalische Beschaffenheit, Wassergehalt u.s.w. und zur Untersuchung mit dem Zeißschen Refraktometer. Im Falle von Beanstandungen folgt die chemische Untersuchung. Im Berichtsjahre sind gefälschte Butterproben von der Polizeibehörde nicht eingeliefert worden. 4 von privater Seite zur Untersuchung auf Verfälschung eingereichte Butterproben waren reine Naturbutter.

Ein Gemisch von Schweinefett und Baumwollsamenöl war unter dem Namen „Schmalz" verkauft worden. Der Verkäufer wurde deshalb gerichtlich bestraft. Dasselbe Gemisch unter der Bezeichnung „Cottolin=Kunstspeisefett" konnte nicht beanstandet werden.

### 9. Straßburg.

Es gelangten 55 Butterproben in amtlichem Auftrage, ferner je 1 für eine Gefängnisverwaltung und für einen Privaten zur Untersuchung. Je 1 Probe Margarine wurde in amtlichem Auftrage und für eine Gefängnisverwaltung untersucht. Es wurden einige der in amtlichem Auftrage eingesandten Butterproben beanstandet, weil sie sich teils als Margarine erwiesen, teils verdorben waren oder zu viel Wasser enthielten.

Es gelangten 52 Proben Schweinefett in amtlichem Auftrage zur Untersuchung. Die Verfälschungen bestanden in Beimischung von Talg bezw. Baumwollsamenöl. In privatem Auftrage wurde je 1 Probe Olivenöl und Sesamöl untersucht, die sich als rein erwiesen.

### 10. Metz.

Im Stadtkreis Metz wurden 2 Butterproben, im Landgerichtsbezirk 2 Butterproben und 2 Schweinefette untersucht, von denen sich Butter als mit Margarine und Schweinefett als mit Baumwollsamenöl verfälscht erwiesen.

## 6. Mehl, Brot und Teigwaren.

### 1. Breslau.

Brot (64), Semmel (38), verschiedene Backwaren (12), Weizenmehl (27), Roggenmehl (4), verschiedene Gegräupe (43), (Erbsen 1, Graupe 22, Gries 10, Hirse 2, Linsen 1, Reis 7), Hafergrütze (1), Hafermehl (3), gewöhnliche Nudeln (7), Eiernudeln (1), Hefe (8). Im Auftrage der städtischen Behörden wurden die in den kommunalen Anstalten gelieferten Backwaren einer fortlaufenden regelmäßigen Kontrolle unterworfen. Die Proben gaben im allgemeinen keinen Anlaß zu Beanstandungen. Verfälschungen kamen nicht vor, nur in wenigen Fällen waren die Proben verdorben. Von 8 untersuchten Hefeproben waren einige erheblich mit Stärke versetzt.

### 2. Stuttgart. Medizinal=Kollegium.

Suppenmehle (6), Hülsenfrüchte (6), Teigwaren, Nudeln, Makkaroni (13). Teigwaren wurden wiederholt beanstandet, weil sie auf den Namen Eierteigwaren keinen Anspruch machen konnten, da sie weniger als 1 Ei in 400 g Ware enthielten.

### 3. Heilbronn.

Zur Untersuchung gelangten 12 Mehl- und Brotproben sowie 7 Hefeproben. 1 Mehlprobe wurde wegen Vorhandenseins von Würmern beanstandet.

### 4. Darmstadt.

Es wurden 9 Mehl- und Brotproben untersucht, ohne daß eine Beanstandung auszusprechen war.

### 5. Mainz.

Von den untersuchten 236 Mehlen war keine Probe zu beanstanden. Dagegen mußten bei 107 untersuchten Proben Back- und Teigwaren, insbesondere bei Nudeln, deswegen Beanstandungen erfolgen, weil mehrmals unter der Bezeichnung Eiernudeln Fabrikate in den Handel gebracht wurden, in welchen die Eisubstanz fast völlig fehlte und deren gelbe Färbung fast ausschließlich durch Farbzusatz erzielt war.

### 6. Worms.

Im amtlichen Auftrage wurden 19 Futtermehle sowie 8 Futtermittel für Private untersucht. Ein großer Teil der Proben war zu beanstanden.

### 7. Gießen.

Reis (2), Getreidemehl (14), Brot (1). Das Brot war bleihaltig und enthielt 0,028 % Blei. Die Untersuchung fand infolge einer Bleivergiftung statt, die von ärztlicher Seite bei verschiedenen Personen, welche von dem Brote gegessen hatten, festgestellt war. Bei einigen in gleicher Angelegenheit untersuchten Mehlproben konnte Blei nicht nachgewiesen werden.

### 8. Lübeck.

Die von privater Seite zur Untersuchung vorgelegten 3 Brote und 2 Mehlproben waren von guter Beschaffenheit.

### 9. Straßburg.

Für Private wurden 2 Weizen- und 2 Maismehle untersucht. Von ersteren wurde 1 Probe beanstandet, da das Mehl aus ausgewachsenem Getreide hergestellt worden war. Durch eine Gefängnisverwaltung wurden 2 Weizenmehlproben eingesandt, von denen eines das der Lieferung zugrunde gelegte Muster, das andere die gelieferte Ware selbst darstellte. Letztere war dem Muster gegenüber außerordentlich minderwertig. 2 durch eine Fabrik eingesandte Proben Eiernudeln enthielten zu wenig Eier, um diesen Namen mit Recht führen zu können, außerdem waren sie künstlich gefärbt.

### 10. Metz.

Aus dem Stadtkreise wurden 1 Kleienprobe, 3 Mehlproben und 6 Hefeproben untersucht, erstere war mit Reißspelzen verfälscht, einige Mehlproben waren mit brandigem Weizenmehl vermischt. Aus dem Landgerichtsbezirke wurde 1 Brot untersucht, welches nicht beanstandet wurde.

## 7. Zucker und Zuckerwaren.

### 1. Breslau.

Im Auftrage des Kgl. Polizeipräsidiums wurden 8 Zuckerproben und 49 Zuckerzeugproben, für Private zwei Milchzuckerproben und ein Sirup untersucht.

### 2. Stuttgart. Kgl. Zentralstelle.

In 2 Sirupen wurde der Zuckergehalt, in 2 anderen die Acidität bestimmt.

### 3. Darmstadt.

Zur Untersuchung gelangten 2 Zucker und 19 Zuckerwaren, welche nicht zu beanstanden waren.

### 4. Mainz.

Von Zucker und Zuckerwaren wurden 22 Proben untersucht. Ein Grund zur Beanstandung war in keinem Falle gegeben.

### 5. Gießen.

Rohrzucker (18), Zuckerwaren (23). Beanstandungen fanden nicht statt. Außerdem wurde ein Milchzucker untersucht. Die Prüfung des Milchzuckers nach Maßgabe der im Arzneibuche für das Deutsche Reich enthaltenen Vorschriften ergab keine Veranlassung zu einer Beanstandung; Arsen und Kupfer waren nicht nachzuweisen.

### 6. Lübeck.

Es wurden 6 Proben Zucker untersucht.

### 7. Straßburg.

Untersucht wurden 6 Proben Zuckerwaren. Auf Anregung einer Polizeibehörde wurden 4 Zuckerdüten für Kinder zur Untersuchung entnommen, da der Inhalt ähnlicher Düten sich als verdorben und ungenießbar erwiesen hatte. Die bei den Fabrikanten vorgefundene Ware hatte aber eine durchaus normale Beschaffenheit. 2 von einem Privaten eingesandte Zuckersirupe, bei deren Verwendung Absynth eine schwärzliche Färbung bekommen hatte, erwiesen sich als eisenhaltig. Eisenfreier Sirup verursachte die Färbung nicht.

## 8. Honig.

### 1. Breslau.

Im Auftrage des Kgl. Polizeipräsidiums gelangten 17 Proben Honig zur Untersuchung.

### 2. Darmstadt.

Es wurden 17 Honigproben untersucht, welche mit einer Ausnahme von guter Beschaffenheit waren.

### 3. Mainz.

Untersucht wurden 8 Honigproben. Von diesen mußten einige, welche von privater Seite vorgelegt waren, als Kunstprodukte bezeichnet werden.

### 4. Worms.

Es wurde eine Honigprobe untersucht.

### 5. Gießen.

Untersucht wurden 5 Bienenhonige; Beanstandungen wurden nicht ausgesprochen.

### 6. Straßburg.

21 Honige wurden im amtlichen Auftrage und 4 für Private untersucht. Beanstandungen fanden nicht statt.

### 7. Metz.

Aus dem Stadtkreis Metz wurden 8 Honigproben untersucht und gut befunden.

## 9. Gemüse und Fruchtdauerwaren (Gemüse und Früchte).

### 1. Breslau.

Im Auftrage des Kgl. Polizeipräsidiums wurden folgende Proben untersucht: Apfelsinen (2), Apfelschnitte (5), Backobst (2), Gemüse (1), Gurken (1), Mandeln (4), Pflaumen (7), Pflaumenmus (3), Sauerkraut (1); im Auftrage von Gerichten und anderen Behörden: Gurken (1) und Rosinen (1); im Auftrage von Privaten folgende Proben: Erdbeeren (1), Gurken (3), Mixed Pickles (1), Preißelbeeren (2), Spinat (1).

### 2. Stuttgart. Kgl. Zentralstelle.

In 14 Gemüseproben, 2 Früchten und 6 Wurzelgewächsen wurde der Gehalt an Eisen bestimmt.

### 3. Stuttgart. Medizinal-Kollegium.

6 Proben Dörrobst (Aepfel, Birnen, Zwetschgen) wurden frei von schädlichen Metallen befunden.

### 4. Heilbronn.

Es gelangten 13 Proben Obst und Gemüse, frisch und als Dauerwaren, zur Untersuchung; davon wurde eine Probe Zwetschgen wegen Verdorbenseins, einige Gemüsekonserven wegen Vorhandenseins von größeren Mengen schwefliger Säure beanstandet.

### 5. Darmstadt.

Die Anzahl der untersuchten Proben von Gemüse und Fruchtdauerwaren betrug 3.

### 6. Mainz.

Von 50 Obst= und Gemüsekonserven waren einige wegen nicht deklarierten Farbstoff= bezw. Gelatinezusatzes zu beanstanden.

### 7. Gießen.

Eine Probe Kartoffeln wurde wegen Verdorbenseins beanstandet.

### 8. Lübeck.

3 Proben Kartoffeln gelangten zur Untersuchung.

### 9. Straßburg.

Im Auftrage von Privaten wurden 3 Proben Bohnenkonserven, 2 Konserveerbsen und 3 Proben Spinat, ferner 1 Dose Essiggurken und 1 Probe getrockneter, gespaltener Erbsen untersucht. Beanstandungen fanden statt wegen Kupfergehaltes, bezw. Verwendung eines Teerfarbstoffes bei getrockneten Erbsen.

### 10. Metz.

Untersucht wurden je eine Bohnen= und Erbsenkonserve, welche nicht zu beanstanden waren.

## 10. Fruchtsäfte und Gelees, einschließlich des Obstkrautes, der Marmeladen, Pasten und Limonaden.

### 1. Breslau.

Im Auftrage des Kgl. Polizeipräsidiums wurden 2 Himbeersirupe, im Auftrage von Gerichten und anderen Behörden 1 Brombeersaft und 3 Himbeersirupe untersucht.

### 2. Stuttgart. Kgl. Zentralstelle.

Zur Untersuchung gelangte 1 Johannisbeersaft.

### 3. Darmstadt.

Es wurden 93 Fruchtsäfte und Gelees untersucht, von denen eine Anzahl zu Beanstandungen Anlaß gab.

### 4. Mainz.

Infolge einer Polizeiverordnung, betr. den Verkehr mit Mineralwässern und Limonaden, wurden 19 Proben von Fruchtsäften, speziell Himbeersaft, auf Naturreinheit untersucht. In mehreren Fällen lagen völlige Kunstprodukte vor, doch mußte von einer gerichtlichen Verfolgung meistens Abstand genommen werden, da sich herausstellte, daß die Fabrikanten ihre Produkte mit einer Bezeichnung verkauften, die eine Täuschung des Publikums ausgeschlossen erscheinen ließ. Ein Himbeersaft enthielt Stärkezucker in erheblicher Menge. Aber auch hier mußte ein Einspruch fallen gelassen werden, da der Verkäufer diesen Zusatz ausdrücklich vermerkt hatte.

### 5. Lübeck.

Ein in Lübeck hergestellter und untersuchter Zitronensaft wurde in Hamburg verkauft und angehalten. Eine von der Polizeibehörde eingelieferte Limonade war durch zufällig hineingelangte Schmutzteile verunreinigt.

### 6. Straßburg.

Es wurden 20 Himbeersirupe, und zwar 13 in amtlichem Auftrage und 7 für Private untersucht. Fälschungen bestanden in Wasserzusatz und in der Verwendung von organischen Säuren, Teerfarbstoffen und Stärkesirup. Ein Hagebuttenmus hatte normale Beschaffenheit. Je 1 Probe assortierte Früchte, Mirabellen in Zucker, Krystallerdbeeren und Himbeeren in Zucker wurden von einer Fabrik zur Kontrolle des Betriebes eingesandt.

## 11. Bier.

### 1. Breslau.

Die nachfolgende Tabelle gibt eine Uebersicht über die Untersuchungsergebnisse der in Breslau hauptsächlich in Verkehr kommenden Biere:

| Bezeichnung des Bieres | Zeit der Untersuchung | Alkohol | | Extrakt | Asche | Stamm- würze |
|---|---|---|---|---|---|---|
| | | Volum- Prozente | Gramme in 100 ccm | Gramme in 100 ccm | Gramme in 100 ccm | E + 2 A |
| Culmbacher (Kißling) dunkel . . . . . . . . | Dezember 1901 | 5,788 | 4,596 | 7,800 | 0,299 | 16,99 |
| „ „ hell . . . . . . . . | Januar 1902 | 5,954 | 4,728 | 5,298 | 0,255 | 14,75 |
| „ „ Bock . . . . . . . . | „ „ | 6,818 | 5,408 | 9,509 | 0,337 | 20,33 |
| Culmbacher (Sandler) . . . . . . . . . . | Oktober 1901 | 5,780 | 4,590 | 6,620 | 0,260 | 15,80 |
| Münchener Augusttner . . . . . . . . . | November 1901 | 5,215 | 4,140 | 6,604 | 0,115 | 14,88 |
| Nürnberger echtes . . . . . . . . . | Januar 1902 | 5,806 | 4,212 | 6,349 | 0,264 | 14,77 |
| „ „ . . . . . . . . | „ „ | 5,236 | 4,158 | 6,502 | 0,258 | 14,82 |
| Nürnberger (Tucher) dunkel . . . . . . . . | „ „ | 4,283 | 3,895 | 6,715 | 0,253 | 13,51 |
| „ „ hell . . . . . . . . | „ „ | 3,944 | 3,130 | 4,750 | 0,251 | 11,01 |
| Haase dunkel . . . . . . . . . | „ „ | 4,779 | 3,792 | 7,255 | 0,242 | 14,84 |
| „ hell . . . . . . . . | „ „ | 4,714 | 3,788 | 7,331 | 0,235 | 14,81 |
| „ Pilsner . . . . . . . . | „ „ | 4,276 | 3,890 | 5,220 | 0,186 | 12,0 |
| „ Märzen . . . . . . . . | „ „ | 4,95 | 3,93 | 8,406 | 0,252 | 16,27 |
| Kipke Lager . . . . . . . . . | „ „ | 4,682 | 3,714 | 6,877 | 0,233 | 18,81 |
| „ Pilsner . . . . . . . . | „ „ | 4,73 | 3,75 | 6,19 | 0,22 | 13,69 |
| „ Bockbier . . . . . . . . | „ „ | 5,48 | 4,85 | 9,17 | 0,29 | 17,87 |
| Nitschke & Teltscher (Pilsner) . . . . . . . | Februar 1902 | 4,881 | 3,476 | 4,581 | 0,206 | 11,43 |
| Wiesner Bock . . . . . . . . . | „ „ | 6,694 | 5,808 | 7,570 | 0,330 | 18,19 |
| „ Lager . . . . . . . . | Januar 1902 | 5,59 | 4,440 | 6,177 | 0,265 | 15,06 |
| Wünsche Pilsner . . . . . . . . | Februar 1902 | 4,43 | 3,520 | 5,074 | 0,204 | 12,11 |

Außerdem wurden noch 20 Bierproben für das Polizeipräsidium, 18 für Gerichte und andere Behörden, 4 für Private untersucht. Einige wurden wegen Verdorbenseins und wegen Saccharinzusatzes beanstandet.

### 2. Stuttgart. Kgl. Zentralstelle.

11 Bierproben gelangten zur Untersuchung. Bei einem Bier wurde die quantitative Zusammensetzung ermittelt, in 8 Bieren wurden Extrakt= und Alkoholgehalt, in einem

anderen Bier nur der Alkoholgehalt bestimmt; 1 Bier wurde auf Geruch geprüft. Bei 2 Malzproben wurde eine vergleichende Prüfung auf Geruch vorgenommen.

### 3. Stuttgart. Medizinal-Kollegium.

Es wurden im Auftrage der Staatsbehörden 3 Biere untersucht. Ein Bier wurde beanstandet.

### 4. Heilbronn.

Untersucht wurden 37 Biere. Beanstandungen betrafen verdorbene und minderwertige Biere.

### 5. Darmstadt.

Untersucht wurden 10 Biere und Farbbiere, einige waren nicht einwandfrei.

### 6. Mainz.

Biere (21). Es wurde auf die Abwesenheit schädlicher Substanzen und künstlicher Süßstoffe geprüft. Derartige Zusätze konnten in keinem Falle nachgewiesen werden.

### 7. Worms.

Für Private wurden 731 Proben Weinmost, Wein und Bier untersucht.

### 8. Gießen.

12 untersuchte Biere gaben zu Beanstandungen keinen Anlaß.

### 9. Lübeck.

Zur Untersuchung gelangten 3 Biere. 2 Proben besaßen einen geringen Gehalt an Alkohol und hohen Gehalt an Eiweißstoffen. Sie waren mit Hefe-Extrakt hergestellt und sollten als Nährpräparate in den Handel gebracht werden.

### 10. Straßburg.

In amtlichem Auftrage wurde ein Bier untersucht. Für Private gelangten 3 gewöhnliche Biere, 2 Weißbiere, 1 alkoholfreies Bier zur Untersuchung. Sämtliche Proben waren einwandfrei.

## 12. Wein.

### 1. Breslau.

Die ausgeführten Analysen betrafen Bordeauxweine, welche in Breslauer Krankenhäusern an die Kranken verabfolgt wurden. Einige süße Ungarweine waren mit Rohrzucker versetzt, die übrigen Proben zeigten normale Zusammensetzung.

### 2. Stuttgart. Kgl. Zentralstelle.

Es wurden 12 Obstmoste untersucht. Von 2 Proben wurde die quantitative Zusammensetzung festgestellt und in 10 Proben ein oder zwei Bestandteile quantitativ bestimmt.

Die Anzahl der untersuchten Weine betrug 139. 80 Proben wurden vollständig und 28 Proben nur teilweise analysiert. In 31 Proben wurden nur eine oder mehrere quantitative Bestimmungen ausgeführt.

### 3. Stuttgart. Medizinal-Kollegium.

Es wurden 25 Weine für Staatsbehörden, 2 Weine und 1 Obstwein für Private untersucht. Von den untersuchten Wein- bezw. Weinmostproben wurden 23 für die Zwecke der amtlichen Weinstatistik analysiert. Sämtliche Proben zeigten einen zum Teil recht erheblich höheren Gehalt an Extraktstoffen und Mineralbestandteilen, als die „Grenzzahlen" verlangen.

### 4. Heilbronn.

Untersucht wurden 87 Proben Wein und weinähnliche Getränke. Beanstandungen fanden wegen Wasserzusatzes, Verdorbenseins, Essigstichs und wegen der dem Weingesetz nicht entsprechenden Zusammensetzung statt.

### 5. Darmstadt.

Die Gesamtzahl der untersuchten Weine betrug 364. Eine größere Anzahl wurde beanstandet.

### 6. Mainz.

Es gelangten 1014 Weine zur Untersuchung. Hiervon wurden 807 Proben von Privatpersonen übersendet, 127 Weine einschließlich 46 Proben, welche auf die Kellerkontrolle entfielen, waren durch Polizei und Staatsanwaltschaft eingeschickt worden.

Eine größere Anzahl der Weine mußte, weil zu stark gallisiert, beanstandet oder als nicht mehr geeignet für Handelszwecke bezeichnet werden. Auch Essigstich und andere Erkrankungen sowie das Vorhandensein von unvergärbaren Bestandteilen unreinen Stärkezuckers gaben zu Beanstandungen Veranlassung.

### 7. Worms.

Im amtlichen Auftrage wurden 19 Weine, im privaten Auftrage 731 Proben Weinmost, Wein und Bier untersucht. Eine Anzahl Proben mußte beanstandet werden.

### 8. Gießen.

Zur Untersuchung gelangten 65 Weine. Wegen Verdorbenseins (Essigstich, Faßgeschmack) oder wegen zu hohen Gehaltes an Schwefelsäure mußten einige beanstandet werden. Die beanstandeten Weinproben waren sämtlich durch Private eingesandt worden.

### 9. Lübeck.

Untersucht wurden 38 Weine, davon wurden einige beanstandet.

### 10. Straßburg.

Es wurden 1679 Weinproben untersucht, und zwar im amtlichen Auftrage 84, für Private 1595. Unter letzteren Proben befanden sich 7 Malaga-, 10 Portweine, 1 Apfelwein, 3 Marsala, 1 Sherry, 5 Samos, 1 Medizinal-Ungarwein. Die Beanstandungen betrafen überstreckte Weine, Tresterweine, stichige, mit Glyzerin versetzte, mit Kalisalzen entsäuerte, mit fremden Farbstoffen versetzte Weine und 2 Kunstprodukte.

### 11. Metz.

Aus dem Stadtkreise gelangten 2 Weine, aus dem Landgerichtsbezirke 11 Weine zur Untersuchung.

## 13. Branntwein und Liköre.

### 1. Breslau.

Im Auftrage des Kgl. Polizeipräsidiums gelangten 14 Branntweine, 1 Ingweressenz und 2 Proben Kornkraft, im Auftrage von Gerichten und anderen Behörden 4 Branntweine und 1 Spiritus zur Untersuchung. 1 Branntwein wurde von einer Privatperson eingesandt.

### 2. Stuttgart. Kgl. Zentralstelle.

3 Proben Kirschgeist und ein Branntwein wurden auf Verfälschungen und Verunreinigungen geprüft.

### 3. Darmstadt.

Untersucht wurden 34 Branntweine und Liköre mit zufriedenstellendem Ergebnis.

### 4. Mainz.

251 Proben Branntweine wurden untersucht, die Prüfung erstreckte sich namentlich auf die Ermittelung des Gehaltes an Fuselöl sowie auf den Nachweis schädlicher Stoffe. Ein Grund zur Beanstandung war in keinem Falle gegeben.

### 5. Worms.

Untersucht wurde 1 Probe.

### 6. Gießen.

Es wurden 2 Branntweine untersucht, welche Denaturierungsmittel enthielten und hochgradig verunreinigt waren. Beide Proben waren von Privaten eingesandt.

### 7. Lübeck.

Zur Untersuchung gelangten 11 Branntweine.

### 8. Straßburg.

In amtlichem Auftrage wurden 55 Kirschwasser, 33 Zwetschgenwasser und 1 Pflaumenbranntwein, für Private 4 Kirschwasser und 5 Zwetschgenwasser untersucht. Die Beanstandungen betrafen Proben, die mit verdünntem Sprit gestreckt waren.

Außerdem wurden für Private 8 Kognaks, 4 Tresterbranntweine, 3 Kondurangoelixiere, 1 Likör, 1 Bitter und 2 Wermut untersucht. 2 Kognaks waren mit Karamel gefärbte Verschnittprodukte, 2 Tresterbranntweine Kunstprodukte.

## 14. Essig.

### 1. Breslau.

Im Auftrage des Kgl. Polizei-Präsidiums wurde eine, im Auftrage von Gerichten und anderen Behörden 5 Essigproben untersucht.

### 2. Stuttgart. Kgl. Zentralstelle.

Bei 2 Essigproben wurde der Gehalt an Essigsäure festgestellt.

### 3. Heilbronn.

Von 30 untersuchten Proben wurden einige wegen zu geringen Essigsäuregehaltes und wegen des Vorhandenseins von Essigälchen beanstandet. Ein Weinessig war aus aromatisierter Essigessenz hergestellt.

### 4. Darmstadt.

31 Essigproben wurden untersucht und davon eine Probe beanstandet.

### 5. Mainz.

Essig (85). Nur ein kleiner Prozentsatz der Proben besaß einen zu geringen Gehalt an Essigsäure. Die zuständigen Behörden wurden ersucht, die betreffenden Händler zunächst zu verwarnen. Metallische Verunreinigungen sowie Zusätze fremder Säuren waren niemals zu beobachten.

### 6. Gießen.

Die Zahl der untersuchten Essigproben betrug 114. Es wurden einige Proben beanstandet, weil sie weniger als 3% Essigsäure enthielten. Verurteilungen fanden in keinem Falle statt, da die Gerichte eine Fälschung als vorliegend nicht annahmen.

### 7. Straßburg.

Für Private wurden 3 Essigproben untersucht und nicht beanstandet. Durch das städtische Oktroi wurde eine Essigessenz zur Gehaltsbestimmung eingesandt.

## 15. Gewürze.

### 1. Breslau.

48 Proben Pfeffer, 2 Proben Piment, 12 Proben Muskatnüsse und 21 Proben Zimt wurden untersucht. Zu Beanstandungen gaben nur einige Zimtproben Veranlassung, welche Sand enthielten. Eine Probe Zimt war außerdem mit nicht unbeträchtlichen Mengen Kartoffelstärke versetzt.

### 2. Heilbronn.

Es wurden 110 Proben gemahlener Gewürze untersucht. Eine Anzahl entsprach nicht den Anforderungen, welche an marktfähige Ware zu stellen sind.

### 3. Darmstadt.

Gewürze (75). Nur eine sehr geringe Anzahl Beanstandungen waren erforderlich.

### 4. Mainz.

Gewürzproben (122). Im Verkehr mit Gewürzen hat sich seit Jahren schon eine erfreuliche Abnahme der Verfälschungen bemerkbar gemacht. In den wenigen Fällen von Beanstandungen war der Aschengehalt zu hoch.

### 5. Gießen.

61 Gewürze kamen zur Untersuchung. Sämtliche Proben waren einwandfrei.

### 6. Lübeck.

3 Gewürze gaben zu Beanstandungen keinen Anlaß.

### 7. Straßburg.

In amtlichem Auftrage gelangten 26 Proben gepulverter Pfeffer und 34 Proben gepulverter Zimt zur Untersuchung.

Eigentliche Verfälschungen waren nicht nachweisbar. Ein Zimt enthielt etwas Sand und eine Probe war alt und ohne Aroma. In beiden Fällen ergingen Verwarnungen. Für Private wurden 4 Proben Zimt, je 1 Probe Pfeffer und Gewürznelken untersucht und nicht beanstandet.

## 16. Kaffee, Kaffeeersatzstoffe, Tee, Kakao und Schokolade.

### 1. Breslau.

Im Auftrage des Kgl. Polizei-Präsidiums gelangten 13 Kakaopulver, 1 Kakaotee, 6 Schokoladen, 2 Schokoladenmehle, 1 Frank-Kaffee, 2 Kaffees, 11 russische Tees, im Auftrage von Gerichten und anderen Behörden: 1 Schokolade, 2 Schokoladenmehle, 1 Kaffee, und im Auftrage von Privaten: 4 Kakaopulver, 1 Schokolade, 2 Tees zur Untersuchung.

Die im Handel befindlichen Kakaopulver sind im allgemeinen von guter Beschaffenheit, da eine Kontrolle durch den Verband der deutschen Schokoladenfabrikanten ausgeübt wird. Das Untersuchungsverfahren des Kakaos auf Schalen wurde dahin verbessert, daß 3—5 g entfetteter Kakao oder entfettete Schokolade zwar auch mit salzsäurehaltigem Wasser gekocht wurden, dann aber die wässerige Flüssigkeit nicht durch Abgießen vom Bodensatze getrennt, sondern an der Wasserstrahlpumpe mit untergelegtem Leinwandkonus filtriert wurde. Der mit Wasser gewaschene Filterrückstand wurde alsdann mit 5%iger Natronlauge gekocht und der Bodensatz in gleicher Weise wie vorher abfiltriert. Die auf dem Filter zurückbleibenden Anteile können ohne weitere Vorbereitung zur mikroskopischen Untersuchung verwendet werden. Mehrere unter dem Namen „Neuer Kakao" eingelieferte Proben waren ganz merkwürdige Mischungen. Sie enthielten außer gepulvertem Kakao noch Steinzellen, welche auf die Verwendung einer nicht näher anzugebenden Nußart hinwiesen, außerdem aber noch Fleischfasern. Dieser Kakao wurde als verfälscht beanstandet. Die Mischung wurde aber bald aus dem Verkehr gezogen, denn später angekaufte Proben waren frei von Fleischfasern. Unter dem Namen „Schokoladenmehl" kamen zwei Sorten in den Handel; die eine war eine Mischung von Kakao mit Zucker und Gewürz, die andere Sorte bestand aus Kakao, Zucker und Stärke, und war durch Beimischung gefärbter Stoffe, meist Sandelholz, etwas dunkler gefärbt. In einem Falle wurde eine Mischung aus Kakao, Zucker und Kartoffelstärke, welche als Schokoladenmehl verkauft worden war, beanstandet. Das gerichtliche Verfahren endigte mit einer Freisprechung. Die untersuchten Teeproben gaben zu Beanstandungen keine Veranlassung; auffällig war ein Teemuster durch seinen hohen Aschengehalt von 10,77%. Eine künstliche Beschwerung lag indessen nicht vor, vielmehr erklärte sich der hohe Aschengehalt dadurch, daß diese Probe aus sehr stark entwickelten Teeblättern mit dicken, holzigen Blattrippen bestand.

### 2. Stuttgart. Kgl. Zentralstelle.

Bei 7 Kaffeeproben wurden Tassenproben durch einen besonderen Sachverständigen vorgenommen. 2 Kakaopulver wurden auf Reinheit geprüft.

### 3. Stuttgart. Medizinal-Kollegium.

Im Auftrage der Staatsbehörden wurden 4 Proben Kaffee untersucht, von denen einige beanstandet wurden.

#### 4. Darmstadt.

Zur Untersuchung gelangten 111 Proben Kaffee und Kaffeeersatzstoffe, 6 Proben Tee und Vanille sowie 20 Proben Kakao, Schokolade und Kakaobutter.

#### 5. Mainz.

Kaffee, Tee und Schokolade, von denen 155 Proben untersucht wurden, entsprachen allen Anforderungen.

#### 6. Gießen.

Untersucht wurden 6 Proben gebrannte Kaffeebohnen sowie 21 Proben Schokolade.

#### 7. Lübeck.

Es wurden untersucht 1 Kaffee und 1 Kaffeeersatzstoff, welcher aus gebranntem Roggen bestand, und 3 Kaffeeglasuren. Die eine der Glasuren bestand aus Paraffinum liquidum mit etwas Zedernöl, die beiden anderen waren Gemische von Schellack und gereinigtem Harz.

#### 8. Straßburg.

Von Kaffee wurden im Auftrage von Privaten 8 Proben untersucht. Es handelte sich um Ermitelung der Zusammensetzung der verwendeten Glasuren.

#### 9. Metz.

Aus dem Stadtkreise Metz wurde 1 Kaffee untersucht, der minderwertig und verdorben war.

### 17. Wasser (Trink- und häusliches Gebrauchswasser).

#### 1. Breslau.

Die Kontrolle des Leitungswassers beschränkte sich darauf, daß je eine zu Beginn eines jeden Vierteljahres entnommene Probe analysiert wurde. Diese Untersuchungen lieferten folgendes Ergebnis:

| | 1. April 1901 | 4. Juli 1901 | 2. Oktober 1901 | 2. Januar 1902 |
|---|---|---|---|---|
| Gelöste Stoffe, davon | 0,1468 g | 0,1600 g | 0,2296 g | 0,1580 g |
| Glühverlust | 0,0344 „ | 0,0264 „ | 0,0240 „ | 0,0280 „ |
| Glührückstand | 0,1124 „ | 0,1336 „ | 0,2056 „ | 0,1300 „ |
| Chlor | 0,0168 „ | 0,0168 „ | 0,0345 „ | 0,0208 „ |
| Kieselsäure ($SiO_2$) | 0,0092 „ | 0,0080 „ | 0,0089 „ | 0,0082 „ |
| Schwefelsäure ($SO_3$) | 0,0205 „ | 0,0225 „ | 0,0065 „ | 0,0275 „ |
| Calciumoxyd (CaO) | 0,0420 „ | 0,0448 „ | 0,0567 „ | 0,0397 „ |
| Magnesiumoxyd (MgO) | 0,0091 „ | 0,0104 „ | 0,0121 „ | 0,0124 „ |
| Eisenoxyd und Tonerde | 0,0014 „ | 0,0032 „ | 0,0021 „ | 0,0012 „ |
| Gesamt-Härte | 6,15 | 4,45 | 7,74 | 4,46 |
| Verbrauch an Kaliumpermanganat | 0,0181 | 0,0195 | 0,0291 | 0,0144 |

Wie die Uebersicht zeigt, steigt der Kaliumpermanganatverbrauch des Breslauer Leitungswassers zu gewissen Zeiten auf den Betrag von 2—3 Teilen für 100 000 Teile Wasser; diese Tatsache ist verknüpft mit der Verwendung von Oberflächenwasser als Trinkwasser. Sobald ungünstige Witterungsverhältnisse eintreten, vermehren sich die gelösten organischen Substanzen und man kann das Wasser auch durch die sorgfältigste Filtration nicht davon befreien. Von Behörden gingen 301 Wasserproben ein. Die große Mehrzahl dieser Untersuchungen erfolgte auf Antrag der Kgl. Eisenbahnbehörde, welche eine systematische Untersuchung der Wasserverhältnisse ihrer Linien angeordnet hatte. Die regelmäßige Untersuchung des Kanalwassers und der Rieselwässer ist auch auf die Rieselwässer des neuen Rieselgutes Weidenhof ausgedehnt worden. Die Ergebnisse der Weidenhofer Wässer zeigten, daß die Anlage der Rieselflächen inzwischen Fortschritte gemacht hatte, da die gerieselten Abwässer wesentlich reiner waren als im Vorjahre.

#### 2. Stuttgart. Kgl. Zentralstelle.

Untersucht wurden im ganzen 63 Wasserproben. Von 9 Proben wurde die quantitative Zusammensetzung ermittelt, in 30 Proben der Gehalt an festen Bestandteilen, Gesamtkalk, Gesamtmagnesia, kohlensaurem Kalzium, kohlensaurem Magnesium und gebundener Schwefelsäure bestimmt; 10 Proben wurden auf Verunreinigungen durch Fäkalstoffe sowie 4 Fabrikabwässer auf Verunreinigungen geprüft. In 10 Proben wurde die quantitative Bestimmung von einem oder 2 Bestandteilen ausgeführt.

#### 3. Stuttgart. Medizinal-Kollegium.

Von den untersuchten 152 Wasserproben mußte eine bedeutende Anzahl als für den in Aussicht genommenen Zweck ungeeignet erklärt werden. Für 1 Privatperson wurde ein Sodawasser untersucht.

#### 4. Heilbronn.

36 Wasserproben wurden untersucht.

#### 5. Darmstadt.

Es wurden 123 Proben Wasser, Eis und Mineralwässer untersucht und eine größere Zahl davon beanstandet.

#### 6. Mainz.

Die Wasseruntersuchungen ergaben im allgemeinen ein günstiges Resultat. Von 258 untersuchten Proben wurden 106 von staatlichen und gemeindlichen Verwaltungsbehörden (städt. Wasserwerk, Eisenbahndirektion u.f.w.), 108 von den Gemeinden, 5 von der Staatsanwaltschaft und 38 von Privatpersonen eingesandt. Die Untersuchung erstreckte sich meist auf die Beurteilung der Brauchbarkeit als Trinkwasser. Es war infolgedessen häufig außer der chemischen Analyse auch eine bakteriologische Untersuchung nötig. In nur wenigen Fällen mußte vor der Benutzung des Wassers gewarnt werden. Außerdem wurden 118 künstliche Mineralwässer untersucht und einige wegen eines Gehaltes an Kupfer oder Blei beanstandet.

#### 7. Worms.

In amtlichem Auftrage wurden 113 Proben Wasser, für Private 36 Proben untersucht und einige beanstandet.

#### 8. Gießen.

Zur Untersuchung gelangten 53 Wässer. Die Beanstandungen erfolgten teils auf Grund der chemischen Untersuchung (Bleigehalt), teils auf Grund einer chemischen und bakteriologischen Untersuchung und Besichtigung der örtlichen Verhältnisse der betreffenden Wasserentnahmestellen. Das Untersuchungsamt wird in bezug auf Wasseruntersuchungen häufig auch durch außerhessische Behörden in Anspruch genommen.

#### 9. Lübeck.

Die untersuchten Wasserproben stammten meist aus neuerbauten Brunnen. Infolge der geologischen Beschaffenheit des Bodens ist es erklärlich, daß sie einen hohen Gehalt an Chlornatrium aufweisen. Regelmäßig in jedem Monat wird das Leitungswasser der Stadt im Auftrage der

Direktion der Wasserwerke untersucht. Das Leitungs=
wasser ist durch Sandfiltration gereinigtes Wakenitzwasser.
Das Rohwasser, die gesammelten Filtrate und das Wasser
eines jeden einzelnen Filters werden täglich durch den
Inspektor der Wasserwerke bakteriologisch auf Keimgehalt
geprüft. In chemischer Hinsicht war gegen das Leitungs=
wasser im Berichtsjahre nichts einzuwenden. Lübeck hat
ein gutes, weiches Rohwasser und bietet seinen Bewohnern
ein vorzüglich filtriertes Wasser.

### 10. Straßburg.

Trinkwasser (Brunnenwasser bezw. Quellwasser).
Für Gemeinden gelangten zur Untersuchung 57 Proben
(für die Stadt Straßburg 33), von denen eine größere
Zahl als hygienisch ungeeignet bezeichnet wurde, darunter
mehrere der aus Straßburg eingesandten Brunnenwasser.
12 Brunnen in Straßburg wurden geschlossen, während
von einem das Wasser zu Reinigungszwecken freigegeben
wurde. Ein Eigentümer ließ einen neuen Brunnen graben,
ein anderer den vorhandenen Brunnen vertiefen. Für
die Forstverwaltung wurden 7 Brunnen= bezw. Quell=
wasser untersucht, davon wurde eines beanstandet. In
einem aus dem Brunnen eines Kreisdirektionsgebäudes
entnommenen Wasser war durch die chemische Unter=
suchung eine Verunreinigung nicht festzustellen. Für Private
wurden 31 Brunnen= bezw. Quellwasser untersucht und
von diesen 18 als hygienisch ungeeignet bezeichnet.

Mineralwasser. Im Auftrage von Privatpersonen
wurden 3 Proben untersucht, und zwar eine aus dem
Elsaß, 2 aus Lothringen.

In amtlichem Auftrage gelangten 8 Wasser eines
Flußlaufes und 4 Schlammproben zur Untersuchung behufs
Prüfung, ob Abwässer eines Fabrikanwesens eingeleitet
worden waren.

Abwasser und Sickerwasser. Es wurden 13 Proben
untersucht, und zwar 7 Abwässer zur Begutachtung, ob
sie in den städtischen Dohlen eingeleitet werden durften,
4 Abwässer einer Brauerei, um ein mit ihnen vor=
genommenes Reinigungsverfahren zu prüfen. In einer
Zivilklage wegen Besitzstörung wurden 2 Sickerwässer
untersucht.

### 11. Metz.

Die Anzahl der untersuchten Wasserproben betrug 6.
Außerdem wurde das Trinkwasser der Gorzer Wasser=
leitung wöchentlich einmal einer qualitativen und monatlich
einmal einer quantitativen Untersuchung unterworfen.
Ferner handelte es sich um Verunreinigung eines Teiches im
Privatbesitz durch die Abwässer der Stadt und Garnison
Mörchingen.

Aus dem Landgerichtsbezirk Metz wurden 30 Proben
Wasser untersucht, die größtenteils zu beanstanden waren.
Dem Uebel wurde teilweise durch Anlage von Wasser=
leitungen abgeholfen.

# 18. Gebrauchsgegenstände.

### 1. Breslau.

Im Auftrage des Kgl. Polizeipräsidiums kamen fol=
gende Gebrauchsgegenstände zur Untersuchung. Bleisol=
daten (1), künstliche Blumen (2), Farben (1), Farbstifte
(1), Fliegenpapier (1), Gummisauger (1), gefärbte Holz=
wolle (3), Lampenschirme (6), Mäuseweizen (2), Signal=
pfeifen (2), Spielwaren (9), denaturierter Spiritus (41),
Tapete (1), Trinkbecher (1), Tuschkasten (4), Wachsstöcke
(11). Außerdem wurden im Auftrage des Magistrats 20,
im Auftrage von Privatpersonen 3 Proben Petroleum
untersucht.

### 2. Stuttgart. Kgl. Zentralstelle.

Es wurden 12 Proben irdenes und emailliertes
Geschirr geprüft, ob deren Glasuren an kochenden Essig
Blei abgaben; 3 Gummischläuche wurden auf einen Gehalt
an Blei geprüft.

### 3. Heilbronn.

48 Gebrauchsgegenstände wurden untersucht, darunter
38 blei= und zinkhaltige Gegenstände im Sinne des Reichs=
gesetzes vom 25. Juni 1887. Beanstandet wurden glasierte
Tongeschirre, Kinderspielzeuge, Löffel, 1 Krugdeckel und
1 Faßhahn, welche gesetzwidrig hohe Mengen von Blei
enthielten.

### 4. Darmstadt.

Zur Untersuchung gelangten 27 Proben Küchen=
geschirre, Spielsachen sowie blei= und zinkhaltige Gegen=
stände, außerdem 38 Proben Petroleum.

### 5. Mainz.

Untersucht wurden 120 Proben Buntpapiere, Tapeten
u.f.w., 14 Proben Christbaumkerzen, 2 Kleiderstoffe, 62
Proben Petroleum, 6 Spielwaren, 42 Tongeschirre sowie
30 Proben Zinn und Zinnwaren. Die Tongeschirre
gaben infolge ihrer schlechten, bleiabgebenden Glasur
mehrmals Veranlassung einer Beanstandung oder Ver=
warnung. Den betreffenden Fabrikanten, welche meistens
noch nach veralteten Rezepten arbeiteten, wurde geraten,
sich zur Herstellung einer besseren Glasur um einschlägigen
Rat an die Großherzogl. Prüfungsstation für Gewerbe
in Darmstadt zu wenden. Weitere hierher gehörenden
Gegenstände, wie Spielwaren, Buntpapier, Christbaum=
kerzen, entsprachen den gesetzlichen Anforderungen.

### 6. Gießen.

Zur Untersuchung gelangten 4 Proben Gummischläuche
für Saugflaschen. Die Untersuchung der Gummimund=
stücke auf einen etwaigen Blei= oder Zinkgehalt ergab in
allen Fällen ein negatives Resultat. In früheren Jahren
fanden einige Verurteilungen wegen Bleigehaltes statt.
An Eß=, Trink= und Kochgeschirren wurden 26 Proben
untersucht. Während in früheren Jahren wiederholt
glasierte tönerne Koch=, Eß= oder Trinkgeschirre vorge=
funden wurden, deren Glasur bei halbstündigem Kochen
mit 4 % iger Essigsäure Blei abgab, wurden derartige
Geschirre jetzt nicht mehr beobachtet. Von Tapeten und
Buntpapieren wurden 40 Proben untersucht. Arsen=
haltige Proben wurden darunter nicht aufgefunden.
Bei 3 Proben denaturierten Spiritus, wurde ein Alkohol=
gehalt unter 80 Gewichtsprozent nicht vorgefunden.

### 7. Straßburg.

In amtlichem Auftrage wurden 9 Tuschfarbenkasten
für Kinder eingesandt, von denen einer zu beanstanden
war, weil er 2 Farbsteine enthielt, die Blei enthielten.
Es erging Verwarnung. Ein von einer Privatperson
eingesandtes Haarfärbemittel war bleihaltig.

# 19. Konservierungsmittel.

### 1. Breslau.

Ein zum Konservieren von Nahrungsmitteln bestimmtes
Präparat „Preservator", bestand aus einem Gemisch von
60 % Borsäure mit 40 % Kochsalz.

Eine unter dem Namen Jaune végétal vertriebene
gelbe Teigfarbe, zum Färben von Nahrungsmitteln
bestimmt, nach dem Zeugnis eines Pariser Chemikers
frei von schädlichen mineralischen und organischen Bestand=
teilen, bestand aus Stannihydroxyd (Zinnsäurehydrat),
welches mit einem gelben Chinolinfarbstoffe vermischt war

### 2. Stuttgart. Medizinal=Kollegium.

Ein Konservesalz war als borsäurehaltig von einem
auswärtigen Laboratorium beanstandet worden; bei der
auf Veranlassung der Staatsanwaltschaft vorgenommenen
Nachprüfung wurde ein Gehalt an Borsäure nicht festgestellt.

### 3. Gießen.

Zur Untersuchung gelangten 2 Konservesalze. Das
eine bestand aus Natriumphosphat, Chlornatrium,
Kaliumnitrat, Spuren von Magnesium und Milchzucker,
das andere aus Milchzucker, Kaliumnitrat und Chlor=
natrium, daneben Spuren von Kaliumsulfat und Kalium=
phosphat.

**20. Untersuchungen aus dem Gebiete der Gesundheitspflege und physiologischchemische Untersuchungen.**

### 1. Breslau.

Im Auftrage des Kgl. Polizeipräsidiums wurden 28 Arzneien, im Auftrage von Gerichten und anderen Behörden 4 Arzneien, 1 Mastpulver und 1 Kindertee, im Auftrage des Magistrats 1 Arznei, 1 Sanatolprobe, 1 Schwefelsalbe und 2 Urinproben untersucht. Von Privaten waren folgende Proben eingesandt: Algen 1, Arzneien 2, Faeces 1, Haarfärbemittel 4, Milchzucker 2, Mundwassertabletten 1, Sandelholzöl 1, Sputum 1, Urin 3. Ueber die Zusammensetzung der Haarfärbemittel wird nachstehendes bemerkt:

Teinture Richards von A. Seguin in Bordeaux, Dr. Richards instantaneous Dye" besteht aus drei Präparaten, einer Lösung von Pyrogallussäure, einer Lösung von Silbernitrat und einer Lösung von Schwefelkalium, somit ein seit langer Zeit bekanntes Präparat.

NußExtrakt, Braun, von A. Maszuski und NußExtrakt von P. A. Andeliano, Vienne, Kärnthnerstr. 32, sind beide von saurer Reaktion und enthalten Kupfer und Eisen als Chloride und eine leicht oxydierbare organische Substanz, wahrscheinlich Pyrogallussäure. Ein weiteres Haarfärbemittel ohne nähere Bezeichnung bestand aus zwei Flüssigkeiten, deren eine alkalische Pyrogallussäurelösung, die andere Wasserstoffsuperoxyd war.

Ein AsthmaMittel besaß folgende Zusammensetzung: Kaliumjodid 10,0 g, Xereswein 190,0 g, Kreosot (schätzungsweise) 0,1 g.

Sanatol. Dieses für die Zwecke der groben Desinfektion empfohlene Präparat entsprach ungefähr der von Koch und Laplace 1888 empfohlenen Karbolschwefelsäure. Es wird dargestellt durch Erhitzen von 1 Teil Rohkresol mit 2 Teilen roher Schwefelsäure und Verdünnen des erkalteten Reaktionsproduktes mit drei Teilen Wasser.

### 2. Stuttgart. Kgl. Zentralstelle.

Untersucht wurden 4 Arzneiweine auf Zusammensetzung, eine Sorte Kefirpastillen und ein Milchzucker. Zwei pharmazeutische Präparate wurden nach den Vorschriften des Arzneibuches geprüft.

1 Salbe wurde qualitativ untersucht. Von 6 kosmetischen Mitteln wurden 5 auf Metallgifte geprüft und in einem der Alkoholgehalt bestimmt. In 283 Harnproben wurde der Gehalt an Zucker oder Eiweiß bezw. Zucker und Eiweiß bestimmt.

### 3. Stuttgart. MedizinalKollegium.

Für Staatsbehörden wurden untersucht: 5 Abwässer, 1 Geheimmittel, 55 pharmazeutischchemische Präparate, für Privatpersonen 315 Urine, 2 Darmkonkremente. Bei den untersuchten Urinproben war der höchste Zuckergehalt 6,05 %, der höchste Eiweißgehalt 0,15 %; von den analysierten Darmkonkrementen bestand das eine in der Hauptsache aus unverseiftem Fett (Neutralfett), vermischt mit kleinen Mengen Cholesterin, das andere lediglich aus zusammengeballten Resten pflanzlicher Nahrungsstoffe.

Ueber Arzneimittel ist folgendes zu bemerken. Nach einer Verfügung des Kgl. Ministeriums des Innern vom 10. Juli 1900, betr. den Verkehr mit Arzneimitteln außerhalb der Apotheken, ist der Visitator der Geschäfte befugt, nach seiner Wahl Proben der Arzneimittel zum Zwecke der Untersuchung zu entnehmen und hat diese Proben an das chemische Laboratorium des Kgl. MedizinalKollegiums einzuschicken. Die Anleitung für die mit der Untersuchung von Apotheken Beauftragten vom 1. Juni 1901 bestimmt, daß bei Besichtigung jeder Apotheke ein bis zwei solcher Drogen oder Präparate, wie z. B. Extrakte, Balsame, Fette oder Alkaloide, deren genaue Untersuchung innerhalb der dem Untersuchenden zu Gebote stehenden Zeit nicht wohl möglich ist, in der doppelten vom Arzneibuch zur Untersuchung geforderten Menge an das chemische Laboratorium zwecks näherer Untersuchung zu übermitteln sind. Von den so eingesandten Proben entstammten 42 aus visitierten Apotheken, 14 aus Drogenhandlungen. Bei den aus Apotheken entnommenen Zubereitungen wurde in einzelnen Fällen der Gehalt an Senföl oder der Alkaloidgehalt zu gering befunden. Die den Drogenhandlungen entnommenen Präparate zeigten folgendes Bemerkenswerte: Mäuseweizen: 1 Probe enthielt kohlensaures Baryum neben Spuren von salpetersaurem Baryum; in einer anderen Probe war ein Gift nicht nachweisbar. Milchzucker: Das einem Drogenschranke entnommene Präparat, welches auf der Umhüllung als Milchzucker bezeichnet und zur Ernährung von Kindern empfohlen war, bestand lediglich aus Weinstein. Wachholderöl war in der Hauptsache ein Gemenge von Terpentin und Petroleum. Terpentinöl war stark mit Petroleum versetzt. Das Präparat durfte nach seiner Zusammensetzung nicht einmal für technische, geschweige denn für arzneiliche Zwecke, für welche es feilgehalten wurde, verkauft werden. Catechupulver war ein außerordentlich minderwertiges, wenn nicht verfälschtes Handelsprodukt, dessen Verkauf zu Heilzwecken als unzulässig zu erklären war. Kreuzdornsaft hatte nur den halben Gehalt an wirksamen Stoffen gegenüber der in den Apotheken unter diesem Namen feilgehaltenen Zubereitung. Ein Geheimmittel gegen Wassersucht war ein Gemenge verschiedener Pflanzenstoffe, deren Verkauf den Apotheken vorbehalten ist.

### 4. Heilbronn.

142 hygienische und physiologische Untersuchungen (chemisch, mikroskopisch und bakteriologisch) wurden ausgeführt, und zwar von 15 Abwässern, einem Auswurf, einem Eiter, der auf Gonokokken zu prüfen war, einer Frauenmilch, 67 Harnproben, 7 Harnsedimenten, einem Sekret, 27 Sputa, 21 Trinkwassern auf Krankheitserreger.

### 5. Darmstadt.

Untersucht wurden 16 Geheimmittel, 3 Haarfärbemittel, 72 Proben Urin und Urinsedimente, 12 Sputa.

### 6. Mainz.

In Gemeinschaft mit dem Vorstande des Großherzogl. Kreisgesundheitsamtes wurden mehrfach Neubauten besichtigt und unter Vornahme einer Wasserbestimmung des Mörtels festgestellt, ob die Austrocknung der Räume soweit vorgeschritten war, daß eine gesundheitliche Schädigung der Bewohner ausgeschlossen schien. Eine weitere sehr umfangreiche Arbeit erwuchs dem Amte durch die ausführliche, sich auf ein Jahr erstreckende, chemische und bakteriologische Untersuchung des Rheinwassers, des Kanalwassers und der städtischen Latrine, betreffs Einleitung der Schmutzwässer der Stadt in den Rhein. Diese Untersuchung war vom Großherzogl. Ministerium auf Veranlassung des Kaiserlichen Gesundheitsamtes der Anstalt übertragen worden.

Auf das Gebiet der physiologischchemischen Untersuchungen entfielen außer 44 Proben Harn 11 pathologische Objekte (7 Sputa, 3 Sekrete und 1 Magensaft). Außerdem wurden 16 Proben Wachs, 1 Kosmetikum und 7 Geheimmittel untersucht.

### 7. Worms.

Im amtlichen Auftrage wurden 15 Geheimmittel, für Private 48 Urin und SputumProben untersucht.

### 8. Gießen.

Untersucht wurden 2 Harne auf Traubenzuckergehalt und 1 Kosmetikum, das als Bartwuchsbeförderungsmittel vertrieben wurde. Es enthielt keine verbotenen Stoffe. Das Schöffengericht, welches das Mittel nicht als Heilmittel, sondern als Kosmetikum betrachtete, sprach den wegen Verkaufs eines Geheimmittels Angeklagten frei, während das Landgericht auf Berufung der Staatsanwaltschaft den Angeklagten wegen Verkaufes eines Geheimmittels im Sinne des Artikels 342 des Hessischen Polizeistrafgesetzes verurteilte.

### 9. Lübeck.

Untersucht wurden 33 Urin- und 3 Sputumproben, 1 Probe Rattengift, der Inhalt eines Rindermagens, 1 Desinfektionsmittel sowie 44 Arzneimittel.

Von Interesse war die Untersuchung des Rinder-magens. Auf einem in unmittelbarer Nähe der Stadt gelegenen Gute waren im Anfang Juni auf der Weide eine Anzahl wertvoller Rinder unter den gleichen, auffälligen Krankheitserscheinungen zugrunde gegangen. Die Tiere waren unruhig geworden, hatten sich dann, jedem Zuruf unzugänglich, wie unsinnig gebärdet, den Boden vor Schmerz mit den Hörnern aufgewühlt und waren schließ-lich eingegangen. Der Besitzer glaubte zunächst an Ver-giftung und stellte den Antrag auf Untersuchung. Zur Verfügung gestellt wurden Magen mit Inhalt, Leber, Herz und Herzbeutel, Hirn und etwas Blut. Auftrags-gemäß wurde nur auf Phosphor, Arsen, schwere Metalle und Strychnin gefahndet. Keines der Gifte konnte nachgewiesen werden. Die Tiere waren offenbar durch giftige Pflanzen, und zwar wahrscheinlich durch giftigen Hahnenfuß umgekommen.

### 10. Straßburg.

Es gelangten für Private zur Untersuchung: 3 Pro-ben Ammenmilch, 1 Probe Konservesalz, 6 Harnproben und 2 Proben Grubengas aus einem Steinkohlenbergwerk.

## 21. Technische Untersuchungen.

### 1. Breslau.

Es wurden untersucht im Auftrage von Gerichten und anderen Behörden: 1 Firnis-, 2 Schlamm-, 1 Stärke-, 2 Zink-, 3 Zinnoberproben; im Auftrage des Ma-gistrats: 6 Asphaltproben, 1 Balkenholz, 24 Beton-körper, 1 Bleikabel, 1 Bleimennige, 1 Bleirohr, 4 Blut-mehle, 1 Braunkohlenbrikett, 6 Bronzen, 51 Kanalwässer, 1 Kaseïnfarbe, 2 Eisendrähte, 2 Filterkörbe, 1 Fleisch-mehl, 1 Gasreinigungswasser, 36 Gaswässer, 1 Gold-draht, 3 Granitsteine, 1 Gipsstrich, 2 Hausschwamm-proben, 5 elektrische Kabel, 1 Kalkprobe, 16 Kohlenproben, 3 Kunsttuffsteine, 3 Kupferdrähte, 2 Leimfarben, 294 Leuchtgasproben, 2 Metall-Legierungen, 8 Mörtel, 1 Oel-farbe, 1 Passerol, 2 Pissoiröle, 2 Roßhaarproben, 2 Sand-proben, 1 Schalholz, 2 Schlacken, 1 Schmieröl, 1 Schwefel-säureprobe, 2 Seifen, 6 Wagenfette, 12 Ziegelproben; im Auftrage von Privaten: 1 Weinschwarz, 2 Dampfzylinder-öle, 2 Firnisse, 1 Fleckwasser, 1 Fleischfuttermehl, 1 Gallerte, 1 Gaswasser, 1 Graphitprobe, 1 Haus-schwammproben, 1 Kalkstein, 1 Kesselstein, 1 Kleeprobe, 1 Kleie, 7 Kohlenproben, 1 Mörtel, 1 Moorboden, 1 Rauchgasprobe, 1 Rübenschnitzelprobe, 1 Schuhwichse, 1 Seidenstoff, 5 Seifen, 1 Sonnenblumenkuchen, 1 Teppich-reinigungsmittel.

### 2. Stuttgart. Kgl. Zentralstelle.

Es wurden 589 Gegenstände technischer Art unter-sucht, von denen die folgenden von Interesse sind: 1 Kaseïnprobe, 2 Ceresine, 3 Konservierungssalze, 31 Dünger, 1 Eigelb, 1 Erdnußkuchen, 1 Essigsäure, 5 Farben, 1 Fußtalg, 2 Fettlaugenmehle, 1 Fettsäure, 2 Feuerlösch-mittel, 2 Firnisse, 1 Fleckreinigungspasta, 1 Maisabfall, 1 Melasseprobe, 1 Petroleum, 6 Seifen, 2 Seifenpulver, 1 Trikotstoff.

### 3. Stuttgart. Medizinal-Kollegium.

Im Auftrage der Staatsbehörden wurden 1 Probe Seife und 7 Proben Kohlen, für Private 2 Gewebe untersucht.

### 4. Darmstadt.

Zur Untersuchung gelangten folgende Proben: 3 Seifen und Seifenpulver, 2 Futtermittel, 25 Denatu-rierungsmittel, 12 Mineralien, 7 Proben von Tapeten, Holz und Leder, 13 Zinkproben und Legierungen, 1 Oel-zeug, 38 Aräometer, 1 Wasser-Filtrierapparat.

### 5. Mainz.

An technischen Untersuchungen wurden ausgeführt: 46 steueramtliche Untersuchungen (Holzgeist, Pyridin, Zucker und verzuckerte Pflaumen), 16 Wachsproben, von denen eine größere Anzahl als gefälscht bezeichnet werden mußte. Ferner gelangten zwei Weinklärmittel zur Untersuchung. Das eine dieser Fabrikate bestand aus je einer Flasche 11%iger wässeriger Zinksulfatlösung und einer ebensolchen Lösung von Ferrocyankalium. Wurde dieses Mittel nach der beiliegenden Gebrauchs-anweisung verwendet, so war die Ausfällung von Ferro-cyanzink vollkommen. Es gelangten jedoch in je 100 ccm Wein 0,0066 g Kaliumsulfat. Ein anderes Mittel bestand nur aus Gelatine. Weiter wurden 5 Proben Weintrub einer mikroskopischen Prüfung unterzogen. Schließlich seien noch 65 Proben erwähnt, welche zum großen Teile von privater Seite vorgelegt wurden und Mörtel, Kohlen, Schmieröle, Lagermetalle, bleihaltiges Zinn, Rohglyzerin und Seifen umfaßten.

### 6. Worms.

In amtlichem Auftrage gelangten 9 Baumörtel zur Untersuchung; für Private 213 Proben Braunalz und technische Produkte sowie 8 Futtermittel.

### 7. Gießen.

117 technische Untersuchungen wurden ausgeführt, darunter befanden sich 1 Bleiweißprobe, 2 Brenn-materialien, 3 Kalziumkarbidproben, 1 Düngemittel, 1 Fett für Seifenfabrikation, 2 Futtermittel, 3 Laktodensimeter, 1 Maischeprobe aus Kartoffeln, 2 Seifenpulver, 4 Seifen-unterlaugen, 1 Steinkohlenteeröl, 1 Thermometer, 3 Ter-pentinöle, 1 Probe Zuckerrüben.

### 8. Lübeck.

644 technische Untersuchungen wurden ausgeführt. Diese betrafen: Mauersteinproben (2), Holzteerproben (2), Kesselstein (1), aufgebrauchte Gasreinigungsmasse (1), Knochenfettproben (3), Knochenschrotproben (5), Stahl und Roheisen (28), Düngemittel (52), Farben (3), Erze (544), Oleïn (2), Schwefelsäure (1).

### 9. Straßburg.

Technische Untersuchungen wurden 132 ausgeführt, u. a. solche von Chemikalien, Lacken, Firnissen, Erzen, Metallegierungen, Farbstoffen, Kesselspeisewässern, Seifen, Briketts, Steinkohlen, Kerzen.

Hierunter sind inbegriffen 11 für den städtischen Octroi zu Tarifierungszwecken ausgeführte Untersuchungen, ferner 40 Untersuchungen im Auftrage von Zoll- und Steuerbehörden, (Mineralöle, Aether, Pyridinbasen u.s.w.), teils zu Tarifierungszwecken, teils zur Feststellung der vorschriftsmäßigen Beschaffenheit.

### 10. Metz.

Aus dem Landgerichtsbezirk wurde ein Kleiderstoff untersucht.

## 22. Forensische Untersuchungen.

### 1. Breslau.

Im Auftrage von Gerichten und anderen Behörden wurden 10 Abortivmittel, 6 Blutflecken, 2 Brandstiftungs-objekte, 1 Hundekadaver, 34 Leichenteile, 3 Schrotkörner-proben, 1 Schwefelsäure, 2 Speisereste, 1 Spiritus, 13 verschiedene Ueberführungsobjekte, 1 Urkunde und für Privatpersonen 1 Dokument und 1 Mageninhalt untersucht.

### 2. Stuttgart. Kgl. Zentralstelle.

16 gerichtliche Untersuchungen wurden ausgeführt, und zwar 9 Nahrungs- und Genußmittel sowie 7 tech-nische Untersuchungen.

### 3. Stuttgart. Medizinal-Kollegium.

Es wurden für die Staatsbehörden 4 Leichenteile und 6 Präparate untersucht. Bei der Untersuchung von Leichenteilen ließ sich in 2 Fällen Gift nicht nachweisen, einmal waren geringe Mengen von Kupfer (0,003 g) und von Arsen (0,0015 g), das andere Mal, wo es sich um eine Arzneiverwechselung mit tötlichem Ausgange handelte, Kokaïn nachzuweisen.

#### 4. Heilbronn.

Toxikologische und gerichtliche Untersuchungen (179), und zwar 2 Azetylenanlagen, 1 Beil auf Blut, 1 Essigprobe, 7 Geschirre, 3 Proben Gras und Erde auf Blei, 4 Honige, 4 Kleidungsstücke auf Blut, 1 Krug auf Phosphor, 3 Löffel, 4 Mageninhalte auf Phosphor, 1 Rauchfleisch, 1 Schere auf Phosphor, 1 Schriftstück auf Schriftfälschung, 1 Schuhmacherkneipzange auf Blut, 1 Speise auf Phosphor, 1 Trinkwasser auf Metallgifte, 2 Urkunden, 18 vergleichende Untersuchungen von mit Phosphor versetzten Speisen, Holzsplittern und Zündhölzern, 1 Wein.

#### 5. Darmstadt.

Es gelangten 4 Leichenteile zur Untersuchung.

#### 6. Mainz.

Von gerichtlichen Untersuchungen sind außer den bei den Nahrungsmitteln angeführten Gegenständen noch geprüft worden: 5 Arzneien, 14 Kriminalien (Blutflecken auf Eisen und Geweben u.s.w.), 7 Geheimmittel.

#### 7. Worms.

In amtlichem Auftrage wurden 2 Leichenteile auf Gifte untersucht.

#### 8. Gießen.

In einer Strafsache wegen Brandstiftung gelang es durch Untersuchungen und Versuche nachzuweisen, daß die Angabe des Angeklagten, es habe sich in einigen Blechgefäßen Lederzement befunden, der Wahrheit nicht entsprach. An verschiedenen, bei einem Morde benutzten Gegenständen konnten Blutspuren durch Gewinnung von Häminkrystallen nachgewiesen werden. Bei einer Strafsache wegen Urkundenfälschung wurde durch Photographie der Urkunde bei durchfallendem Lichte festgestellt, daß eine vorhandene arabische 5 ursprünglich aus einer arabischen 3 bestanden hatte, die, wie auf mikroskopischem Wege festgestellt wurde, durch Rasur entfernt worden war.

#### 9. Straßburg.

39 Strafsachen machten 75 gerichtliche Untersuchungen notwendig. Die Untersuchungen betrafen menschliche Eingeweide (6), tierische Eingeweide, Speisen, Getränke, Kleider, Messer (Blut), Schriftstücke (Tintenuntersuchungen, Rasuren), Arzneien. Einmal wurde Kohlenoxyd in menschlichem Blute nachgewiesen, und zwar war in der Rheinprovinz eine ganze Familie einer Kohlenoxydvergiftung erlegen. Das Kohlenoxyd entstammte einer schadhaften Gasleitung, aus welcher Gas nachts in den Schlafraum einströmte. Je einmal wurde Strychnin in menschlichen und tierischen Eingeweiden, Arsenik in Milch und Cyankalium in einem Kaffeeglase nachgewiesen. Einmal wurde ein Indizium gegen einen Wilderer durch den mikroskopischen Nachweis von Hasenhaar an einer Schnur geliefert, die wahrscheinlich als Schlinge gedient hatte. Der Besitzer hatte angegeben, daß an der Schlinge befindliche Blut rühre von einer Kalbsleber her.

#### 10. Metz.

Es fanden für den Stadtkreis Metz 8 gerichtliche Untersuchungen statt, wobei es sich um den Nachweis von Blut und von Petroleum handelte.

### 23. Wissenschaftliche Untersuchungen und Vorträge.

#### 1. Stuttgart. Kgl. Zentralstelle.

Wissenschaftliche Untersuchungen: 1. Ermittelung der quantitativen Zusammensetzung von 12 Weinmostproben (Beitrag zur deutschen Weinstatistik). 2. Feststellung des Eisengehaltes von 35 Nahrungs- und Genußmitteln.

Vorträge: 1. Im November 1900 wurde mit einem Kursus über die „Chemie des täglichen Lebens mit Berücksichtigung der in den Baugewerben zur Verwendung kommenden Materialien" begonnen; dieser fand Ende Mai 1901 seinen Abschluß, umfaßte 21 Abende zu $1\frac{1}{2}$ Stunden und zählte 32 Teilnehmer, 10 Damen und 22 Herren. 2. Vorträge über allgemeine gewerbliche Chemie, hauptsächlich für ältere Gewerbetreibende. Beginn Anfang Oktober 1900, Schluß Ende März 1901. Die Vorträge fanden an 40 Abenden zu 2 Stunden statt und wurden von 12 Zuhörern besucht.

#### 2. Heilbronn.

Wie in den Vorjahren, gelangten wiederum einige wissenschaftliche Arbeiten zur Ausführung und mehrere Artikel in Tages- und Fachzeitungen zur Veröffentlichung.

#### 3. Darmstadt.

In wissenschaftlichem Interesse wurde eine größere Anzahl Arbeiten ausgeführt, von welchen zu erwähnen sind: 1. Beiträge zur Aufstellung einer Weinstatistik für Deutschland. Die Untersuchung von Naturmosten und Weinen der Provinz Starkenburg aus den Jahren 1899 und 1900. Diese Arbeiten werden seit dem Jahre 1888 jährlich fortgesetzt. 2. Die chemische Zusammensetzung einer größeren Anzahl von Geheimmitteln und Haarfärbemitteln. 3. Die chemische Zusammensetzung eines hochfeinen reinen Hochheimer Weines aus dem Jahre 1684. 4. Beiträge über die Zusammensetzung reiner Algierweine. 5. Die Zusammensetzung eines angeblich neuen Futtermittels, eines sogenannten Eiertriebmittels. 6. Die Zusammensetzung eines Oelzeuges, welches durch Selbstentzündung einen größeren Brand verursachte.

#### 4. Mainz.

Bezüglich der wissenschaftlichen Arbeiten ist auf die Mitarbeit an der Weinstatistik und der Veröffentlichung über die Glycogen- und Stärkebestimmung zu verweisen. Fernerhin wurde ein Vortrag über Konservierungsmittel im Fleische im Kreise einer wissenschaftlichen Vereinigung gehalten.

#### 5. Worms.

Im Auftrage der Großherzogl. Zentralstelle für die Gewerbe in Darmstadt wurden an verschiedenen Orten 6 Vorträge über Ernährungs- und hygienische Fragen, Weinbereitung und Weingesetz gehalten.

#### 6. Lübeck.

Eine kleine wissenschaftliche Arbeit wurde über das Vorkommen des Perchlorates im Chilisalpeter ausgeführt. Eine weitere wissenschaftliche Arbeit betraf die Bedeutung der Furfurol-Reaktion bei der Beurteilung des Kognaks. In verschiedenen Vereinen wurden Vorträge über folgende Themata gehalten: 1. Wassergas. 2. Der biochemische Nachweis von Arsen. 3. Die neue Schwefelsäurefabrik in Dänischburg und der von ihr zu erwartende Einfluß auf die Vegetation der Umgebung. 4. Die sanitären Beziehungen des Hauses zu Luft und Grundwasser. 5. Heizung und Beleuchtung des Hauses. 6. Arsen und arsenhaltige Farben.

# Tabellen über Art und Zahl der in nachstehenden Untersuchungsanstalten im Berichtsjahre 1901 untersuchten Gegenstände.

|  | Gesamtzahl der untersuchten Proben |
|---|---|

## a) Preußen.

### 1. Breslau.
#### Chemisches Untersuchungsamt der Stadt Breslau.
#### Vom 1. April 1901 bis 31. März 1902.

A. Die Untersuchungen, welche im Auftrage des Kgl. Polizei-Präsidiums ausgeführt wurden, betrafen folgende Gegenstände:

I. Nahrungsmittel.

| Bezeichnung der Art der untersuchten Gegenstände | Gesamtzahl der untersuchten Proben |
|---|---|
| Apfelsinen | 2 |
| Apfelschnitte | 5 |
| Backobst | 2 |
| Backwaren | 12 |
| Bier | 20 |
| Branntwein | 14 |
| Brot | 17 |
| Butter | 149 |
| Kakao, gepulvert | 13 |
| Kakaotee | 1 |
| Schokolade | 6 |
| Schokoladenmehl | 2 |
| Erbsen | 1 |
| Essig | 1 |
| Frank-Kaffee | 1 |
| Gemüse | 1 |
| Gewürz, englisches | 2 |
| Graupen | 22 |
| Grieß | 10 |
| Gurken | 1 |
| Heringe | 7 |
| Hafergrütze | 1 |
| Hafermehl | 3 |
| Hefe | 8 |
| Himbeersirup | 2 |
| Hirse | 2 |
| Honig | 17 |
| Ingwer-Essenz | 1 |
| Käse | 45 |
| Kaffee | 2 |
| Kornkraft | 2 |
| Linsen | 1 |
| Mandeln | 4 |
| Margarine | 121 |
| Milch, abgerahmte | 43 |
| Milch, unabgerahmte | 214 |
| **Summe** | **755** |

| Bezeichnung der Art der untersuchten Gegenstände | Gesamtzahl der untersuchten Proben |
|---|---|
| Uebertrag | 755 |
| Muskatnüsse | 12 |
| Nudeln | 8 |
| Pfeffer | 47 |
| Pfefferkuchen | 2 |
| Pflaumen | 7 |
| Pflaumenmus | 3 |
| Rauchfischwaren | 11 |
| Reis | 7 |
| Rindfleisch, gehackt | 88 |
| Rindsfett | 1 |
| Roggenmehl | 2 |
| Roßfleisch | 22 |
| Sauerkraut | 1 |
| Schweinefleisch, gehackt | 4 |
| Schweineschmalz | 11 |
| Schweinegallerte | 2 |
| Speck | 1 |
| Suppenmehl | 1 |
| Sykorin | 1 |
| Tee, russischer | 11 |
| Wasser | 2 |
| Wein | 1 |
| Weizenmehl | 26 |
| Wurst | 125 |
| Zimt | 19 |
| Zucker | 8 |
| Zuckerzeug | 49 |
| **Summe** | **1227** |

II. Gebrauchsgegenstände.

| Bezeichnung der Art der untersuchten Gegenstände | Gesamtzahl der untersuchten Proben |
|---|---|
| Bleisoldaten | 1 |
| Blumen, künstliche | 2 |
| Farben | 1 |
| Farbstifte | 1 |
| Fliegenpapier | 1 |
| Gummisauger | 1 |
| Holzwolle, gefärbte | 3 |
| Lampenschirme | 6 |
| Mäuseweizen | 2 |
| Signalpfeifen | 2 |
| Spielwaren | 9 |
| Spiritus, denaturiert | 41 |
| Tapete | 1 |
| Trinkbecher | 1 |
| Tuschkasten | 4 |
| Wachsstöcke | 11 |
| **Summe** | **87** |

III. Verschiedenes.

| Bezeichnung der Art der untersuchten Gegenstände | Gesamtzahl der untersuchten Proben |
|---|---|
| Arzeneien | 28 |
| **Summe** | **28** |

B. Im Auftrage von Gerichten und anderen Behörden wurden folgende Gegenstände untersucht:

| Bezeichnung der Art der untersuchten Gegenstände | Gesamtzahl der untersuchten Proben |
|---|---|
| Abortivmittel | 10 |
| Arzeneien | 4 |
| Backwaren | 1 |
| Bier | 18 |
| Blut | 1 |
| Blutflecken | 6 |
| Brandstiftungsobjekte | 2 |
| Branntwein | 4 |
| Brombeersaft | 1 |
| Brot | 1 |
| Butter | 8 |
| Schokolade | 1 |
| Schokoladenmehl | 2 |
| Essig | 5 |
| Farben | 2 |
| Firnis | 1 |
| Fleisch | 2 |
| Gewürz, englisches | 3 |
| Gurken | 1 |
| Himbeersirup | 3 |
| Hundekadaver | 1 |
| Käse | 2 |
| Kaffee | 1 |
| Kindertee | 1 |
| Leichenteile | 34 |
| Likör | 2 |
| Margarine | 12 |
| Mastpulver | 1 |
| Milch | 5 |
| Rosinen | 1 |
| Schinken | 1 |
| Schlammproben | 2 |
| Schmalz | 4 |
| Schrotkörner | 3 |
| Schwefelsäure | 1 |
| Speisereste | 2 |
| Spiritus | 1 |
| Stärke | 1 |
| **Summe** | **151** |

| Bezeichnung der Art der untersuchten Gegenstände | Gesamtzahl der untersuchten Proben |
|---|---:|
| Uebertrag | 151 |
| Ueberführungsobjekte, verschiedene | 13 |
| Urkunde | 1 |
| Wasser | 301 |
| Wein | 7 |
| Weizenmehl | 1 |
| Wermutwein | 3 |
| Wurst | 7 |
| Zimt | 1 |
| Zink | 2 |
| Zinnober | 3 |
| Zuckerin | 4 |
| **Summe** | **494** |

C. Die Untersuchungen, welche im Auftrage des Magistrats zu Breslau und der diesem unterstellten Verwaltungen ausgeführt wurden, betrafen folgende Gegenstände:

| Bezeichnung der Art der untersuchten Gegenstände | Gesamtzahl der untersuchten Proben |
|---|---:|
| Arznei | 1 |
| Asphalt | 6 |
| Balkenholz | 1 |
| Betonkörper | 24 |
| Bleikabel | 1 |
| Bleimennige | 1 |
| Bleirohr | 1 |
| Blutmehl | 4 |
| Braunkohlenbriketts | 1 |
| Bronzen | 6 |
| Brot | 46 |
| Butter | 63 |
| Kanalwasser | 51 |
| Cancroin | 1 |
| Caseinfarbe | 1 |
| Eisendraht | 2 |
| Fett | 1 |
| Filterkörbe | 2 |
| Fleischmehl | 1 |
| Gasreinigungsmasse | 1 |
| Gaswasser | 36 |
| Golddraht | 1 |
| Granitsteine | 3 |
| Gipsestrich | 1 |
| Hausschwamm | 2 |
| Kabel, elektrische | 5 |
| Kalbsleber | 1 |
| Kalk | 1 |
| Kohle | 16 |
| Kunsttuffstein | 3 |
| Kupferdraht | 3 |
| Leimfarbe | 2 |
| Leitungswasser | 4 |
| Leuchtgas | 294 |
| Metall-Legierungen | 2 |
| Milch | 91 |
| Mörtel | 8 |
| Oelfarbe | 1 |
| Passerol | 1 |
| Petroleum | 20 |
| Pissoiröl | 2 |
| Roßhaare | 2 |
| Sanatol | 1 |
| Sand | 2 |
| Schalholz | 1 |
| Schinken | 1 |
| **Summe** | **719** |

| Bezeichnung der Art der untersuchten Gegenstände | Gesamtzahl der untersuchten Proben |
|---|---:|
| Uebertrag | 719 |
| Schlacke | 2 |
| Schmieröl | 1 |
| Schwefelsäure | 1 |
| Schwefelsalbe | 1 |
| Seife | 2 |
| Semmel | 38 |
| Urin | 2 |
| Wagenfett | 6 |
| Wasser | 13 |
| Wein | 10 |
| Ziegel | 12 |
| **Summe** | **807** |

D. Die für Private ausgeführten Untersuchungen betrafen folgende Gegenstände.

| Bezeichnung der Art der untersuchten Gegenstände | Gesamtzahl der untersuchten Proben |
|---|---:|
| Algen | 1 |
| Arzneien | 22 |
| Weinschwarz | 1 |
| Bier | 4 |
| Blut | 1 |
| Branntwein | 1 |
| Brauselimonade | 22 |
| Butter | 5 |
| Kakaopulver | 4 |
| Schokolade | 2 |
| Dampfzylinderöl | 2 |
| Dokument | 1 |
| Eigelb | 1 |
| Erdbeeren | 1 |
| Faeces | 1 |
| Farben | 1 |
| Firnis | 2 |
| Fleckwasser | 1 |
| Fleischfuttermehl | 1 |
| Gallerte | 1 |
| Gaswasser | 2 |
| Gerste | 2 |
| Graphit | 1 |
| Gurken | 3 |
| Haarfärbemittel | 4 |
| Hausschwamm | 3 |
| Hummer | 1 |
| Käse | 2 |
| Kalkstein | 1 |
| Kartoffelstärke | 1 |
| Kesselstein | 1 |
| Klee | 1 |
| Kleie | 1 |
| Kohle | 7 |
| Leinöl | 1 |
| Mageninhalt | 1 |
| Mehl | 2 |
| Milch | 27 |
| Milchzucker | 2 |
| Mineralwasser | 3 |
| Mixed Pickles | 1 |
| Mörtel | 1 |
| Moorboden | 1 |
| Mundwasser-Tabletten | 1 |
| Oel-Sardinen | 1 |
| Olein-Emulsat | 1 |
| Olivenöl | 5 |
| Petroleum | 6 |
| Pfeffer | 1 |
| Pilze | 1 |
| **Summe** | **159** |

| Bezeichnung der Art der untersuchten Gegenstände | Gesamtzahl der untersuchten Proben |
|---|---:|
| Uebertrag | 159 |
| Preißelbeeren | 2 |
| Rauchgas | 1 |
| Rindfleisch | 1 |
| Rindszunge | 1 |
| Rübenschnitzel | 1 |
| Sandelholzöl | 1 |
| Sauerkraut | 1 |
| Schinken | 1 |
| Schmalz | 1 |
| Schuhwichse | 1 |
| Seidenstoff | 1 |
| Seife | 5 |
| Sirup | 1 |
| Sonnenblumenkuchen | 1 |
| Spinat | 2 |
| Sputum | 1 |
| Tabak | 1 |
| Talg | 11 |
| Teppich-Reinigungsmittel | 1 |
| Tee | 2 |
| Urin | 3 |
| Wasser | 48 |
| Wein | 23 |
| Wurst | 1 |
| Zimt | 1 |
| **Summe** | **272** |

## b) Württemberg.

### 2. Stuttgart.

#### Chemisches Laboratorium der Kgl. Zentralstelle für Gewerbe und Handel in Stuttgart.

| | |
|---|---:|
| Fleisch | 2 |
| Wurst | 4 |
| Eier | 10 |
| Milch | 1 |
| Käse | 1 |
| Backfett | 1 |
| Malz | 2 |
| Kaffee | 7 |
| Kakaopulver | 2 |
| Essig | 2 |
| Sirup | 4 |
| Johannisbeersaft | 1 |
| Gemüse | 14 |
| Wurzelgewächse | 6 |
| Suppenkonserven | 11 |
| Früchte | 2 |
| Kirschengeist | 3 |
| Branntwein | 2 |
| Bier | 11 |
| Obstmost | 12 |
| Wein | 139 |
| Geschirr, emailliertes | 1 |
| Geschirr, irdenes | 11 |
| Gummischlauch | 3 |
| | 252 |
| Aus dem Gebiete der Gesundheitspflege und physiologische Untersuchungen | 299 |
| Technische Untersuchungen | 589 |
| **Summe** | **1140** |

| Bezeichnung der Art der untersuchten Gegenstände | Gesamtzahl der untersuchten Proben | Bemerkungen |
|---|---|---|
| **3. Stuttgart.** | | |
| **Hygienisches Laboratorium des Kgl. Medizinalkollegiums Stuttgart; Chemische Abteilung.** | | |
| a) Nahrungsmittel, Genußmittel und Gebrauchsgegenstände | | Untersucht im Auftrage von: |
| Konservesalz | 1 | Staatsbehörden. |
| Milch | 62 | Ortspolizeibehörden. |
| Schmalz | 5 | |
| Mehl (Suppenmehl) | 6 | Staatsbehörden. |
| Teigwaren (Nudeln, Makkaroni) | 13 | " |
| Hülsenfrüchte | 6 | " |
| Dörrobst | 6 | " |
| Wasser | 152 | Staatsbehörden 13, Kommunalbehörden 133, Privaten 6. |
| Sodawasser | 1 | Privaten. |
| Wein | 27 | Staatsbehörden 25, Privaten 2. |
| Obstwein | 1 | Privaten. |
| Bier | 3 | Staatsbehörden. |
| Kaffee | 4 | " |
| Summe | 287 | |

| Bezeichnung der Art der untersuchten Gegenstände | Gesamtzahl der untersuchten Proben | Bemerkungen |
|---|---|---|
| b) Untersuchungen aus dem Gebiet der Gesundheitspflege und physiologische Untersuchungen | | |
| Urin | 315 | Privaten. |
| Darmkonkremente | 2 | " |
| Abwasser | 5 | Staatsbehörden. |
| Geheimmittel | 1 | " |
| Pharmaz.-chemische Präparate | 55 | " |
| Summe | 378 | |
| c) Technische Untersuchungen | | |
| Seife | 1 | Staatsbehörden. |
| Gewebe | 2 | Privaten. |
| Kohle | 7 | Staatsbehörden. |
| Summe | 10 | |
| d) Gerichtliche Untersuchungen | | |
| Leichenteile | 4 | Staatsbehörden. |
| Präparate | 6 | |
| Summe | 10 | |

| Bezeichnung der Art der untersuchten Gegenstände | Gesamtzahl der untersuchten Proben |
|---|---|
| **4. Heilbronn.** | |
| **Chemisches Laboratorium und Städtisches Untersuchungsamt Heilbronn.** | |
| Milch | 1384 |
| Butter und Rindschmalz | 34 |
| Käse | 42 |
| Margarine und Kunstspeisefette | 41 |
| Schweineschmalz | 40 |
| Fleisch- und Wurstwaren | 53 |
| Konditoreiwaren und Spezereiwaren, Suppenkonserven, Honig, Fruchtsäfte | 30 |
| Gemahlene Gewürze | 110 |
| Bier | 37 |
| Bierdruckapparate | 184 |
| Flaschenbier und Flaschenbiergeschäfte | 163 |
| Wein und weinähnliche Getränke | 87 |
| Essig | 30 |
| Hefe | 7 |
| Obst und Gemüse | 13 |
| Mehl und Brot | 12 |
| Wasser | 36 |
| Petroleum | 5 |
| Blei- und zinkhaltige Gegenstände | 38 |
| Allgemeine Gebrauchsgegenstände | 10 |
| Summe | 2356 |

| Bezeichnung der Art der untersuchten Gegenstände | Gesamtzahl der untersuchten Proben |
|---|---|
| **c) Hessen.** | |
| **5. Darmstadt.** | |
| **Chemisches Untersuchungsamt der Stadt Darmstadt.** | |
| Fleisch und Fleischwaren | 3 |
| Wurstwaren | 241 |
| Fleischextrakt und Fleischpepton | 2 |
| Milch und Molkereinebenabfälle, Rahm, Magermilch, Molken, Molkereikonserven und Milchpräparate | 558 |
| Käse | 7 |
| Speisefette, Oele, Butter, Margarine und Schweinefett | 74 |
| Mehl und Brot | 9 |
| Gewürze | 75 |
| Essig | 31 |
| Zucker | 2 |
| Zuckerwaren | 19 |
| Fruchtsäfte und Gelees | 93 |
| Gemüse und Fruchtdauerwaren | 3 |
| Honig | 17 |
| Branntwein und Liköre | 34 |
| Wasser, Eis und Mineralwasser | 123 |
| Wein | 364 |
| Bier und Farbebier | 10 |
| Kaffee und Kaffeesurrogate | 11 |
| Tee und Vanille | 6 |
| Kakao, Schokolade und Kakaobutter | 20 |
| Summe | 1702 |

| Bezeichnung der Art der untersuchten Gegenstände | Gesamtzahl der untersuchten Proben |
|---|---|
| Uebertrag | 1702 |
| Fruchtessenz | 4 |
| Petroleum | 38 |
| Seife und Seifenpulver | 3 |
| Küchengeschirr, Spielwaren und blei- und zinkhaltige Gegenstände | 27 |
| Suppe | 1 |
| Rückstände von Speisen u. dergl. | 2 |
| Malz | 2 |
| Futtermittel | 2 |
| Denaturierungsmittel | 25 |
| Geheimmittel | 16 |
| Haarfärbemittel | 3 |
| Farben | 10 |
| Mineralien | 12 |
| Tapete, Holz, Leder | 7 |
| Zink und dessen Legierungen | 13 |
| Oelzeuge | 1 |
| Aräometer | 38 |
| Leichenteile | 4 |
| Wasserfiltrierapparate | 1 |
| Urin und Urinsedimente | 72 |
| Sputa | 12 |
| Summe | 1995 |
| **6. Mainz.** | |
| **Chemisches Untersuchungsamt für die Provinz Rheinhessen zu Mainz.** | |
| Arzneien | 6 |
| Back- und Teigwaren | 107 |
| Summe | 113 |

| Bezeichnung der Art der untersuchten Gegenstände | Gesamtzahl der untersuchten Proben |
|---|---|
| Uebertrag | 113 |
| Bier | 21 |
| Branntwein | 251 |
| Butter | 257 |
| Buntpapier und Tapeten | 120 |
| Schokolade | 2 |
| Konditoreiwaren | 8 |
| Kosmetika | 1 |
| Kriminalia | 14 |
| Eier | 3 |
| Essig | 85 |
| Fleischextrakt | 3 |
| Fleisch und Fleischwaren | 509 |
| Fruchtsäfte | 19 |
| Geheimmittel | 7 |
| Gewürze | 122 |
| Gutachten | 11 |
| **Summe** | **1546** |

| Bezeichnung der Art der untersuchten Gegenstände | Gesamtzahl der untersuchten Proben |
|---|---|
| Uebertrag | 1546 |
| Harn | 44 |
| Hygien. Untersuchungen | 24 |
| Honig | 8 |
| Käse | 17 |
| Kaffee | 120 |
| Kerzchen (Christbaum) | 14 |
| Kleiderstoffe | 2 |
| Kleie | 2 |
| Malz | 9 |
| Margarine | 37 |
| Mehl | 236 |
| Milch | 625 |
| Mineralwässer (künstl.) | 118 |
| Most | 113 |
| Obst und Gemüsekonserven | 50 |
| Petroleum | 62 |
| **Summe** | **3027** |

| Bezeichnung der Art der untersuchten Gegenstände | Gesamtzahl der untersuchten Proben |
|---|---|
| Uebertrag | 3027 |
| Pathol. Objekte | 11 |
| Schmalz | 208 |
| Schwefel | 12 |
| Speisefette und Oele | 4 |
| Spielwaren | 6 |
| Steueramtl. Untersuchungen | 46 |
| Techn. Untersuchungen | 65 |
| Tee | 33 |
| Tongeschirre | 42 |
| Wachs | 16 |
| Wasser | 258 |
| Wein | 1014 |
| Weinklärmittel | 2 |
| Weintrub | 5 |
| Zinn und Zinnwaren | 30 |
| Zucker und Zuckerwaren | 22 |
| **Summe** | **4801** |

## 7. Worms. Chemisches Untersuchungsamt der Stadt Worms.

| Bezeichnung der Art der untersuchten Gegenstände | Gesamtzahl der untersuchten Proben | |
|---|---|---|
| Fleisch und Wurstwaren | 85 | |
| Milch | 151 | |
| Käse | 5 | Amtliche Untersuchungen. |
| Butter | 26 | |
| Margarine und Schmalz | 14 | |
| Mehl (Futtermehle) | 19 | |
| Honig | 1 | |
| **Summe** | **301** | |

| Bezeichnung der Art der untersuchten Gegenstände | Gesamtzahl der untersuchten Proben | |
|---|---|---|
| Uebertrag | 301 | |
| Wein | 19 | |
| Spirituosen | 1 | |
| Wasser | 113 | Amtliche Untersuchungen. |
| Geheimmittel | 15 | |
| Baumörtel | 9 | |
| Leichenteile | 2 | |
| Weinmost, Wein und Bier | 731 | |
| Wasser | 36 | |
| Milch | 20 | |
| Braumalz und technische Produkte | 213 | Private Untersuchungen. |
| Futterartikel u.s.w. | 8 | |
| Urin, Sputum u.s.w. | 48 | |
| **Summe** | **1516** | |

## 8. Gießen. Chemisches Untersuchungsamt für die Provinz Oberhessen zu Gießen.

| Bezeichnung der Art der untersuchten Gegenstände | Gesamtzahl der untersuchten Proben | Grund etwaiger Beanstandungen: |
|---|---|---|
| Hackfleisch | 4 | |
| Wurstwaren | 73 | Vorsäure bezw. Stärkemehlgehalt. |
| Milch (Handelsmilch) | 66 | Wasserzusatz bezw. Entrahmung. |
| Milch (Stallproben) | 2 | |
| Milch (für Molkereizwecke) | 8481 | |
| Rahm (für Molkereizwecke) | 9 | |
| Käse | 2 | |
| Butter | 61 | zu niedriger Fettgehalt oder Ranzigkeit. |
| Margarine | 14 | |
| Schweinefett | 20 | |
| Oele | 2 | |
| Reis | 2 | |
| **Summe** | **8736** | |

| Bezeichnung der Art der untersuchten Gegenstände | Gesamtzahl der untersuchten Proben | Grund etwaiger Beanstandungen: |
|---|---|---|
| Uebertrag | 8736 | |
| Getreidemehl | 14 | |
| Brot | 1 | Bleigehalt. |
| Gewürze | 61 | |
| Essig | 114 | Essigsäuregehalt (weniger als 3 %. |
| Bier | 12 | |
| Wein | 65 | Essigstichigkeit, Faßgeschmack und zu hoher Gehalt an Schwefelsäure. |
| Branntwein | 2 | Gehalt an Denaturierungsmitteln bezw. hoher Schmutzgehalt. |
| Zucker | 18 | |
| Zuckerwaren | 23 | |
| Bienenhonig | 5 | |
| Wasser | 53 | für Genuß= und Haushaltungszwecke ungeeignet, Bleigehalt. |
| Schokolade | 21 | |
| Milchzucker | 1 | |
| Kaffeebohnen, gebrannt | 6 | |
| Kartoffeln | 1 | Verdorbensein. |
| Konservesalz | 2 | |
| Gummimundstücke für Saugflaschen | 4 | |
| Eß=, Trink= und Kochgeschirre | 26 | |
| Petroleum | 66 | |
| Spiritus | 3 | |
| Kosmetika | 1 | |
| Tapeten und Buntpapiere | 40 | |
| Summe | 9275 | |

## d) Lübeck.

### 9. Lübeck.

**Oeffentliches chemisches Laboratorium von Dr. phil. Wetzke zu Lübeck.**

| Bezeichnung der Art der untersuchten Gegenstände | Gesamtzahl der untersuchten Proben |
|---|---|
| a) Nahrungs= u. Genußmittel: | |
| Fleisch | 1 |
| Milch | 1851 |
| Magermilch | 4 |
| Käse | 1 |
| Butter | 4 |
| Speisefett | 2 |
| Olivenöl | 2 |
| Mehl | 2 |
| Brot | 3 |
| Kartoffeln | 3 |
| Gewürze | 3 |
| Zucker | 6 |
| Fruchtsäfte und Limonade | 2 |
| Branntwein | 11 |
| Bier | 3 |
| Kaffeesurrogate | 1 |
| Kaffeeglasuren | 3 |
| Wein | 38 |
| Summe | 1940 |
| b) aus dem Gebiete der Gesundheitspflege u. physiolog. Untersuchungen | 114 |
| c) technische Untersuchungen | 645 |
| d) wissenschaftliche Untersuchungen | 2 |
| Summe | 761 |

## e) Elsaß=Lothringen.

### 10. Straßburg.

**Chemisches Laboratorium der Kaiserl. Polizeidirektion in Straßburg.**

| Bezeichnung der Art der untersuchten Gegenstände | Gesamtzahl der untersuchten Proben |
|---|---|
| Fleisch, Fleischwaren, Wurst | 192 |
| Milch | 129 |
| Butter, Margarine | 59 |
| Schweinefett | 52 |
| Oel | 2 |
| Mehl, Teigwaren | 8 |
| Gewürze | 66 |
| Essig, Essigessenz | 4 |
| Zuckerwaren | 6 |
| Fruchtsäfte, Marmeladen, Früchte in Zucker | 25 |
| Gemüsekonserven | 10 |
| Honig | 25 |
| Branntwein, Likör | 117 |
| Wein | 1679 |
| Bierdruckapparate | 2 |
| Bier | 7 |
| Kaffee | 8 |
| Verschiedenes | 4 |
| Gebrauchsgegenstände | 10 |
| Wasser | 124 |
| Untersuchungen aus dem Gebiete der Gesundheitspflege | 12 |
| Technische Untersuchungen | 132 |
| Gerichtliche Untersuchungen | 75 |
| Summe | 2748 |

## 11. Metz.

**Chemisches Laboratorium der Kaiserl. Polizeidirektion in Metz.**

| Bezeichnung der Art der untersuchten Gegenstände | Gesamtzahl der untersuchten Proben |
|---|---|
| a) Stadtkreis Metz. | |
| Butter | 1 |
| Bohnenkonserven | 2 |
| Erbsenkonserven | 1 |
| Hackfleisch | 1 |
| Kleie | 8 |
| Honig | 1 |
| Kaffee | 8 |
| Milch | 11 |
| Mehl | 2 |
| Wasser | 3 |
| Wurst | 6 |
| Wein | 2 |
| Hefe | 2 |
| Kleidungsstücke auf Petroleum | 6 |
| Hausgeräte auf Petroleum | 3 |
| Holzhammer auf Blut | 4 |
| Summe | 61 |
| b) Landgerichtsbezirk Metz. | |
| Butter | 2 |
| Brot | 1 |
| Kleiderstoff | 1 |
| Milch | 10 |
| Rüböl | 1 |
| Schwartenmagen | 1 |
| Schweinefett | 2 |
| Wasser | 30 |
| Wein | 11 |
| Summe | 59 |